社区预防保健医师实用手册

金大鹏　主　编

主　　编：金大鹏

副 主 编：梁万年　赵春惠

常务编委：吕一平　赵　涛　肖　珣　高　坚　唐耀武　裴绍民　张枢贤

执行主编：唐耀武　裴绍民

编　　者：（按姓氏笔划排序）

丁　辉　尹香君　王全意　王绍丽　王联军
邓小虹　付学峰　卢　莉　白韶英　刘　丽
刘秀荣　闫淑娟　佟　颖　张　永　张　卫
张玉敏　张淞文　张普洪　李　楠　李阳桦
杨学明　沈　壮　沈　洁　沈汝㭎　陈欣欣
周伟民　郑河新　段佳丽　胡爱莲　赵培青
徐　筠　郭红利　梁爱民　盛　欣　傅鸿鹏
焦淑芳　韩永成　潘　迎　魏建荣

中国协和医科大学出版社

图书在版编目（CIP）数据

社区预防保健医师实用手册 / 金大鹏编著. —北京：中国协和医科大学出版社，2008.5
ISBN 978-7-81136-034-9

Ⅰ. 社… Ⅱ. 金… Ⅲ. ①社区-预防医学-手册②社区-医疗保健-手册 Ⅳ. R1-62

中国版本图书馆 CIP 数据核字（2008）第 053950 号

社区预防保健医师实用手册

主　　编：金大鹏
责任编辑：左　谦

出版发行：中国协和医科大学出版社
（北京东单三条九号　邮编 100730　电话 65260378）
网　　址：www.pumcp.com
经　　销：新华书店总店北京发行所
印　　刷：北京丽源印刷厂

开　　本：787×1092 毫米　1/16 开
印　　张：36.5
字　　数：700千字
版　　次：2008 年 6 月第一版　2011 年 5 月第二次印刷
印　　数：3 001—5 000
定　　价：60.00 元

ISBN 978-7-81136-034-9/R · 034

前　言

2000年，根据卫生部《全科医师规范化培训大纲》要求，由北京预防医学会组织包括在京中央教学、科研单位在内的预防保健专家，编写了《社区预防保健医师必读》（下称“防保医师必读”）并作为北京市社区预防保健医师岗位培训的基本教材。实践表明，该书对有效构建北京市社区卫生服务技术发展平台，完善基层预防保健服务网络，提高预防保健医师理论和技术素质发挥了重要作用，也受到了基层预防保健医师的好评。

伴随社区卫生服务的深入发展及其专业、学科定位以及功能的不断调整，编写一本在理论和实践上更切合社区预防保健人员实际，学科定位准确，实用且可操作性强的“教材”就显得非常必要。2007年底，组织数名专家深入调研并反复论证，在广泛征求各方面意见基础上，根据市卫生局京卫妇社字［2006］2号《北京市社区卫生服务中心（站）设置与建设规划》文件精神，对“防保医师必读”在整体结构、学科重点等方面做了较大调整，力求摆脱传统的“卫生防疫业务延伸”模式，最大限度满足社区居民健康保健需要。将“防保”作为较为独立的学科体系，突出整体化、系统化的特点，重点提高社区预防保健人员的整体业务素质。

此外，基于社区卫生服务的整体要求和突出预防保健服务实用性的特点，将“防保医师必读”变更为《社区预防保健医师实用手册》，以满足社区预防保健医师岗位培训和解决实际问题的需要。当然，对于其他从事预防保健工作及医学院校的学生也具有很好的参考价值。

本书在编写过程中，得到了北京市卫生局领导及局科教处的大力支持，也得到了北京大学医学部、北京市疾病预防控制中心、北京市妇幼保健院、北京同仁医院、北京口腔医院、北京回龙观医院等有关专家的大力支持与配合，在此一并表示感谢。

时代在发展，社区卫生服务的职责和任务也在不断调整，且地域不同，城市化水平也有很大差异。伴随社区居民健康需求的多样化及作者水平的局限，难免还有诸多不妥甚至缺陷、错误之处，恳请读者批评指正。

编　者

2008年3月　于北京

目 录

第一章　社区预防保健基础

第一节　社区预防保健工作概述

社区预防保健工作是指以社区为基础开展的预防保健工作，是疾病预防控制工作在社区层面的具体落实。根据卫生部《关于疾病预防控制体制改革的指导意见》（卫办发［2001］111号文件），社区（乡镇）卫生服务在上级疾病预防控制机构的指导下，做好以下工作：①面向社区，面对家庭，规范管理社区卫生防病；开展以社区为基础的健康教育与健康促进；②上级疾病预防控制机构统筹指导下，承担社区的传染病、地方病、寄生虫病和慢性非传染性疾病防治、老年保健、精神卫生等技术工作；③开展除四害、改水改厕的技术指导和初级卫生保健的管理和服务工作；④实施计划免疫和预防接种工作；⑤做好疫情、中毒及危害健康污染事故的报告，并协助上级业务部门调查处理；⑥公共卫生、疾病预防控制、预防保健信息的收集和报告；⑦配合上级业务机构开展预防保健应用性调查研究；⑧完成卫生主管部门交付的有关任务。

第二节　社区预防保健工作理论基础

一、生物－心理－社会医学模式（bio－psycho－social medical model）

我国传统医学理论和西方医学的奠基人古希腊医学家希波克拉底都认为人的健康状况受到生活方式与周围环境因素的影响。健康即是人与自然环境之间的一种动态平衡状态。20世纪末，生物医学模式受到前所未有的冲击。1997年美国精神病学、内科学教授恩格尔（Engel）针对生物医学模式的缺陷，在《科学》杂志上发表了《需要一种新的医学模式——对生物医学的挑战》。他认为生物医学模式使医学取得巨大的进步，但已不能适应现代医学发展的要求，医学模式应从生物医学模式向生物－心理－社会医学模式转变（图1－1）。

生物－心理－社会模式认为，影响人类健康的有4大类因素。包括

1．生物遗传因素。

2．环境因素　环境因素包括自然环境、心理环境和社会环境。

3．生活方式及行为因素。

4．医疗卫生服务因素。

人体是由生物因素、心理因素、社会因素3者共同构成的一个统一整体，生物因素、心理因素、社会因素3者共同制约着人的健康和疾病，有时其中某个因素起主导作用，但3者总是相互影响的。在这种新的医学模式中，健康的概念发生了变化，即“健康不但是没有

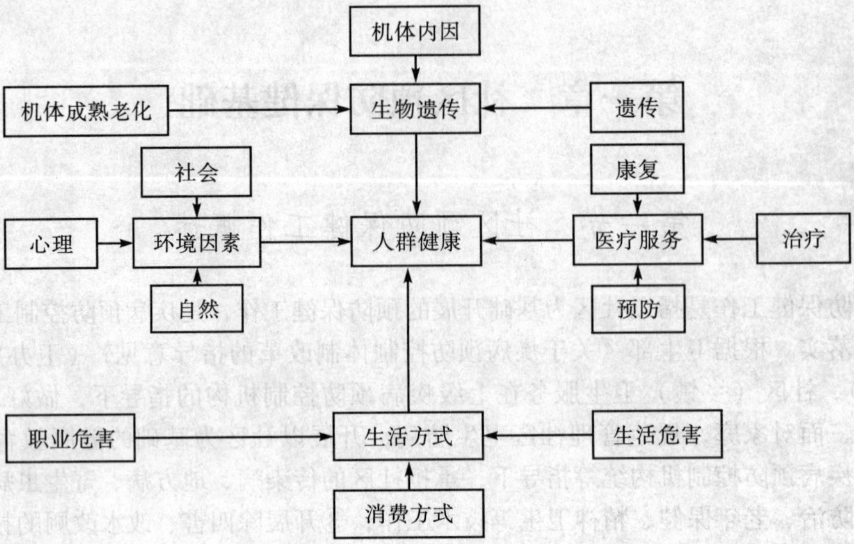

图 1-1 生物-心理-社会医学模式示意图

身体的疾病和缺陷，还要有完整的生理、心理状态和社会适应能力”。健康和疾病是一种互相延续的状态，在一定条件下可以互相转化。在此，要维持和促进健康，治疗疾病，除了注重生物因素外，决不可忽视心理因素和社会因素，这就自然要求护理活动是整体护理，即对人体的生物、心理、社会等方面进行全面的护理。

二、三级预防理论

（一）一级预防（primary prevention）

又称病因预防，主要是疾病尚未发生时针对致病因素（或危险因素）采取措施，也是预防疾病和消灭疾病的根本措施，也是最积极最有效的预防措施，措施如下：

1. 针对机体的预防措施　增强机体抵抗力，戒除不良嗜好，进行系统的预防接种，做好婚前体检。

2. 针对环境的预防措施　对危害健康的生物因素、物理因素、化学因素做好预防工作。对遗传致病因素作好预防工作。加强优生优育和围生期保健工作，防止近亲或不恰当的婚配。

3. 对社会致病因素的预防　对心理致病因素作好预防工作。不良的心理因素可以引起许多疾病，如高血压、冠心病、癌症、哮喘、溃疡病等大多与心理因素有关。

（二）二级预防（secondary prevention）

亦称“三早”预防，即早发现、早诊断、早治疗。它是在疾病初期采取的预防措施。对于传染病，“三早”预防就是加强管理，严格疫情报告。除了及时发现传染病人外，还要密切注意病原携带者。对于慢性病，“三早”预防的根本办法是做好宣传和提高医务人员的诊断、治疗水平。通过普查、筛检和定期健康检查以及群众的自我监护，及早发现疾病初期（亚临床型）患者，并使之得到及时合理的治疗。

（三）三级预防（tertiary prevention）

又称临床预防。是对疾病进入后期阶段的预防措施，此时机体对疾病已失去调节代偿能力，将出现伤残或死亡的结局。此时应采取对症治疗，减少痛苦延长生命，并实施各种康复工作，力求病而不残，残而不废，促进康复，保存其创造经济价值和社会价值的能力。康复治疗的措施包括功能恢复和心理恢复、社会恢复和职业恢复等（图1－2，1－3）。

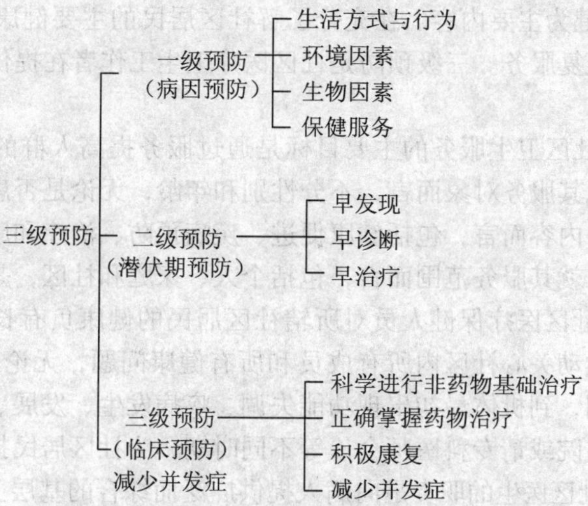

图1－2　三级预防示意图

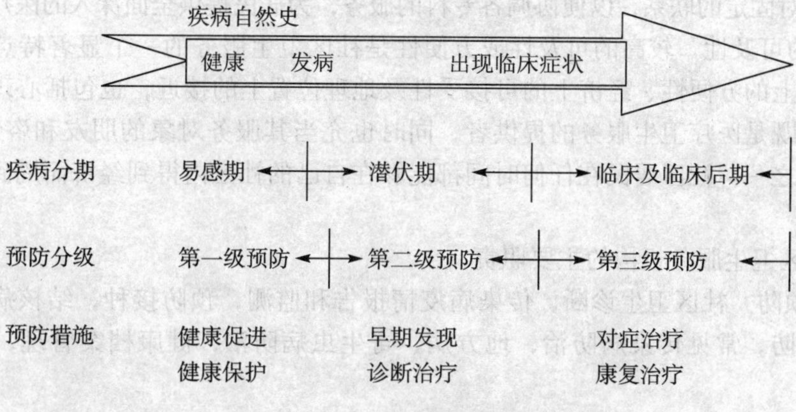

图1－3　三级预防与疾病自然史的关系

三、社区卫生服务

（一）基本概念

社区卫生服务是在政府领导、社区参与、上级卫生机构指导下，以基层卫生机构为主体，全科医师为骨干，合理使用社区资源和适宜技术，以人的健康为中心、家庭为单位、社区为范围、需求为导向，以妇女、儿童、老年人、慢性病人、残疾人等为重点，以解决社区主要卫生问题、满足基本卫生服务需求为目标，融预防、医疗、保健、康复、健康教育、计划生育技术等为一体的有效、经济、方便、综合、连续的基层卫生服务。

（二）干预措施

社区健康干预的措施主要为卫生信息管理、健康教育、传染病防治，慢病疾病预防控制、精神卫生、妇女保健、儿童保健、老年保健、残疾康复等。

（三）社区卫生服务的特点为

1. 以基层卫生保健为主要内容　在充分了解社区居民的主要健康问题基础上提供基本医疗、预防、保健、康复服务。三级预防是社区医疗卫生工作者在提供初级保健的过程中遵循的主要原则。

2. 综合性服务　社区卫生服务的主要目标是通过服务提高人群的健康水平，而非单纯的治疗疾病。因此，就其服务对象而言，不分性别和年龄，无论是否患病，既包括病人，也包括非病人；就其服务内容而言，包括健康促进、疾病预防、治疗和康复并涉及生理、心理和社会文化各个方面；就其服务范围而言，包括个人、家庭和社区，是一种综合性的服务。

3. 连续性服务　社区医疗保健人员对所辖社区居民的健康负有长期的、相对固定的责任。因此，他们应该主动关心社区内所有成员和所有健康问题，无论新、旧、急性或慢性，从健康危险因素的监测，到机体最初出现功能失调、疾病发生、发展、演变、康复的各个阶段，包括病人住院、出院或请专科医师会诊等不同时期，为社区居民提供连续性的服务。

4. 协调性服务　社区医生的职责是向病人提供广泛而综合的基层卫生保健服务，而有的服务需要社区医生通过协调性服务才能解决，如医疗和非医疗部门的配合；医疗部门内部的联系，因此社区医生应当掌握各级各类医疗机构和专家以及家庭和社区内外的各种资源的情况，并与之建立相对固定的联系，以便协调各专科的服务，为居民提供全面深入的医疗服务。

5. 较高的可及性　较高的可及性或方便性是社区卫生服务的一个显著特点。这种可及性既包括时间上的方便性、经济上的可接受性及地理位置上的接近，也包括心理上的亲密程度。社区医生既是医疗卫生服务的提供者，同时也充当其服务对象的朋友和咨询者的角色，并是社区成员之一。社区居民在任何时间都能够在自己的社区内得到经济而周到的医疗保健服务。

（四）社区卫生服务机构的主要职责

1. 社区预防　社区卫生诊断，传染病疫情报告和监测，预防接种，结核病、艾滋病等重大传染病预防，常见传染病防治，地方病、寄生虫病防治，健康档案管理，爱国卫生指导等。

2. 社区保健　妇女保健，儿童保健，老年保健等。

3. 社区医疗　一般常见病、多发病的诊疗，社区现场救护，慢性病筛查和重点慢性病病例管理，精神病患者管理，转诊服务等。

4. 社区康复　残疾康复，疾病恢复期康复，家庭和社区康复训练指导等。

5. 社区健康教育　卫生知识普及，个体和群体的健康管理，重点人群与重点场所健康教育，宣传健康行为和生活方式等。

6. 社区计划生育　计划生育技术服务与咨询指导，发放避孕药具等。

（五）社区卫生服务的主要工作方式

1. 在社区卫生服务中心或社区卫生服务站为居民提供基本卫生服务。

2. 上门服务　一种是按照合同要求或病情的需要主动上门服务，另一种是根据居民的要求上门服务。

3. 合同制服务　社区卫生服务机构与家庭或个人签订健康合同，按照合同的规定，社区卫生服务人员在社区卫生服务机构或上门为客户提供服务。

4. 承包制服务　由一名或多名社区卫生服务人员，对某项或某几项卫生服务进行承包，负责一定数量人群的卫生服务，如健康教育、慢性病管理、妇幼保健等。

5. 热线咨询服务　通过热线电话，为居民提供健康指导、心理咨询等项服务。

6. 转诊服务　转诊服务指双向转诊服务，即由社区卫生服务机构转向综合性医院或专科医院，再由综合性医院或专科医院转向社区的过程。由社区卫生服务机构转向综合医院的多为诊断不明确的病人、治疗效果不好的病人、疑难重症病人。而诊断明确可在社区进行治疗的病人、康复病人、随访观察的病人可由综合医院转向社区卫生服务机构。

四、知信行（KABP）理论

知信行（knowledge - attitude - belief - practice）是知识（knowledge）、态度（attitude）、信念（belief）和行为（behavior 或 practice）的简称。“知信行”理论，是有关行为改变的较成熟的理论，这一理论认为“知”（知识和学习）是基础；“信”（信念和态度）是动力；“行”（包括产生促进健康行为、消除危害健康行为等行为改变过程）是目标。这一理论认为，卫生保健知识和信息是建立积极、正确的信念与态度，进而改变健康相关行为的基础，而信念和态度是行为改变的动力。只有当人们了解了有关的健康知识，建立起积极的正确的信念与态度，才有可能主动地形成有益于健康的行为，转变危害健康的行为。

例如，吸烟作为个体的一种危害健康的行为已形成一定的行为定式。要改变吸烟行为，使吸烟者戒烟，首先需要使吸烟者了解吸烟对健康的危害，戒烟的益处，以及如何戒烟的知识，这是使吸烟者戒烟的基础。具备了知识，吸烟者才会进一步形成吸烟有害健康的信念，对戒严持积极态度，并相信自己有能力戒烟，这标志着吸烟者已有动力去采取行动。在知识学习、信念形成和态度转变的情况下，吸烟者才有可能最终放弃吸烟。但是要使知识转化为行为改变，仍然是一个漫长而复杂的过程，有很多因素可能影响知识到行为的顺利转化，任何一个因素都有可能导致行为改变的失败。知识、信念与态度、行为之间存在着因果关系，但并不一定存在 3 者间的必然性。在促使人们健康行为的形成，改变危害健康行为的实践中，只有全面掌握知、信、行转变的复杂过程，才能及时、有效地消除或减弱不利影响，促进形成有利环境，近而达到改变行为的目的。

第三节　社区预防保健工作的任务和职责

一、社区预防保健工作任务

社区应提供的预防保健服务内容主要包括社区传染病管理、计划免疫、妇幼保健、精神卫生、计划生育指导、慢性病防治、健康教育、老年保健服务等。

（一）社区计划免疫和婴幼儿保健

建立社区儿童计划免疫登记制度并采用计划免疫登记卡的方法。建立社区疫苗的冷链设备，保证冷链正常运行，对婴儿出生到一岁期间定期家庭访视，提供防病保健服务等。

（二）社区合理营养

建立社区营养监测系统，加强营养指导工作队伍，使之成为社区营养指导的基础工作者，帮助指导居民选择合理的食物，科学地安排膳食，开展多种形式健康宣传教育，教给居民改善营养的措施，改善不合理的饮食习惯。

（三）社区体育锻炼

包括保健体育和医疗体育。承担宣传体育运动等健康生活方式的重任，根据居民的性别、年龄、职业等指导合理的锻炼方法，提供有关咨询，保证体育锻炼的科学和安全。对伤病员和残疾者，社区医生应提供运动处方，并给予指导和监护。

（四）社区不良行为生活方式的纠正

不良生活方式是影响人们健康的重要因素，可导致多种疾病，尤其与慢性病的发病率有直接关系。目前，主要的不良生活方式有：吸烟、酗酒、饮食不当、缺乏体育锻炼、药物依赖等。社区卫生服务应通过卫生宣传、健康教育、健康促进等方式对社区居民不良生活方式进行干预。

（五）社区精神卫生

提供社区心理咨询、临床心理咨询等。特别关注老年、妇女及儿童心理问题。

（六）传染病、突发事件的报告及应急处理

承担社区内发生的传染病、突发事件的报告，并协助专业机构调查处理。

（七）社区健康教育

设计制定健康教育计划是社区教育的基础设施，目的是鼓励人们提高自信心，发展自助的技能。通过社区诊断结果，决定待解决的问题、目的和行动，通过适宜的资源，使社区居民建立良好的生活行为习惯。

（八）开展生殖健康、计划生育指导及咨询服务

二、社区预防保健医师的职责

1. 承担社区居民和集体单位的传染病预防、控制和传染病人的管理。
2. 承担社区开展的妇幼保健工作。
3. 承担慢性非传染性疾病的一级预防为主的管理工作。
4. 承担计划生育技术咨询指导工作。
5. 建立社区居民健康档案。根据健康人群、重点人群和高危人群的不同需求，完成预防保健管理工作。
6. 采取多种形式开展健康教育，针对危害社区人群健康的危险因素，普及卫生知识，提高人群的自我保健能力和整体健康水平。
7. 开展社区精神卫生服务，参与精神病人管理与康复指导。
8. 配合全科医师开展相关的社区卫生服务工作。

三、社区预防保健工作的管理

（一）机构设置标准

《城市社区卫生服务机构管理办法（试行）》中规定社区卫生服务中心原则上按街道办事处范围设置，以政府举办为主。在人口较多、服务半径较大、社区卫生服务中心难以覆盖的社区，可适当设置社区卫生服务站或增设社区卫生服务中心。人口规模大于10万人的街道办事处，应增设社区卫生服务中心。人口规模小于3万人的街道办事处，其社区卫生服务机构的设置由区（市、县）政府卫生行政部门确定。新设置社区卫生服务机构可由政府设立，也可按照平等、竞争、择优的原则，通过公开招标等方式确定社区卫生服务机构举办者，鼓励社会力量参与。社区卫生服务中心为独立法人机构，实行独立核算，社区卫生服务中心对其下设的社区卫生服务站实行一体化管理。其他社区卫生服务站接受社区卫生服务中心的业务管理。

社区卫生服务中心的命名原则是：所在区名（可选）+所在街道办事处名+识别名（可选）+社区卫生服务中心；社区卫生服务站的命名原则是：所在街道办事处名（可选）+所在社区名+社区卫生服务站。社区卫生服务机构使用统一的专用标识，专用标识由卫生部制定。

城市社区卫生服务中心建设的基本标准包括：

1．床位　根据服务范围和人口合理配置。至少设日间观察床5张；根据当地医疗机构设置规划，可设一定数量的以护理康复为主要功能的病床，但不得超过50张。

2．科室

（1）临床科室：全科诊室、中医诊室、康复治疗室、抢救室、预检分诊室（台）。

（2）预防保健科室：预防接种室、儿童保健室、妇女保健与计划生育指导室、健康教育室。

（3）医技及其他科室：检验室、B超室、心电图室、药房、治疗室、处置室、观察室、健康信息管理室、消毒间。

3．人员

（1）至少有6名执业范围为全科医学专业的临床类别、中医类别执业医师，9名注册护士。

（2）至少有1名副高级以上任职资格的执业医师；至少有1名中级以上任职资格的中医类别执业医师；至少有1名公共卫生执业医师。

（3）每名执业医师至少配备1名注册护士，其中至少具有1名中级以上任职资格的注册护士。

（4）设病床的，每5张病床至少增加配备1名执业医师、1名注册护士。

（5）其他人员按需配备。

4．房屋

（1）建筑面积不少于1000m^2，布局合理，充分体现保护患者隐私、无障碍设计要求，并符合国家卫生学标准。

（2）设病床的，每设一床位至少增加30m^{2}建筑面积。

5. 设备

(1) 诊疗设备：诊断床、听诊器、血压计、体温计、观片灯、体重身高计、出诊箱、治疗推车、供氧设备、电动吸引器、简易手术设备、可调式输液椅、手推式抢救车及抢救设备、脉枕、针灸器具、火罐。

(2) 辅助检查设备：心电图机、B 超、显微镜、离心机、血细胞计数仪、尿常规分析仪、生化分析仪、血糖仪、电冰箱、恒温箱、药品柜、中药饮片调剂设备、高压蒸汽消毒器等必要的消毒灭菌设施。

(3) 预防保健设备：妇科检查床、妇科常规检查设备、身长（高）和体重测查设备、听（视）力测查工具、电冰箱、疫苗标牌、紫外线灯、冷藏包、运动治疗和功能测评类等基本康复训练和理疗设备。

(4) 健康教育及其他设备：健康教育影像设备、计算机及打印设备、电话等通讯设备，健康档案、医疗保险信息管理与费用结算有关设备等。

设病床的，配备与之相应的病床单元设施。

6. 规章制度　制定人员岗位责任制、在职教育培训制度，有国家制定或认可的各项卫生技术操作规程，并成册可用。

7. 各省、自治区、直辖市卫生行政部门可以此为基础，根据实际情况适当提高部分指标，作为地方标准，报卫生部核准备案后施行。由医院转型的社区卫生服务中心，可根据当地实际和原医院规模等情况，给予一定过渡期，逐步调整功能和规模，达到本标准要求。

城市社区卫生服务站基本标准包括：

1. 床位　至少设日间观察床 1 张。不设病床。

2. 科室　至少设有以下科室：全科诊室、治疗室、处置室、预防保健室、健康信息管理室。

3. 人员

(1) 至少配备 2 名执业范围为全科医学专业的临床类别、中医类别执业医师。

(2) 至少有 1 名中级以上任职资格的执业医师；至少有 1 名能够提供中医药服务的执业医师。

(3) 每名执业医师至少配备 1 名注册护士。

(4) 其他人员按需配备。

4. 房屋　建筑面积不少于 $150m^2$，布局合理，充分体现保护患者隐私、无障碍设计要求，并符合国家卫生学标准。

5. 设备

(1) 基本设备：诊断床、听诊器、血压计、体温计、心电图机、观片灯、体重身高计、血糖仪、出诊箱、治疗推车、急救箱、供氧设备、电冰箱、脉枕、针灸器具、火罐、必要的消毒灭菌设施、药品柜、档案柜、电脑及打印设备、电话等通讯设备、健康教育影像设备。

(2) 有与开展的工作相应的其他设备。

6. 规章制度　制定人员岗位责任制、在职教育培训制度，有国家制定或认可的各项卫生技术操作规程，并成册可用。

(二) 执业范围

社区卫生服务机构提供以下公共卫生服务：

1. 卫生信息管理　根据国家规定收集、报告辖区有关卫生信息，开展社区卫生诊断，建立和管理居民健康档案，向辖区街道办事处及有关单位和部门提出改进社区公共卫生状况的建议。

2. 健康教育　普及卫生保健常识，实施重点人群及重点场所健康教育，帮助居民逐步形成利于维护和增进健康的行为方式。

3. 传染病、地方病、寄生虫病预防控制　负责疫情报告和监测，协助开展结核病、性病、艾滋病、其他常见传染病以及地方病、寄生虫病的预防控制，实施预防接种，配合开展爱国卫生工作。

4. 慢性病预防控制　开展高危人群和重点慢性病筛查，实施高危人群和重点慢性病病例管理。

5. 精神卫生服务　实施精神病社区管理，为社区居民提供心理健康指导。

6. 妇女保健　提供婚前保健、孕前保健、孕产期保健、更年期保健，开展妇女常见病预防和筛查。

7. 儿童保健　开展新生儿保健、婴幼儿及学龄前儿童保健，协助对辖区内托幼机构进行卫生保健指导。

8. 老年保健　指导老年人进行疾病预防和自我保健，进行家庭访视，提供针对性的健康指导。

9. 残疾康复指导和康复训练。

10. 计划生育技术咨询指导，发放避孕药具。

11. 协助处置辖区内的突发公共卫生事件。

12. 政府卫生行政部门规定的其他公共卫生服务。

社区卫生服务机构提供以下基本医疗服务：

1. 一般常见病、多发病诊疗、护理和诊断明确的慢性病治疗。

2. 社区现场应急救护。

3. 家庭出诊、家庭护理、家庭病床等家庭医疗服务。

4. 转诊服务。

5. 康复医疗服务。

6. 政府卫生行政部门批准的其他适宜医疗服务。

社区卫生服务机构应根据中医药的特色和优势，提供与上述公共卫生和基本医疗服务内容相关的中医药服务。

（三）筹资机制

按照卫生部《关于发展城市社区卫生服务的若干意见》规定，财政和卫生行政部门要调整卫生经费的支出结构，按社区卫生服务人口安排社区预防保健等公共卫生服务所需工作经费。各地可根据实际情况，在充分利用现有资源基础上，适当安排社区卫生服务管理信息系统及公立社区卫生服务机构设备更新等方面的启动经费和人才培养、健康教育经费。按国家规定安排公立社区卫生服务机构的离退休人员费用和卫生人员的医疗保险费。研究制定有利于社区卫生服务发展的财政经济政策。各省、自治区、直辖市应依据国家有关规定制定本地社区预防保健等公共卫生服务的具体项目和补助标准，所需经费纳入财政预算。社区预防保健等公共卫生服务，可按照有关规定由政府举办的社区卫生服务机构提供，也可采取政府购买服务的方式，由其他社区卫生服务机构提供。北京市人民政府高度重视社区卫生服务工作，已经自2006年开始了社区卫生服务机构的全额预算管理，目前已经在全市城市社区卫生服务机构推开。

（四）监管机制

《城市社区卫生服务机构管理办法（试行）》规定 区（市、县）级政府卫生行政部门负责对社区卫生服务机构实施日常监督与管理，建立健全监督考核制度，实行信息公示和奖惩制度。

疾病预防控制中心、妇幼保健院（所、站）、专科防治院（所）等预防保健机构在职能范围内，对社区卫生服务机构所承担的公共卫生服务工作进行业务评价与指导。

政府卫生行政部门应建立社会民主监督制度，定期收集社区居民的意见和建议，将接受服务居民的满意度作为考核社区卫生服务机构和从业人员业绩的重要标准。

政府卫生行政部门建立社区卫生服务机构评审制度，发挥行业组织作用，加强社区卫生服务机构的服务质量建设。

第四节 初级卫生保健

一、初级卫生保健的含义

WHO在1977年第30届世界卫生大会上提出了“2000年人人享有卫生保健”（Health For All By 2000简称HFA/2000）。初级卫生保健（Primary Health Care简称PHC）是世界卫生组织提出的一项全球性战略目标。《阿拉木图宣言》中明确指出：初级卫生保健是实现“2000年人人享有卫生保健”目标的关键和基本途径。对初级卫生保健作了如下定义，即初级卫生保健是一种基本的卫生保健。其含义包括：

1. 是由社区通过个人和家庭的积极参与，依靠科学的、又受社会欢迎的方法和技术，费用也是社区或国家在各个发展时期依靠自力更生和自觉精神能够负担得起的，普遍能够享受的卫生保健。

2. 是国家卫生系统的中心职能和主要要素。

3. 是国家卫生系统和社区经济发展的组成部分。

4. 是个人、家庭和社区同国家系统保持接触，使卫生保健深入居民生活与劳动的第一环节。

二、初级卫生保健的工作目标

（一）促进健康

包括健康教育、保护环境、合理营养、饮用安全卫生水，改善卫生设施，开展体育锻炼，促进心理卫生、养成良好生活方式等。

（二）预防保健

在研究社会人群健康和疾病的客观规律及它们和人群所处的内外环境、人类社会活动的相互关系的基础上，采取积极有效的措施，预防各种疾病的发生、发展和流行。

（三）合理治疗

及时发现疾病，及时提供医疗服务和有效药品，以避免疾病的发展与恶化，促使早日好转痊愈，防止带菌（虫）和向慢性发展。

（四）社区康复

对丧失了正常功能或功能上有缺陷的残疾者，通过医学的，教育的、职业的和社会的措施，尽量恢复其功能，使他们重新获得生活、学习和参加社会活动的能力。

三、初级卫生保健的内容

1978 年在阿拉木图召开的国际初级卫生保健会议通过的宣言中，对初级卫生保健的重点确定了 8 个方面的内容，初级卫生保健的内容如下

1. 开展对当前主要卫生问题以及预防和控制方法的宣传教育。
2. 改善食品卫生，保证食品供应和促进合理营养。
3. 提供足够的安全卫生水和基本的环境卫生设施，消除饮水污染。
4. 开展妇幼卫生保健和计划生育。
5. 主要传染病的免疫接种。
6. 预防和控制地方病。
7. 常见病和意外伤害的合理有效的治疗和处置。
8. 提供基本药物。
9. 1981 年第 34 届世界卫生大会上，除上述 8 项具体工作内容外，又作了一项补充。“使用一切可能的方法，通过影响生活方式、控制自然和社会心理环境来预防和控制非传染疾病和促进精神卫生。”

四、全体居民都享有初级卫生保健的目标

1. 在家中或步行 15 分钟的距离内有安全水；在家中或邻近地方有适当的卫生设备。
2. 做到抗白喉、破伤风、百日咳、麻疹、脊髓灰质炎和结核的免疫接种。
3. 在步行和乘车 1 小时行车距离以内有当地初级卫生保健机构，包括得到至少 20 种基本药物。
4. 有经过培训的接生人员，以及至少到 1 岁的儿童得到保健服务。

五、我国“2000 年人人享有卫生保健”的主要卫生目标

1. 全国有一个不同层次、布局合理的医疗卫生保健网，其中初级卫生保健服务的质量和效益明显提高，基本解决城乡人民看病难、住院更难的问题。
2. 预防为主的方针得到更好的贯彻，全体人民特别是农村居民都得到合理的营养，都有安全的饮水和环卫设备，所有儿童都能得到抗儿童主要传染病的免疫接种。
3. 凡能进行计划免疫的疾病均做到控制其暴发流行，基本消灭儿童传染病，其他传染病发病率和病死率达到发达国家 20 世纪 80 年代的水平，地方病的发病率和病死率分别降低

50%，心脑血管病和恶性肿瘤的发病率病死率不高于发达国家20世纪80年代的水平。

4. 完善和严格执行卫生法规和各项条例，使环境、劳动、妇幼、学校、食品营养卫生等得到更好的卫生监督和指导。

5. 提供足够安全有效的符合国家规定的计划生育避孕药和节育方法及工具，普遍开展婚前健康检查、遗传咨询、围生期保健等卫生服务，使围生儿死亡率及新生儿病死率达到发达国家20世纪80年代的水平。

6. 卫生知识得到普及，人人有良好的卫生习惯，增进人们身心健康成为每个人的自觉行动。

7. 医药科技有一个较大发展，传统医学防病治病、卫生保健将发挥更大作用，具有我国自己特色的中西医药科技项目继续居于世界领先地位，生物技术的开发和利用达到发达国家20世纪90年代水平，基础医学、生物医学工程研究达到发达国家20世纪80年代中期水平。

8. 人民的身心健康有很大提高，届时出生率达到1.42%，人口自然增长率达到0.73%，婴儿死亡率达到1%～0.5%以下。出生时人口预期寿命达到：男70岁，女73.5岁。

第五节 社区预防保健相关法律法规

一、国家法律法规

1. 1977年《中共中央、国务院关于卫生改革与发展的决定》。其中明确提出要“改革城市卫生服务体系，积极发展社区卫生服务，逐步形成功能合理、方便群众的卫生服务网络”。

2. 1999年卫生部等10部委制订了《关于发展城市社区卫生服务的若干意见》，提出了发展社区服务的具体政策措施和2010年发展目标。

3. 2002年卫生部等11个部门制订《关于加快发展城市社区卫生服务的意见》，重点提出加快发展社区卫生服务，实施促进社区卫生服务发展的政策，提高社区卫生服务队伍水平，严格社区卫生服务的监督管理的措施，鼓励社会力量参与建设社区卫生服务网络。

4. 2006年的2月8号，国务院常务会议专题通过了《关于发展城市社区卫生服务的指导意见》，明确了发展社区卫生服务的指导思想、基本原则和2010年的城市社区卫生工作的工作目标，提出了完善发展社区卫生服务的政策措施。

5. 2002年12月29日，卫生部下发《城市社区卫生服务机构设置原则》、《城市社区卫生服务中心设置指导标准》和《城市社区卫生服务站设置指导标准》

6. 2006年8月10日，卫生部下发《关于在城市社区卫生服务中充分发挥中医药作用的意见》，明确了社区卫生服务利用中医药资源的基本原则和工作目标，提出合理配置和充分利用中医药资源，完善社区卫生服务机构的中医药服务功能，加强社区中医药人才培养和队伍建设，加强组织领导和管理。

7. 2006年08月10日，卫生部下发《关于公立医院支援社区卫生服务工作的意见》，提出鼓励离退休卫生技术人员到社区卫生服务机构工作和双向转诊制度两项措施。

8. 2006年8月10号，卫生部等5部门联合下发《关于加强城市社区卫生人才队伍建设的指导意见》。明确提出要健全和完善社区卫生人才培养体系，完善全科医师、护士等社区卫生专业技术人员任职资格制度，建立社区卫生服务机构人员聘用制度，吸引和稳定社区卫生人才队伍，切实加强社区卫生人才工作的组织领导。

9. 2006年6月，卫生部和国家中医药管理局下发了《城市社区卫生服务中心基本标准》

10. 2006年6月，卫生部和国家中医药管理局下发了《城市社区卫生服务机构管理办法（试行）》。

11. 2006年8月，卫生部联合财政部国家发改委发布《关于城市社区卫生服务补助政策的意见》。明确政府或社会力量举办的社区卫生服务机构，按当地市（地）级以上政府的有关规定，为社区居民提供传染病、地方病、寄生虫病和有关慢性病预防控制，有关妇女、儿童、老年保健，健康教育，计划生育技术服务，卫生信息管理等公共卫生服务，列入政府补助范围。

12. 2006年8月，卫生部和国家发改委发布了《关于加强城市社区卫生服务机构医疗服务和药品价格管理意见》，主要内容为明确价格管理权限，实行多种收付费方式，科学核定基本医疗服务价格，降低药品加价率，严格控制政府定价药品实际零售价格，鼓励廉价药品的生产、供应和使用，强化价格监督检查。

13. 2006年8月，卫生部等4部门联合下发了《城市社区卫生服务机构设置和编制标准指导意见》。

14. 2007年4月，劳动社会保障部下发了《关于促进医疗保险参保人员充分利用社区卫生服务的指导意见》

二、北京市地方法规

1. 2000年6月，北京市卫生局等5部门制定《关于北京市社区卫生服务中心（站）设置的指导意见》。明确了设置原则，设置要求，命名原则及审批，基本功能及基本设施等内容。

2. 2000年6月，北京市卫生局制定了《北京市社区卫生服务医护人员上岗资格管理暂行办法》。

3. 2000年6月，北京市卫生局，物价局及劳动和社会保障局联合下发了《北京市社区基本卫生服务项目及基本用药目录》

4. 2000年6月，北京市卫生局和劳动保障局发布了《关于实行社区卫生服务医护人员岗位管理的意见》。

5. 2001年6月7日，北京市出台（京卫妇字［2001］7号）文件《北京市社区卫生服务组织妇幼保健服务管理规范》。其中规定：

社区卫生服务中心承担下列妇幼保健任务：为社区孕妇建立《母子保健健康档案》并进行管理，同时指导《母子保健健康档案》的使用；开展符合要求的产前保健服务；对社区高危孕产妇进行登记、追访与管理；对社区产妇进行产后访视；对孕产妇及其家庭成员进行孕产期健康教育；妇女多发病防治与管理工作；在社区内中、小学开设青春期健康教育课堂；为社区老年妇女建立健康档案并进行管理；在社区内企事业单位开展女职工保健服务并进行管理；做好新生儿代访信的发放和回收工作，开展社区内新生儿家庭访视服务工作；进行0～6岁儿童定期体检或生长监测工作、0～6岁儿童智力筛查工作；负责体弱儿童的检出登记与管理；开展对社区内托幼园所的卫生防病工作，并定期对托幼园所进行业务指导，指导做好3～6岁儿童体质测试工作；对社区的高危新生儿进行登记管理，并开展智力高危儿监测；开展0～6岁儿童听力异常、发育迟缓、先天性心脏病的筛查及视力、肢体残疾儿的检出工作。开展儿童口腔保健工作；开展批准范围内的置、取宫内节育器、负压吸引人工流产术、药物终止早期妊娠等；负责对社区卫生服务站的计划生育咨询宣教工作进行培训指导和管理；在社区开展妇幼保健、生殖保健等健康教育、咨询及紧急避孕指导；按照市级、区县级妇幼保健机构的要求调查、监测、登记、汇总、上报、管理社区相关妇幼保健的统计数据与信息。

人员要求为：从事社区妇幼保健服务的业务人员应具有国家认可的中专以上医学专业学历，并获得执业资格。社区卫生服务中心（站）要按服务人口2000～3000∶1配备从事妇幼保健业务人员，社区卫生服务中心要有专人负责妇幼保健的管理。

6. 2005年12月31日，北京市出台京政发［2005］24号文件《北京市人民政府关于统筹城乡卫生事业发展进一步加强社区卫生服务工作的意见》。主要内容包括：

（1）工作目标：到2008年，社区卫生服务全面覆盖城乡所有社区，基本实现城镇地区居民出行15分钟以内、远郊平原地区居民出行20分钟以内、山区居民出行30分钟以内可及社区卫生服务的目标。按照规划设置的社区卫生服务中心（站）要达到标准化建设和设备配置要求，具备预防、保健、基本医疗、健康教育、康复和计划生育技术指导等综合服务功能，与综合医院、专科医院建立双向转诊机制，形成规模适当、布局合理和方便有效的社区卫生服务体系。到2010年，建成全市城乡统筹发展、服务网络健全、政策配套落实、人力配置合理、服务功能完善、监督管理规范、筹资补偿到位、适应社会经济发展及和谐社会要求、满足广大居民健康服务需求、符合首都城市功能定位、城乡一体的社区卫生服务体系。

（2）人员配备："十一五"期间，原则上按照每2000至3000名服务人口配备1名全科医生和至少1名社区护士；每2000名服务人口配备1名预防、保健人员的标准，为社区卫生服务中心（站）配备卫生技术人员。社区卫生服务中心（站）的人员编制由区县编制部门根据社区卫生服务机构的功能、任务及服务人口具体核定，原则上应从本区县医疗卫生系统总编制内调剂解决。

（3）强化功能：社区卫生服务中心（站）要突出公共卫生服务功能，具备应对突发公共卫生事件的能力。要以社区、家庭和居民为服务对象，及时掌握社区人群健康状况及影响健康的主要危险因素，有计划地实施干预措施和预防保健服务；开展常见病和慢性非传染性疾病以及传染病防治、妇女保健、儿童保健、老年保健、社区康复、精神卫生、健康教育与健康促进及计划生育技术指导等，为居民提供公平、可及的综合性健康管理与服务。

附件一：《北京市社区卫生服务医护人员岗位标准与职责》

岗位标准第九条　担任预防保健医师应具有卫生专业大专以上学历，在医疗机构预防保健部门工作2年以上；或具有卫生专业中专学历，在医疗机构预防保健部门工作3年以上。

预防保健医师岗位职责

（一）承担社区居民和集体单位的传染病预防、控制和传染病人的管理。

（二）承担社区开展的妇幼保健工作。

（三）承担慢性非传染性疾病的一级预防为主的管理工作。

（四）承担计划生育技术咨询指导工作。

（五）建立社区居民健康档案。根据健康人群、重点人群和高危人群的不同需求，完成预防保健管理工作。

（六）采取多种形式开展健康教育，针对危害社区人群健康的危险因素，普及卫生知识，提高人群的自我保健能力和整体健康水平。

（七）开展社区精神卫生服务，参与精神病人管理与康复指导。

（八）配合全科医师开展相关的社区卫生服务工作。

附件二：《北京市社区卫生服务医护人员岗位培训与考试实施办法》

第一条　根据《北京市社区卫生服务医护人员岗位标准与职责》，特制定本办法。

第二条　社区卫生服务医护人员岗位培训与考试的岗位类别有5种：全科医师、全科助理医师、社区专业医师（包括中医师、口腔医师、营养医师、康复医师、心理医师）、预防保健医师、社区护士。

第三条　凡在北京市行政区域内从事社区卫生服务的医护人员都应参加相应岗位的系统培训和北京市卫生局统一组织的考试。

第四条　北京市卫生局成立社区卫生服务医护人员岗位培训与考试领导小组和办公室。办公室设在北京市卫生局科教处。负责制定社区卫生服务医护人员的培训标准、培训或考试大纲；组织编写相应的教材。并组织实施社区卫生服务医护人员的考试与考核。

第五条　开展社区卫生服务医护人员岗位培训必须依据北京市卫生局制定的社区卫生服务医护人员岗位培训大纲或考试大纲及相关的参考书目。

第六条　开展社区卫生服务医护人员岗位培训必须在卫生行政部门认可的医学院校、教学医院和社区卫生服务中心进行，从事全科医学培训的师资需先接受全科医学理论和社区卫生服务方针政策的培训，以及相应的专业培训。

第七条　考试包括理论与技能考试两部分。考试方法分综合理论笔试和实践技能考试。

第八条　考试时间1年2次，5月和11月的第4周进行。

第九条　申请社区卫生服务医护岗位考试人员到本区、县卫生局主管部门报名，由区县卫生局统一办理手续。

第十条 理论考试和实践技能考试合格者由北京市卫生局颁发考试合格证书，做为从事社区服务工作的聘任依据。

附件三：阿拉木图宣言

于1978年9月的第12日于阿拉木图召开的国际初级卫生保健大会表述了所有政府、所有卫生及发展工作者及世界大家庭为保障并增进世界所有人民的健康而立即行动的必要性，兹作宣言如下：

（一）大会兹坚定重申健康不仅是与疾病与体虚的匿迹，而是身心健康社会幸福的总体状态，是基本人权，达到尽可能高的健康水平是世界范围的一项最重要的社会性目标，而其实现，则要求卫生部门及其他多种社会及经济部门的行动。

（二）人民健康状态、特别是发达国家与发展中国家之间以及国家内部现存的严重不平等，在政治、社会上及经济是不能接受的，从而是所有国家关心所在。

（三）以国际新经济秩序为基础的经济及社会发展对充分实现人人享有保健并缩短发展中国家及发达国家之间卫生状态的差距是首要的。增进并保障人民健康对持续的经济社会发展是首要的并有助于更为美好的生活质量及世界和平。

（四）人民有个别集体地参与他们的卫生保健的权利与义务。

（五）政府对其人民的健康负有责任，而这只能备有充分的卫生及社会性措施方能实现。2000年时使所有人民能享有使他们过着社会及经济富裕生活的健康水平应是今后数十年内各国政府、国际组织及整个国际大家庭的一项主要的社会性目标。初级卫生保健是在社会公正精神下实现作为惟一发展的一个部分的目标的主要渠道。

（六）初级卫生保健是基于切实可行、学术上可靠而又为社会所接受的方式与技术之上的主要的卫生保健，通过群众个人及家庭的参与，并在本着自力更生及自决精神而发展的各个阶段上群众及国家能以维持的费用而使之遍及所有人等。它既是国家卫生体制的一个组成部分、一个功能的中心和活动的焦点，也是群众社会及经济总体发展的一个组成部分。它是个人、家庭、群众与国家保健系统接触的第一环，能使卫生保健尽可能接近于人民居住及工作场所；它还是卫生保健持续进程的起始一级。

（七）初级卫生保健

1. 反映着并产生于国家及其群众的经济条件及社会经济和政治特点，并建基于社会、生物医学及卫生服务研究有关结果的实施及公共卫生经验之上。

2. 提出群众中的主要卫生问题，并相应地提供促进、预防、治疗及康复服务。

3. 至少包括有：对当前流行的卫生问题以及预防及控制方法宣传教育，改善食品供应及适当的营养；安全饮用水的适量供应及基本环境卫生；妇幼卫生保健，包括家庭计划；主要传染病的免疫接种；当地地方病的预防及控制；常见病伤的妥善处理，以及基本药物的提供。

4. 除卫生部门外，还涉及到国家及群众发展各有关部门及有关方面，特别是农业、畜牧、食品、工业、教育、住房、群众工作、交通及其他部门；并要求所有部门的协作。

5. 要求并最大限度地推动个人自力更生并参与初级卫生保健的规划、组织、工作及管理，充分利用当地、本国及其他现有资源；为此目的而通过适宜的宣传教育以提高群众能力以便参与。

6．应用连贯的、相互结合、相互支持而有效的转诊制度，从而导致循序渐进地为所有人改善全面的卫生保健，而重点则是对之最感需要的人们。

7．在当地的及转诊的体制中依靠包括有医师、护士、助产士、助理人员，还包括在切实可行的情况下，群众卫生人员以及必要时的传统医，经适当的社会及业务培训后的医疗队的形式开展工作以满足群众中反映出来的卫生需求。

（八）所有政府应拟订出国家的政策、战略及行动计划。在其他部门的协作下发起并持续开展作为国家全面卫生制度组成部分之一的初级卫生保健。为此目的，便需发挥政治意志，合理调动国家资源并使用外来资源.

（九）由于任何一个国家实现全民健康都将直接作用于并有助于其他国家，因而，所有国家都应本着协同共事精神进行合作。在这方面，世界卫生组织、联合国儿童基金会就初级卫生保健的联合报告是世界范围内进一步发展及实施初级卫生保健的坚实基础。

（十）2000 年时使所有人民的健康达到令人满意的水平，将能通过更充分、更完善的使用世界资源予以实现，而现时资源中为数可观的一部分耗费在军备及军事冲突上，一项真正的独立、和平、缓和及裁军政策将能并也应能挪出额外的资源真正用于和平的目的，特别虽用作加速社会及经济发展进程，而作为其主要部分的初级卫生保健应拨付给相应的份额。

（傅鸿鹏）

第二章　常用社区卫生调查与研究技术

随着社区卫生服务工作的不断深化和公共卫生服务的不断加强，社区水平的调查工作与日俱增。很多大型的医学研究工作，离不开社区的参与。社区常用的调查和研究主要涉及对已有资料的收集、反映流行水平的现况调查、以发现患者和高危对象为目的的筛查、以社区干预和健康管理为目的的社区诊断、以死因调查与复核为主要内容的生命统计调查、以及各类随访研究等。掌握这些实用的调查与研究技术，做好相应的数据管理，会使社区卫生服务工作的整体水平得到提高。

第一节　已有资料的收集

社区是社会构成的最基本单元，很多医学研究资料都来源于社区，因此社区医生是这些资料的最初接触者和最早应用者。做好资料的收集工作是使这些资料发挥最大价值的前提，也是摆在社区医生面前的一项重要工作。社区常见的资料主要包括：人口学资料、发病资料、死亡资料、疫情资料、体检资料以及一些专项调查资料等。随着计算机的大规模应用以及信息化程度的不断提高，很多资料都能较为准确地收集上来。本节将着重介绍这些资料的获得途径、内容及时效性等方面。

一、人口学资料

所有的医学研究都离不开人口学资料的支持，人口学资料相对来说是较为容易获得的。其来源途径主要包括：社区居委会、当地公安部门和统计局。社区居委会有住户的详细信息，但可能包含非辖区户口的常驻居民；公安部门提供的人口学资料是以户籍为依据的，一般按年统计，由于我国户籍管理制度的限制，存在人户分离、人口老化等现象，而且无法体现流动人口的特点；统计局提供的人口学资料一般是根据人口普查或抽样调查后推算出来的，相对来讲合理性高一些。因此不同来源途径的人口学资料其所包含的信息是不同的，具体应用时要根据研究的性质来确定。

无论应用何种来源途径的人口学资料，有两点需要注意：一是0岁组的人口数应当和当地妇幼或计划生育部门当年新出生的婴儿数相一致；二是明确资料统计的时间，是年初人口数、年末人口数还是年平均人口数。

二、发病和患病资料

医学研究建立在发病和患病资料的基础上，因此发病资料的收集极其重要，但也是一种相对较难获得的资料。新发病资料的收集对于发病急、发病时间清楚的疾病（如传染病等）有很大的价值。而对于慢性病来说，由于患病人数过多、病程隐匿，收集人群的患病资料更有意义。发病资料的来源途径多种多样，可以从门诊日志、病例报告、住院登记、定期普查、抽样调查和疾病监测中获得。

在日常工作中，常有发病率和患病率时常混淆的现象，在应用时要注意区分。（详见本章第三节）。

三、死亡资料

死亡资料是反映国民经济和社会发展的一个重要部分。目前北京市的死亡病例报告工作已比较规范，而且实现了网络直报，因此死亡资料主要来源于死亡医学证明书，是比较容易获得的。其获得途径主要有两个，一是从区县疾病预防控制中心反馈获得，二是本医院报告的死亡病例。

死亡资料虽然相对较为容易获得，但对资料的质量要求也相对较高。换句话来说，能否及时准确地将死亡资料收集上来，是至关重要的。在收集过程中必须要注意所收集的死亡资料是否存在漏报或错报、是否反映了真实情况。因此要求社区医生要充分利用各种渠道，与辖区内的居民建立良好的工作关系，以便能够及时获得一些非正常原因死亡或婴儿死亡信息，而这些也是北京市死亡漏报的主要原因之一。对于死亡医学证明书的填写质量，一方面有赖于专业培训，另一方面也需要各医院设立专人对开具的死亡医学证明书进行审核。

四、疫情资料

疫情资料的收集也是社区医生的一项重要工作。一般由社区预防保健医生根据收集到的传染病报告卡进行网络直报。通过网络直报，辖区内各种传染病的散发病例资料都能获得，且资料非常详细，可以定期进行疫情分析。而集体单位、中小学校、托幼园所等部门突发的公共卫生事件，则需要社区医生收集详细的信息，包括单位名称、发生时间、发生过程、患病人数、临床表现、就诊情况等等，以便及时进行处理。

五、体检资料

体检资料是一般人群进行定期常规体检所得到的资料。来源途径主要是在本中心或本医院的健康体检资料，由于每人的体检项目不同，因此在资料的收集和使用过程中，一要注意资料是否完整，二是要注意利用体检者自身的特征对资料进行分类。

六、专项调查资料

以上所涉及到的资料只能描述辖区人群的一些基本情况，而要了解社区人群存在的卫生问题或健康问题，则需要根据不同的调查目的进行不同的专项调查。如何进行专项调查会在后面章节介绍，这里着重介绍如何收集专项调查资料。

受到各种条件的限制，在社区开展的大多数专项调查可能都是其他单位委托社区医院完成的，因此这些专项调查都有各自完整的调查方案，社区医生只需按照方案要求开展工作即可。每一项专项调查不仅需要了解辖区的一般情况，如人口学资料、社会经济发展资料等，还会根据调查目的设计独立的调查表，由经过培训的调查员完成，这些资料的收集会有明确的质量控制要求。如果社区医院进行独立的专项调查，如社区诊断等，则首先要制定科学的、切实可行的调查方案，并严格按照调查方案进行，以确保所收集到的资料真实可靠。

第二节　死因登记信息报告和管理

一、死因信息收集

（一）报告对象

发生在辖区内的所有死亡个案均为死因登记报告的对象，包括在辖区内死亡的户籍和非户籍中国居民，以及港、澳、台同胞和外籍公民。

（二）报告单位和报告人

1. 报告单位　各级医疗卫生机构均为死因信息报告的责任单位。

2. 报告人

（1）各级各类医疗卫生机构医务人员均为死亡信息的报告人。

（2）具有执业医师资格的医疗卫生人员方可填报《死亡医学证明书》。

（三）死亡个案的填报

1. 医疗卫生机构死亡个案　凡在各级各类医疗机构发生的死亡个案（包括到达医院时已死亡，院前急救过程中死亡、院内诊疗过程中死亡），均应由诊治医生作出诊断并逐项认真填写《死亡医学证明书》。不明原因肺炎或死因不明者必须将死者生前的症状、体征、主要的辅助检查结果及诊治经过记录在《死亡医学证明书》第二联背面的调查记录栏内。

2. 家庭或其他场所死亡个案　在家中或其他场所死亡者，由所在地的村医或社区医生，将死亡信息定期报告至乡镇卫生院/社区卫生服务中心，乡镇卫生院/社区卫生服务中心的防保医生，根据死者家属或其他知情人提供的死者生前病史、体征和/或医学诊断，对其死因进行推断，填写《死亡医学证明书》。

3. 涉法死亡个案　凡需公安司法部门介入的死亡个案，由公安司法部门判定死亡性质并出具死亡证明，辖区乡镇/街道卫生院负责该地区地段预防保健工作的医生根据死亡证明填报《死亡医学证明书》。

4. 5 岁以下儿童死因登记报告副卡　5 岁以下儿童死亡个案除填写《死亡医学证明书》外，还应填写 5 岁以下儿童死因登记报告副卡，副卡内容主要包括：《死亡医学证明书》编号、出生信息登记卡号、出生医学证明编号、儿童免疫接种卡号、儿童姓名、父亲姓名、母亲姓名、性别、出生日期、死亡日期、死亡年龄、死亡诊断、根本死因、死亡地点、诊断级别和死因诊断依据等。

5. 孕产妇死因登记报告副卡　孕产妇死亡个案除填写《死亡医学证明书》外，还应填写孕产妇死因登记报告副卡，副卡内容主要包括：《死亡医学证明书》编号、姓名、年龄、死亡时间、孕产次、人工流产（引产）次、末次月经、分娩时间、分娩地点、死亡地点、分娩方式、新法接生等。

二、死因信息报告

（一）死因信息报告方式

《死亡医学证明书》及副卡通过《中国疾病预防控制信息系统》平台上的死因登记报告

信息系统进行网络直报。

（二）报告程序、时限

1. 县及县以上医疗机构　医疗机构指定专人每天收集本院内《死亡医学证明书》及副卡，并由病案室或防保科在7天内完成对卡片的审核和网络报告。网络填报时，需要将《死亡医学证明书》死因链、调查记录等原始信息如实录入，并进行根本死因确定及编码。

不具备网络报告条件的医疗机构，在7天内以最快的通讯方式（传真、邮寄）将填写完整的《死亡医学证明书》及副卡寄送属地县（区）级疾病预防控制机构。县（区）级疾病预防控制机构收到报告卡后，应在5个工作日内代为完成网络报告。

发现不明原因死亡病例，按照《卫生部办公厅关于印发〈全国不明原因肺炎病例监测实施方案（试行）〉〈县及县以上医疗机构死亡病例监测实施方案（试行）〉的通知》中所规定的报告程序和要求进行报告。

2. 县级以下医疗机构　乡镇/街道卫生院防保医生将收集到的《死亡医学证明书》，在30天内完成审核，并通过网络进行报告，网络填报时，需要将《死亡医学证明书》死因链、调查记录等原始信息如实录入。

没有条件实行网络报告的乡镇/街道卫生院应在填写和审核《死亡医学证明书》后向属地的县（区）级疾病预防控制机构报出。县（区）级疾病预防控制机构收到《死亡医学证明书》后，应在5个工作日内代为完成网络报告。

三、死因信息管理

（一）死亡信息的审核

1. 医疗机构的死亡报告管理人员应对收到的《死亡医学证明书》进行错项、漏项、逻辑错误等检查，对有疑问的《死亡医学证明书》必须及时向诊治（填写）医生进行核实。

2. 县（区）级疾病预防控制机构死亡报告管理人员每个工作日需上网对辖区内报出的死亡信息进行审核，发现填写不合格者应注明具体审核意见，并反馈、督促报告单位核实、纠正。

3. 县（区）疾病预防控制机构负责县级以下医疗机构报告的死亡病例的根本死因确定和死因编码，具备条件的县级以下医疗机构也可承担根本死因确定和死因编码工作。

4. 县（区）级妇幼保健机构死亡报告管理人员每个工作日需上网对辖区内报出的孕产妇和5岁以下儿童死亡信息进行审核，对有疑问的报告信息及时反馈报告单位或向报告人核实。

5. 对于核实无误的《死亡医学证明书》及副卡，县（区）疾病预防控制中心和妇幼保健机构应于7天内通过网络对报告的死亡信息进行审核确认。

（二）死亡信息的订正

1. 对已审核确认的报告信息，如发生报告死亡病例死因诊断变更或填卡、编码错误时，应由填报单位及时报告县（区）疾病预防控制机构，由后者负责订正。

2. 孕产妇及5岁以下儿童死亡个案，应由属地的妇幼机构对报告的病例进行追踪调查，发现《死亡医学证明书》或副卡信息有误时，应及时做出订正。

（三）死亡信息的补报

各级疾控、妇幼和乡镇（街道）卫生院定期与公安、殡葬、计生等部门核对死亡资料，发现漏报及时补报。村医（社区医生）定期了解辖区内死亡情况，发现漏报及时补报。

（四）死亡信息的查重

县（区）级疾病预防控制机构及具备网络报告条件的医疗机构每周对报告信息进行查重，对重复报告信息确认后删除。

（五）资料保存与管理

1. 报告单位和县（区）疾病预防控制中心应妥善保存死因登记信息原始资料，填报的《死亡医学证明书》由录入单位和县（区）疾病预防控制中心按档案管理要求长期保存。

2. 报告单位和县（区）疾病预防控制中心应定期下载个案数据和储存本单位网络上报的原始数据库，并采取有效方式进行数据的长期备份。

3. 死亡统计资料或分析信息的管理和使用相关单位应按照有关法律、法规和国家、省级卫生行政部门有关规定执行，不得擅自公布。

4. 对于需要使用死亡信息的，应由申请人按有关行政审批程序进行审批，申请书应明确信息的用途、范围、时段和类别。

第三节 描述疾病的常用指标

描述疾病分布的方法是将流行病学调查或疾病报告登记资料依据疾病分布的各项内容分别计算发病率、患病率、病死率等。疾病频率指标描述疾病的不同分布特征。

一、疾病频率指标

（一）发病率

表示在一定时期（年度、季度、月）内，某人群中发生某病新病例的频率。

$$\text{某病发病率} = \frac{\text{某年（期）某人群中发生某病病例数}}{\text{同年（期）暴露人口数}} \times K$$

$$K = 1000‰，10000/\text{万或}\ 100000/10\ \text{万}$$

计算发病率时，要考虑以下几个因素：发病时间，观察时间，暴露人口数（分母）新发病例数（分子）。

发病时间：发病率是以新发病例来计算的，所以准确地判断发病时间十分重要。对于一些疾病如流感、脑卒中确定发病时间并不困难；但对另外一些疾病，如高血压、糖尿病等，情况就复杂得多，出现早期症状、初诊日期或确诊日期都可能被作为发病时间。这时必须规定一个同一的标准以区分新老病例。通常是将医师确诊的日期定做发病日期。

观察时间：一般发病率常以年为单位计算。观察时间的长短随需要而定，如果某病的侵袭时间很短，几天或几周，则观察时间应包括整个疾病流行期，此时的发病率称为罹患率。

暴露人口（分母）：也称危险人群．它必须符合两个条件：即必须是观察时间内观察地区的人群；必须有可能患所要观察的疾病。也就是说，暴露人口中不应包括正在患病、曾经患病或因免疫而不会患病的人。因此某些疾病是调查地区的所有人口，有些疾病只是调查地区的部分人口。

暴露人口一般使用年中人口数。年中人口数可以是标准时点即某年7月1日零时人口数，也可以用上年年终人口数加本年年终人口数之和除以2。

新发病例数（分子）：新病例是指观察期间内新发生的某病的病人。在观察期间内，同一个人可能发生一次以上的疾病，例如，一个人在一年内可患几次感冒或几次腹泻，则应分别计为几个新发病例。

（二）罹患率

罹患率与发病率一样是测量新发病例的指标。它通常用于较小范围或短期流行观察时间以日、三日、周、旬、月为单位。使用比较灵活。分子是新病例数，分母应为暴露人口数。

$$罹患率=\frac{观察期间内的新病例数}{同期的暴露人口数}\times K$$

$$K=100\%或1000‰$$

（三）患病率

也称现患率或流行率．是指某特定时间内总人口中某病新旧病例所占的比值。时点患病率用得较多。“时点”在理论上是无长度的，实际调查中要尽可能缩短时间，一般不超过一个月时仍认为是时点患病率。

$$患病率=\frac{观察期内某病总患病例数（包括现患新旧病例）}{观察期间内人口数}\times K$$

$$K=100\%，1000‰，10000/万，100000/10万$$

患病率受两种因素影响：其一是发病率，其二是患病时间长短。如果是慢性病，人群中的病例会年复一年地积累，使患病率远远超过发病率。

（四）感染率

是指在调查时受检查的整个人群中某病现有感染者人数所占的比率。感染率的分子为感染者，分母为全部受检者。常用病原学或血清学方法检测感染者。

$$某病的感染率=\frac{调查时某病感染人数}{调查时受检人数}\times K$$

$$K=100\%$$

（五）续发率

也称家庭二代发病率。常用于家庭、幼儿园的班组或集体宿舍。指某些传染病在一定观察期内，在家庭易感接触者中发生二代病例的百分比。家庭中第一例称为“家庭原发病例”，不计算在二代罹患率内。自原发病例出现后，在该病最短至最长潜伏期内发生的病例为二代病例，计算公式如下：

$$续发率=\frac{家庭中易感接触者的二代病例数}{家庭中易感接触者总数}\times K$$

$$K=100\%或1000‰$$

通过对续发率的分析可以了解传染力的强弱，分析流行因素，评价防疫措施等。

（六）引入率

家庭内发生感染往往是从外界带入的，在一定期间带病人家的第一例占其同等身份成员的比值称为引入率。

$$引入率=\frac{家庭内某身份成员带入某病入家人数}{同等身份成员数}\times K$$

$$K=100\% 或 1000‰$$

根据不同身份成员的引入率，能研究何种成员最易将传染病带入家庭。

二、死亡率与病死率

（一）死亡率

在一定期间（通常指一年）内，总死亡人数与该人群同期平均人口之比。

$$死亡率=\frac{某人群某年总死亡人数}{该人群同年平均人口数}\times K$$

$$K=1000‰、10000/万或100000/10万$$

分子为某年1月1日到12月底之间，某人群因各种原因死亡的总人数。在人口学研究中常用千分率，便于与出生率来比较。在疾病研究中，多采用10万分率，便于地区与国际间比较。死亡率又称为“粗死亡率”反映一个人群总的死亡水平，它不仅反映一个地区在不同时期的居民健康状况和卫生水平，而且为当地卫生保健工作需求和卫生规划提供科学依据。

总死亡率所提供的信息比较笼统、粗糙。不同人群的粗死亡率不能直接比较。必须进行年龄、性别调整，计算标化率，以排除因年龄性别组成不同所造成的假象。

（二）病死率

表示在一定时期内，患某种疾病的病人中因该病而死亡的频率。计算公式如下：

$$某病病死率=\frac{某时期因某病死亡人数}{同期确诊某病的病例总数}\times 100\%$$

举例：某市1998年人口数是100万，共登记报告肝癌病人117例，其中99例是本年新登记病人，18例是以往的老病人。上述病人在1998年共死亡81例. 请计算该市本年度肝癌的发病率、患病率、死亡率和病死率。答案：

$$肝癌发病率=\frac{99}{1000000}\times 10万/10万=9.9/10万$$

$$肝癌患病率=\frac{99+18}{1000000}\times 10万/10万=11.7/10万$$

$$肝癌死亡率=\frac{81}{1000000}\times 10万/10万=8.1/10万$$

$$肝癌病死率=\frac{81}{117}\times 100\%=69.2\%$$

三、疾病分布

疾病分布是指疾病在不同空间（地区）、不同时间、不同人群的分布特征，又称为疾病的三间分布。描述疾病的三间分布特征是流行病学研究的起始点，其主要内容有：

（一）疾病的地区分布

主要研究疾病在国内不同地区，尤其是城乡分布的差异，不同国家间分布的差异，甚至世界范围内不同洲、不同气候、不同地理环境地区间分布的差异。疾病的地区分布不同是一种现象，其根本的原因在于致病危险因素的分布和致病条件的不同。

1．国家间及国家内的分布　有些疾病只发生在一定地区，如黄热病的分布与埃及伊蚊的分布相一致，多见于非洲和南美洲。

国内，鼻咽癌多见于华南，而且广东为高，故有“广东瘤”之称。

2．城乡分布　许多疾病有明显的城乡差异。城市的特点是人口多、居住密度大、交通拥挤，因此呼吸道传染病容易传播。如水痘、流行性感冒等，城市的托幼机构常常暴发。卫生设施不完备、卫生管理较差的城市，肠道传染病很容易流行。

城市工业集中，环境污染较农村严重，对慢性病的患病率、死亡率等有影响，如城市肺癌的发病率、死亡率高于农村。

农村人口稀疏，交通不便，呼吸道传染病不大容易流行。但一旦有传染病进入，便易引起暴发。

近年来，农村人口大量流入城市，农村常见传染病、寄生虫病传入城市，城市的某些传染病也带到农村。

3．发病地区的聚集性　研究某种疾病的地区分布可为探索病因提供重要线索。可按发病率（患病率）、或死亡率的等级绘制疾病分级统计地图。

（二）疾病的人群分布

人群可依据不同的特征如年龄、性别、职业、种族、民族、婚姻状况、宗教信仰、行为等来分组．许多疾病的发病率、死亡率、病死率都可能与这些特征有关。疾病的人群分布存在显著差异，透过这一现象能帮助确定危险人群和探索致病因素。

1．年龄　在研究疾病的人群分布中，年龄是最重要的因素，发病率或死亡率均与年龄有关．各国人口的年龄别死亡率曲线形状颇为相似，大体呈V字形，即婴儿的死亡率较高，以后明显下降，至5～14岁时为最低。15～40岁死亡率逐步升高，40岁以后死亡率迅速增加。年龄对发病率的影响有以下特点：

儿童传染病感染后可获得长期免疫，因而成人较少发病，但有效的预防接种后可改变这一特征。如开展计划免疫前，儿童麻疹发病率很高，在普种麻疹疫苗后发病相对后移，成人发病率相对增加。另外，当长期没有某种传染病流行时，因成人较少通过感染获得免疫，一旦这种传染病再度传入，则成人、儿童均可发病，不能体现儿童发病率高的特点。

病后免疫不巩固的传染病，如流感，则没有幼儿和儿童多发的特点，各年龄组发病率无明显差别。

不同年龄的人群暴露于病原体的机会不同，导致年龄别发病率的差异。如在青壮年中野鼠型出血热和血吸虫病的发病率高，因为他们劳动时接触病原体的机会较多。

恶性肿瘤、高血压性心血管疾病、糖尿病等慢性病的患病率随年龄的增长而增加。30岁以后随年龄的增长，其患病率和死亡率迅速升高。一般认为这是由于多种致病因素较长时间的累积才能导致疾病，致使发病年龄较晚。在比较不同人群的发病率或死亡率时．如社区的资料与全市或全国的进行比较时，首先要考虑年龄构成的差异所造成的假象。只有经过标化后再加以比较，才可避免错误的结论。

2. 性别　分析疾病在不同性别中分布的差异，主要是为了探讨致病因素。其特点：

男女传染病发病率不同，主要是接触致病因素的机会不同所致。如呼吸道传染病每个人的接触机会均等，男女发病率大致相同。又如血吸虫病，由于男性捕鱼、割湖草、甚至抗洪抢险暴露疫水的机会远多于女性，所以男性发病率高于女性。

有些疾病女性高于男性，如胆囊炎、胆结石、地方性甲状腺肿等，这可能与男女的解剖、生理或内分泌的差异有关。

慢性非传染性疾病中．女性冠心病的发病年龄平均较男性晚 10 年，但绝经后的女性患病率与男性接近。除乳腺癌、宫颈癌外其他恶性肿瘤病死率男性都高于女性。这种性别差异的原因，可能与男性接触致病因子的机会较女性多，或男女体质不同，也可能两方面原因交互作用所致。

3. 职业　许多疾病的发生与职业有关，可能因为暴露于不良的物理、化学环境因素或因生理因素引起。例如接触放射线或苯的职业易患白血病。

4. 民族和种族　民族之间疾病种类及发病率有一定差异，可能与遗传、生理、风俗、卫生文化水平以及各民族间所处自然和社会环境不同，各民族间的病种或同一病种的流行差异很大。病毒性乙型肝炎在我国是重要的传染病并流行于全国各地，有 60% 少数民族（如藏族、壮族等）乙肝感染率高于全国水平。

5. 家庭　疾病与家庭有密切关系，传染病的传播强度与家庭成员的年龄结构、经济和卫生状况、文化水平、成员数量及成员的免疫状态有关。有些传染病（如病毒性乙型肝炎）有家庭聚集性。

6. 行为　不良的生活方式对人类健康有害，研究证实吸烟是人类癌症最重要的原因之一。艾滋病与不良的性行为及吸毒有关。

（三）疾病的时间分布

当考虑到疾病的发病率、患病率、死亡率等各种指标时，都必须结合疾病发生的频率在时间上是不断变化的，传染病尤其明显；而对于慢性病，通过较长时间观察也可看出其发生率的变化趋势。时间分布的主要表现形式有季节性、周期性、短期波动和长期变动 4 种。

1. 季节性　多数传染病有严格的季节性，例如 7、8、9 月是肠道传染病的高发季节，其主要原因是天气炎热有利于微生物繁殖，饮水和食品易受污染。个别非传染病也表现出季节性，如脑血管意外在冬季多发，由花粉引起的支气管哮喘多发于春夏之交。

2. 周期性　一些传染病每经过若干年发生一次规律性流行的现象。如流感一般每隔 10 ~15 年流行一次。

3. 短期波动　又称暴发，指疾病在一集体或固定人群中，短时间内发病数突然增多，称为短期波动。主要是由于许多人几乎同时暴露于一种致病因子。如 1988 年春上海发生由毛蚶传播引起的甲型肝炎暴发，2 个月内共 30 万人发病。

4. 长期变动　是指在一个相当长的时间内，通常为几年或几十年，或更长的时间内，疾病的感染类型、病原体种类及宿主随着人类生活条件改变，医疗技术的进步，自然条件的变化而发生显著变化，称为长期变动。例如，近百年来猩红热发病率和死亡率都有明显下降。初步研究表明，对城市社区高血压实施有效的干预，5年以后可以看到当地脑卒中的死亡率明显下降。

（四）疾病的三间分布的综合分析

在实际工作中对一个病的描述是综合进行的，只有综合分析才能全面、准确地反映出疾病的分布特征和规律性，也才能获得病因线索和流行因素的信息。

第四节　常用流行病学调查研究方法

一、实际防病工作中流行病学方法的应用

1. 病例调查（又称个案调查）　详见第六章突发公共卫生事件的现场调查处理。
2. 暴发调查　详见第六章突发公共卫生事件的现场调查处理。

二、流行病学常用研究方法

（一）流行病学研究方法分类

流行病学研究按性质分为观察性和实验性两类，见表2-1。

表2-1　流行病学研究方法按研究性质和设计类型的分类

性　质	设计类型	研究对象
观察性		
描述性研究	现况调查及筛检	个体
	疾病监测	个体
	随访研究	个体
	历史资料研究	个体
	生态研究	群体
分析性研究	匹配的病例对照研究	个体
	不匹配的病例对照研究	个体
	前瞻性群组研究（同时性群组研究）	个体
	历史性群组研究（非同时性群组研究）	个体
实验性		
实验性研究	临床试验	病人
	现场试验	健康人
	社区干预试验	群体

观察性研究是流行病学研究主要的研究方法，包括描述性研究和分析性研究。描述性研究限于描述某一人群中某一疾病的患病状况，经常是流行病学调查的第一步。分析性研究则是进一步地分析健康状况与其他变量之间的关系。

1．描述性研究　通过观察并详细记录疾病或某种健康状况在不同时间、不同地点、不同特征（年龄、职业、民族等）人群中的分布情况，并将收集到的资料整理、归纳，按照地区、时间和人群分布特点把疾病或健康状况在自然状态下的情况真实的展示出来，通过对比，初步分析分布存在差异的原因，以形成病因假说，或提出有效的防治措施。描述性研究资料可来自日常统计资料和专题调查。

2．分析性研究　主要用于检验某种可疑因子与疾病之间是否存在统计学关联的病因假设。它包括病例对照研究和群组研究。

实验性研究指在研究者控制下，对人群施加某种因素或干预措施，亦或消除某种因素，以观察发生疾病或某种健康状况的影响因素或流行规律。流行病学研究的对象是人群，因而实验性研究主要是在人群现场进行，人群现场是流行病学主要的、大的实验室。

（二）现况调查

现况调查（prevalence survey），是社区卫生服务中最常用的调查方法。调查是在某一时点或很短时间内完成，调查内容主要局限于所关注事件所处的水平和相关资料，故又称现患调查或横断面调查（cross－sectional survey）。在现况调查中常进行相关性研究，即所查的疾病或健康状况与某些特征或因素是同时存在的，即在调查时因与果并存，故只能为病因研究提供线索，而不能得出有关病因因果关系的结论。同一目标人群连续多年的现况调查有助于发现该人群某阳性事件流行水平（如高血压患病率）的变化趋势。现况调查适用于病程较长而发病频率较高的疾病（如慢性疾病）。

1．现况调查的目的

（1）描述疾病或健康状况在特定时间内在某地区人群中分布情况及影响分布的因素。

（2）描述某些因素或特征与疾病之间的关系，寻找病因及流行因素线索。

（3）进行疾病监测并为评价防治措施的效果提供参考信息。

（4）调查与确定高危人群，从而为卫生保健工作的计划和决策提供依据。

（5）达到早期发现病人、早期诊断和早期治疗的第二级预防的目的。

2．现况调查的方法及种类　现况调查可有不同的种类和方法，如何选择主要取决于调查目的和难度。

（1）普查（census）：普查是指在特定时间、对特定范围内的人群进行的全面调查。普查工作量大、难以作得细致、耗费人力物力大、成本高，因此一般以调查患病水平为目的的调查很少采用这种方法。当需要发现所有的患者（或高危人群），并准备对所有患者进行管理时则要考虑采用此种手段。社区工作中主要用于筛查所有的慢性病患者，建立全民健康档案，并在此基础上进行规范化管理。当然，普查也是普及医学科学知识的有效手段。

普查工作中应注意以下几点：①划定明确的普查范围。根据调查目的事先规定调查对象，并掌握各年龄组和性别的人口数；②统一调查时间和期限。各调查组应大体上同时开始调查，并在一定期限内完成，时间不宜拖得太长；③普查中使用的临床诊断标准和检测方法必须统一及固定；④普查时要使漏查率尽量小。

（2）抽样调查（sampling survey）：指从研究对象的总体中随机抽取有代表性的部分样本进行调查，从样本获得的信息来推断总体情况。它是以小测大，以部分估计总体特征的调查研究方法。

抽样调查的主要用途为描述疾病的分布情况、探索影响健康的因素、研究防治措施的效果、检查与衡量资料的质量等。抽样调查的目标人群一般很大，一个社区往往是整个抽样框架中的一个单元，仅仅在一个几千或上万人口的社区中进行独立的抽样研究通常没有意义。因此，社区参与的抽样调查往往是某个大型抽样研究中的一个小群，如何实施调查通常都会有专家培训和指导。以下仅就抽样调查的一些理论进行解释，以便参与调查的社区卫生服务人员准确理解每个调查环节的意义和重要性。

1）抽样的原则和方法：抽样调查要遵循随机化和样本大小适当的原则，以保证样本数据对总体人群的代表性。常用随机化抽样方法有以下几种：

A. 单纯随机抽样（simple random sampling）：是在所有个体中随机抽取，每个人被抽到的机会相同。

B. 系统抽样（systematic sampling）：是先按某种规则（如门牌号）将所有抽样单位（如家庭）排序，然后按一定间隔抽取调查单位，最终达到特定的样本量要求的方法。

C. 分层抽样（stratified sampling）：把总体按若干标志或特征（分层变量，如性别、年龄、居住条件、文化水平等）分成若干层，然后在每层中抽取调查单位，再合成为总体的一个样本，这种方法称分层随机抽样。层间差异越大（如男女间高血压的患病率），层内差异越小，分层的意义就越大。由于各层次之间的差异已被排除，其抽样误差较其他抽样为小，代表性亦较好。

D. 整群抽样（cluster sampling）：就是先将总体分成很多亚群，再从中随机抽取若干亚群，对群内所有调查单位进行调查，称之整群抽样。例如调查 20 所小学约 10000 名小学生某疾病的现患率，现拟抽查 1/5 的数量，如用单纯随机抽样方法抽到对象分散在各所小学，调查很不方便；但若随机抽取 4 所小学，抽到的学校学生全部调查，则方便多了。本法易被群众接受。整群抽样的缺点是抽样误差较大。

E. 多级抽样（multistage sampling）：是进行大规模调查时常用的一种抽样方法。实质上是上述抽样方法的综合运用。从总体中先抽取范围较大的单元，称为一级抽样单元（例如省、自治区、直辖市）再从每个抽样中的一级单元中抽取范围较小的二级单元（县或街道），最后抽取其中部分范围更小的三级单元（村或居委会）作调查单位。在大规模调查时可按行政区域逐级进行。我国进行的慢性病大规模现况调查大多采用此方法。

2）抽样调查样本的估计：在抽样调查时，样本过大可造成浪费，样本过小则没有代表性。核心指标（如血压）的自然波动（变异）越大、阳性率（如糖尿病患病率）越低、要求样本对总体的代表性精度越高则所需要的样本量越大。同时还要考虑失访、整群抽样、有限总体等因素对样本量的影响。因此，样本量估计是非常复杂的过程，需由专家或在专家的指导下完成，具体如何计算这里不再详述。

3. 现况调查的资料收集

（1）资料收集的内容：现况调查的内容完全取决于调查的目的，并以相关知识为基础。以调查流行水平为目的时（如高血压患病率），调查的内容除了判断是否患高血压的项目外，可能还需要询问性别、年龄、职业、遗传、生活习惯、心理、心血管病史、用药情况等各种相关情况。探索病因时，还须调查对某些可疑危险因子的暴露情况。当然，无论哪种调查，人口学资料和调查情况（如调查员和调查日期等）是必不可少的，它们是分层、质控、复核等工作的基础，甚至是重要的分析变量。

（2）资料收集的方法：

1）常规登记、报告资料：疾病报告登记、体检记录、医疗记录或其他现成的有关记录。

2）专题询问调查与信函调查：首先根据调查目的和疾病种类编制调查表。调查中应注意调查对象“无应答”率，因其是影响数据的重要因素。一般认为调查的“无应答”率不得超过5%，否则将会严重降低结果的正确性。

3）临床检查及其他特殊检查：此亦属现况调查中资料收集的常用方法。

4．现况调查中的偏倚及其防止　影响现况调查资料准确性的有抽样误差和偏倚。抽样误差是不可避免的，但可以测量其误差大小和评价，且可以通过样本大小和抽样设计来适当控制，而偏倚则属非抽样性误差（即系统误差），它是错误，应设法防止产生。现况调查中产生偏倚的原因有以下几方面：

（1）无应答引起的偏倚（nonresponse bias）：无应答实际上是指漏查，如因各种原因而无应答者较多，则会产生偏倚而难于分析调查结果。如抽样调查中，无应答率有30%，则很难将调查结果来估计总体现患率。

影响应答率的因素有：

1）群众对调查的意义不认识。有的认为自己健康情况良好，不愿意参加调查或检查，甚至有意躲避。故应尽量设法减少漏查造成的偏倚，主要在调查前及调查实施过程中做好宣教工作和组织工作。

2）被调查对象有其他慢性病或高龄不愿外人打扰而拒绝检查或调查。因此应从关心被调查者的健康出发，耐心地作好解释工作，热心体贴，认真细致做好检查或调查。

3）调查方法或调查内容不适当，不能得到被调查对象的密切配合。因此应结合调查工作的需要，改进调查工作方法。在拟定调查内容、制订调查表时，对调查内容必须认真考虑。

4）因调查对象外出、出差、探亲等原因，未能会见。遇到该情况应设法补救，再作补查。

（2）被调查对象应答引起的偏倚：当询问调查对象有关疾病、既往病史、个人习惯、特征或暴露史时，由于多种原因，使回答不准确而引起偏倚。如当询问病人某种暴露史，由于病人因自己患病，故对暴露史能记忆起来，而健康人由于不在意则常遗忘，这种偏倚称回忆偏倚（recall bias）有时偏倚是由于调查对象不愿意提供真实情况而引起，称报告偏倚（reporting bias）。如有些人的吸烟史和野游史可能会被隐瞒。调查中设法消除被调查者的顾虑。

（3）观察者偏倚（observer bias）：在实际观察中由于观察者变异（observer variation）而产生系统误差。观察者变异可分两种：①观察者变异，这是由于不同观察者同一名被调查者的调查或检查的结果有所不同，例如血压测量结果相差0.2666 kPa（2mmHg）；②观察者内变异，这是指同一名观察者对同一病人或健康者，前后两次检查或调查结果不同。

防止观察者偏倚的产生，要做到：①对疾病诊断和阳性结果的判断都应有明确的标准；②对参加调查和检查的人员应经过讨论，统一标准，有时应经过培训，提高工作人员的调查业务水平和责任心。

（4）由于检查器械或仪器引起的偏倚：器械本身不准确，试剂不符合规格，或试验条件不稳定等都可引起系统误差。例如测量血压容易产生偏倚，因涉及仪器、测量与标准等。如血红蛋白计未标化，亦可引起偏倚。

防止这种偏倚的产生主要在于使用前对仪器进行标定，试验、检验方法应有详细规定并要求严格的遵循。

（5）访问者偏倚：调查者在调查时无意识地或有意识收集有选择性的材料。例如调查者希望获得“阳性”结果而有选择性地收集资料。为此，要求调查者具有严谨的科学作风，客观地对待调查工作。以保证调查的资料具有公正性。

（三）筛查

许多疾病在早期往往没有或尚未表现出特征性症状或体征，一些症状明显的患者也可能由于各种原因没有得到确诊，如能采用一些快速、简便、价廉的技术对人群中的疑似病例进行初筛，再有重点地实施进一步诊断和治疗，必将提高治愈率、减少死亡、降低成本、保护劳动力，对个人和社会都会有很大的裨益。

筛查（screening）就是运用快速检验方法主动地自人群中发现病人的措施。筛查试验不是诊断试验，仅是一个初步检查，对筛查试验阳性和可疑阳性的人，必须进一步进行确诊检查，确诊后进行治疗。社区的筛查工作主要应用在以下两个方面：①早期发现病例，及时给予诊断和治疗，降低死亡率，延长寿命，如宫颈癌的筛查；②早期－发现某些疾病的危险因素，以便及早预防。如筛查出某些人具备高血脂、高血压等危险因素，然后控制这些因素以达到预防冠心病、脑卒中目的。

1. 筛查技术选择与筛查标准确定的依据　筛查技术选择与筛查标准确定的核心依据包括：①筛查手段经济、快速、方便、灵敏；②筛查结果与临床诊断结果（金标准）尽量一致。为达此目的，一方面需要科研工作者在筛查技术方面的不断探索，另一方面还需要对筛查标准的科学确定。定得过于灵敏，会造成过多误诊（“阳性”但不是“患者”），定得过于保守，则可能造成大批患者的漏诊（“阴性”但却是“患者”）。

2. 实施一项筛查试验的原则　筛查工作涉及面广，耗费资源大，设计时应持慎重态度。主要应考虑以下几方面：

（1）所要筛查的疾病应是该地区当前重大的公共卫生问题。

（2）所要筛查的疾病应是经有效治疗能恢复健康的疾病。如对病人帮助不大，筛查就失去意义。

（3）所要筛查的疾病应有可识别的早期客观指征。

（4）对所要筛查的疾病的自然史应了解清楚。

（5）有适当的，易为群众接受的，安全、可靠的筛查方法。

（6）筛查阳性者应有一定的机构和设备为其作进一步检查。

（7）确诊的病例应给予恰当的治疗，并有统一的治疗方案。

（8）在设计阶段要注意筛查阳性对受检者在心理和精神上造成的压力以及为消除这些压力将采取的措施。

（9）要严格控制筛查费用开支。筛查费用不仅限于试验本身，还包括对假阳性作进一步检查以及确诊后的治疗费用。所以当地卫生工作的决策者应将用于筛查工作的各种资源与当地卫生经费保持协调。

（10）筛查是一项按计划定期进行的工作，并不是一查了事。定期开展筛查的间隔因病而异。间隔太长，不利早期发现病例，太短则不经济，还会给医疗单位和个人造成负担。

3．筛查研究的评价指标　从方法学上评价一项筛查试验时要考虑到真实性（效度）、可靠性（信度）和收益等方面。筛查结果与用金标准诊断的结果对比如下表：

筛查	金标准		
	有病（d+）	无病（d-）	合计
阳性（t+）	真阳性（tp）	假阳性（fp）	tp+fp
阴性（t-）	假阴性（fn）	真阴性（tn）	fn+tn
合计	tp+fn	fp+tn	tp+fp+fn+tn

tn（true negative）　真阴性

fp（false positive）　假阳性

tp（true positive）　真阳性

fn（false negative）　假阴性

（1）真实性（validity）：又称效度，指测量值与实际值相符合的程度。又称准确性。

对一筛查方法的真实性的评价使用灵敏度、特异度和约登指数三个指标。

1）灵敏度（sensitivity）和假阳性率（false negative proportion）：灵敏度又称敏感度，是指筛查方法能将实际有病的人正确地判为患者的能力；假阴性率是指筛查方法将实际有病的人错判为非患者的比例。

灵敏度　tp/（tp+fn）

假阴性率　fn/（tp+fn）

灵敏度　1-假阴性率

2）特异度（specificity）和假阳性率（false positive proportion）：特异度是指一项筛查试验能将实际无病的人正确地判定为非患者的能力；假阳性率指全部非病人中筛查阳性者所占的比例。

特异度　tn/（fp+tn）

假阳性率　fp/（fp+tn）

特异度　1-假阳性率

3）约登指数（Youden's index）：约登指数是灵敏度与特异度之和减去1，表示筛查方法发现真正的病人与非病人的总能力。

在考核某一项筛查试验时，分别对一组已知有某病和另一组已知无该病的人进行检查，然后确定此筛查试验的灵敏度、特异度和约登指数，借以衡量此试验的真实性。

为了提高筛查的灵敏度与特异度，可以采用多项筛查试验方法检查，这种形式称为联合试验。联合的方法有串联和并联两种。

串联：用两种以上筛查试验，只有全部结果均为阳性者才定为阳性，凡有一项结果阴性者都作为阴性。串联可提高特异度。

并联：同时进行几项筛查试验，只要有一项结果阳性者就作为阳性。可提高筛查试验的敏感度。

（2）可靠性（reliability）：可靠性又称信度，指某一筛查方法在相同条件下重复测量同一受试者时，所获结果的一致性。影响结果不一致的原因主要包括个体本身的差异、测量仪器与试剂等实验条件所致的变异和观察变异。

（3）收益：收益即收获量（yield），指经筛查后能使多少原来未发现的病人能得到诊断和治疗。与筛查有关的因素如下：

1）人群中某病的患病率越高，筛查出的病例数就越多。

2）筛查试验的灵敏度，灵敏度越高，收益越高。

（4）预测值：预测值（predictive value）亦是评价筛查试验收益的另一种指标。预测值包括阳性预测值和阴性预测值。阳性预测值是指筛查阳性中患该病的可能性。阴性预测值是指在筛查阴性中未患该病的可能性。

预测值随着灵敏度和特异度的变动而有所改变。预测值也受现患率的影响。现患率越高，阳性预测值越高，现患率越低阴性预测值越高。

（5）成本效益分析：筛查工作所需的费用，尤其是大规模人群筛查的费用应引起决策者的重视，因为人力、财力资源有限。这种费用除直接用于筛查外，还应包括为筛查阳性者作诊断、治疗和随访所需的费用。此外，还应包括一些难以计算的、无形的消耗，如处理因参加筛查及因筛查阳性引起的焦躁不安等造成的工作损失。

成本效益分析是综合评价一项筛查项目的重要手段，有助于从经济学角度判断该项目是否值得去做，以及判断其在众多卫生投入中的优先顺序。

其他方法如病例对照研究、队列研究（又称定群研究、群组研究）省略。

第五节　调查表设计

调查表是流行病学工作者收集资料的主要手段。调查表设计的目的与原则是保证所获得的信息的科学性、准确性与可靠性。科学性是指调查的项目要科学合理，符合待调查事件的定义标准，能够直接或间接地反映调查目的；准确性是指用调查表从研究对象所获取的信息资料的真实程度；可靠性是指在相同条件下，同一调查表重复用于同一研究对象，获取相同结果的程度。

一、调查表的结构

调查表的基本结构包括调查的题目、导言、填表说明、调查表主体和结语五部分。

（一）调查表的题目

调查表的题目要简洁明了，突出调查的时间、范围和目的。

（二）调查表的导言

导言部分要讲明这次调查的目的、意义、简单的背景介绍、关于对其隐私的保证以及对回答者的要求，一般是要求回答者如实回答问题，最后要对回答者的配合予以感谢，并且要有调查者的机构或组织的名称，调查时间。

（三）填表说明

简单的填表说明可置于调查表主体之前，如“请用钢笔或签字笔填写”、“请在下划线上填写文字，在选择项的代号上画‘○’”等。有时调查表填表说明比较复杂，需要对很多调查项目的题干和选项加以解释时就需要专门设计填表说明。这类填表说明往往需要单独成册或附于调查表后。

（四）调查表主体

调查表主体可分为若干部分，通常第一部分为一般情况包括调查表编号、姓名、性别、出生日期、出生地、民族等。其他各部分则根据研究目的和内容进行设置。原则上，敏感问题尽量往后放，易于回答的问题往前放，同时还要兼顾专业逻辑顺序。对于回答问题的说明也要写清楚，如怎么写答案，跳答的问题，哪些人可以对哪个问题不回答等的说明，有经验的研究者还会留出编码位以便于录入方便。

（五）结语

包括调查本身的一些基本信息，如调查时间、地点、调查员姓名、被调查者的联系方式等信息的记录。最后我们还要对被调查者的配合再次给予感谢。

二、调查表的类型

按格式，调查表的格式可分为一览表和一人一表式，一览表每张可填写多个观察单位，适用于项目较少的调查。一人一表式每张只填一个观察单位，适用于调查项目较多时。

按调查方式可分为自填式和询问式。自填式问卷要求内容简单明了，便于调查对象理解和应答。当然，调查对象也必须具备一定的文化素质，至少能够看懂题干和选项的含义。自填式的优点是简便易行，节约经费和时间，但缺点是易存在被误解或被忽略不答的问题。询问式调查，即派专人带问卷向被调查者询问答案，这是目前流行病学调查最常用的方式，其最大的问题是对敏感问题的询问。

三、调查项目

（一）项目内容

调查表中的项目要精选，要抓住与调查目的相关的主要内容，分清主次，在权衡经费、调查时间的基础上来确定。例如，在调查高血压的患病率时，调查项目既要包括现场测量的血压，又要包括最近2周降压药的服用情况，因为目前高血压的定义是“血压超过140/90 mmHg，或2周内服用降压药者”。项目的定义要明确，使人不易误解，尽量做到不用说明或稍加说明也能标准统一。如疾病的诊断，化验指标的正常与异常等的界限都应该明确规定，不可模棱两可。

（二）问题的类型

一是封闭式，即针对某一问题同时列出两个或多个固定的答案供调查时选择填写。优点是简单明了，记录整理方便。缺点是有时所提供的固定答案不能概括所有实际答案，而如果提供的固定答案太多，又会增加调查时确切判定的困难。

另一是开放式，适用于较复杂的情况。它不限制答案的范围，让调查对象尽情应答。优点是可以补充固定选择答案的不足，有时可发现一些超出预料的有启发性的问题。缺点是容易离题，标准化程度低，整理分析困难。

四、调查表设计中应注意的问题

（一）调查问题的多少

应根据具体的研究目的，设置适当的问题数量。设计的问题过少，可能不足以得到所需信息，而设计问题过多，可能会导致研究对象反感，导致在最初几个问题之后，出现漏答和不准确答案。

（二）调查问题的顺序

许多调查表往往以比较轻松的问题开始询问，可能的话，以研究对象感兴趣的问题开头。敏感的问题一般跟在相关的但不太敏感的问题之后。这样一方面可以通过比较轻松的问题在调查员与调查对象之间建立一种互信关系，另一方面避免因问题敏感而使调查对象不能很好合作。

（三）调查问题的设计

调查表所用的问题应尽量明确且简洁明了。典型的问题有：

1. 语言问题　语言的问题很多，但主要还是设计者使用语言不规范。在问卷调查中，应使用调查对象熟悉和容易理解的词语，尽量避免过于学术化或官方化语言。如有这样的问题：您的家庭属于以下哪种类型：①核心家庭；②单身家庭；③联合家庭；④主干家庭；⑤其他。显然，这样的问题明显过于专业了。

2. 问题有倾向性　问卷中的问题必须保持中立，不能提问带有倾向性的问题。如：吸烟多了害人害己，您现在吸烟吗？①吸；②不吸；③偶尔吸。这样的问题是不应该出现在问卷中的。

3. 一题多义　一个问题只能提问一个方面的情况，否则容易使回答者不知如何作答。如：你和你的配偶的文化程度是：①小学及以下；②初中；③高中；④大专及以上。这个问题就是一个题同时问两个人的情况，是让回答者难以回答的。

4. 问题笼统。这是调查中存在的较多的问题。如有这样的问题：您的饮食是否合理？①很合理；②合理；③一般；④不太合理；⑤不合理。饮食是否合理不是回答者自己说了算的，通常需要在一套标准问题询问的基础上才能判断。

5. 答案设计不合理。这包括设计的答案不穷尽、问题相同或相互有重叠等。如：您享受的医疗保障是：①公费医疗；②自费。这个问题的答案没有穷尽，因为还有城镇合作医疗、商业保险、新型农村合作医疗等保险方式。

（四）调查持续时间

每份调查所需的时间与调查表设计的问题是密切相关的。一般情况下，面访 15～60 分钟；电话访问 10～30 分钟；信访 10～20 分钟，在实践中是可以被调查员和研究对象接受的。时间太长，研究对象难以坚持到访问结束，且随着访问时间的延长，调查员和调查对象的注意力难以集中，应答的质量会有明显下降。

（五）调查表的自填和预调查

一份理想的调查表往往需要经过反复地修改。设计的工作包括设计者自己填写、内部讨论、专家论证、预调查，最后修改没有问题后才能用于正式调查。

五、调查表使用中应注意的问题

在问卷调查中，尽量不要以行政命令来派发问卷，这样获得的数据往往不真实。问卷调查时尽量不要他人在场。因为他人的在场也会影响回答者回答的真实性。

问卷回答中比较多的问题是写答案不规范，最后在资料处理时才发现很多问题不知道回答的哪一项。因为很多人用笔划“√”。我们的要求是最好在问卷回答中使用“O”，因为要求回答者在相应代码上画圈，这种情况下回答者的注意力比较集中，有利于保证标记的准确。另外一个问题是回答不符合要求，如要求回答一个选项的选了2~3个，这种问题就需要调查者在问卷中强调以及调查者的注意，也可以把这些要求印成黑体。还有就是问卷没有回答完，这种情况要求调查者重新访问，如果实在不行就只能作废卷处理。严格培训和上岗制度是减少这类问题出现的重要手段。

第六节　数据管理与利用

任何调查都是通过对信息数据的收集与分析给出相关问题的结论。把好数据质量关是调查成败的关键，必须在以下各阶段予以高度重视。

一、数据的收集

（一）调查表设计阶段

为保证数据收集的方便与准确，除专业问题外，调查表设计时还应注意以下几个方面：

1. 多用选择项，慎重选用开放性问题。

2. 用划“○”选择答案，而不是划“√”。

3. 单位明确，避免“斤”与“公斤”、“米”与“尺”、“mg/dl”与“mmol/L”之间的误填。

4. 跳转目的项要有明显标志，如对不吸烟者跳转至饮酒部分，调查表设计时在吸烟与饮酒部分之间最好有一分隔线。

5. 每个项目都有对应的代码，以便于数据入机、结果对照查询和统计分析。

（二）调查前培训

调查前培训是对调查问卷、测量工具、调查流程、标本运输、误差控制、数据完整性控制的标准化过程。没有调查前的严格培训和考核，最简单的问题也可能落个不可收拾的下场。常见的问题如：穿高跟鞋量身高、将本来1.8尺的腰围记录成1.8米、将126/74mmHg的血压记录成74/126mmHg。要知道，这些问题如果不能在数据清理中被发现，其对结果的影响将是非常巨大的。一方面增加了数据的变异性（标准差变大，有统计学意义的结果变得不显著)，另一方面使得平均结果远离了真值。再如，一般人群中非药物干预对收缩压的作用也就是在几个毫米汞柱（通常是5~6mmHg)，如果我们把所有的血压都记录成类似“120/80”这样尾数为0的结果，则无形中会增大血压测量的变异，一方面会使结果失真，另一方面会使5~6mmHg的效果淹没在人为的噪声（误差）当中。

（三）调查中的规范操作与数据审核

再好的调查表、再好的培训也不能保证现场调查中不出现数据的质量问题。调查过程逐级负责管理是保证现场调查高质量的法宝。

首先要保证操作规范。现场每一个环节操作不规范都可能影响数据的真实性。如问卷现场围着一大堆人，肯定会影响一些问题的回答；周围环境嘈杂，现场测量的血压通常会较高；为节省时间调查员采用诱导询问的提问方式等。

其次要对收集的数据进行逐级审核。审核的内容主要是看资料的完整性和跳转的正确性。一般情况下，除跳转项目外，所有项目都不能有空项。常见的错误是：漏掉一部分内容；只对阳性事件进行记录（如“父母是否患有以下疾病？1=高血压 2=糖尿病 3=脑卒中 4=心肌梗死”为多选题，如果只记录了“高血压”，其他疾病未作任何标记，则分析时会很难判断是缺失还是“无”)。跳转时常见的错误是：本应该跳转略过的问题仍有记录，分不清是判断跳转的主题干错误还是后面内容误填。

调查结束后，在数据上报前还需要对调查问卷进行复核，以便及早发现问题。

二、数据的录入

（一）录入前的准备工作

调查问卷在入机前要做好以下工作：

1. 做好入机培训或与入机公司人员的沟通。一个好的调查表已经对每一个项目进行了编码，入机前只要按该编码设计数据库即可。然而，对于一些比较复杂的问题，如多选题，还需要有一个重新编码或标识的过程；

2. 对每一个项目（变量）的宽度和格式要明确定义，以避免给后期数据处理造成不必要的麻烦；

3. 对开放性问题的答案，最好在入机前进行重新编码，否则，这样的数据即便录入了也没法利用。重新编码是非常复杂的过程，在问卷设计时要尽量避免；

4. 数据管理员一定要对所有调查问卷进行清点和记录，防止问卷的丢失和错误划分。

（二）充分利用录入工具的提示和限制功能

一些入机程序具有很好的提示或限制功能。如果在编制入机程序时对每一个变量加入合理的提示和限制将对确保数据质量非常有利。比如对性别限制只能录入“1”和“2”；对身高限制只能录入“130~220”（cm）的数据，同时当录入的身高在“130~149”或“190~220”时提示身高过低或过高，并提示确认。当然，也可利用提示和限制功能解决一些逻辑问题，如根据身高与体重的关系来判断一个身高180 cm的人，如果体重只有40 kg，则提示复核。

（三）不同人两遍入机

不同人两遍入机几乎可以保证入机结果与调查问卷100％相同。如果只是一遍入机，即便是非常熟练的录入员，犯错误的概率也常常会在10 %以上。由于一个人在辨认、理解、入机手法等方面存在特定的习惯，同一个人两遍入机还是有一定犯错误的机会，因此要避免同一个人两遍入机。

两遍入机后要进行比对，对不一致的结果进行修改（参照原始调查问卷），然后再比对，再修改，直到没有错误为止。

不同人两遍入机时，首遍录入者还要做好数据或文字的认定工作。也就是说，当首遍入机者碰到数据或文字字迹不清、选项数超出规定、答案与答案编码不一致等情况时，必须首先在专业人员的指导下，通过电话核实、笔记查对、主观推断等方法将问题数据明确下来，做好记录，并把明确下来的结果标记在问卷上，以免第二个录入者再耽误时间，或造成不必要的两遍入机错误。

一般情况下，不同人两遍入机的结果与调查问卷的内容几乎完全一致。

三、数据的清理

数据的质量决定着分析结果的可靠性。数据清理是对原始数据（已经排除了入机错误）可能存在的错误进行反复查找、识别和处理的过程。这种处理可能是依据客观情况进行更正，也可能是根据其他的信息进行推断，也可能是在没有客观依据的情况下把错误定义为缺失（以便本条记录中其他信息在统计分析中可用），如果是重要的分析变量错误或缺失，也可将整条记录删掉（该条记录的所有信息在分析中不可用）。数据清理要有完整的方案，上述各种情况事先都要尽可能地考虑到，对一些问题也可在清理过程中加以补充。

在很多情况下，数据清理在很大程度上体现了人们的主观意志，随着专业认识或研究目的的改变，原来的数据清理方法可能变得不合适，需要重新清理。因此，数据清理一定要留有过程记录，最好是要留有数据清理的全部程序。

事实上，数据当中的绝大多数错误都是在数据收集过程中产生的。一项组织严密的调查能够将数据收集过程中的错误减至最少，但不可能完全避免，还需要在调查表入机后进行数据清理。数据清理需要很好的专业知识背景，数据清理人员必须清楚所有变量的取值范围和变异大小，明白哪些误差可以接受，哪些问题是必须修正的。在流行病学或临床试验中，性别缺失或错分、出生日期缺失或错误、调查日期或重要分析变量的缺失或错误都是不允许的。这些问题如果在数据清理过程中得不到纠正，则整条记录就得清除。

（一）问题数据的可能来源和发现方法

数据收集阶段的常见问题包括：问卷丢失、同一对象的数据重复采集、项目漏选或漏填、超出允许的选项数（如单选题多选了）、答案填错位置、答案字迹不清、笔误、答案超出允许范围等。数据整理过程中的常见错误包括：部分资料丢失或重复导入、入机时部分问卷或项目遗漏、数据清理前将数据改错、数据转换或程序错误等。

问题数据的发现可采用以下几种方法：

1. 对每一个变量排序后进行浏览，可以发现缺失和极端值。

2. 对每一个变量进行取值或取值范围验证，将没有通过验证的数据打印出来。

3. 用箱式图、直方图、散点图探索连续变量的分布情况。

4. 用频数分布或交叉表的形式探索分类变量各取值的分布情况。

5. 用描述统计的方法发现缺失和异常值。

6. 对每一条记录的基础信息和重要分析变量进行一致性验证，将不一致的所有记录打印出来。如男性有月经史、身高165cm、体重150kg、目前服用降压药物但高血压史为无、舒张压比收缩压还高等等。这些逻辑验证需要很强的专业知识，因尽量考虑周全。

7. 对可能跳转的所有变量进行审核，审核内容包括：①跳转略过的项目不应还有答案；②未跳过的项目不应该缺失。

除统计手段外，依靠调查经验、预调查、文献查询或常识也是发现问题数据的重要途径。数据清理中最难识别的问题数据是错误但非超常的数据（inliers），他们只有在分析与其他变量的关系时才被发现，如散点图、回归分析或一致性检查。

（二）问题数据的识别

识别问题数据的目的是判断以下几种情况：错误、正确的极端值、正确的一般值（根据原来的判断是错误的）、或可疑值（找不到合理解释的可疑值）。

一些数据在生理上或逻辑上是不可能的，可以直接判断为错误，但更多的情况是数据介于可能错误（soft cutoffs）和肯定错误（hard cutoffs）之间，此时需要其他依据进行判断，如与原始数据进行比对，或根据其他变量判断是否就是一种较极端情况。如一个成年人36kg是比较少见的，但如果她身高只有1.45米，且腰围只有55cm，则出现这样的体重也是可以接受的。另外，如果调查刚刚结束，还可以通过询问调查员或调查对象来确认。需要注意的是，很多指标具有时效性，如血压，再次询问或测量的结果与既往现场测量的结果不会一致，询问当时的情况只能提供一些佐证。

问题数据的识别与处理是一项专业技术要求高且费时费力的工作，但很多研究并没有纳入预算。成本效果分析资料显示，事先做好计划，尽早开展数据清理，有助于降低数据清理成本。借鉴一些成功案例对加快数据清理速度、保证研究质量也很有帮助。

（三）问题数据的处理

在对错误数据、缺失和真值（极端或通常数据）明确以后，研究者必须决定怎样处理真正的问题数据。选择的方法不外有三：纠正、删掉、不变。选择处理方式并不容易，以下是一些原则：

1. 在生理上或逻辑上是不可能出现的数据必须改正或删掉。改正的前提是能够找回正确结果。当然也有很多情况需要靠主观判断来确定。如舒张压大于收缩压很可能是数据的前后颠倒、身高175m更可能是1.75m等等。

2. 如果在短期内能够对可疑数据进行重复测量，且两次结果相差不大（在测量误差和观察者内变异的范围内），则可用两次测量的平均值代替原始值。

3. 对真实的极端值或无法处理的可疑值，研究者可借助回归分析等手段判断其对结果的影响大小。影响小时可保留，影响大时要删除。当然也有统计学家认为，对真实的极端值应该无条件保留。

4. 对缺失的处理要区分3种情况：①合理的缺失，如跳转过的项目，可不用更改；②漏查/漏问导致的缺失，需要区别对待，重要分析变量（如性别）必须补查，不太重要的变量可以置之不理；③人为省略造成的缺失，这在培训不到位、现场质量控制不严的调查中经常见到，即认为缺失就等于无，这是一个错误，必须尽量避免，数据清理时原则上仍要保持其缺失状态，但也有例外，如“您父母是否患有以下疾病：□高血压 □糖尿病 □心肌梗死 □脑卒中”，因其是同一问题下的复选项，调查者很容易只选择“有”的疾病，而对“无”的疾病置之不理，此时可将缺失重新赋值为“无”。

数据清理过程会使调查者认真考虑错误发生的可能原因并加以避免，这对修正研究方案（包括设计、时间安排、培训、资料收集和质量控制）很有帮助。

四、制定分析计划，生成新变量

（一）制定分析计划

数据清理是保证数据质量的基础，但多数情况下还不能用来进行分析，还需要生成一系列新变量，并在之前制定详细的分析计划，明确需要分析哪些内容以及各变量在分析中所扮演的角色。如在分析不同地区高血压患病率差别时，首先要根据原始数据判断每个观察对象是否为高血压患者，还要考虑是否要在控制年龄、性别的情况下比较各地区间高血压患病率的差别。

分析计划要根据研究目的制定，在统计学上可按描述性、单因素和多因素的统计顺序进行分析。描述性统计分析要注意层内（单元格）样本量有足够的代表性，描述的结果要注意标准化的问题。

在制定分析计划时，一个很头疼的事情是事件标准的确定。如目前代谢综合征的定义比较常用的有中国糖尿病防治指南的诊断标准、国际糖尿病联盟的诊断标准、美国 ATP III 的诊断标准，在分析之前首先要根据报告或论文提交的对象来确定所用的标准，再按照所选定的标准生成代谢综合征这个新变量。多数情况下，数据清理后的数据库都不能直接拿来分析，还需要在研究目的、分析计划、相关专业知识的基础上生成一系列新变量，这需要熟练运用数据管理和统计软件，社区卫生工作者必要时可请教相关技术人员和专家。

五、统计分析

社区卫生工作者应该掌握一些统计学的基本概念，了解一些常用的较为简单的统计方法，以便日常工作的报告和总结，提升业务水平。

（一）统计学基本概念

1. 率　某一现象发生的频度或强度，又称频率指标。

2. 构成比　即某一事物内部组成部分所占的比重，又称构成指标，常以百分数表示。

3. 相对比　即两个有关联指标值，常用百分数或倍数表示。

4. 变异系数　即标准差与均数之比，常用百分数表示。适用于：①比较单位不同的多组资料的变异度；②比较均数相差悬殊的多组资料的比较。

5. 均数　算术平均数的简称，总体均数用希腊字母 μ 表示，样本均数用 $\bar{\chi}$ 表示。

6. 变量　就是观察指标。变量取值表示观察值（或测量值）或对应的观察结果，亦称资料（data）。如：身高测量值；检查结果为 1 级、2 级、3 级；血型：A、B、AB、O。资料分为计量资料和计数资料。有些计数资料可以认为是分类资料：分类资料又分为有序分类和无序分类。

（1）计量资料：亦称连续型资料。在测量精度无限制的情况下，一个区间中的任意值都可以是可能的观察值，并且通常计量资料含有测量单位。

（2）无序分类资料：表示互不相容的类别或属性。包括：

1）二分类资料：如检查中学生是否近视眼。以每个学生为观察单位，检查结果可以是近视眼（X =1 表示），也可以不是近视眼（X =0 表示）。

2）多分类资料。如果考察某人群的血型，以每个人为观察单位，检查的可能结果为 A、B、AB 和 O 型，也可以用 X =0，1，2，3 分别表示。显然 X 的取值仅是起指示分类的作用，其数值大小并无实际意义。无序分类资料的分析应先按类统计汇总，统计每一类的观察单位数，并将按类汇总的统计结果编制成表格形式的资料，这种汇总后的资料又可称为计数资料。

3）有序分类资料：资料不仅表示互不相容的类别而且表示各类在研究背景意义下的等级顺序，因此具有“半定量”意义。所以观察有序分类变量所得资料又称为等级资料。例如，患者治疗的可能结果有治愈、好转、有效、无效或者死亡。从治疗效果评价的角度上考察，这些分类是优劣等级的区别，因此这样的资料是有序分类的。

4）有些观察指标，例如白细胞计数，其取值虽然是离散的，但不具有分类的性质，因此通常把这类观察指标的资料作为较为特殊的计量资料。

7．总体　是根据研究目的确定同质的所有观察单位某种变量的集合。总体中所有观察值的平均数称为总体均数。例如：研究某地区 7 岁健康男孩身高，如果该地区共有 10000 个 7 岁健康男孩，则这 10000 个 7 岁健康男孩的身高测量值构成的集合就是这个研究目的所确定的总体。这 10000 个 7 岁男孩的身高平均值就是这个研究问题的总体均数。

8．随机现象的规律性　对某一种随机现象进行大量重复观察，可以发现其规律性。同种随机现象的规律性是相同，但是单个随机现象是无法考察其规律性。例如，观察某地区 7 岁健康男孩身高的分布情况，把身高分为 3 段：第一段为身高小于 125 cm；第二段为身高在 125 ~135 cm；第三段为身高高于 135 cm。对于在该地区随机抽一个 7 岁健康男孩并测量他的身高而言，该男孩的身高在这 3 个身高范围中的任何一个都是可能，所以在抽样前不能断定所抽到的健康男孩身高在哪个范围中。但如果在该地区抽了 10000 个 7 岁健康男孩并测量其身高，结果为身高小于 125 cm 共有 720 人占总数的 7.2 %；身高在 125 ~135 cm 范围中共有 8950 人占总数的 89.5 %；身高大于 135 cm 共有 330 人占总数的 3.3 %，因此可以断定大多数男孩的身高在 125 ~135 cm 范围中，这就是大量重复观察时所呈现的规律性。从另一角度上分析，对于随机考察一个 7 岁健康男孩身高而言，虽因为随机性而不能断定其身高在哪个范围中，但可以肯定身高在 125 ~135 cm 范围中的机会要远高于其他身高两个范围。本例只是一种较简单的概率分布。任何随机现象或随机变异在大量重复观察的意义下都会呈现一定的随机特征的规律性，即这种随机特征的规律性就是指观察值出现在可能的不同范围内应有不同的机会（概率），这就是所谓的“概率分布”。

9．正态分布规律　变量的取值（如某一年龄段的身高）在均值附近（平均身高）处最多，远离均值时逐渐减少，取值以均值为中心左右对称。

10．变异　同一性质的事物，其观察值（变量值）之间的差异。个体变异是随机的。

11．抽样研究　从所研究的总体中随机抽取一部分有代表性的样本进行研究，用样本指标推论总体，最终达到了解总体的目的。这种用样本指标推论总体参数的方法称为抽样研究。

12. 统计描述 用统计图表或计算统计指标的方法表达一个特定群体的某种现象或特征。

13. 统计推断 根据样本资料的特性对总体的特性作估计或推论的方法称统计推断，常用方法是参数估计和假设检验。

14. 概率 是指某事件出现可能性大小的度量，以符号 P 表示。

15. 医学参考值范围 参考值范围又称正常值范围。医学上常把包括绝大多数人某项指标的数值范围称为该指标的参考值范围。

16. 可比性 是指对研究结果有影响的非处理因素在各处理组之间尽可能相同或相近。

17. 动态数列 是一系列按时间顺序排列起来的统计指标，包括绝对数、相对数或平均数，用以说明事物在时间上的变化和发展趋势。

18. 抽样误差 在同一总体中随机抽取样本含量相同的若干样本时，样本指标之间的差异以及样本指标与总体指标的差异。通常用标准误表示样本均数间的变异程度。

19. 均数的抽样误差 总体均数与样本均数的差称为样本均数的抽样误差。统计学上，由于总体均数是未知的，故用样本均数的标准误大小反映样本均数的抽样误差。

20. 率的抽样误差 抽样过程中产生的同一总体中率之间的差异称为率的抽样误差。

21. 参数估计 是指用样本指标（称为统计量）估计总体指标（称为参数）。

22. 可信区间 总体参数的所在范围通常称为参数的可信区间或置信区间，即该区间以一定的概率（如95% 或99%）包含总体参数。

23. 四格表资料 两个样本率的资料又称为四格表资料，在四格表资料中两个样本的实际发生频数和实际未发生频数为基本数据，其他数据均可由这四个基本数据推算出来。

24. 列联表资料 对同一样本资料按其两个无序分类变量（行变量和列变量）归纳成双向交叉排列的统计表，其行变量可分为R类，列变量可分为C类，这种表称为R*C列联表。

25. 参数检验 是一种要求样本来自总体分布型是已知的（如正态分布），在这种假设的基础上，对总体参数（如总体均数）进行统计推断的假设检验。

26. 非参数检验 是一种不依赖总体分布类型，也不对总体参数（如总体均数）进行统计推断的假设检验。

27. 秩次 即通常意义上的序号，实际上就是将观察值按顺序由小到大排列，并用序号代替了变量值本身。

28. 直线相关系数 它是说明具有直线关系的两个变量间，相关关系的密切程度与相关方向的统计指标。相关系数没有单位，取值范围从 -1 到 $+1$，r 的绝对值越大接近1表明两变量的关越密切。

29. 完全负相关 这是一种极为特殊的负相关关系，从散点图上可以看出，由 x 与 y 构成的散点完全分布在一条直线上，x 增加，y 相应减少，算得的相关系数 $r=-1$。

30. 正相关 它是说明具有直线关系的两个变量间，存在有正的相关方向，即当 x 增加时，y 有相应增大的趋势，所算得的相关系数 r 为正值。

31. 等级相关　是对等级数据作相关分析，它又称为秩相关，是一种非参数统计方法。

32. 评价　是通过对某些标准来判断观测结果，并赋予这种结果以一定的意义和价值的过程。

33. 综合评价　是指人们根据不同的评价目的，选择相应的评价形式，据此选择多个因素或指标，并通过一定的数学模型，将多个评价因素或指标转化为能反映评价对象总体特征的信息。

34. 优序法　为了比较某几个事物或方案的优劣，在选定各项评价指标后，将待评价的对象或方案就各项评价指标的测量值大小分别排列，并分别对各序号（等级）以相应的评分值即优序数，然后综合诸评价指标，分别计算评价对象的总赋优序数，并按总赋优序大小评定其优顺序的方法即优序法。

35. 根本死因　WHO 规定，根本死因是指："（a）引起直接导致死亡的一系列病态事件的那些疾病或损伤，或者（b）造成致命损伤的事故或暴力的情况。"

36. 卫生服务需要　是指人们因疾病影响健康，引起人体正常活动的障碍，实际应当接受各种卫生服务的需要（如预防保健、治疗、康复）。

37. 卫生服务调查统计　是卫生统计的主要内容之一，卫生服务调查统计是从卫生服务资料的设计、收集、整理、分析的角度，来阐述卫生服务研究的特点、研究方法和注意事项，以便使卫生服务研究服务更具有科学性。

38. 卫生服务调查　是指对卫生服务状况、人群健康的危险因素、人群卫生服务的需求和利用、卫生服务资源的分配和利用所进行的一种社会调查。

39. 统计表　是以表格的形式列出统计指标，它是对资料进行统计描述时的一种常用手段。

40. 统计图　是以各种几何图形（如点、线、面或立体）显示数据的大小、升降、分布以及关系等，它也是对资料进行统计描述时的一种常用手段。

（二）统计描述

如前所述，经过实验或调查收集的医学数据资料大体可分为两大类，一类是经过测量带有度量衡单位的数据，如：体重（kg）、身长（cm）、血压（kPa），称为计数资料，一般用平均数（算术平均数、几何平均数、中位数）来表示；另一类是经过清点记数获得的，如阴性人数，治愈人数等等. 一般用相对数（比或率）来表示。要根据不同性质的资料采用不同的方法进行描述和统计分析。

1. 计量资料的描述　如为计量资料且近似正态分布，则用均数标准差（$\overline{X}$ ±）s 描述。上述计算公式如下：

$$样本均数: \overline{X} = \frac{X_1 + X_2 + \cdots + X_n}{n} = \frac{\Sigma X_i}{n}$$

$$样本标准差: S = \sqrt{\frac{\Sigma (X_i - \overline{X})^2}{n-1}} = \sqrt{\frac{\Sigma (X_i^2 - (\Sigma X_i)^2/n}{n-1}}$$

如果资料呈偏态分布，则用中位数 M（或 P_{50}）表示。P_{50}是将数据排序后，位置在最中间的数值。即将数据分成两部分，一部分大于该数值，一部分小于该数值。中位数的位置：

当样本数为奇数时，（N+1）/2；当样本数为偶数时，N/2，与此类似的还有：四分位数（quartiles）、百分位数（percentile）、十分位数（decile）。

如为技术资料则用率或构成比来表示。计算公式如下：

2. 计数资料的描述　二分类计数资料可用率来表示，多分类或等级资料可采用构成比来描述。若总体包括某事件的发生数与未发生数两类，所化成的比例或成数即为总体发生率（符号 π）与未发生率（1－π）。从总体中随机抽取许多样本（n 相等），算出各个样本率（用 P 表示），会是或大或小有波动的。实际工作中往往不知道总体率 π 这时只能以样本率 P 作为总体率 π 的估计值，求得率的标准误，并用 S_p 表示，计算公式为 $S_p=\sqrt{\frac{p\ (1-p)}{n}}$

3. 统计图表　统计图表是医学文章中表达数据资料的常用形式，运用得当，既可以节省说明的篇幅。又可以增强对比的效果，或显示出事物的分布情况和发展趋势。

（1）线图是用线条的变化趋势描述事物随时间、年龄和剂量标志的动态发展过程，还可以反映在时间上的消长关系。因而适合于绘制连续性动态资料。

（2）条图是以条的高度来描述数量的多少。适合于绘制品质性或间断性的资料。

（3）散点图是一种描写原始观察值的各个对比组分布情况的图形，适合于绘制品质性（间断性）并具有鲜明对比效果的资料。

（4）统计表在医学文章中较之统计图应用更为广泛，在表达、积累、分析资料方面多有着极为重要的意义。

（三）一般统计分析

除资料本身的性质外，显著性检验方法的选择还要根据分组情况、样本大小、对比方法的不同而选择不同的方法或公式。

1. 显著性检验　计量数据的常用方法：

（1）两组比较：小样本（n≤50）采用 t 检验，大样本可采用 t 检验又可采用 u 检验。

（2）多组比较：大小样本均可采用 F 检验，又称方差检验，在比较复杂的情况下，F 检验如获得了显著的结论，还有必要进一步作两两比较，以作出更为细致的分析。注意，以上两种检验方法，要求资料同时满足二个条件：一是正态性，二是方差齐性。

计数数据的统计处理方法除两个大样本和比和率可采用 u 检验外，应用最多的是些 χ^2 检验。

显著性检验的假设通常称为无效假设（零假设），即假设被比较的各组平均数或百分数来自同一总体，他们之间数字的不同是由于抽样的偶然性造成的。其目的是测量一个由于抽样偶然因素造成这种差异的可能性（概率）P 值有多大。P 值的范围在（0～1）之间。P 值越接近 1，说明此事件由于抽样误差引起的可能性越大，偶然性越大，越无意义；P 值越接近 0，说明此事件由于抽样误差引起的可能性越小，越有意义。

2. 总体参数可信区间估计　医学论文中运用统计分析方法的目的之一，就是用一次研究的结果推论总体的情况。估计总体参数的方法有两个：点值估计和可信区间估计。点值估计是通过样本作为相应全及指标的估计量。可信区间估计则是按预先给定的概率（通常是因为 95%）来估计总体参数所在的范围。

第七节　卫生防病检测检验

卫生防病检测检验是卫生防病工作的重要组成部分，是开展卫生管理和疾病预防控制工作的基础和手段。卫生防病检验内容主要包括理化检验、微生物检验、卫生毒理测试。卫生防病检验还可分为实验室检验和现场检测。

一、检验类别

（一）食品卫生检验

包括：①粮食；②油脂；③蔬菜水果；④调味品；⑤肉及肉制品；⑥水产品；⑦乳与乳制品；⑧蛋与蛋制品；⑨酒类；⑩冷饮及饮料；⑪淀粉类制品；⑫豆制品；⑬酱、腌类；⑭食堂；⑮食品添加剂；⑯罐头食品；⑰糕点、饼干、糖果、蜜饯；⑱餐具、食品用洗涤剂；⑲食品包装材料及食品用产品；⑳保健食品；㉑营养补充剂；㉒瓶装纯水及矿泉水。

（二）生活饮用水及涉及饮用水卫生安全的产品检验

包括：生活饮用水、水源水、矿泉水、涉及饮用水卫生安全产品。

（三）流行病检验

包括：①血（血清）；②尿；③粪便；④分泌物（唾液及鼻、咽拭子）；⑤机体组织（肺、脑）；⑥脑脊液；⑦环境涂抹物。

（四）消毒杀虫检验

包括：①消毒剂与灭菌剂；②消毒器械与灭菌器械；③医疗用品与一次性使用医疗用品；④卫生用品与一次性使卫生用品；⑤一次性使用餐具；⑥医疗卫生用品生产环境；⑦医疗、托幼机构环境；⑧卫生杀虫气雾剂；⑨卫生杀虫喷射剂；⑩蚊香类；⑪烟熏剂；⑫胃毒剂；⑬驱避剂；⑭引诱剂；⑮生物防制剂；⑯特效杀虫剂；⑰滞留触杀剂；⑱杀虫、灭鼠器械；⑲防护剂。

（五）放射卫生检验

包括：①射线装置；②放射性核素；③个人剂量；④放射卫生学评价。

（六）公共场所卫生检验

包括：①微小气候；②空气；③采光照明；④噪声；⑤公共用工具、卫生用品；⑥装饰材料；⑦通风与空调。

（七）职业卫生检验

包括：①生产环境条件；②有毒有害化学物质；③有害物理因素生产环境条件；④有毒有害生产性粉尘；⑤通风与空调；⑥职业病。

二、检验样品的采集

（一）食品样品的采集

采集的样品要有代表性、保持原样品真实性，保证送检前不发生质量变化。粮食及其他均匀的固体样品的采集要取上中下不同部位然后进行混合，混合后按四分等对角采样，再进行混合，反复几次。采集液体、半流体食品时要摇匀或搅拌后取样。采集定型包装食品时根据生产日期、批号选择有代表性的样品。

采集后的样品用干燥洁净的玻璃制品或聚乙烯制品密闭包装，避免检验前发生质变．进行微生物检验的食品样品，采集时要做到无菌操作，所用的采样器是必须彻底消毒．

（二）生活饮用水样品采集

采集的水样应有代表性，采样中避免改变其理化特性，采集水样的容器采用洁净的聚乙烯桶或硬质玻璃瓶．有的样品需要加入适当的保存剂。做微生物检验的水样采集时要保证无菌操作，先将自来水龙头彻底消毒，然后打开龙头，放水5分钟以上，再用无菌器皿采水或用5000ml无菌广口瓶直接采水。采水瓶中要预先加入硫代硫酸钠中和剂。

（三）传染病检验样品的采集

对细菌性腹泻病人进行病原学检查时一般采集粪便．肛拭子、呕吐物或可疑食物．对致感染性疫情或食物中毒查其传染源、传播途径，一般使用消毒的棉拭子，涂抹污染对象，然后放入试管中送检。尿液采样一般用无菌导尿法，取10～15ml于无菌试管中送检，通常取中段尿。粪便样品采集一般采取1～2g放入便盒中及时送检，如平常患者无便，要用采便器直接从肛门采取，然后放入采样管中送检。样品采取后不能及时送检时，应将样品放半固体运送培养基中送检。水样便要用无菌吸管取1～2ml，放入运送培养基中送检。剩余食物的采样要用无菌镊子，将样品放入无菌器皿中送检。采集血液样品要以无菌操作从肘静脉采取10ml，放入无菌试管内送检。用于检测IgM的血液应采集二次，第一次于发病初期，第二次在第一次采血后3～4周。

（张普洪　李　楠）

第三章 传染病防治

第一节 概 述

在人类发展的历史长河中，各种各样的传染病曾给人类带来过巨大的灾难。人类是在与各种传染病不断抗争的过程中繁衍生息的。就在不远的几个世纪前，许许多多的繁荣城市由于鼠疫流行而变得荒芜不堪；过着平静生活的百姓因为患上天花而留下累累伤痕。随着人类社会的进步，科学技术水平的不断提高，特别是现代预防医学的迅速发展，人类与传染病的斗争取得了丰硕成果。世界卫生组织在1979年宣布全球消灭了天花，其他各种传染病的发病率与病死率也明显下降。近几十年来，由于受各种因素的影响，一些已经被人类控制的传染病又死灰复燃，卷土重来。如肺结核、性病等，同时还出现了一些新发的传染病，如艾滋病、传染性非典型肺炎、疯牛病、人感染禽流感、埃博拉出血热、莱姆病等。所以，传染病预防和控制依然是预防医学的重要内容。

一、传染病定义

传染病是指由传染性病原体或它们的毒性产物所导致的一类疾病。病原体通过感染的人、动物或储存宿主直接或间接地发生传播，感染周围的易感者。

二、传染病基本特征

（一）有病原体

每一种传染病都有特异的病原体，包括微生物和寄生虫。

（二）有传染性

这是传染病与其他疾病的主要区别，传染性意味着病原体能通过某种途径感染他人。传染病患者具有传染性的时期称为传染期，可作为隔离患者的依据之一。

（三）有流行病学特征

传染病的流行过程在自然和社会因素作用下，表现出各种特征。在质的方面有外来性和地方性之分，前者指国内或地区内原来不存在，从国外或外地传入的传染病如霍乱，后者指在某些特定的自然和社会条件下某些地区中持续发生的传染病如血吸虫病。在量的方面有散发、流行和大流行之分。不同的传染病在人群中流行，可以表现出不同的时间分布、人群分布和地区分布特征。

（四）有感染后免疫

人体感染病原体后，无论显性或隐性感染，都能产生针对病原体及其产物的特异性免疫。保护性免疫可通过抗体检测而获知。感染后免疫属于自然免疫，通过抗体转移而获得免疫属于被动免疫。感染后免疫持续的时间在不同的传染病中有很大的差异。

三、传染病临床特点

（一）临床分期

按传染病的发生、发展及转归一般可分为4期：

1. 潜伏期　即是指病原体侵入人体起，至首发症状时间。不同传染病其潜伏期长短各异，短至数小时，长至数月乃至数年；同一种传染病，各病人之潜伏期长短也不尽相同。通常细菌潜伏期短于蠕虫病；细菌性食物中毒潜伏期短，短至数小时；狂犬病、艾滋病的潜伏期可达数年。潜伏期对传染病的诊断、调查与检疫有重要意义。

2. 前驱期　是潜伏期末至发病期前，出现某些临床表现的一短暂时间，一般1～2天，呈现乏力、头痛、微热、皮疹等表现。多数传染病，看不到前驱期。

3. 发病期　是各传染病之特有症状和体征，随病日发展陆续出现的时期。症状由轻而重，由少而多，逐渐或迅速达高峰。随机体免疫力之产生与提高趋向恢复。

4. 恢复期　病原体完全或基本消灭，免疫力提高，病变修复，临床症状陆续消失的时间。多为痊愈，少数疾病可留有后遗症。

（二）特殊临床表现

1. 发热　发热为传染病之共同表现，然而，不同传染病其热度与热型又不尽相同。按热度高低可呈低热，中度热，高热和超高热。按热型分为稽留热，多见伤寒；弛张热，多见于伤寒缓解期，败血症以及化脓性感染性疾病；间歇热，见于疟疾；波状热，见于布鲁氏菌病；回归热，见回归热病；双峰热，多为黑热病；消耗热，多见于结核病。

2. 皮疹　为多数传染病特征之一。不同传染病有不同的疹形，包括斑疹、丘疹、斑丘疹、红斑疹、玫瑰疹、淤点、疱疹、脓疱疹、荨麻疹等。皮疹出现的日期、部位、出疹顺序、皮疹的数目等，各种传染病不完全相同。常见出疹性传染病有猩红热、麻疹、水痘、斑疹伤寒、伤寒、流行性脑脊髓膜炎、流行性出血热、败血症等。

3. 中毒症状　病原体及其毒素进入血循环乃至扩散全身，可出现4种形式的中毒症状。

（1）毒血症（toxemia）：是指病原体在局部繁殖，所产生的内毒素与外毒素进入血循环，使全身出现中毒症状者。

（2）菌血症（bacteremia）：是指病原菌在感染部位生长繁殖，不断入血只作短暂停留，并不出现明显临床症状者。病毒侵入血循环者称病毒血症（viremia），其它病原体亦然，如立克次体血征（rickettsemia），螺旋体血症（spirochetemia）等。

（3）败血症（sopticemia）：病原菌在局部生长繁殖，不断侵入血循环并继续繁殖，产生毒素，引起全身出现明显中毒症状及其他组织器官明显损伤的临床症状等。

（4）脓毒血症（pyemia）：病原体由血流扩散，到达某一或几个组织器官内繁殖，使之损害，形成迁徙性化脓性病灶者。

（三）临床类型

为有助于诊断，判断病情变化及传染病转归等，可将传染病分为各种临床类型。根据起病缓急及病程长短，分为急性、亚急性和慢性（包括迁延型）；按病情轻重分为：轻型、普通型、重型及暴发型；按病情特点分为典型与非典型；非典型包括顿挫型及逍遥型，顿挫型的特征是指症状出现后，短时间内得到缓解或即行消失，如伤寒和脊髓灰质炎病人中的少数病例，逍遥型的特征是症状不明显，但病变仍在进行，突然出现并发症而加重病情，如此型的伤寒病人，常常在发生肠出血及肠穿孔时方被发现。

四、传染病流行的季节特点

多数传染病具有明显的季节性，有的甚至有严格的季节性，如流行性乙型脑炎（乙脑）。在我国北方地区只有7、8、9三个月才有乙脑发病，而冬春季节几乎见不到该病的发生。这是因为乙脑病毒必须有其中间宿主——蚊子传播。冬春季没有蚊子活动，而夏秋季是蚊子繁殖季节，故7、8、9三个月乙脑发病率最高。

掌握传染病的这些特点有利于鉴别诊断，也可以更好地、有针对地进行传染病预防控制。

（一）冬春季易于流行的传染病

主要见于上呼吸道感染、流行性感冒、麻疹、水痘、流行性腮腺炎、支原体肺炎、猩红热、百日咳、流行性脑脊髓膜炎、流行性斑疹伤寒、流行性出血热等。

（二）夏秋季易于流行的传染病

主要见于细菌性食物中毒、细菌性痢疾、霍乱与副霍乱、脊髓灰质炎、流行性乙型脑炎、伤寒、疟疾、狂犬病、恙虫病、鼠疫、布氏杆菌病、钩端螺旋体病、血吸虫病、钩虫病、破伤风等。

（三）秋冬季易于流行的传染病

主要见于甲型肝炎、白喉、地方性斑疹伤寒、传染性单核细胞增多症等。

（四）无明显季节性的传染病

主要见于乙型肝炎、丙型肝炎、艾滋病等。

第二节 传染病的流行病学

传染病流行病学是研究人群中传染病的发生、发展、和传播的规律，探索传染病的临床识别标志，评价影响传染病流行的因素，提出预防和控制传染病流行的策略和措施，有效地控制和消灭传染病的一门科学，传染病流行病学是现代流行病学的基础，属于预防医学的核心内容。

一、传染病流行病学分类

（一）按照传播方式分类

1. 接触传播　指经皮肤、性接触等直接方式或者经受染的血液、体液等间接方式传播。

2. 经水和食物传播　指摄入受污染的水或食物而导致的传播，可导致人群大规模暴发流行。

3. 空气传播　直接吸入受病原体污染的空气而引起的传播。

4. 生物媒介传播　通过蚊子、钉螺等生物媒介的传播。

5. 围产期传播　指在围生期病原体通过母亲传给子代。

（二）按照存储宿主分类

1. 以人为主要储存宿主 如梅毒螺旋体，奈瑟淋球菌，HIV，HBV，HCV，志贺痢疾杆菌等。

2. 以动物为主要储存宿主 如狂犬病，鼠疫耶尔森菌，钩端螺旋体，沙门杆菌，布鲁杆菌等。

3. 以土壤为储存载体 如肉毒杆菌，破伤风杆菌芽胞，炭疽杆菌芽胞等。

4. 以水为储存载体 如军团菌。

二、传染病发生与传播的基本要素

（一）病原体

病原体是指能够引起宿主致病的各类微生物，包括：细菌、病毒、立克次体、支原体、衣原体、螺旋体、霉菌和寄生虫等。病原体侵入宿主机体后能否致病，取决于病原体的特征、数量及其侵入门户，其中病原体的特征对病原体的致病性及其表达方式具有重要意义。

1. 病原体特征

（1）传染力：指病原体引起易感宿主发生感染的能力。传染力大小可通过引发感染所需的最小病原微生物量来衡量。在人群中，可通过易感者在暴露于病原体后发生感染的比例（继发率）来测量病原体的传染力。有些传染病的病原体具有非常强的传染力，如：天花；而有些相对较弱，如：麻风。

（2）致病力：指病原体侵入宿主后引起临床疾病的能力。一般认为，致病力的大小取决于病原体在体内的繁殖速度、组织损伤的程度以及病原体能否产生特异性毒素。

（3）毒力：指病原体感染机体后引起严重病变的能力。毒力和致病力的差别在于毒力强调的是疾病的严重程度，可用病死率和重症病例比例来表示。

2. 病原体变异性

（1）耐药变异：指原来对某种抗菌药物敏感的细菌变成对该种药物不敏感或耐受菌株。耐药性变异可通过耐药基因或基因突变传给后代，也可通过微生物共生而转移给其他微生物。耐药性变异是多种传染病流行不能控制或复燃的重要原因。

（2）抗原性变异：病原体的基因突变导致了病原体的抗原性变异，从而使疾病发生暴发性流行。例如甲型流感病毒表面抗原变异频繁，每发生一次大的变异，即形成一个流感病毒新亚型。人群因缺乏相应的免疫抗体而发生流感流行。

毒力变异：包括毒力增强和毒力下降，毒力增强使得病原体的致病力增强；筛选出的毒力下降减毒株可制成疫苗，用于传染病预防。

（二）宿主

指在自然条件下被传染性病原体寄生的人或其他动物。宿主不仅能接受损害，也能抵御、中和外来侵入。当机体具有充分的免疫能力时，则病原体难以侵入，或难以在宿主体内生存、繁殖、导致感染和发病。

1. 免疫力 指宿主机体针对某种病原微生物或其毒素产生的特异性抵抗力，常伴有具特异性活性的抗体或细胞的参与。这种抵抗力通常反应了宿主不易感染或发病的状态。对保护性抗体的研究已经并将进一步促进传染病疫苗的开发和应用。

2. 免疫反应 宿主机体对病原体的免疫反应包括非特异性和特异性免疫反应。特异性免疫反应主要包括细胞免疫和体液免疫。

三、传染病的流行过程与影响因素

传染病在人群中的发生，必须具备3个相互连接的条件，即传染源、传染途径和易感人群。这3个条件统称传染病流行过程3个环节，当3个条件同时存在并相互作用时就造成传染病的发生与蔓延。掌握传染病的流行过程的基本条件与影响因素，有助于制订正确的防制措施，控制传染病的发生和蔓延。

（一）传染源

传染源指体内有病原体生长、繁殖并能排出病原体的人和动物。患传染病的病人、病原体携带者、受感染的动物等均为传染源。

1. 病人 病人是一个重要的传染源，因病人体内存在着大量有毒力的病原体且病人的某些症状亦有利于病原体从体内排出。例如麻疹等呼吸道传染病患者的咳嗽，细菌性痢疾等肠道传染病患者的腹泻。病原体污染外界环境，增加易感者感染机会。

各种传染病的病程长短不一，按病程的发展过程可分为潜伏期、临床症状期、恢复期。各期病人作为传染意义的不同，主要取决于他是否排出病原体，排出数量与频度及持续时间的长短。

（1）潜伏期：自病原体侵入机体至最早出现临床症状这段时间称潜伏期，潜伏期的长短因病而异，短的仅有2~4小时（如葡萄球菌引起的食物中毒），长的可达数月、甚至数年（如麻风病）。同一种疾病不同病例潜伏期亦有长短，但在一定范围内变动。有些传染病在潜伏期末可排出病原体，此时病人已有传染性，例如麻疹、甲型病毒性肝炎等。

潜伏期的流行病学意义及用途：

1）潜伏期长短影响疾病的流行过程，潜伏期短的疾病流行趋势往往十分迅猛，很快即达高峰；而潜伏期长的疾病其流行波持续较久。

2）根据潜伏期可判断受感染的时间，从而追溯传染源和确定传播途径。

3）根据潜伏期，确定对接触者的留验、检疫或医学观察的期限。一般按最长潜伏期计算。

4）根据潜伏期确定免疫接种的时间。

5）根据潜伏期可评价某项预防措施的效果。

（2）临床症状期：为出现该病特异性症状和体征的时间。在该时间内病原体在体内繁殖最多，有些症状又有利于并于病原体排出，故传染性最强。有些疾病在此期可有多种途径排出病原体。例如乙型病毒性肝炎除血液外，唾液、汗液、乳汁等均可排出病原体。

轻型或非典型病人往往未进行隔离与治疗，作为传染源的意义较大。个别病例如从事饮食工作则可导致该疾病的暴发或流行。慢性临床过程的病人，由于排出病原体的时间长，作为传染源的作用不可忽视。

（3）恢复期：在此期病人因病而引起的功能紊乱开始恢复，临床症状消失，机体产生免疫力，体内的病原体被消除，不再起传染源的作用，例如麻疹。但有些传染病，如细菌性痢疾、乙型病毒性肝炎等在恢复期内仍可能排出病原体，继续作为传染源。有些疾病排出病原体的时间更长，甚至可终生作为传染源，例如伤寒慢性带菌者。

(4) 传染期：指病人能排出病原体的整个时间。传染期的长短因病而异，传染期短的疾病其续发病例呈簇状出现，每簇病例之间的间隔相当于该病的潜伏期。传染期长的疾病，续发病例常陆续出现，持续时间较长。传染期是决定病人隔离期限的重要依据。

2. 病原携带者　指外表无症状但携带并排出病原体的人。病原携带者是一个统称，因其所带的病原体不同而相应的称带菌（细菌）者、带毒（病毒）者、带虫（原虫、蠕虫）者。病原携带者排出病原体数量比病人少，但携带者因缺乏症状而不易被发现，且能自由活动，有时可成为重要的传染源，甚至引起疾病的暴发，一般可分为潜伏期、恢复期及健康病原携带者3种。

(1) 潜伏期病原携带者：指感染后至临床症状出现前已能排出病原体的人，有人认为是传染病的前驱期。例如白喉、伤寒、甲型病毒性肝炎等。

(2) 恢复期病原携带者：指临床症状消失后仍能排出病原体的人。例如白喉、伤寒、乙型病毒性肝炎等。多数传染病人在恢复期病原携带状态持续时间较短，但少数传染病的病人持续时间较长，个别病例可终生携带。凡病原携带者持续三个月以内，称暂时病原携带者。超过三个月称慢性病原携带者。

(3) 健康病原携带者：指过去从未患过某种传染病而能排出某病病原体的人，多为隐性感染的结果，一般只能用实验方法证实，但隐性感染不一定均能成为健康病原携带者。此型携带者一般排出病原体量较少，持续时间短。

病原携带者作为传染源的意义，取决于排出病原体的多少，持续时间的长短，个人职业及个人卫生习惯等。

3. 受感染的动物　人感染以动物作为传染源的疾病称人畜共患病，目前已证实约有200余种，对人有重要意义的约90种。

人畜共患疾病按病原储存宿主性质可分4类：

(1) 以动物为主的人畜共患病：病原体主要在动物中保持延续，在一定条件下能传给人，人与人之间一般不引起传播，例如钩端螺旋体病、森林脑炎等。

(2) 以人为主的人畜共患病：疾病一般在人群中传播，动物感染是偶然的，例如人型结核。

(3) 人畜并重的人畜共患病：人畜均可作业传染源，例如血吸虫病。

(4) 真正人畜共患病：病原体必须以人和动物分别作为终宿主和中间宿主，例如牛、猪肉绦虫病等。

动物作为传染源的流行病学意义，主要取决于人与动物的接触机会与密切程度，且与动物的种类和密度有关。

(二) 传播途径

病原体为了维持其生物种的存在，需不断地更换宿主。病原体由传染源排出后再侵入另一个易感机体，它在外界环境中所经历的途径称传播途径。病原体在外界环境中必须依附于各种生物或非生物媒介，例如空气、水、食物、手、蝇及日常生活用品等，参与病原体传播的媒介物称传播因素。

1. 空气传播　呼吸道传染病的病原体存在于呼吸道粘膜的粘液或纤毛上皮细胞的碎片

中，当病人大声说话、咳嗽或打喷嚏时，其粘液或渗出物随气流经口、鼻喷出至传染源周围一定范围的空气中。根据颗粒的大小又可分类飞沫、飞沫核和尘埃三种形式传播。较小的飞沫在空气中飘浮，被易感者直接吸入而引起感染，例如麻疹。在空气中悬浮的飞沫，当外层水分被蒸发时形成有传染性的飞沫核，它在空气中能飘浮一定时间，即使传染源已离开，易感者亦可因吸入飞沫核而感染，例如白喉、结核病等。含有病原体的较大飞沫干燥后落在衣服、床单或地面上，当人们在整理衣服或清扫地面时，带有病原体尘埃又飞扬，可造成呼吸道传播，例如结核杆菌、炭疽芽胞等。

空气传播的发生取决于多种条件，其中人口密度、卫生条件、易感者在人群中的比例起决定性作用。

经空气传播传染病的流行特征：①患者多为儿童，且多为传染源周围的易感人群；②多呈周期性并伴有季节性高峰，以冬春季多见；③流行强度与人口密度、居住条件及易感人口的比重有关。

2. 经水传播　许多肠道传染病，若干人畜共患疾病以及某些寄生虫病均可经水传播，包括经饮水传播和经疫水传播：

（1）经饮水传播：因饮水被污染而引起疾病的水型流行早年十分猖獗，随着城市公共供水系统建立及水质的卫生管理，因饮水被污染而引起暴发在城市已很少见，但在广大农村仍是一个重要问题。经饮水传播疾病历史上已有多次记载，如1854年英国伦敦发生霍乱流行。流行强度取决于污染水源类型、供水范围、水受污染的强度和频度、病原体在水中的抵抗力、饮水卫生管理等。

经饮水传播传染病的流行特征：

1）病例的分布与供水范围分布一致。

2）除婴儿外，各年龄、性别、职业的人均可发病。

3）停用被污染的水或水经净化后，暴发即可平息。

（2）经疫水传播：当人们接触疫水时可经皮肤或粘膜感染血吸虫病、钩端螺旋体病等。其危险性取决于人体接触疫水的面积大小、次数及接触时间的长短。

经接触疫水传播传染病的流行特征：

1）病人有接触疫水史。

2）呈现地方性或季节性。

3）接触方式以游泳、洗澡、捕鱼及收割等多见。

3. 食物传播　所有肠道传染病、某些寄生虫病、个别呼吸道传染病（白喉、结核病）及少数人畜共患病（炭疽病）均可经食物传播。经食物传播可分两类：

（1）食物本身含有病原体：感染绦虫的牛、猪、患炭疽的牛、羊，其肉类含有病原体。患结核病的乳牛所分泌的乳汁可含有结核杆菌。感染沙门菌家畜的肉及家禽的蛋可含有沙门菌。当人们食用后可被感染。

（2）食物在各种条件下被病原体污染：食物在生产、加工、运输、贮存与销售的各个环节均可被污染。水果、蔬菜等只是机械地携带病原体，其数量不再增多。在另一些食品，如牛奶、肉馅等在适宜的温度下病原体可大量繁殖，人们食用后可感染而发病。

经食物传播传染病病的流行特征：

1）病人有食用某种污染食品史，不食者不发病。

2）易形成暴发，累及人数与食用污染食品的人数有关。

3）多发生于夏秋季，一般不形成慢性流行。

4）停止供应污染食品和采取隔离、消毒等措施暴发即平息。

4. 接触传播　接触传播包括两类传播方式：

（1）直接接触传播：在没有任何外界因素参与下，传染源与易感者直接接触而引起疾病的传播，例如性病、狂犬病等。

（2）间接接触传播：易感者因接触被传染源排泄物或分泌物所污染的某些无生命的物体而引起感染造成疾病传播，又称日常生活接触传播。多种肠道传染病、某些呼吸道传染病、人畜共患病、皮肤传染病等均可经此途径传播。被污染的手在间接传播中起特别重要的作用。

间接传播的流行病学意义，与病原体在外环境中的抵抗力、日常消毒制度是否完善、人们的卫生知识水平及卫生习惯等有关。

经接触传播传染病的流行特征：

1）病例多呈散发，可形成家庭或同室内成员间的传播。

2）无明显的季节性。

3）一般流行过程缓慢。

4）卫生条件差、卫生习惯不良的情况下病例较多。

5. 媒介节肢动物传播　作为传染病传播媒介的节肢动物甚多，有昆虫纲的蚊、蝇、蚤、虱等。蜘蛛纲的蜱和螨。由于传播疾病的种类和方式不同又可分为两大类：

（1）机械性传播：节肢动物接触或吞食病原体后，病原体在它的体表或体内均不繁殖，一般能存活2~5天。当它们再次觅食时，通过接触、反吐或随同它们的粪便将病原体排出体外而污染食品等，当人们食用这类食品后被感染。例如苍蝇能通过这种方式传播伤寒、细菌性痢疾等肠道传染病。

（2）生物性传播：吸血节肢动物吸咬处于菌血症、立克次体血症或病毒血症时的宿主，使病原体随着宿主的血液进入节肢动物的肠腔，使肠细胞或其他器官造成感染，病原体在节肢动物体内进行繁殖，然后再通过节肢动物的唾液、呕吐物或粪便进入易感机体。病原体在吸血节肢动物体内增殖或完成生活周期中某些阶段后始具有传染性，其所需要时间称外潜伏期。外潜伏期长短常受气温等自然因素的影响。

经吸血节肢动物传播的疾病为数极多，例如鼠疫、斑疹伤寒、疟疾、丝虫病等。还包括大约200种以上的虫媒病毒性疾病。

吸血节肢动物传播传染病的流行特征：

1）有一定地区性，病例分布与媒介昆虫的分布一致。

2）有明显的季节性，病例季节性升高与媒介昆虫繁殖活动的季节一致或稍后。

3）某些传染病具有职业特点，如森林脑炎多见于伐木工人及野外作业的工人。

4）发病有年龄特点，老疫区病例多见于儿童，新疫区病例无年龄差异。

5）人与人之间一般不直接传播。

6. 土壤传播　土壤可因种种原因而被污染，传染源的排泄物或分泌物以直接或间接方式使土壤污染。因传染病死亡的人、畜尸体，由于埋葬不妥而污染土壤。有些肠道寄生虫病的生活史中有一段时间必须在土壤中发育至一定阶段才能感染人，例如蛔虫卵、钩虫卵等。某些细菌的芽胞可在土壤中长期生存，例如破伤风杆菌、炭疽杆菌等。这些被污染的土壤经过破损的皮肤使人们获得感染。

经土壤传播病原体的意义，取决于病原体在土壤中的存活力，人与土壤接触的机会与频度、个人卫生习惯等。

7．母婴传播也称垂直传播　指病原体通过母体传给子代的传播。包括下列几种传播途径：

（1）妊娠期经胎盘传播：受感染孕妇体内的病原体可经胎盘血液使胎儿遭受感染，但并非所有感染的孕妇均可引起胎儿感染。可使胎儿感染的病毒有：风疹病毒、水痘病毒、麻疹病毒、肝炎病毒、脊髓灰质炎病毒、柯萨奇 B 族病毒、腮腺炎及巨细胞病毒等。

（2）分娩期引起传播：胎儿从无菌的羊膜腔内产出而暴露于母亲严重污染的产道内，胎儿的皮肤、粘膜、呼吸道、肠道均可遭受病原体感染，例如淋球菌、乙肝病毒、艾滋病毒等。

（3）产后传播：产后母亲在护理婴儿（包括喂奶）过程中发生传播。如乙型肝炎、艾滋病等。

8．医源性传播　医源性传播指在医疗及预防工作中人为地引起某种传染病传播，一般分两类：

（1）易感者在接受治疗、预防及各种检测试验时，由污染的器械、针筒、针头、导尿管等而感染某些传染病。

（2）生物制品单位或药厂生产的生物制品或药品受污染而引起疾病传播。

9．多途径传播　传染病流行时其传播途径可能是十分复杂的，一种传染病可同时通过几种途径传播。例如细菌性痢疾可经水、食物、媒介节肢动物及接触等多种途径传播。因此当某种传染病在人群中蔓延时，必须进行深入的流行病学调查才能了解其真正的传播途径，从而采取有针对性防制措施。

（三）易感人群

人群作为一个整体对传染病易感的程度称人群易感性。人群易感性以人群中非免疫人口占全部人口的百分比表示。判断某一人群对某种传染病易感水平的高低，可从该病以往在人群中流行情况，该病的预防接种情况及对人群进行该病抗体水平检测结果而定。

1．影响人群易感性升高的主要原因

（1）新生儿的增加：出生后 6 个月以上未经人工免疫的婴儿，对许多传染病都易感，由于他们体内缺乏特异性免疫力。

（2）易感人口的迁入：某些地方病或自然疫源性疾病的流行区，当地居民病后或隐性感染而获得对该病的免疫力。当非流行区居民迁入使流行区的人群易感性增高。

（3）免疫人口的死亡使人群易感性相对升高。

（4）免疫人口免疫力自然消退 有些传染病如天花、麻疹等病后有长期免疫力，有的能维持终身。一般传染病病后或人工免疫后，其免疫力逐渐下降，最后又成为易感者，使人群易感性增高。

2. 影响人群易感性下降的主要原因

（1）预防接种：对易感人群施行人工免疫是降低人群易感性最积极的方法。人工免疫所获得免疫力不能维持终身，故对易感人群必须有计划地进行免疫接种。

（2）流行后免疫人口增加：经过一次流行后，大部分易感者因感染而获得免疫，但不能依靠这种方式来降低发病率，因流行后传染源数量增多，有时反而可促进该病传播。

（3）隐性感染后免疫人口增加：隐性感染者虽无症状但也是传染源，不可能期望它的增加来制止疾病传播。

3. 人群易感性与疾病流行关系　易感者大量减少能抑制疾病的流行，甚至使流行终止。但也不能认为易感者上升至某种水平就一定能发生疾病流行，因疾病的发生和流行是3个环节和2个影响因素综合作用的结果，易感者的累积只能是表示具备有发生流行的基础条件之一。

4. 疫源地　指传染源向周围排出病原体所能波及的范围、每个传染源可单独构成一个疫源地，但一个疫源地内可同时存在一个以上的传染源。一般把范围较小的疫源地或单个传染源所构成的疫源地称疫点。范围较大的疫源地或若干疫源地连成一片称疫区。

（1）疫源地范围：取决于3个因素，即传染源活动范围、传播途径的特点和周围人群的免疫状态。例如疟疾的疫源地范围，一般以传染源为核心、以按蚊飞行距离为半径的范围。麻疹的疫源地则为传染源周围较小的范围。不同传染病的疫源地大小不一，同一种传染病有不同条件下，其疫源地范围也不相同。

（2）疫源地消灭的条件：

1）传染源已被迁走（住院、治愈或死亡）。

2）通过各种措施消灭传染源排至外环境中的病原体。

3）所有易感的接触者已度过该病的最长潜伏期而未发病或感染。

5. 传染病流行过程及影响因素　每个疫源地均由它前一个疫源地引起的，而它又是发生新疫源地的基础。一系列相互联系、相继发生的疫源地构成传染病的流行过程。疫源地被消灭，流行过程也就中断。

（1）流行强度：

1）散发：某病在一定地区或国家其发病率维持在历年水平。一般多用于区、县以上的范围。各个病例在时间和空间上常无联系。

2）流行：某地区某病的发病率显著超过历年发病率的水平。

3）大流行：某病发病率远远超过流行时的发病率水平。它的特点是传播迅速，大流行可超越国界、洲界而波及许多国家。

4）暴发：是指在一个局部地区或集体单位中，短时间内突然有很多相同的病人出现。这些人多有相同的传染源或传播途径。大多数病人常同时出现在该病的最长潜伏期内。

（2）影响流行过程的因素：传染病在人群中流行既是生物学现象又是社会现象。流行过程受自然因素与社会因素的影响。

1）自然因素的影响：自然因素通过对传染源、传播途径及易感人群起作用。自然因素包括气候、地理、土壤、动植物等因素。其中以气候与地理因素尤为重要。自然因素可直接作用于传染源，对以野生动物为传染源的疾病、虫媒传染病和寄生虫病的影响更大。例如疟疾、乙型脑炎的流行常受气温、雨量和湿度等影响。疟疾病例多在春夏季复发，其时如按蚊密度高，复发病例作为传染源的作用就大。自然因素对传播途径的作用亦大，夏、秋季因暴雨可引起洪水泛滥，如当地猪或鼠类中流行钩端螺旋体病，它们的尿可污染水体，当人们接触污染的水体后可导致钩端螺旋体病暴发。自然因素对易感人群亦有一定作用，寒冷季节，人群室内活动多，接触密切，常出现呼吸道疾病的季节性高峰。

2）社会因素的影响：社会因素包括社会制度、生产劳动及居住生活条件、风俗习惯、卫生设施、医疗条件、文化水平、防疫工作、经济、宗教等人类活动所形成的一切条件。社会因素作用于3个环节而影响流行过程。社会因素对流行过程既有促进作用亦有阻碍作用。

第三节　传染病的预防和控制措施

一、传染病信息报告及管理

（一）组织机构职责

遵循分级负责、属地管理的原则，各有关部门与机构在传染病信息报告管理工作中履行以下职责：

1．卫生行政部门

（1）负责本辖区内传染病信息报告工作的管理，建设和完善本辖区内传染病信息网络报告系统，并为系统正常运行提供保障条件。

（2）定期组织开展对各级医疗卫生机构传染病信息报告、管理等工作监督检查。

（3）依据相关法律法规规定，结合本辖区的具体情况，组织制定传染病信息报告工作实施方案，落实传染病信息报告工作。

（4）卫生部及省级地方人民政府卫生行政部门根据全国或各省份疾病预防控制工作需要，可增加传染病监测报告病种和内容。

2．疾病预防控制机构

（1）国家级疾病预防控制机构：

1）负责全国传染病信息报告业务管理、技术培训和指导工作，协助卫生部制定相关标准和方案。

2）负责全国传染病信息的收集、分析、报告和反馈，预测重大传染病发生、流行趋势，开展传染病信息报告管理质量评价。

3）负责信息报告网络系统的维护和应用性能的改进与完善，提供技术支持。

4）动态监视全国传染病报告信息，对疫情变化态势进行分析，及时分析报告异常情况或甲类及按甲类管理的传染病疫情。

5）负责对全国传染病信息报告数据备份，确保数据安全。

6）开展全国传染病信息报告的考核和评估。

（2）地方各级疾病预防控制机构：

1）负责本辖区的传染病信息报告业务管理、技术培训和指导工作，实施传染病信息报告管理规范和相关方案，建立健全传染病信息管理组织和制度。

2）负责本辖区的传染病信息的收集、分析、报告和反馈，预测传染病发生、流行趋势，开展传染病信息报告管理质量评价。

3）负责本辖区信息报告网络系统的维护，提供技术支持。

4）动态监视本辖区的传染病报告信息，对疫情变化态势进行分析，及时分析报告、调查核实异常情况或甲类及按甲类管理的传染病疫情。

5）负责对本辖区的传染病信息分析相关数据备份，确保报告数据安全。

6）开展对本辖区的传染病信息报告工作的考核和评估。

7）县级疾病预防控制机构履行以上职责的同时，负责对本辖区内医疗机构和其他责任报告单位报告传染病信息的审核；承担本辖区内不具备网络直报条件的责任报告单位报告的传染病信息的网络直报。

3．医疗机构

（1）各级各类医疗机构应建立健全传染病诊断、报告和登记制度。

（2）负责对本单位相关医务人员进行传染病信息报告培训。

（3）协助疾病预防控制机构开展传染病疫情的调查。

4．采供血机构　采供血机构应对献血员进行登记，发现需要报告的病例，应按传染病报告卡登记的内容，在本规范报告时限内，向属地疾病预防控制机构报告。

（二）传染病信息报告

1．责任报告单位及报告人　各级各类医疗机构、疾病预防控制机构、采供血机构均为责任报告单位；其执行职务的人员和乡村医生、个体开业医生均为责任疫情报告人。

2．报告病种

（1）法定传染病：

1）甲类传染病：鼠疫、霍乱。

2）乙类传染病：传染性非典型肺炎、艾滋病、病毒性肝炎、脊髓灰质炎、人感染高致病性禽流感、麻疹、流行性出血热、狂犬病、流行性乙型脑炎、登革热、炭疽、细菌性和阿米巴性痢疾、肺结核、伤寒和副伤寒、流行性脑脊髓膜炎、百日咳、白喉、新生儿破伤风、猩红热、布鲁杆菌病、淋病、梅毒、钩端螺旋体病、血吸虫病、疟疾。

3）丙类传染病：流行性感冒、流行性腮腺炎、风疹、急性出血性结膜炎、麻风病、流行性和地方性斑疹伤寒、黑热病、包虫病、丝虫病，除霍乱、细菌性和阿米巴性痢疾、伤寒和副伤寒以外的感染性腹泻病。

卫生部决定列入乙类、丙类传染病管理的其他传染病。

（2）其他传染病：省级人民政府决定按照乙类、丙类管理的其他地方性传染病和其他暴发、流行或原因不明的传染病。

（3）不明原因肺炎病例和不明原因死亡病例等重点监测疾病。

3．填报要求

（1）传染病报告卡填写：《传染病报告卡》（见附件）统一格式，用 A_4 纸印刷，使用钢笔或圆珠笔填写，内容完整、准确，字迹清楚，填报人签名。

省级人民政府决定按照乙类、丙类管理的其他地方性传染病和其他暴发、流行或原因不明的传染病也应填写传染病报告卡。

（2）病例分类与分型：传染病报告病例分为疑似病例、临床诊断病例、实验室确诊病例、病原携带者和阳性检测结果五类。其中，需报告病原携带者的病种包括霍乱、脊髓灰质炎、艾滋病以及卫生部规定的其他传染病；阳性检测结果仅限采供血机构填写。

炭疽、病毒性肝炎、梅毒、疟疾、肺结核分型报告。

炭疽分为肺炭疽、皮肤炭疽和未分型3类。

病毒性肝炎分为甲型、乙型、丙型、戊型和未分型5类。

梅毒分为一期、二期、三期、胎传、隐性5类。

疟疾分为间日疟、恶性疟和未分型3类。

肺结核分为涂阳、仅培阳、菌阴和未痰检4类。

乙型肝炎、血吸虫病应分为急性和慢性。

（3）传染病专项调查、监测信息的报告

国家根据传染病预防控制工作需要开展的专项调查、报告和监测的传染病，按照有关要求执行。

（4）不明原因肺炎病例和不明原因死亡病例的监测和报告按照《全国不明原因肺炎病例监测实施方案（试行）》和《县及县以上医疗机构死亡病例监测实施方案（试行）》的规定执行。

4. 报告程序与方式　传染病报告实行属地化管理。传染病报告卡由首诊医生或其他执行职务的人员负责填写。现场调查时发现的传染病病例，由属地疾病预防控制机构的现场调查人员填写报告卡。

（1）传染病疫情信息实行网络直报，没有条件实行网络直报的医疗机构，在规定的时限内将传染病报告卡报告属地县级疾病预防控制机构。

（2）乡镇卫生院、城市社区卫生服务中心负责收集和报告责任范围内的传染病信息。

（3）军队医疗卫生机构向社会公众提供医疗服务时，发现传染病疫情，应当按照本规定向属地的县级疾病预防控制机构报告。

（4）新疆生产建设兵团传染病疫情报告工作管理按卫生部有关规定执行。

5. 报告时限　责任报告单位和责任疫情报告人发现甲类传染病和乙类传染病中的肺炭疽、传染性非典型肺炎、脊髓灰质炎、人感染高致病性禽流感的病人或疑似病人时，或发现其他传染病和不明原因疾病暴发时，应于2小时内将传染病报告卡通过网络报告；未实行网络直报的责任报告单位应于2小时内以最快的通讯方式（电话、传真）向当地县级疾病预防控制机构报告，并于2小时内寄送出传染病报告卡。

对其他乙、丙类传染病病人、疑似病人和规定报告的传染病病原携带者在诊断后，实行网络直报的责任报告单位应于24小时内进行网络报告；未实行网络直报的责任报告单位应于24小时内寄送出传染病报告卡。

县级疾病预防控制机构收到无网络直报条件责任报告单位报送的传染病报告卡后，应于2小时内通过网络直报。

其他符合突发公共卫生事件报告标准的传染病暴发疫情，按《突发公共卫生事件信息报告管理规范》要求报告。

某些重点传染病的报告时限可根据地方卫生行政部门的要求调整。

（三）报告数据管理

1. 审核　传染病报告卡录入人员对收到的传染病报告卡须进行错项、漏项、逻辑错误等检查，对有疑问的报告卡必须及时向填卡人核实。

县级疾病预防控制机构疫情管理人员每日上网对辖区内报告的传染病信息进行审核，对有疑问的报告信息及时反馈报告单位或向报告人核实。

各级疾病预防控制机构每日进行报告信息审核时，对甲类传染病和乙类传染病中的肺炭疽、传染性非典型肺炎、脊髓灰质炎、人感染高致病性禽流感的病人或疑似病人以及其他传染病和不明原因疾病暴发的报告信息，应立即调查核实，于2小时内通过网络对报告信息进行确认，对误报、重报信息应及时删除。

对于其他传染病报告卡，由县级疾病预防控制机构核对无误后，于24小时内通过网络对报告信息确认。

2. 订正　在同一医疗卫生机构发生报告病例诊断变更、已报告病例死亡或填卡错误时，应由该医疗卫生机构及时进行订正报告，并重新填写传染病报告卡，卡片类别选择订正项，并注明原报告病名。对报告的疑似病例，应及时进行排除或确诊。

转诊病例发生诊断变更、死亡时，由转诊医疗机构填写订正卡并向病人现住址所在地县级疾病预防控制机构报告。

对于调查核实现住址查无此人的病例，应由核实单位更正为地址不详。

实行专病报告管理的传染病，由相应的专病管理机构或部门对报告的病例进行追踪调查，发现传染病报告卡信息有误或排除病例时及时订正。由专病管理机构或部门订正过的病例需要再次订正的，应通知专病管理机构或部门再次进行订正。

3. 补报　责任报告单位发现本年度内漏报的传染病病例，应及时补报。

4. 查重　疾病预防控制机构及具备网络直报条件的医疗机构每日对报告信息进行查重，对重复报告信息进行删除。

（四）传染病疫情分析与利用

1. 疫情分析所需的人口资料使用《中国疾病预防控制基本信息系统》的数据（以当地统计部门数据为准）。

2. 各级疾病预防控制机构必须每日对通过网络报告的传染病疫情进行动态监控，省级以上疾病预防控制机构须按周、月、年进行动态分析报告。当有甲类或按甲类管理及其他重大传染病疫情报告时，随时作出专题分析和报告。

市（地）和县（区）级疾病预防控制机构，根据当地卫生行政部门工作需要，建立地方疫情分析制度。

3. 年内用于对外公布的法定报告传染病发病、死亡数按审核日期和现住址统计；年终用于对外公布的法定报告传染病发病、死亡数按发病日期和现住址统计。

4. 各级疾病预防控制机构要及时将疫情分析结果向上级疾病预防控制机构和同级卫生行政部门报告，并反馈到下一级疾病预防控制机构。上级疾病预防控制机构每年应向下一级疾病预防控制机构反馈上年报告的个案数据。

县级疾病预防控制机构应定期将辖区疫情分析结果反馈到辖区内的医疗机构。

5. 疾病预防控制机构发现甲类传染病和乙类传染病中的肺炭疽、传染性非典型肺炎、脊髓灰质炎、人感染高致病性禽流感以及其他传染病和不明原因疾病暴发等未治愈的传染病病人或疑似病人离开报告所在地时，应立即报告当地卫生行政部门，同时报告上级疾病预防控制机构，接到报告的卫生行政部门应当以最快的通讯方式向其到达地的卫生行政部门通报疫情。

（五）资料保存

1. 各级各类医疗卫生机构的《传染病报告卡》及传染病报告记录保存3年。不具备网络直报条件的医疗机构，其传染病报告卡由收卡单位保存，原报告单位必须进行登记备案。

2. 各级疾病预防控制机构应将传染病信息资料按照国家有关规定纳入档案管理。

（六）信息系统安全管理

1. 各级疾病预防控制机构负责辖区内信息报告系统用户权限的维护，制定相应的制度，加强对信息报告系统的账户安全管理。

2. 信息报告系统使用人员未经许可，不得转让或泄露信息报告系统操作账号和密码。发现账号、密码已泄露或被盗用时，应立即采取措施，更改密码，同时向上级疾病预防控制机构报告。

3. 各地应建立健全传染病疫情信息查询、使用制度。未经同级卫生行政部门批准，不得扩大系统使用的范围和权限，其他政府部门和机构查询传染病疫情信息资料，应经同级卫生行政部门批准。

（七）考核与评估

1. 各级卫生行政部门定期组织对本辖区内的传染病信息报告工作进行督导检查，对发现的问题予以通报并责令限期改正。

2. 各级疾病预防控制机构制定传染病信息报告工作考核方案，并定期对辖区内医疗机构进行指导与考核。

3. 各级各类医疗机构应将传染病信息报告管理工作纳入工作考核范围，定期进行自查。

（八）报告质量评价指标

1. 国家评价指标

（1）未及时审核率＝年内未及时审核卡数/年内报告卡总数

甲类和按甲类管理传染病＞2小时；乙丙类传染病＞24小时

（2）未及时报告率＝年内未及时报告卡数/年内报告卡总数

甲类和按甲类管理传染病＞24小时；乙丙类传染病＞48小时

（3）重卡率＝月平均重卡率

月平均重卡数：采用当月系统质量评价计算出的月平均重卡数

（4）县区零缺报率＝每月县区零缺报数/总县区数

2. 其他评价指标

（1）年内质量抽查考核指标：漏报率、及时率、完整率和准确率

（2）年终评价指标：及时率、重卡率、某些重要项目的完整率和准确率（患者联系电话、学生和托幼儿童具体学校幼儿园名称、14岁以下儿童职业逻辑错误等）。

二、传染病预防控制措施

传染病的预防措施要针对3环节，做到5早，才能控制其传播和蔓延。

（一）管理传染源

对病人和疑似病人：早发现、早诊断、早报告、早隔离、早治疗是控制、消灭传染病的重要环节，可以控制传染源向外扩散病原体，防止在人群中传播和蔓延。

对病原携带者：无论是病后携带者、慢性携带者或健康携带者都可能感染周围人群引起传染病传播甚至暴发，因此对他们应进行严格管理和治疗。特别是对于从事饮食、水源、服务及托幼等行业的工作人员，根据有关法律、法规要求，在就业前及工作期间定期进行体格检查；献血前应对献血者进行艾滋病、乙肝、丙肝、疟疾等项目的检查，以杜绝由此造成的传播。预防保健机构和社区卫生服务中心应对病原携带者进行健康教育、登记。

对密切接触者：密切接触者是曾与传染源有过密切接触并有可能受感染者，如果接触了潜伏期较长的传染病，如乙型肝炎、被犬咬伤者，可给予应急接种（人工自动或被动免疫)，有些传染病如霍乱等可给密切接触者药物预防。不同传染病的密切接触者管理措施和管理期限不同，管理期限为该病的最长潜伏期，管理方式包括医学观察、留验。

动物传染源：根据需要予以检疫、捕杀、焚烧、深埋，大的动物可隔离治疗。家畜和宠物应做好检疫和预防接种。

（二）切断传播途径

不同传染病的传播途径不同，对疫源地污染的途径不同，采取的措施也不相同。切断传播途径主要是进行消毒，搞好食品及环境卫生等措施。消毒是切断传播途径的重要措施。广义的消毒包括消灭传播媒介即：杀虫、灭鼠等。狭义的消毒是指消灭污染环境的病原体而言，消毒有疫源地消毒（包括随时消毒和终末消毒）及预防性消毒两大类。消毒方法有物理消毒法和化学消毒法两种。

（三）保护易感人群

1. 提高人群非特异性免疫力的措施　平时养成良好的卫生习惯、规律的生活制度，改善营养及加强体育锻炼等措施均可提高机体非特异性免疫力。

2. 提高人群特异性免疫力的措施　通过预防接种提高人群的主动或被动特异性免疫力，是预防传染病非常重要的措施。接种疫苗、菌苗、类毒素等之后可使机体具有对抗病毒、细菌、毒素的特异性主动免疫；接种抗毒素，丙种球蛋白或特异性高价免疫球蛋白后，可使机体产生特异性被动免疫。

3. 对密切接触者服药预防　有些传染病可通过服药进行预防，如猩红热和流行性脑脊髓膜炎流行时，对密切接触者可服用抗菌药物进行预防。服药预防的实质是早期的治疗达到预防发病或减轻症状的目的，为此，对象是密切接触已有被感染危险者；使用药物是证实有效、比较安全的，应使用治疗剂量。要防止盲目扩大使用而发生耐药和副作用。

第四节　常见传染病的识别与处理

一、鼠疫

（一）概述

鼠疫（plague）是一种自然疫源性疾病，危害极大，曾在人类历史上造成巨大的灾难。鼠疫是《中华人民共和国传染病防治法》规定的甲类传染病，也是《中华人民共和国国境卫生检疫法》和《国内交通卫生检疫条例》规定的检疫传染病。

（二）病原体

鼠疫杆菌属肠杆菌科耶尔森菌属，革兰染色阴性。该菌对外界抵抗力较弱，对干燥、热和一般消毒剂均敏感，加热100℃ 1分钟均可致细菌死亡，在脓液和痰液中可存活10～20天。

（三）传染源

传染源为染疫动物和肺鼠疫病人。主要宿主动物为啮齿类动物和野生食肉动物，如：黄鼠、长爪沙鼠、布氏田鼠、旱獭等。

（四）传播途径

鼠疫主要在啮齿动物中的鼠类和旱獭中流行，通过蚤类进行传播。主要有两种方式，一为鼠－蚤－人，即跳蚤叮咬病鼠后再叮咬人，或剥取染疫旱獭皮或剥食其他染疫动物，此类传播方式常引起腺鼠疫或败血型鼠疫。另一种为人－人方式，即健康者接触患有肺鼠疫的病人后，经呼吸道吸入感染，此种方式感染的主要为肺鼠疫。

（五）易感人群

人类对鼠疫普遍易感。疫区从事野外工作的人或猎杀、剥食旱獭的猎人、牧民接触染疫动物几率大，感染的可能性较一般人群高。

（六）流行特征

我国各类鼠疫自然疫源地分布在19个省。北京市不是鼠疫的自然疫源地，多年来无鼠间鼠疫疫情，也未发现人间鼠疫病例。但全球、全国鼠疫疫情目前均较活跃，发生输入性病例的可能性不能排除。

（七）潜伏期和传染期

1. 潜伏期　腺鼠疫潜伏期1～8天，常见2～5天。肺鼠疫为数小时至3天，常见1～3天。

2. 传染期：患者从发病至痊愈均有传染性。

（八）临床特征

鼠疫起病急、病程短、传染性强、病死率高，主要表现为严重的全身中毒症状和出血倾向。最常见的是腺鼠疫，其次是肺鼠疫和败血症鼠疫。

1. 腺鼠疫　恶寒，高热，伴恶心呕吐、头痛及四肢痛、颜面潮红、结膜充血、皮肤粘膜出血点等。侵袭部位（好发于腹股沟、腋下和颈部）淋巴结肿大且发展迅速，淋巴结和周围组织显著红肿热痛，边缘不清，与皮下组织粘连，较坚硬，失去移动性，剧烈疼痛出现强迫体位，一周后淋巴结很快化脓破溃。

2. 肺鼠疫　起病急，恶寒高热、头痛胸痛、呼吸促迫、发绀、咳嗽、咳粘液或血性泡沫痰，肺部可闻及散在湿啰音或胸膜摩擦音。常因心力衰竭、出血、休克而死亡。

3. 败血症鼠疫　高热寒战、狂躁、谵妄、颜面恐怖、狰狞表情、昏迷，进而发生感染性休克及广泛皮下及粘膜出血等。

（九）实验室检查

1. 血常规检查　外周血WBC和中性粒细胞均明显升高，严重者呈类白血病反应。

2. 病原学检查　淋巴结穿刺液、脓、痰、血、脑脊液等进行涂片或培养可找到病原菌。

3．血清学检查　间接血凝试验（PHA）血清 F_1 抗体阳性或4倍及以上增长。

（十）诊断要点

发病前10天到过动物鼠疫流行区或接触过鼠疫疫区内的疫源动物，动物制品及鼠疫病人；具有鼠疫临床特点；鼠疫细菌学或被动血凝试验（PHA）血清抗体检测阳性。

（十一）特异治疗

首选链霉素，0.5克/次，1次/6小时，肌内注射，2天后减半，疗程7~10天。过敏者可用庆大霉素8万单位/次，3~4次/日，肌内注射，疗程7~10天。或四环素、卡那霉素、氯霉素和金霉素等。

（十二）经常性预防措施

1．开展监测　北京市主要开展以下两项监测工作：①鼠带菌哨点监测：全市设7个监测点，每个监测点捉活鼠50只，采集血清后送鼠疫强毒室检测；②鼠疫病例监测：各级各类医疗机构对接诊的鼠疫病例或疑似病例实行首诊医生负责制，发现病例及时报告。

2．提高病原检测和应急处置能力，一旦发现病例，能够及时采取措施，控制疫情蔓延。

3．开展医务人员培训，提高医务人员对鼠疫的诊疗水平，一旦接诊鼠疫病人，能够及时识别、迅速报告。

4．加强与周边省市地区鼠疫联防联控机制，防止鼠疫自然疫源地向北京扩展；加强铁路、交通、民航、公安、工商管理、动物检疫等相关部门的协作，强化国家关于鼠疫法律法规和交通卫生检疫知识的培训。

5．做好平时鼠密度监测和灭鼠工作。

（十三）疫情控制措施

作为甲类传染病，采取疫情控制措施时，是有法律要求带有强制性的。

1．患者管理　对鼠疫病人和疑似鼠疫病人要及时上报，原则上应就地隔离治疗，如当地不具备必要的医疗条件，应立即送往传染病医院。肺鼠疫病人应单独一室。腺鼠疫隔离至炎症消散，肺鼠疫隔离至在临床症状消失后，连续3次痰菌阴性。医务人员应该做好防护和消毒。要全面作好流行病学调查（包括可能的传染来源、接触者情况、必要的标本采集检测等）

2．接触者管理　直接接触者指在9天内与鼠疫患者同室工作或生活者，对鼠疫接触者必须隔离观察，服用抗菌类药物进行预防性治疗。一般以鼠疫患者住处为中心，将其周围可能被污染的邻舍划为小隔离圈。必要时，以鼠疫病人的住宅为中心，将所在村屯或街道的一部分或全部划为大隔离圈。当最后一例病人经疫区处理后9天，再无新发病人时方可解除隔离。

3．消毒　常用的消毒药3%~5%的来苏儿或石炭酸水溶液在病房喷雾300ml/m^2。有的可用甲醛或环氧乙烷熏蒸消毒。消毒小隔离圈内应全面消毒。

4．灭鼠和灭蚤　在大小隔离圈内彻底进行灭鼠、灭蚤。

5．检疫　检查来自疫区旅客的健康状况，对疑似鼠疫病人进行留验观察。对来自疫区的野生动物和从疫区运出的有可能污染的货物进行细菌学检查。必要时，对货物及车辆进行灭鼠灭蚤和卫生消毒。

二、霍乱

（一）概述

霍乱（Cholera）是由 O1 血清群和 O139 血清群霍乱弧菌引起的烈性肠道传染病。霍乱起病急、传播快、波及范围广，并能够引起大流行。霍乱是我国传染病法规定的甲类传染病，也为国际检疫传染病。

（二）病原体

霍乱弧菌属弧菌科弧菌属。O1 群和 O139 群霍乱弧菌可产生肠毒素，引起霍乱。霍乱弧菌在江、河、湖、海中存活 1～3 周，在鱼、虾或贝类体内存活 1～2 周。而在人体正常胃酸中仅能生存 4 分钟。对干燥、热和消毒剂均敏感。

（三）传染源

霍乱为人类传染病。病人、带菌者为传染源。急性期病人的排泄物中含有大量病菌，重型病人由于频繁腹泻和呕吐，极易污染环境。轻型病人和带菌者不易被发现，流行病学意义重要。

（四）传播途径

传播方式为粪－口途径，带菌的排泄物污染水源或食物经口感染人群，引起传播。公共卫生状况较差的地区容易出现水源和食物污染导致的暴发。北京市地区病例多为散发，大多通过饮食而感染，主要可疑食物为水、海产品，凉拌菜等。

（五）易感人群

人群对霍乱普遍易感。经济状况较差、个人卫生不佳、喜欢生冷食品、经常购买路边摊或流动摊贩所售食品的人感染风险相对高。

（六）流行特征

霍乱广泛分布于世界各大洲，我国也有霍乱病例报告。沿海地区多发。全年均可发生，但以夏秋季多发。可呈水型、食物型的暴发或大流行、流行、散发等多种流行形式。北京市每年夏季均有霍乱病例发生。七、八月份发病数最多，主要发生于近郊和城区。

（七）潜伏期和传染期

1. 潜伏期　霍乱潜伏期一般 1～2 天，可短至数小时或长达 5～6 天。

2. 传染期　患者潜伏期末即具有传染性，发病后传染性最大，多数病人于恢复期 2 周内停止排菌，个别病人可长期排菌。

（八）临床特征

典型病例临床特征为剧烈泻吐、脱水、循环衰竭、电解质紊乱及酸中毒。典型病例分为以下 3 期：

1. 泻吐期　无痛性剧烈腹泻，数次至无数次，量多。稀便水样便，少数米泔样便或洗肉水样便。呕吐表现为无恶心的喷射性呕吐。伴有腓肠肌痛性痉挛或腹直肌痉挛。多无发热，儿童可有发热，持续数小时至 2 天。

2. 脱水虚脱期　持续大量的泻吐，导致脱水、电解质紊乱及代谢性酸中毒。临床可见神态不安，表情淡漠，声嘶，口渴唇干，皮干湿冷，舟状腹等。中重度以上脱水可致循环衰竭，进而可引起少尿或无尿，并出现肾前性氮质血症。电解质紊乱主要表现为低钾综合征。此期持续数小时至 2～3 天。

3．反应期　纠正脱水后，症状逐渐消失，约1/3病例可有反应性发热，1～3天后消退。

（九）实验室检查

1．常规检查　粪便镜检常无阳性发现，有时可见粘液及少数白细胞。血常规检查红细胞、血红蛋白增高，白细胞计数及中性粒细胞亦增高（由于吐泻造成血液浓缩），尿检查少数人可有红、白细胞及管型。

2．病原学检查　①粪便涂片染色可见革兰染色阴性的鱼群状排列的弧菌；②动力检查及制动试验：将新鲜粪便做暗视野显微镜镜检，若见运动活泼呈穿梭状的弧菌，则为动力实验阳性；加入O1群诊断血清，若粪便中有O1群弧菌，则运动停止，为O1群制动实验阳性；若运动不能制止，应再加入O139群诊断血清，当运动停止，则为O139群弧菌制动实验阳性；③细菌培养：所有疑为霍乱病人的粪便、呕吐物，均应做细菌培养，标本留取应在使用抗菌药物之前。O1群或O139群霍乱弧菌阳性，可做噬菌体-生物型和产毒实验，判断流行株和非流行株。

（十）诊断要点

1．确诊　有下列3项中之一可确诊：有泻吐症状，细菌培养霍乱弧菌阳性；流行区人群，有典型症状，粪培养无霍乱弧菌，经血清抗体测定效价4倍增长；在疫源搜索中，粪便培养阳性，在粪检时可无症状，但粪检前后各5天内，有腹泻症状。

2．疑似　具有下列2项之一为疑似病例：有典型症状的病例，病原学检查尚未肯定；流行期间有明确接触史，并发生泻吐症状而无其他原因。

3．带菌者　粪便培养霍乱弧菌阳性，始终无泻吐症状。

（十一）特异治疗

本病主要治疗为液体疗法，及时、正确、足量补充液体（包括静脉输液和口服补液）。同时应用抗生素治疗可减少排菌量，缩短排菌期，可用四环素、强力霉素、诺氟沙（氟派酸）等；儿童可用多西环素。

（十二）经常性预防措施

1．开展监测　开展水产品、食品和外环境监测，发现霍乱阳性产品及时销毁，并追查来源，进行彻底消毒。各级各类医院作好霍乱病例的监测和报告工作，肠道门诊在开诊期间对所有腹泻病例筛查霍乱，区（县）CDC要在外来人口和高校返京学生进行主动搜索。

2．加强肠道门诊规范化管理，实现对霍乱病例的实时报告和自动预警。

3．开展医务人员培训，提高霍乱防控意识。对从事环境卫生、饮食服务人员等重点人群进行健康教育。

4．改善环境卫生，加强生活饮用水管理，保护水源和二次供水设施，防止污染。

5．加强食品经常性卫生监督，严格执行食品卫生管理条例，加强对中小餐馆食品安全检查，取缔无证经营的路边摊，切断霍乱的传播途径。

6．积极开展群众性爱国卫生运动，大力消灭苍蝇、蟑螂，注意个人卫生。

7．工商部门应建立水产品、海产品市场准入制度，霍乱检测阴性的产品方能供应市场，从源头控制传染来源。

（十三）疫情控制措施

作为甲类传染病，采取疫情控制措施时，是有法律要求带有强制性的，同时要依法进行，在政府领导下多部门合作。

1. 患者、带菌者管理 对霍乱病人、疑似霍乱病人及带菌者要及时报告，及时、全面进行流行病学调查，按规定要求转入传染病医院严格隔离治疗。待患者症状消失或带菌者经正规治疗，停服抗菌药物后，连续两天粪便培养未检出霍乱弧菌者解除隔离。

2. 疫点的划定与处理

(1) 疫点的划定：指发生病人、疑似病人或带菌者的地方。根据流行病学指征划定，一般指家庭、宿舍、单位等。根据污染情况，一个传染源可能有多个疫点。

(2) 疫点的处理：坚持“早、小、严、实、密”（处理要早、划定疫点要小、管理要严、措施要落实、注意保密）的精神，对疫点采取隔离检疫措施。对密切接触者（与传染源发病前5天及病后有饮食、生活上密切接触的）进行医学观察、每日验便一次连续2次，预防性服药。认真作好随时消毒、卫生知识的宣传和改善环境卫生。疫点内措施落实，所有人员验便2次阴性，无续发病例或带菌者出现，作好彻底的终末消毒后可予以解除。

3. 疫区的划定与处理

(1) 疫区的划定：为防止疫点外污染造成续发和向外传播，根据疫点的位置等特点在周围划定疫区，一般以居委会（村）或街道（乡）为范围。

(2) 疫区的处理：加强门诊和巡回及时发现病人、疑似病人和带菌者，迅速报告和处理；加强饮食、饮水卫生的监测和管理；改善环境卫生与作好粪便管理；开展卫生宣传教育；必要时暂停集市贸易、大型集会，限制人员流动。

4. 必要时依法开展国内交通卫生检疫或国境卫生检疫。

5. 疫情的解除与观察 在疫情控制解除后，仍要继续作好对腹泻病人、重点人群、食品、水的监测。

三、传染性非典型肺炎

（一）概述

传染性非典型肺炎又称严重急性呼吸综合征（SARS），是由新型冠状病毒引起的一种急性呼吸道传染病。SARS是传染病防治法规定的按照甲类传染病管理的乙类传染病。

（二）病原体

SARS病毒属冠状病毒科冠状病毒属，为有包膜病毒。室温24℃下SARS病毒在尿液里可存活10天，在腹泻患者的痰液和粪便里能存活5天以上，在血液中可存活约15天，在塑料、玻璃、马赛克、金属、布料、复印纸等多种物体表面均可存活2~3天。病毒不耐热，对丙酮、甲醛、乙醚、乙醇、含氯消毒剂及紫外线等均敏感。

（三）传染源

SARS患者是最主要传染源，极少数患者在刚出现症状时即具有传染性；一般情况下传染性随病程而逐渐增强，在发病第2周最具传播力。通常认为症状明显的患者传染性较强，特别是持续高热、频繁咳嗽、出现急性呼吸窘迫综合征（ARDS）时传染性较强。退热后传染性迅速下降。

（四）传播途径

通过与患者近距离接触，吸入患者咳出的含有病毒颗粒的飞沫，是SARS传播最重要的途径。易感者的手直接或间接接触了患者的分泌物、排泄物以及其他被污染的物品，可以经口、鼻、眼粘膜侵入机体而造成传播。气溶胶传播被高度怀疑为严重流行疫区的医院和个别社区暴发的传播途径之一。

（五）易感人群

人群普遍易感，但儿童感染率较低，原因尚不清楚。SARS症状期病人的密切接触者是SARS的高危险人群。医护人员和患者家属与亲友在治疗、护理、陪护、探望患者时，同患者近距离接触次数多，接触时间长，如果防护措施不力，很容易感染SARS。

（六）流行特征

2003年SARS曾在我国的北京、广东、香港和台湾地区以及新加坡、加拿大等国发生大规模流行，并波及亚、美、欧洲多个国家。2003年全球累计发生病例八千多例，其中我国大陆5327例。北京是世界上SARS流行最严重的城市，2003年共报告SARS病人2521例。在2003年全球SARS疫情被成功控制之后，2004年新加坡、我国台湾、北京等地研究机构曾发生SARS实验室感染案例。

（七）潜伏期和传染期

1. 潜伏期　2～14天，一般为4～5天。

2. 传染期　患者从发病至症状消失前均具有传染性。无证据表明潜伏期和恢复期患者具有传染性。

（八）临床特征

起病急，以发热为首发症状，体温一般高于38℃，常呈持续性高热，可伴有畏寒、肌肉酸痛、关节酸痛、头痛、乏力；可有咳嗽，多为干咳，少痰，咽痛；可有胸闷，严重者渐出现呼吸加速、气促，甚至呼吸窘迫。常无上呼吸道卡他症状。部分患者出现腹泻、恶心、呕吐等消化道症状。患者肺部体征常不明显。胸部影像检查病变初期肺部出现不同程度的片状、斑片状磨玻璃密度影，部分病人进展迅速呈肺大片实变影。

（九）实验室检查

1. 常规检查　外周血白细胞计数一般正常或降低；常有淋巴细胞计数减少；部分患者血小板减少。

2. 血清学检查　发病10天后采用间接免疫荧光（IFA），发病21天后采用ELISA在患者血清内可以检测到SARS病毒的特异性抗体。

3. 病原学检查　采用RT－PCR方法，可以从呼吸道分泌物、血液或粪便等人体标本中检出SARS病毒的RNA，RNA检测对于病例早期诊断有重要的意义。

（十）诊断要点

有SARS流行病学依据，有症状，有肺部X线影像改变，并能排除其他疾病者为临床诊断病例。在临床诊断基础上，若分泌物SARS病毒RNA检测阳性，或血清SARS病毒抗体阳转，或抗体滴度4倍及以上增高，则可作出确定诊断。

（十一）特异治疗

目前尚缺少针对病因的治疗。临床上应以对症支持治疗和针对并发症的治疗为主。在目前疗效尚不明确的情况下，应尽量避免多种药物（如抗生素、抗病毒药、免疫调节剂、糖皮质激素等）长期、大剂量地联合应用。

（十二）经常性预防措施

1. 开展监测　开展不明原因肺炎监测，对临床可疑病例进行 SARS 实验室筛查，及时发现病例。密切注意国内外的疫情，在其他地区出现人间病例或动物染病时及时预警。

2. 开展医务人员和疾病预防控制机构人员培训，一旦发现病例能够及时识别，并能及时开展实验室检测和预防控制工作。

（十三）疫情控制措施

1. 传染源管理　SARS 的控制是以采取以控制传染源为主的综合措施，传染源的管理至关重要，发现病人后要立即隔离治疗。病人应隔离治疗至体温正常超过 7 天，呼吸系统症状明显改善，X 线胸片明显吸收。

2. 接触者管理　发现 SARS 病例后，要开展传染来源调查和密切接触者调查。密切接触者隔离观察 2 周，每次早晚各测体温一次。

3. 消毒　对病人的分泌物和排泄物等进行随时消毒。病人转送至医院后要对病家、周围环境和转运的车辆进行终末消毒。医院在病例出院后进行终末消毒。

4. 筛查　医院开设发热门诊，对发热病例进行筛查。作好医务人员的防护和医院内感染的管理，防止病毒在医院内传播。

5. 检疫　出现疫情后，开展国境卫生检疫和国内交通检疫，避免病毒传入或传出。

四、艾滋病

（一）概述

艾滋病（Acquired Immune Deficiency Syndrome，AIDS）是获得性免疫缺陷综合征的简称，是由人类免疫缺陷病毒（HIV）感染引起的一种严重传染病，是传染病防治法规定的乙类传染病。

（二）病原体

HIV 是单链 RNA 病毒，属逆转录病毒科，分两个型，HIV－1 型和 HIV－2 型，世界上绝大部分艾滋病是由 HIV－1 型所致。HIV 病毒对热敏感，在 56℃下 30 分钟可灭活，一般消毒剂处理，5 分钟即可灭活，但对紫外线不敏感。

（三）传染源

艾滋病病人和病毒携带者是本病的传染源，特别是没有症状的病毒携带者是主要的传染源。

（四）传播途径

艾滋病病毒感染者的血液、精液、阴道分泌物、皮肤粘膜破损或炎症溃疡的渗出液里都含有大量艾滋病病毒，具有很强的传染性；乳汁也含病毒，有传染性。唾液、泪水、汗液和尿液中也能发现病毒，但含病毒很少，传染性不大。已经证实的艾滋病传染途径有 3 条：性传播、血液传播和母婴传播。

（五）易感人群

所有人群对 HIV 病毒都易感，感染后不能建立有效的保护性免疫能力。

（六）流行特征

据估计，2007年全球共有艾滋病病毒感染人数3320万人，新发生感染者250万，死亡210万。全国31省（自治区、直辖市）均有感染者和病例存在，北京市感染者以外来人口和吸毒者为主，各种传播途径均存在。

（七）窗口期、潜伏期和传染期

1．窗口期　在感染艾滋病病毒后到体内出现抗体以前这一段时间称为窗口期。从HIV－1病毒感染到患者体内检测到HIV－1病毒抗体需要2周到6个月时间，常见1～3个月。

2．潜伏期　从HIV－1病毒侵入机体到发展为艾滋病，需要1～15年或更长的时间，平均10年的时间。抗病毒治疗可使艾滋病的潜伏期延长到20年左右。HIV－2病毒感染到发生艾滋病所需要的时间更长。

3．传染期　在HIV病毒感染的任何时期都具有传染性，HIV感染者传染性的强弱同体内的病毒载量水平有关，一般来讲在急性感染期和艾滋病期血浆中的病毒载量水平较高。

（八）临床特征

HIV感染人体以后一般分为3期。Ⅰ期为急性感染期：即感染后4～8周内，出现轻微的一过性感冒症状，绝大多数人都不会在意，此时检测不出抗体。Ⅱ期为无症状感染期：即感染者体内出现抗体后进入无症状的潜伏期。Ⅲ期为艾滋病期，有些病人在艾滋病期前会出现持续性全身性淋巴结肿大综合征（PGL），表现为除腹股沟淋巴结以外，全身其他部位两处或两处以上淋巴结肿大，直径1cm以上，质地柔韧，无压痛，无粘连，可自由活动，活检为淋巴结反应性增生。常伴有疲乏、发热、全身不适和体重减轻等，一般淋巴结肿大三个月以上，部分患者淋巴结肿大数月或1年后可逐步消散，也可重新肿大。艾滋病期的主要临床表现包括艾滋病相关综合征、各种机会性感染、神经系统症状和继发性肿瘤等，艾滋病相关综合征的一般症状为发热、乏力、全身不适、盗汗、厌食、体重下降（>10%）、慢性腹泻、全身淋巴结肿大、肝脾肿大等。最常见的机会性感染有单纯疱疹病毒、巨细胞病毒、念珠菌感染、卡氏肺孢子虫，结核杆菌等，其他包括EB病毒、鸟分枝杆菌、隐球菌、弓形虫、隐孢子虫等感染。神经系统症状包括头晕、头痛、反应迟钝、智力减退、精神异常、进行性痴呆及下肢瘫痪等。艾滋病最常见的继发肿瘤为卡波齐肉瘤和非霍金氏淋巴瘤等。

（九）实验室检查

1．常规检查　常有红细胞、血红蛋白及白细胞降低，淋巴细胞明显减少，T淋巴细胞CD4/CD8比例倒置。

2．血清学检查　用ELISA检测HIV抗体，阳性者用免疫印迹法确认。

（十）诊断要点

诊断一般是结合病史，HIV抗体检测，CD4/CD8计数，病毒载量等综合判断。

（十一）特异治疗

抗反转录病毒治疗，包括抗反转录酶抑制剂和蛋白酶抑制剂。

对HIV感染者根据体格检查和实验室检查CD4细胞计数<200个/μl即推荐抗病毒治疗。对艾滋病人。无论CD4细胞计数多少，都应进行抗病毒治疗。

此外还有针对各种感染的治疗。

（十二）经常性预防措施

1．开展HIV/AIDS监测　对自愿咨询检测（VCT）门诊，医院住院病例、手术病例及就诊病例的HIV初筛，以及各种高危险性为人群监测哨点的监测，更多更好地发现艾滋病例及HIV阳性感染者，并通过监测了解不同人群的感染状况，为艾滋病的预防控制提供科学依据。

2. 广泛开展宣传教育，提高全社会人群对艾滋病预防的意识。

3. 各级血液中心及血库要依法认真、一丝不苟地对所有的献血员按照要求进行严格的筛检，以保证医疗血液供应的安全。进一步管理采供血市场，严厉打击非法采供血场所，保证血制剂的安全。

4. 对于具有高危险性行为人群，要通过宣传教育提高他们自身防护意识，大力推广安全套实际使用，以减少性病、艾滋病的传播危险；对于吸毒人群通过采取美沙酮替代海洛因维持治疗和针具交换的办法以达到降低由于共用静脉注射针具而导致的艾滋病传播危险的目的。

（十三）疫情控制措施

1. 感染者和患者管理　艾滋病初筛实验室、采供血机构、开展艾滋病毒抗体检测的医院、监测哨点当初筛发现抗-HIV抗体阳性结果的标本时，应尽快将阳性标本送当地艾滋病确认实验室进行确认，并做好病例姓名、性别、年龄、家庭住址、身份证号码及联系电话等内容的登记工作。在确认结果出来之前，不得将结果通知受检者。感染者和患者一般不需要特殊隔离，只要对病人及感染者进行正确的技术指导和相关知识传播，让病人及感染者熟知如何能防止将疾病传播给他人即可。

2. 密切接触者管理　日常生活不传播HIV，因而同事或同学无需作特殊预防措施，但配偶等应避免性接触传播。

3. 随时消毒　对艾滋病病人及HIV阳性感染者的血液、体液要进行严格的消毒。

五、病毒性肝炎

（一）概述

病毒性肝炎（Viral hepatitis）是由多种肝炎病毒所引起的，以肝脏炎症和坏死病变为主的一组传染病，主要包括甲型病毒性肝炎、乙型病毒性肝炎、丙型病毒性肝炎、丁型病毒性肝炎、戊型病毒性肝炎。病毒性肝炎是传染病防治法规定的乙类传染病。

（二）病原体

病毒性肝炎的病原体是肝炎病毒，甲、乙、丙、丁、戊五型肝炎病毒是5种病毒性肝炎的致病因子。近年来又发现新型肝炎病毒，即庚型肝炎病毒、输血传播病毒（TTV）。

1. 甲型肝炎病毒（HAV）　属微小RNA病毒科中的嗜肝RNA病毒属。直径27～32nm，无包膜，球形。HAV对外界抵抗力较强，耐酸碱，耐寒热，加热煮沸（100℃）5分钟或干热（160℃）20分钟，紫外线照射1小时，甲醛（1:4000）37℃ 72h均可使之灭活。

2. 乙型肝炎病毒（HBV）　是一种DNA病毒，为嗜肝DNA病毒科中哺乳动物病毒属。HBV的抵抗力很强，煮沸10分钟、65℃10小时或高压蒸汽消毒可被灭活，对0.2%新洁尔灭及0.5%过氧乙酸敏感。

3. 丙型肝炎病毒（HCV）　为黄病毒科，单股正链RNA，球形，有包膜，直径55～65nm。HCV对有机溶剂敏感，如10%氯仿可杀灭HCV。煮沸、紫外线等亦可使HCV灭活。

4. 丁型肝炎病毒（HDV） 属卫星病毒科，球形，直径35～37nm，基因组为单股环状闭合负链RNA。HDV是一种缺陷病毒，需要HBsAg作衣壳成为完整病毒，才能复制、表达蛋白和引起肝损伤。但在细胞核内的HDVRNA则无需HBV的辅助而能自行复制。

5. 戊型肝炎病毒（HEV） 属嵌杯状病毒科，圆球形，无包膜，基因组为单股正链RNA病毒，直径27～34nm。HEV在碱性环境下较稳定，对高热、氯仿、氯化铯敏感。

（三）传染源

甲型和戊型肝炎的传染源主要是潜伏期末期和急性期病人；乙型、丙型和丁型肝炎的传染源是急性和慢性病人及病毒携带者。

（四）传播途径

1. 甲型肝炎、戊型肝炎 主要由粪-口途径传播，日常生活接触多为散在发病，输血后肝炎极罕见。水源或食物污染可致暴发流行。

2. 乙型肝炎、丙型肝炎、丁型肝炎 传播途径主要有下列几种：母婴传播，输血及血制品传播，注射、针刺、器官移植、血液透析传播，性传播。丁型肝炎与乙型肝炎同时感染或重叠感染。

（五）易感人群

人类对肝炎病毒普遍易感。甲型肝炎和乙型肝炎可以通过接种疫苗获得抵抗力，自然感染康复后也可获得免疫力。

（六）流行特征

病毒性肝炎广泛分布于世界各地，我国是肝炎大国，各型肝炎的发病率均较高，特别是乙型肝炎携带者数量约1.2亿，占世界总数的1/3。各型病毒性肝炎在我市各区县均存在，是我市常见的传染病。由于疫苗的使用和卫生水平的提高，我市各型肝炎季节性分布已不如过去明显，但仍有一定的地区和季节性高发的特点。

（七）潜伏期和传染期

1. 潜伏期 甲型肝炎潜伏期为15～45天，一般为30天。乙型肝炎潜伏期为30～180天，一般为70天。输血后丙型肝炎潜伏期2～26周，一般为8周；非输血后散发丙型肝炎病例潜伏期目前尚未明确。丁型肝炎与乙型肝炎同时感染时潜伏期约为6～12周，与乙型肝炎重叠感染时潜伏期约3～4周。戊型肝炎15～75天，一般为40天。

2. 传染期 甲型肝炎从潜伏期后期及症状出现后最初的1周内传染性最强，少数患者可延长至其病后30天。隐性感染者临床无表现，但具有传染性。乙型肝炎急性患者从潜伏期末及急性期开始有传染性，至抗体产生，但不超过6个月。慢性患者和病毒携带者作为传染源的意义最大，其传染性与病毒复制或体液中HBV DNA含量成正比关系。丙型肝炎：传染期从症状出现前1至数周开始，传染性大小与肝病是否活动，病毒指标是否阳性有关。丁型肝炎：急性感染时HDVAg血症可持续5～25日，此期传染性最强。戊型肝炎：传染期从发病前9天至发病后8天，此期内患者粪便中可检出戊型肝炎病毒。

（八）临床特征

HAV和HEV仅引起急性肝炎，HBV、HCV和HDV除引起急性肝炎外还可引起慢性肝炎、重型肝炎、肝硬化甚至肝癌。病毒性肝炎的临床分型为急性肝炎、慢性肝炎、重型肝炎和淤胆型肝炎。

1．急性肝炎　根据是否出现黄疸，临床上又分为急性黄疸型肝炎、急性无黄疸型肝炎两种。①急性黄疸型肝炎：病程为2～3个月。分为三个期：黄疸前期主要症状：甲、戊型肝炎多急性起病伴发热，乙、丙、丁型肝炎起病相对较缓，仅少数有发热。消化道症状如乏力、食欲不振、恶心、呕吐、肝区胀痛、腹胀、便秘或腹泻等，可有尿色加深，似浓茶样。肝功能主要为ALT升高。黄疸期主要症状：发热消退、消化道症状加重，尿色加深。巩膜、皮肤黄染，约1周左右达高峰。部分病人可出现肝内梗阻性黄疸的表现。部分病人有肝肿大，约10%的病人脾肿大。肝功能检查有明显异常。恢复期：黄疸逐渐消退，症状减轻、消失。精神、食欲明显好转，肝、脾逐渐回缩，肝功能渐趋正常；②急性无黄疸型肝炎：占急性肝炎的90%以上，除无黄疸外，其他临床表现与黄疸型相似。肝功能损害不如黄疸型显著。部分病例只是在体检时发现肝肿大或肝功能异常。本病恢复较快，病程多在3个月内；但部分病例病情迁延，转为慢性。

2．慢性肝炎　可由急性肝炎发展而来，在围生期和婴幼儿时期感染HBV中，分别有90%和25%～30%将发展成慢性感染，青少年和成年急性乙型肝炎约5%～10%转慢，急性丙型超过50%，丁型约70%转为慢性。大多数慢性肝炎患者可以没有症状或症状轻微。常见症状为乏力，厌油腻、恶心、呕吐、食欲不振和肝区不适等，亦可伴有关节不适，皮疹等肝外表现。常见的慢肝体征是肝病面容（面色晦暗，毛细血管扩张）、肝掌阳性、蜘蛛痣阳性、脾大。部分患者可进展至肝纤维化和肝硬化。其中乙型和丙型肝炎与肝细胞性肝癌关系密切。临床上把慢性肝炎分为轻、中、重三度。

3．重型肝炎　约占全部肝炎中的0.2%～0.4%，是最严重的一种类型，病死率高。所有肝炎病毒均可引起重型肝炎，我国以乙型最多。重型肝炎发生的病因及诱因复杂，包括重叠感染（如乙型肝炎重叠戊型肝炎）、机体免疫状况、妊娠、HBV前C区突变、过度疲劳、精神刺激、饮酒、应用肝损药物、合并细菌感染、有其他并发症（如甲状腺功能亢进、糖尿病）等。

4．淤胆型肝炎　亦称毛细胆管炎型肝炎，主要表现为重度黄疸，消化道症状轻；肝脏肿大，胆囊缩小；ALT轻度上升，PTA不下降。影像学检查可除外梗阻所致黄疸。大多数病人可恢复，仅少数发展为胆汁性肝硬化。

（九）实验室检查

1．常规检查　①血常规：急性肝炎初期白细胞总数正常或略高，一般不超过10×10^9/L，淋巴细胞相对增多，偶可见异型淋巴细胞。重型肝炎时白细胞及中性粒细胞均可升高，红细胞下降，血红蛋白下降；②尿常规：肝炎患者早期可出现尿胆红素和尿胆原的异常。尿常规检测有助于黄疸的鉴别诊断；肝细胞性黄疸时两者均阳性，溶血性黄疸时以尿胆原为主，梗阻性黄疸以尿胆红素为主。此外，尿中还可出现蛋白质、红、白细胞或管型；③便常规：重肝病人合并消化道出血，便检查潜血阳性；④肝功能试验：丙氨酸转氨酶（ALT）、天冬氨酸转氨酶（AST）、γ－氨酰转肽酶（γ－GT）升高；肝脏损害较重时血清蛋白下降。

2．病原学检查　各型病毒性肝炎病原学诊断依据如下。

（1）甲型肝炎：急性肝炎患者从起病开始至12周内血清抗－HAV IgM阳性，可确诊为HAV近期感染。HAV IgG属于保护性抗体，抗－HAV IgM阴性而抗－HAVIgG阳性则提示过去感染。如果急性期及恢复期双份血清抗－HAV IgG滴度有4倍及以上增长，亦是诊断甲型肝炎的依据。用聚合酶链反应（PCR）法检测血清和粪便中 HAV RNA 也可确诊。

（2）乙型肝炎：血清 HBsAg、抗 - HBs、HBeAg、抗 - HBe 和抗 - HBc 被称为乙肝的二对半，血清 HBV DNA、HBV DNA - P（HBVDNA 聚合酶）、HBeAg、血清抗 - HBc IgM、肝内 HBcAg 和（或）HBsAg 是乙型肝炎病毒活动复制的指标。

（3）丙型肝炎：临床符合急性肝炎，血清或肝内 HCVRNA 阳性，和/或抗 - HCV 阳性伴肝功异常，无其他型肝炎病毒的急性感染标志可诊断为急性丙型肝炎；临床符合慢性肝炎，除外其他型肝炎，血清抗 - HCV 阳性，血清和（或）肝内 HCV RNA 阳性，诊断为慢性丙型肝炎。PCR 测定肝和血清中 HCV RNA 可作为丙型肝炎的早期诊断和献血员筛查的指标，也可作为判定丙型肝炎抗病毒药物疗效及预后的指标。此外用免疫组化法可检测肝组织中 HCV 抗原。

（4）丁型肝炎：当临床符合慢性肝炎，血清抗 - HDV IgG 持续高效价，HDV RNA 持续阳性，肝内 HDV RNA 和/或 HDV Ag 阳性是诊断慢性丁型肝炎的指标。急性丁型肝炎时抗 - HDV IgM 阳性。

（5）戊型肝炎：抗 HEV IgM 和抗 HEV IgG 阳性均可诊断为 HEV 感染。抗 HEV IgM 阳性是近期 HEV 感染的标志。采用 RT - PCR 法在粪便和血液标本中检测到 HEV RNA，可明确诊断。

（十）诊断要点

1. 急性肝炎　有与肝炎病人有密切接触史或有肝炎家族集聚史，流行季节处于流行区内，食物和水型暴发流行资料等有助于肝炎流行病学的诊断；突起疲乏无力，伴或无黄疸，肝肿大伴压痛触痛者；实验室检查转氨酶升高，病原学检测相关病原阳性，可以做出相关型别诊断。

2. 慢性肝炎　患者急性肝炎后迁延不愈时间超过半年，或原有乙型、丙型、丁型肝炎或 HBsAg 携带史者，出现前述临床表现，实验室检查肝功能不同程度异常，结合病原学检查可确诊。B 超对诊断有一定的辅助作用。

3. 重型肝炎　主要根据识别要点中所述的临床特点来诊断，包括既往肝病史、起病时间、黄疸程度、出血倾向；实验室检查肝功能明显异常，PTA < 40%；依靠病原学检查可明确病原诊断；肝组织病理学依急性、亚急性、慢性重型有相应的特征性表现。

4. 淤胆型肝炎　消化道症状较轻，主要为梗阻性黄疸的表现，实验室检查以直接胆红素升高为主，黄疸持续 3 周以上，除外其他原因引起的肝内外梗阻性黄疸者可以诊断。

（十一）特异治疗

病毒性肝炎目前缺乏可靠的特异性治疗方法。各型肝炎的治疗原则均以足够的休息、营养为主，辅以适当的药物，避免饮酒、过劳和损害肝脏药物。

急性肝炎以一般支持治疗为主，但需注意老年戊型肝炎病人的治疗。急性丙型肝炎可在肝功能 ALT 轻度升高、胆红素正常的情况下可酌情选用干扰素联合病毒唑抗病毒治疗。

对于慢性乙型和丙型肝炎除一般综合支持治疗外，抗病毒治疗是重要的治疗方法之一。临床上常用的抗病毒药物主要有干扰素、核苷类似物两大类。

（十二）经常性预防措施

1. 开展监测　各级各类医疗机构发现病例后及时进行网络直报。疾病预防控制机构应该在高危人群中有重点地开展病例监测和血清抗体水平调查，及时掌握疫情动态。

2．接种疫苗 未自然感染过甲型肝炎和乙型肝炎者应接种疫苗，我市已经将乙型和甲型肝炎疫苗纳入儿童计划免疫，对新生儿和初中一年级学生进行乙肝免费接种，对1~2岁的儿童进行甲肝免费接种，其他重点人群可自愿自费接种。

3．改善卫生环境，提高食品卫生和环境卫生水平，减少甲型肝炎和戊型肝炎食源性和水源性暴发的概率。

4．开展健康教育，提高公众自我保护水平。

（十三）疫情控制措施

1．患者管理 甲型和戊型肝炎患者应隔离治疗。

2．消毒 甲型和戊型等消化道传播肝炎病人的食具、茶具、衣物及被单等可能被污染的器具、场所应进行消毒。病人的护理人员和医护人员应戴手套和洗手。乙型、丙型和丁型等血液传播的肝炎病人的血液或血性分泌物也应进行彻底消毒。

3．加强水源、饮食、粪便管理、注射器、针头、采血针每人单用，以切断传播途径。除此之外，对我国高发的乙型肝炎，应针对不同的传播途径，采取相应的措施。

4．发现甲肝疫情后，在采取综合措施的同时，视情况可对接触者进行甲肝疫苗应急接种。

六、脊髓灰质炎

（一）概述

脊髓灰质炎（poliomyelitis）是由脊髓灰质炎病毒引起的急性消化道传染病，又称“小儿麻痹症”。脊髓灰质炎是全世界正在努力消灭的传染病。

（二）病原体

脊髓灰质炎病毒是小核糖核酸病毒科肠道病毒属中的一种，内含单股RNA，无包膜。病毒分为3个血清型，即Ⅰ、Ⅱ、Ⅲ型，以Ⅰ型病毒流行为主。病毒可在污水和粪便中存活数月，低温下可长期存活，对高温和化学消毒剂敏感。

（三）传染源

人是惟一宿主，脊髓灰质炎的传染源是患者和病毒携带者。

（四）传播途径

属于肠道传染病，被病毒污染的水、食物、手、用具等都可成为传播媒介。在发病前的3~5日至发病后一周左右，咽部及粪便均排毒，故可经飞沫及粪便同时传播，即早期有两个传播途径，以后主要经粪便传播。

（五）易感人群

主要侵犯儿童，6个月~5岁发病率最高，可占到全部病例的90%以上，3岁以下儿童则占50%以上。感染后可以获得同血清型脊髓灰质炎病毒持久的免疫力。

（六）流行特征

脊髓灰质炎是一个古老的疾病。我国从1965年将脊髓灰质炎减毒活疫苗纳入计划免疫以来，脊髓灰质炎得到很好控制。我国政府对WHO承诺于1995年消灭脊髓灰质炎野病毒这一目标，已提前在1994年9月实现。但是我国的周边国家，例如柬埔寨、缅甸等目前还没有消灭脊髓灰质炎，所以必须保持高度警惕。

（七）潜伏期和传染期

1. 潜伏期 3～35天，一般为5～14天。

2. 传染期 在发病前的3～5日至病后3～6周。但也有个别可达3～4个月。

（八）临床特征

临床特点为发热、咽痛、皮肤感觉过敏、肢体疼痛，部分患者发生迟缓性瘫痪。感染脊灰病毒后有下列几种表现：

1. 无症状性感染 表现有轻度疲倦或无任何症状，这占脊髓灰质炎病毒感染后的大多数。

2. 顿挫型（流产型）脊髓灰质炎 病人只有轻度发热、疲倦、嗜睡或伴以头痛、恶心、呕吐、便秘、咽痛等一般症状。病人在数天内可完全恢复，这类病人不易正确诊断。

3. 无菌性脑膜炎（非瘫痪型脊髓灰质炎） 开始的症状与顿挫型相似，继之或痊愈数日，或好转数日或相继出现背痛，颈部强直等脑膜刺激症状。病日持续2～10天，一般预后良好。病人脑脊液压力正常或稍高，淋巴细胞稍有增加，总细胞数在10～500/ml，蛋白质浓度稍有升高或正常，糖含量在正常范围。由脊灰病毒引起的无菌性脑膜炎与因其他肠道病毒引起的无菌性脑膜炎，需以特异性血清学或病毒学检测才能鉴别。

4. 瘫痪型脊髓灰质炎 脊髓灰质炎病毒感染后仅1%或更少的感染者发展为瘫痪型脊髓灰质炎，部分病人可以发现有双相的病程，即开始出现发热等一般轻度症状，数日后症状消失，以后又出现麻痹。主要是由于下运动神经元受损害而出现肌肉松弛性瘫痪，表现可单侧或双侧，下肢或上肢肌肉无力，瘫痪，肢体温度低于正常。如病毒侵袭脑干则可发生共济失调或非瘫痪性肌肉疼痛。肌肉瘫痪在开始几天内发展很快，继之停留在这一水平，恢复较慢，需要6个月或更长时间，相当多数留下跛行的后遗症。

（九）实验室检查

1. 常规检查 血常规变化不大。脑脊液检查起病1周后出现异常，变化和其他病毒性脑炎相似，白细胞数轻度增多，一般为（50～500）$\times 10^6$/L，早期以中性粒细胞为主，恢复期以淋巴细胞为多，约1～2周恢复正常；蛋白质早期正常，而后逐渐增多，4～6周恢复正常，呈蛋白细胞分离现象；糖和氯化物多正常。

2. 病原学检查 在急性期病人的粪便和咽部分泌物作组织培养可做灰质炎病毒分离。

3. 抗体检查 可检测急性期血清和脑脊液中灰质炎的特异性IgM抗体呈阳性。也可检测血清补体结合抗体及中和抗体，急性期和恢复期有4倍及以上增长。

（十）诊断要点

夏秋季发病，未曾服用或未正规服用过脊髓灰质炎疫苗的易感儿，出现不明原因的发热时，应引起注意。有发热、咽痛、呕吐、多汗、颈背四肢肌肉疼痛及对未曾服用过脊髓灰质炎疫苗的小儿，如临床表现有发热、多汗、烦躁、肌肉疼痛及肢体感觉过敏者应怀疑本病，如出现不对称的肢体迟缓性瘫痪时时，则临床诊断基本成立。血清或脑脊液中分离出病毒，或者双份血清特异性抗体效价升高4倍以上可以确诊。

（十一）特异治疗

属病毒性疾病，无特效治疗，应采取综合治疗为主的措施。

（十二）经常性预防措施

1. 开展急性弛缓性麻痹（AFP）病例监测。任何小于 15 岁出现急性弛缓性麻痹（AFP）症状的病例，和任何年龄临床诊断为脊髓灰质炎的病例均作为 AFP 病例。发现 AFP 病例后应及时开展流行病学调查、实验室检测和控制工作。

2. 特异性免疫预防。脊髓灰质炎三价混合减毒活疫苗能有效地预防脊髓灰质炎发病，基础免疫为婴儿出生后二月、三月、四月龄时各服一剂，间隔一月。在四岁时给予加强免疫一次。根据消灭脊髓灰质炎的要求，由疾病预防控制部门根据需要可实施除基础免疫外的补充免疫。如应急免疫、不同范围的强化免疫。强化免疫一般在冬春季进行，对一定年龄组的儿童（如四岁以下），不论其过去是否服过疫苗，均应进行两轮免疫，间隔一个月。

3. 开展爱国卫生运动，消灭苍蝇，加强饮食、饮水和粪便管理。移风易俗，讲究卫生，创造良好的生活环境。

4. 通过健康教育，培养不喝生水，不吃不洁食物，饭前、便后洗手等良好的个人卫生习惯。

（十三）疫情控制措施

1. 患者管理　脊髓灰质炎病人、病原携带者或疑似病人应进行隔离治疗。

2. 密切接触者管理　对密切接触者进行医学观察 20 天。每日测体温，注意发现可疑病例。如发现发热、呼吸道或胃肠道症状，应卧床休息，隔离观察症状消失后 7 天为止。所有密切接触者，得别是儿童集体单位（包括托幼园所和学校）全体人员应用活疫苗进行快速强化免疫。

3. 随时消毒　病人的粪便和呼吸道分泌物及其污染的物品环境应彻底消毒。

4. 流行病学调查和分析　当确定为脊髓灰质炎疫情时，应查清证实是否野毒株感染。就传染来源、患者和所有密切接触者的人数及去向、主要传播途径及原因、影响流行的自然及社会因素、流行发展的趋势等进行详尽调查。

七、人感染高致病性禽流感

（一）概述

人感染高致病性禽流感（human infection by high－pathogenicity avian influenza），是指禽类动物中流行的高致病性禽流感病毒 H5N1 感染人体引起的以流感样症状、结膜炎或肺炎为主要表现的疾病，是一种人畜共患病。由于人类缺乏对禽流感病毒的免疫力，因此病死率较高，并有可能给人类造成较严重的伤害。禽流感是传染病防治法规定的按照甲类传染病管理的乙类传染病。

（二）病原体

禽流感病毒属于正粘病毒科，为 RNA 病毒。禽流感病毒广泛存在于禽类动物中。禽流感病毒对热敏感。一般 65℃ 30 分钟或 100℃ 2 分钟即被灭活。

（三）传染源

人类禽流感病的传染源是病禽或健康带毒的禽。病毒在禽类的呼吸道和肠道内繁殖，可从呼吸道、结膜和粪便中排出，粪便中排出的病毒量最大。

（四）传播途径

目前认为，禽流感病毒传染给人类的主要有 3 种方式：通过密切接触受禽流感病毒感染的家禽或其粪便而感染；鸡舍等处的病毒以气溶胶的形式存在于空气中，经呼吸道感染人类；进食未煮熟的病禽或被病毒污染的食物经消化道感染人类。人与人间的传播目前尚未得到证实。

（五）易感人群

目前人接触到 H5N1 禽流感病毒由于病毒感染种群的限制并不很容易被感染，表现为个案感染病例。禽类养殖、野禽保护等人群因为暴露于病毒的几率大而增加感染的风险。

（六）流行特征

2003 年以来全球报告的人禽流感病例数量逐年大幅上升，分布范围越来越广泛，印尼、泰国、越南和我国均为病例数较多的国家。我国多个省市报告人感染禽流感病例，多为散发病例。北京市尚未发现临床报告的禽流感病例，但随时存在发生禽流感传入病例和本地感染病例的风险。

（七）潜伏期和传染期

1. 潜伏期　多为 3 ~ 4 天，一般在 7 天以内。

2. 传染期　目前尚无人传人的确切证据。

（八）临床特征

H5N1 型禽流感病毒感染的临床表现较重，急性起病，早期表现与其他流感非常相似，最常以持续高热起病，体温大多持续在 39℃以上，伴有全身不适、头痛、关节和肌肉酸痛，热程 1 ~ 7 天，一般 2 ~ 3 天。其他症状有流涕、鼻塞、咽痛、咳嗽、气促等，部分患者可有恶心、腹痛、腹泻稀水样便等消化道症状。半数有肺部实变体征，少数患者病情发展迅速，出现进行性肺炎，或发生急性呼吸窘迫综合征、肺出血、胸腔积液、心力衰竭、肾衰竭等多器官功能衰竭、败血症休克及 Reye 综合征等。人类 H5N1 型禽流感病毒感染后病死率较高，如不及时治疗，可达 50% 以上。死亡原因主要是于呼吸衰竭、心力衰竭、气胸和肾衰竭。

（九）实验室检查

1. 常规检查　血白细胞计数正常或降低，少数继发细菌感染而升高。淋巴细胞大多降低，血小板大多正常。骨髓穿刺示细胞增生活跃，反应性组织细胞增生伴出血性吞噬现象。部分患者 ALT 升高。

2. 病原学检查　呼吸道分泌物标本中分离 H5N1 亚型甲型流感病毒或采用 RT - PCR 法检测到禽流感 H 亚型病毒基因。

3. 血清学检查　急性期和恢复期双份血清抗禽流感病毒抗体滴度呈 4 倍及以上增长者可确诊。

（十）诊断要点

有到过高致病性禽流感疫区的流行病学史，与禽类动物有过接触，1 周内出现临床表现，为医学观察病例。如果呼吸道分泌物标本采用甲型流感病毒和 H 亚型单克隆抗体检测病毒抗原阳性者，则为疑似病例。如果呼吸道分泌物标本中分离出特定病毒或采用 RT - PCR 法检测到禽流感 H 亚型病毒基因，和（或）急性期和恢复期双份血清抗禽流感病毒抗体滴度呈 4 倍及以上增长者，则为确诊病例。

（十一）特异治疗

人类禽流感病的治疗与普通流感相同。主要是对症治疗、预防并发症和抗病毒治疗。抗病毒治疗主要药物有金刚烷胺、金刚乙胺、扎那米韦、奥司他韦。

（十二）经常性预防措施

1. 开展监测 做好不明原因肺炎病例监测和实验室筛查工作；做好人禽流感病例的报告工作。

2. 开展禽类疾病的监测，一旦发现高致病性禽流感应立即对疫区的家禽就地扑杀、销毁，必须对扑杀的家禽做焚烧深埋后的无害化处理；对疫区进行封锁并彻底消毒。

3. 开展健康教育工作 教导公众避免直接接触病禽、死禽及其排泻物。发生疫情时，不与候鸟、水禽接触；注意家禽的吃法，鸡、鸭等家禽肉和蛋一定要煮熟后再吃；触摸生鸡蛋后要洗手。经常开窗换气，保持室内空气流通。加强锻炼身体，避免劳累，注意饮食平衡，提高自身免疫力。

（十三）疫情控制措施

1. 患者管理 对病人送指定医院进行隔离治疗至症状完全消失。医务人员注意防护。

2. 密切接触者管理 密切接触者进行医学观察 7 天，每天测量一次体温。

3. 消毒 对病人的排泄物、病人发病时生活和工作过的场所、病人接触过的物品及可能污染的其他物品进行随时消毒。

4. 检疫 如果发生人与人之间的传播，应该划定疫点或疫区，进行隔离控制，同时开展交通检疫。

八、麻疹

（一）概述

麻疹（Measles）是由麻疹病毒引起的急性全身发疹性呼吸道传染病。麻疹具有传染性强和愈后持久免疫的特点，在疫苗使用之前在儿童中呈周期性流行，居传染病发病率前列。由于疫苗的大量应用，周期性特点已不明显，成人病例所占比例增加。为传染病防治法规定的乙类传染病。

（二）病原体

麻疹病毒属副粘病毒科麻疹病毒属，球形颗粒，直径约 100 ~ 250nm，有 6 种结构蛋白。麻疹病毒只有一个血清型，抗原性稳定。病毒不耐热，对日光和消毒剂均敏感，但在低温中能长期保存。

（三）传染源

麻疹病人是麻疹唯一传染源。

（四）传播途径

病毒存在于眼结膜、鼻、口、咽和气管等分泌物中，通过喷嚏、咳嗽和说话等由空气飞沫传播。本病传染性极强，易感者接触后 90% 以上均发病。

（五）易感人群

无病史或无免疫史的人群普遍易感，患一次麻疹后能产生终生免疫。从母体获得的被动免疫大多仅能维持 6 ~ 8 个月。

（六）流行特征

麻疹是一种常见传染病，1年四季均可发病，春季高发，全市各区县均有病例报告。免疫后发病人群向1岁以下和15岁以上转移，外地流动儿童站较大比重。流动儿童的学校、建筑工地、外来人员聚集地等可发生暴发疫情。

（七）潜伏期和传染期

1. 潜伏期　最短7天，最长21天，常见10～11天。

2. 传染期　潜伏期末至出疹后6天内具有传染性，出疹后第2天传染性大大降低，出疹后第6天即无传染性，并发肺炎的病人传染性可长至疹后10天。

（八）临床特征

典型麻疹临床经过可分以下3期。

1. 前驱期　一般为3～4天。主要表现有发热及上呼吸道症状以及眼结膜充血、畏光、流泪。约90%病例于发热第2～3天在口腔颊粘膜出现麻疹粘膜斑（Koplik斑）。

2. 出疹期　多在发热后3～4天出现皮疹。始见于耳后、颈部、沿着发际边缘，24小时内向下发展，遍及面部、躯干及四肢，最后达手掌及足底，2～5日布满全身。皮疹初为淡红色充血性斑丘疹，大小不等，充血皮肤压之退色，疹间皮肤正常。皮疹达高峰时全身中毒症状加重，发热可达40℃，咳嗽也加重，伴精神萎靡、畏光，结膜红肿，面部水肿；可有谵妄、抽搐。全身浅表淋巴结及肝脾轻度肿大。肺部闻及湿性啰音，X线可见轻重不等的弥漫性肺部浸润或肺纹理增多。出疹期约为3～5天。

3. 恢复期　出疹3～5天后发热开始消退，全身症状明显减轻，皮疹按出疹的先后顺序消退，一般退热的2～3日内全部褪尽，但伴有糠麸状脱屑和浅褐色色素沉着，再经1～2周完全消失。无并发症的患者病程约为10～14天。

（九）实验室检查

1. 常规检查　外周血象检查白细胞总数初期正常或稍高，出疹期稍减少，淋巴细胞增多。

2. 病原学检查　从出疹到疹后5天内采集咽拭子，分离麻疹病毒；用RT－PCR方法检测麻疹病毒核酸。

3. 血清学检查　采用酶联免疫吸附试验（ELISA）检测患者血清中麻疹IgM抗体；血清血凝抑制抗体、中和抗体和补体结合抗体检测，恢复期抗体水平比急性期上升4倍及以上时有诊断意义。

（十）诊断要点

出现发热（38℃或更高）、全身皮肤出现红色斑丘疹，并咳嗽或上呼吸道卡他症状，或结合膜炎者可诊断为疑似病例。疑似病例起病早期（一般于病程第2～3日）在口腔颊粘膜见到麻疹粘膜斑（Koplik斑）；或皮肤红色斑丘疹由耳后开始向全身扩展，持续3天以上呈典型经过；或6～18天内与确诊麻疹的病人有接触史者为临床诊断病例。具有病原学或血清学诊断依据的患者可诊断为确诊病例。

（十一）特异治疗

无特异性治疗方法。主要是对症治疗、加强护理和防止并发症。

（十二）经常性预防措施

1. 开展监测　各级各类医疗机构发现麻疹病例后立即报告。开展人群麻疹抗体水平监测，随时掌握麻疹的疫情动态；开展免疫成功率的血清学监测和疫苗效价监测，确保应用高效价的疫苗达到较高的免疫效果。

2．按照北京市免疫规划程序开展麻疹疫苗的常规免疫活动。8 月龄接种 1 剂麻疹疫苗，1.5、6 岁各接种 1 剂麻风腮疫苗。大学进京一年级新生接种 1 剂麻疹疫苗。开展学龄前外来儿童和外来务工人员麻疹疫苗接种。

3．各类学校和托幼机构加强校园卫生管理，注意公共场所的通风换气。落实晨、午检制度。

4．做好学生和外来人口的健康教育工作。建筑工地应实行规范管理，努力改善民工居住、生活条件。各类商业、文化娱乐等公共场所必须保持良好的通风换气，定期对电梯间、公用电话间等公共设施和用具进行消毒。

（十三）疫情控制措施

1．患者管理　病人根据病情可在医院或家中隔离，应尽量减少与他人接触。病人隔离至出疹后 5 天，伴有呼吸道并发症者隔离期延长至出疹后 10 天。

2．接触者管理　接触者可正常工作、学习。集体单位应在最后一例病人发病后 21 天内观察有无新的可疑病例，一旦出现新病例，医学观察期从新病例发生时间顺延 21 天。

3．随时消毒　为切断传播途径，应对室内环境进行消毒，湿式扫除，开窗通风使病毒迅速排出室外。

4．接触者的保护　发生麻疹疫情的局部地区内的所有 8 个月以上的麻疹易感者及时接种麻疹疫苗或麻腮风疫苗。

九、流行性出血热

（一）概述

流行性出血热（epidemic hemorrhagic fever，EHF）亦称肾综合征出血热（hemorrhagic fever with renal syndrome，HFRS），是汉坦病毒引起以发热、低血压休克、充血出血、肾脏损害等为主要特征的一种自然疫源性传染病，是我国传染病防治法规定的乙类传染病。

（二）病原体

流行性出血热病毒（EHFV），属布尼亚病毒科汉坦病毒属，现统称为汉坦病毒。为负性单链 RNA 病毒，呈圆形、卵圆形或长形，直径为 70～210nm 大小。汉坦病毒至少可分成 15 个血清型。不同鼠类携带不同血清型病毒，其中Ⅰ型（野鼠型）、Ⅱ型（家鼠型）、Ⅲ型（棕背平型）和Ⅳ型（田鼠型）已被 WHO 汉坦病毒参考中心认定。汉坦病毒对外界抵抗力弱，一般化学及物理消毒均可使其灭活。

（三）传染源

主要是啮齿类如黑线姬鼠、大林姬鼠、褐家鼠等，其他动物包括猫、猪、狗、家兔等也可成为传染源，在我国黑线姬鼠和褐家鼠为主。近年来，有报道证实病毒可在螨体内经卵传代，故螨为储存宿主之一。人是偶然宿主。

（四）传播途径

迄今仍未完全阐明，目前认为可能的传播途径有如下几种。

1．动物源性传播

(1) 呼吸道传播：鼠类携带病毒的排泄物如尿液、唾液、粪便等污染尘埃后形成气溶胶能通过呼吸道而感染人体，目前认为该途径是本病的主要传播途径。

(2) 消化道传播：进食被鼠类携带病毒的排泄物所污染的食物，可经口腔和胃肠粘膜而感染。

(3) 接触传播：被鼠咬伤或破损的皮肤、粘膜接触带病毒的排泄物或血液而感染。此种感染机会较少。

2．虫媒传播　通过革螨叮咬吸血可在鼠间传播，也是鼠-人之间传播本病的途径之一。

3．垂直传播　在患病孕妇流产死婴的肝、肾、肺等脏器内，以及疫区黑线姬鼠、褐家等的胎鼠中，均分离到本病毒，提示病毒可经胎盘垂直传播。

(五) 易感人群

人群对本病毒普遍易感，患者以青壮年、农民多见，男性多于女性。病后可获持久免疫力，二次患病者罕见，隐性感染率约5%～8%。感染Ⅰ型病毒后，中和抗体可维持1～30年，而感染Ⅱ型病毒后，中和抗体只可维持2年；Ⅰ型病毒感染者对Ⅱ型病毒有一定的交叉免疫力，Ⅱ型病毒感染者对Ⅰ型病毒免疫力不强。

(六) 流行特征

本病分布广泛，在世界五大洲78个国家的人或动物中均有汉坦病毒感染，但主要分布于欧亚两大洲。非洲和美洲病例较少，1993年起美国也发现本病流行。我国为重疫区，世界上90%的病例发生在中国，除新疆、西藏、青海及台湾外25个省市自治区均有本病报告和记载。本病全年均可散发，但有明显的季节性，家鼠传播者3～5月为高峰，黑线姬鼠传播者以11月至次年一月为高峰，5～7月为小高峰。人群分布以男性青壮年农民和工人发病较多，其他人群发病多少与接触传染源的机会多少有关。

(七) 潜伏期和传染期

1．潜伏期　4～60日，一般7～14天。

2．传染期　未确定，人与人之间传播罕见。

(八) 临床特征

临床表现错综复杂，变化多端。10%～20%的患者有前驱症状，表现为上呼吸道症状或胃肠道功能紊乱。典型临床表现为发热、出血与肾脏损害三大主症与5期病程（发热期，低血压休克期，少尿期，多尿期和恢复期）经过。依其病情分为轻、中、重和危重4型。非典型和轻型5期经过不明显，常可超越低血压期或少尿期，预后佳。重型和危重型多有前2期或前3期重叠，并发症多，病死率高。早期注意发热患者“3痛”即头痛、腰痛和眼眶痛和“3红”即颜面、颈部、前胸部潮红，似酒醉貌，以及皮肤粘膜出血点的表现。

(九) 实验室检查

1．常规检查　血白细胞总数升高，可达（15～30）$\times 10^9$/L，病情越重总数越高，重症患者甚至高达50×10^9/L；分类中早期以中性粒细胞为主，以后淋巴细胞增多，可出现异常淋巴细胞；红细胞总数和血红蛋白从发热至低血压期升高，血小板明显减少，可见异型血小板。早期出现的蛋白尿及尿中出现膜状物对本病诊断有较大意义。血肌酐、尿素氮增高。血气分析以代谢性酸中毒合并呼吸性碱中毒为多。

2．血清学检测　早期患者也可检测特异性抗原，常用免疫荧光或ELISA法，胶体金法则更为敏感。特异性抗体检查 IgM 1∶20 为阳性，IgG 1∶40 为阳性，双份血清滴度4倍及以上上升有诊断价值。用 PCR 法检测汉坦病毒核酸阳性可确诊。

（十）诊断要点

根据流行病学史、临床表现、常规实验室检查和病期经过，可以作出诊断。具备流行病学史及临床表现为疑似病例，实验室特异性检查阳性可确诊。

（十一）特异治疗

本病缺乏特异治疗。总的治疗原则为："三早一少"，即早诊断、早休息、早治疗和少搬动患者；把好休克、出血、肾衰与感染4关；以综合疗法为主，可早期应用抗病毒治疗，并针对各期病理生理进行相应治疗。

（十二）经常性预防措施

1．开展监测　流行性出血热的疫情监测包括人间疫情监测、宿主动物和传染源监测、疫区监测、病原类型监测、传播途径监测、易感人群免疫情况监测和预防效果监测等。发现疫情应及时报告。

2．灭鼠防鼠，控制宿主动物的密度　家鼠型出血热疫区针对褐家鼠、黄胸鼠和小家鼠在居民区内灭鼠；姬鼠型和混合型出血热疫区针对黑线姬鼠和褐家鼠、黄胸鼠、小家鼠等，在居民区内及其附近（500米）野外灭鼠。

3．疫苗接种　要在重点疫区、重点人群中开展流行性出血热疫苗预防免疫接种，以形成有效的免疫保护覆盖率。

4．个人防护　在疫区不直接用手接触鼠类及其排泄物，不坐卧草堆，工作时防止皮肤破伤，破伤后要消毒包扎。在野外工作时，要穿袜子，扎紧裤腿、袖口，以防螨类叮咬。

5．加强食品卫生　做好食品卫生、食具消毒、食物保藏等工作，要防止鼠类排泄物污染食品和食具。

6．灭螨、防螨　要保持屋内清洁、通风和干燥，经常用敌百虫等有机磷杀虫剂喷洒灭螨。

7．治理环境，搞好卫生，阻断传播途径　加强城市社区与农村居民区，尤其是疫点周边地区的环境综合治理，搞好环境卫生，阻断传播途径，控制流行性出血热的流行。

（十三）疫情控制措施

1．患者管理　发现病人、疑似病人及时按要求报告。尽早就地抢救治疗、卧床休息。一般不用隔离，医护人员做好一般防护。

2．随时消毒　对发热期病人的排泄物、呕吐物和分泌物及其容器、衣物、被褥、餐饮具、家用物品、家具和玩具；室内空气和污染食物等，可使用含氯消毒剂、含碘消毒剂、醇类消毒剂等进行消毒。

3．疫苗接种　疫区内10～60岁的人均应按要求接种流行性出血热疫苗。

4．开展灭鼠、防鼠和灭螨、防螨。

十、狂犬病

（一）概述

狂犬病（Rabies）是由狂犬病毒引起的自然疫源性疾病，病死率100%。

（二）病原体

狂犬病病毒属弹状病毒科，RNA病毒。病毒具有两种主要抗原：糖蛋白和核蛋白。狂犬病毒易被紫外线、甲醛、50%～70%乙醇、新洁尔灭等灭活。其悬液经56℃ 30～60分钟或100℃ 2分钟即失去活力，对酚有高度抵抗力。在冰冻干燥下可保存数年。

（三）传染源

传染源为患病或隐性感染的犬、猫、家畜（猪、马、牛、羊）和野兽等温血动物。犬是我国狂犬病最主要的传染源。

（四）传播途径

狂犬病主要经咬伤、抓伤传播；也可因普通伤口、粘膜被传染源唾液污染传播。经呼吸道和消化道传播罕见。

（五）易感人群

人对狂犬病普遍易感，兽医、动物饲养者与猎手尤易遭感染。被病兽咬伤后如未进行预防免疫，发病率达15%～60%。

（六）流行特征

本病为恒温动物的传染病，分布广泛，影响到世界大部分地区，非洲、亚洲及拉丁美洲仍然是一个公共卫生问题。绝大多数病例发生在发展中国家，其中98%在亚洲，而中国仅次于印度，病例数居世界第二位。北京市经历连续14年无本地感染病例后，近年来再次出现本地病例，狂犬病防治形势较为严峻。

（七）潜伏期和传染期

1. 潜伏期　长短不一，短的5～10日，长的达10余年，一般为1～3个月。潜伏期长短与咬伤部位、伤口深浅、入侵病毒的数量、毒力及宿主的免疫力等有关。

2. 传染期　患病动物唾液中含有多量的病毒，于发病前数日即具有传染性。隐性感染（无症状带毒）的犬、猫等兽类亦有传染性。

（八）临床特征

病程一般在6日以内，超过10日者极少见。狂犬病是嗜中枢神经系统的传染病，往往有一个短的前驱期，约1～4天，表现为中度发热、不适、食欲消失、头痛、恶心等；然后进入神经系统的症状期，约1～3天，出现应激性增高，胸部压迫感、胸痛、气流恐怖症（对水、风声，触动等引起咽喉部肌肉痉挛），这是一种典型的症状，有助于诊断。伤口部位有疼痛或各种异样的感觉，有的病人伴有对光、噪音和感觉刺激的应激性增高，通常表现有肌张力增高和面部肌肉痉挛。交感神经系统病损后出现多汗、流涎、狂躁行为、焦虑、痉挛性痛性肌肉收缩，在饮水、见水、闻水声或谈及饮水时可引起严重咽喉肌痉挛，因此患者渴极畏饮不能下咽，常伴有声嘶和脱水，故又称恐水症。病程进展快，多在发作中死于呼吸或循环衰竭。也可以出现麻痹症状（上升性麻痹），病人往往在痉挛后出现迟缓性麻痹，继发性呼吸麻痹和循环衰竭，迅速死亡。

（九）实验室检查

1. 常规检查　白细胞总数（12～30）$\times 10^9$/L不等，中性粒细胞多在80%以上。脑脊液压力增高，细胞数增多，但少于200/μl，主要是淋巴细胞，蛋白质可高达200mg/dl，糖和氯化物正常。

2. 病原学检查　在发病的第一周内采集唾液、鼻咽洗液、脑脊液、角膜、有神经元纤维的皮肤切片，用免疫荧光抗体法检测狂犬病毒抗原，或用 RT－PCR 方法检测狂犬病毒核酸。如果病例死亡，可采集脑组织标本，进行狂犬病病毒分离、印片荧光抗体染色或检测内基氏小体。

3. 血清学检查　如果病例存活一周以上，可采集发病一周以上的血清标本，用血清中和试验或补体结合试验检测抗体效价。

（十）诊断要点

有被犬、猫或其他宿主动物致伤史，并伴有下列情况之一者：愈合的咬伤伤口或伤口周围感觉异常、麻木发痒、刺痛或蚁走感，出现兴奋、烦躁、恐惧，对外界刺激如风、水、光、声等异常敏感；或“恐水”症状，伴交感神经兴奋性亢进（流涎、多汗、心率快、血压增高），继而肌肉瘫痪或颅神经瘫痪（失音、失语、心律不齐），即为临床诊断病例。临床诊断病例如果有实验室诊断依据即可确诊。

（十一）特异治疗

本病无特异性治疗方法，应该坚持预防为主。

（十二）经常性预防措施

1. 暴露后处理和疫苗接种　咬伤后立即用流动水、20% 肥皂水或其他弱碱性清洁剂彻底冲洗伤口至少 15 分钟，然后后 75% 酒精或 2% ～3% 碘酒涂擦 2～3 次，伤口一般不缝合或包扎。一般咬伤患者于 0、3、7、14、30 天各肌内注射疫苗。严重咬伤（头、面、颈、手指和多部位咬伤）或深度咬伤（大量出血、功能障碍或肌皮咬伤）除按上过程序注射疫苗外，还应使用疫苗的当天或前一天（咬后 8 小时内）注射抗狂犬病血清。

2. 大众健康教育　鉴于狂犬病的特殊性，卫生部门应大力进行对公众的健康教育，宣传狂犬病的危害及预防措施，使之家喻户晓。

3. 对高危人群进行暴露前的预防接种。

（十三）疫情控制措施

1. 患者管理　对患者应隔离治疗，由于狂犬病病人唾液中含有少量病毒，因此在病人转运过程中应避免病人唾液污染护送者的伤口；若病人出现狂躁症状，则转运时因现行对其实行镇静治疗后再运送，以防止其伤害护送人员。

2. 密切接触者管理　由于狂犬病人只有在发病后唾液中才会有少量病毒，因此其接触者范围局限，对于密切接触者进行疫苗预防即可。

3. 消毒　伤人动物和狂犬病病人的分泌物、排泄物、污染的食物等应用含氯制剂消毒，病人衣物和食具等可用煮沸或暴晒消毒。传染源多为伤人动物，其在伤人后多被控制起来或被处死。但特别注意的是，在处死疯动物或可疑疯动物时只可扑杀，对尸体应予以焚毁或深埋处理。

十一、流行性乙型脑炎

（一）概述

流行性乙型脑炎简称乙型脑炎（type B encephalitis），是由乙型脑炎病毒（encephalitis B virus）经蚊虫传播而引起的以脑实质炎症为主要病变的急性传染病。

（二）病原体

乙型脑炎病毒，属黄病毒科黄病毒属。乙型脑炎病毒为嗜神经病毒，对温度、乙醚及酸类均敏感，高温100℃ 2分钟或56℃ 30分钟即可灭活，但对低温和干燥的抵抗力强。

（三）传染源

感染乙脑病毒后出现病毒血症的人或动物是本病的传染源。人感染乙脑病毒后，病毒血症期短（一般不超过5天）血中病毒量较少，故乙型脑炎病人和隐性感染者不是主要传染源。感染乙脑病毒蚊虫为乙脑病毒的主要长期储存宿主，受感染的禽类、猪、蠛蠓、蝙蝠也可是乙脑病毒的长期储存宿主。

（四）传播途径

蚊子是乙脑的主要传播媒介，本病主要经带乙脑病毒的蚊虫叮咬而感染。国内传播乙脑病毒的蚊种有库蚊、伊蚊和按蚊中的某些种，三带喙库蚊是主要传播媒介。蚊虫吸血后，病毒依次在其肠道内增殖、唾液腺增殖后病毒量增加5～10万倍。蚊虫受感染10～12天后，可通过叮咬将病毒传给人和动物。有报道在孕妇乙脑患者流产死亡胎儿的脑、肝及胎盘组织中分离出乙脑病毒。

（五）易感人群

人对乙脑病毒普遍易感。感染后多数呈隐性感染，显性发病与隐性感染者之比为1：1000～2000。乙脑患者大多数为10岁以下儿童，以2～6岁儿童发病率最高。近年由于儿童和青少年广泛接种乙脑疫苗，总的发病率有较大幅度的下降，但成人和老年人的发病率相对增加。感染后可获得较持久的免疫力，母亲传递的抗体对婴儿有一定的保护作用。

（六）流行特征

乙型脑炎分布在以亚洲为主的东南亚地区，我国除东北北部、西藏、青海和新疆外均有本病流行。在热带区蚊子一年四季繁殖，故全年有散发病例。在温带区，乙型脑炎呈季节性流行。我国流行季节为7～9月份，每隔若干年出现一次较大的流行。影响流行的因素有人群免疫水平、蚊子密度、季节消长情况（气温和雨量与本病流行有密切关系）、猪及其他家禽乙型脑炎病毒血症出现的情况以及病毒的毒力等。本病在未流行地区，发病无年龄差异。流行地区主要为10岁以下儿童，占80%左右，其中以2～6岁组发病率最高。近年来，由于儿童及青少年广泛接种疫苗，成年人和老年人的发病相对增高，且病死率也高。乙脑集中暴发少，呈高度散发性，家庭成员中少有同时多人发病者。

（七）潜伏期和传染期

1. 潜伏期　为4～21天，一般为10～14天。

2. 传染期　无直接人传染人的证据。通常人体发病后血液中不易检出病毒。蚊媒可终生保持传染性。禽类中的病毒血症常可持续2～5天，但在蝙蝠、爬行类、两栖类动物的病毒血症时间可延长。

（八）临床特征

病人症状以高热、惊厥、昏迷为主要特征，病程一般可分为3个阶段：

1. 初期　起病急，主要表现为全身不适、头痛、发热、常伴有寒战，体温38～39℃。头痛常较剧烈，伴有恶心、呕吐（呈喷射状），此期持续时间一般为1～6天。

2. 急性脑炎期　最突出的症状是持续高热，体温高达39～40℃以上，几天后中枢神经感染加重，出现意识障碍，如神志恍惚、昏睡和昏迷、惊厥或抽搐，颈项强直，受影响肢体出现麻痹，有的出现呼吸衰竭而死亡。神经系统检查巴宾斯基征阳性，跟腱反射阳性。

3．恢复期　在此期神经系统症状逐渐缓解，体温和脉搏等逐渐恢复正常。

（九）实验室检查

1．常规检查　白细胞总数常在（10～20）$\times 10^9$/L，病初期中性粒细胞在80%以上，1～2天后以淋巴细胞占优势，部分患者血象始终正常。脑脊液检查压力增高，外观无色透明或微混，蛋白质轻度增加或正常，糖正常或略高，氯化物正常。白细胞计数多在（50～500）$\times 10^6$/L，个别可高达1000$\times 10^6$/L以上，在最初3～5天内，分类以中性粒细胞稍多，其后为单核。

2．病原学检查　乙型脑炎病毒主要存在于脑组织中，在病程第1周内死亡病例的脑组织中可分离到病毒。可用组织培养获得病毒。

3．血清学检查　病后3～4天即可出检测血清中抗乙型脑炎病毒IgM抗体，脑脊液中最早在病程第2天测到，两周达高峰，不需要双份血清即可诊断，可用于乙脑的早期临床诊断。补体结合试验、反向血凝抑制试验和中和试验均能检测到相应的特异性抗体，多用于回顾性确定诊断。

（十）诊断要点

蚊虫叮咬季节在乙脑流行地区居住或于发病前25天内曾到过乙脑流行地区，急性起病，发热、头痛、呕吐、嗜睡，有不同程度的意识障碍症状和体征的病例，为疑似病例。如果伴有脑脊液压力增高，呈非化脓性炎症改变（外观清亮，蛋白轻度增高，糖与氯化物正常，白细胞增高，多在（50～500）$\times 10^6$/L，早期多核细胞为主，后期单核细胞为主），则为临床诊断病例。有病原学或血清学诊断依据的病例为确诊病例。

（十一）特异治疗

乙脑目前尚无特效治疗。可试用利巴韦林、干扰素等抗病毒药物。治疗的重点是对极期高热、抽搐、脑水肿及呼吸衰竭的治疗和护理。

（十二）经常性预防措施

1．开展监测　开展病例监测、动物感染率监测及血清抗体水平监测工作。

2．免疫接种　接种乙型脑炎减毒活疫苗，北京市免疫程序为：儿童满1周岁，基础免疫1针，2岁加强1针，6岁再加强1针。成人从非疫区（新疆、西藏）新迁入北京集体单位的35岁以下者（如大学新生等），基础免疫1针，次年加强1针。北京市乙脑接种除7月、8月、9月外，全年常规按免疫程序接种。

3．公共卫生教育　鼓励儿童进行按免疫程序接种乙型脑炎疫苗。开展爱国卫生运动，消灭蚊虫孳生地，对畜圈、厕所等三带喙库蚊等孳生地进行药物灭蚊。

（十三）疫情控制措施

1．患者管理　病人应就近隔离，若抢救条件不具备需转院时，应予以支持治疗。病人进行床边隔离治疗，做到室内无蚊虫，临床症状消失即可解除隔离。

2．密切接触者管理　在乙脑流行时，对无免疫史或免疫史不详者可应急接种乙脑疫苗。疫情发生地1公里范围内，学龄前儿童进行乙脑疫苗查漏补种工作。由于北京市多数健康成人体内有自然感染后产生的抗体，一般不必进行应急接种措施。在病例周围人群（同家、同院、同班、同托儿所、同玩以及其他）中的密切接触者中，若发现可疑病人，进行医学观察21天，并予以必要的治疗。

3. 灭蚊　对病家周围50米范围内居室，畜圈及蚊虫孳生地进行药物灭蚊。居室内采取灭蚊、防蚊措施。

十二、登革热

（一）概述

登革热（Dengue fever）由登革病毒感染引起的、由埃及伊蚊或白蚊伊蚊传播的急性传染病，以高热、头痛、肌肉和关节痛为主要临床特征，可伴有皮疹、淋巴结肿大和白细胞减少。登革出血热（dengue hemorrhagic fever）是登革热的一种严重类型，以高热、出血、休克和高病死率为特征，病情更为严重，多见于儿童。

（二）病原体

登革病毒属于黄病毒科（Flaviridae）黄病毒属（*Flavivirus*）。登革病毒有6个血清型，型与型之间各具特异性抗原，又有明显的抗原交叉反应。

（三）传染源

登革热或登革出血热患者以及隐性感染者为本病的传染源，媒介蚊飞行范围小，本病主要通过血中带病毒的病人来扩散。除"人—蚊—人"城市型病毒循环外，在地方性流行区可能同时存在"猴—蚊—猴"丛林型病毒循环，某些非人灵长类亦是贮存宿主。非人灵长类感染后多不发病，但有特异性抗体升高。在自然疫源地登革病毒通过蚊在非人灵长类之间传播循环，当人进入疫源地时，被媒介蚊叮咬后也可能受感染。

（四）传播途径

登革病毒通过伊蚊（主要有埃及伊蚊和白纹伊蚊）传播。伊蚊吸血感染病毒后，病毒经外潜伏期繁殖后，分布到蚊体全身，以蚊体头部携带的登革病毒量最高。蚊体一旦感染可终生携带病毒。当雌蚊叮咬人时，病毒随唾液排出进入易感人体内造成新的感染。

（五）易感人群

在新流行区，各年龄组普遍易感。在流行区，成人多获得免疫力，故发病以儿童为多，但6个月以内婴儿因存在从母体获得的被动免疫而极少感染登革热。登革出血热多发生在14岁以下的儿童。感染后对同型病毒有稳定的免疫力，持续时间可长达几年；对异型病毒也有短期（几个月）交叉免疫。

（六）流行特征

本病广泛分布于热带和亚热带地区，有时可侵入温带地区。我国广东等省发生输入性病例引起的本地流行。流行高峰同雨季平行，流行季节主要在5~11月。北京市偶有输入性登革热病例发生。

（七）潜伏期和传染期

1. 潜伏期　2~15天，一般为5~8天。

2. 传染期　病毒血症期为发病前1天到发病后5天，传染性最强，伊蚊吸取此期登革热病人的血，可以传播登革热。但病后9~20天仍可从病人血液中分离到病毒而起传播作用。

（八）临床特征

根据临床表现严重程度，分为登革热（DF）、登革出血热（DHF）、登革休克综合征（DSS）三个临床型。

1. 登革热　表现为突然起病，畏寒、迅速发热（24～36 小时内达 39～40℃，少数患者表现为双峰热），伴有较剧烈的头痛、眼眶痛、肌肉、关节和骨骼痛及疲乏、恶心、呕吐等症状，可出现出血倾向，面、颈、胸部潮红称“三红征”，结膜充血、表浅淋巴结肿大、皮疹、束臂试验阳性，白细胞和血小板减少。部分病人上述病症不典型或表现轻微且病程短、痊愈快（其中有些可自愈）者为轻型登革热。病死率极低。

2. 登革出血热有典型登革热表现，2～4 病日内四肢、腋窝、粘膜及面部可见散在出血点，迅即融合成淤斑。病情进展中有鼻腔、牙龈、消化道、泌尿道或子宫等任何一个以上器官的较大量出血，常见肝肿大，血球容积增加 20% 以上，血小板低于 $100\times10^9/L$ 者。脑出血的病例也有发现。异常严重出血的病例可导致死亡。

3. 登革休克综合征具有 DHF 表现的少数病人，在发热过程中或热退后，病情突然加重，出现皮肤湿冷、脉数弱、烦躁或昏迷，血压下降出现休克或脉压低于 20mmHg 以下等危象，甚至血压和脉搏测不出，病情凶险，病死率高。

（九）实验室检查

1. 常规检查　血小板减少、白细胞减少而淋巴细胞和单核细胞相对增多、血液浓缩、凝血酶原时间延长，凝血因子Ⅱ、Ⅴ、Ⅶ、Ⅸ水平低下等。

2. 病原学检查　病毒分离可从急性期病人血清、血浆、血细胞层或尸解脏器分离病毒，一般采集发病 3 日内血液标本，无菌操作采静脉血 3ml，分离血清，低温送检。将标本采用白纹伊蚊细胞纯系 C6/36 克隆株培养、1～3 日龄乳小白鼠、巨蚊幼虫或巨蚊成蚊接种的方法分离病毒。单克隆抗体免疫荧光法可以鉴定 4 个不同型登革病毒。

3. 血清学检查　采用血凝抑制试验、补体结合试验检测抗体效价。急性期、恢复期双份血清抗体有 4 倍及以上增长。

（十）诊断要点

在流行区，对典型登革热病例的诊断比较容易；在非流行区，对外来病例易被误诊。凡在流行季节，发病前 15 日内，在流行区有居住或逗留史，有突起高热，头痛、肌肉和关节痛，皮疹、淋巴结肿大和白细胞减少等症状，应考虑为登革热。有上述临床表现，如有出血倾向、束臂试验阳性、血小板减少和血液浓缩则可考虑为登革出血热；有低血压或脉压差缩小，可考虑为登革休克综合征。

（十一）特异治疗

无特效抗病毒治疗，可试用利巴韦林，剂量 10～15mg/（kg·d）天静脉注射或滴注，6 天为一疗程，可能有一定疗效。应积极采取对症治疗和支持疗法。

（十二）经常性预防措施

1. 开展监测　开展病例监测，各级各类医疗机构发现登革热病例后应及时报告，疾病预防控制机构应该开展蚊密度监测。

2. 开展健康教育，预防蚊虫叮咬，特别是要做好到疫区旅游人员的防病宣传工作。

（十三）疫情控制措施

1．患者管理　患者应该隔离治疗，隔离室应有防蚊设施，如纱窗、纱门、蚊帐，没有防蚊设施者应在室周围100米范围内定期杀灭成蚊。隔离期限从发病日起不少于6天。

2．接触者管理　对疫点、疫区内不明热患者做好病家访视，接触者要进行15天医学观察。

3．灭蚊：疫点、疫区必须进行室内、外的紧急杀灭成蚊，尤其要作好流行区内医院和学校范围内的灭蚊工作，在灭蚊的同时采取各种措施消灭蚊媒孳生地，限期将疫点范围内布雷图指数降至5以下。

十三、炭疽

（一）概述

炭疽（Anthrax）是由炭疽杆菌引起的一种动物源性传染病，表现为皮肤炭疽、肺炭疽和肠炭疽，约95%的病例为皮肤炭疽。炭疽是传染病防治法规定的乙类传染病，其中肺炭疽按照甲类传染病管理。目前人类炭疽的发病率已明显下降，但炭疽杆菌毒力强、易播散，可被用作生物恐怖武器，引起世界各国的高度重视。

（二）病原体

炭疽杆菌属需氧芽胞杆菌，为粗大的革兰染色阳性杆菌。可形成荚膜，有荚膜的杆菌致病力强，荚膜及毒素是此菌致病的主要因素，引起组织水肿出血。炭疽杆菌对日光、热及一般消毒剂敏感，但其芽胞对外界抵抗力很强，可以长期存活，一般消毒方法均不能将其杀死。

（三）传染源

主要是患病的食草类动物，以牛、羊、猪等家畜多见。肉食动物虽然为低感受动物，但也可能为炭疽的传染源。炭疽病人也可作为传染源，但较少见。

（四）传播途径

炭疽的传播途径主要有3种：皮肤接触：皮肤直接或间接接触病畜和染菌的附属品或半制品而引起皮肤炭疽。呼吸道吸入：因吸入含有炭疽杆菌或其芽胞的气溶胶、尘埃而导致肺炭疽。消化道食入：进食未充分烹饪的带菌食物可引起肠炭疽。其中皮肤直接接触病死畜及食用未经煮熟的病畜肉是炭疽的主要传播途径。

（五）易感人群

人群普遍易感，以农牧民、屠宰工、皮毛加工者、动物饲养员、兽医等尤为易感，病后可获免疫力。

（六）流行特征

炭疽呈全球性分布，主要在南美洲、东欧、亚洲及非洲等地区。我国全年均有发生，多数为散发病例，偶有局部流行，以西部地区发病率较高。北京市已经多年未发生人炭疽病例。

（七）潜伏期和传染期

1．潜伏期　皮肤炭疽为3～10天，多为5～7天；肺炭疽1～7天；肠炭疽2～5天。生物恐怖相关皮肤炭疽1～10天、吸入性炭疽5～11天。

2．传染期　患者从发病至痊愈均具有传染性。由于炭疽芽胞可在外环境中长期生存，疫源地如不消毒处理可长期威胁人畜。

（八）临床特征

自然感染炭疽以皮肤炭疽为主，生物恐怖相关炭疽以吸入性炭疽为主，炭疽的临床类型较多，主要表现为：

1．皮肤炭疽　皮肤出现红斑，丘疹，水泡，继而中央坏死形成溃疡性黑色焦痂，周围组织非凹陷性水肿，疹痕不明显，或直接发生大片水肿和坏死，伴有中度以上发热和该区域的淋巴结肿大。

2．肠炭疽　急性发病，发热，肿胀，剧烈疼痛，腹泻，通常为血样便，恶心，呕吐，呕吐物中含血丝。在危重病人，常因突然不适，接着发生休克，虚脱，数小时内死亡。

3．肺型炭疽　高热，疲劳，全身不适，疾病初期持续2~3天后突然转为急性，病人呼吸困难、胸痛、咳嗽，咳粘液血痰。肺部体征常只有散在的细湿啰音，X射线检查主要表现为纵隔阴影增宽，脉速弱，发绀，随后迅速出现呼吸衰竭，意识丧失、死亡。

（九）实验室检查

1．常规检查　外周血象白细胞总数明显增高，一般为（10~20）$\times 10^9$/L，甚至可高达（60~80）$\times 10^9$/L，中性粒细胞增高，明显核左移，可有血小板减少。

2．病原学检查　皮肤损害的分泌物，痰，呕吐物，排泄物或血液等样本中，涂片显微镜检查发现炭疽杆菌。病人未治疗前按采样要求取上述标本，用适宜培养基进行分离培养，检出革兰阳性呈链状大杆菌，经鉴别实验确定为炭疽杆菌则是确定诊断的依据。

3．血清学检查　血清抗体水平4倍及以上增高也可作为诊断依据。

（十）诊断要点

应根据流行病学资料、临床表现和实验室检查结果综合判断。生活在疫区或发病前14天到过疫区或接触过可疑病畜或其皮毛、尸体可视为具有流行病学史。同时具备流行病学史和炭疽的临床特点即可诊断为疑似。如果此时显微镜检查发现炭疽杆菌，可为临床诊断病例。培养阳性或血清抗体水平4倍及以上增高可诊断为确诊病例。

（十一）特异治疗

本病的特异治疗主要指针对炭疽杆菌的治疗，迄今尚无充分的抗毒血清供临床应用。国际上近年推荐的防治方案为：首选青霉素、次选氨基糖苷类、其余依次为氯霉素、四环素、喹诺酮类（环丙沙星）等。

（十二）经常性预防措施

1．开展监测　各级各类医疗机构发现可疑炭疽病例及时报告。农业部门做好动物疫情的监测。

2．重点要作好动物炭疽病的防治。通过宣传使群众了解炭疽病的巨大危害、病原体与传染源、传播方式、临床表现、预防措施等方面的知识，有计划做好牛、羊、猪、马等畜类兽用炭疽疫苗的免疫接种，主动配合做好人和动物炭疽病的防治。

3．北京地区虽不是传统的炭疽疫区，但要认真做好进京、上市前的动物皮、毛、饲料及畜肉类的检疫，严防病畜的皮、毛、肉流入北京市场。

4．卫生、农业、工商、交通等部门建立协作机制，开展动物制品炭疽检疫，做好人和动物炭疽的预防工作。

（十三）疫情控制措施

1. 传染源管理　一旦发生可疑的或确诊的动物和人的炭疽病例，首先应封锁发病现场，立即报告辖区的兽医卫生、疾病控制中心等防疫监督管理部门备案。患病的牲畜应立即宰杀、焚毁或加大量生石灰深埋地下2米以下，病人应转入传染病医院隔离治疗，直至症状消失、创口愈合、痂皮脱落、分泌物或排泄物培养2次阴性（相隔5日）为止。

2. 接触者管理　对密切接触者进行医学观察2周，用四环素、青霉素、环丙沙星、多西环素等药物预防。

3. 随时消毒和终末消毒　炭疽病人的排出物、污染表面应进行随时消毒。病人出院或死亡，病房应以甲醛熏蒸处理。紧闭门窗后，按0.8kg/m^{2}甲醛加热蒸发，次日经通风处理后才能恢复使用。炭疽病人死亡后，其口、鼻、肛门等腔道开口均应用含氯消毒剂浸泡的棉花或纱布塞紧，尸体用消毒剂浸泡的床单包裹，然后火化。

十四、细菌性痢疾

（一）概述

细菌性痢疾（bacillary dysentery）简称菌痢，又称志贺菌病，是由志贺菌属引起的急性肠道传染病。菌痢为传染病防治法规定的乙类传染病。

（二）病原体

为肠杆菌科志贺菌属，血清型繁多。按菌体抗原（O抗原）可分为A、B、C、D四个血清群。又称为志贺、福氏、鲍氏和宋内痢疾杆菌，共有47个血清型或亚型，相互无交叉免疫。痢疾杆菌在外环境中生存能力强，对各种消毒剂敏感。

（三）传染源

病人及带菌者是传染源。传染源危害性大小与排便中含菌量多少、持续排菌时间长短、在人群中散布痢疾杆菌机会大小等因素有关。在急性典型患者的脓血便中菌量最多，传染性极强。急性非典型及慢性患者由于症状不典型易被忽视，或长期迁延排菌时间长，活动范围广，因而作为传染源的意义更加重要。

（四）传播途径

本病经粪-口途径传播，日常生活中各种渠道几乎皆可传播，病菌随患者或带菌者的粪便排出，通过污染的手、食物或饮水，生活接触，或经苍蝇污染食物等方式，经口传染给易感者，重要环节是经过手。

（五）易感人群

人群普遍易感，患病与卫生习惯感染机会有关，儿童更易感。着凉、过度疲劳、营养不良、暴饮暴食均有利于菌痢的发生。同型菌痢病后免疫力不持久；不同菌群之间无交叉免疫力，易重复感染和多次发病。

（六）流行特征

分布极广，遍及世界各国，但多见于温带和亚热带地区，特别是在发展中国家发病率高。一般呈散发，但在环境卫生较差的地区易引起流行。全年皆可发生，但有明显的季节性。我国发病率一般在5月份开始上升，7～9三个月份最高，10月份以后逐渐下降，12月至次年2月最低。因南北气候差异，流行季节稍有不同。影响季节性高峰的因素是雨量及气温。中国处于温带气候，夏秋季节气温高，雨量大，人们生活习惯发生变化如冷饮、饮水量大，胃酸被稀释，使局部防御力下降；苍蝇密度增高；细菌在外界易于繁殖；下雨易造成水源污染等因素均增加了传染的机会，使发病率骤增。

（七）潜伏期和传染期

1. 潜伏期　数小时~7天，一般为1~3天。

2. 传染期　急性患者的传染性极强，有些恢复期患者带菌可达2~3周、甚至长达数月，慢性患者和带菌者更是长期贮存病原菌，故传染期与各型患者持续排菌时间长短相关，只要粪便中有细菌排出就有传染性。

（八）临床特征

典型的急性细菌性痢疾的主要特征是起病急，发热、腹痛、腹泻、里急后重、脓血便，并有中度全身中毒症状。腹泻日10余次或更多，但量不多。重症患者伴有惊厥、头痛、全身肌肉酸痛，也可引起脱水和电解质紊乱。

非典型的急性细菌性痢疾以婴儿多见。多无全身中毒症状，不发热或低热。腹痛较轻，腹泻1日3~5次。粪便呈水样或稀糊状，含少量粘液，但无脓血。左下腹可有压痛。食欲减退，并有恶心、呕吐。

急性中毒性菌痢起病急、发展快，体温可达40℃以上。小儿患者早期出现烦躁、惶恐、谵妄和惊厥等。少数患儿可表现抑郁，如嗜睡、精神萎靡、昏迷或半昏迷等，数小时内可发生休克或呼吸衰竭。小儿主要表现为高热、惊厥。发病初期肠道症状不明显。成人患者主要表现为脓血便频繁，循环系统症状明显。急性细菌性痢疾治疗不彻底，或迁延未愈，或开始症状较轻而逐渐发展起来，且病情迁延达两个月以上者，可为慢性细菌性痢疾。

（九）实验室检查

1. 常规检查　血常规检查急性期血白细胞总数增高，多在（10~20）$\times 10^9$/L，以中性粒细胞为主。慢性菌痢可有贫血表现。粪便外观多为粘液脓血便，粪质少或无。镜检有大量白细胞（>15个/HP）、红细胞，并可见吞噬细胞。

2. 病原学检查　取新鲜粪便的脓血或粘液部分接种于S-S琼脂及麦康凯培养基，按常规鉴定菌群与菌型。应在使用抗菌药物前采样，早期、多次、及时送检可提高细菌培养阳性率。持续送检3天培养的阳性率可达70%。

（十）诊断要点

急性菌痢的诊断主要根据发病急、结肠炎症状及全身中毒症状。确诊有赖于粪便培养出痢疾杆菌。应注意以下诸点：①流行病学史：夏秋季发病，如最近曾与痢疾病人密切接触过或与其有明确的共同传播途径，对诊断意义很大；②临床表现：起病急，发热，腹痛、腹泻、里急后重，脓血粘液便、左下腹压痛等为菌痢特征性临床表现。临床症状不典型，又无肉眼可见的脓血便则诊断比较困难。作为疑似病例，应进一步与其他病因所致的感染性腹泻仔细鉴别，并等待细菌培养结果再做确诊。对儿童菌痢应警惕中毒型菌痢的可能性，夏秋季节高热惊厥患儿均应采便做常规检查及送培养，并与中枢神经系统感染性疾病仔细鉴别。慢性菌痢诊断需仔细询问病史，2~6个月内有菌痢病史并除外重复感染的可能；③粪便检查：最为重要，包括肉眼观察、显微镜检查及培养。

（十一）特异治疗

参考当地流行菌株药物敏感情况选择用药，喹诺酮类是目前较理想的药物。

（十二）经常性预防措施

1. 开展监测　开展痢疾病例监测、病原学监测和耐药性监测，及时了解发病趋势及疫情特点。

2. 开展健康教育，使公众了解痢疾的知识，注意饮用水卫生和饮食卫生。

3. 在各级政府的领导下，动员全社会各部门的力量，对环境进行综合治理，搞好环境卫生，管理好水源卫生、饮食卫生、管好粪便，管好垃圾，消灭苍蝇、蟑螂及其孳生地，认真贯彻落实食品卫生法，严把病从口入关。

（十三）疫情控制措施

1. 患者管理　病例应隔离治疗，两次采便检查培养阴性后方可解除隔离。重点行业人员便培养发现的带菌者要暂时调离原工作岗位，可采取病家隔离，进行服药治疗，两次采便检查培养阴性后方可恢复原工作岗位。

2. 密切接触者管理　由于细菌性痢疾存在健康携带状态，因此对于接触者要进行采便检查培养，若有带菌状况要进行投药治疗。

3. 随时消毒　痢疾杆菌对消毒剂敏感，用含氯消毒剂定期进行地面喷洒消毒和物体表面擦抹消毒即可。

十五、肺结核病

（一）概述

肺结核病（pulmonary tuberculosis）是结核分枝杆菌引起的慢性肺部感染性疾病，占各器官结核病总数的80% ~90%，其中痰中排菌者称为传染性肺结核病，是一种慢性传染病。肺结核是传染病防治法规定的乙类传染病。

（二）病原体

结核菌在分类上属于放线菌目、分支杆菌科、分支杆菌属。结核杆菌对干燥、冷、酸、碱等抵抗力强。对湿热、紫外线、酒精的抵抗力弱，湿热80℃5 分钟 、95℃1 分钟或煮沸100℃5 分钟可杀死结核分枝杆菌。5% 石炭酸或1. 5% 煤酚皂溶液需要24 小时才可以杀死痰中的结核菌；70% 酒精2 分钟内可杀死结核分枝杆菌；太阳光直射下痰中结核分枝杆菌经2 ~7 小时即可被杀死，10W 紫外线灯距照射物0. 5 ~1m，照射30 分钟具有明显杀菌作用。

（三）传染源

主要传染源是涂阳培阳的继发性肺结核患者，未经治疗的排菌结核病患者的传染性最大。传染性的大小取决于患者排出结核分枝杆菌量的多少，化疗后的患者痰中结核菌的数量呈对数减少，结核菌的活力也减弱或丧失。

（四）传播途径

空气飞沫传播是主要的传播途径，肺结核患者通过咳嗽、喷嚏、大笑、大声谈话等方式把含有结核分枝杆菌的微滴排到空气中而传播。含结核菌的痰液干燥后随尘埃飞扬亦可造成吸入感染。患者污染物品传播机会甚少。其他感染途径，如饮用带菌牛奶经消化道感染、患病孕妇经胎盘引起母婴间传播、经皮肤伤口感染和上呼吸道直接接种均极罕见。

（五）易感人群

机体抵抗力低下的人群均是结核病的易感人群。婴幼儿、老年人、HIV感染者、免疫抑制剂使用者、慢性疾病患者、血糖控制不理想的糖尿病患者都是结核病的易感人群；另外生活贫穷、居住拥挤、营养不良人群以及由自然感染率低的地区移居至结核病高发地区的新移民，因缺乏对结核菌的获得性特异性抵抗力而成为易感人群。

（六）流行特征

肺结核病广泛分布于世界各地，全球约有1/3的人（约20亿）曾受到结核分枝杆菌的感染。20世纪80年代中期以后，结核病出现了全球恶化趋势。其原因一方面是多重耐药结核分枝杆菌感染的增多、AIDS的流行、贫穷、人口增长和移民等客观因素，另一方面是放松和削弱对结核病控制工作等主观因素所致，WHO于1993年宣布结核病处于“全球紧急状态”，动员和要求大力加强结核病控制工作。结核病的流行状况与经济水平大致相关，全球80%以上的结核病集中在印度、中国、俄罗斯、南非、秘鲁等22个国家。

我国在2000年进行了第四次结核病流行病学抽样调查显示：年结核分枝杆菌感染率为0.72%，全国约5.5亿人曾受到结核分枝杆菌感染，城市人群的感染率高于农村。估算活动性肺结核病例数约为500万、痰涂片阳性（简称涂阳）患者150万和涂片阳性和培养阳性（简称菌阳）患者200万。每年约有13万人死于结核病。中青年患病多，15～59岁年龄段的涂阳肺结核患者数占全部涂片阳性的61.6%。西部的患病率水平明显高于全国平均水平，而东部地区低于平均水平。高耐药率：初始耐药率为18.6%，获得性耐药率为46.5%，初始耐多药率和获得性耐多药率分别为7.6%和17.1%。2006年肺结核发病数和死亡数均居甲乙类传染病之首。北京市肺结核发病高峰为春季，流动人口占较大比重。

（七）潜伏期和传染期

1．潜伏期　结核菌第一次进入人体造成原发性感染约需2～10周，而仅极少数身体抵抗力差的感染者才会出现临床原发病例，多数情况下结核菌在人体内潜伏下来，在人一生中任何时候抵抗力下降时会造成继发性结核病。

2．传染期　理论上讲只要肺结核病人能排出活的结核菌，就有传染性。肺外结核病人和患原发性结核病的儿童通常没有传染性。有效的抗结核治疗可在2～4周内使病人居室内的传染性消失，一些未治疗或治疗不当的病人可在多年内呈现间歇性排出结核菌。

（八）临床特征

肺结核的临床表现以干咳、咯血、潮热、盗汗、消瘦，乏力为主要特征。胸部x线检查较容易发现肺内异常阴影，但肺结核影像缺乏特异性，须与其他肺部疾病鉴别。对于胸片上的一些隐蔽性区域，需要行胸部CT来发现病灶。一般继发性肺结核有其好发部位，即病变多出现在上叶尖段、后段、下叶尖段及后基底段。

结核病发病轻重缓急不一，常缺乏特征性，20%的患者可无症状。但有下列情况时应考虑有肺结核的可能：①咳嗽、咳痰超过3周，或伴有咳血、胸痛等症状，抗感染治疗无效者；②原因不明的低热、伴有盗汗、乏力、消瘦和体重减轻，女性患者有月经失调；③曾有结核病接触史，发病前或发病期间有结节性红斑、关节痛、疱疹性角膜炎等结核超敏反应征候，PPD皮试阳性或强阳性；④曾有肺外结核病史如胸膜炎、颈部淋巴结肿大、肛瘘等；⑤结核病易感人群，如糖尿病、肺沉着病、长期应用免疫抑制剂治疗者、肾功能不全、营养不良、肝硬化、艾滋病等疾病患者。

（九）实验室检查

1. 细菌学检查

（1）痰结核菌涂片法：是简单、快速、易行和可靠的方法。应收集患者气管深部的痰液，收集24小时痰液进行集菌法可提高检出率，此方法敏感性较差，每毫升痰中至少含有5 000～10 000个细菌时才可呈现阳性结果，另外只能证明痰中含有抗酸菌，无法证明其活性和是否为结核分枝杆菌。

（2）痰结核菌培养法：此法检出率约比涂片法高2倍，培养物可进一步做菌种鉴定和药物敏感性检测，是诊断结核病的金标准，可为进一步的化疗提供准确的依据。缺点是耗时长。

（3）PCR法：快速、灵敏，但特异性差，对技术要求条件高。

2. 结核菌素试验 常作为结核感染的指标，也常用于卡介苗接种后效果的考核的指标，对儿童结核病的诊断有一定的辅助意义。结核菌素试验选择左侧前臂屈侧中上部1/3处，0.1ml（5IU）皮内注射，48～72小时观察和记录结果。手指轻触硬结边缘，测量硬结的横径和纵径，得出平均直径＝（横径＋纵径）/2，而不是测量红晕直径，硬结为特异性变态反应，而红晕为非特异性反应。硬结直径≤4mm为阴性，5～9mm为弱阳性，10～19mm为阳性，≥20mm或虽＜20mm但局部出现水泡和淋巴管炎为强阳性反应。结核菌素试验反应愈强，对结核病的诊断，特别是对婴幼儿的结核病诊断愈重要。对成人结核病诊断意义不大。

3. 免疫学诊断方法 一般是以结核菌菌体特异性蛋白作为抗原，检测其特异性抗体的存在而对结核病做出诊断，特点是简便快速，但受患者免疫状态等因素的限制，其敏感性及特异性均未达到理想水平。

（十）诊断要点

1. 初筛 根据典型的病史、结核中毒症状或临床上排除其他诊断而可疑为结核病的患者，需转诊至专科医院进一步确诊。

3. 确诊 结核菌涂片或培养阳性为确诊结核病的金标准，但临床上尚有不排菌的结核病患者，中华医学会结核病学会制定了诊断菌阴肺结核的8条依据：

（1）典型肺结核临床症状和胸部X线表现。

（2）抗结核治疗有效。

（3）临床可排除其他非结核性肺部疾患。

（4）PPD（5IU）强阳性；血清抗结核抗体阳性。

（5）痰结核菌PCR＋探针检测呈阳性。

（6）肺外组织病理证实结核病变。

（7）BALF检出抗酸分枝杆菌。

（8）支气管或肺部组织病理证实结核病变。

具备（1）～（6）中的3项或（7）～（8）中的任何1项可确诊。

（十一）治疗

1. 治疗原则 肺结核化学治疗的原则是早期、规律、全程、适量、联合。整个治疗方案分强化和巩固两个阶段。

（1）早期：对所有检出和确诊患者均应立即给予化学治疗。早期化学治疗有利于迅速发挥早期杀菌作用，促使病变吸收和减少传染性。

（2）规律：严格遵照医嘱要求规律用药，不漏服，不停药，以避免耐药性的产生。

（3）全程：保证完成规定的治疗期是提高治愈率和减少复发率的重要措施。

（4）适量：严格遵照适当的药物剂量用药，药物剂量过低不能达到有效的血浓度，影响疗效和易产生耐药性，剂量过大易发生药物毒副反应。

（5）联合：联合用药系指同时采用多种抗结核药物治疗，可提高疗效，同时通过交叉杀菌作用减少或防止耐药性的产生。

2．常用抗结核药物

药名	缩写	每日剂量（g）	间歇疗法一日量（g）	制菌作用机制	主要不良反应
异烟肼	H，INH	0.3	0.6～0.8	DNA 合成	周围神经炎、偶有肝功能损害
利福平	R，RFP	0.45～0.6*	0.6～0.9	mRNA 合成	肝功能损害、过敏反应
链霉素	S，SM	0.75～1.0△	0.75～1.0	蛋白合成	听力障碍、眩晕、肾功能损害
吡嗪酰胺	Z，PZA	1.5～2.0	2～3	吡嗪酸抑菌	胃肠不适、肝功能损害、高尿酸血症、关节痛
乙胺丁醇	E，EMB	0.75～1.0**	1.5～2.0	RNA 合成	视神经炎
对氨基水杨酸钠	P，PAS	8～12***	10～12	中间代谢	胃肠不适、过敏反应、肝功能损害
丙硫异烟胺	1321Th	0.5～0.75	0.5～1.0	蛋白合成	胃肠不适、肝功能损害
卡那霉素	K，KM	0.75～1.0△	0.75～1.0	蛋白合成	听力障碍、眩晕、肾功能损害
卷曲霉素	Cp，CPM	0.75～1.0△	0.75～1.0	蛋白合成	听力障碍、眩晕、肾功能损害

注：* 体重 <50kg 用 0.45，>50kg 用 0.6；S、Z、Th 用量亦按体重调节；△ 老年人每次 0.75g；** 前 2 月 25mg/kg；其后减至 15mg/kg；*** 每日分 2 次服用（其他药均为每日一次）。

（十二）经常性预防措施

1．全程督导化学治疗（DOTS 策略）　即肺结核患者在治疗过程中都必须在医务人员的直接监督下进行，因故未用药时必须采取补救措施以保证按医嘱规律用药。督导化疗可以提高患者对治疗的依从性，保证规律用药，因而能够显著提高治愈率，降低复发率并减少死亡，能够实患病率快速下降并减少多耐药病例的发生，是世界卫生组织倡导的结核病治疗管理模式。

2．病例报告和转诊　对确诊的肺结核病人应按属地化管理原则，在规定时限内通过传染病网络直报系统进行报告，不具备直报条件的医疗机构应通过报告卡向当地疾病预防控制机构报告。对不能确诊肺结核的可疑症状者或疑似肺结核病人，应转至当地卫生行政部门指定的医疗机构进行确诊。

3．归口管理　在各级综合医疗机构发现的肺结核病例要转诊至结核病防治机构，进一步检查，确定化疗方案，实施全程督导化疗。

4．卡介苗接种　虽然普遍认为卡介苗的接种对预防成人肺结核的效果很差，但对预防血型播散引起的结核性脑膜炎和粟粒性结核病有一定作用，所以世界卫生组织强调继续对新生儿进行卡介苗接种。

5. 化学预防　主要应用于受结核分枝杆菌感染后易发病的高危人群。

（十三）疫情控制措施

肺结核是一种慢性传染病，一般不会在短时间内发生大规模的暴发或流行。如果监测发现肺结核病例上升时，应该分析病例来源和可能导致病例上升的原因，通过建立政府主导的肺结核防制机制，全面落实各项预防控制措施，使发病率下降或保持在较低水平。

十六、伤寒和副伤寒

（一）概述

伤寒（typhoid fever）和副伤寒（paratyphoid fever）是由伤寒沙门氏菌和副伤寒甲、乙、丙型沙门氏菌引起的急性肠道传染病。伤寒主要表现为持续高热、相对缓脉、玫瑰疹、肝脾肿大等。副伤寒临床表现与伤寒相似，但相对较轻。

（二）病原体

伤寒杆菌属于肠道杆菌沙门氏菌属D群，甲型、乙型和丙型3种副伤寒沙门菌分别属沙门菌属的A、B、C群。伤寒杆菌抗原成分复杂，均含有耐热的菌体抗原“O”和不耐热的鞭毛抗原“H”，伤寒和丙型副伤寒还有“Vi”抗原。菌体裂解时释放内毒素是致病的主要原因。伤寒杆菌在自然界中的生活力较强，能耐低温，但日光直射数小时、加热至60℃后30分钟即可死亡，对一般性消毒剂均敏感。

（三）传染源

伤寒、副伤寒的传染源是患者和带菌者（包括恢复期、慢性和健康带菌者）。排菌时间超过3个月以上者称为慢性带菌者。

（四）传播途径

经消化道传播。伤寒、副伤寒杆菌随患者或带菌者的粪、尿排出后，通过污水，食物，日常生活接触和苍蝇、蟑螂等媒介而传播。日常接触多引起散发病例，水源污染往往造成暴发流行。

（五）易感人群

人群普遍易感，以儿童及青壮年发病为多。病后可获得持久性免疫，再次患病者极少，伤寒与副伤寒无交叉免疫力。

（六）流行特征

本病在世界各地都有发生，以温带和热带地区为多，卫生条件较差地区尤多见。终年可见，但以夏季最多。患者多为儿童和青壮年。近年来，我国各地本病的发病率明显降低。北京市伤寒副伤寒病例较少，伤寒病例略多于副伤寒病例。

（七）潜伏期和传染期

1. 潜伏期：伤寒3～42天，一般8～14天。副伤寒2～15天，一般6～8天。

2. 传染期：伤寒传染期持续整个病程，以病程的2～4周内传染性最大。约2%～5%的患者持续排菌3个月以上，偶有慢性排菌超过1年以上甚至终身的长期带菌者。副伤寒常见传染期1～2周，较少成为长期携带者。

（八）临床特征

典型伤寒病人可以分为四期。①初期：起病缓慢，主要有发热、头痛、乏力、体温逐渐升高，可见玫瑰疹，脾大和相对缓脉；②极期：在发病第2周体温呈稽留热或弛张热，有神志淡漠、听力减退、嗜睡或谵妄，检查舌苔厚腻、腹胀、肝脾肿大，和相对缓脉；③缓解期：为病程第3~4周，少数中毒症状重，继续高热，出现肠出血或肠穿孔。大部分患者体温逐渐下降，症状好转；④恢复期：体温正常，出汗多，食欲亦渐好转。目前我国伤寒常不典型，临床表现中毒症状轻，相对缓脉和玫瑰疹亦少见，可能和病初期用抗生素有关。伤寒有复发和再燃，复发是指体温恢复正常后，潜伏在体内的伤寒杆菌，再次繁殖而发病。复发的原因不太清楚，可能与机体免疫功能不正常有关。再燃是指体温下降但未达正常而又上升者。伤寒还可引起中毒性心肌炎、中毒性肝炎或脱髓鞘脑病、免疫复合性肾炎等。副伤寒临床表现与伤寒类似，但较轻。

（九）实验室检查

1. 常规检查　白细胞计数大多为（3~4）×10^9/L，中性粒细胞可减少，嗜酸粒细胞减少甚至消失，后者在病情好转后可逐渐回升。高热时尿液检查常出现轻度蛋白尿、偶见少量管型；粪便检查在肠出血时有血便或潜血试验阳性；骨髓涂片可查见伤寒细胞

2. 病原学检查　血、骨髓、尿、粪便、玫瑰疹刮取物细菌培养。

3. 血清学检查　可检测血清特异性抗体。肥达反应O抗体凝集效价≥1∶80，H抗体凝集效价≥1∶160，或恢复期抗体效价增高4倍及以上。

（十）诊断要点

伤寒、副伤寒可依据流行学资料、临床表现及常规检查结果作出临床诊断，确诊需检出致病菌。临床诊断病例：伤寒流行季节和地区，高热持续性发热1~2周以上，并出现表情淡漠特殊中毒面容，相对缓脉，皮肤玫瑰疹，肝脾肿大等，周围血象白细胞计数降低、嗜酸粒细胞减少甚至消失，骨髓涂片可查见伤寒细胞。如果从血，骨髓，尿，粪便，玫瑰疹刮取物中任一种标本分离出或培养到伤寒杆菌可确诊。血清特异性抗体阳性，肥达反应“O”抗体凝集效价≥1∶80，“H”抗体凝集效价≥1∶160，恢复期效价增高4倍及以上者为确诊病例。

（十一）特异治疗

病原治疗首选氟喹诺酮类药物。如诺氟沙星、环丙沙星、氧氟沙星或左旋氧氟沙星，均有强的杀菌作用，尤其适用于多重耐药伤寒。

（十二）经常性预防措施

1. 开展监测：各级各类医疗机构发现伤寒副伤寒病例及时报告。

2. 开展健康教育，使公众了解伤寒的知识，注意饮用水卫生和饮食卫生。

3. 在各级政府的领导下，动员全社会各部门的力量，对环境进行综合治理，搞好环境卫生，管理好水源卫生、饮食卫生、管好粪便，管好垃圾，消灭苍蝇、蟑螂及其孳生地，认真贯彻落实食品卫生法，严把病从口入关。

4. 到疫区旅游者等高危人群可考虑接种伤寒疫苗。

（十三）疫情控制措施

1. 患者管理　病例应隔离治疗至退热后2周或停药后1周，或于退热后5日和10日两

次采便检查培养阴性后方可解除隔离。

2. 密切接触者管理　由于伤寒、副伤寒存在健康携带状态，因此对于接触者要进行采便检查培养，若有带菌状况要进行投药治疗。

3. 消毒　病人、带菌者的排泄物和分泌物应随时消毒，疫源地消灭后应进行终末消毒。

十七、流行性脑脊髓膜炎

（一）概述

流行性脑脊髓膜炎（epidemic cerebrospinal meningitis）简称“流脑”，是由脑膜炎双球菌引起的经呼吸道传播的化脓性脑膜炎。属于法定传染病中的乙类传染病。

（二）病原体

脑膜炎双球菌属于病原性球菌中革兰阴性球菌，为奈瑟菌属。往往成对或4个相连寄生于被感染者的中性白细胞内，也可以在细胞外。本菌仅存在于人体，在体外生活力低，对干燥、湿热、寒冷及一般消毒剂均极为敏感。在体外低于37℃或高于50℃的环境中均易死亡。

（三）传染源

传染源为流脑患者和脑膜炎双球菌的带菌者。

（四）传播途径

流脑属于呼吸道传染病。病原主要借咳嗽、打喷嚏、说话等由飞沫直接从空气传播，进入呼吸道引起感染，故居室拥挤、人口稠密、空气不流通等均有利于传播。对于婴幼儿，通过怀抱、喂乳、接吻、密切接触传播亦有重要意义。

（五）易感人群

新生儿有来自母体的抗体，较少受感染，6个月至14岁儿童发病率最高。流脑隐性感染率很高，有学者研究，在20世纪70、80年代我国流脑经常流行期间，15～20岁的人群中，约70%～80%的人已获得抗体。

（六）流行特征

流脑是世界范围性的传染病。是国内外儿童的常见病、多发病，是引起儿童脑膜炎中最常见的疾病。本病全年均可以发生，但多发生在冬春季，流行期为11月至次年5月，3～4月为发病的高发期。北京市在将流脑疫苗纳入计划免疫之后，流脑发病率显著下降，但近年来患者有增加的趋势，很大一部分为外地到北京的成年务工人员，此人群一般来自较偏远的山区不具有流脑抗体、又没有接种流脑疫苗有关。

（七）潜伏期和传染期

1. 潜伏期　1～7天，一般2～3天。

2. 传染期　潜伏期末即有传染性，病后3周大多停止排菌。流脑的带菌者大多数为短期间歇带菌，少数为慢性长期带菌。脑膜炎双球菌隐藏于带菌者鼻咽部粘膜上，不引起症状，所以其作为传染源的意义比患者更大。

（八）临床特征

主要临床表现为突发高热、剧烈头痛、频繁呕吐、皮肤粘膜淤点和脑膜刺激征，严重者可有败血症休克和脑实质损害。脑脊液呈化脓性改变。按病情轻重和临床表现，本病分为4种临床类型。普通型约占全部病例的90%，暴发型、轻型和慢性败血症型较少。

普通型可分为4期：①上呼吸道感染期：多数患者无症状，部分有咽痛、鼻咽部黏膜充血及分泌物增多，难于确诊；②败血症期：起病急骤，高热伴畏寒、头痛、呕吐、全身乏力、肌肉酸痛、烦躁不安，偶有关节痛。此期的主要特征是皮肤出现淤点或淤斑，大小不一，直径大约1~2mm至1~2cm，多少不等，分布不均匀，易于皮肤受压部位出现，病情严重者淤点、淤斑迅速扩大，可形成坏死或大疱，多数患者于1~2天发展至脑膜炎期；③脑膜炎期：败血症期的特点依然存在并有加重趋势，患者出现明显的中枢神经系统的症状，如剧烈头痛，频繁呕吐、烦躁不安、抽搐、意识不清、脖颈项强直等；④恢复期：体温逐渐降至正常，各种症状逐渐消失，皮肤淤点大部分被吸收。病人多在1~3周内痊愈。

（九）实验室检查

1. 常规检查　白细胞总数一般在（15~40）$\times 10^9$/L，分类以中性粒细胞为主。合并DIC者血小板可减少。在疾病早期，脑脊液仅有压力增高，而外观正常，稍后则呈混浊如米汤样，细胞数增高至1000 $\times 10^9$/L，分类以多核细胞为主，蛋白明显增高，糖降低乃至消失，氯化物降低。

2. 病原学检查　用脑脊液沉渣和皮肤淤点进行涂片染色可见革兰染色阴性双球菌，对诊断有重要参考价值。

3. 血清学检查　急性期、恢复期血清中抗体滴度有4倍及以上增长。

（十）诊断要点

冬、春季节发病，10天内有流脑病人密切接触史，或当地有本病发生或流行，如果出现发热、头痛、呕吐、脑膜刺激征等症状之一者均作为流脑疑似病例。疑似病例，皮肤、粘膜出现淤点或淤斑，血常规和脑脊液检查符合流脑的相应表现可诊断为临床诊断病例，有流脑病原学或血清学依据则为确诊病例。

（十一）特异治疗

可根据病情采用以下抗生素：青霉素G、氯霉素、磺胺嘧啶或复方磺胺甲恶唑、头孢菌素等抗菌素。

（十二）经常性预防措施

1. 开展监测　除对流脑病例进行监测外，还开展病原学监测、血清学监测及抗体水平调查。

2. 免疫接种　按照北京市免疫规划程序开展流脑疫苗的常规免疫活动，出生满6月、9月时接种A群流脑多糖疫苗各1剂；3岁、9岁（小学四年级）时接种A+C群流脑多糖疫苗各1剂。

3. 各类学校和托幼机构加强校园卫生管理，注意教室、午休室、活动室等公共场所的通风换气。落实晨、午检制度，确定责任人。

（十三）疫情控制措施

1. 患者管理　病人应就近隔离，若抢救条件不具备需转院时，应予以足量抗菌素治疗。病人隔离期自发病之日起10天，或自发病之日起至症状消失后3天。

2. 密切接触者管理　对病例周围人群（同家、同院、同班、同托儿所、同玩以及其他）中的密切接触者调查医学观察10天，若发现上感样病人，按轻型流脑病人处理，给予磺胺药或其他抗菌药物治疗2~3天。注意观察病情，一旦病情转重，立即采样检测进行确诊，并给予相应隔离治疗。同时减少或停止集会和集体活动，限制疾病扩散。对疫情可能播散地区的无免疫史的儿童应急注射流脑疫苗2针，间隔不少于3个月；已完成流脑疫苗基础免疫的儿童和密切接触病人的成人酌情进行流脑疫苗应急接种，但要注意掌握接种禁忌证。

3. 消毒　搞好病家和周围环境卫生，定时开窗通风。用1%漂白粉澄清液或其他含氯制剂喷雾对病家和病房进行随时消毒和终末消毒。

十八、百日咳

（一）概述

百日咳（whooping cough）是由百日咳杆菌所引起的急性呼吸道传染病，以阵发性痉挛性咳嗽，咳嗽终止时伴有鸡鸣样吸气吼声为特征。咳嗽症状可持续2~3个月，故名“百日咳”。百日咳是传染病防治法规定的乙类传染病。

（二）病原体

百日咳杆菌是鲍特菌属，为革兰染色阴性和两端着色较深的短杆菌。百日咳杆菌对外界理化因素抵抗力弱。56℃ 30分钟、日光照射1小时或干燥3~5小时可致死亡；一般化学消毒剂即能杀灭。

（三）传染源

人是百日咳杆菌的唯一天然宿主，患者是本病唯一的传染源。

（四）传播途径

本病通过飞沫传播，鼻咽部含病原菌的分泌物在患者咳嗽、打喷嚏和说话时形成飞沫播散于空气中，通过吸入呼吸道使易感者发病。一般认为不能经过间接接触而传播。

（五）易感人群

人群对百日咳普遍易感，但以幼儿易感性最强。由于母体缺乏足够的保护性抗体传递给胎儿，所以6个月以下婴儿发病率较高，新生儿亦可发病。近年来国外报告为数不少的成人百日咳患者。由于人工免疫获得的保护力仅能维持5年左右，目前主张对青少年及成年人中的重点人群进行加强免疫。

（六）流行特征

本病一般为散发，亦可引起流行。百日咳是世界性疾病，多见于温带和寒带；无明显季节性，多见于冬春季和春夏之交；女性发病率高于男性，婴幼儿发病率最高；目前来看，成人和青少年感染百日咳杆菌较前常见，多不典型或无症状。

（七）潜伏期和传染期

1. 潜伏期　2~21天，多为7~14天。

2. 传染期　潜伏期末已从呼吸道排菌，从发病前1~2日至病程6周内均有传染性，尤以发病第1~2周卡他期传染性最强。

（八）临床特征

本病以阵发性痉挛性咳嗽，以及阵咳终末有深长的鸡啼样吸气声为临床特征，典型的百日咳经历卡他期、痉咳期、恢复期3个病程。初起表现为呼吸道症状，有轻微的咳嗽、鼻炎等，约2周时间，称为卡他期。其后咳嗽加剧、患儿连续咳嗽不止、头颈部静脉充血，面红耳赤或上唇发绀和流鼻涕。随后咳嗽停止，大量粘液或脓痰由气管排除，伴有呕吐，此时由于肺内缺氧，不得不吸一口长气而发出特殊高调的鸡鸣样吼声，如此发作，每日数次，多至十次，一般为4~6周，为痉咳期。痉咳期一般不发热，如果有高热，则可能有继发感染。最常见的并发症为肺炎，是百日咳患者死亡的主要原因。进入恢复期，咳嗽次数明显减少，至咳嗽消失，逐渐恢复正常。但有百日咳疫苗接种史的儿童和成人，症状一般不典型。新生儿及小月龄婴儿的初次感染没有明显的痉咳，可表现为呼吸道窒息和咳嗽发作。

（九）实验室检查

1. 常规检查 发病第一周末白细胞计数和淋巴细胞分类计数开始升高，至痉咳期达高峰，白细胞计数一般为 $20\sim40\times10^9/L$，最高可达 $100\times10^9/L$。淋巴细胞一般占60%~80%。继发感染者中性粒细胞增高。

2. 血清学检查 酶联免疫吸附试验测定血清（或鼻咽分泌物）中的抗体，阳性率达70%。

3. 细菌学检查 病人的痰或咽喉部分泌物可分离到百日咳杆菌，目前仍是确诊百日咳的“金标准”。

（十）诊断要点

冬春季节或春夏之交，3周以内有与百日咳患者接触史，同时具有百日咳临床表现者可诊断为疑似病例。如果检查白细胞总数明显升高，淋巴细胞占50%以上，为临床诊断病例。从病人的痰或咽喉部分泌物中分离到百日咳杆菌或恢复期血清凝集抗体比急性期抗体呈4倍或4倍以上升高可确诊。

（十一）特异治疗

改善全身状况是百日咳的基础治疗，保持呼吸道通畅是关键。抗菌治疗首选红霉素，30~50mg/（kg·d）分3~4次给药。为防复发，疗程应不少于10天。痉咳剧烈者可给镇静剂，重症幼婴可应用激素能减轻症状。一旦发生窒息，应进行人工呼吸、吸痰、吸氧等治疗。

（十二）经常性预防措施

1. 开展监测 任何医疗单位发现百日咳及疑似百日咳病人时，应通过传染病疫情监测信息系统进行报告，发现暴发疫情，应立即电话报告属地疾控中心。

2. 按照北京市免疫程序进行百日咳疫苗基础免疫和加强免疫。满3个月的婴儿初种百白破三联疫苗第1针，连续进行3针基础免疫，3针间隔28~56天；与基础免疫第3针间隔12个月再加强免疫1次。每针接种剂量0.5ml。

3. 在流行季节，广泛开展预防百日咳知识宣传，增强对儿童的保护意识，减少儿童去公共场所机会，室内经常通风换气，湿式扫除，加强托幼园所儿童的晨午检制度，早期发现病人，早期隔离治疗。

（十三）疫情控制措施

1. 患者管理 对确诊病人进行家庭或住院隔离治疗，隔离期自发病日起30天或自痉咳开始计算21天。督促家长按照医嘱对患儿坚持彻底治疗。

2. 密切接触者管理 对密切接触者医学观察21天，发现可疑病例及时隔离治疗。在托幼机构医学观察期间应加强晨午检，不得接收或转入儿童。对7岁以下无百日咳免疫接种史或接种不全的密切接触者给予应急接种；同时每天可给予红霉素50mg/kg，连续服用7天。

3. 随时消毒　患者居室定时开窗通风、湿式扫除，勤晒衣被，无需终末消毒。对患者的痰液、呕吐物可用漂白粉等氯制剂消毒。

十九、白喉

（一）概述

白喉（diphtheria）是由白喉棒状杆菌引起的急性呼吸道传染病。临床特征为咽、喉等处假膜形成和全身中毒症状，严重者可并发心肌、神经瘫痪，病死率高，病后多有终身免疫。白喉是传染病防治法规定的乙类传染病。

（二）病原体

白喉棒状杆菌为革兰阳性杆菌，呈杆状弯曲，一端或两端稍肥大，两端常见异染颗粒。白喉杆菌对一般消毒剂均敏感，对干燥、寒冷的抵抗力较强。

（三）传染源

病人和带菌者。

（四）传播途径

飞沫传播为主，亦可经玩具、衣物和用具等间接传播，或通过污染的牛奶和食物引起暴发流行，偶可经破损的皮肤、粘膜而感染。

（五）易感人群

人对白喉普遍易感，但不同年龄组差异较大。6个月以下婴儿有来自母体的免疫力，较少发病。2~10岁发病率最高，但近年来由于免疫预防发病年龄推迟，成人发病明显增多。锡克（Schick）试验及血清特异性抗体检测可了解人群免疫情况。

（六）流行特征

世界各地均有白喉发生，温带较多见，热带较少见。18、19世纪，白喉曾在世界上广泛流行。自在广泛开展计划免疫后，发病率大大下降，有些地区已绝迹。我国白喉已属少见。

（七）潜伏期和传染期

1. 潜伏期　1~7天，一般3~5天。

2. 传染期　在潜伏期末即有传染性。传染期一般为1~2周，偶见恢复期后带菌6个月以上。

（八）临床特征

发病经过多为缓慢，一般为低热或中等度热，可有咽痛、吞咽困难，病人可有程度不同呼吸困难。少数咽白喉病人发病急、高热、扁桃体及咽部高度水肿，假膜发展迅速而广泛，颈淋巴结明显肿大，形成“牛颈”，如抢救不及时可迅速死亡。

根据发病的部位不同，可分为咽白喉、喉白喉、鼻白喉和皮肤白喉。咽白喉最常见，占发病人数的80%左右。喉白喉约占发病人数的20%，主要发生在幼小儿童，其中1/4为原发性，患儿可无任何症状，3/4的喉白喉向下蔓延，可有犬假吠样咳嗽，声音嘶哑，甚至失音。鼻白喉比较少见，多见于婴幼儿，症状轻微，呈慢性过程，主要表现为鼻塞，浆液性带血分泌物，鼻前腔或鼻中隔处常见假膜。皮肤白喉在我国很少见，常见于皮肤创伤后，表现为脓疮样，在黄色或灰绿色假膜下，有坏死和溃疡形成，附近淋巴结肿大，局部皮肤往往经久不愈。

（九）实验室检查

1. 常规检查　血白细胞多升高，总数多为（10～20）$\times 10^9$/L，中性粒细胞增加，有核左移。重症病人可有血小板减少。尿常规检查可有蛋白尿，中毒症状重者可有红、白细胞及管型。

2. 病原学检查　取假膜边缘处分泌物直接涂片找到细菌可确诊，但与非致病的类白喉杆菌鉴别需行细菌培养和毒力试验。荧光显微镜标记下检出白喉棒状杆菌即可作出诊断，其特异性强，阳性率高，可作为早期诊断手段。用2%亚碲酸钾液涂抹伪膜10～20分钟后，若假膜变为黑色或深灰色则为阳性，阳性率可达92%，亦说明有棒状杆菌感染，但由于棒状杆菌都有此反应，故需结合临床综合考虑而诊断白喉。

（十）诊断要点

根据流行病学资料，临床表现及咽拭子细菌涂片结果做出临床诊断；病例确诊则需白喉杆菌培养阳性，且证明能产生毒素或检出白喉特异性抗体。

（十一）特异治疗

白喉抗毒素为本病特异治疗手段，但只能中和血清中游离外毒素，对已与细胞结合的外毒素无效，更不能改变外毒素已造成的损害，故应尽早、尽快、一次足量给药。用前应做过敏试验。抗生素首选青霉素，可杀灭白喉杆菌，减少毒素产生，缩短病程和带菌时间。过敏者可选用红霉素、头孢菌素等。

（十二）经常性预防措施

1. 开展监测　各级各类医疗机构发现白喉病例应及时进行网络直报。

2. 免疫接种　按照北京市免疫规划疫苗免疫程序，应用无细胞百日咳、白喉、破伤风联合疫苗（DPT）对满3个月龄婴儿初种第1针，连续进行3针免疫，18月龄接种第4针，各剂次间隔时间应≥28天。6岁、初中三年级、外地来京的大学一年级学生各接种1针吸附白喉破伤风联合疫苗（DT）。

3. 开展白喉防治知识的普及宣传，室内要经常通风换气，湿式扫除，被褥洗晒，保持食、用具的消毒卫生，加强托幼园所、学校儿童的晨午检，及时发现可疑病例，及早进行隔离，以免造成多发、暴发疫情。

4. 开展医务人员培训，提高对白喉的识别能力，发现病例后及时采取措施。

（十三）疫情控制措施

1. 患者管理　确诊病人必须立即住院隔离治疗。临床症状消失后、鼻咽分泌物培养2次（间隔2天）阴性后方可解除隔离（不得早于治疗后7天）。尚未确诊的疑似病人，应督促其到传染病医院作进一步检查治疗或留验观察。咽拭子涂片及培养（鼻咽培养）发现带菌者应隔离治疗。

2. 密切接触者管理　对密切接触者应医学观察7天，进行检诊，发现轻型病人早隔离、早治疗。对集体单位儿童和学生的密切接触者除医学观察7天外，在此期间不得接收或转出人员。对密切接触者中未做过全程免疫的病弱儿可给肌注白喉抗毒素血清1000～2000单位，可持效三周。接触者中有咽炎者，可服抗生素治疗。常用红霉素，成人0.3～0.5克/次，一日3～4次，儿童25～30mg/（kg·d），连用5～7天。根据疫源地的范围，凡45岁以下者3

年以上未接种过白喉类毒素的，除外禁忌证均应进行白喉类毒素的免疫接种。

3．随时消毒　病人分泌物、食具、用具、玩具可用漂白粉或含氯消毒剂等消毒。衣被要洗晒或阳光曝晒。应用含氯制剂对外环境进行终末消毒。对托幼机构、学校应重点做好湿式消毒、室内通风、被褥洗晒、食用具消毒的指导。

4．易感者保护　学校新入学的学生应加强免疫接种的查验工作，如发现疫苗漏种，必须及时补种。集体用工单位的外来民工，应对其接种白喉类毒素疫苗，以提高免疫力，防止白喉的传播。

二十、破伤风

（一）概述

破伤风（tetanus）是一种由破伤风杆菌经伤口侵入人体后引起的中枢神经系统中毒性损害的急性传染病，本病病死率高。新生儿破伤风是我国传染病防治法规定的乙类传染病。

（二）病原体

破伤风杆菌是革兰阳性厌养杆菌，有繁殖体和芽胞两种形态。繁殖体有鞭毛，能运动，无荚膜，极易死亡，在不适宜的生长环境中则形成带鼓槌样芽胞，对外界环境有较强的适应力，能耐流动蒸汽5～10分钟，抗80℃湿热1小时，耐干热时间则更长，在2%过氧化氢中24小时，在5%苯酚中10～15小时，在1%升汞中2～3小时内可灭活。在日光和空气中可生存18天之久，如不遭受阳光直射，在土壤中可生存数年而毒力不减。

（三）传染源

某些人和许多温血动物的肠道中可携带破伤风杆菌，随粪便排出后污染土壤并造成传播。

（四）传播途径

病原菌经由开放的伤口感染人体，如深刺伤、裂伤、压伤、开放型骨折、烫伤等意外伤害；新生儿脐带伤口感染；不当人工流产和分娩受到感染；手术器械消毒不严、外科手术等为重要感染途径。

（五）易感人群

多为散在发生，感染发病也需要特定条件即存在细菌入侵门户和缺氧环境，全球各地均可发病，各年龄均可患病，以青少年和农民多见，男性较女性为多。本病不产生持久免疫，可再次感染。

（六）流行特征

破伤风杆菌分布极广，在自然界中芽胞存在于土壤表面、污泥与尘埃中。本病在世界各地均有发生。

（七）潜伏期和传染期

1．潜伏期　通常为4～14天，但也可短至1～2天或长达数月。轻型破伤风潜伏期10天以上，4～7天内逐渐发展；中型7～10天，3～6天内发展至高峰；重型7天以内，3天内即发展至高峰。新生儿破伤风的潜伏期一般为4～7天。

2．传染期　病人及家畜只要排菌就污染环境。破伤风是一种具有感染性而无传染性的疾病，本菌在自然界分布极广，存在于人及家畜肠道中，随粪便排出而污染土壤，土壤被污

染后，细菌变成芽胞可存活数年，故存在着广泛的传染来源

（八）临床特征

潜伏期一般无特殊临床表现。痉挛发作时面肌痉挛时口角缩向上外方，上唇紧贴牙齿而呈特殊的苦笑面容；表情十分痛苦或惊恐，呈牙关紧闭；强直性痉挛：颈背部肌肉痉挛时头后仰，背后弯，呈角弓反张，腹肌痉挛坚如木板，两手握拳，下肢伸直；痉挛初为间歇性发作，间歇期肌肉完全松弛；噪声、光照、触摸、饮水、针刺等微小刺激常可导致痉挛发作。经1～4周的积极治疗，多数患者可逐渐好转，痉挛发作减少直至消失，牙关紧闭一般最后消失。

（九）实验室检查

1. 常规检查　白细胞总数以及中性粒细胞比例略增高；脑脊液偶有轻度蛋白增高。

2. 病原学检查　部分病例伤口分泌物可分离出破伤风杆菌。

（十）诊断要点

具有破伤风典型临床表现或相应流行病学史者，为临床诊断病例。患者伤口渗出液培养出破伤风杆菌可确诊。

（十一）特异治疗

治疗主要包括以下几个方面：

1. 伤口处理　及时彻底扩创，改善组织供血供氧，使细菌缺少有利于其滋生的环境并减少毒素来源。

2. 一般治疗　应采用监护病房（避光、温暖、安静），强有力的支持治疗，注意保持呼吸道通畅，防止并发症。

3. 破伤风抗毒素和人体抗破伤风免疫球蛋白　能中和病灶内尚未与神经结合以及游离于体液中的破伤风毒素，从而减少到达中枢神经系统的毒素。

4. 抗菌治疗　对青霉素类抗生素敏感，疗程10天。青霉素过敏者可应用大环内酯类。伤口感染严重者或继发肺部感染者应酌情选用头孢菌素类抗生素。甲硝唑类能杀灭破伤风杆菌，消除外毒素来源，降低病死率。

5. 解痉和镇静治疗　痉挛期禁食7～14天，完全静脉营养，静脉注射地西泮控制痉挛发作，复方氯丙嗪联合东莨菪碱预防惊厥反复发作（氯丙嗪及异丙嗪各25mg，每4～6小时1～2mg/kg，东莨菪碱每6小时0.05～0.1mg/kg，持续7～10天，待病情稳定后逐渐减量停用。

6. 对症治疗　当抽搐频繁不易控制者、喉痉挛时、肺部感染造成痰液阻塞时、呼吸肌持续痉挛致使发绀严重时应行气管切开术。

（十二）经常性预防措施

1. 开展监测　通过病例监测、接种率监测、人群免疫水平监测，了解疫情发生情况和疫苗接种效果。发现新生儿破伤风病例应及时按要求疫情报告。

2. 免疫接种　按照有关规定开展百白破免疫和白破的强化免疫。对发生外伤而又无免疫史者，应在作好伤口处理的同时接种破伤风抗毒素。

3. 加强大众健康教育，开展优生优育，提倡住院分娩等宣传；取缔无照行医或非法接生等行为，预防新生儿破伤风。

4. 通过健康教育，提高公众预防破伤风的意识。

(十三) 疫情控制措施

1. 患者管理　患者应采用监护病房积极治疗，尽量避免转运。

2. 密切接触者管理　一般不需要采取特殊预防控制措施。

3. 消毒　由于破伤风芽胞可在外环境中长期生存，因此对病人的伤口分泌物和敷料等应严格消毒处理。

二十一、猩红热

(一) 概述

猩红热（scarlet fever）是由A组乙型溶血性链球菌引起的急性呼吸道传染病。临床表现为急性起病、发热、咽峡炎、全身弥漫性鲜红色皮疹和疹后脱屑。少数病人可出现变态反应性心、肾、关节并发症。为传染病防治法规定的乙类传染病。

(二) 病原体

A组乙型溶血性链球菌，革兰染色阳性，球形或卵圆形，无芽胞，无鞭毛。对热及干燥的抵抗力较弱，加热56℃30分钟及一般消毒剂均可将其杀灭，但细菌在痰及脓液中可生存数周。

(三) 传染源

主要是病人和带菌者。猩红热自发病前24小时至疾病高峰期传染性最强。A组乙型溶血性链球菌引起的咽峡炎，排菌量大，且不被隔离，是重要的传染源。人群中带菌率因地区、季节和是否流行有关。

(四) 传播途径

主要经空气飞沫传播。也可由污染的用具、书籍、饮料等间接传播。“外科型猩红热”或“产科猩红热”可通过皮肤伤口或产道等处感染。

(五) 易感人群

人群普遍易感。感染后人体可产生抗菌免疫和抗毒免疫。抗毒免疫较持久，抗菌免疫有型特异性，且型间多无交叉免疫，故可再感染A组链球菌可有咽峡炎却无皮疹。由于红疹毒素有5种血清型，彼此无交叉免疫，加之近年轻型猩红热较多，且早期使用抗生素后免疫不充分，所以患猩红热后仍可再患病。

(六) 流行特征

原为世界性流行，多发生在温带地区，寒带及热带少见。自从抗生素应用之后，在发达国家或地区已少见。全年都可发病，冬春季较多，夏、秋季少。5～15岁为高发年龄，猩红热在我国南方少，北方多；在北京多为散发。

(七) 潜伏期和传染期

1. 潜伏期　1～7天，一般为2～3天。

2. 传染期　潜伏期末及整个疾病期均有传染性，青霉素治疗后传染性可在24小时终止。未治疗咽峡炎患者可带菌数周或数月，传染性在前2～3周较强。

(八) 临床特征

主要症状为发热、咽痛和弥漫性红疹。病情可因机体反应性的差异而有所不同，典型病人可有以下4期：潜伏期、前驱期、出诊期和恢复期。表现突然畏寒，发热38℃～40℃，头痛、恶心、呕吐、咽痛、扁桃体红肿，局部有灰白色点片状渗出物，颈部淋巴结肿大伴压痛。大多在发病12～36小时内出现皮疹，个别可延缓到2天以后。皮疹先见于颈部，24小时内蔓及躯干及四肢，在皮肤充血的基础上，均匀分布针尖大小之红疹，有的呈鸡皮样突起，有的疹间尚可见到正常皮肤。压之褪色，皮肤呈苍白压痕，数秒后恢复原状。如肘窝、腋窝、腘窝、腹股沟等处，因皮肤受压引起暗红色条状形出血疹，医学上称为“帕氏征”。面部仅发红，但无点状疹，口周不红，也无疹，显得苍白，咽部极度充血，皮疹出现后3～4天，约半数以上病人舌苔脱落，露出生牛肉样舌面和红肿的舌刺，很像成熟的草莓，医学上称为“杨梅舌”，一般7天左右消退。发病的第一周末开始出现皮肤脱屑。脱屑是猩红热特征性症状之一。面颈部为细屑，躯干四肢为小鳞片状，手掌足掌为大片状脱皮。大约经2～4周脱完，无色素沉着。如能早期正确治疗，出疹轻，可无明显脱屑。

（九）实验室检查

1．常规检查　血常规检查白细胞升高，多在（10～20）×10^9/L之间，中性粒细胞在80%以上，严重者可出现中毒颗粒。尿常规检查若发生肾脏变态反应，会有尿蛋白增加，并可出现红、白细胞和管型。

2．病原学检查　咽拭子或其他病灶分泌物培养可有乙型溶血链球菌生长，也可用免疫荧光法检测咽拭子涂片快速诊断。

（十）诊断要点

诊断须依据流行病学资料、临床表现及实验室检查综合判断。具备发热、猩红热样皮疹及血常规检查结果可诊断为疑似病例，具备其他临床表现可以诊断为临床诊断病例，咽拭子或脓液培养分离出A组链球菌可以确诊。

（十一）特异治疗

首选特效药物为青霉素。用药后90%病人2～3天退热，平均24小时细菌培养转为阴性。儿童一般每日80万单位，成人每日160万单位，分2次肌内注射，连续7～10天，重者可加大剂量静脉滴注。对青霉素过敏者，可用红霉素，每日每公斤体重30～50mg，分4次口服，复方新诺明及林可霉素亦有效。

（十二）经常性预防措施

1．开展监测　各级各类医疗卫生机构发现病例后及时进行报告。

2．做好托幼机构、中小学校健康教育、消毒和晨午检。

（十三）疫情控制措施

1．患者管理　住院或家庭隔离。咽拭子培养3次阴性且无化脓性并发症者，方可解除隔离，但自治疗日起，不得少于7天。有人认为青霉素治疗2天后，即可使95%左右的患者咽拭子培养转阴。

2．接触者管理　对接触者医学观察7日，并可用氨苄青霉素每日1次肌注预防。接触病人时应带口罩。目前尚无有效疫苗进行预防。但对猩红热病原彻底治疗，对预防免疫性并发症很重要。

3．消毒　对病家、所在班级等消毒。

二十二、布鲁菌病

（一）概述

布鲁菌病（brucellosis），简称布病，是由布氏杆菌引起的人畜共患的自然疫源性疾病。临床上主要表现为长期发热、多汗、关节炎、睾丸炎、肝脾肿大等。本病易复发，易转为慢性。为传染病防治法规定的乙类传染病。

（二）病原体

布鲁菌为革兰阴性短小杆菌，初次分离时多呈球状，球杆状和卵圆形。该菌传代培养后渐呈短小杆状，菌体无鞭毛，不形成芽胞，毒力菌株可有菲薄的荚膜。布鲁氏菌在自然环境中生命力较强，在病畜的分泌物，排泄物及死畜的脏器中能生存4个月左右，在食品中约生存2个月。加热60℃或日光下曝晒10~20分钟可杀死此菌，对常用化学消毒剂较敏感。

（三）传染源

主要是羊、牛及猪，其次是犬。染菌动物首先在同种动物间传播，造成带菌或发病，随后波及人类。

（四）传播途径

主要传播途径包括

1. 经皮肤粘膜接触传染　直接接触病畜或其排泄物，阴道分泌物，娩出物；或在饲养、挤奶、剪毛，屠宰以及加工皮、毛、肉等过程中没有注意防护。可经皮肤微伤或眼结膜受染；也可间接接触病畜污染的环境及物品而受染；

2. 经消化道传染　食用被病菌污染的食品、水或食生乳以及未熟的肉、内脏而受染；

3. 经呼吸道传染　病菌污染环境后形成气溶胶，可发生呼吸道感染。

4. 其他　其他如苍蝇携带，蜱叮咬也可传播本病，但重要性不大。

（五）易感人群

人类普遍易感，病后可获得一定免疫力，不同种布鲁氏菌间有交叉免疫，再次感染复发者有2~7%，疫区居民可因隐性感染而获免疫。

（六）流行特征

本病流行于世界各地，我国多见于内蒙、东北，西北等牧区。本病一年四季均可发病，但以家畜流产季节为多。发病率牧区高于农区，农区高于城市。流行区在发病高峰季节（春末夏初）可呈点状暴发流行。患病与职业有密切关系，兽医、畜牧者、屠宰工人、皮毛工等明显高于一般人群。发病年龄以青壮年为主，男多于女。牧区存在自然疫源地，但疫区流行强度受布鲁菌种、型及气候，人们的生活水平与对牧畜、牧场管理情况的影响。2006年全国布病发病率居甲乙类传染病的第十位，北京市每年均有布病病例报道。

（七）潜伏期和传染期

1. 潜伏期　为7~60天，一般为2周。少数患者可长达数月或1年以上。

2. 传染期　病畜的分泌物、排泄物、流产物及乳类含有大量病菌，如实验性羊布菌病流产后每毫升乳含菌量高达3万个以上，带菌时间可达1.5~2年，所以是人类最危险的传染源。病人的体液中存在病菌，但一般不造成传播。

（八）临床特征

多数病例发病缓慢，少数起病急骤，一般类似感冒。布病患者最常出现的症状是发热，典型热型为波浪式起伏，故曾称布病为波状热。但目前少见此类病例，多为低热，间歇热等。多汗，在晚上增多，出现盗汗，汗质较粘。关节肌肉痛：在急性期这种痛常呈游走性，主要是在大关节。慢性期疼痛限局于大关节。其他症状体征有乏力、精神不振、皮疹、肝脾淋巴结肿大、睾丸肿大、关节肿大、皮下结节出现等。

（九）实验室检查

1. 常规检查　外周血象检查白细胞半数正常或轻度减少，淋巴细胞相对或绝对增多，分类可达60%以上。血沉在各期均增速。久病者有轻或中度贫血。

2. 病原学检查　患者血液、骨髓、乳汁、子宫分泌物均可做细菌培养。骨髓标本较血液标本阳性率高。

3. 血清学检查　可开展血清凝集试验、补体结合试验、抗人球蛋白试验、ELISA等检测血清中的特异性抗体。

4. 皮肤试验　以布氏杆菌抗原作皮内试验

（十）诊断要点

在农牧业区有病畜接触史，从事兽医、屠宰、肉食加工行业的人员；或饮用过未经巴斯特消毒法灭菌的牛、羊奶及其乳制品的人群；或与含菌培养标本有接触的实验室工作人员，如果出现反复发作的发热，伴有多汗、游走性关节痛。查体发现肝脾及淋巴结肿大，即可诊断为疑似病例。病原分离、试管凝集试验、补体结合试验、抗人球蛋白试验、ELISA任何一项检查结果阳性可确诊。

（十一）特异治疗

急性期要以抗菌治疗为主。常用抗生素有链霉素、四环素族药物、磺胺类及TMP，另外氯霉素、利福平、氨苄青霉素也可试用。一般采用联合用药和多疗程疗法。菌苗疗法适用于慢性期患者，治疗机制是使敏感性增高的机体脱敏，减轻变态反应的发生。水解素和溶菌素系由弱毒布鲁氏菌经水解及溶菌后制成，其作用与菌苗相似。

（十二）经常性预防措施

1. 开展监测　各级各类医疗机构发现布病患者应及时报告。

2. 开展健康教育　健康教育的核心内容：①人患布病的传染源是染疫的家畜，最常见的是羊、牛、猪等。主要传播因子是病畜的流产物、乳、肉、内脏和皮毛等；②布病是可以预防的，而且是可治愈和自愈的。健康教育的目标人群主要有与牲畜密切接触的从业人员及疫区和牧区的农牧民，如兽医、放牧员、饲养员、屠宰工、挤奶员、乳肉加工人员等。

3. 病畜处理　定期检疫存栏牲畜，发现病畜后及时隔离、淘汰病畜，对畜群进行免疫接种。

（十三）疫情控制措施

1. 患者管理　病人可自行到传染病医院就诊。因布病患者不传人，故对病人不需隔离。

2. 密切接触者管理　病人居住的环境无需特殊处理，密切接触者无需隔离，但应对周围人群进行布病检疫，发现可疑者应及时处理。

3. 病畜要做好隔离　隔离的病畜要集中，以减少与周围人畜的接触和对环境的污染。病畜圈应离健康畜圈距离50米以上。隔离病畜用的草场、水源、圈舍要固定专用，不得与健康畜交替使用。管理病畜的人员不准进入健康牲畜的圈舍。

4. 消毒　查出传染源后，及时处理病畜。对各类传播因子，如牛、羊、猪等病畜流产胎儿，被污染的乳、肉等应做消毒处理或焚烧、深埋。对病畜栖息之处要予以彻底消毒。来自布病疫区的皮毛应在收购地点进行消毒、包装，并经表面消毒后外运。

二十三、淋病

(一) 概述

淋病（gonorrhea）是奈瑟淋病双球菌（也称淋球菌）引起的泌尿生殖系统的化脓性感染，以排出脓性分泌物为主要特征。为我国性传播疾病中发病率最高的疾病，是法定管理的乙类传染病。

(二) 病原体

淋病奈瑟菌是一种革兰阴性双球菌，在潮湿、温度 35～36℃度的条件下适宜生长，淋球菌对外界理化因素的抵抗力差，在完全干燥的环境中只能存活 1～2 小时，附着于内衣裤能存活 10～24 小时，在常用消毒剂或肥皂液中数分钟就能使其灭活。

(三) 传染源

人是淋球菌的唯一天然宿主，淋病患者（包括有症状和无症状）是传播淋病的传染源。

(四) 传播途径

淋病主要通过不洁性交而传染。但也可以通过非性接触途径传播，非性接触传播通过污染的衣裤、床上用品、毛巾、浴盆、马桶等间接感染；新生儿淋菌性眼炎多通过淋病母体产道感染引起的。

(五) 易感人群

目前为止，尚未发现人类对淋球菌感染具有天然的抵抗力，曾经感染过淋球菌的患者，在感染后也不能建立针对淋球菌的持久性免疫，因此，所有人通过性途径或间接途径接触淋球菌后都易患淋病。发病与病人因素，如年龄、性别、种族、受教育程度、性行为方式及自身免疫力有关，也与淋球菌菌体特征，如外膜蛋白也有关。

(六) 流行特征

淋病是一种在世界上广泛流行的性病。新中国成立前，淋病的流行十分严重。解放初期淋病占性病的第二位，到 20 世纪 60 年代中期，淋病在我国基本消灭。20 世纪 80 年代淋病又重新传入我国，从沿海城市向内陆城市蔓延。而且每年发病率增长很快。淋病在性病的发病中属前两位。

(七) 潜伏期和传染期

1. 潜伏期　急性淋病的潜伏期是 1～14 天，常为 2～5 天。

2. 传染期　急性淋病患者和慢性淋病患者都可以传播淋球菌。淋病是一种男性病人和女性病人的症状和体征可以表现出很大差异的性传播疾病，男性的症状明显，并趋向于自限性，通常会去求医；女性的症状可以很轻微，从而被忽视。据估计至少有 50% 的女性病人属于无症状型，缺乏足够的检查和治疗。另外也有一部分男性患者无临床症状或是因为治疗不当等原因转为无症状慢性淋病，这些都是重要的传染源。

(八) 临床特征

淋病的临床表现取决于性别、感染部位、感染时间的长短、感染程度等以及是否伴有衣原体等其他病原体的感染等。淋病可分为急性淋病和慢性淋病；无并发症淋病和有并发症淋病；有症状淋病和无症状淋病以及播撒性淋病等。

男性淋病：表现为淋菌性尿道炎，尿道口红肿、尿道有脓性分泌物、尿痛、排尿困难。少数病例感微热和疲乏。累及两侧腹股沟淋巴结时，局部红肿疼痛。但相当多的患者可无症状。尿道炎未治疗，反复发作，粘膜炎症可形成瘢痕及尿道狭窄。淋球菌上行蔓延可并发前列腺炎、精囊炎、输精管炎和附睾炎。检查发现前列腺均匀肿大，有压痛；附睾炎时，阴囊肿胀，有触痛；输精管炎症阻塞可致不育，但少见。

女性淋病：临床症状不如男性特异。根据感染部位，如为尿道，则有尿频、尿痛及排尿烧灼感，可见尿道口红肿，有少量脓性分泌物；如为宫颈，则阴道排出物增加。窥镜可见宫颈红肿、易出血及分泌物，有触痛及性交痛。偶尔腰痛及下腹痛。前庭大腺感染时，腺开口红肿，有分泌物，严重者形成脓肿。但80%女性患者症状轻微或无症状，是潜在的传染源。如炎症未及时控制，淋球菌上行感染可并发盆腔炎。临床表现发热、下腹疼痛、双侧附件压痛、子宫颈举痛及粘液脓性分泌物增多。患者输卵管炎症后阻塞可继发不育或宫外孕。幼女阴道上皮发育不完全，受淋球菌侵犯时可发生外阴阴道炎。可造成孕妇早产、流产。

（九）实验室检查

1．淋球菌涂片　取材于尿道或宫颈分泌物，进行革兰染色，在多型核白细胞内找到革兰阴性双球菌，涂片检测的阳性率为男性90%，女性50%～60%。

2．淋球菌培养　国内一般采用巧克力琼脂或血琼脂培养基，在温度36℃，湿度70%，含有5%～10% CO_2 的环境中培养，24～48小时观察结果，经过菌落形态、革兰染色、氧化酶实验或糖发酵实验等鉴定。

3．淋球菌药敏实验　可用纸片扩散法做药物敏感性实验，或用琼脂平皿稀释发测定最小药物抑菌浓度，以指导抗菌药物的选择。

（十）诊断要点

淋病必须根据有非婚性接触、性伴感染史、或与淋病患者共用物史、或新生儿的母亲有淋病史等，结合上述临床表现和实验室检查结果综合分析，慎重作出诊断。实验室检查从男性尿道涂片中观察到革兰阴性细胞内典型双球菌，或从临床标本中培养分离到典型革兰阴性、氧化酶阳性双球菌，可确诊。

（十一）特异治疗

对尿道、宫颈、直肠和咽部淋球菌感染推荐用：头孢曲松250mg，一次肌注；或环丙沙星500mg，一次口服（孕妇、儿童及肝肾功能障碍者忌用）；或多西环素100mg，每日2次，共7日（孕妇禁用）；或阿奇霉素1g，一次口服；或大观霉素2g（宫颈炎用4g），一次肌注。

（十二）经常性预防措施

1．开展监测　在各级各类医疗机构开展病例监测，在高危人群中开展病例和行为监测，同时应开展耐药性监测。

2．开展健康教育，提倡安全性行为，推广安全套的使用。

（十三）疫情控制措施

1．患者管理 患者应隔离治疗，治疗期间应禁止性行为。

2．密切接触者管理 密切接触者应做好个人卫生，日常用品避免混用，避免生殖道和其他部位的接触传播，患者配偶应同时接受诊治。

3．消毒 患者的毛巾、床单等应单独使用，并做好随时消毒。

二十四、梅毒

（一）概述

梅毒（Syphilis）是由梅毒螺旋体引起的一种慢性传染性疾病，当螺旋体进入人体后，迅速播散至全身各器官，产生各种症状与体征，也可呈潜伏状态，还可通过胎盘传给下一代，故危害极大。是法定管理的乙类传染病。

（二）病原体

梅毒螺旋体属螺旋体目中的致密螺旋体属，梅毒螺旋体本身不易着色，是小而细的螺旋状微生物。梅毒螺旋体系厌氧微生物，离开人体不易生存。干燥环境1~2小时死亡。不耐温热，41℃可存活2小时，100℃立即死亡。干燥、紫外线和一般消毒剂很容易将梅毒螺旋体杀死。

（三）传染源

梅毒螺旋体只感染人类，感染梅毒螺旋体的人（包括有症状和无症状的）是本病的唯一传染源。

（四）传播途径

多数通过性交直接接触传染，梅毒螺旋体通过破损的皮肤或粘膜感染，在性交时通过微小的皮肤或粘膜破损而传播，因此接种部位一般为生殖器。亦可为他处少数通过接吻、哺乳、输血、接触病人污染的衣物、毛巾和医疗器械等。患有梅毒的孕妇可通过胎盘传给胎儿也可以在生产过程中通过产道传染。

（五）易感人群

人对梅毒螺旋体普遍易感。暴露后的感染率为30%，感染后可逐渐产生免疫力。一般认为梅毒无先天免疫，后天免疫也很弱，故不能防止第二次再感染。

（六）流行特征

梅毒曾经在世界上广泛流行，20世纪50年代后感染人数迅速下降。我国在建国初期，梅毒为主要性病，经过对梅毒的防治，我国在1964年宣布基本消灭了梅毒。20世纪80年代中期开始陆续发现新的梅毒病人，并曾逐年上升趋势，当前我国梅毒患者中男性发病明显高于女性。但是近年来，孕妇梅毒和新生儿梅毒报告人数呈上升趋势。

（七）潜伏期和传染期

1．潜伏期 一期梅毒的潜伏期为10~90天，一般2~3周。

2．传染期 早期梅毒的传染性较大，特别是一期梅毒的硬下疳和二期梅毒的扁平湿疣皮损上有大量的梅毒螺旋体，易发生传染，晚期梅毒的传染性逐渐减小。罹患梅毒的母亲可通过胎盘传染给胎儿。

（八）临床特征

梅毒可根据不同的传染方式分为后天梅毒和先天（胎传）梅毒；又可以据其病期分为

早期梅毒（一期、二期，2年之内）和晚期梅毒（大于2年，三期）。

后天梅毒的潜伏期一般为2～4周，在螺旋体侵入部位首先发生硬下疳，即为一期梅毒，是圆形或椭圆形略高出皮面红色糜烂面或浅溃疡，软骨样硬度，无疼痛，1～2周可出现腹股沟淋巴结肿大，部分螺旋体进入到血液循环，播散到全身各系统，如皮肤粘膜、肝、脾、骨骼及神经系统，形成梅毒性损害，出现各种临床表现，称为二期梅毒。皮肤粘膜损害是该期最常见的表现，约80%～95%病人可发生，皮疹分布广泛、对称，疹型多种多样，以斑丘疹最常见，手掌和足底部对称性红斑和阴肛部扁平湿疣可单独存在，也可与躯干皮疹并存，是较有特征的损害。部分病人还可出现骨关节、眼、神经系统的损害。如不经治疗可自行消退，但还可反复发作，每次发作后潜伏期越来越长，而皮损的数目越来越少。感染达2年以上则称为三期梅毒（晚期梅毒）。三期梅毒可侵及神经系统产生无症状神经梅毒、脑膜梅毒、脑血管梅毒、脑脊髓实质梅毒；心血管系统可产生主动脉炎、主动脉瘤、主动脉瓣闭锁不全等。晚期损害病程长，破坏性大，常造成器质性毁坏而致功能异常和丧失。

未治疗的早期梅毒孕妇，可产生流产、死胎、早产和先天梅毒儿。早期先天梅毒表现基本与成人二期梅毒相同；晚期先天梅毒与后天晚期梅毒一样，除可出现皮肤粘膜、中枢神经系统和心血管系统损害外，还可影响儿童生长发育，致畸，留下标记性损害。

（九）实验室检查

1. 梅毒螺旋体检查　取硬下疳或扁平湿疣等皮损处的组织或渗出液，或淋巴结穿刺液，直接用暗视野显微镜检查或进行免疫荧光染色镜检，可以发现螺旋体。

2. 血清学检查　①非梅毒螺旋体抗原血清试验是用心磷脂作为抗原，检测血清中抗心磷脂抗体，本实验敏感性高而特异性较低，目前一般作为筛选和定量试验，观察疗效，复发及再感染；②梅毒螺旋体抗原血清试验：是用活的或死的梅毒螺旋体或其某种成分蛋白作为抗原来检测抗梅毒螺旋体的抗体，这种实验敏感性和特异性均高，一般用作证实性试验。

（十）诊断要点

梅毒诊断必须根据流行病学史、临床表现和实验室检查进行综合分析后作出诊断。具有病史和临床表现者为疑似病例，还应具备暗视野显微镜检查或血清学检查任何一项为阳性可确诊。

（十一）特异治疗

一期、二期和病期不足两年的潜伏梅毒患者，可给予青霉素肌内注射，亦可肌内注射普鲁卡因青霉素G混悬液。晚期梅毒可予以普鲁卡因青霉素G肌内注射，或用苄星青霉素每周肌内注射。

（十二）经常性预防措施

1. 开展监测　各级各类医疗机构发现梅毒病人应该及时进行网络直报，各级性防机构应该在各种高危险行为人群中开展艾滋病的血清学和行为学监测。

筛检：献血员应严格进行梅毒检测。

2. 宣传教育　要通过媒体对大众人群开展形式多样，生动活泼，通俗易懂的宣传教育。在大众人群中提倡洁身自爱，固定性伴，防止多性伴现象，同时积极推广安全套在人群中的使用率和正确使用率，提高人群防范性病的意识。

3. 公共场所卫生管理　各级旅店、宾馆、饭店、招待所等服务单位以及浴池、理发业要按照国家卫生管理条例的要求认真做好公共场所用具的消毒工作，以防一些性传播疾病借助公共用居与设施造成传播。

（十三）疫情控制措施

1. 患者管理　早期发现梅毒患者，给予及时、合理的治疗。并向患者提供相关疾病预防知识的咨询服务；做好梅毒患者家庭内的管理咨询，包括衣物、毛巾、被褥的清洗，水池、浴具和便具的消毒；告知病例养成良好的个人卫生习惯，触摸患处后要及时洗手和消毒，在未洗手之前不要抓摸其他部位。

2. 密切接触者管理　确诊的早期梅毒患者的性伴要到医院进行梅毒检查，即使首次血清学检测为阴性也不应掉以轻心，应进行预防性治疗或首次检测后 2 ~3 周进行血清学复查，以明确感染状态，避免延误治疗。

3. 随时消毒　梅毒螺旋体为厌氧微生物，在体外干燥处不易生存，常规消毒即可。

二十五、疟疾

（一）概述

疟疾（malaria）是由疟原虫引起的严重的传染病，经按蚊传播，以发冷、发热、肝脾肿大为主要临床特征，重症疟疾的病死率较高，必须及早诊治。是法定管理的乙类传染病

（二）病原体

本病的病原体为疟原虫，能引起人类疟疾的疟原虫有 4 种，即间日疟原虫、恶性疟原虫、三日疟原虫及卵形疟原虫。

（三）传染源

病人及带虫者。

（四）传播途径

本病主要由传播媒介按蚊传播，疟原虫需在蚊体内经过有性生殖及孢子生殖后，产生许多子孢子，成熟后子孢子自卵囊中逸出，进入按蚊的唾液腺内，待再次叮咬人体时即将子孢子释入血液中，使之发病。本病有时也可经输血传播，而引起输血性疟疾，偶也可经胎盘传播给胎儿而引起先天性疟疾。

（五）易感人群

人类对本病有普遍的易感性，流行区的人群存在一定的免疫力，仅能使再次发病时症状较轻，但不能防止再感染。

（六）流行特征

在我国间日疟分布较广，南自海南省北至辽宁省均有发生，恶性疟则分布在长江以南各省，新中国成立后开展了大规模的防治运动后，间日疟已局限于广东等南方数省，恶性疟则仅局限于云南及海南两省；其余两种疟疾均甚罕见。北京市偶有输入性病例发生。

（七）潜伏期和传染期

1. 潜伏期　因疟原虫的种类不同而异，间日疟为 12 ~20 天，恶性疟为 8 ~15 天，三日疟为 18 ~40 天，卵形疟为 11 ~16 天。

2. 传染期　一般说只有存在按蚊时，本病才有传染性，疟原虫需在按蚊体内经过半个月左右的发育（受气温的影响而定），疟原虫子孢子进入蚊体唾液腺后才能传播给其他人。

（八）临床特征

人类的疟疾有间日疟、恶性疟、三日疟及卵形疟4种，前两种较为常见，后两种则较少见。疟疾发作时有发冷及寒战，继之发热，可高达39～41℃，持续约4～6小时，遂即出汗，体温逐渐下降至正常，患者可感疲乏、无力，在发作间歇期患者可无任何症状。间日疟及卵形疟患者间日发作一次，三日疟患者则间两日发作一次，恶性疟患者则每日均有发作。经反复发作后，患者肝脏及脾脏逐渐肿大，但以脾脏肿大尤为明显，质中硬，患者并逐渐出现贫血。

（九）实验室检查

1. 常规检查　患者血小板减少，恶性疟患者血小板可将至正常的一半或1/4。反复发作的患者贫血明显。

2. 病原学检查　患者末梢血涂片以瑞氏或姬氏染液染色后，在其红细胞中找到疟原虫的环状体或滋养体，此时不仅可确诊，而且可鉴定疟原虫的种类，以确定为何种疟疾。

3. 血清学检查　目前已有试剂盒可以检测患者血液中恶性疟原虫富含组氨酸蛋白2，方法简便且快速，阳性率可达100%，对早期诊断具有重要价值。

（十）诊断要点

本病的临床诊断主要依据患者来自疟疾流行区，并有典型的临床症状；患者末梢血涂片中找到疟原虫即可确诊。

（十一）特异治疗

由于存在抗氯喹恶性疟，因此治疗时应分为氯喹敏感性疟疾及抗氯喹恶性疟两类，目前我国的恶性疟已确定均为抗氯喹恶性疟。

（十二）经常性预防措施

1. 开展监测　各级各类医疗机构发现疟疾病例应及时进行网络直报。

2. 加强个体防护　使用防蚊油、驱蚊灵及其他驱避剂等涂布暴露部位的皮肤，头部可用防蚊网（棉线浸渍701防蚊油制成）。提倡装置纱门纱窗，合理使用蚊帐，改变露宿习惯，防蚊叮咬。

3. 防蚊灭蚊　在按蚊孳生季节采用防蚊设施（如，杀虫剂浸泡的蚊帐，蚊香等），利用蒿、艾等野生植物烟熏驱蚊，在居民点周围蚊虫孳生地定期喷洒杀虫剂，清除积水。

4. 到疫区长时间工作，感染风险较大的人可预防性服药。

（十三）疫情控制措施

1. 患者管理　不需隔离，但应对患者进行系统治疗，居室内应做好防蚊、灭蚊。

2. 保护易感人群　加强个体防护，正确使用蚊帐、杀虫剂、蚊香等防蚊用具。搞好环境卫生，清除积水，减少蚊虫孳生，做好灭蚊工作。对进入疫区人员要及时进行预防服药，并在离开疫区时给予一次正规抗疟治疗。

3. 对出现当地新感染病例或输入继发病例的活动性疫点，应根据病例多少和媒介蚊种，对病家及其周围人群或全村居民进行集体治疗服药，对局部住房或全村进行室内杀虫剂滞留喷洒或处理蚊帐，连续处理2～3年。

4. 检疫　国境口岸卫生检疫机关对出、入境人员要积极开展疟原虫镜检工作，及时诊断和治疗病人，并向当地卫生防疫单位报告疫情。对来自国外疟区的入境人员，由国境口岸卫生检疫机关负责进行监测。并负责将回国患疟人员卡片转给患者所属卫生管理部门进行治疗和追踪观察1年。

二十六、流行性感冒

（一）概述

流行性感冒（influenza）简称流感，是由流感病毒引起的一种急性呼吸道传染病。流感传播迅速，流行季节感染人数多，流感流行时会有老年人患流感后出现并发症而死亡。流感是传染病防治法规定的丙类传染病，但发生流行时的危害不容忽视。

（二）病原体

流感病毒属正粘液病毒科，系有包膜的RNA病毒。流感病毒有核蛋白、基质蛋白、血凝素和神经氨酸酶等4种结构蛋白抗原，根据抗原性不同，流感病毒分为甲、乙、丙3型。甲型流感病毒可引起流行，能引起世界性大流行；乙型常引起流感局部暴发；丙型主要以散发形式出现。血凝素（HA）和神经氨酸酶（NA）是划分甲型流感病毒亚型的依据。流感病毒抗原的变异有两种：抗原漂移（指病毒亚型内部经常发生的小幅度的变异，属于量变）和抗原转换（指病毒抗原变异幅度大，形成新的亚型，是抗原的质变），与流感流行的规模关系密切。

（三）传染源

传染源包括流感患者和隐性感染者，主要是急性期患者。

（四）传播途径

流感病毒在外界存活时间极短，主要通过飞沫传播。病毒存在于病人的呼吸道分泌物中，随咳嗽、喷嚏排出体外。接触污染的物品和玩具也可感染。

（五）易感人群

人类对流感病毒普遍易感，感染后会获得一定的免疫力，由于流感病毒抗原性变异较快，所以重复感染的可能性仍存在。老年人、婴幼儿、慢性病患者等感染流感后易出现肺炎等并发症，是流感的高危人群。流感流行季节，中小学生罹患流感的风险最大，是流感防治的重点人群。

（六）流行特征

流感是人类面临的主要公共问题之一，我国是流感的多发区。据统计，流感每年的发病率为10%~30%。流感流行具有一定的季节性，我国北方常发生于冬季，而南方多发生于冬夏两季。每年11月至来年2月是北京市流感高发季节。

（七）潜伏期和传染期

1．潜伏期　数小时至4天，一般为1~3天。

2．传染期　潜伏期末即有传染性，病初2~3日传染性最强，成年人病后1~7日均有传染性，儿童传染期可长至病后10日。

（八）临床特征

起病多急骤，主要以全身中毒症状为主，呼吸道症状轻微或不明显。发热通常持续3~4天，但疲乏虚弱可达2~3周。根据临床表现可分为单纯型、肺炎型、中毒型、胃肠型。单纯型最常见，轻者类似普通感冒，病程仅2~3天，症状有头痛、畏寒、发热、腰背四肢酸痛、乏力等，但开始时呼吸道症状不明显。高热持续 2～3 天后渐降，此时呼吸道症状才变明显。各种症状约经一周左右随之消失，但乏力可持续2周以上，体力恢复较慢。肺炎型主要发生在婴幼儿、老年和体弱者，起初如同单纯型流感，1～2 日后症状加重，表现为高热不退、咳嗽剧烈、气促发绀、血性痰、两肺湿啰音等，胸片可见双侧肺野呈散在絮状阴影。中毒型是由病毒侵入神经系统和心血管系统引起的中毒症状，临床上有脑炎和脑膜炎的症状。胃肠型以恶心、呕吐、腹泻为主要症状。

（九）实验室检查

1. 常规检查　血常规检查白细胞计数不高或减少，淋巴细胞相对增多。

2. 病原学检查　可自鼻咽分泌物或口腔含漱液中分离流感病毒；或应用分子生物学技术检查患者呼吸道上皮细胞流感病毒抗原。

3. 血清学检查　疾病初期和恢复期双份血清抗流感病毒抗体滴度有4倍或以上升高，有助于回顾性诊断。

（十）诊断要点

在流行期间，根据接触史，集体发病和典型症状、体征，诊断不难。散发病例和轻型病例，诊断较难，需要进行鉴别诊断。

（十一）特异治疗

抗流感病毒药物治疗只有早期（起病1～2 天）使用才能取得最佳疗效。现有抗病毒药物有两类：离子通道 M_2 阻滞剂（金刚烷胺和金刚乙胺）和神经氨酸酶抑制剂（奥司他韦，商品名达菲和扎那米韦）。其中 M_2 阻滞剂只对甲型流感病毒有效，治疗患者中约有 30% 可分离到耐药菌株，而神经氨酸酶抑制剂对甲、乙型流感病毒均有很好作用，耐药发生率低。

（十二）经常性预防措施

1. 开展监测　北京市二级以上医院门、急诊开展流感样病例监测，对部分医院的病例采集咽拭子，分离流感病毒，进行病原学监测。

2. 每年秋冬季接种流感疫苗，接种的重点人群包括：老年人、慢性病病人、医务人员、儿童等。

3. 开展健康教育，使广大居民养成良好的卫生习惯和自我防护意识，秋冬季注意锻炼身体、开窗通风、勤洗手，去医院时戴口罩。

4. 公共场所注意环境卫生，勤打扫、勤消毒。

5. 学校、托幼机构开展晨午检，对发热的学生进行筛查，嘱其及时就医，并居家隔离治疗。

（十三）疫情控制措施

1. 患者管理　流感患者进行隔离治疗，多数病例可以居家隔离。特别是学校和托幼机构应该鼓励发热学生居家隔离，反对带病上课。

2. 密切接触者管理　对密切接触者医学观察 7 天，期间可以工作或学习。家中有流感患者时注意防护，减少感染机会。

3. 消毒　医院、火车站、电影院等公共场所注意消毒，并适当开窗通风。

4. 要特别注意在病毒发生变异出现新亚型后引起新的世界大流行时的防控工作。

二十七、流行性腮腺炎

（一）概述

流行性腮腺炎（mumps）由腮腺炎病毒所引起的急性呼吸道传染病，主要通过空气飞沫传播，临床表现为腮腺非化脓性肿胀、疼痛、伴发热或轻度不适。流行性腮腺炎是我国传染病防治法规定的丙类传染病。

（二）病原体

腮腺炎病毒，属于副粘液病毒，为单股 RNA，对低温有较强抵抗力，在紫外线下迅速死亡。病后 1 周出现 S 抗体，无保护作用。2 ~ 3 周后出现 V 抗体，有保护作用。

（三）传染源

人是腮腺炎病毒的唯一自然宿主。腮腺炎患者和隐性感染者是本病的传染源。

（四）传播途径

以飞沫经空气传播为主。被患者和隐性感染者唾液污染的食具或玩具也可间接传播。

（五）易感人群

人普遍易感，主要侵犯儿童，成人中亦可发现。在流行期正常人群隐性感染率达 30% ~ 50%。一次感染后可获终身免疫。

（六）流行特征

全年可发病，但以冬、春季为流行高峰。腮腺炎主要在儿童和青少年中发生，尤以 5 ~ 15 岁患者较为多见，2 岁以下、40 岁以上很少发病。常在托儿所、幼儿园、学校和新兵中暴发。大约每 2 年发生一次流行。一次感染后可获得终身免疫，但个别抗体水平低下者，亦可再次感染。北京市流腮发病以学龄前儿童及在校学生为主，20 岁以下病例占总病例数的 80% 左右，常会对学校的正常教学秩序和儿童健康产生影响。

（七）潜伏期和传染期

1. 潜伏期　14 ~ 25 天。

2. 传染期　早期病人及隐性感染者均为感染源，在病人腮腺肿大前 7 日至肿后 9 日内具有高度传染性。

（八）临床特征

患者受感染后，大多无前驱症状，部分患者可有倦怠、畏寒、食欲不振、低热、头痛等症状，其后则出现一侧腮腺肿大或两侧腮腺同时肿大，2 ~ 3 日内达高峰，面部一侧或双侧因肿大而变形，局部疼痛、过敏，开口及咀嚼时疼痛明显，含食酸性食物胀痛加剧，常可波及邻近的颌下腺。舌下腺及颈部淋巴结。腮腺肿大可持续 5 日左右，以后逐日减退，全部病程约 7 ~ 12 日。青春期男性患者有时并发睾丸炎，发生率平均为 20%。青春期女性患者仅 5% 可并发卵巢炎，症状多较轻。腮腺炎并发脑炎的神经症状常在腮腺炎高峰时出现，开始常为脑膜炎，有发热、头痛、呕吐、颈项强直、Kernig 征阳性等症状。如侵及脑实质，可出现嗜睡，甚至昏迷等症状。腮腺炎病毒引发的脑炎约占病毒性脑炎中 10% 左右。腮腺炎病毒脑炎症状一般较轻，预后良好，多在 2 周内恢复正常，无后遗症。

（九）实验室检查

1. 常规检查　血常规检查白细胞计数大多正常或稍增高，淋巴细胞比例增高；尿常规检查一般正常，有肾脏损害时可出现蛋白、红细胞、白细胞和管型；并发脑膜炎时脑脊液呈病毒性炎症特点。血清和尿淀粉酶测定 90% 患者血清和尿淀粉酶增高，增高程度与腮腺肿大的程度成正比。

2. 病原学检查　应用早期患者的唾液、血、尿或脑膜炎患者的脑脊液，接种于猴肾、Vero 和 Hela 细胞分离腮腺炎病毒，3～6 日内组织培养细胞可出现细胞致病变现象。

3. 血清学检查　①中和抗体检测：近年来多采用凝胶内溶血法，效价如 1∶2 以上即提示感染；②补体结合试验：作为可疑病例的辅助诊断。双份血清效价有 4 倍及以上的增高或 1 次血清效价达到 1∶64 者有诊断意义，可检测 S 抗体和 V 抗体，S 抗体增高表示新近感染，而单独 V 抗体增高表示既往感染；③血凝抑制试验：2 次测定的效价相差 4 倍及以上则为阳性。

（十）诊断要点

根据流行情况、接触史、临床表现易于诊断，不典型病例需依靠实验室检查。临床诊断结合急性期血清中特异性 IgM 抗体阳性，或双份血清特异性 IgG 抗体效价有 4 倍及以上增高，或腮腺炎病毒分离阳性，即可确诊。

（十一）特异治疗

发病早期可试用利巴韦林 1g/d，儿童 10～15mg/kg 静脉滴注，疗程 5～7 日。

（十二）经常性预防措施

1. 免疫接种　按照北京市免疫规划疫苗免疫程序接种麻腮风联合疫苗，即 1.5 岁、6 岁免费接种麻腮风联合疫苗各 1 针，新入学的外地大学一年级学生自费自愿接种 1 针麻腮风联合疫苗。

2. 一般措施　在流行季节，室内要经常通风换气，湿式扫除，加强托幼机构儿童、学校学生晨午检，及时发现可疑病例，及早进行隔离，以免造成多发、暴发。

3. 宣传培训　各级医疗、疾病预防控制机构应加强对所辖区域的托幼园所、学校等集体单位定期开展传染病疫情报告培训和防病知识宣传。

（十三）疫情控制措施

1. 患者管理　病人隔离治疗，隔离期为自发病至腮腺肿大消失，一般为 3 周左右。待痊愈后，须持所在地段医院保健科医生复课证明方可入托、入学。

2. 密切接触者管理　当托幼机构、学校出现流腮疫情后，要求校方及时召开家长会，告知家长情况，做好宣教工作，对密接人群开展流腮疫苗的应急接种。病人所在班或适当范围内人群进行医学观察一个最长潜伏期，接触者每天用淡盐水漱口，室内通风换气，做湿式扫除，学校、托幼机构要严格落实晨午检制度，早期发现病人，及时隔离治疗。在观察期中不接收或转出人员，减少或禁止组织大型聚会活动。

3. 消毒　散发疫情的消毒由地段医院预防保健科负责指导；暴发疫情和突发公共卫生事件的首次消毒，区（县）疾控中心消毒专业人员必须到达现场进行指导。

二十八、风疹

（一）概述

风疹（rubella）也称德国麻疹，是由风疹病毒引起的急性呼吸道传染病。胎儿可因妊娠早期母亲感染而出现先天性畸形。风疹是传染病防治法规定的丙类传染病。

（二）病原体

风疹病毒暂分类归于披膜病毒，RNA 病毒。风疹病毒仅有 1 个血清型，只对人和猴子有致病力，能透过胎盘，在胎盘和胎儿体内生存并增殖，产生长期多系统的慢性进行性感染。风疹病毒在体外抵抗力较弱，不耐酸，不耐热，加热 56℃ 30 分钟可使其灭活；紫外线及乙醚、氯仿、甲醛等均可将其杀灭。

（三）传染源

人是风疹的储存宿主。风疹病人、亚临床感染患者和先天性风疹患者都是本病的传染源。

（四）传播途径

风疹主要通过空气飞沫传播，也可通过胎盘垂直传播，使胎儿受感染导致先天畸形。

（五）易感人群

人群对风疹普遍易感，感染后能获得持久的免疫力，第二次感染者较少。婴儿出生后从母体获得被动免疫很少发病，但在 6 个月后，抗体逐渐消失而成为易感者。1 岁以后人群免疫力水平又随年龄增长而升高，故风疹易感年龄为 1 ~ 5 岁，6 ~ 10 岁儿童抗体阳性率约为 50%，至 20 岁时可达 80% ~90%。疫苗接种后体内抗体水平较自然感染后低，一般可维持 7 年以上，抗体降低后，仍有可能感染风疹。

（六）流行特征

风疹遍及世界各地，多发生于温带，流行季节为冬、春季，其传染性不如麻疹强，可在幼儿园、学校及军队中流行。在人口密集的城市常呈地方性流行，城市的发病率高于农村。风疹每隔 6 ~ 10 年出现一次周期性大流行，这与人群的流动、免疫水平的升降和易感人群的增加有关。我国全国性血清学调查结果表明，15 岁以上的人群中，有风疹抗体者超过 95%，说明感染绝大多数发生在儿童时期。

（七）潜伏期和传染期

1. 潜伏期　约 14 ~ 21 天，平均 18 天。

2. 传染期　出疹前后传染性最强。风疹患儿应隔离至出疹后第 5 天，在此期间，不能去托儿所、幼儿园、学校，尽量少去公共场所。

（八）临床特征

风疹的临床特征为上呼吸道感染、发热、皮疹和枕后淋巴结肿大。呼吸道症状主要发生在前驱期。风疹的前驱期一般 1 ~ 2 日，表现为轻中度发热、头痛、乏力、食欲不振、喷嚏、流涕、咽痛、咳嗽和眼结合膜炎等，偶有呕吐和腹泻。风疹的发热、呼吸道卡他症状及全身症状均比麻疹和猩红热轻。儿童的前驱期多不明显，青少年和成人常有较明显的前驱期症状。患者一般在发热的第 1 ~ 2 日后出疹，其出疹时间早于麻疹，出疹的速度也比麻疹快。皮疹最初见于面部和颈部 1 日内遍布躯干及四肢，并在 1 ~ 2 日内迅速增多，但手、足心多无皮疹。皮疹颜色淡红，呈玫瑰红色，稀疏分明，疹间皮肤正常，好似轻症麻疹，但小于麻疹，又大于粟粒样的猩红热皮疹，直径约 2 ~ 3 mm。皮疹呈向心性分布，皮疹增多后，躯干的部分皮疹融合在一起使之形态增大，类似于麻疹，出疹的第 2 日为皮疹的高峰，躯干和背部可出现大片皮疹融合现象，类似猩红热，但其颜色远不及猩红热的深红和全身潮红。在出疹期体温不再上升，常无疾病感觉。一些较轻的风疹病毒感染者可以无皮疹发生，只有发热和上呼吸道炎症的表现。

（九）实验室检查

1. 常规检查 血常规检查白细胞总数减少，淋巴细胞增多，可出现变形淋巴细胞及浆细胞。

2. 病原学检查 从出疹到疹后3天内采集咽拭子标本、尿液50ml进行病毒分离培养。或检测风疹病毒核酸阳性。

3. 血清学检查 从出疹到疹后14天采集急性期血标本0.2ml，测定风疹特异性IgM抗体。出疹72小时内血清标本IgM抗体阴性者，需间隔7～10天采集第2份血清标本送检，再次测定IgM抗体。恢复期病人血清风疹IgG较急性期有4倍及以上增长或由阴性转为阳性。

（十）诊断要点

起病1～2天内全身皮肤出现红色斑丘疹，同时伴有发热或耳后、枕后、颈部等全身浅表淋巴结肿大或结膜炎或伴有关节痛（或关节炎）为疑似病例。疑似病例伴发病前14～21天内与确诊的风疹患者有接触史者，为临床诊断病例。有实验室诊断依据的病例为确诊病例。

（十一）特异治疗

风疹目前无特效疗法，主要是对症治疗。患者发热时应卧床休息，饮食宜清淡、易消化、富含营养。有高热、头痛者，给予解热镇痛剂，如安乃近；亦可适当用些清热解毒的中药。风疹并发症很少，经治疗预后良好，一旦发生支气管炎、肺炎、中耳炎或脑膜脑炎等并发症时，应及时治疗。

（十二）经常性预防措施

1. 免疫接种 按照北京市免疫规划疫苗免疫程序接种麻风腮联合疫苗，即1.5岁、6岁免费接种麻风腮联合疫苗各1针，新入学的外地大学一年级学生自费自愿接种1针麻风腮联合疫苗

2. 一般措施 在流行季节，减少儿童去公共场所的机会，室内经常通风换气，湿式扫除，加强托幼机构儿童的晨午检，早发现病人，早隔离治疗。

3. 社会宣传 广泛宣传风疹的预防知识，增强对儿童的保护意识。

（十三）疫情控制措施

1. 患者管理 可嘱病例到传染病医院进行住院治疗，在家治疗时应避免与易感者接触，隔离期以出疹第1天起至疹后第5天，有并发症者延长至第10天。

2. 接触者管理 病人所在班或适当范围内人群进行医学观察一个最长潜伏期，一旦出现新病例，立即与当地疾病预防控制机构联系。接种疫苗是预防风疹最有效的途径，因此对于那些5年内没有接种过风疹疫苗者，20岁以下无风疹患病史者，均应尽快进行应急接种。

3. 消毒 对环境进行湿式消毒，开窗通风有利于病毒迅速排出室外，禁止集体活动，减少病毒的传播范围。

二十九、急性出血性结膜炎

（一）概述

急性出血性结膜炎（acute epidemic haemorrhagic conjunctivitis）俗称红眼病，是由肠道

病毒引起的以结膜下出血和角膜上皮损害为特征的急性传染病。本病为传染病防治法规定的丙类传染病，但因其较易发生大范围的传播，因而是传染病预防控制的重点疾病之一。

（二）病原体

致病菌为肠道病毒 70 型（EV70）和柯萨奇 A_{24}（$CoxA_{24}$）变异型。是小核糖核酸病毒科的肠道病毒属。该病毒直径约 20～30nm，球形、RNA 单股病毒。耐酸、耐乙醚、对碘苷抵抗；对热敏感，加热到 50℃分钟即能灭活。

（三）传染源

急性出血性结膜炎患者为本病的主要传染源。

（四）传播途径

主要为间接接触传播，存在于眼部分泌物的病毒通过污染手、毛巾、水等再感染健康人的眼部而发病，部分病员的咽部或粪便中也存在病毒。

（五）易感人群

人类对本病普遍易感，无性别差异。各年龄都可发病，但以青少年和壮年为多见，可能与接触传染源的机会多有关。

（六）流行特征

本病全年可发生流行，亚热带地区以夏秋季高发。集体单位，一旦发现本病，很易在短期内发生流行，家庭中一旦传入本病，常致全家罹病。10 岁以下儿童虽说感染率高，但发病率较低，可能为隐性感染。成人特别是 20～40 岁者，发病率占 80% 以上。北京市发病高峰为夏秋季，特别是 9 月份易在高校或集体单位中出现传播或流行。

（七）潜伏期和传染期

1. 潜伏期　较短，一般为 24 小时左右。最长不超过 3 天。实验室误接种眼内，可于 18～36 小时内从该眼分离出病毒。

2. 传染期　为潜伏期末至发病后 14 天，或更长。

（八）临床特征

该病起病急、多数患者没有全身症状、少数有低热、头痛、鼻塞等类似感冒的症状。有的病例出现耳前淋巴结肿大。眼部症状明显，双眼眼睑红肿、结膜充血明显，可见细小出血点，重者结膜不呈片状、弥散性出血，全球结膜呈鲜红色。病人眼内异物感显著，眼刺痒或刺痛，烧灼感，畏光，流泪、眼睑沉重、睁眼困难。眼分泌物增多，一般为粘液性，重者呈血性，部分病人耳前淋巴结肿大。如有继发性细菌感染，眼分泌物可呈脓性。角膜累及时，有表浅的角膜炎症状。一般病程 2～3 周，可自愈，一般不留后遗症。

（九）实验室检查

1. 病毒分离　从患者结膜囊内分离病毒，以患病后第 1 天阳性率最高，3 天后开始下降，5 天后为阴性。

2. 血清学检查　结膜囊内病毒分离阴性者还可采用血清学检查。恢复期（2 周左右）中和抗体滴度高于急性期 4 倍及以上即可确定诊断。

（十）诊断要点

夏秋季节一个地区、单位集中出现多数急性结膜炎患者或医院门诊、医务室骤然出现众多潜伏期极短、急剧发病，接触传播很快的急性结膜炎患者须高度警惕急性出血性结膜炎的流行。依据病史、接触史、流行病学史结合临床症状、体征作出临床诊断。急性出血性结膜炎确切诊断须待实验室病原学证实。

（十一）特异治疗

对于肠道病毒目前尚无有效药物，局部滴用抗生素（0.25%氯霉素，0.3%庆大霉素）每日3~4次，防止继发感染。皮质类固醇滴眼，每日2~3次，可以减轻症状。

（十二）经常性预防措施

1. 开展监测　加强日常监测，发现病例及时报告，采取有效的预防与控制措施，迅速切断传播途径，控制疫情传播和蔓延。

2. 开展健康教育　贯彻预防为主的方针，加强卫生宣传，普及卫生知识，提高公众防护意识和城市公共卫生水平，做好个人卫生。

3. 加强对公共卫生服务行业如　游泳池、浴池、美容美发厅、旅店业的卫生管理与监督，加强外环境及从业人员的管理，以消除急性出血性结膜炎流行隐患。

（十三）疫情控制措施

1. 患者管理　应实施隔离控制，不应上班、上学，由其所在居住地的社区卫生服务中心（站）和区（县）CDC负责实施分散居家隔离。隔离期至少7~10日。

2. 密切接触者管理　接触患者后用75%乙醇消毒双手。防止家庭成员间、群体间接触传播是极其重要的。

3. 消毒　病人洗脸用具严格隔离使用，每日煮沸消毒或开水浇烫。病人接触使用的物品，用75%酒精擦拭消毒。污染物煮沸消毒。

4. 分诊　在该病流行时，医院眼科应设专门诊室。红眼病人和其他病人分开挂号、看病、取药、防止交叉感染。

5. 其他措施　流行期间要在医院眼科、矿区、车站、旅游点搜索病人，及早发现和管理传染源。公共场所要采取检疫措施，禁止“红眼病”患者进入游泳池、场或参与社交活动。暴发流行期间根据流行规模及疫情波及范围，由有关部门责令暂时关闭游泳池、浴池等场所，减少社交活动以避免扩大传播。加强公共场所的监督管理，理发店、浴池、美容店做好毛巾、浴池、用具消毒，不接待患者。

三十、感染性腹泻病

（一）概述

除霍乱、细菌性和阿米巴痢疾、伤寒和副伤寒外其他感染性腹泻病（infectious diarrhea except cholera，dysentery and typhoid fever），简称感染性腹泻病。许多病原体感染都可以引起腹泻病。因此，感染性腹泻病不是一个独立的病种，而是由多种病原体分别引起的一大类肠道传染病，是传染性防治法规定的丙类传染病。

（二）病原体

能够引起感染性腹泻病的病原体非常多，一般分为细菌、病毒、寄生虫等。常见的致病菌有沙门菌属、副溶血性弧菌、大肠杆菌、变形杆菌、空肠弯曲菌等。常见的病毒有轮状病毒、诺如病毒、冠状病毒、星状病毒和小圆病毒等。

（三）传染源

被致病微生物感染的动物或人，包括病人和携带者均可做为本组疾病的传染源。

（四）传播途径

主要经过粪口途径传播，通过污染的食品、水、食物、手及苍蝇等媒介。

（五）易感人群

人群普遍易感，不同病原体感染的高危人群不尽相同。

（六）流行特征

本病全球分布，多发生于气温较高的夏秋季，常可发生集体发病和暴发流行，暴发往往发生于幼儿园、托儿所、敬老院和小学校，也可发生医院内感染。

（七）潜伏期和传染期

1．潜伏期　不同病原体感染潜伏期不同，副溶血性弧菌为6～20小时，大肠杆菌为2～20小时，沙门菌属一般为4～24小时，大肠杆菌一般3～4天。诺如病毒一般1～2天。

2．传染期　不同原因引起的感染性腹泻不同。

（八）临床特征

1．炎症型腹泻　指病原体侵袭肠上皮细胞，引起炎症而导致的腹泻。常伴有较多的红白细胞。

2．分泌型腹泻　指病原体刺激肠上皮细胞，引起肠液分泌增多和/或吸收障碍而导致的腹泻。病人多不有发热、粪便多为稀水便。镜检红白细胞不多，如肠产毒大肠杆菌肠炎、轮状病毒肠炎。

（九）实验室检查

1．常规检查　不同病原感染的患者血常规检查不同，但病毒、细菌感染存在一般性规律。

2．病原学和血清学检查　粪便培养可分离相应病原体。也可检测特异性抗体。

（十）诊断要点

诊断应综合以下资料作出：具有相应的流行学史；腹泻、大便超过每日3次，粪便的性状异常，可伴有其他消化道症状，甚至全身中毒症状，排除霍乱、细菌性和阿米巴性痢疾、伤寒和副伤寒。如果粪便中分离到相应的病原体可确诊。

（十一）特异治疗

病毒引起的感染性腹泻病通常没有特异性的药物。细菌性腹泻可选择敏感抗生素治疗，部分患者无需使用抗生素，只需给予补液。

（十二）经常性预防措施

1．开展监测　对感染性腹泻病开展病例和病原学监测，了解疾病流行形势和病原谱的变化，发现致病力强的新病原后应及时预警。

2．加强食品卫生监督管理，确保安全供水和搞好环境卫生等治本措施，管理水源、粪便、饮食和消灭苍蝇的措施，并提倡饭前便后洗手以及安全饮水饮食以切断传播途径。

（十三）疫情控制措施

1．患者管理　患者应隔离治疗，部分患者可以选择居家隔离，此时在家庭内应采取相应的措施避免家庭内的传播。

2．密切接触者管理　接触者一般无需隔离观察，但出现消化道症状时应及时诊治。

3. 消毒　做好随时消毒和终末消毒。在学校、养老院等机构出现暴发疫情时应加强消毒，切断传播途径。

三十一、水痘（附带状疱疹）

（一）概述

水痘（varicella）是由水痘－带状疱疹病毒原发感染引起的发热出疹性疾病，属呼吸道传染病。水痘是托幼园所、学校等集体单位儿童常见的传染病之一，以感染性强，传播快为特点，影响儿童的身体健康和学习生活。水痘不是国家法定报告的传染病，由于水痘暴发疫情占传染病突发公共卫生事件的比重较大，是需要关注的重点疾病之一。

（二）病原体

病毒属疱疹病毒科，呈球形，直径150～200nm。中心为双股DNA，其外为20面体核衣壳，衣壳表面有一层脂蛋白包膜，内含补体结合抗原，不含血凝素或溶血素。本病毒仅有一个血清型，人为唯一的宿主。病毒抵抗力较弱，不耐高温，不能在痂皮中存活，易被消毒剂灭活。但能在疱疹液中－65℃下存活8年。

（三）传染源

病人是唯一传染源。隐性感染或亚临床病例少见。

（四）传播途径

主要通过直接接触水痘疱疹液和空气飞沫传播，也可通过污染的用具传播。

（五）易感人群

人群普遍易感，儿童多发，易感儿童接触后90%发病。病后免疫力持久，一般不再发生水痘。

（六）流行特征

全年皆可发病，以冬春季节多见，是托幼园所、学校等集体单位儿童常见的传染病之一，以感染性强，传播快为特点，一旦引入多造成局部暴发，直至易感者全部感染。医院内可发生儿科院内感染。影响儿童的身体健康和学习生活。

（七）潜伏期和传染期

1. 潜伏期　一般为10～24天，常见14～16天。

2. 传染期　一般从皮疹出现前2天到疱疹完全结痂为止。免疫缺失患者水痘可能在整个病程中皆具有传染性。

（八）临床特征

起病急，前驱期可有轻微发热，体温37.5～38.5℃，精神不振，食欲减低等。皮疹多见于胸背，后见于四肢，呈向心性分布，初起为红色小斑丘疹，迅速转变为疱疹，疱液晶莹，约绿豆大小，四周可绕有红晕，可伴痒感。1～3天干缩结痂。痂盖脱落后不留瘢痕。因皮疹陆续分批出现，故临床可见斑丘疹、疱疹、结痂三种皮损同时存在。

（九）实验室检查

1. 常规检查　本病一般临床表现较典型，从皮疹的特点就可以诊断，临床一般无需开展实验室检查。

2. 病原学检查　取新鲜疱疹内液体作电镜检查，可见到疱疹病毒颗粒。在起病3天内，取疱疹内液体接种人胚羊膜组织，病毒分离阳性率较高。PCR 方法检测鼻咽部分泌物 DNA，为敏感和快速的早期诊断手段。

3．血清学检查　常用的为补体结合试验。水痘病人于出诊后 1 ~ 4 天血清中即出现补体结合抗体，2 ~ 6 周达高峰，6 ~ 12 个月后逐渐下降。亦可用间接荧光抗体法检测。

（十）诊断要点

急性发作且无其他明显原因的播散性（全身性）斑丘样小疱疹。疱疹位置表浅，椭圆形，3 ~ 5mm 大小，壁薄易破，周围有红晕，均为水痘临床诊断病例。

临床诊断病例有下列情况之一者可确诊：①一个月内未接种过水痘疫苗，水痘带状疱疹 IgM 抗体的血清学检测阳性；②分离到病毒，经直接免疫荧光抗体法（DFA）或多聚酶链反应（PCR）检测到抗原；③双份血清（间隔 2 ~ 4 周），水痘 IgG 抗体效价呈 4 倍及以上增高。

（十一）特异治疗

主要是对症处理，如瘙痒较著者可口服非那根，局部擦涂炉甘石洗剂。疱疹破裂者可涂 1% 龙胆紫，如有皮肤继发性细菌感染，可适当选用四环素软膏局部涂抹或抗菌素等。

（十二）经常性预防措施

1．免疫接种　未患过水痘、未接种过水痘疫苗且无疫苗接种禁忌证的 15 岁及以下儿童均应接种疫苗。

2．一般措施　在流行季节，室内要经常通风换气，湿式扫除，加强托幼园所、学校儿童晨午检，及时发现可疑病例，及早进行隔离，以免造成多发、暴发。

3．宣传培训　加强对所辖区域的托幼园所、学校等集体单位传染病疫情报告培训和防病知识宣传。

（十三）疫情控制措施

1．患者管理　患者隔离治疗。隔离期自发病至水痘疱疹全部结痂为止，一般以 21 天为准，并持单位所在地段医院预防保健科复课证明方可入托入学。

2．密切接触者管理　发生病例的幼儿园、小学和初中需开展应急接种，发现 1 例病例，全年级或全楼层易感儿童作为接种对象，病例达到 5 例后，全部易感儿童作为接种对象。应急接种不考虑疫苗接种时间间隔。接种工作由单位所属的地段医院预防保健科在发现病例后 3 天内完成，接种率应≥95%。

3．切断传播途径　病人所在单位的人群进行医学观察 21 天，室内开窗通风，公用物品擦拭消毒，做湿式扫除，加强晨午检，早期发现病人，及时隔离治疗。在观察期中不接收或转出人员，减少或禁止组织大型聚会活动。

附：带状疱疹

带状疱疹是由原发感染水痘 - 带状疱疹病毒发生水痘后，病毒潜伏在感觉神经结，可数十年后被激活引起以沿感觉神经分布的区域内出现水疱疹，伴有神经痛为特征。多发生在腰部，俗称缠腰龙。

为散在发生，发生率低，无流行聚集性。可以发生在患过水痘的任何年龄组，以成年 40 岁以上为主。易感儿童接触成年带状疱疹的皮疹病变可感染发生水痘。

三十二、手足口病

（一）概述

手足口病（hand，foot，and mouth disease，HFMD）是由肠道病毒引起的传染病，多发生于5岁以下的婴幼儿，可引起发热和手、足、口、臀等部位的皮疹、溃疡，个别患者可引起心肌炎、肺水肿、无菌性脑膜脑炎等并发症。手足口病不是国家法定报告的传染病，但由于其发病率高，可能出现严重并发症，是需要关注的重点疾病之一。

（二）病原体

引起手足口病的病毒很多，主要为小RNA病毒科肠道病毒属的柯萨奇病毒（Cox）、埃可病毒和新肠道病毒（EV）。Cox A组的16、4、5、7、9、10型，CoxB组的2、5、13型，以及EV 71型均为手足口病较常见的病原体，最常见为Cox Al6及EV 71型。手足口病的病原体对药物具有抗性，75%酒精，5%来苏对肠道病毒没有作用，对乙醚，去氯胆酸盐等不敏感。紫外线及干燥敏感，各种氧化剂（高锰酸钾、漂白粉等）、甲醛、碘酒都能灭活。病毒在50℃可被迅速灭活，在4℃可存活1年，在－20℃可长期保存，在外环境中病毒可长期存活。

（三）传染源

手足口病的传染源是患者、隐性感染者和带毒者。流行期间，患者是主要传染源。带毒者和轻型病例是流行间歇和流行期的主要传染源。

（四）传播途径

主要通过人群间的密切接触传播，唾液、疱疹液、粪便污染的手、毛巾、手绢、牙杯、玩具、食具、奶具以及床上用品、内衣等通过日常接触传播，包括与患者直接接触传播。患者咽喉分泌物及唾液中的病毒可通过空气飞沫传播。接触被病毒污染的水源，也可经口感染，并常造成流行。门诊交叉感染和口腔器械消毒不严也可造成传播。

（五）易感人群

人对引起手足口病的肠道病毒普遍易感，受感后可获得免疫力，各年龄组均可感染发病，但病毒隐性感染与显性感染之比为100∶1，成人大多已通过隐性感染获得相应的抗体，因此，手足口病的患者主要为学龄前儿童，尤以≤3岁年龄组发病率最高，4岁以内占发病数85%～95%。据国外观察报告，在人群中，每隔2～3年流行一次，主要是非流行期间新生儿出世，易感者逐渐积累，达到一定数量时，便为新的流行提供条件。

（六）流行特征

手足口病分布极广泛，无严格地区性。四季均可发病，以夏秋季多见，冬季的发病较为少见。本病常呈暴发流行后散在发生，该病流行期间，幼儿园和托儿所易发生集体感染。家庭也有此类发病集聚现象。医院门诊的交叉感染和口腔器械消毒不严格，也可造成传播。天津市两次较大流行，托幼单位儿童发病率明显高于散居儿童。家庭散发，常一家一例；家庭暴发，一家多人或小孩子与成人全部感染发病。此病传染性强，传播途径复杂，流行强度大，传播快，在短时间内即可造成大流行。

（七）潜伏期和传染期

1. 潜伏期　为2～7天，通常3～4天。

2. 传染期　手足口病的传染期尚未见系统研究报告，一般在发病后1周内传染性最强。

患者在发病1～2周自咽部排出病毒，粪便中排出病毒可长达3～5周，疱疹液中含大量病毒，破溃时病毒即溢出。

（八）临床特征

手足口病是一种肠道病毒病，具有肠道病毒感染的共同特征。从最常见的无症状或仅有轻度不适，至严重的并发症甚至死亡均可发生。潜伏期一般3～7天，没有明显的前驱症状，多数病人突然起病。约半数病人于发病前1～2天或发病的同时有发热，多在38℃左右。主要侵犯手、足、口、臀4个部位（四部曲）；因为疹子不像蚊虫咬、不像药物疹、不像口唇牙龈疱疹、不像水痘所以又称四不像；而且临床上更有不痛、不痒、不结痂、不结疤的四不特征。部分患者初期有轻度上感症状，如咳嗽、流涕、恶心、呕吐等等。由于口腔溃疡疼痛，患儿流涎拒食。口腔粘膜疹出现比较早，起初为粟米样斑丘疹或水疱，周围有红晕，主要位于舌及两颊部，唇齿侧也常发生。手、足等远端部位出现或平或凸的斑丘疹或疱疹，皮疹不痒，斑丘疹在5天左右由红变暗，然后消退；疱疹呈圆形或椭圆形扁平凸起，内有混浊液体，长径与皮纹走向一致，如黄豆大小不等，一般无疼痛及痒感，愈合后不留痕迹。手、足、口病损在同一患者不一定全部出现。水疱和皮疹通常在一周内消退。

应注意由EV71型病毒除可引起手、足、口病损外，还可引起无菌脑膜炎、脑膜脑炎等多种病症，危及儿童生命

（九）实验室检查

1. 常规检查　血常规检查细胞总数一般正常或偏高，分类淋巴细胞较高，中性粒细胞较低。临床表现典型，医生通常只作出临床诊断，无需开展常规实验室检查。

2. 病原学检查　必要时可进行病毒分离。常用的分离方法有细胞接种和乳鼠接种。肠道病毒型特异性鉴定主要靠血清中和实验。近年来，PCR技术已成为诊断肠道病毒感染最常用的一种方法。PCR测序技术则可用于肠道病毒分型。

（十）诊断要点

手足口病诊断主要依据流行病学资料和临床表现作出临床诊断，确诊时须有病原学的检查依据。临床诊断主要参考：①好发于夏秋季节；②以儿童为主要发病对象，常在婴幼儿集聚的场所发生，呈流行趋势；③临床主要表现为初起发热，白细胞总数轻度升高，继而口腔、手、足等部位粘膜、皮肤出现斑丘疹及疱疹样损害；④病程较短，多在一周内痊愈。

（十一）特异治疗

手足口病无特效治疗方法。对症治疗以减轻发热、头痛和口腔溃疡引起的疼痛。

（十二）经常性预防措施

1. 开展监测　手足口病虽然不是法定报告的传染病，但目前北京市已明确各级各类医疗机构发现手足口病例后应该按照法定报告传染病的要求进行网络直报。

2. 托幼机构、学校做好晨间体检，发现疑似病人，及时隔离治疗。

3. 开展宣传教育和培训，使医务人员掌握手足口病的正确诊断方法。

4. 家长尽量少让孩子到拥挤公共场所，减少被感染机会；注意婴幼儿的营养、休息，避免日光曝晒，防止过度疲劳，降低机体抵抗力；饭前便后要洗手，预防病从口入。

（十三）疫情控制措施

1. 患者管理　患者隔离治疗，患病儿童在家休息、治疗，避免带病入托、上学。

2. 密切接触者管理 对密切接触者进行医学观察，如果出现不适应尽快就医，并停止上课。托幼园所、学校同一班级短时间内出现大量病例时，应加强学生的筛查，必要时可考虑该班级暂时停课。

3. 消毒 被污染的日用品及食具等应消毒，患儿粪便及排泄物用3%漂白粉澄清液浸泡，衣物置阳光下暴晒，室内保持通风换气。

三十三、军团病

（一）概述

军团病（legionnaire's disease）是由嗜肺军团杆菌引起的以肺炎为主的急性感染性疾病，有时可发生暴发流行。本病有两种临床表现，一种以发热、咳嗽和肺部炎症为主，称为军团病。另一种病情较轻，主要为发热、头痛和肌肉疼痛等，无肺部炎症，称为庞提亚克热，是由毒力较低的病菌所致。

（二）病原体

军团菌是细菌学中一个独立的科，属军团菌科、军团菌属，为染色浅淡、革兰阴性多形性短小杆菌。普遍存在于自然界水中，抵抗力强，在自来水或环境中能存活1年，在36～70℃的热水中比从低温度的水中分离出的军团菌更多。对紫外线和化学消毒剂敏感，对酸的抵抗力强。

（三）传染来源

军团病不是一般意义上的传染病，军团菌存在于自然界的水体和土壤，很难确定导致其污染的宿主。从河水、溪水、泉水、湖水等自然水体以及冷却塔、储水池、游泳池、温泉等人工水体分离到军团菌。空调、冷热水管道系统、土壤可以分离到军团菌。受感染的人或动物的体液、分泌物中也可分离到军团菌。

（四）传播途径

病原菌通过呼吸道传播。已证实在开挖土壤、河渠时可有军团病暴发流行。空调器、冷却水、淋浴器及湿润器、喷雾器内的水均可受本菌污染。本病传播同饮食无关。已排除人间接触传播。

（五）易感人群

人群在共同暴露于传染来源的情况下，只有少部分人发病，罹患率较低。但中年和老年人，有吸烟史和慢性肺部疾患的人易感染发病。人感染军团菌后是否可获得长久免疫力不完全清楚。

（六）流行特征

军团病呈世界性分布，已有数十个国家有本病报告，或呈散发，或呈点状暴发流行。一年四季均可发病。但以夏秋季多见。北京市偶有军团菌导致的集体单位暴发疫情。

（七）潜伏期和传染期

1. 潜伏期 1～28天，一般为2～10天。庞提亚克热潜伏期一般1～3天。

2. 传染期 病人通常不会导致直接的传播。

（八）临床特征

1. 军团菌肺炎 军团病以肺炎的形式发病，进展迅速。起病急，常以寒战、高热及周身不适、头痛和肌痛等全身中毒症状为前驱症状，呼吸道症状以干性咳嗽，继而有少量粘液样痰液或血痰。发病1~2日后咳嗽加重，出现胸痛、呼吸困难等，严重者因呼吸衰竭而死亡。胸部X线检查在疾病早期可见单侧斑片状肺段或大叶性肺泡浸润。随病情的进展，多数病人出现双侧病变，胸腔积液较常见。

2. 庞提亚克热　临床表现类似流感，主要症状为发热，寒战、乏力、肌肉痛、头痛等，一般不出现肺部炎症，多数病例在5天内可自愈。

（九）实验室检查

1. 常规检查　多数患者血沉加快，血白细胞计数增高。部分患者表现为低血钠、血磷酸盐过少和肝功能试验异常。

2. 病原学检查　对痰液、气管吸出物、支气管吸出或刷检物、肺活检组织、胸膜液或血液进行细菌培养可发现军团菌。采用直接荧光抗体法（DFA）检测细菌抗原和尿抗原快速检查。探针技术和PCR做特异性核酸检测。

3. 血清学检查　采急性期和恢复期双份血清，恢复期抗体滴度升高达急性期4倍或以上判为感染。常用检测血清抗体的方法有间接荧光抗体法、酶联免疫吸附试、微量凝集试验。

（十）诊断要点

军团病的临床诊断比较困难，仅凭其临床表现很难与其他病原所致的肺部感染鉴别，所以必须进行血清学或病原学检查方可确诊。

（十一）特异治疗

红霉素为较常用药物，通常开始时用1g静脉注射，每6小时1次。病情不重的病人给予红霉素500mg口服，每日4次。某些专家推荐环丙沙星750mg口服，每日2次，或阿奇霉素每日1次口服，开始剂量为500mg，随后改为250mg。重症病人需给予红霉素的同时，加用利福平300mg，每日2次口服。尽管当发热和急性症状缓解后，静脉注射可改为口服红霉素500mg，每6小时1次，但治疗应坚持3周或3周以上。

（十二）经常性预防措施

1. 开展监测　对公共场所环境和空调进行军团菌污染状况监测，有条件的地区可以在医院开展军团病病例和病原学监测。

2. 改善相应法律法规和制度，对冷却塔、水管网以及其他可能有军团菌增殖、传播的设施进行清洗和消毒。

3. 加强医院院内感染管理工作，加强环境消毒和空调的清洗、消毒，避免医院内的传播。

（十三）疫情控制措施

1. 患者管理　对患者进行治疗，无需隔离。

2. 流行病学调查和处理　进行流行病学调查，查清可能的传染来源，传播途径和接触者情况。对接触者进行医学观察，出现不适及时就医。对可疑污染来源进行彻底清洗和消毒。

（王全意）

第四章　消毒、杀虫、灭鼠

消毒的主要目的在于切断传染病的传播途径。不同传染病的病原体，在外界环境中所能存活的时间是不同的，有些病原体很脆弱，排出体外后很快死亡如水痘，但有些传染病的病原体，如伤寒、痢疾、白喉等杆菌，离开人体后，可在粪便、玩具、物体表面等存活一段时间。因此，对这些传染病的病原体就必须进行消毒。有部分传染病是通过媒介生物如蚊、鼠等进行传播，因此杀虫灭鼠也是控制传染病的重要手段。

第一节　消毒基本概念

一、消毒与灭菌

消毒是指杀灭或清除传播媒介上（如空气、物体表面、手等）病原微生物，使其达到无害化的处理。

灭菌是指杀灭或清除传播媒介上一切微生物的处理。

二、消毒的种类

根据有无明显的传染源存在，可将消毒分为疫源地消毒和预防性消毒两大类。

（一）疫源地消毒

疫源地是指现在存在或曾经存在着传染源的场所和传染源排出的病原体所能波及的范围，它是构成传染病流行过程的基本单位。

疫源地消毒是指对存在着或曾经存在着传染源及被病原体污染的场所进行的消毒，其目的是杀灭或清除传染源排出的病原体。

根据处理时间的不同，疫源地消毒分为随时消毒和终末消毒。

1．随时消毒　随时消毒是指疫源地内有传染源存在时对其排出的病原体可能污染的环境和物品及时进行的消毒，其目的是及时杀灭或清除病人和病原携带者排出的病原体，防止其扩散。

在进行随时消毒时，应根据病情做到“三分开”与“六消毒”。“三分开”是指：①分住室（条件不具备可用布帘隔开，至少要分床）；②分饮食；③分生活用具（包括餐具、洗漱用具、便盆、痰罐等）。“六消毒”是指：①消毒分泌或排泄物（如呼吸道传染病主要为口鼻分泌物，肠道传染病主要为粪便，接触性传染病主要为脓液、痂皮等）；②消毒生活用具；③消毒双手；④消毒衣服、被单；⑤消毒患者居室；⑥消毒生活污水、污物。病人陪伴和护理人员，除做好病人的随时消毒外，应做好本人的卫生防护，护理病人后，应消毒双手。

2. 终末消毒　终末消毒是指传染源离开疫源地后，对疫源地进行的一次彻底消毒。例如，传染病病人住院、转移、痊愈或死亡后，对病人住所进行的消毒；医院内传染病人出院，转院或死亡之后，对病室进行的消毒等。

（二）预防性消毒

在未发现传染源的情况下，为预防传染病和感染性疾病的发生，对有可能受病原微生物污染的物品、场所和人体等进行的消毒。如日常餐具消毒、自来水消毒等。

第二节　消 毒 方 法

杀灭或清除微生物的方法归结起来有物理方法、化学方法和生物方法等3类。但医院消毒只用到物理方法和化学方法。

一、物理消毒

物理消毒效果可靠，并且不会残留有害物质，所以常为工作中的首选方法。常用的物理杀菌因子包括热力、紫外线、电离辐射、微波、等离子体等，以物理阻留方式的过滤除菌是空气或水消毒中常用的方法。

（一）热力消毒

热力消毒法主要包括湿热方法、干热方法和微波方法。湿热消毒法包括煮沸、流通蒸汽法、巴氏消毒法、间歇灭菌法、压力蒸汽灭菌法等。湿热对物品的热穿透力高，且水分的存在还可加速微生物蛋白质的变性，缩短微生物的热死亡时间，在消毒与灭菌中使用最多。干热包括焚烧、灼烧和干烤。干热对物品的穿透力与杀菌作用不及湿热，所需温度高（>160℃）时间长（1~3小时），但对不畏湿耐热物品的消毒与灭菌仍具有重要意义，如对实验室玻璃器皿等。

（二）紫外线消毒法

紫外线杀菌力最强的波段为240~280nm（以253.7nm为代表）。紫外线穿透力弱，杀菌效能受到一定限制，主要用于表面消毒和空气消毒。

（三）电离辐射

常用的有Co^{60}照射。多用于对一次性使用医疗卫生产品的消毒和灭菌，并且逐步取代环氧乙烷灭菌法。

二、化学消毒

化学消毒法就是利用化学药物杀灭病原微生物的方法。化学消毒虽有杀菌效果不稳定，或可腐蚀物品，或具有一定刺激性和毒性，或可造成环境污染等不足之处，但因其消毒剂种类多，适用性广泛，使用方便，故在消毒中仍占有重要地位。

（一）消毒剂的分类

化学消毒剂按杀菌作用强弱可分为高效、中效、低效消毒剂。

1. 高效消毒剂　是指能完全杀灭包括细菌芽胞在内的各种微生物的一类化学消毒剂。主要有环氧乙烷、过氧乙酸、过氧化氢，戊二醛，二氧化氯、甲醛、含氯消毒剂等；达到灭菌要求的亦可成为灭菌剂。

2. 中效消毒剂　指能杀灭除细菌芽胞之外的各种微生物的消毒剂，主要有酚类消毒剂、碘伏、乙醇等。

3. 低效消毒剂　只能杀灭细菌繁殖体、部分真菌和病毒，不能杀灭细菌芽胞和结核杆菌，亦不能灭活 HBV 等病毒，这类消毒剂主要有：氯己啶、三氯散、季胺盐类等。

（二）消毒剂配制

正确配制化学消毒剂，明确消毒对象、目的，是保证消毒效果的关键因素。

稀释公式：所需原药量 =（欲配置药液浓度 × 欲配药液数量）/原液浓度

例：将 15% 过氧乙酸消毒液配制成 0.5% 的应用液 3000ml。

所需原药量 =（0.5% ×3000ml）/15% = 100ml

加水量 = 欲配制数量 - 所需原液量 = 3000ml - 100ml = 2900 ml

第三节　病家终末消毒

一、病家终末消毒处理原则

消毒人员应在接到通知后迅速携带消毒药物及应用器械、量具等前往现场。到达现场后应对当地发病情况、有关检测结果、临床诊断、居住环境、人员活动范围、日常接触物品等进行了解，综合以上情况后，初步确定选用消毒药物种类、浓度、使用方法、消毒对象、消毒范围等，并立即配制、实施。

消毒人员应穿戴隔离衣、帽、口罩，严格按有关消毒要求进行。应根据由外向内、由上而下顺序，先消毒较清洁区和污染轻的房间，再消毒污染严重的住所、厕所等。对于房间的消毒，应依次从门把手、地面、墙壁、家具循序进行，对污染严重的衣物、用品，无用的销毁，可用的用塑料袋装入后进行消毒药液的浸泡消毒处理。餐具可用消毒药液浸泡、煮沸消毒、红外线消毒柜进行消毒处理。

消毒前、后均应向病人、家属讲明消毒的目的、注意事项，使得他们能配合专业人员开展工作，做好日常消毒防病工作，期望达到控制疾病蔓延的目的。

消毒人员应做好现场消毒记录，包括药物配制，施药浓度，作用时间，消毒对象，具体时间等，应有处理人员签名，并做好存档工作。应及时清洗器械、器具，并按隔离要求，依次脱下隔离衣、帽、口罩，装入专用袋带回消毒，最后要彻底清洗双手。

终末消毒一般要求在接通知后 24 小时内完成。消毒过程中不可吸烟、饮水、吃东西，并应劝阻无关人员不要进入工作场所。对已消毒和尚未消毒的物品、场所应有明确标志分开，以免重复、交叉污染。

二、病家消毒常用的消毒方法

（一）煮沸消毒法

煮沸消毒适用于餐（饮）具、服装，被单等耐湿、耐热物品的消毒。操作时应注意将物品全部淹没在煮锅内的水中。水沸开始计时，持续 15～30 分钟，计时后不得再新加入物品，否则持续加热时间应从重新加人物品再次煮沸时算起，也可用0.5%肥皂水，或1%碳酸钠溶液代替清水，以增强消毒效果。

（二）消毒剂溶液浸泡消毒法

消毒剂溶液浸泡消毒适用于餐（饮）具、服装、污染的医疗用品等。操作时应注意将物品全部浸没消毒剂溶液中。对导管类物品，应使管腔内也充满消毒剂溶液。作用至规定时间后，取出用清水冲净，晾干，根据消毒剂溶液的稳定程度和污染情况，及时更换所用溶液。

（三）消毒剂溶液擦拭消毒法

消毒剂溶液擦拭消毒方法适用于家具表面的消毒。操作时应注意用布浸以消毒剂溶液，依次往复擦拭被消毒物品表面。必要时，在作用至规定时间后，用清水擦净以减轻可能引起的腐蚀作用。

（四）消毒剂溶液喷雾消毒法

消毒剂溶液喷雾消毒法适用于室内空气、居室表面和家具表面的消毒。消毒剂溶液喷雾消毒法应分为普通喷洒消毒法和气溶胶喷雾消毒法。

普通喷雾消毒法使用普通喷雾器进行消毒剂溶液喷雾，以使物品表面全部湿润为度，作用至规定时间。喷雾顺序宜先上后下，先左后右。喷洒有刺激性或腐蚀性消毒剂时，消毒人员应戴用防护口罩和眼镜，并将食品、食（饮）具及衣被等物收放好。

气溶胶喷雾消毒法：喷雾时，关好门窗，喷距以消毒剂溶液能均匀覆盖在物品表面为度。喷雾结束30～60分钟后，打开门窗，散去空气中残留的消毒剂雾粒。对消毒人员和物品的防护，同普通喷雾消毒法，尤其应注意防止消毒剂气溶胶进入呼吸道。

（五）环氧乙烷简易熏蒸消毒法

环氧乙烷简易熏蒸消毒法适用于棉衣、书信、皮革制品、电器及电子设备等怕湿、怕热和易被腐蚀物品的消毒。操作时将物品放入丁基橡胶消毒袋中，排尽袋中空气，扎紧袋口，放入环氧乙烷消毒柜中消毒。

三、病家终末消毒

（一）消毒程序

1. 在出发前，应检查所需消毒用具、消毒剂和防护用品，做好准备工作。

2. 消毒人员到达疫点，首先查对门牌号和病人姓名，并向有关人员说明来意，做好防疫知识宣传，禁止无关人员进入消毒区域内。

3. 脱掉外衣，放在自己带来的布袋中（不要放在污染或可能受到污染的地方）。更换隔离服、胶鞋，戴上口罩、帽子。用过氧乙酸或含氯制剂时，须戴防护眼镜。

4. 仔细了解病员患病前和患病期间居住的房间、活动场所，用过的物品、家具，吐泻物、污染物倾倒或存放地点，以及污水排放处等，据此确定消毒范围和消毒对象。根据消毒对象及其污染情况，选择适宜的消毒方法。

5. 进入疫点时，应先消毒有关通道。

6. 测量房屋、家具及地面需消毒的面积和体积，估算需消毒的污物量。

7. 必要时，由检验人员对不同消毒对象进行消毒前采样。

8. 消毒前应关闭门窗，将水缸盖好，将未被污染的贵重衣物、饮食类物品、名贵字画及陈列物品收藏好。

9. 如系呼吸道传染病，应对室内空气进行消毒。

10. 如系肠道传染病，应先于室内灭蝇，再进行消毒。

11. 对室内地面、墙壁、家具和陈设物品消毒时，应按照先上后下，先左后右的方法，依次进行消毒。

12. 病人用过的餐（饮）具、污染的衣物若不能集中在消毒站消毒时，可在疫点进行煮沸、浸泡或擦拭消毒。作浸泡消毒时，必须使消毒液浸透被消毒物品。作擦拭消毒时，必须反复擦拭2~3次。对污染重、经济价值不大的物品和废弃物，在征得病家同意后焚烧。

13. 室内消毒后，必要时对厕所、垃圾、下水道口、自来水龙头、缸水和井水等进行消毒。

14. 对传染源密切接触者进行人员卫生处理。

15. 疫点消毒工作完毕，对消毒人员穿着的工作服、胶靴等进行喷洒消毒后脱下。将衣物污染面向内卷在一起，放在布袋中带回消毒。所用消毒工具表面用消毒剂进行擦洗消毒。

16. 必要时，到达规定的消毒作用时间后，由检验人员对不同消毒对象进行消毒后采样。

17. 填写疫点终末消毒工作记录。

18. 离开病家前，让病家开窗通风，擦拭打扫。

（二）各种物品的消毒方法

终末消毒主要是针对病原体抵抗力强的传染病疫源地，如传染性非典型肺炎、炭疽、霍乱、伤寒、肺结核、病毒性肝炎等。传染源离开后，应立即进行终末消毒，消毒越早，效果越好，彻底有效的终末消毒是防止疫源地病原体扩散的关键。终末消毒一般只进行1次，只有极少数病原体抵抗力强，污染物对消毒方法又有所限制的传染病疫源地（如炭疽、结核病人的居室），需重复进行2~6次。对一些在外界抵抗力很弱，病原体排出体外后很快死亡的传染病，如麻疹、白喉等一般不需要做终末消毒。各种污染物品具体消毒方法与剂量见表4-1。

表4-1 非芽胞污染场所、污染物品的消毒处理方法与剂量

消毒场所	消毒方法	用量	消毒时间
室外污染表面	1000~2000mg/L含氯消毒剂喷洒	500ml/m^2	60~120分钟
	漂白粉喷撒	20~40g/m^2	2~4小时
室内表面	250~500mg/L含氯消毒剂擦拭	适量	60~90分钟
	0.5%新洁而灭擦拭	适量	60~120分钟
	0.5%过氧乙酸熏蒸	适量	60分钟
	1000~2000mg/L含氯消毒剂喷洒	100~500ml/m^2	60分钟
	2%过氧乙酸气溶胶喷雾	8ml/m^3	
	0.2%~0.5%过氧乙酸喷洒	350ml/m^2	

续 表

消毒场所	消毒方法	用 量	消毒时间
室内地面	0.1%过氧乙酸拖地	适量	60 分钟
	0.2%～0.5%过氧乙酸喷洒	200～350ml/m^2	60～120 分钟
	1000～2000mg/L 含氯消毒剂喷洒	100～500ml/m^2	
室内空气	紫外线照射	1W/m^3	30～60 分钟
	臭氧消毒	5～10mg/m^3	30 分钟
	0.5%过氧乙酸熏蒸	1g/m^3	120 分钟
餐、饮具	蒸煮	100℃	10～30 分钟
	含氯消毒剂浸泡	250～500mg/L	15～30 分钟
	远红外线照射	120℃～150℃	15～20 分钟
被褥、书籍、电器、电话机	环氧乙烷简易熏蒸	1500mg/L	16～24 小时
	0.2%～0.5%过氧乙酸擦拭	适量	
服装、被单	煮沸	100℃	30 分钟
	250～500mg/L 含氯消毒剂浸泡	淹没被消毒物品	30 分钟
	0.04%过氧乙酸浸泡	淹没被消毒物品	120 分钟
游泳池水	含氯消毒剂消毒	余氯 0.3～0.5mg/L	
污水	10%～20%漂白粉溶液搅匀	余氯 4～6mg/L	30～120 分钟
	30000～50000mg/L 溶液搅匀		
粪便、分泌物	漂白粉干粉搅匀	1:5	2～6 小时
	30000～50000mg/L 含氯消毒剂	2:1	2～6 小时
尿	漂白粉干粉搅匀	3%	2～6 小时
	10000ml/L 氯含氯消毒剂搅匀	1:10	2～6 小时
便器	0.5%过氧乙酸浸泡	浸没便器	30～60 分钟
	5000mg/L 含氯消毒剂溶液浸泡	浸没便器	30～60 分钟
手	2%碘酒、0.5%碘伏、0.5%氯己定醇溶液擦拭	适量	1～2 分钟
	75%乙醇、0.1%新洁而灭浸泡	适量	5 分钟
运输工具	2%过氧乙酸气溶胶喷雾	8ml/m^3	60 分钟

第四节 消毒效果评价

消毒效果评价的目的是为了保证消毒质量，确保传染病病原体被彻底杀灭，有效地阻止其传播流行。消毒效果的评价是以微生物学指标作为是否达到消毒合格的依据。

一、评价标准

1. 消毒后消毒对象中不得检出相应的致病菌。
2. 消毒后消毒对象中自然菌的杀灭率应≥90%。杀灭率按下式计算：

$$杀灭率（\%）=\frac{消毒前菌落数-消毒后菌落数}{消毒前菌落数}\times 100\%$$

3．有关指标菌残留菌量，不得超过国家有关规定。

4．全部符合以上要求者，可判为消毒处理的微生物学评价合格。

二、检测方法

（一）物体表面检测方法

1．检测重点对象　以病人经常接触的物品作为检测重点。例如，食（饮）具、门把手、床头柜、便器等。

2．消毒前采样　将无菌棉拭在含 10ml PBS 试管中浸湿，并于管壁上挤压至不出水后，对无菌规格板框定的被检物体表面涂抹采样（采样面积为 5cm × 5cm），横竖往返各 8 次，使棉拭四周都接触到物体表面。以无菌操作方式将棉拭采样端剪入原 PBS 试管内，充分振打，进行活菌培养计数。对不适宜用规格板采样的物体表面（例如门把手，热水瓶把等）可按实际面积采样。

3．消毒后采样　消毒至规定的时间后，在消毒前采样点附近的类似部位进行棉拭涂抹采样。除用采样液代替 PBS 外，其余步骤和方法与消毒前采样相同。将消毒前、后样本 4 小时内送实验室进行活菌培养计数以及相应致病菌与相关指标菌的分离与鉴定。

菌数计算公式为：

$$物体表面菌数（cfu/cm^2）=kN/SV$$

k = 稀释量　　　　N = 平板上菌落数（cfu）

S = 采样面积（cm^2）　　　　V = 接种量（ml）

相应致病菌与相关指标菌的采样、分离与鉴定，参见有关传染病诊断、消毒等方面的国家标准和规范，由具备检验能力的专业实验室进行。

（二）排泄物、呕吐物检测方法

1．消毒前采样　取 1ml（或 1g）污染物放入含 9ml PBS 的试管。振荡混匀，取 0.5ml 放入另一含 4.5ml PBS 的试管内。在管壁上做好标记。

2．消毒后采样　消毒达规定的作用时间，进行消毒后采样。采样步骤和方法除用采样液代替 PBS 外，其余均与消毒前相同。

3．培养检验　将消毒前、后的样品 4 小时内送实验室进行活菌培养计数以及相应致病菌与相关指标菌的分离与鉴定。

菌数计算公式为：

排泄物呕吐物含菌量（cfu/g 或 cfu/ml）= kN/WV

k = 稀释量　　　N = 平板上菌落数（cfu）

W = 试验样本重量或体积（g 或 ml）　　　V = 接种量（ml）

相应致病菌与相关指标菌的分离与鉴定，参见有关传染病诊断、消毒等方面的国家标准和规范，由具备检验能力的专业实验室进行。

（三）空气检测方法

1．消毒前采样 将拟消毒房间的门窗关好，在无人的条件下经10分钟后，在室内的四角和中央相当于桌面高度处各放置一个无菌普通营养琼脂平板。打开平皿盖，暴露5～10分钟后盖好平皿盖。各平皿应做好标记。

2．消毒后采样 空气消毒达到规定的时间后，在消毒前采样的相同位置上，另放一组普通营养琼脂平板。放置方法和暴露时间与消毒前采样相同。同时取2个未经采样的普通营养琼脂平板作为阴性对照。

3．培养检验 将消毒前、后的样本和阴性对照样本，尽快送实验室，于37℃培养箱中培养48小时。计数菌落。并按下式计算空气中的菌数：

$$空气中菌数=\frac{50000N}{AT}\ (cfu/m^3)$$

式中 A＝平板面积（cm^2） T＝平板暴露的时间（分钟）

N＝平均菌落数 cfu＝菌落形成单位

对各种致病菌与相关指标菌的采样、分离与鉴定，参见有关传染病诊断、消毒等方面的国家标准和规范，由具备检验能力的专业实验室进行。

（四）水检测方法

1．消毒前采样 取拟消毒水源水样于2个无菌采样瓶中，每瓶100ml。

2．消毒后采样 消毒至规定作用时间后，分别将消毒后水样采入2个装有与消毒剂相应中和剂的无菌采样瓶中，每瓶100ml。混匀，作用10分钟。

3．培养检验 将消毒前、后的水样4小时内送实验室进行检测。将水样注入滤器中，加盖，在负压为0.05MPa的条件下抽滤。滤完后，再抽气5秒，关闭滤器阀门，取下滤器。用无菌镊子夹取滤膜边缘，移放在品红亚硫酸钠琼脂培养基平板上。滤膜的细菌截留面朝上，滤膜与培养基完全紧贴。将平皿倒置，放于37℃恒温箱内，培养22～24小时，观察结果。计数滤膜上生长的带有金属光泽的黑紫色大肠杆菌菌落。

4．饮用水以消毒后水样中大肠菌群下降至0/100 ml为消毒合格。污水消毒后，大肠菌群≤500个/升，连续3次采样未检出相应致病菌为消毒合格。水中含菌量计算公式为：

水中含菌量（cfu/ml）＝kN/WV

k＝稀释量 N＝平板上菌落数（cfu）

W＝试验样本重量或体积（ml） V＝接种量（ml）

5．对各种致病菌的采样、分离、培养与鉴定，参见有关传染病诊断、消毒等方面的国家标准和规范，由具备检验能力的专业实验室进行。

（佟 颖）

第五节 杀虫剂

化学防治一直被认为是防制有害生物的重要手段之一，由于杀虫剂对病媒生物有显著的控制作用，当疟疾、流行性乙型脑炎、登革热或肠道传染病等虫媒病暴发流行时，杀虫剂就被大规模使用。

一、杀虫剂种类

杀虫剂有多种分类方式，按照有效成分可分为有机氯类、有机磷类、氨基甲酸酯类、拟除虫菊酯类、昆虫生长调节剂等药剂。常见的有机氯类药剂如滴滴涕等；有机磷类药剂如毒死蜱、辛硫磷、倍硫磷、马拉硫磷；氨基甲酸酯类药剂如残杀威、仲丁威等；拟除虫菊酯类药剂如胺菊酯、丙烯菊酯、溴氰菊酯、氯氰菊酯等；昆虫生长调节剂如灭幼脲等。

按照作用方式可分为胃毒、触杀、熏蒸等。胃毒作用是指药剂通过害虫的口器和消化道进入虫体使害虫中毒死亡；触杀作用是指害虫接触到药剂时，药剂通过虫体的表皮进入虫体内使害虫中毒死亡；熏蒸作用是指杀虫剂呈气态或气溶胶经昆虫气门进入体内引起中毒。

按毒性可分为无毒、低毒、中毒、高毒、剧毒、极毒等。

二、杀虫剂剂型

杀虫剂生产的原药一般不能直接施用，必须采用一定的手段，按其性质和用途加工成适宜的制剂后方能使用。杀虫剂加工的主要目的是方便使用，原药加工成制剂后可以把原药均匀分散到制剂中，并通过施用将药剂均匀地分布到施药场所中，达到杀灭靶标害虫的目的。

常见的杀虫剂剂型包括粉剂、毒（胶）饵、蚊香、气雾剂、烟雾剂、驱避剂、喷射剂等。其中喷射剂是指将药剂用水或其他溶剂稀释后，采用专用喷洒药械进行喷洒的药剂，其种类繁多，如悬浮剂、乳油、可湿性粉剂、微胶囊剂等。

三、常见医学昆虫的防治

（一）灭蝇

苍蝇幼虫主要孳生在人畜（禽）粪便、腐败动（植）物，垃圾以及动物分泌物等物质上。消灭苍蝇的关键是环境治理，即尽可能清除这些孳生物质，同时采用化学药物等手段进行杀灭。常用的药物灭蝇方法有以下几种：

1. 药物灭蝇幼　在蝇类幼虫较多的公共厕所粪池、垃圾堆等孳生地，使用0.2%马拉硫磷乳剂、0.2%杀螟松乳剂、0.1%倍硫磷乳剂，按每平方米500毫升喷洒，可有效杀灭蝇蛆。

2. 药物灭成蝇

（1）空间喷雾：是一种快速灭成蝇的方法。通常采用手动喷雾器、超低容量喷雾器或市售气雾罐。常用药剂有（0.3%~0.5%）敌敌畏、（0.5%~1.0%）残杀威、（0.1%~0.5%）氯菊酯、0.005%溴氰菊酯等。用量一般为（0.5~1）ml/m^3。

（2）滞留喷洒：是一种持效的灭蝇方法。主要用于厕所、禽畜圈等多蝇场所，将药剂喷洒于门窗、墙面、天花板等蝇类停落处。常用药剂有1%马拉硫磷、1.5%~2%灭螟松，用量为$200ml/m^2$，持效可达1~2个月；0.0125%~0.025%溴氰菊酯（凯素灵）、0.05%~0.1%顺式氯氰菊酯（奋斗呐），用量为$50\sim100ml/m^2$，持效可达3~4个月。

（3）毒蝇绳灭蝇：是利用家蝇喜欢停留在绳索等悬挂物上的习性而采用的一种灭蝇方法。将直径2~4mm棉（麻）绳或布条等用药剂浸泡后晾干，裁成1~2m左右长度，悬挂室内天花板下，距地面2.0~2.5m。一般每10m 2~3条即可。可供浸泡的杀虫剂有10%~

20%倍硫磷或马拉硫磷乳油、1%～2%氯菊酯乳剂、1%～1.25%溴氰菊酯乳剂、0.2%氯氰菊酯乳剂等。

（二）灭蚊

蚊子幼虫孳生在不同水体中，因此灭蚊最有效的措施便是控制水体中蚊虫的孳生，特别要注意清除庭院内外的瓶、罐、花盆和池洼内的积水，从而降低居住环境周围蚊虫的密度。同时，要辅以化学药物予以杀灭。目前常用的药物灭蚊方法有以下几种：

1. 药物灭蚊幼虫　市内的盆景、花盆、花坛及泡菜坛等小型容器，长期积水，易孳生蚊虫，应及时清除积水，不能清除的积水可洒灭蚊幼虫药，如1%安备等。

2. 药物灭成蚊

（1）空间喷雾：是用手动喷雾器或市售气雾罐将杀虫药液均匀喷洒于空间，直接作用于虫体，能快速杀灭蚊虫。可使用0.3%敌敌畏乳液，0.4%氯菊酯乳液。居室内可用气雾罐灭蚊，一般15m^2的房间，空间喷雾5～10秒即可，喷雾后关闭门窗30分钟，灭蚊效果更好。

（2）滞留喷洒：将杀虫药液均匀喷洒在室内墙壁和天花板等处，蚊虫停落其表面，接触足够药物后就会中毒死亡。常用药剂有：2.5%溴氰菊酯，5%氯氰菊酯，用量为0.02～0.05g/m^2，可保持2～4个月效果。马拉硫磷、倍硫磷、残杀威用量为2g/m^2，可保持2～4个月效果。

（3）药物浸泡蚊帐：用杀虫剂浸泡或喷洒蚊帐，可起到防蚊灭蚊双重作用，该方法尤其适用于蚊传疾病流行区。常用药剂有：2.5%溴氰菊酯可湿性粉剂，5%顺式氯氰菊酯可湿性粉剂或10%氯菊酯乳油，其用量分别为25mg/m^2、40mg/m^2和500mg/m^2。

（三）杀灭蟑螂

蟑螂是夜行虫，喜欢选择室内温暖、潮湿、食物丰富和多缝隙的隐蔽处栖息。药物灭蟑方法有：

1. 滞留喷洒　常用药剂有凯素灵（2.5%溴氰菊酯可湿性粉剂），稀释80～100倍；奋斗呐（5%顺式氯氰菊酯可湿性粉剂），稀释80～100倍；拜力坦（20%残杀威乳油），稀释10～20倍；40%马拉硫磷乳油，稀释10倍；10%氯菊酯乳油，稀释30倍；按40～50ml/m^2进行滞留喷洒。施药时应重点喷洒蟑螂经常活动与栖息的场所，尤其是缝隙。

2. 毒饵　这是一种经济、简便、有效的灭蟑方法，特别适用于不宜喷洒药剂的场所，气味和污染相对要小。市售蟑螂毒饵一般为颗粒状、粉状或块状，有的装在特制毒饵盒内。使用时将其放置在厨房、食品柜等蟑螂栖息出没处。为便于收集和防潮，最好将毒饵放在瓶盖里定点布放，投放毒饵应注意“少量多点面广”，1g毒饵可放5个点，每平方米用0.5～1.0g药，并根据消耗情况及时补充。

3. 粉剂　粉剂具有较好的触杀效果，有的还兼有胃毒作用，且残效期较长，是常用的灭蟑方法。常用的药剂有5%马拉硫磷、2%乙酰甲胺磷，1%残杀威粉剂等。使用粉剂时，要注意布粉要薄而均匀，粉层不要太厚。可用小型布粉器或纱布包粉撒布。粉剂一般喷洒在缝隙、孔洞、夹墙、角落、家具底下等，潮湿场所不宜布粉。

（四）杀灭跳蚤

如果室内养有猫、狗等宠物或家中有鼠类，则有可能染上蚤类。成蚤有可能停留在动物宿主身上，或游离于地面，未成熟期则多在住室地面、墙角、床铺下、炕、鼠洞及宠物经常活动的地方。对于地面的游离蚤多用粉剂或杀虫药液进行喷洒。如2.5%敌百虫粉剂，40g/m^2 布撒；5%马拉硫磷粉剂，50g/m^2 布撒；1%残杀威粉剂，30g/m^2 布撒；0.5%氯菊酯粉剂，40g/m^2 或0.005%溴氰菊酯粉剂，25g/m^2 布撒。1%敌百虫水溶液或1%马拉硫磷乳剂，按100ml/m^2 喷洒。

（五）灭虱

寄生于人体的虱子主要有3种，即体虱、头虱、阴虱。对于体虱可使用杀虫剂或中草药制剂，对染虱的衣服被褥进行浸泡、喷洒或用粉剂撒粉、药笔划线等。浸泡时可用千分之一倍硫磷乳油，内衣浸泡30分钟后取出，用清水洗净；也可使用3%马拉硫磷粉剂、2%倍硫磷粉剂或1%残杀威粉剂，用纱布包撒在衬衣内面、衣缝皱褶处，每套衣服用药20～30g，被褥50g，24小时灭虱率可达100%，使用上述方法应特别注意一定要将残留药物洗干净，防止中毒。

对于寄生在人体毛发部位的头虱和阴虱，则主要选用高效低毒的拟除虫菊酯类药剂、中草药或食醋来灭虱。如用万分之一氯菊酯和洗发剂配成灭虱洗剂，氯菊酯1克，乙醇10毫升、中性洗发剂89毫升，配成1%原液。用时稀释100倍，每次将毛发用30～50ml洗液浸湿浸透，保留30分钟，清水漂洗，连续3天；用食醋20～40ml，涂擦于有虱毛发根部。用毛巾包裹，保留一夜，次日用篦梳理毛发，清除虮子（虱卵），清水漂洗，反复几次即可清除。还可用中草药百部，配成10%酒精液，每周一次浸泡毛发，每次留药过夜，两次即可。

（六）消灭臭虫

对臭虫主要采用布粉、涂抹和滞留喷洒的方法进行杀灭。如用2%倍硫磷粉剂，按每张单人床50～100g用量均匀撒粉于床板等处，或将其调成糊状，涂抹缝隙；用50%倍硫磷乳油或50%马拉硫磷乳油，稀释100倍，按每张单人床400ml用量，对墙壁和床板等进行喷洒，墙缝、家具等缝隙以线状喷洒，一次处理，持效期可达2～4个月，用50%敌敌畏稀释200倍，按100ml/m^2 喷洒，每隔30天施药一次，连续2～3次；用5%奋斗呐或2.5%凯素灵可湿性粉剂，稀释80～100倍，作滞留喷洒，药效可保持2～3个月。

第六节 鼠类防治

鼠类是哺乳动物中分布最广、适应性最强、种类最多、生物量最大一类哺乳动物类群。全世界已知哺乳动物有4500种左右，其中啮齿目动物有1738种，占整个哺乳动物的1/3强。

一、防制方法

据统计，有史以来，全世界由于鼠传疾病死亡的人数，远远超过直接战争死亡者。啮齿类动物传播的病原体中，已知能使人类致病的细菌有12种，病毒31种、立克次体5种、寄生虫7种。在我国，主要的鼠传疾病有：鼠疫（plague）、肾综合征出血热（hemorrhagic fever with renal syndrome，HFRS）、钩端螺旋体病（leptospirosis）、鼠型斑疹伤寒（urban typhus）、狂犬病（rabies）、血吸虫病（schistosomiasis）和旋毛虫病等。我国常见家栖鼠类的有褐家鼠、小家鼠和黄胸鼠，它们通常分布在人的居住地附近，所以统称家栖鼠类。这些鼠类与人类接触密切，所以它们给人类带来的危害最大。家栖鼠类伴随着人类的生存、生产已经有几千年。长期以来，在人类与鼠类不断斗争中，发明发展了诸多方法来消灭鼠类，很多方法当时很有效，但是鼠类总能想出对付的方法，鼠类在这场战役中并没有处在下风。总结起来，可以将鼠类防治方法分为物理方法、化学方法、生物方法、鼠生长环境治理等几大类。

1．物理方法

（1）防鼠设施：防鼠设施的主要目的是将鼠类排除在人类生活的建筑物之外，同时也可消除建筑物内部可供鼠类隐藏的场所。下水道和排水沟口由于水的长期冲刷，造成破损，成为是鼠类从外界进入居室内的主要途径之一，只要将排水沟口用水泥重新修补，并加装防鼠箅子即可，但要注意，箅子的缝隙应小于1.5cm。鼠类有很好的爬墙、跳跃的能力，它们完全可能通过窗子、排风扇口、空调孔等进入室内，所以在这些孔隙上要加装铁丝网，网眼为1.3×1.3cm，空调氟管与墙壁有时会留下缝隙，缝隙如果大于0.6cm，就要用水泥将缝隙填补好。家栖鼠类有打洞的习性，所以房屋墙基离地面要大于60cm，对于墙基较浅建筑物，在房屋的四周可以加装10cm厚的“L”形或直形的水泥防护。防护板顶部距地面要大于30cm，底部距地面要大于60cm。门与门框要密合，缝隙要小于60cm。如果是木门，可以在门及门框的外面下沿及门框镶上铁皮，铁皮高度要大于50cm，铁皮厚度要大于1mm。房屋内墙壁或地面如果有鼠洞，可以用水泥混合物填补堵塞。

（2）物理灭鼠：鼠类光靠“防”是远远不够的，还需要主动出击歼灭鼠类，鼠夹、鼠笼、粘鼠板都是很好的捕鼠工具，这些捕鼠器械没有污染，价格便宜，十分适合家庭使用。这些器械最好靠墙、隐蔽场所放置，因鼠类喜欢靠墙行走，这是它们的“鼠道”，鼠类外出觅食、活动，碰到这些器械而被捕捉到。

2．化学方法　灭鼠器械虽然有许多优点，但其灭鼠效果是其软肋，一般来讲，器械只能消灭10%～20%的鼠类。如果居室内、外鼠类密度较高，就要采用毒饵灭鼠。将有毒物质放入食物、水等，使鼠类取食后导致死亡，称为毒饵灭鼠。毒饵可分为急性鼠药和慢性鼠药，急性鼠药毒性十分强，很容易引起人、畜及鼠的天敌的中毒、死亡，国家早已明令禁止使用，常见的急性鼠药有毒鼠强、氟乙酰胺等，现部分地区仍有小商贩在违反销售，大家不要购买。慢性鼠药的主要成分抗凝血剂，鼠类不断取食，才能致鼠类于死地，因此慢性鼠药基本不会引起人、畜中毒死亡，如果少量误食，仅几克毒饵，一般可不做处理，如果误食量较大，可以口服或注射维生素K_1做保护性治疗。常见的慢性鼠药有：杀鼠灵、杀鼠迷、敌鼠钠盐、溴敌隆等。

鼠药应选择鼠类出没较多、隐蔽、靠墙的场所投放，视鼠的实际情况，5m或更长距离一堆，每堆不宜太多，10～20g即可。投药时，注意不要让儿童、宠物触及，同时鼠药要避开水源和其他食物，避免误食。鼠类的尸体，不要随处乱扔，要采用掩埋的方式。挖50cm的深坑，下面铺0.5cm生石灰，放入鼠类尸体，再用撒上生石灰，最后用土埋平。

3．生物方法

（1）保护利用鼠的天敌：自然界中许多动物都是鼠类的天敌，它们能捕食大量的鼠类。鼬科动物中的黄鼬、艾虎，犬科的红狐、赤狐，猛禽中的鸢、猫头鹰、隼，蛇类中的腹蛇、锦蛇、滑鼠蛇等均是捕鼠能手。但是，由于近年来人类砍伐森林，破坏了它们的栖息场所，加之乱捕滥猎，导致这些鼠类天敌已经濒临灭亡，因此应吸取教训，广泛宣传，大力保护自然，维护生态平衡。

至于群众习惯养猫，农村地区可适当提倡，但猫的作用是有限的，不可能完全代替物理和化学灭鼠。并且，在鼠传疾病严重流行区，不宜养猫。

（2）微生物灭鼠：利用微生物及其毒素灭鼠的措施，目前还处在探索阶段，实际上大面积应用的产品很少，或仅仅处在小范围的使用阶段。例如C型肉毒梭菌毒素。

4. 鼠生长环境治理：脏乱的环境卫生是城镇居民点鼠患猖獗的根本原因。因此，环境卫生状况对城镇灭鼠和灭鼠效果的巩固是至关重要的。在鼠类防治中应首先做好环境卫生治理，杜绝鼠类的食源、水源和隐藏筑巢的条件，充分利用这些限制因素控制鼠类数量的增长。

二、鼠密度监测方法

鼠密度即单位面积内鼠类的数量，可以是单一某种鼠类数量，也可是所有种类鼠类的数量，通常可分为绝对鼠密度和相对鼠密度。绝对鼠密度是指单位面积内鼠类的实际数量，以单位面积内鼠类的只数来表示，例如只/公顷或只/亩等。相对鼠密度是指单位面积内鼠群的活动量（activity），可通过测量鼠类的活动量来表示密度的方法，这样测得的鼠密度即为相对鼠密度，相对鼠密度一般以百分率（%）来表示。

1. 鼠迹调查法　也叫直观法，是指在有些环境内很容易找到鼠类活动的一些踪迹，由此可以了解到鼠类活动的一些信息，常用的指标有：死鼠、鼠声、鼠类、鼠咬痕、食物残渣、脚爪印、尾迹、跑道、鼠洞、鼠体擦的油污和咬痕等。鼠密度高时还能见到鼠的活动。鼠患程度一般可以分为3级。①无鼠患或鼠患很轻：未发现鼠迹，若有鼠存在也是从四周迁入的；②中等程度鼠患：有陈旧的鼠粪便和咬痕；夜间能见到1～2只鼠活动；白昼看不到鼠活动；③鼠患严重：有新鲜鼠粪、鼠迹和鼠咬痕；夜间能看到3只以上的鼠活动，或白天也能见到鼠活动。鼠迹调查法简便易行，但受个人经验影响较大，一般适用于灭鼠前或监测鼠密度前的一般性调查。以鼠迹阳性率（鼠迹阳性率（%）=（阳性房间数/总房间数）×100%）表示鼠密度。

2. 粉迹法　又称迹粉法、粉块法，是指通过按一定要求布撒迹粉（如滑石粉等）来观察鼠迹（如足迹、尾迹、滑迹等，主要是足迹）量的多少，最终估算鼠数量的多少。在调查场所内沿墙基布放20cm×20cm的粉块，室外5～10m布放一块粉块，室内每15m^2布放一块粉块。傍晚布放，次日早晨观察，以鼠迹阳性率[鼠迹阳性率（%）=（阳性粉块数/总布放粉块数）×100%]表示鼠密度。粉迹法适用于室内或外环境（无风、无雨天气）地面平整干燥的场所。

3. 食饵法　又称盗食法，是指以某种方式确定投放点，在投放点上投放食饵，通过鼠类对食饵的盗食情况来估计鼠密度。

点食饵法，在调查场所内，每隔5～10m沿墙基投放食饵（小麦或花生米等），并将食饵制成圆锥状或较为规则的形状，第二日检查是否有鼠触动过，只记录阳性点数，不称量食饵消耗量，并将阳性食饵点恢复原状，持续观察。最后以阳性率[盗食阳性率（%）=

(阳性点数/总投放点数) ×100%] 来表示鼠密度。另有一种点食饵法，在下水道、市政地下管线等人难以触及的环境，可以采用将红薯、新鲜苹果、香肠等加工成规则的形状，放置或用绳子吊至规定的场所中，第二日观察是否有鼠的啮咬痕，记录阳性点数，最后以阳性率[盗食阳性率(%) = (阳性点数/总投放点数) ×100%] 来表示鼠密度。

4. 鼠夹法　也称夹线法，分为夹日法及夹夜法，适用环境广泛，一般使用中号铁板夹(12cm×6.5cm)，感量为2g，以花生米、白瓜子、油饼、香肠、苹果等为饵料。在室外，鼠夹可以按棋盘式布放，夹距5m，行距20m放置，室内每15m² 放置2个，沿墙基放置时，将鼠夹与墙基垂直，踏板靠墙放置。傍晚放置，次日清晨检查捕到的鼠数，以捕获率[捕获率(%) = (捕获鼠数/有效鼠夹数) ×100%] 表示鼠密度。该方法应用广泛，对于各种鼠类均可使用。使用时应在儿童、宠物触及不到的地方布放。

5. 粘鼠板　适用于室内鼠密度监测，包括餐馆、宾馆饭店、单位食堂、农贸市场、食品制售或商场等环境。市售粘鼠板有多种规则，均可作为监测工具，但在某一项监测过程中应使用同一规格的粘鼠板，其中规格为15cm×20cm的粘鼠板较为常见。操作时，将粘鼠板展开，放置于室内鼠类经常活动或栖息的场所，紧靠墙基放置。避免阳光直射、水淋、地面潮湿、尘土和污物等的污染。每15m² 放置2张，傍晚放置，次日清晨检查捕到的鼠数，以捕获率[捕获率(%) = (捕获鼠数/有效粘鼠板数) ×100%] 表示鼠密度。该方法较鼠夹法更为简便易行，且不易伤害人、畜，但价格较贵。

6. 鼠笼法　又称笼捕法，该方法与鼠夹法类似，只是布放时用鼠笼代替鼠夹。该方法的优点是可以得到活鼠，但是鼠笼法比鼠夹法更不敏感，捕鼠率更低，尤其是监测褐家鼠，很难引诱褐家鼠进入鼠笼，可见，在以捕捉活鼠为目的，使用该方法进行鼠密度的监测较为适合。

7. 查洞法　又称堵洞盗开法、堵洞法。即测量单位面积内有鼠居住的鼠洞数。方法是在观察范围内抽取一定面积(称作样方)进行检查，通过将该面积内所有鼠洞用报纸和细沙土全部堵上，观察24或48小时后的掘开洞数，掘开洞数表明有鼠居住，也称有效洞，鼠密度可以用有效洞口数来表示：有效洞口率(%) = (被掘开洞口数/总洞口数) ×100% 及有效洞口系数 = (被掘开洞口数/单位面积)，单位面积可大可小，根据具体情况确定。

三、鼠类防制效果考核

通过在采取防制措施前、后鼠密度监测的变化比较，考核防制效果。

$$鼠类相对密度下降率(\%) = \frac{A-B}{A} \times 100\%$$

A　措施前鼠密度监测率

B　措施后鼠密度监测率

考核标准：≥70%判断为有效或效果显著

(付学锋)

第五章　医院感染的控制

发生医院感染，对医疗机构来说直接影响医疗质量；对病人来讲，进一步造成病人身体伤害、甚至死亡；在经济上，增加医疗费用。早在19世纪俄国外科医生皮果罗夫（1810～1881）就曾经说过“从多年实践可以大胆的断定，大部分病人不是由于损伤本身，而是由于医院感染而死亡。”因此，无论国内、国际，医院感染情况是所有医疗领域关注的重要问题。

传染性非典型性肺炎（SARS）流行中曾造成严重医院感染，给医护人员及医院内其他病人带来极大的伤害，有的医院医护人员被感染率高达12%～37%。近年来，由于医药科技的发展，尤其是大量介入性诊断治疗方法、血液制品的应用，一方面显著提高了对疑难病症的确诊率、大大的丰富了临床的治疗手段；同时，随之也出现了新的医源性感染的形式。尤其是艾滋病、肝炎的医院内感染已引起公众的极大关注。

第一节　医院感染的概念

医院感染又称院内感染或医院获得性感染。医院感染是指住院病人在医院内获得的感染，包括在住院期间发生的感染和在医院内获得出院后发生的感染，但不包括入院前已开始或者入院时已处于潜伏期的感染。医院工作人员在医院内获得的感染也属医院感染。医院感染可分为外源性感染和内源性感染。

一、外源性感染

外源性感染是指感染原源于被感染者所处的环境、所用的物品。通过采取有效的控制手段可以避免、杜绝发生。常见的外源性医院感染有，医院内空气、环境表面污染引发的感染，污染的诊疗护理用器械、用品，其中包括支持、填充、置换的器官与组织、输注的各类物质等器械、用品污染引发的感染。

二、内源性感染

内源性感染是指感染原源于被感染者本身。根据引发原因可分为很多类型。常见的内源性医院内感染有，滥用抗菌药物造成微生态环境紊乱引发感染。身体某些部位已经发生致病性微生物感染，通过自身正常的生理活动异位到其身体其他部位引发感染。免疫功能低下或免疫抑制，菌群失衡引发感染。身体特定部位正常菌群异位引发感染。

第二节　医院感染的病原学与流行病学

医院感染的发生，具有其特殊的流行病学特征，必须具备感染源、感染途径、易感人群这3大要素，当这3大要素同时存在时，医院感染必然发生。这3大要素虽然与传染病发生的3大要素——传染源、传播途径、易感人群——有类似之处，但是其内含有所不同，判断传染病的发生不受环境条件的局限，无论是在非特定的各种社会上不同生活环境中、还是在特定的医院环境中发生、流行、暴发传染病，不影响传染病的判定；而判断医院感染的发生受环境条件的局限，医院感染仅局限于在医院内这一特定环境中发生的感染，其涉及的范围既包括在医院被感染引起临床显示症状的微生物性疾病、也包括在医院被感染尚未引起临床显示症状的微生物性疾病；在病原学分类方面，既包括医院内发生的各类传染性疾病，又包括一些因特殊原因引起的非传染性疾病。

一、医院感染的感染源

对于传染病来说，传染源是指体内有传染病病原体生长、繁殖并能排出病原体的人和动物，各种非特定环境中的特定人和动物都可能成为传染病的传染源；对于医院感染来说，无论是否是传染性疾病，感染源均局限在医院这一特定环境的范畴之内；无论是否在医院内发病，均属于医院内感染。根据感染来源不同，医院感染又可划分为内源性医院感染、外源性医院感染。凡是在医院外发生的感染，无论是否在医院内发病，均不属于医院感染。另外，医院感染的常见病原体为正常菌群、条件致病微生物、耐药菌。

内源性感染的感染源均来自病人本身，大部分内源性医院感染是由于病人体内正常菌群在一定条件下引起的，如肠道正常菌群异位造成血液系统感染；微生态平衡改变，部分微生物过度生长导致内源性感染发生；免疫功能低下导致内源性感染发生。内源性感染也可以由于致病及条件致病微生物引起，例如在病人身体某些部位已经存在的由致病微生物引起的感染灶中致病微生物异位至病人身体其他部位造成新的感染灶发生，也属于医院内感染中的内源性感染。免疫功能低下或使用免疫抑制剂的患者当中，发生内源性感染一直是临床工作中极其突出存在的问题。控制或减少免疫功能低下患者发生内源性感染机会，需要采取综合措施。

外源性感染的感染源主要来自其他病人或来自外环境，这些感染源通过特殊途径可能造成医院内医护人员、工勤人员、在医院内就医及住院的病人等所有在医院内的人员发生感染。有些是条件致病微生物引起的，例如铜绿假单胞菌造成烧伤病人创面化脓性感染、术后病人伤口化脓性感染；有些是致病微生物引起的，例如HIV、HBV造成医院内病人感染，SARS患者在就医过程中对医护人员及医院内其他病人造成的感染等。这些医院感染的感染源或是来自环境、或是来自其他患者，总之，与病人原有疾病无关，就医及住院病人、医护人员、工作人员等在医院内的所有人员均存在被感染的机会。

二、医院感染的传播途径

传染病的传播途径可包括空气、水、食物、接触、土壤、虫媒传播，医院内感染的感染途径不仅包括传染病的这些传播途径，还具有其特殊性。

（一）内源性感染的感染途径

内源性感染可通过介入性诊断、治疗的操作过程造成，例如在内镜诊查过程中，消化道及呼吸道内镜造成对胃肠道粘膜或呼吸道粘膜的损伤，粘膜表面存在的正常菌群通过损伤的粘膜进入血液引起的菌血症属于内源性医院感染；在进行穿刺、注射时，皮肤表面的正常菌群通过穿刺或注射部位进入皮下无菌组织引起的化脓性感染也属于内源性医院感染。内源性感染还可因抗生素使用不当造成，抗生素使用不当可造成体内微生态平衡的破坏，某些种类微生物过度生长、大量繁殖导致内源性医院感染的发生。内源性医院感染可因人体正常菌群异位导致内源性感染的发生，例如肠道正常菌群异位造成泌尿系统感染。引起这些内源性医院感染的病原体多为人体正常菌群或条件致病微生物。

内源性感染可通过一些正常的生理活动使病人身体某些部位已经发生的致病性微生物感染异位到病人身体其他部位造成病人内源性感染。例如上呼吸道感染下延，引起肺部感染；尿道感染上延，引起膀胱、肾盂感染，这些感染均是由于已经发生的致病性微生物感染异位造成的病人内源性医院感染。

（二）外源性感染的感染途径

医源性感染、交叉感染是造成医院感染外源性感染的重要途径。

1. 污染的医疗器具、血液制品造成的医院感染　HIV 经污染的医疗器械感染、经输入污染的血液及血制品造成的感染属于医院感染的外源性感染，在这方面目前的现状是不容乐观的。艾滋病因输入污染的血液及其血制品造成被输入者感染已发生多起。例如 1985 年法国的输血案，几千人因接受 HIV 污染的血液而发生 HIV 感染，目前已死亡数百人；1989 年至 1990 年，罗马尼亚的 3 个城市住院儿童和孤儿院儿童因输入污染的血液或混合血浆治疗营养不良而发生艾滋病感染暴发流行；1992 年扎伊尔用输血治疗疟疾病儿贫血造成 HIV 感染，其感染率占该国儿童 HIV 感染率的 25%；在美国的艾滋病病人中，有 2% 的成人、4% 的儿童是因接受被 HIV 污染的血液及其血制品被感染；1985 年我国浙江 4 例血友病病人因输入被 HIV 污染的血制品——第Ⅷ凝血因子而发生 HIV 感染。据世界卫生组织估计，有 5% HIV 感染是通过输入污染的血液及其血制品造成的。因临床使用污染有 HIV 的医疗器械造成病人 HIV 感染目前已构成对就医者威胁。据文献报道，近年来已经有口腔就医患者在就医过程中被感染、因移植被污染的器官或组织造成感染、人工受精接受被污染的精液造成感染等。

肝炎经污染的医疗器械感染、经输入污染的血液及血制品造成的感染属于医院感染的外源性感染，目前肝炎经医源性感染面临的形势是十分严重的。因输入污染的血液及其血制品造成被输入者感染已发生多起。据文献报道，在受血者中，输血后病毒性肝炎的发病率为 2.4% ~27.3%。其中感染乙型肝炎的病人中有 3.1% 的病人同时感染丁型肝炎。意大利、德国、比利时、芬兰曾有 85 例血友病病人因输入被污染的血制品——第Ⅷ凝血因子而发生甲型肝炎感染。经对献血员筛除 HBV 后，输血后丙型肝炎占输血后病毒性肝炎发病率的 90% ~95%。因临床使用污染的医疗器械造成口腔就医患者在就医过程中被感染乙型肝炎、丙型肝炎的报道近年来明显增加。在内镜应用方面，确能证明内镜传播乙型肝炎的报道并不多，据《美国感染控制杂志》报道，确诊的病例报道仅有一例。然而，仅此一例足以说明内镜传播肝炎危险性的存在。急性肝炎和慢性活动性肝炎的胃液中 HBsAg 阳性率比其唾液高。血液 HBsAg 阳性人的唾液、胃液中 HBsAg 阳性率为 50% 以上。如果胃镜污染就可能成为乙型肝炎传染源。

不仅仅是艾滋病、肝炎，经血传播的多种疾病都可能通过这些方式传播感染。

2. 环境污染造成的医院感染　在医院中的呼吸道传染病病人通过呼吸污染医院内环境空气造成医院内呼吸道传染病发生。例如 SARS、流感、麻疹在医院内的暴发、流行。肠道传染病通过粪口途径传播，造成医院内感染发生。例如，轮状病毒造成的医院感染暴发。皮肤创面化脓性感染是经过污染的物品、环境物体表面、手等途径造成医院内感染发生。例如新生儿皮肤化脓性感染、无菌手术切口感染、烫伤创面化脓性感染、深圳妇婴医院龟分枝杆菌引起的医院内感染的暴发等。

三、医院感染的易感人群

对于内源性医院感染来说，在医院就医及住院的患者均是易感者；对于外源性医院感染来说，在医院内的所有人员都是易感者。

第三节　医院感染的监测

一、监测内容

监测医院感染的发生率、医院感染的类型及其分布情况、医院感染的流行趋势。通过监测发现存在的问题与不足；对监测结果进行分析；对医院内感染控制工作质量进行评估；对采取的干预措施进行评价；为制定医院内感染控制措施提供科学依据。

二、监测方法

监测医院感染的方法可分为主动监测与被动监测。推荐采用主动监测的方式。

主动监测通常是由经过医院感染控制专业培训的人员进行的。这些人员日常从事医院感染控制专业工作，掌握、了解并能够熟练运用医院感染监测方法。根据医院感染发生情况，能够主动选择、开展多种形式的监测。例如，以发生感染部位为目标的监测（手术切口感染情况监测）；以使用某一器械引发感染情况监测（使用导尿管引发尿路感染情况监测、使用支气管镜引发下呼吸道感染情况监测等）；对特殊病房医院感染发生率进行监测等；进行医院感染现患率调查、医院感染罹患率调查、医院感染发病率调查；采取回顾性、横断面、前瞻性医院感染调查等。

被动性监测通常不是由经过医院感染控制专业培训的人员进行的。这些监测资料通常是通过实验室检测报告、医生与护士对发现的感染作出的报告等途径获得，对发现医院感染情况的敏感度较低。

第四节 医院感染的控制

建立、完善组织机构，制定相应的管理制度是控制、降低医院内感染发生机会的基本条件，也是进行医院感染管理的重要前提条件。根据国家卫生部《医院感染管理办法》规定，各医院应成立医院感染管理组织，成员应包括临床各科室的主要负责人及护士长、总务及后勤科室负责人、教学及实验研究室负责人等，在院长或业务院长的领导下，由专职医生及护士负责开展医院感染管理工作，保证医院内感染控制工作能够在各科室配合下顺利开展，使国家有关法律、法规、国家标准能够贯彻、实施。医院感染管理工作的规范化是控制、降低医院内感染发生机会的重要保证。

实施对医院内感染的控制涉及3个环节，一是控制感染源、二是切断感染途径、三是保护易感人群，通过对3个环节的控制达到防止或减少医院内感染的发生机会的目的。

一、控制感染源

对于正常菌群引起的内源性医院感染的感染源的控制，应注意合理使用抗生素、严格掌握使用指征，减少或避免发生因抗使用不合理造成的病人体内微生态环境的失衡导致的内源性医院感染的发生机会；提高病人机体的免疫力、增强病人抗病能力；减少因介入性检查、治疗操作不当造成的病人正常菌群异位导致的内源性医院感染的发生机会。

对于病原微生物异位导致的内源性医院感染的感染源的控制，应注意及时治疗原发病灶，防止感染的扩散。

对于外源性医院内感染的感染源的控制，对于具有感染性的病人，首先要采取有效的隔离措施，同时要采取及时、有效的治疗措施；对于具有感染性的病逝者，首先同样要采取有效的隔离措施，同时要采取及时、有效的处理手段，防止感染的扩散。对被病原体污染的环境、设备、器械、物品采取严格、彻底的消毒与灭菌处理，消除感染性。

二、切断感染途径

采取科学的手段切断感染途径，是控制、降低外源性医院感染发生机会的重要手段。各类诊疗器械、医疗护理用品、诊疗环境、医护人员手是引起外源性医院感染发生的重要媒介物，防止外源性医院感染发生首先要对这些媒介物做到消毒或灭菌处理。

我国卫生部颁布的《消毒技术规范》对医院消毒与灭菌方法进行了明确的规定，依据用于医院内病人的各类物品在临床应用过程中对病人可能造成感染、危害的机会或程度将医院用品的危险性进行分类。目前按临床应用危险性将医院用品分为3类，既高度危险性用品、中度危险性用品、低度危险性用品。高度危险性用品在临床应用前要求达到无菌、一般情况下，中度危险性用品及低度危险性用品在临床应用前要求达到消毒合格。对低度危险性用品的消毒处理方法、方式比中度危险性用品的要求简单。在特殊情况下，对低度危险性用品使用后的消毒处理要求和处理方式需要依据使用者即病人所感染的微生物种类的差异而有所不同。例如，用于传染病人的物品，即使是低度危险性用品也必须按照中度危险性用品的消毒处理要求进行。

医院中消毒、灭菌方法根据其本身的性质及其作用方式，通常可分为物理方法、化学方法。紫外线辐照杀菌、压力蒸汽灭菌、焚烧、过滤除菌的净化空气方法等是医院目前常用的物理消毒与灭菌的方法；消毒剂喷洒、浸泡、擦拭、熏蒸等是医院目前常用的化学消毒与灭菌方法。在医院消毒工作中选择消毒、灭菌方法时，应充分考虑所选方法与被处理物品相互之间的适用性；消毒、灭菌处理时操作人员的安全防护以及消毒、灭菌处理实施过程对环境的影响；处理后物品临床使用的安全性等因素以及消毒与灭菌处理方法、处理过程对物品保存价值的影响。应尽量选择对环境影响小的或对环境无污染的、经济的、效果可靠的、对物品损害最低的、消毒与灭菌处理后的物品无残留毒性的、临床使用安全的方法。

消毒或灭菌处理必须达到消毒或灭菌合格标准方能消除其感染性。我国于1995年由国家技术监督局、中华人民共和国卫生部对医院消毒效果联合颁布国家强制标准——《医院消毒卫生标准》GB15982－1995。该标准适用于各级、各类医疗、保健、卫生防疫机构。共涉及消毒与灭菌效果评价五方面卫生标准。其中第一个卫生标准是对医院环境空气、物体表面、医护人员的手制定的。卫生标准涉及2方面内容。一方面是对病原微生物进行限定，经消毒处理后病原微生物不得检出；一方面是将医院环境划分为4个等级，对不同等级环境细菌菌落总数污染数量进行限定（表5－1）。

表5－1　各类环境空气、物体表面、医护人员手消毒处理后细菌菌落总数允许检出值

环境类别	标准		
	空气（cfu/m^3）	物体表面（cfu/cm^2）	医护人员手（cfu/cm^2）
Ⅰ	≤10	≤5	≤5
Ⅱ	≤200	≤5	≤5
Ⅲ	≤500	≤10	≤10
Ⅳ		≤15	≤15

第二个标准规定了医疗、护理用品的卫生质量。根据不同医疗护理用品在临床应用时对病人可能造成的危险性，将医疗、护理用品划分为3个等级。一类是进入人体无菌组织、器官或接触破损皮肤、粘膜的医疗用品，必须达到无菌标准；另外两类是接触完整皮肤、粘膜的医疗用品，必须达到相应的消毒合格标准。医疗用品卫生标准既包括灭菌合格标准、也涉及消毒合格标准。另外3个卫生标准是对使用中消毒剂、医院污水、感染性医疗废弃物处理制定的具体的卫生标准。这一标准的颁布对控制、降低医院内感染的发生起到了重要的作用。

在保证血液及其血制品安全供应方面，我国实行无偿献血、实行统一供血制度。1996年施行《血液制品管理条例》、1998年实施《中华人民共和国献血法》；卫生部于1993年施行《生物制品管理规定》、1998年施行《血站管理办法》（暂行）。对生物制品实行由卫生行政部门统一管理规定。禁止非法采集血液、禁止非法组织他人出卖血液；严禁采集无《供血浆证》者的血浆；对身体状况不符合献血条件的，不得采集血液；血站对采集的血液必须进行检测，未经检测或检测不合格的血液，不得向医疗机构提供；医疗机构对临床用血必须进行核查，不得将不符合国家标准规定的血液用于临床。以上法规是实行统一供血的重要法律依据。在预防控制经输血及其血制品传播疾病、切断传播途径上具有重要意义。为预防控制病原体经临床输血传播、确保医疗用血质量，卫生部于1998年10月1日起施行《献血者健康检查标准》。对献血者进行丙氨酸氨基转移酶（ALT）、乙型肝炎病毒表面抗原（HBsAg）、丙型肝炎病毒抗体（HCV抗体）、艾滋病病毒抗体（HIV抗体）、梅毒试验检测。对预防控制病原体经临床输血传播起到了一定的作用。

三、保护易感人群

病原体传播到宿主并不总是引起感染，它取决于病原体的致病因素、定植部位、宿主机体的防御功能。人体的特异性防御功能是机体与抗原物质相互作用的结果，对预防传染病病原体具有重要意义，通过主动免疫及被动免疫获得；人体屏障结构是重要的非特异防御功能，用以防止各种致病、条件致病微生物袭击。减少、控制医院内感染发生应采取综合措施，对医护人员采取有效的免疫及防护；对高度易感者，要及早进行监测并采取有效的防护；对各种损伤性、介入性操作，要严格执行无菌操作；尽可能减少或避免对病人防御屏障的破坏；严格掌握抗生素使用指征。

第五节　发生医院感染后的调查与处理

一、发生医院内感染后的调查

发生医院内感染后首先要搜集相关资料、对感染定义。资料包括发生时间、地点、人员、感染部位、感染程度、微生物学样本、与发生感染有关的因素。

与发生感染有关的因素包括抗生素的使用情况，被感染者体质，介入性诊疗器具使用情况及其卫生质量、诊疗环境卫生状况等。分析可能引发感染的原因、途径，确定所发生的医院内感染类型，属于内源性感染还是外源性感染。

属于内源性感染，应对发生感染的病人所患疾病与临床治疗、处理情况进行全面分析。病人的免疫功能是否异常、自身有无感染病灶异位、抗生素类药物使用是否合理、是否存在介入性诊疗操作引发的菌群易位等。

属于外源性感染，应对发生感染者所在的环境卫生质量进行调查监测、取证；对所用诊疗器具进行卫生质量调查检测、取证；对可能引发感染的人群进行调查监测、取证等。获取微生物学样本是分析可能引发感染的原因、途径的重要依据。

在调查过程中，要注意详细记录并妥善保存所有调查取证的资料。

二、发生医院内感染后的处理

根据感染原因、途径采取相应的控制措施。针对环境，采取有效的消毒、隔离；针对诊疗器械，消除感染因素；针对人员，一方面可通过增强免疫功能提高抗病能力，一方面可通过采取有效的隔离防护措施，减少被感染机会。

三、医护人员的防护措施

预防医院内医护人员发生医院内感染所要采取的防护措施，一方面是通过接种疫苗获得主动免疫或被动免疫，产生对传染病病原体的抗病能力，一方面是针对传播途径采取有效的隔离防护措施。

接触性感染是医院内病原体从一个人传到另外一个人的最常见的医院内感染的方式。通常可分为直接接触感染、间接接触感染。感染途径主要是皮肤、粘膜。

对于医护人员来说，保证医护人员皮肤、粘膜的完整性对防止接触性感染极为重要。在进行检查、治疗、尤其是在处理使用后污染器械过程中，要防止锐器扎伤。据文献报道，含病毒浓度高的血液、体液经伤口感染操作者、针刺扎伤操作者时，0.004ml 带有 HBV 的血液就足以使受伤者感染。根据美国国立职业安全和健康研究所调查资料，美国每年大约有 600～800 万专业人员被针头刺伤，据国内某综合医院统计报道，在一年内有 88.9% 的护理人员受到针刺伤害，其中近半数护师被刺伤频率≥5 次。对此应加强职业防护教育、大力提倡安全操作，同时应及时对伤口进行消毒处理，采取有效的免疫防护、追踪观察。防止间接接触性感染，手的卫生极为重要。在接触病人血液、痰、尿液、粪便等体液污染物时及操作过程中，尤其是在进行引流操作或接触感染性废物时，一定要戴手套，在操作完毕后，要严格洗手消毒，防止污染传播、扩散。

防止呼吸道传染病的医院内感染发生，要注意空气消毒、动态净化问题，医护人员办公室、治疗室、病房应合理布局，分区明确，具有各自独立的通道；不同病种呼吸道传染病病人应分别安置，应保持医护人员随时处于上风向，对病人呼出的污染空气随时消毒、净化并排除。

穿防护服、戴口罩、手套、眼罩是有效的防护措施，首先要注意科学防护、不要防卫过当，另外要注意脱的顺序，防止在脱的过程中污染皮肤、粘膜。工作完毕后、离开工作区时，必须对全身进行彻底的清洗、更衣，防止污染扩散。

（邓小虹）

第六章　突发公共卫生事件的现场调查与处理

第一节　突发公共卫生事件的基本概念

2003 年 5 月 9 日中华人民共和国国务院正式公布并实施了《突发公共卫生事件应急条例》，在《条例》中将突发公共卫生事件定义为：突然发生，造成或者可能造成社会公众健康损害的重大传染病疫情、群体不明原因疾病、重大食物中毒和职业中毒以及其他严重影响公众健康的事件。

现场流行病学调查与疾病控制工作是密不可分的，流行病学调查是传染病预防控制的关键措施和重要环节，控制措施来源于现场调查结果，控制措施是现场调查的目的，控制措施的效果在一定程度上反映了调查工作的质量，同时可以进一步指明调查方向。

一、突发公共卫生事件的特点

（一）事件发生的突然性

既然叫突发公共卫生事件，其主要的特点就是发生的突然性，它的发生往往在人们意想不到的时候，让人措手不及。一般疾病的特点是对某个个体的健康影响，无论这种疾病有多么严重，甚至威胁个体的生命，由于其损害仅限于个体，并不能构成突发公共卫生事件，而且也不会引起社会的巨大反响。而突发公共卫生事件的发生没有固定的时间、发生方式和发生人群，往往发生突然，始料不及，来势凶猛，有着很大的偶然性和瞬时性。更多的时候，对人群的影响是随着某一起生产生活事故的产生而出现的。

（二）发生形式的多样性

突发公共卫生事件涵盖了法定传染病的多发暴发、新发现传染病的流行、核物质与放射源污染事故、农药及有毒化学品污染事故、食物中毒和食源性疾患、生活饮用水污染事故、职业和非职业性化学品中毒等多种类型的群体健康损害，涉及了众多的行业与领域，因此其表现是多种多样的。

而就某一事件来说，由于致病因子的不同，其造成的健康损害的表现形式也是多种多样的。就算人群中具有相同或相似的症状，其造成症状的原因也可能是多种多样的。

另外，在人类生活过程和生产运作的各个环节也存在着导致传染性疾病的暴发和污染事故发生的可能。比如有毒化学品在生产、运输、储存、使用和处理过程中的泄漏而造成的突发公共卫生事件。

（三）危害的严重性

一般的疾病或环境污染多产生于生活、生产过程中，在短时间内引起人员健康损害轻微或人数很少，其危害仅涉及个体或很小的局部地区，一般不会对人们的正常生活和生产秩序造成严重的影响。而突发公共卫生事件的发生，则是在瞬时间、局部地区或一个单位内出现大量的症状相同的病人，或出现一次性化学物质大量泄漏，或致病微生物与有毒化学品污染食物、水源等，如果事先和事后没有采取积极有效的预防控制措施，往往难以控制事态的发展。因此，其破坏性强、损害严重，其结果不仅仅会打乱一定区域内人群的正常生活、生产的秩序，还会造成人员的群死群伤、国家和个人财产的巨大损失、以及生态环境的严重破坏。

（四）处理处置的艰巨性

突发公共卫生事件涉及的危害因素繁多，事件发生时常常原因不明，人群范围影响较大，发生突然，其对人员健康的损害强度较大，甚至直接威胁到受害者的生命。因此，给调查处理带来相当大的困难。要求我们在处置突发公共卫生突发事件时必须做到快速及时、准确判断、处置措施得当有效，才能够使人群健康损害和生命财产的损失降到最小。

二、突发公共卫生事件的分级原则

（一）危害第一原则

突发公共卫生事件的大小，主要是根据其对人群生命健康影响程度、涉及的人数、可能播散的速度和范围、社会经济发展影响的大小和强弱为主要依据进行分级的。

（二）区域第二原则

突发公共卫生事件大小的划分第二个原则是事件发生的区域，因为事件发生在不同的地点、空间，其影响力也不一样。

（三）行政区划第三原则

按照我国现行的行政区划和管理体制，将各级行政部门在应急反应中的职责进行划分，实行属地管理和分级负责制度，强调了各级政府行政部门在突发公共卫生事件中的统一指挥与分工协作。

根据以上原则，我国现在将突发公共卫生事件划分为特别严重（Ⅰ级）、严重（Ⅱ级）、较重（Ⅲ级）和一般（Ⅳ级）4 个级别，一次用红、橙、黄、兰表示，并依据级别进行预警预报。

第二节　个案的调查与处理

个案调查不仅仅是为了弄清一个病例的发病原因和条件，同时也是为了积累流行病学分析的基础资料，所以调查时必须把发病的现场作为一个整体，联系该病的传播途径，详细观察记录与发病有关的各种因素。如果有两例以上的病人则必须查明他们之间有无关联。通过个案调查，核实发病情况，查明病人或疑似病人的基本信息、发病的原因和条件，传染源和传播途径，追踪密切接触者，搜索疑似病例，判断疫点范围及可能蔓延的范围，评估已采取的措施的效果。

一、调查的内容

（一）一般项目

首先要收集病人基本信息，如姓名，性别，职业，年龄，工作单位，联系方式等。

（二）临床信息

发病日期，症状，体征，就医过程，化验结果等。

（三）流行病学信息

预防接种情况，发病前的接触史，可能感染的日期和地点，可能的传染源，传播途径及易感接触者等。

二、调查步骤

（一）核实诊断

不同传染病由不同的传染源引起，其传播途径和易感人群不同，所采取的预防措施也不相同，因此，调查时首先要核实诊断，通过查阅病历、化验记录，询问病史，体格检查，检测标本，结合临床诊断和流行病学资料确定诊断。核实诊断，要求流调人员必须具有高度的责任心，具有一定的临床知识和流行病学知识；对病例进行个案调查时，尽可能由病人自己回答调查者所提出的问题，收治病人的医疗机构和医护人员以及知情人员要积极配合，并如实提供病人相关诊疗资料。如病人因病情较重或已死亡，无法对病人进行直接调查时，应通过其亲友、同事或其他知情人了解情况。

（二）查明可能的传染源、传播途径

一般根据病人发病日期，往前推一个最长潜伏期，调查病人期间的可疑接触史，以帮助判断可疑危险因素和暴露机会。主要考虑以下几方面：

是否有外出史，什么时间，到过哪些地方以及所乘坐过的交通工具（飞机、火车、汽车、出租车等）的日期和班次、车次、车号、始发站和到达站等信息，以确定病人可能在什么地点受到感染。

是否与确诊病人及疑似病人有过密切接触，接触的时间、地点、方式，最初和最后一次接触的具体日期。

是否有外出就餐史，就餐的时间、地点、食物、环境、停留时间及共同就餐者等情况。

家中是否有宠物，宠物的种类及健康状况，是否有可疑动物（如生病动物）接触史及动物接触的时间。

总之，要根据病种及其流行特点调整询问的重点。肠道传染病、呼吸道传染病及媒介昆虫传播的传染病其调查内容重点是不一样的。

追查传染源的目的在于搜索未曾被发现的疫源地，以便采取适当的措施控制传染病蔓延。当怀疑某人可能为本病例的传染源时，还应调查此人的其他接触者中有无类似病症或疾病，当其他接触者中也发生相同疾病时，则进一步证明被调查人作为传染源的可靠性。对被怀疑为传染源的人也要问病史、体格检查及进行必要的化验检查，这样有助于追查出传染源。在查明传染源以后，则易于查清是经过什么具体途径传播的。

（三）确定疫源地的范围

根据发病日期一般可确定病人可以排出病原体的日期（传染期），查明病人在此时期内的活动范围，带病原体的排泄物污染了外界什么物品、污染范围，在病人可能传播范围内开展病例主动搜索，发现可疑病人，根据以上情况，尽快确定疫点疫区范围，提出相应处理措施（消毒、停业整顿等）。

（四）调查并登记密切接触者

对于某些传染病，病人的密切接触者，尤其是传染期内的密切接触者，有可能已经被感染，而存在发病的可能，因此，要对接触者及时进行调查，根据此种疾病的传染特点，区分密切接触和一般接触者，查明哪些人应该接受医学观察或留验，哪些人应该接受预防接种、被动免疫或药物预防，应该进行什么检验等。询问每个密切接触者的健康状况，活动范围和主要接触人员等，如果发现病例在传染期内有外出史，应按有关规定通知交通部门和当地疾病控制部门，以便对其密切接触者进行追踪调查。

（五）提出控制措施

初步查明了上述情况后就应提出相应预防控制措施，组织当地医务人员和卫生防病人员，开展防治工作，并督促检查其实施情况。

（六）在当地居民中开展健康教育

（七）对疫情控制措施进行评估

防疫措施实施后，应对其效果做出评价，反过来也能验证初步的调查分析是否正确。有无续发病例及新疫区的出现，是防制措施评价中最重要的内容之一。如果发生续发病例，说明措施效果不佳或贯彻不力，也可能是因为初步的调查分析不正确。因此，需要对疫情趋势进行估计，调整继续调查分析的内容和进一步的防治措施，以彻底控制疫情。

三、调查方法

（一）询问

由于流行病学调查要查清的问题，许多是过去发生的事情，因此需要详细询问相关人员。被询问的人包括病人、病人的家庭成员、邻居、单位负责人、临床医生以及其他可以提供情况的人。询问的方式可以个别谈话或座谈的方式进行。询问时首先说明来意和调查的实际意义，取得对方的合作。在调查中要关心病人及其周围人，通过询问，尽量查清所要了解的内容。

（二）现场勘察

现场勘察也是重要的现场调查方法之一，到达现场后，应该仔细察看现场情况，以便根据实际情况采取有针对性的防治措施，一般应根据不同病种确定不同的调查重点。

肠道传染病应该着重调查饮食饮水卫生、粪便管理、苍蝇孳生情况等；对呼吸道传染病则应了解居住密度、病人与健康人的接触、群众聚会等情况；虫媒传染病则要调查有关的媒介昆虫以及其叮咬的可能性等。由于现场的情况是不断变化的，往往需要多次进行现场观察和调查。

（三）进行必要的检验

检验的目的是为了查明可疑的传染源，确定周围环境物品被污染的情况（水、食物、日常生活用品、昆虫媒介等），该地区人群免疫水平及易感者数量等。所需的检验方法根据情况而定，一般包括血清学、化学、微生物学、寄生虫学、卫生学等检验方法。

第三节　暴发调查和处理

一、调查目的

暴发调查是对某一局部地区或集体单位在较短时间内集中发生许多同一种疾病时所进行的调查。暴发涉及人数较多，病例常集中在一段时间内发生，一般是由同一传染源经由相同传播途径引起。及时查清传染源或传播途径，有针对性地采取措施，可达到有效控制疫情的目的。

二、适用范围和条件

暴发多发生于传染病，如病毒性肝炎、霍乱或副霍乱等，食物中毒及化学物质中毒也很常见，由于多数暴发在调查开始时尚未搞清病种、病因和暴发原因，故其调查思路及方法步骤也适合任何一种原因未明疾病的现场调查。

三、调查步骤

赴现场调查前需对此次暴发的基本情况和分布特征做一般了解，并根据所获得的初步信息查阅有关文献或请教专家，对疾病性质和暴发原因做出初步判断，确定调查组成员，配备相应的检验仪器赶赴现场。具体步骤如下：

（一）核实诊断，验证暴发

对于初步报告所提出的诊断仍需根据病史、临床诊断、流行病学特点和实验室检验结果再次进行核实，对一时尚不能明确诊断的疾病，也要提出需要补充的资料，以保证迅速地做出正确诊断。同时，根据现场掌握的病情资料，排除无关或错误的信息，判断是否能确定为暴发疫情，判断暴发的严重程度。由于流行病学是从群体上描述疾病的特征，其推论的结果较单个病人的诊断更为重要。

（二）初步调查，弄清暴发的确切情况，形成暴发原因的假设

在确定暴发之后，应迅速弄清本次暴发开始的时间，发生过程，查明暴发病例的确切数目，按年龄、性别、职业及特殊暴露史等分别计算人群中的发病专率，并根据发病时间、地区，绘制病例的分布图。即进行疾病暴发的时间、地区和主要的人群特征的描述，从而推测可能的暴发的原因（如传染源、传播途径等），并据此形成假设。

1．对所发现的病例进行甄别，确定是否为该种疾病　首先根据已知暴发病例的主要症状、体征或化验指标，确定此次暴发的病例定义。按此标准逐一核对调查所得到的病例，将不符合此标准者排除。

2．确定被查出的病例是否是该次暴发的病例　因为在此次暴发之前该地区或单位可能有少数该种病人存在，在此次暴发时其他地区或单位可能也存在少数这种病人，这些病人可能被误诊作为本次暴发的病例。一般可将从发病开始异常升高起，到恢复至原有水平止的一段时间作为暴发期间，在这期间内的病例作为该次暴发的病例。同样也可划定暴发的地区范围。在实际工作中并不能完全区分出不属于同次暴发的病人，这些病人的传染源或传播途径和暴发的病例可能不同，在对调查结果进行分析时可进一步甄别。

3．收集其他必要的资料　为了能计算这次暴发中新发病例的发病率（罹患率），并进

行分析，有时要查清和病人相关的人群基数，如和病人在同一宿舍居住人数、在同一食堂用餐人数等，必要时按性别、年龄分别统计。还要了解当地过去有无类似疾病，以及过去的一般发病率，以便将本次暴发和以往流行病学资料进行对比，对流行强度做出正确的判断。此外，还应对比在暴发前一段时间里（一般指该病的最长潜伏期），发病与不发病的人或单位在生活、生产和其他活动方面有什么异同之处。

4．资料的整理与初步分析　对所获的资料进行整理时，首先要核对在调查中所收集到的资料是否完整，对于不完整的资料要设法补查、补填，确实无法补足或有错误而无法纠正的资料要剔除。然后按时间、地点和人群的不同特点进行分组、列表、制图和计算所需要的发病率、死亡率和病死率等，再作以下分析：

（1）分析流行特征：①时间分布：按发病日期绘制出不同组别的流行曲线（按小时、日、月、年来计算），在一次短时间暴发时，常按每日或三日、五日分别来分析。分析潜伏期短的病，组距时间要短，潜伏期长的病，则组距可以长些；②地点分布：按病例家庭、工作或学习地址分别绘制出地区分布，并按时间动态观察病例分布的规律，从中可判断出传播途径及传播速度；③人群分布：按年龄、性别、职业、工种、工龄、预防接种史、居住年限、民族等特点，计算出不同组别的发病率。

（2）分析传播方式：①共同因素的传播：暴发为一次暴露时，受感染的人是同次暴露于某个共同传染源或暴露因素，其发病日期曲线呈单峰型，受感染的日期通常是在发病高峰往前推一个最长潜伏期的日期前后。暴发为持续暴露时，人们多次暴露于传染源或暴露因素，发病日期持续较久，发病时间曲线表现为有多个高峰；而通过日常生活接触传播，一般不形成暴发，多表现为当地多发，呈家庭内续发。②其他传播方式：如经过昆虫媒介传播、动物宿主传播等，其传播特点和资料分析：流行曲线开始缓慢上升，有一些不规则的高峰，然后缓慢下降，曲线可能持续数周或数月。

（3）分析暴发的原因：这是分析的主要目的。可应用分析流行病学的分析方法加以判断。一般是围绕病人感染时间前后，追查感染和未感染人群的生活、生产及活动情况，找出与感染有关的因素，从中可推断出传染源及主要传播因素。暴发原因的分析中还应尽量运用对比的方法。如在食物中毒暴发时，对比吃与未吃某种食物者的发病情况，可以较容易的初步分析出该食物是否为引起的暴发的原因。

（三）尽快采取可能的措施，控制暴发

由于暴发的病例比较集中，而且往往有共同的传染源或传播途径，如不及时控制，则新病例会不断发生。因此，需在初步调查的基础上，尽快采取必要可行的措施，以防止疫情扩大。如隔离治疗病人、病家消毒、杀虫、接触者登记和管理、卫生宣传、停售可疑食物以及开展爱国卫生运动等。采取措施时应包括采集现场标本（如食物、水样等），否则错过时机，不利于查清暴发原因。值得注意的是，在某些特殊紧急情况下或暴发的基本情况较明确时，不必等初步调查结束就应先采取积极的措施控制暴发。

（四）进一步深入调查，验证假设

在完成上述步骤的基础上，可采取专门拟定的调查表或调查提纲，对全部病例（有时也需要对受到病因暴露而未发病的人群）采取访问、现场观察等方式进行深入调查。主要内容包括：姓名、性别、年龄、职业等；发病时间；主要症状、体征、病程、与诊断有关的实验室检查结果；居住、饮食、生活情况；近期社交情况等。调查内容一方面是初步调查内容的补充。同时要收集当地既往流行病学资料以及相关背景资料：如人口、地理、生态、气象、社会、民族等资料，同时开展必要的实验室检查。运用对比的方法对收集到的各种资料进行分析，可按时间、地区和人群的不同特征进行分组、列表、制图，并计算所需的各种疾病的指标，再次确定或修正初步调查所描述的暴发情况。通过资料的对比分析，特别是病例对照研究与群组研究的方法，确定暴发的来源，传播因子及促成暴发的因素，即检验有关暴发原因的假设。

传染病的暴发常由某种共同因素引起，不同传播途径的传染病暴发或流行，其流行病学特点也不同，掌握这些规律有助于进行暴发调查并确定传播途径和推断传染源。

1. 食源传播疾病的特点　经食物传播的传染病暴发，病人均有食用某种被污染的食物史，不吃者不发病；疾病常为突发，潜伏期短，病情重；停供该污染食物暴发可很快平息，但仍要注意病人的隔离，防止人－人的继续传播；其暴发曲线与水型暴发十分相似。

2. 水源传播疾病的特点　包括经饮水传播和疫水传播两种途径。经饮水传播的传染病其病例分布往往与供水范围一致，有饮用同一水源史；各年龄均可发病；饮水量多者罹患率高；暴发曲线呈尖耸的高峰状，高峰距水源污染时间和该传染病的潜伏期一致；对水源采取措施后暴发很快平息。接触疫水传播的传染病患者均有疫水接触史；且具有地区性、季节性和职业特点；大量新迁移至疫区的易感人群易发生暴发；对疫水采取措施或加强个人防护即可控制病例的发生。

3. 呼吸道传播疾病的特点　传染病经由空气飞沫传播，一般说来传播迅速广泛，短时间内发病率可升至很高；常在冬春季发生；儿童的罹患率高；与居住条件、交通、人群聚集交往有明显关系。

4. 节肢动物媒介传播特点　此类传染病暴发常与节肢动物孳生条件和繁殖季节等因素相关联，故有一定的地区性和季节性。如暴雨后蚊虫增多导致疟疾暴发；冬天不能勤洗澡换衣，集体生活人群中易引起斑疹伤寒暴发。

（五）制订或补充控制措施、评估控制措施效果

在初步防治方案的基础上，针对暴发发生的原因，拟订行之有效的防治措施，尽快落实，以便控制疫情。在实施防疫措施经过一个最长潜伏期后，如不再发生新病例，可认为调查分析和防治措施正确。否则，还应再深入调查分析，重新修订控制措施。

（六）暴发调查结论与报告

根据全部调查材料及防治措施的效果观察，对暴发的原因、传播方式、流行特点、流行趋势、措施评价及经验教训做出结论，并形成书面报告。

第四节　肠道传染病的现场控制措施

一、疫情接报

接到疫情报告后，按登记表逐项填写疫情记录，内容包括病人姓名、性别、年龄、现住址及联系电话、工作单位、发病时间和地点、就诊时间、临床表现、诊断依据、隔离治疗情

况、诊断单位、报告人姓名、单位、报告时间等。同时立即报告本单位领导，由单位领导报告辖区卫生行政部门和上级业务部门。

二、做好出发前的准备工作

根据疫情情况，通知有关部门，包括疾控、检验、消毒、司机等部门；清点肠道感染疫情箱内物品。

三、初步核实诊断

到达现场后，检验人员首先对患者的标本进行核实；流调人员向接诊大夫了解可疑病例情况，对病例登记内容进行摘抄，若病人在肠道门诊留观则对病例进行流行病学调查，详细填写急性肠道感染个案病例调查表。

四、上报初步核实结果

将核实诊断结果及时报告有关领导。

五、确诊后的疫情处理工作

（一）病例的追访及流行病学调查

根据病人就诊时所提供的现住址和单位地址，尽快找到病人并进行急性肠道感染病例的流行病学调查，现住址为本辖区的，辖区疾控部门要亲自调查处理，现住址为外区的，电话报告市疾控中心，由市疾控中心横转其他区县。

1. 病例的调查（详细填写流调表）

（1）了解病人一般情况，发病经过，临床情况。

（2）工作环境、居住环境：了解周边自然卫生环境、人文环境、苍蝇密度、水源卫生状况。

（3）外出史：病人患病前5天是否去过外地。

（4）接触急性肠道感染病人史：病前5天是否接触过来自疫区的人、有吐泻症状的人。

（5）可疑食物史：病前5天内饮食史，是否吃过可疑饮食（水、海产品、外购直接入口熟食、盒饭、冷荤或凉拌菜），调查在外就餐、聚餐史，问清进餐或购买的时间、地点、同吃人数、发病人数等。

（6）到医院就诊前是否自行服用药物。

2. 密切接触者的调查　凡与病人发病前5天和发病后在饮食、生活等方面有密切接触关系者，都应进行详细登记，包括密切接触者人数、去向、姓名、性别、年龄、关系、详细地址、联系电话或手机号、腹泻情况、接触时间、发病时间等。生活在其他区域的接触者，要按要求通知相关辖区疾控部门进行追踪调查和处理。

（二）现场采样方法

1. 取呕吐物10～20ml放入无菌容器中或取1～3ml放入碱性蛋白胨水中送检。对患者和所有密切接触者要求全部用玻璃肛管采便（防疫人员亲自采，插入碱性蛋白胨水中送检）。

2. 剩余食品或可疑食物：液体采取250ml，固体采取25～50g放入无菌瓶中送检。

3. 对被污染物品用灭菌棉拭子涂抹采样放入碱性蛋白胨水中送检。

4. 填好送检单。

（三）疫源地处理

1. 根据调查情况划定疫点疫区　疫点是指发生病人、高度可疑病人或发现带菌者的地方，一般指一户。疫区是根据疫点的地理位置、交通及流行病学调查，在疫点周围划定的地区，一般以居委会、单位大院、楼群等为范围。

2. 疫点处理原则　坚持“早、小、严、实”的原则，即时间要早、范围要小、措施要严、落在实处。

3. 疫点封锁和解除　疫点封锁和解除由区卫生局批准，书面通知地段保健科负责每日安排值班人员管理疫点，疫点内居民在封锁期间不得外出，无关人员不许进入，保健科值班人员负责解决封锁期间居民日常生活所需，可疑污染物品未经卫生处理禁止携出，特别注意粪便、污物、污水等须经消毒后再进行排放。

4. 病家疫点的处理　根据流调情况，确立病家的密切接触者数，对全部密切接触者先便培一次后再预防性投药（可选用氟哌酸，成人每日3次，每次400mg，连服3天），限制活动；对病家环境、病人吐泻物有可能污染的物品、食品、场所及范围进行采样监测，并进行消毒处理及消毒后效果检测。密切接触者两次便检阴性、外环境消毒后监测采样阴性，疫点解除隔离。

5. 单位疫点的处理　根据病人在单位期间的发病情况，与同事接触密切程度，确定密切接触者人数，对全部的密切接触者预防性投服氟哌酸，限制活动，两次便培阴性方可解除隔离；对于一般性接触者，根据实际情况确定预防性投服氟哌酸，连服3天；一天两次，一次两片；对病人活动范围内的外环境进行采样监测，重点对厕所及洗手池进行采样监测，环境喷洒消毒，桌面及其他可能污染的物体表面可采用擦抹消毒；密切接触者两次便检阴性、外环境消毒后监测采样阴性，疫点解除。

在疫点处理过程中，若密切接触者检测发现有便培养阳性者，疫点解除时间应为该接触者再进行两次便培阴性的时间。

6. 可疑食物进食地点（某饭店）、购买地点的调查处理　在疫情处理过程中，若确诊霍乱病例的可疑食物直指某饭店、餐馆、食堂，则需对可疑饭店、餐馆、食堂的炊管人员进行腹泻发病情况的调查，无论是否发生过腹泻，全员进行肛管采便监测，对炊管人员使用的厕所进行涂抹采样监测，若检测发现阳性必须通知卫生监督所，立即采取紧急措施，在确定各种情况均阴性后方可恢复营业。

7. 传染源隔离治疗检疫　霍乱诊断确立后，追访到的病例，送相关医院隔离检疫治疗，连续两次便培养阴性后方可出院。

8. 对疫区采取措施　根据具体情况，可采取附近肠道门诊加强就诊腹泻病人的急性肠道感染检索工作；加强对大、中、小餐馆的卫生监督管理和检测，对各类规模的熟食加工点及销售点加强监测及监督管理。

（四）多发暴发疫情处理

1. 现场调查

（1）疫情性质的确定：病例的发现、临床及实验室检查、病例总的名册。

（2）暴发范围及受累人群：通过流调弄清病例或感染者的三间分布，接触者的调查，可能被感染者的实验室检查，搜索病人、可疑病人、带菌者。

（3）传染来源及传播途径：病例调查及感染者追踪、进行流行病学分析及有关实验室检查，针对食品卫生状况除做霍乱培养以外，还应做卫生学指标。

（4）注意继续受威胁的人群和地区，划定一定范围搜索病人，在周围加强卫生宣传。

2. 防疫措施　采取针对 3 环节的措施：

（1）感染者：采取隔离、治疗的措施。

（2）接触者：密切接触者：进行检疫限制活动、医学观察，采取 2 次便检、进行医学观察、服用药物；一般接触者：采取预防性投药、进行医学观察，有腹泻症状者进行便检。

（3）传播途径：对患者排泄物污染处要重点消毒，可疑或已污染物品或食物要予以销毁或消毒。

六、完成疫情处理小结

及时完成疫情处理报告，上报卫生行政部门和业务主管部。

第五节　呼吸道疾病的调查与处理

呼吸道传染病，通常经空气飞沫，接触患者分泌物等方式传播。以冬春季节多见，是托幼园所、学校、建筑工地等集体单位常见的传染病之一，以传染性强，传播快为特点，严重影响人们的身体健康和学习生活。

一、疫情接报

接到疫情报告后，按登记表逐项填写疫情记录，内容包括病人个人信息，就诊时间和过程、临床表现、诊断单位、报告人姓名、单位、报告时间等。同时立即报告辖区卫生行政部门和上级业务部门。

检查应急处理箱、快速检验箱内的物品是否齐全，通知有关部门做好出发前的准备工作。

二、初步核实诊断

到达现场后，检验人员首先对患者的标本进行核实，如果是集体发热疫情首先作流感快速检验，排除流感；流调人员向接诊大夫或校医了解可疑病例情况，对病例登记内容进行摘抄，将核实诊断结果及时报告有关领导。

三、现场处理要求

1. 首先了解疫情的基本情况，包括首发病例的详细情况，如个人信息，发病经过，就医过程及医院诊断经过，接触史，外出史及免疫史等。

2. 了解病例分布情况和波及的范围，通过了解首发病例所在集体的免疫情况，推算易感者数量和应急接种者数量。

3. 了解发病单位的基本情况　如教学情况（教学楼的朝向，年级和班级分布情况，学生的数量及来源，宿舍及住宿生分布），住宿情况，环境卫生，食品卫生情况，劳动强度等情况。

四、采取的措施

1. 疫情波及的场所要开窗通风，湿式扫除，重点部位如学生教室、宿舍、厕所、食堂、走廊；工地的宿舍、食堂等进行消毒。所有住宿人员卧具晾晒清洗，门把和床头进行擦拭消毒。

2. 对所有易感者进行应急接种（如流脑，麻疹，风疹，腮腺炎，水痘等），接种工作应在知情同意的情况下进行，最好在3天内完成；有的疾病可以预防性服药。

3. 地段医院预防保健科疾控中心有关人员应每天到现场巡视，对全体人群进行医学观察，观察期间不接收或转出人员，减少或禁止组织大型聚会活动。

4. 所有病例和疑似病例要离开发病单位就医，病人必须隔离。并持单位所在地段医院预防保健科复课证明方可复课。

5. 如果是住宿生，则至少病例所在宿舍要停宿，如果病例涉及到的宿舍多，则考虑所在涉及到的宿舍都停宿或全部停宿，观察一个最长潜伏期，无病例出现可复宿。

6. 对学生及教师进行健康教育，发放宣传材料，宣传防病知识，提高其自我防范意识。

7. 学校进一步加强晨午检工作，发现有异常情况的教职员工或学生，要及时报告校医，同时要劝其就医。

8. 最后一例病例发病后一个最长潜伏期，没有出现新病例，可判定为疫情结束。疫情结束3天内上报结案报告。

（沈　壮　王联军）

第七章 免疫规划

免疫规划是根据疾病的疫情监测与人群免疫水平的监测结果，制定科学的免疫程序，有计划有组织地利用疫苗进行预防接种，以提高人群免疫水平，达到控制和消灭相应的疾病的目的。通过多年来的实践证明，在控制疾病的措施中，特别是对疫苗可预防的疾病来说，免疫规划是最经济、最有效的预防手段。

第一节 概 述

一、免疫规划工作发展历程

新中国成立以后，我国政府十分关心儿童的健康成长，在全国范围内开始免费给儿童接种卡介苗、百白破联合疫苗、牛痘苗，并在全国实行普种痘苗。通过努力，1960 年 3 月我国取得了消灭天花的巨大成果，比全世界消灭天花提前了 17 年。我国先后研制和生产了脊髓灰质炎、麻疹、乙型脑炎等疫苗，并广泛开始使用。1963 年卫生部颁发了《预防接种实施办法》，将预防接种工作纳入有计划、有组织的管理轨道。为了防止重种、漏种、错种，在一些大、中城市建立了儿童预防接种卡制度，农村建立了接种登记，加强了预防接种工作的管理。

20 世纪 70 年代，国务院批转卫生部关于大力加强传染病防治工作的报告，预防接种引起了各地区各级领导的高度重视，逐渐恢复和完善了卫生防疫机构，初级卫生保健组织也得到了进一步加强。全国有 70% 以上的生产大队办起了合作医疗，为推行预防接种工作提供了有力保障。部分疫苗开始实行计划免疫，有效地控制了相关传染病的发生。1978 年，卫生部下发了《关于加强计划免疫工作的通知》，要求三年内全国普遍实行计划免疫，力争尽快消灭脊灰、麻疹等传染病。

进入 20 世纪 80 年代，我国政府积极响应并参加 WHO 倡导的扩大免疫规划（EPI）。扩大免疫接种覆盖面、扩大免疫接种的疫苗，除接种卡介苗、脊灰、麻疹、百白破三联 4 种疫苗外，各地区还根据当地卫生防病情况，陆续增加免疫接种的疫苗种类，如流脑、乙脑、乙型肝炎、甲型肝炎、风疹等疫苗。1980 年卫生部下发《关于认真落实计划免疫工作的通知》、《预防接种工作实施办法》，1982 年下发了《全国计划免疫工作条例》、《1982～1990 年全国计划免疫工作规划》和《计划免疫工作考核办法》。统一了全国儿童免疫程序，明确工作目标。各地区先后成立专门组织，建立接种门诊，实行按月、双月、季度接种。自上而下逐步形成一个较完整的计划免疫网络体系。

20 世纪 80 年代中期，我国计划免疫工作进入一个新的发展阶段。为实现 1990 年普及儿童免疫的目标，决定分两步走：到 1988 年以省为单位儿童四苗接种率达到 85%；到 1990

年以县为单位儿童四苗接种率达到85%，并把此目标列入国民经济和社会发展“七五”规划。卫生部于1985年底修订了儿童免疫程序，确定每年4月25日为“全国儿童预防接种宣传日”，下发了《计划免疫技术管理规程》。1989年《中华人民共和国传染病防治法》颁布实施，规定“国家实行有计划的预防接种制度”，“国家对儿童实行预防接种证制度”，从法律上保证了计划免疫工作的开展。

20世纪90年代，为了进一步控制和消除疫苗针对相关疾病，卫生部下发了《全国消灭脊灰实施方案》，制定了《全国1995年消灭脊灰行动计划》，提出了计划免疫工作的奋斗目标：到1995年以乡为单位儿童四苗接种率达到85%、消灭脊灰、消除新生儿破伤风、与实施计划免疫前相比麻疹发病率降低90%、死亡率降低95%。为落实“全国消灭脊灰实施方案”，经国务院批准于1993~1996年在统一规定的时间内，连续每年在全国对4岁以下儿童开展消灭脊灰强化免疫日活动。2000年10月29日，我国所在的WHO西太平洋区宣布确认为无脊髓灰质炎区。

进入21世纪，我国的预防接种工作进入了免疫规划时期。随着社会经济的发展，医学生物技术的进步，更多安全有效的疫苗不断面世，卫生部进一步确定我国免疫规划目标：以普及新生儿乙肝疫苗接种为中心，以控制病毒性肝炎为重点，逐步将风疹、腮腺炎等其他新疫苗纳入免疫规划。我国的预防接种工作进入了新的发展阶段。2005年国家颁布了《疫苗流通和预防接种管理条例》，并于当年6月1日实施。这是继《传染病防治法》后，公共卫生领域内的又一部重要的卫生行政法规。2005年9月卫生部制定下发了《预防接种工作规范》。《条例》和《规范》的实施将对有效预防控制传染病，保障人民健康和经济社会的协调发展起到重要作用，也是我国免疫规划工作进一步走向法制化和规范化管理的重要标志。

二、免疫规划工作的特点和内容

免疫规划工作通过对个体易感者的预防接种，在提高个体的免疫水平的同时，提高了整个人群的免疫水平，形成了群体的免疫屏障，传染病的传播链被人为切断，减少了传染病流行的可能性。通过接种痘苗，全球实现了天花消灭，通过使用脊灰疫苗与疾病监测并行，我国实现了无脊灰状态，其他疫苗针对传染病也得到了有效控制。总之，通过纳入免疫规划，实施一系列综合防控措施，可以达到控制与消灭疫苗针对疾病的目标。因此，免疫规划工作既是一项复杂的社会性、系统性工作，也是科学性与管理性较强的工作。

（一）免疫规划工作的特点

1. 公益性与福利性　预防接种工作是政府行为，也是政府的职责。免疫规划工作作为公共产品，是由政府免费向广大公众提供的公共卫生服务，对威胁儿童健康、公众需求迫切的第一类疫苗政府承担全部疫苗和接种经费，免费向公众提供预防接种服务。

2. 科学性与技术性　免疫规划工作内容广泛，如免疫规划的制定、免疫程序的制定、免疫效果的监测、异常反应的处理，涉及免疫学、传染病学、流行病学、疫苗学、统计学、儿科学，还涉及卫生经济学、管理学、社会医学等社会学科，因此免疫规划工作是一项科学性、技术性很强的工作。

3. 组织机构系统性　免疫规划工作是一项系统工程，有一个完整的免疫规划组织和实施系统，由各级卫生行政部门、疾病预防控制机构、接种单位共同构成，包括国家、省级、地市级、区县级、基层预防接种单位五级网络机构。每一级机构受上一级机构的业务领导和技术指导，形成了免疫规划的组织实施系统。

（二）免疫规划工作的任务和内容

免疫规划的中心任务，就是通过免疫接种手段，消灭疫苗针对的疾病。其工作任务包括以下几方面的内容。

1. 制订免疫规划、计划并组织实施　各地区根据上级提出的免疫接种策略，结合本地情况，收集有关资料、疫情监测数据、结合人群免疫水平等进行综合分析，合理分配资源，建立健全各项管理制度，组织免疫接种的实施。

2. 规范管理体系的建设　由于免疫规划工作的系统性，建立科学、完善、规范的管理体系十分必要。卫生部的《预防接种工作规范》对各级疾病预防控制机构、各级防保组织和接种单位的设置、人员、职责做出了明确规定；北京市在《规范》的基础上，就疫苗相关的12种疾病的监测与管理、疫苗使用与运输、冷链的管理、接种率的监测、接种后不良反应的监测、档案资料的管理、免疫规划信息系统管理、免疫规划规范化门诊建设等分别制定了相应的管理规范，形成了较为规范、科学的免疫规划管理模式。

3. 免疫规划监测与评价　建立疫情快速报告和监测系统，对疫苗针对疾病的发病情况及流行病学特征进行监测与分析；对疫苗免疫规划实施后的接种率、人群免疫状况等进行监测与评价；开展疫苗运输、贮存、使用各个环节的疫苗效价进行监测与评价。

4. 技术培训、社会动员与部门协调　采用多种形式对专业人开展技术培训，提高专业人员的技术水平与业务素质；通过各种媒介广泛开展免疫规划的宣传与动员，消除群众顾虑，增加公众的防病意识和自我保健能力；争取教育、文化、宣传、财政、民族、宗教、妇联、残联等多部门的协作与支持。

5. 组织与实施免疫接种　是免疫规划工作的基础内容，按照《规范》的要求开展预防接种服务，加强预防接种异常反应报告及处理等工作。

6. 信息反馈和考核评价　定期开展各项工作的抽样调查、定期检查与评价，建立双向的信息报告系统与信息反馈系统，及时掌握工作动态、加强管理，及时发现薄弱环节，修正工作计划，保障工作的顺利开展。

三、北京市免疫规划工作的特色

长期以来，北京市各级政府将免疫规划工作作为公共卫生的重点工作之一，予以高度重视。经过各级政府和卫生行政部门、各级疾病预防控制机构和预防保健机构的共同努力，自20世纪80年代后期以来，北京市免疫规划疫苗接种率持续保持高水平，先后通过了三次全国儿童免疫规划疫苗接种率达到85%的目标审评。免疫规划针对疾病的发病率大幅度下降，2000年通过了无脊髓灰质炎的证实。2004年、2006年在全国免疫规划审评中获得了优异的成绩。

北京市免疫规划工作在全国处于前列，其工作特色体现在以下几方面。

（一）免疫程序覆盖人群范围最广泛

国家免疫规划的程序只要求覆盖到0～6岁的儿童，而北京市的免疫规划程序一直延续到大学一年级的人群，是全国率先推进扩大免疫规划范围和接种疫苗种类最多的省市。

（二）纳入免疫规划的疫苗种类最多

除国家规定的五苗以外，北京市自 20 世纪 80 年代起，先后将 A 群流脑疫苗、乙脑疫苗、乙肝疫苗、麻风腮联合疫苗、无细胞百白破联合疫苗、A + C 群流脑疫苗纳入了免疫规划。其中价格较高的麻风腮联合疫苗、A + C 群流脑疫苗、无细胞百白破联合疫苗纳入免疫规划在全国均属首例。2005 年 6 月 1 日起，全部免收接种费用，免收的接种费由区县政府财政补发给接种单位。

（三）流动人口享受同样的权利，获得更多的服务

北京市于 1994 年开始关注流动儿童免疫接种问题，十多年来不断加大了流动人口的免疫规划管理力度，连续多年向流动人口提供大量的免疫规划服务。2000 年起，每年制定《北京市学龄前外来儿童强化查漏补种方案》，对 7 岁以下流动儿童开展强化查漏补种。2003 年开始每年制定《北京市外来务工人员麻疹、流脑疫苗接种方案》，对来京外来务工人员免费接种麻疹、流脑疫苗，有效的保护了这一人群的健康、控制了疫情。

（四）全面推进免疫规划体系的规范化与信息化建设

北京市从 2004 年开始推动免疫规划规范化门诊建设，2007 年底全市将建成 600 余家规范化门诊，没有达到建设标准的预防接种门诊将被取消。2007 年政府出资建设免疫规划信息网络，全市所有接种信息、疫苗针对传染病信息、监测信息均可以实现电子化记录与传输，提高数据准确性、及时性、可靠性，同时实现儿童异地接种等服务的提升。

四、基本概念

（一）预防接种

是指根据疾病预防控制规划，利用疫苗，按照国家规定的免疫程序，由合格的接种技术人员，给适宜的接种对象进行接种，以提高人群免疫水平，达到预防和控制针对传染病发生和流行的目的。

（二）免疫规划

是指按照国家或者省、自治区、直辖市确定的疫苗品种、免疫程序或者接种方案，在人群中有计划地进行预防接种，以预防和控制特定传染病的发生和流行。

（三）国家免疫规划疫苗

又称第一类疫苗，是指政府免费向公民提供，公民应当依照政府的规定受种的疫苗，包括国家免疫规划确定的疫苗，省级人民政府在执行国家免疫规划时增加的疫苗，以及县级以上人民政府或者其卫生行政部门组织的应急接种或者群体性预防接种所使用的疫苗。

第二类疫苗，是指由公民自费并且自愿受种的其他疫苗。

（四）应急接种

在传染病流行开始或有流行趋势时，为控制疫情蔓延，对易感染人群开展的预防接种活动。

（五）冷链

是指为保证疫苗从疫苗生产企业到接种单位运转过程中的质量而装备的储存、运输冷藏设施、设备。

（六）异常反应

是指合格的疫苗在实施规范接种过程中或接种后造成受种者机体组织器官、功能损害，相关各方均无过错的药品不良反应。

第二节 免疫学基础

免疫规划工作的基础理论是“免疫学”，很早以前人们就认识到机体抗感染的免疫作用，随着临床实践的发展，免疫学也在不断发展。陆续发现许多与感染无关的免疫反应，除了对机体有利的一面，也有对机体损伤的不利一面。本节对免疫接种有关的免疫学基础知识作简要介绍。

免疫是机体识别自己、排除非己，以达到机体内环境新的平衡和稳定的一种生理功能。其结果在正常情况下是对机体有利的，但在少数异常情况下也可能是有害的。机体的免疫功能主要有3种，一是防御作用，即抗感染免疫，消除病原微生物等抗原异物；二是自我稳定功能，清除体内衰老和受损细胞成分；三是免疫监视作用，消灭体内自发突变或经病毒、化学药品诱发突变产生的异常细胞，如癌变细胞等。

表7－1 机体的免疫功能

功 能	正常反应	异常反应	
		过 度	不 足
防御作用	抗各种感染	变态反应	免疫缺陷症
自我稳定	消除衰老细胞及异物	自身免疫病	－
免疫监视	消除突变细胞	－	发生恶性肿瘤

一、抗原

抗原是引起机体免疫应答的外在因素，同时也是决定机体免疫反应特异性的关键。

（一）抗原的定义和特性

凡是能刺激机体的免疫系统产生特异性免疫反应，并能与之发生特异性结合的物质，统称为抗原。抗原有两种特性：一是刺激机体产生抗体及致敏淋巴细胞的免疫原性；二是与已形成的抗体及致敏淋巴细胞发生特异性结合的免疫反应性。

（二）抗原性质

异物性：是指机体免疫活性细胞从未接触过的化学结构与机体自身成分不同的物质。具有异物性的物质才有抗原性。它包括异体、异种及胚胎期免疫活性细胞未接触过的某些自身组织成分或自身组织在外伤、感染、药物等影响下发生改变的自身抗原。

大分子物质：一般抗原的分子量都较大，分子量越大，抗原性就越强。除较大分子量外，还要有较稳定、复杂的化学组织组成和结构。

特异性：抗原具有能与相应抗体发生反应的特异性。

（三）抗原的分类

按抗原所起的作用：分为完全抗原和不完全抗原（半抗原）。完全抗原具有免疫原性和免疫反应性，而不完全抗原只有免疫反应性而缺乏免疫原性。

根据抗体形成时是否需要T细胞的辅助，分为胸腺依赖及非胸腺依赖抗原。

根据抗原的来源与机体的关系，分为异种抗原、同种异体抗原和自身抗原。

根据化学组成，分为蛋白质和糖类。

（四）医学上重要的抗原物质

异种物质：病原微生物、细菌外毒素和类毒素、动物免疫血清等。

同种异体抗原：人红细胞抗原、人白细胞抗原、异体器官移植等。

自身物质：外伤或感染等使组织变性、隐蔽抗原的释放。

以上抗原物质与免疫规划最密切的主要是病原微生物。

（五）抗原在体内分布的一般规律

抗原不论什么途径进入机体内，并不是保留在进入局部，而是顺着淋巴和血管两个循环系统分布到全身。经生理性降解和吞噬作用，抗原物质不断消失。如细菌，只需10～20分钟肝、脾、肺脏内的吞噬即可将90%的抗原从循环中消除，真正发挥免疫效应者只有少量。从胃肠道进入的抗原，绝大部分储留在肠道内，有一部分很快从肠道内排出，只有一小部分抗原能通过肠道粘膜进入机体。

（六）影响抗原在体内分布的主要因素

除抗原的物理状态、进入机体的途径、剂量大小以及机体的免疫状态外，体内的天然抗体、免疫抗体以及佐剂对其分布有一定影响。

二、抗体

（一）抗体的定义

抗体是由抗原刺激机体免疫系统后，产生能与抗原发生特异性结合的物质，主要是丙种球蛋白。抗体存在于血液或体液中，是构成体液免疫的主要物质。

（二）抗体的特性

①特异性：抗体只能与相应抗原发生结合。②不均一性：抗体是由一组不同种类的球蛋白组成的。即使是针对某一决定基的抗体，其免疫球蛋白的种类也可能是不同的。③双重性：抗体一方面可与其相应抗原结合，另一方面由于抗体本身是高分子蛋白质，当被注入到异种动物体内时，即具有抗原和抗体的双重作用。

5类免疫球蛋白的特性与功能：

IgG：IgG是血液中的主要成分，占血清Ig问题的75%～80%，也是机体最重要的抗体，在抗感染中起重要作用。它是唯一能通过胎盘的抗体，在保护新生儿不受感染中起着重要的防御作用。IgG主要由脾脏和淋巴结中的浆细胞合成。在血清中分解缓慢，半衰期约23天左右。所以用IgG作人工被动免疫时以2～3周注射一次为宜。

IgM：IgM是抗原初次刺激机体后，最先出现的抗体。在Ig中的分子量最大，又称为巨球蛋白，占血清总量的6%～10%，在胎儿时期已能合成。检测IgM有助于疾病的早期诊断。

IgA：IgA 分血清型和分泌型，占血清总量的 10% ~20%。分泌型 IgA 是由呼吸道、消化道和泌尿生殖道等处的粘膜固有层中的浆细胞所产生，多存在于粘膜局部，在机体局部粘膜防御感染上起重要作用。血清型 IgA 产生的部位主要是脾脏、淋巴结和肠系膜淋巴组织中的浆细胞。IgA 不能通过胎盘，新生儿可由初乳中获得。

IgE：IgE 在正常人的血清中含量极少，占 Ig 总量的 0.002%，不能通过胎盘，半衰期很短，形成 IgE 的浆细胞主要在呼吸道、消化道和局部淋巴结内，一般分布于血管外。IgE 能与血液中的嗜碱粒细胞及组织中的肥大细胞相结合参与Ⅰ型变态反应。

IgD：IgD 在血清中含量极少，结构很不稳定，半衰期也比较短，它是淋巴细胞表面主要的 Ig，可能作为细胞表面抗原受体而起作用。

（三）抗体产生的一般规律

1. 初次反应　抗原初次进入机体后，需经过一段潜伏期（诱导期）才产生抗体。大多数于 7 ~10 天左右才能检测出来。初次反应所产生抗体量一般较少，持续时间也短，往往不能起到防御病原微生物的侵袭的作用。有些抗原刺激机体可以产生几类抗体，一般先出现 IgM，在血清中只维持数周至数月。IgG 出现稍迟于 IgM，当 IgM 效价下降时，IgG 逐渐上升。IgG 在血液中维持时间较长，可达数年之久。IgA 出现最晚，常在 IgM 和 IgG 出现后一个月左右才能从血液中测出，含量很少，但维持时间较长。

2. 再次反应　是当机体再次受到同一抗原刺激所产生的免疫反应。此次产生的免疫应答与第一次有所不同，首先是血液中的抗体下降约 2 ~3 天，称免疫拟制期（阴性期），继之抗体效价明显上升，比初次反应高几倍到几十倍，大多为 IgG，在体内持续时间长。

3. 回忆反应　抗体在体内逐渐消失后，若此时再接触抗原，抗体会很快形成，抗体的效价也会迅速升高。这种现象称为回忆反应，主要是机体内的免疫记忆细胞在起作用。

抗体产生的一般规律对预防接种工作具有一定的实际意义，如疫苗接种次数、时间、接种间隔对抗体产生的量都有影响，应根据疫苗的性质而有所不同。

三、免疫器官和免疫细胞

（一）免疫器官和组织

1. 中枢免疫器官　在人类包括有骨髓、胸腺。

骨髓：是由网状结缔组织、血窦、不同发育阶段的各种血细胞及巨噬细胞等组成。骨髓的多能干细胞分化为原血细胞和淋巴干细胞。前者发育为红细胞系、粒细胞系和巨噬细胞系的细胞。后者发育为淋巴细胞，在通过胸腺和法氏囊类似的组织衍化为 T 细胞或 B 细胞。骨髓在免疫中起重要作用。

胸腺：位于胸腔纵膈上部，胸骨后方。胸腺分为皮质和髓质，前者主要由小淋巴细胞构成，后者主要是上皮性网状细胞构成。它在胚胎期及出生后两年内生长迅速、体积较大。青春期仍在发育，之后开始萎缩，逐渐由脂肪组织代替。胸腺对机体免疫功能的建立有重要作用。

2. 外周免疫器官　包括淋巴结，脾脏及肠道相关淋巴组织。除脾脏外，它们广泛分布于全身。

淋巴结：淋巴结的实质可分皮质和髓质两个主要部分，最外层是被膜。皮质中靠近被膜的为浅皮质区，内有淋巴小结，淋巴小结有生发中心，其中主要是 B 细胞。靠近髓质的为深皮质区，为弥散的淋巴组织，T 细胞的主要集中区。髓质包括髓索和髓窦。髓索主要为 B 细胞居留处，髓窦位于髓索之间，是滤过淋巴的场所。淋巴结作为人体重要防御器官之一，除了对抗原刺激产生免疫应答外，还有滤过作用。

脾脏：是体内最大的免疫器官，血液通路中的滤过器官。脾脏分为被膜与实质两部分，后者分为白髓和红髓。白髓分散在红髓中，红髓占脾脏的大部分。脾脏内的淋巴细胞约 35% ~50% 为 T 细胞，50% ~65% 为 B 细胞。脾脏是抗体产生的重要器官之一。

其他淋巴组织：肠道尤其是小肠和阑尾粘膜固有层的孤立淋巴小结及集合淋巴小结有产生抗体和吞噬细菌的作用。另外，扁桃体也是一种淋巴器官。这些淋巴组织的浆细胞主要合成分泌型 IgA，具有保护消化道和呼吸道粘膜的作用。

(二) 免疫细胞

所有参与免疫应答或与免疫应答有关的细胞系统称为免疫细胞，包括：造血干细胞、淋巴细胞、单核 - 吞噬细胞系统、天然杀伤细胞等。

1. 造血干细胞　它可分化为各种有免疫功能的细胞，如红细胞系、粒细胞系、巨噬细胞系等等。

2. 淋巴细胞　主要存在于淋巴系统及血液和组织液中，其来源是造血干细胞。其中具有免疫潜力者为小淋巴细胞，在非特异有丝分裂原和特异性抗原作用下，能转化为幼稚的淋巴母细胞。在免疫应答中，淋巴细胞的增殖主要靠淋巴母细胞。在小淋巴细胞向母细胞转化的过程中可合成、分泌许多可溶性生物活性物质，称淋巴因子，参与机体的免疫反应。

3. T 细胞　T 细胞是在胸腺内发育生成的淋巴细胞，又称为胸腺依赖性淋巴细胞。在胸腺激素的影响下，逐步分化成有免疫潜力的 T 淋巴细胞，然后经外周、组织液、淋巴管定居于淋巴结深皮质区、脾、及淋巴组织中，并通过淋巴管和外周血等进行循环，以发挥体液免疫功能。

4. B 细胞　人类 B 细胞是在骨髓中发育的。从骨髓来的干细胞在迁入类法氏囊器官后，逐步分化为有免疫潜能的 B 细胞，经外周血液迁出进入脾脏，在此处接触抗原后再迁移至其他外周淋巴器官或组织中，以发挥体液免疫功能。

5. 单核 - 吞噬细胞系统　该系统具有高度吞噬能力，包括血液中大单核细胞和组织中游离的和固定巨噬细胞。该系统的细胞不仅担负着机体的非特异免疫功能（即吞噬和杀灭多种病原微生物、消除衰老或损伤、死亡的组织细胞），而且还参与调节免疫应答和免疫监视功能。

四、免疫应答

(一) 免疫应答的过程

抗原进入机体后，选择性地刺激免疫系统所发生的一系列复杂过程，称为免疫应答。这是一个相当复杂连续的过程，大体可分为 3 个阶段。

1. 感应阶段　该阶段是处理和识别抗原的阶段。当颗粒性抗原进入机体后，首先由巨噬、吞饮和吸附作用摄取抗原。被摄取的抗原大约 90% 以上迅速被分解失去免疫原性，剩余部分未被降解仍保留免疫原性。被处理过的抗原，传递给T细胞，再由T细胞传递给B细胞；有些抗原可直接传递给B细胞。

2. 反应阶段　是淋巴细胞分化和增生阶段。当T细胞被抗原激活后，转化为淋巴母细胞，再增生、分化成为具有免疫效应的致敏淋巴细胞；当B细胞抗原刺激后分化增生，先转化为浆母细胞，再增生分化成为能合成并分泌各种抗体的浆细胞。致敏淋巴细胞和浆细胞不再分化，是终末细胞，但寿命短。在T细胞、B细胞分化增生过程中，有少数的T细胞和B细胞可在中途停顿下来，不再分化增生，成为机体内的记忆细胞，可存活数月或数年。平时处于"停止状态"，一旦再次遇到同一抗原就立即开始分化增殖为浆细胞和致敏的淋巴细胞。

3. 效应阶段　该阶段是浆细胞合成并分泌抗体，致敏淋巴细胞分泌特异性的或非特异性的可溶性因子，产生免疫功能的阶段。当同一抗原再次进入机体，便与相应的浆细胞和致敏淋巴细胞发生特异性结合，前者合成并分泌抗体参与体液免疫，后者释放各种具有生物活性的淋巴因子参与细胞免疫。

（二）抗感染免疫

病原微生物侵入机体以后，其结果表现为：一方面导致感染形成，另一方面建立起对病原微生物的免疫状态，即抗感染免疫。抗感染是机体抵抗病原微生物感染的功能，抗感染免疫包括先天性免疫和获得性免疫两大类。

1. 先天性免疫　又称非特异性免疫，它是指机体在长期的种系发育与进化过程中形成的，是机体防御作用的一种固有的（天然发生的）保护系统。非特异性免疫反应有4个特点：一是"遗传性"，出生就具有，可以遗传给后代，受遗传因素控制。二是"自发性"，是自发产生，不需要特殊的刺激和诱导。三是"非特异性"，对任何"非己"物质都能识别并与之发生反应。四是"相应稳定性"，当机体再次接触同一抗原时，反应强度没有什么变化。

机械屏障及表面分泌物：完整的皮肤和粘膜，能阻挡和排除病原微生物，其分泌物可起抑菌和杀菌作用；血脑屏障可保护中枢神经系统不受病原微生物侵害；胎盘屏障使病原微生物一般不易通过胎盘入侵胎儿，但在妊娠头三个月内，此屏障尚未完善，如母体感染病毒，病毒则可侵入胎儿体内，引起畸形或死亡。

吞噬细胞：以巨噬细胞和中性白细胞为主。当病原微生物侵入机体后，中性白细胞即向病原微生物侵入的地方聚集，并吞噬大部分病原微生物。未被吞噬的虽经淋巴管到达附近的淋巴结，侵入血液和脏器内也会被吞噬细胞吞噬和消灭。

正常体液和组织中的抗微生物物质种类较多。包括补体、溶菌酶、杀菌素和白细胞素等，这些物质具有一定的抗菌作用和其他免疫生物学作用。

2. 获得性免疫　又称特异性免疫，是个体在生活过程中接触病原微生物或抗原进入机体后而形成的免疫力。特异性免疫具有3个特点：一是"获得性"，存在着个体差异。二是"针对性"，机体受到某一种病原微生物或抗原刺激后产生的免疫力，只能对该特定的病原微生物或抗原起作用。三是"可变性"，当机体再次接触同一抗原时，该免疫反应明显加强。如果长期不接触同一抗原，机体所产生的免疫力可以逐渐减少或消失。

特异性免疫可分为体液免疫和细胞免疫。

体液免疫：B 细胞一般在 T 细胞辅助下接受抗原刺激，而后增生分化为浆细胞，产生多种免疫球蛋白，即抗体。该抗体与相应抗原特异性结合，发挥免疫效应的过程，称为体液免疫。由于抗体的种类不同，其抗感染作用也不同。

细胞免疫：T 细胞受抗原刺激后，经过分化、增生形成致敏淋巴细胞；致敏淋巴细胞除直接杀伤带抗原的靶细胞外，并能释放出多种可溶性的生物活性物质，即淋巴因子。在淋巴因子的直接或间接作用下，表现出细胞免疫作用，主要对细胞内寄生的病原微生物有防御作用。体液免疫与细胞免疫的区别见下表 7－2。

表 7－2　体液免疫与细胞免疫的区别

项　目	体液免疫	细胞免疫
参与反应的细胞	B 细胞、浆细胞	T 细胞、致敏 T 细胞、巨噬细胞
活性物质	抗体	淋巴因子
反应速度	快，数分钟至十分钟	慢，24～48 小时
有利作用	毒素、抗毒素中和作用，大多数的抗菌和抗毒素免疫	细胞内寄生菌免疫，真菌、原虫、某些病毒的免疫，肿瘤免疫
有害作用	Ⅰ、Ⅱ、Ⅲ型变态反应，某些自身免疫病	Ⅳ型变态反应，某些自身免疫病

五. 变态反应

（一）变态反应的概念

变态反应又称超敏反应，它是指已致敏的机体再次与相应的特异性抗原接触所产生的一种异常或病理性的应答，反应的结果常造成组织损伤或病变。变态反应的发生和个体的免疫功能状态、进入机体抗原物质的性质、纯度及途径有关。

（二）变态反应的分型

按机体组织损伤发生的快慢、抗体的有无，分为速发型和迟发型两种。根据变态反应发生的机制和临床表现分为Ⅰ、Ⅱ、Ⅲ、Ⅳ4 种类型。

1. Ⅰ型变态反应　特点：是临床上最常见的变态反应。Ⅰ型变态反应又称速发型变态反应，发生和消退均比较快，一般在接触变应原后几秒种至数十分钟内出现反应；在反应过程中一般不破坏组织或细胞；有明显的遗传和个体差异。抗原物质：引起Ⅰ型变态反应的抗原物质比较多，如花粉、食品、药品、各种化学物质和各种疫苗、昆虫叮咬等。引起Ⅰ型变态反应的抗体主要是 IgE。常见疾病：注射青霉素或血清后发生的过敏性休克；花粉等引起的支气管哮喘；吃了某些食物引进的荨麻疹、腹泻等胃肠道症状。

2. Ⅱ型变态反应　Ⅱ型变态反应又称细胞溶解型或细胞毒型变态反应。特点：可溶解或损伤被作用到的细胞，参与反应的抗体通常是 IgG 或 IgM，Ⅱ型变态反应性疾病举例：临床上 ABO 血型系统不相符合的输血造成的输血反应；由于遗传或因红细胞抗原受到病毒、药物或酶类作用等因素影响而发生的自身溶血性贫血；外来半抗原（某些药物）与体内蛋白质细胞膜结合成完全抗原，刺激机体产生抗体，如药物过敏性血细胞减少症（溶血性贫血、粒细胞减少症）；特发性血小板减少性紫癜，患者血清中有血小板自身抗体，它可以同时破坏自身的及异体的血小板；新生儿溶血症，多发生于母体“Rh^-”，胎儿为“Rh^+”，另外，母子ABO血型不符亦可引起新生儿溶血症，多发生于第二胎及以后的胎次。

3. Ⅲ型变态反应　Ⅲ型变态反应又称免疫复合物型变态反应。特点：是由中等大小的抗原抗体复合物引起。正常状态下，免疫复合物在体内形成是一种防御功能，大分子复合物被巨噬细胞吞噬消除；小分子复合物通过肾小球随尿液排出体外；只有中等大小复合物不易清除，可沉积到血管壁基底膜或弹力膜上，激活补体，吸引中性粒细胞集聚，造成血管炎损伤及临近组织的坏死。

4. Ⅳ型变态反应　Ⅳ型变态反应是由致敏的T细胞与相应抗原结合引起的迟发型变态反应。特点：参与反应发生较迟缓。反应常发生在抗原进入的局部，有时也可引起其他部位发生反应。常见疾病：如结核菌素试验；变态反应性脑炎和脑脊髓炎（可发生在某些感染性疾病之后，也可由于自身免疫疾病所致），如接种动物脑组织制剂的狂犬疫苗后可发生变态反应性脊髓炎（发生率极低，现已不使用）；接种用鼠脑制备的乙脑疫苗后可发生神经系统变态反应（现已不使用）；某些人接触农药、油漆、染料等可发生接触性皮炎和剥脱性皮炎。

Ⅳ型变态反应的局部反应表现为抗原进入致敏的机体后12～18小时，局部出现红肿、硬结，48小时达到高峰，以后逐渐消失；全身反应表现为在抗原注入1～2小时后出现发热反应，6小时达到高峰，随后很快恢复正常，个别人可出现皮疹。

（三）变态反应的防治原则

一方面尽可能找出变应原，使敏感者避免和该变应原接触；另一方面可针对变态反应发生过程，切断或干扰某些环节，防止变态反应发生。

六、免疫缺陷病

（一）概念

免疫缺陷病是指由于机体免疫系统的组织器官在胚胎期发育不全或后天遭受损害，造成机体免疫功能低下或不足所引起的一组疾病。免疫缺陷病分为原发性和继发性免疫缺陷病两类，前者多见于婴幼儿，病例极少，有遗传倾向；后者常见于感染、肿瘤、消化系统疾病等，最常见是继发于使用免疫抑制药物之后。

（二）原发性免疫缺陷病举例

1. 先天性低丙球蛋白血症　多发生于男孩，起病多在出生后5～6个月，表现为反复发生严重的细菌感染，如肺炎双球菌所引起的肺炎等。

2. 先天性胸腺发育不良　患儿由于严重的甲状旁腺功能低下而发生低钙血症性手足抽搐。

3. 慢性皮肤粘膜念球菌病　主要表现机体缺乏对念球菌抗原的迟发型皮肤变态反应。患者皮肤、粘膜持续受念球菌感染，常伴有内分泌系统疾病，如糖尿病、Addison病。

4. 血小板减少多次感染综合征　多见于男孩，在新生儿期表现为腹泻、血便和严重湿疹；在儿童期表现为频发血小板减少性紫癜和反复感染，如中耳炎、肺炎等。

（三）继发性免疫缺陷的因素

有许多因素可引起继发性免疫缺陷：细菌、病毒引起的感染（以病毒为主）、营养不良、免疫系统肿瘤、使用免疫抑制剂等。

1. 泌尿及消化道疾患　如慢性肾炎、急慢性肠道疾病的患者、机体内免疫球蛋白可经泌尿道、消化道大量丢失，蛋白质合成不足，并发体液免疫缺陷病。

2. 感染　病毒感染可抑制细胞免疫反应，如麻疹患者的前驱期结核菌素反应消失，出疹后5~7天又出现。

3. 恶性肿瘤　特别是淋巴样组织的恶性肿瘤，如霍奇金病、淋巴肉瘤、慢性淋巴性白血病，因免疫细胞发生恶变，所以机体免疫功能受到影响。

4. 烧伤是人体引起免疫缺陷的一个重要原因，烧伤后两天左右，体内免疫球蛋白降至最低水平，受到影响最大的为IgG。

5. 免疫抑制剂　长期使用环磷酰胺、硫唑嘌呤、肾上腺皮质激素等，可引起继发性免疫缺陷病，另外长期使用某些抗菌素也可引起免疫缺陷病。

（四）免疫缺陷病与疫苗接种

原发性或继发性免疫缺陷的病人对病原性很弱的微生物缺乏抵抗力，常引起严重的后果，对各种疫苗接种往往不耐受，尤其是接种减毒活疫苗后，病毒或细菌在体内繁殖或复制造成严重后果。如接种卡介苗，可能引起卡介苗骨髓炎或卡介苗全身播散症；服用脊髓灰质炎减毒活疫苗，可能发生疫苗相关病例；接种麻疹减毒活疫苗，可能会发生致死的巨细胞肺炎等。

第三节　免疫规划工作的主要内容

免疫规划工作大致分成3大部分，包括疫苗针对传染病的监测、免疫接种服务和免疫规划系统管理。

一、疫苗针对传染病的监测

（一）疫情常规报告与专门报告

1. 常规报告　根据相关法律、规章的规定，疾病预防控制机构、医疗机构和采供血机构及其执行职务的人员发现疫苗针对传染病的疑似病例或确诊病例，要按照疫情报告属地管理的原则，城镇应于12小时内、农村应于24小时内报告疫情。

疾病预防控制机构通过传染病疫情网络直报系统等方式收集、分析、调查、核实疫苗针对传染病疫情信息。发现免疫规划疫苗针对传染病暴发、流行时，立即报告当地卫生行政部门，由当地卫生行政部门立即报告当地人民政府，同时报告上级卫生行政部门和卫生部。要有专门的部门、人员负责疫苗针对传染病疫情信息管理工作，及时对疫情报告进行核实、分析。

2. 专门报告　脊髓灰质炎、新生儿破伤风、麻疹等除按上述要求进行疫情报告外，还应按卫生部的具体规定进行专门报告和管理。

（二）主动监测和“零”病例报告

目前中国已进入无脊灰阶段，但是非洲、东南亚地区仍存在脊灰野病毒的流行，为保持和巩固中国消灭脊灰已取得的成绩，直至全球实现消灭脊灰的目标，按照卫生部规定，对脊髓灰质炎实行主动监测和“零”病例报告。此外新生儿破伤风、麻疹作为中国列为以消除为目标的疾病，也要按照卫生部的规定实行主动监测和“零”病例报告。

（三）病例调查、核实诊断与资料管理

接到免疫规划疫苗针对传染病疫情报告后，及时按统一的流行病学个案调查表进行调查并进行随访。疾病预防控制机构将病例个案调查、随访表及其他资料，按规定的时限逐级报告给上一级疾病预防控制机构；对病例资料分析和反馈，每月1次通过计算机联网，将资料传送至国家疾病预防控制中心。要定期开展免疫规划疫苗针对传染病漏报调查，定期统计、分析疫情动态，进行疫情预测。

（四）血清学监测

依据免疫规划疫苗针对传染病诊断标准，对脊髓灰质炎、麻疹、白喉、百日咳、乙型肝炎、乙型脑炎、流行性脑脊髓膜炎等病例进行血清学诊断。在预防接种单位的配合下，每年有计划地对免疫规划疫苗针对传染病进行疫苗免疫成功率和人群免疫水平监测。

（五）病原学监测与疫苗滴度监测

依据免疫规划疫苗针对传染病诊断标准，对脊髓灰质炎、麻疹、白喉、百日咳、乙型肝炎、乙型脑炎、流行性脑脊髓膜炎等病例进行病原学诊断。在预防接种单位的配合下，每年有计划地对免疫规划疫苗针对传染病进行人群带菌（毒）以及宿主动物、传播媒介等病原学监测。每年有计划地对脊灰、风疹、腮腺炎疫苗进行滴度监测，对疫苗效果进行评价。

（六）北京市疫苗针对传染病监测适用规范

目前北京市疫苗针对传染病监测与管理的技术规范共涉及12种疾病，包括《北京市麻疹监测方案》、《北京市风疹管理规范》、《北京市流行性腮腺炎管理规范》、《北京市白喉管理规范》、《北京市新生儿破伤风监测方案》、《北京市百日咳管理规范》、《北京市乙型肝炎监测方案》、《北京市脊髓灰质炎监测方案》、《北京市流行性脑脊髓膜炎防治方案》、《北京市流行性乙型脑炎监测方案》、《北京市狂犬病管理规范》、《北京市水痘管理规范》。在卫生部的各项要求基础上，北京市对相关传染病的管理提出了更严的要求。

二、免疫接种服务

（一）北京市免疫规划疫苗免疫程序见表7-3。

（二）免疫规划疫苗种类

2008年之前国家免疫规划确定的疫苗包括皮内注射用卡介苗、重组乙型肝炎疫苗、口服脊髓灰质炎减毒活疫苗、吸附百白破联合疫苗及吸附白喉破伤风联合疫苗、麻疹减毒活疫苗。

根据本市疫苗针对传染病的流行情况、人群免疫状况等因素，北京市将乙型脑炎减毒活疫苗、A群脑膜炎球菌多糖疫苗、A+C群脑膜炎球菌多糖疫苗、麻腮风三联减毒活疫苗纳入了免疫规划。2008年3月1日又将甲肝灭活疫苗纳入免疫规划。

（三）常规接种率监测

常规免疫接种监测是免疫规划工作的核心内容之一，是预防接种工作的基础，通过对接种率的监测可以评价免疫规划执行的情况，发现存在的问题并及时给予纠正。

1．接种率报告　预防接种单位逐级上报预防接种报表，做到及时、完整、正确，报告时间及要求如下表7－4。

表7－3　北京市免疫规划疫苗免疫程序（2008年3月版）

年　龄	卡介苗	乙肝疫苗	脊髓灰质炎疫苗	百白破疫苗	麻疹疫苗	麻风腮疫苗	乙脑减毒活疫苗	流脑疫苗	甲肝灭活疫苗
出　生	●	●							
1月龄		●							
2月龄			●						
3月龄			●	●					
4月龄			●	●					
5月龄				●					
6月龄		●						●	
8月龄					●				
9月龄								●	
1岁							●		
1.5岁				●		●			●
2岁							●		
3岁								●（A＋C）	
4岁			●						
6岁				●（白破）		●	●		
小学四年级								●（A＋C）	
初中三年级				●（白破）					
大一进京新生				●（白破）	●				

表7－4　预防接种报表上报的时间及要求

报告单位	报告程序	上报形式	报告时间	报告要求
村级	村→乡	报表	每月5日前报告上一月接种情况	报表一式两份，一份向乡级上报，一份留底备查
乡级	乡→县	报表	每月10日前报告上一月接种情况	报表一式两份，一份向县级上报，一份留底备查
县级	县→市	数据库	每月20日前报告上一月接种情况	在收到乡级报表后，完成计算机录入，通过网络传送市疾病预防控制中心
市级	市→国家	数据库	每月30日前报告上一月接种情况	在收到区（县）级报表后，完成数据审核，通过网络传送中国疾病预防控制中心

预防接种报表包括《免疫规划疫苗常规免疫接种情况报表》和《第二类疫苗接种情况统计表》。按户籍分为2类，即本市人口报表和外来人口报表。

预防接种报表中列出了要求上报的疫苗，包括免疫规划疫苗：卡介苗，乙肝疫苗，脊灰疫苗，百白破疫苗，白破疫苗，麻疹疫苗，麻腮风疫苗，流脑疫苗，乙脑疫苗、乙肝疫苗、麻腮风疫苗仅统计第一类疫苗接种数。第二类疫苗：Hib疫苗，水痘疫苗，肺炎疫苗，流感疫苗，出血热疫苗，轮状病毒疫苗，麻腮风疫苗，甲肝疫苗，乙肝疫苗，甲乙肝联合疫苗，狂犬病疫苗，抗狂犬病血清，抗狂犬病免疫球蛋白，其中甲肝疫苗、乙肝疫苗、麻腮风疫苗仅统计第二类疫苗接种数。

2. 接种率统计方法　免疫规划疫苗常规免疫接种率统计均按靴形统计法统计。包括接种率统计和累计接种率统计。

（1）接种率统计方法：①应种人数：到本次接种时，在接种单位辖区范围内，常住户口和流动人口中达到免疫程序规定应接受某疫苗（某剂次）接种的适龄儿童人数，加上次接种时该疫苗（该剂次）应种儿童中漏种者。包括有短期禁忌证的人数，但不包括有长期禁忌证的人数和已患相应疾病的人数。12月龄内儿童和超过12月龄儿童乙肝疫苗、卡介苗、脊灰疫苗、百白破疫苗、麻疹疫苗的基础预防接种人数应分别统计；②受种人数：指本次接种中，某疫苗（某剂次）应种人数中的实际接种人数。12月龄内儿童和超过12月龄儿童完成乙肝疫苗、卡介苗、脊灰疫苗、百白破疫苗、麻疹疫苗的基础免疫受种人数应分别统计；③接种率计算：某疫苗（某剂次）接种率=某疫苗（某剂次）实际接种人数/该疫苗（该剂次）应种人数×100%

（2）累计接种率统计方法：①累计应种人数：将统计日期范围内末次接种的应种人数加上其上一次接种后累计实种人数（累计实种人数采用累加统计法统计），得到该统计日期范围的累计应种人数；②累计受种人数：指某疫苗（某剂次）的各次实种人数之和；③累计接种率计算：某疫苗（某剂次）累计接种率=某疫苗某针（次）累计实种人数/该疫苗（该剂次）累计应种人数×100%。

3. 接种率统计与报告的要求　接种单位于每次接种前3～5天，对责任区范围内的适龄儿童进行清理核实，在查阅接种卡、册的基础上，按不同剂次统计每种疫苗各剂次应种人数，并在每次接种结束后，根据儿童迁入和迁出情况进行修正。

每次接种结束后5天内，根据实际接种人数，按各种疫苗不同剂次分别统计受种人数，计算接种率；同时统计累计应种人数、累计受种人数和累计接种率，按要求向上级疾病预防控制机构和同级卫生行政部门报告。

第二类疫苗接种情况统计表仅统计第二类疫苗受种人次数，不统计应种人次数，用累加统计法统计。每月与“国家免疫规划疫苗常规免疫接种情况报表”同时上报。

4. 接种率监测与评价　对6种疫苗的基础免疫情况进行监测和评价，即脊灰疫苗、百白破疫苗、麻疹疫苗、麻腮风疫苗、乙脑疫苗、流脑疫苗。可用图表监测法、差值（D）评价、比值（R）评价预防接种报表可靠性。接种率监测与评价工作程序如下图7-1所示：

（四）查漏补种

1. 学龄前儿童查漏补种　在街道（乡、镇）政府领导和组织下，村（居）委会人员、基层接种单位预防保健人员、外来人口管理办公室、计划生育办公室、集贸市场管理办公室

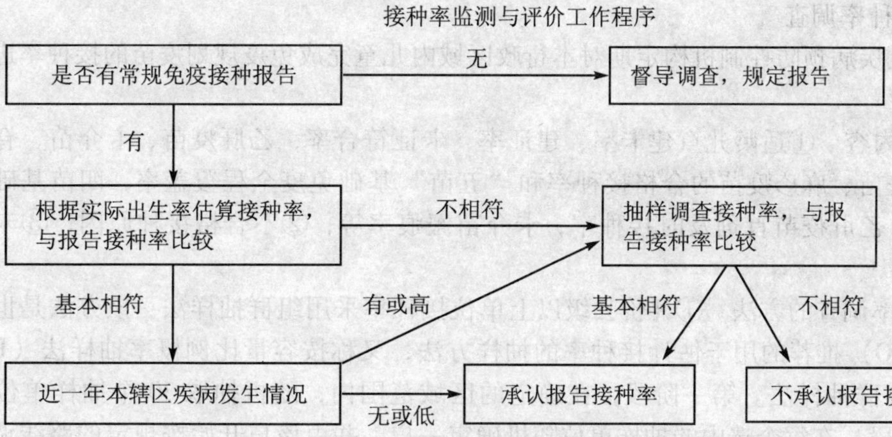

图 7－1　接种率监测与评价工作程序

等人员共同配合，开展调查。

以出生 1 个月以上的本地学龄前儿童和在管辖地段连续居住 2 个月以上的外来学龄前儿童为调查对象。通过各种途径（村居委会，外来人口管理办公室，计划生育办公室、集贸市场管理办公室等）获得信息，挨门逐户开展调查。遇到适龄儿童查看预防接种证，核对预防接种卡片，发现无卡、无证、漏种者进行登记，调查原因，然后告之接种时间、地点、应补种的疫苗，督促其及时补卡、补证、补种，同时向儿童家长宣传免疫规划知识。疫苗漏种检查是检查各种免疫规划疫苗的漏种情况，包括卡介苗、乙肝疫苗、脊灰疫苗、百白破疫苗、麻疹疫苗、风疹疫苗、腮腺炎疫苗、乙脑疫苗、流脑疫苗等疫苗。

无卡、无证的判断标准是指本地儿童出生 1 个月以上、外来儿童在辖区内连续居住超过 2 个月未建立预防接种卡或接种证。

基层保健人员根据自己的工作量安排调查时间，每 6 个月为一周期完成所辖地段的查漏补种。辖区内的外来人口聚居地，每 3 个月为一周期完成所辖地段的查漏补种。外来人口聚居地是指以乡（街道）为单位，辖区内学龄前外来儿童数≥500 名。

查漏补种的评价指标：查漏补种乡（街道）覆盖率、村（居委会）覆盖率和户覆盖率；漏卡率、漏证率、补卡率和补证率；各疫苗漏种率和补种率；漏卡、漏证和漏种原因分析。

2．学校查漏补种　在每学年秋季开学时，调查小学一年级、初中一年级入学新生（包括私立学校和打工子弟学校）。被调查学校的工作人员负责本校每个适龄儿童查验预防接种证，发现未依照国家免疫规划受种的儿童，应当向所在地的区（县）疾病预防控制中心或儿童居住地的接种单位报告，并配合疾病预防控制中心或接种单位督促其监护人在儿童入学后及时到接种单位补种。同时学校负责对转入学生在其入学时查验接种证、为转出学生提供查验预防接种证的证明材料。

学校查验内容主要包括：脊灰疫苗、百白破疫苗、麻腮风疫苗、乙脑疫苗、A＋C 流脑疫苗、乙肝疫苗接种情况。

评价指标有，查漏补种学校覆盖率、漏卡率、漏证率和补证率、各疫苗漏种率和补种率。

（五）接种率调查

县级以上疾病预防控制机构定期对本行政区域内儿童完成免疫规划疫苗的接种率进行抽样调查。

1. 调查内容 ①适龄儿童建卡率、建证率、卡证符合率，乙肝疫苗、卡介苗、脊灰疫苗、百白破疫苗、麻疹疫苗的合格接种率和“五苗”基础免疫全程覆盖率，四苗基础免疫及时接种率，乙肝疫苗首剂及时接种率，卡介苗瘢痕率等；②不合格接种原因；③未接种原因。

2. 接种率调查的方法 ①评价县级以上单位接种率采用组群抽样法：该方法是世界卫生组织（WHO）推荐的用于估计接种率的抽样方法，又称按容量比例概率抽样法（PPS），属于两阶段整群抽样法。第一阶段，在确定的区域范围内，随机抽取30个抽样单位（组群）；第二阶段，在每个选中的抽样单位随机确定一户，并由该户开始按规定的路线调查询访7名适龄儿童的接种情况，如此共调查210名儿童并计算接种率；②评价乡级接种率采用批质量保证抽样法：本法可用于对较小规模的区域（如乡级单位）计划免疫接种率是否达到某一标准作出判断。根据批质量保证抽样法的抽样原则，其抽样分两个阶段：第一个阶段为乡级单位的抽取；第二个阶段为确定调查户及适龄儿童。每个乡级单位内，若指定的目标接种率为85%，则样本量均确定为n=29，即在每个乡级单位内调查29名适龄儿童。若假阳性率为5%，则在29名儿童中最多允许出现1名未接种者或不合格接种者，若超过1名，则该乡未达到85%的目标。

（六）疑似预防接种异常反应的监测

随着免疫规划工作的发展，使用疫苗的种类和数量不断增加，疫苗针对疾病的发病大幅度下降，疑似预防接种异常反应（以下简称AEFI）受到越来越广泛的关注。AEFI是指在预防接种过程中或接种后发生的可能造成受种者机体组织器官、功能损害，且怀疑与预防接种有关的反应。

1. 监测目的 通过监测，可以动态了解AEFI发生情况和原因，保障预防接种的安全性和服务质量，并为改进疫苗质量提供依据。可以了解不同疫苗的一般反应和异常反应发生频率，评价疫苗的安全性；分析AEFI是否与疫苗品种或批次有关，评价疫苗的质量；分析AEFI是否与预防接种实施差错有关，评价预防接种服务的质量。

2. 应该报告的AEFI 在预防接种实施过程中或接种后发生下列情况，应作为AEFI报告：

（1）24小时内发生的：过敏性休克、过敏性皮疹（荨麻疹、大疱型多形红斑）、晕厥、癔症。

（2）5天内发生的：发热（腋温≥38.6℃）、血管性水肿、全身化脓性感染（毒血症、败血症、脓毒血症），接种部位发生的红肿（直径>2.5cm）、硬结、化脓性感染（局部脓肿、淋巴管炎和淋巴结炎、疏松结缔组织炎）。

（3）15天内发生的：过敏性皮疹（麻疹、猩红热样皮疹）、过敏性紫癜、血小板减少性紫癜、局部过敏反应（Arthus反应），热性惊厥、癫痫、多发性神经炎、脑病、脑炎和脑膜炎，接种部位发生的无菌性脓肿。

（4）3 个月内发生的：臂丛神经炎、疫苗相关麻痹型脊髓灰质炎。

（5）卡介苗接种后 1～12 个月发生的：淋巴结炎或淋巴管炎、骨髓炎、全身播散性卡介苗感染。

（6）任何时间发生的：怀疑与预防接种有关的死亡、严重残疾或组织器官损伤、群体性反应、公众高度关注事件。

3. AEFI 分类诊断标准

（1）一般反应：一般反应是指在预防接种后发生的，由疫苗本身所固有的特性引起的，对机体只会造成一过性生理功能障碍的反应，主要有发热、局部红肿、硬结，同时可能伴有全身不适、倦怠、食欲不振、乏力等综合症状。

（2）异常反应：异常反应指合格的疫苗在实施规范接种过程中或接种后造成受种者机体组织器官、功能损害，相关各方均无过错的药品不良反应。

（3）事故：疫苗质量事故：指由于疫苗质量不合格，接种后造成受种者机体组织器官、功能损害。

实施差错事故：指由于在预防接种实施过程中违反预防接种工作规范、免疫程序、疫苗使用指导原则、接种方案造成受种者机体组织器官、功能损害。

（4）偶合症：偶合症是指受种者在接种时正处于某种疾病的潜伏期或者前驱期，接种后偶合发病。

（5）心因性反应：心因性反应是指在预防接种实施过程中或接种后因受种者心理因素发生的个体或者群体性反应。

（6）不明原因反应：不明原因反应是指经过调查、分析，其发生的原因仍不能明确的 AEFI。

4. 以下各条不是异常反应

（1）因疫苗本身特性引起的接种后一般反应。

（2）因疫苗质量不合格给受种者造成的损害。

（3）因接种单位违反预防接种工作规范、免疫程序、疫苗使用指导原则、接种方案给受种者造成的损害。

（4）受种者在接种时正处于某种疾病的潜伏期或者前驱期，接种后偶合发病。

（5）受种者有疫苗说明书规定的接种禁忌，在接种前受种者或者其监护人未如实提供受种者的健康状况和接种禁忌等情况，接种后受种者原有疾病急性复发或者病情加重。

（6）因心理因素发生的个体或者群体的心因性反应。

（七）安全注射

预防接种服务过程中，实施安全注射应该贯穿始终。目前，中国 50% 乙型肝炎和 40% 的丙型肝炎归因于不安全注射，1996 年计划免疫“一人一针一管”调查数据显示全国仅为 30.54%，1999 年 10 个省份中，仅有 3 个省 70% 以上的接种点安全接种。根据世界卫生组织 1999 年调查数据显示，中国非安全注射的比例高达 50%。因此安全注射是免疫接种服务中要关注的一个重要问题。

1. 安全注射的定义　对疫苗应用灭菌的注射器具和规范的操作进行注射，并对使用过的注射器具进行安全处理，称为安全注射。世界卫生组织对安全注射的定义是，对接受注射者无害，对实施注射者无危险，注射后的物品（废物）不会给公众带来危害。

2. 预防接种中安全注射的含义　①预防接种要使用合格注射器，包括注射器无菌包装、在有效期内、接种前才能打开包装、用后放入指定安全盒或防刺容器中，不允许再次使用等；②实施接种人员要持合格资格证书上岗；③预防接种操作要规范化；④预防接种环境符合工作要求；⑤使用后的接种器材及其废弃物要安全回收、销毁。

3. 预防接种中安全注射的措施　每次注射时应该采取以下措施，任何一个步骤未执行，都将会出现非安全注射风险。①清洁工作场所、清洁双手；②使用合格安全的自毁型注射器或普通型一次性注射器；③安瓿的正确消毒、皮肤的正确消毒；④注射完毕后，尖锐物应该投放到安全盒中；⑤用合适的方法将废弃物处理。

4. 使用过的注射器处理　①一次性注射器在使用后必须放入指定的安全盒/防刺容器中，针头不得取下甚至再次使用；②自毁型注射器使用后应立即放入安全盒中；③注射后的其他废物也要妥当处理；④销毁方法包括焚烧、毁形后回收再利用、焚烧后深埋等。

5. 在预防接种中，接种人员应避免被使用过的针头扎伤，防范措施包括　①一次性注射器使用后不要将针头护套再次套在针头上；②使用过的针头不要放在接种台上，应放在防刺容器中；③每个接种台旁均要放置盛放医疗废品的防刺容器，盛放医疗废品的容器不要装得太满；④不要拿着使用后的注射器在接种室内走动。

三、免疫规划的系统管理

（一）疫苗管理

作为免疫规划工作的重要物质基础，疫苗是免疫规划工作的重要管理对象，其管理要做到科学化和规范化。

1. 制订疫苗计划的依据　①《免疫规划疫苗接种程序》；②本地区免疫规划疫苗针对传染病发病水平、人群免疫状况和开展强化免疫、查漏补种、应急接种等特殊免疫活动的计划；③本地区总人口数、出生率、各年龄组人数，儿童数，以及适龄的流动儿童数；④疫苗运输、储存形式与能力；⑤上年底疫苗库存量；⑥疫苗损耗系数：由省级疾病预防控制机构根据接种服务形式、接种周期、疫苗规格大小等确定。

疫苗损耗系数＝疫苗使用数÷（基础免疫每剂次疫苗接种剂量×基础免疫人次数＋加强免疫每剂次疫苗接种剂量×加强免疫人数）

2. 制订计划的内容和方法　计划内容包括疫苗品种、规格、数量、供应渠道和供应方式等，除按公式计算外，还要适当增加一定数量的机动疫苗和突发疫情应急接种的疫苗。疫苗使用量按下述公式计算：①疫苗年使用量＝（基础免疫使用量＋加强免疫使用量＋特殊免疫使用量）－上年底库存量；②基础免疫疫苗年使用量＝（出生儿童数＋流动儿童数＋漏种儿童数）×每剂次剂量×免疫次数×损耗系数；③加强免疫疫苗年使用量＝加强年龄组人口数之和×每剂次剂量×免疫次数×损耗系数；④特殊免疫使用量＝特殊免疫人口数×每剂次剂量×免疫次数×损耗系数。

3. 疫苗出入库管理　①领取或分发疫苗时要遵循“先短效期、后长效期”，以及先产先出、先进先出、近效期先出的原则，有计划地分发；②建立真实完整的疫苗出入库记录，记录内容包括：疫苗的通用名称、生产企业、剂型、规格、批号、有效期、批准文号、（购销、分发）单位、数量、价格；（购销、分发）日期、产品包装以及外观质量、储存温度、运输条件、批签发合格证明编号或者合格证明、验收结论、验收人签名；③记录要保存至超过疫苗有效期2年以备查；④第一类使用量统计月（年）报表及第二类使用量统计月（年）报表与接种率月报同时逐级上报、汇总、统计；⑤建立疫苗管理的相关制度，定期核对账目；⑥过期、失效的疫苗按照《医疗废弃物管理条例》的规定集中处置。

4. 疫苗储存和运输的温度要求　乙肝疫苗、卡介苗、百白破疫苗、白破疫苗、A群流脑疫苗、A+C群流脑疫苗、麻风腮疫苗、乙脑疫苗、甲肝疫苗在2℃～8℃条件下运输和避光储存。脊灰疫苗、麻疹疫苗在－20℃～8℃的条件下运输和避光储存。其他疫苗的储存和运输温度要求按照药典和疫苗使用说明书的规定执行。

运输疫苗时应使用冷藏车，并在规定的温度下运输。未配冷藏车的单位在领发疫苗时要将疫苗放在冷藏箱中运输。

（二）冷链管理

冷链是指为保证疫苗从疫苗生产企业到接种单位运转过程中的质量而装备的储存、运输冷藏设施、设备。

冷链设备、设施包括冷藏车、疫苗运输工具、冷库、冰箱、疫苗冷藏箱、疫苗冷藏包、冰排及安置设备的房屋等，是免疫规划工作的重要组成部分。冷链系统是在冷链设备的基础上加入管理因素，即人员、管理措施和保障的工作体系，冷链系统的正常运转是疫苗质量及免疫规划工作的基本保障。

接种单位冷链设备的基本装备：普通冰箱、冷藏冰箱、低温冰箱、冷藏运输箱、冷藏包、冰排和温度记录器。

1. 冷链系统管理的基本原则

（1）冷链设备按计划购置和下发，建立健全领发手续，建立健全冷链设备档案（包括设备档案卡、设备维修记录、设备说明书、合格证或检验单、到货通知单及验收报告书等）。

（2）作到账、物相符。

（3）制定冷链工作管理制度。

（4）冷链设备和器材为免疫规划专用，不得挪作它用或任意调换，不得存放尿、便等检品，严禁存放私人食品、热水和苯、醚、酰等有机溶剂。

（5）冷链设备要有专门房屋安置，正确使用，定期保养，保证设备的良好状态。

（6）各级冷链管理、维护人员必须经过相关培训，并设有专人负责管理与维护。

（7）对冷藏设施、设备和冷藏运输工具运行状况进行温度记录。

（8）对冷藏设施、设备和冷藏运输工具定期检查、维护和更新，确保其符合规定要求。

（9）对所使用冷链设备运转状态进行监测，定期向上级疾病预防控制机构和同级卫生行政部门报告冷链设备运转情况。

（10）冷链设备的报废，严格按照国有资产管理的有关规定执行。

2. 冷链监测　包括疫苗储存运输温度监测和冷链设备运转状况监测。温度监测包括常规温度监测和主动监测两种方式。常规温度监测是冷库、冰箱等设备使用时配备温度测量器材每天进行温度测量，主动监测是指由上级单位使用温度测量器材对疫苗储运和使用环节进行监测。

（三）免疫规划档案资料管理

免疫规划资料存档是免疫规划核心工作之一，它能够全面反映和概括免疫规划活动的工作内容及水平，也是工作管理和评价的重要信息。

1. 管理方式 免疫规划资料实行分级管理。一级：省级疾病预防控制中心免疫预防所负责；二级：区县疾病预防控制中心计划免疫科负责；三级：预防接种单位负责。

2. 资料分类 档案资料分为10类。包括文书资料、基本资料、专业总结分析、疫情资料、免疫接种、疫苗管理、冷链管理、简报、培训宣传、各类杂文。

3. 资料的内容 文书资料包括行政文件如上级和本级行政部门文件、疾控中心文件、本级上报文件、本级下发文件、管理制度、以及工作计划、总结。

基本资料包括本地区行政区划图、乡、街道、行政村、居委会一览表、来源于统计局和免疫预防系统上报的人口资料、分年龄、性别人口统计表、本地区出生人数、出生率、死亡人数、死亡率、自然增长率统计表、本地区托幼园所、在校学生（小、中、大、专业技校等）统计表、组织机构如本地区从事免疫规划工作人员一览表、乡（镇、街道）从事免疫规划工作人员一览表、接种单位（门诊）数、接种周期及免疫服务形式。

专业总结分析包括相关疾病总结分析、免疫成功率监测分析、人群抗体水平监测分析、预防接种异常反应分析、接种率监测、接种率调查、查漏补种数据分析、疫苗滴度监测分析、免疫规划工作检查考核、总结、分析等。

疫情资料包括免疫规划疫苗针对传染病疫情资料、疫情处理调查报告。

免疫接种资料包括接种率监测、接种率调查，查漏补种报表、强化免疫报表。

疫苗管理包括第一类疫苗年度需求计划表、第一类使用量统计月（年）报表。

简报包括各种简报材料。

培训资料包括各类免疫规划相关培训班的通知、教材、课程表、签到表、考试题、考核成绩、培训小结等；宣传资料包括宣传形式、宣传时间、接受宣传的人数、宣传内容、资料份数、领导参与、经费等。

不能归入上述各项的资料则可放入杂文类。

4. 所有资料应当有电子版本备查。

（四）免疫规划信息管理系统

1.《中国免疫规划监测信息管理系统》 该系统于2004年在全国投入使用，2005年开始全国所有县区使用该软件进行免疫规划监测数据的报告、整理和分析。该系统有六个功能模块，包括AFP监测、麻疹监测、新生儿破伤风监测、接种率监测、乙肝和疑似预防接种异常反应监测、地理分析功能。

2.《北京市免疫预防信息管理系统》 于2007年底完成建设，全市所有儿童预防接种信息、相关传染病信息、监测信息实现电子化记录与传输。该系统运行时，接种单位通过接种点客户端软件建立儿童预防接种信息档案，及时录入和更新每次接种的相关信息，并及时将儿童个案信息上传国家信息管理平台。

接种单位在每次接种时，利用接种点客户端软件从信息管理平台数据库中获得异地儿童的接种信息，实现异地儿童的接种与信息共享。每次接种日的当天完成疫苗接种信息的录入，可以通过儿童编码或其他电子介质（如条形码或磁卡等）识别方式，自动完成系统登录，完成信息查询和录入。

各级疾病预防控制机构通过国家信息管理平台，定期对辖区登记报告信息进行统计分析，并将结果报告同级卫生行政部门和上一级疾病预防控制机构，同时反馈到下级有关单位。

第四节　常用疫苗的使用

一、卡介苗

卡介苗是一种经过人工培养的无毒牛型结核杆菌悬液制成的减毒活疫苗，无致病性，有免疫原性。接种后可以代替结核杆菌的初次感染而获得特异性细胞免疫。所以接种卡介苗后可以预防粟粒型结核和结核性脑膜炎的发生。

（一）制造工艺

卡介苗分液体和冻干两种剂型。目前国内主要使用冻干卡介苗。将冻干保存的菌株，接种于适宜培养基上培养 8～10 天后，收集菌膜，按要求浓度稀释成疫苗原液，经冻干、物理化学检定、纯菌试验、活菌计数。毒力试验和安全试验等，合格后出厂使用。冻干卡介苗外观呈白色疏松体状，加稀释液后在 3 分钟内全部溶解。卡介苗是活疫苗，对热、日光敏感，应避光、冷藏保存。在 2～8℃条件下运输、贮存。

（二）免疫机制

接种卡介苗后，相当于结核杆菌的一次初次感染过程。由于结核杆菌是细胞内寄生菌，接种卡介苗后，经巨噬细胞吞噬、处理，刺激 T 细胞分化增殖，形成致敏的淋巴细胞。当机体再遇到结核杆菌感染时，巨噬细胞和淋巴细胞迅速被激活，引起特异性免疫反应，释放多种淋巴因子，将结核杆菌杀灭、吞噬。

（三）接种对象

由于结核病无胎传的被动抗体，新生儿出生即为易感者。因此接种对象以新生儿为主。即出生 24 小时内初种。

（四）使用方法

在左上臂三角肌中部皮内注射菌苗 0.1ml。此方法注射剂量小，免疫效果好，持续时间长。注射技术要求严格，如果使用不当，容易发生不良反应。

（五）免疫效果

卡介苗可降低结核病及 15 岁以下结核性脑膜炎的发病率，保护率可达到 80% 以上，保护年限为 5～10 年。

（六）接种反应

皮内注射卡介苗后 2～3 周，局部可出现红肿、硬结，随后化脓、溃疡，一般经 8～12 周自行结痂，脱落后留下瘢痕，个别人反应较重，溃疡较深，面积较大，数月不能愈合。或在注射 1～2 月内出现同侧腋下或锁骨下淋巴结肿大，属正常反应，无需特殊处理，接种局部排脓时可涂 1% 龙胆紫或 10% 磺胺油膏等。反应较重者，早期可热敷；若无效，可待软化后抽脓；已破溃者，可行扩创排脓。切忌手术切开。

（七）禁忌证

结核病、免疫功能不全不能接种；急性传染病，肝、肾、心脏及皮肤疾患应缓种。

注意事项：卡介苗需专人保管，不能与其他疫苗混放，使用前必须核对。卡介苗本身含有一种蜡质，有较强的附着力，很难洗净。所以注射器一定要专用（或一次性注射器）。注射剂量要准确，不能过深，注意安全接种，防止差错。使用时要充分摇匀，吸入注射器内也应随时摇匀。

（八）联合免疫

研究结果显示，卡介苗可与脊灰糖丸、麻疹、百白破三联、乙肝在不同部位同时接种。

附：结核菌素试验：结核菌素试验的皮肤反应属于Ⅳ型变态反应。可以用于进行结核病诊断，评价卡介苗质量，选择接种对象，考核接种效果。结核菌素试验采用皮内注射法，在前臂掌侧中间皮内注射0.1ml结核菌素纯蛋白衍生物（PPD），72小时后观察结果。反应判断标准如下：阴性：只有针痕，无硬结。疑似阳性：注射局部有硬结，平均直径不足5mm。阳性：硬结平均直径≥5mm。强阳性：硬结平均直径>20mm，或硬结不足20mm，但有水疱及淋巴管炎等。

二、脊髓灰质炎疫苗

脊髓灰质炎疫苗是预防脊髓灰质炎发生的特异性免疫措施。我国自1960年开始使用赛宾（sabin）株制成疫苗，并广泛用于人群。20世纪60年代后期，我国建立了自己的疫苗株生产疫苗。目前国际上使用的脊灰疫苗有灭活疫苗和减毒活疫苗两种，减毒活疫苗又分液体和糖丸疫苗两种剂型。我国早期使用是液体减毒活疫苗，1966年后普遍使用糖丸疫苗。开始是Ⅰ、Ⅱ、Ⅲ型单价疫苗分别服用，每型间隔4-6周，以后改为先服Ⅰ型，然后再服Ⅱ、Ⅲ型。从1986年起全部使用Ⅰ、Ⅱ、Ⅲ三价混合糖丸疫苗。

（一）制造工艺

将制作疫苗的各型减毒株，接种于猴肾单层上皮细胞或用人二倍体细胞上，加入营养液进行培养，使其生长到一定浓度，收集病毒悬液，经过滤过、检定后而制成。糖丸疫苗需用奶粉、奶油、葡萄糖等材料作为辅型剂，将液体疫苗滚入到糖中，即糖丸疫苗。三价糖丸疫苗为白色，对热非常敏感，低温条件下比较稳定，-40℃可存活数年。

（二）免疫机制

口服糖丸后，相当于一次亚临床型的自然感染，7~10天在血清中均可出现特异的中和抗体和补体结合抗体，产生特异性免疫，获得对同型病毒的持久免疫力。肠道局部淋巴组织产生分泌型抗体，对局部免疫起着重要作用。当机体在肠道中遇到该病毒的侵入时，能有效地阻止或减少有毒力的病毒在肠道中繁殖。进入血液的病毒，中和抗体可阻止病毒对神经系统的侵袭。服苗后病毒主要在肠道组织内繁殖，然后从粪便排出体外。据有关资料报道，3岁以下小儿排毒率为97%，20~30岁成人为22%。

（三）接种对象

通过胎盘传给胎儿的母体抗体，于出生后1~2个月左右逐渐消失，而2岁以内儿童发病占80%。为保护易感儿不受病毒的侵袭，现行免疫程序规定：出生满2个月开始服糖丸，每次1粒，连服3次，每次间隔4～8周。4岁复服一次。

（四）接种方法

糖丸疫苗可以直接含服，也可以溶在凉开水中服用。忌用热水或其他饮料溶化送服，以免影响疫苗效果。母乳喂养的婴儿服苗后4小时内停止哺乳，因母乳内含抗病毒抗体，对疫苗病毒有中和作用。

（五）免疫效果

实践证明脊灰疫苗的免疫效果非常理想，在控制和消灭脊灰工作中起到十分重要的作用。现用的三价脊灰糖丸，服苗后2周左右体内即产生抗体。三次基础免疫完成后，三型的中各抗体阳转率平均可达95%～98%，免疫力一般可保持3年以上。

（六）接种反应

该疫苗比较安全，无严重的不良反应。个别儿童服苗后1～2天内出现发热、恶心、呕吐、腹泻等，偶有皮疹，2～3天内不需治疗可自愈。症状较重者可对症治疗。

（七）禁忌证

一般无特殊禁忌证。免疫缺陷和使用免疫抑制剂者禁用；发热、急性疾病、慢性疾病活动期和重度腹泻者缓用。

（八）应急接种和强化免疫

应急接种是发生脊灰病例后，为迅速提高周围人群中易感儿童的免疫力，阻断脊灰野病毒传播，减少续发病例而在短时间内采取的一种控制措施。服苗后可在7～10天左右产生中和抗体中和病毒，同时服苗后疫苗病毒能在肠道内迅速生长繁殖而排斥野病毒，所以应急接种时间要早，范围适当扩大，以利于阻止病毒的播散，控制其流行，降低发病率。强化免疫是指在短时间内，对一定范围内的特定年龄儿童，不论既往免疫情况如何，均普遍服一次或几次脊灰糖丸疫苗。可以在短时间内提高免疫接种率，保证整个人群免疫接种率的平衡性，避免出现免疫空白。通过强化免疫可以阻断脊灰野病毒传播，是消灭脊灰最重要的免疫策略。

三、百白破三联疫苗

（一）制造工艺

百白破三联疫苗是由百日咳疫苗原液、白喉类毒素原液和破伤风类毒素原液加入氢氧化铝佐剂制成。白喉疫苗是采用产毒量高的白喉菌种，接种在适宜的液体培养基上，使之产生外毒素，经除菌、过滤、脱毒等工艺精制而成。破伤风疫苗的制造工艺与白喉疫苗基本相同。目前用于预防接种的百日咳疫苗有两种，一是全细胞百日咳疫苗和无细胞百日咳疫苗，它们均为百白破三联疫苗的成分之一。全细胞百日咳原液是将Ⅰ相菌在适宜的培养基上培养，收集菌体，加入适当杀菌剂以PBS稀释制成。无细胞百白破原液则是百日咳杆菌的培养物或上清液提取百日咳毒素（PT）和丝状血凝素（FHA）等有效成分，经脱毒后制成。

（二）免疫机制

百白破疫苗为多联疫苗，接种后可各自发挥其免疫作用。百日咳抗原成分刺激机体，血清中可发出各种抗体，包括凝集素、补体结合抗体、血凝抑制抗体、中和抗体及杀菌素等。抗体产生一般需30天左右。接种率在80%以上即可控制百日咳流行。白喉抗原成分刺激机体后，机体主要产生一种能够中和外毒素的抗体，主要为 IgG。当再次受到白喉感染时，其血清中的特异性抗毒素抗体可迅速中和其病原菌所释放的外毒素，使机体免于发病。一般认为机体血清中抗毒素单位达到0.01 IU/ml 即可对白喉有保护作用，接种率达到80%以上可基本控制白喉的流行。破伤风疫苗的免疫机制与白喉大致相同。

（三）接种对象

百日咳抗体虽然能通过胎盘传给胎儿，但抗体量极微，新生儿常处于易感状态；白喉、破伤风从母体获得被动抗体，出生后几个月开始逐渐消失。现行免疫程序规定：新生儿出生满3个月开始接种百白破疫苗第一次，连续接种三次，每次间隔不少于28天（28~56天），1.5~2岁加强一次。6岁加强注射精制白破疫苗一次，初中三年级加强注射精制白破疫苗一次，大学一年级外地新生注射一次白破疫苗。

（四）接种方法

采用肌内注射，接种部位为上臂三角肌附着处。

（五）免疫效果

多年实践证明，百日咳、白喉、破伤风的预防效果肯定。破伤风的预防效果最好。完成基础免疫后，接种者血清中破伤风抗毒素都可以达到保护水平以上，抗体可维持10~15年，保护率可达到95%以上。90%接种者的白喉抗毒素可达到保护水平，一般抗体可维持5年以上。百日咳保护率可达到80%左右，加强免疫后抗体至少可维持2~3年。

（六）接种反应

所发生的反应主要是百日咳所含菌体成分所致。接种全细胞吸附疫苗后，局部可形成硬结，1~2个月内消退，注射过浅可形成无菌化脓。全身反应主要是体温上升，12~16小时达到高峰，24小时逐渐下降，一般48小时恢复正常。发热时可伴有倦怠、嗜睡、烦躁不安等短暂症状，1~2天即可恢复。无细胞百白破疫苗一般无不良反应，有的接种部位有轻度红晕、痒感或有低热，一般不需特殊处理即自行消退。

（七）禁忌证

凡有发热、急性疾病、慢性疾病发作期应缓种，有癫痫、神经系统疾病或惊厥史者、有过敏史者不应接种。

四、麻疹减毒活疫苗

（一）制造工艺

我国于1958年分离出麻疹病毒，20世纪60年代初开始研制减毒活疫苗，1966年沪191、长47、京55三个疫苗株通过国家鉴定并投入生产。通过实践证明，京55疫苗免疫持久性不理想已不再使用。麻疹减毒活疫苗为冻干疫苗，采用在鸡胚细胞上培养，收获病毒后经无菌试验、病毒滴定，冷冻干燥，再经无菌、安全、热稳定试验、病毒滴定等测定合格后制成。

（二）免疫机制

麻疹疫苗接种后，使易感者发生一次与自然感染麻疹相似的隐性感染过程，使机体产生体液免疫和细胞免疫。免疫后可使机体产生补体结合抗体、血凝抑制抗体、血溶抑制抗体和中和抗体，使机体获得比较持久的免疫。麻疹初次免疫后早期出现的抗体以 IgM 为主，12~

14天可以测出，30天左右达到高峰，但维持时间短，以后则为IgG抗体，维持时间较长。

（三）接种对象

出生满8个月基础免疫一次，1.5～2岁、6岁接种一次麻风腮疫苗，大学一年级进京新生注射一针麻疹疫苗。

（四）接种方法

接种部位是上臂外侧三角肌附着处皮下注射0.5ml。接种麻疹疫苗切勿与消毒剂接触，以免影响疫苗效果。

（五）免疫效果

自麻疹疫苗使用以来，效果比较理想。基础免疫后血凝抑制抗体的阳性率可达95%以上，其保护年限可达4～6年。

（六）接种反应

麻疹疫苗接种后一般局部和全身反应比较轻微，但少数儿童于接种后6～12天左右可出现低热及一过性皮疹，一般不超过2天即可恢复正常。个别儿童可伴有精神不振、卡他症状明显，可对症治疗。

（七）禁忌证

一般无特殊禁忌证。免疫功能不全、鸡蛋过敏者不得接种；发热、急性疾病、慢性疾病活动期应缓种；接种麻疹疫苗2周后才能注射丙种球蛋白，注射球蛋白1个月后才能注射疫苗，以防止丙种球蛋白对疫苗病毒的干扰。

（八）应急接种

麻疹疫苗应急接种可及时控制和扑灭麻疹流行，其安全性和保护效果都是可靠的。在潜伏期早期或感染后3天内接种能控制发病。应急接种的关键是要早、要快，只要掌握好时机，2周内就可以控制流行。

五．麻腮风三联疫苗

（一）制造工艺

麻疹减毒株接种于SPF鸡胚细胞，经培育后收获病毒，腮腺炎减毒株接种于SPF鸡胚细胞，经培育后收获病毒，风疹减毒株接种于人二倍体细胞，经培育后收获病毒。三种病毒混合并加入适宜稳定剂冻干制成。经鉴别试验病毒滴定、热稳定试验、牛血清白蛋白残留量、无菌检查等合格后方可使用。外观为乳酪色疏松体，溶解后为桔红色澄明液体。于8℃以下避光保存和运输。

（二）接种对象

为年龄为8个月以上的麻疹、腮腺炎和风疹易感者。北京市免疫程序规定8个月时接种一针次麻疹单价疫苗，1.5岁接种麻腮风三联疫苗，6岁接种一针麻腮风三联疫苗，大学入学外地新生接种一剂麻疹疫苗。

（三）接种方法

上臂外侧三角肌附着处皮下注射。

（四）免疫效果

麻疹疫苗、风疹疫苗具有良好的免疫原性，麻疹疫苗初免后90%以上的接种者可产生良好的免疫应答，95%以上的易感者接种风疹疫苗后抗体阳转，有研究表明接种1剂风疹疫苗的有效保护期至少15年。腮腺炎病毒的生物学特性决定了腮腺炎疫苗的免疫原性较弱，临床研究表明疫苗接种产生的中和抗体明显低于自然感染者，抗体滴度也较低。

（五）接种反应

注射后一般没有局部反应，注射后6～11天内少数人可能出现一过性的发热、轻度皮疹或伴有耳后淋巴结肿大，一般不超过2天，即自行消退，不需特殊处理，必要时对症治疗。

（六）禁忌证

患严重疾病、急性或慢性感染、发热、有过敏史者不得接种。妊娠妇女严禁接种。妇女怀孕前3个月内不宜接种。

六、A群脑膜炎球菌多糖疫苗

（一）制造工艺

我国于1967年开始使用菌体疫苗，由于反应重效果差难以推广，不久停止使用，1976～1979年研制和使用流脑提纯疫苗，1980年后又进一步研制A群流脑多糖疫苗并生产，在全国广泛使用。A群脑膜炎双球菌经培养后，将培养物用物理、化学方法提取其多糖并精制而成。经冷冻干燥后，再经无菌、安全、毒力试验和分子量测定合格后，即成为合格疫苗。该疫苗为淡黄色疏松体，性质比较稳定。

（二）免疫机制

从A群脑膜炎双球菌提取的多糖，具有较强的抗原性和群特异性。接种后7～10天血清中即可测出杀菌抗体和血凝抗体，2～4周达到高峰。由于婴幼儿免疫系统发育不完善，而多糖抗原是一种T细胞不依赖抗原，对婴儿的免疫效果差，不能加强应答。

（三）接种对象

流脑疫苗主要用于6月龄～15岁儿童，6月龄开始接种1针，9月龄加强一针，3岁和小学四年级分别加强1针流脑A+C群多糖菌苗。

（四）接种方法

上臂三角肌外侧附着处皮下注射。

（五）免疫效果

接种后保护率为66%～94%，婴儿初免疫成功率为60%左右。2岁以上接种A群流脑疫苗后，保护水平可维持2～3年。

（六）接种反应

接种后反应轻微，一般无严重的局部和全身反应。个别儿童接种后局部可出现红晕、硬结，全身反应有低热，偶有过敏反应。大多在接种后10～24小后出现，一般1～2天自行恢复，必要时可对症治疗。

（七）禁忌证

患有神经系统疾患、有过敏史者不能接种。发热、急性疾病、慢性疾病活动期应缓种。

（八）应急接种

在流脑流行期出现暴发点，或流行初期控制其流行，可用该疫苗作应急接种。接种后抗体产生较快，5天左右可起保护作用，以控制流行和续发病例的发生。

七、流行性乙型脑炎减毒活疫苗

（一）制造工艺

我国于20世纪50年代初开始使用鼠脑疫苗，因接种反应较重，60年代中期研制地鼠肾细胞培养疫苗于1968年全国推广使用。80年代我国又研制成功减毒活疫苗，安全性好，具有良好的免疫效果。目前所用的乙脑疫苗分减毒活疫苗和灭活疫苗两种。将检定合格的乙脑病毒毒种按照制造工艺的要求进行培养，达到一定浓度后，收获病毒液，用甲醛灭活，过滤后加入防腐剂，经物理、化学检查，无菌、毒力、效力试验合格后，制成灭活疫苗。为减轻疫苗中甲醛引起的疼痛，在注射前加入次亚硫酸氢钠注射液，使疫苗由橘红色变为黄色透明液体。将乙脑减毒株按制造工艺的要求接种合格的地鼠肾细胞培养，达到一定浓度后收获病毒液、多级过滤、无菌试验、冻干、再经病毒滴定、无菌、安全、热稳定、毒性及残牛血清、水分等测定或试验合格后制成减毒活疫苗。

（二）接种对象

乙脑发病对象主要是10岁以下儿童。1岁开始基础免疫，接种1针，在2岁、6岁各加强1针。

（三）接种方法

在上臂外侧三角肌附着处皮下注射。

（四）免疫效果

乙脑疫苗接种后的效果已得到证实。活疫苗基础免疫1针后，抗体阳转率83%～94%，第二年加强1针可达到94%～100%，保护率约为85%。

（五）接种反应

接种后一般局部和全身反应轻微，偶有过敏反应（皮疹等），1～2天可自愈。

（六）禁忌证

有神经系统疾患、过敏体质不能接种。发热、急性疾病、慢性疾病活动期应缓种或慎种。

八、乙型病毒性肝炎疫苗（重组酵母）

（一）制造工艺

我国于1973年开始研究乙肝疫苗，1985年通过国家鉴定血源疫苗投产使用。现在利用现代基因工程技术，构建含有乙肝病毒表面抗原基因的重组质粒，经此重组转化的酵母能合成乙肝病毒表面抗原，此抗原经纯化、灭活和吸附后制成重组酵母乙肝疫苗。

（二）接种对象

适用于所有易感者。新生儿免疫程序为0、1、6三针接种法，即出生后24小时内接种第1针，间隔1个月接种第2针，与第1针间隔6个月接种第3针。

（三）接种方法

上臂外侧三角肌肌内注射。使用前应摇匀。

（四）免疫效果

儿童接种乙肝疫苗后95%左右可产生免疫力，研究结果表明免疫后第1年抗－HBs阳转率达96.75%。有调查证实隆安县接种乙肝疫苗14年后，乙肝疫苗保护率为86.5%～96.6%，儿童青少年HBsAg携带率由16.0%下降至1.5%，0～14岁儿童乙肝发病率由1987年的18.4/10万降到2001年的1.4/10万。

（五）接种反应

接种后一般反应轻微，局部反应以疼痛为主，偶见红肿或硬结。全身反应以低热为主，个别人可出现呼吸道及胃肠道症状。全身和局部反应均在1～2天内消失。

（六）禁忌证

发热、患急性或慢性严重疾病者、对酵母成分过敏者不应接种。

九、冻干甲肝减毒活疫苗

（一）制造工艺

1987年我国用HAV减毒制成活疫苗，临床证明有良好的免疫原性和安全性，是目前世界上惟一使用甲肝减毒活疫苗的国家。用甲肝减毒株接种于人二倍体细胞，经培养、收获、提纯病毒，加入适宜的稳定剂后冻干制成。

（二）接种对象

1岁半以上的甲肝易感者。

（三）接种方法

上臂外侧三角肌附着处皮下注射。

（四）免疫效果

在儿童中接种抗HAV阳性率为98%～100%。

（五）接种反应

注射疫苗后少数可出现局部疼痛。红肿，一般在72小时内自行缓解。偶有皮疹出现，不需特殊处理，必要时可对症治疗。

（六）禁忌证

患急性传染病或其他严重疾病者，身体不适、腋温超过37.5度者，免疫缺陷或接受免疫抑制剂治疗者。过敏体质者。

十、甲肝灭活疫苗

（一）制造工艺

甲肝病毒在二倍体细胞繁殖，在收获病毒前充分洗涤细胞，去除培养基成分，裂解细胞，用超滤技术和凝胶层析纯化后获得病毒悬液，经甲醛灭活，氢氧化铝吸附。

（二）接种对象

儿童剂型（1～18岁），成人剂型（19岁以上）的甲肝易感者。接种第1针后，6～12个月加强免疫1针。

（三）接种方法

上臂三角肌肌内注射。

（四）免疫效果

接种两剂疫苗后可使抗体阳性率达到100%。并有长期保护。

（五）接种反应

注射疫苗后少数可出现局部疼痛、红肿，头痛、不适等一般在 24 小时内自行缓解。不需特殊处理，必要时可对症治疗。

（六）禁忌证

患有肝炎或其他严重疾病者，发热性疾病患者应推迟接种，对疫苗成份过敏者。

十一、水痘减毒活疫苗

（一）制造工艺

水痘减毒活疫苗为冻干制剂。减毒株在人二倍体细胞上培养，收获病毒液并加适宜稳定剂后冻干制成。

（二）接种对象

适用于 12 月以上健康个体，12 月龄～12 岁接种 1 个剂量，13 岁以上接种 2 个剂量，间隔 6～10 周。

（三）接种方法

上臂三角肌附着处皮下注射。切勿与消毒剂接触。

（四）免疫效果

国产水痘疫苗抗体阳转率≥90%。

（五）接种反应

注射局部反应轻微。注射部位轻微疼痛和红肿、轻微皮疹和发热。

（六）禁忌证

患严重疾病、发热、严重过敏史、免疫缺陷病不能接种；妊娠妇女严禁接种，妇女怀孕前 3 个月严禁接种，注射过丙种球蛋白者至少间隔 1 个月后再接种本疫苗。

（七）应急接种

在暴露水痘 72 小时内，接种水痘疫苗可获得一些保护，但在暴露群体中对个体暴露时间长短难以准确把握，超过 72 小时后接种效果不理想。

十二、口服轮状病毒减毒活疫苗

（一）制造工艺

口服轮状病毒减毒活疫苗为液体制剂。我国目前生产的口服轮状病毒减毒活疫苗为采用羊轮状病毒（LLR－85 株）作为疫苗株在新生小牛肾细胞培养，收获病毒液加适宜稳定剂后制成，疫苗为红色澄清液体。

（二）免疫机制

口服轮状病毒减毒活疫苗后，可激活肠道局部和血清抗体两方面的反应。在肠道抗体方面，可在接种后初期的十二指肠分泌物中检测到特异性抗轮状病毒抗体和 IgG，而且持续于恢复期。抗轮状病毒 IgA 可以于接种后第 4 天～6 个月内在接种者的粪便中检测到。口服疫苗后的主要免疫学指标是：血清中和抗体 IgG 滴度于 1～4 周缓慢升高，30～45 天达到高峰，持续 12～15 个月。

（三）接种对象及使用方法

主要用于 5 岁以下婴幼儿，最适宜年龄为 2 个月～3 岁儿童，每年服用 1 剂（3ml）。

疫苗从冰箱中取出后应放至室温，即可直接口服。注意应1次服完，接种量应不少于2ml。疫苗接种应在5~10个月，即腹泻高发季节之前。由于疫苗保护期在一年半以上，所以原则上该疫苗可全年接种。

（四）免疫效果

本疫苗对婴幼儿的保护率为75%以上，重症保护率为90%以上，保护期为1.5年以上。

（五）疫苗反应及处理

该疫苗的主要成分是纯化疫苗和少量蔗糖和乳糖，加之是口服液，所以相对于其他疫苗更为安全，个别儿童可能会出现反射性呕吐，极个别儿童会出现低热和一过性轻微腹泻，一般情况下出现这些症状是一过性的，不必服药，服苗后2天症状可减轻或消除。若出现较重症状可遵医嘱，对症治疗。

（六）禁忌证

患严重疾病、急性或慢性感染者，发热、严重营养不良或有过敏体质者，先天性心血管畸形、血液系统疾病、肾功能不全，消化系统疾患、胃肠功能紊乱者，有免疫缺陷和接受免疫抑制治疗者不能接种。

十三、流行性感冒病毒裂解疫苗

（一）制造工艺

流感裂解疫苗所用毒株由每年根据WHO推荐的毒株选定。将病毒接种于鸡胚培养，然后收获病毒进行纯化、裂解、灭活制成流感灭活疫苗。

（二）接种对象及使用方法

本疫苗接种对象为易发生流感并发症的人群，包括65岁以上老人，患有慢性心、肺、支气管疾病者，慢性肾功能不全者，糖尿病患者，免疫功能低下者，患镰刀状细胞性贫血症者，在公共场所的工作人员及医务工作者、社会工作者。疫苗应于秋季或冬季前接种，成年人及3岁以上儿童接种1次0.5ml，3岁以下6个月以上儿童接种1次，每次0.25ml。疫苗用前摇匀，然后肌肉或皮下注射。

（三）免疫效果

本疫苗给健康人群接种后70%~90%的人起到预防发病的效果。

（四）疫苗反应及处理

注射少数人可能出现注射部位的疼痛、红肿及一过性发热反应，一般不超过2天可自行缓解；严重过敏反应极为罕见，神经系统紊乱罕见报告。

（五）禁忌证

发热、急性疾病及慢性病活动期者应推迟接种，对疫苗中任何一种成分，特别是鸡蛋蛋白过敏者不能接种。

十四、流行性出血热疫苗

当前国内外应用的流行性出血热疫苗主要分两类，即纯化鼠脑疫苗和细胞培养灭活疫苗。我国现用后一类疫苗。并有Ⅰ型和Ⅰ+Ⅱ型两种。将制备疫苗的病毒接种原代沙鼠肾细胞，培养后，经灭活，检定合格制成疫苗，内含氢氧化铝吸附剂。

（一）接种对象及使用方法

接种对象主要以流行性出血热疫区的居民及进入该地区人员，主要对象为16～60岁高危人群。接种部位为上臂三角肌处，肌内注射。免疫程序为0、14天各注射一针。6个月后加强1针。

（二）免疫效果

接种疫苗14天左右开始产生抗体，2针后，血清中中和抗体阳转率为84%～100%，经大量的现场观察资料分析，疫苗的保护率为93%以上。

（三）接种反应及注意事项

疫苗接种后反应轻微或无反应。个别人注射后局部可出现轻度肿胀、疼痛，吸收慢者可出现硬结；全身反应为低热，一般不需要特殊处理，2～3天可自行消退。对反应较重者可对症治疗。

该疫苗为橘红色微混液体，内含有吸附剂，使用前应充分摇匀，如有变色、摇不散异物等，不得使用。疫苗应在2～8℃温度条件下贮存和运输。

（四）禁忌证

发热、患有急性疾病、严重慢性疾病、神经系统疾病和过敏性疾病以及对抗菌素和生物制品有过敏史者不能使用本品，孕妇及哺乳期不可注射。

十五、人用狂犬病疫苗

目前常用的人狂犬病疫苗主要有Vero细胞狂犬疫苗、纯化鸡胚细胞狂犬病疫苗。狂犬病疫苗含有灭活的狂犬病毒，可刺激机体产生抗狂犬病毒的免疫力，达到预防狂犬病发生的目的。

狂犬病暴露后预防处置的措施包括伤口处理、接种狂犬病疫苗和被动免疫制剂。具体内容可查阅中国疾病预防控制中心制定的《狂犬病暴露预防处置操作指南（2007）》。

狂犬病疫苗接种程序为5针次，不分体重和年龄，分别于第0（注射当天）、3、7、14、28天各接种一剂。是否使用被动免疫制剂按照《指南》的要求应用。

正在进行计划免疫接种的儿童可以接种狂犬病疫苗，鉴于狂犬病的致死性，应优先接种狂犬病疫苗。

狂犬病疫苗接种后一般无不良反应，极少数人可出现局部红肿、硬结或荨麻疹，短期内可恢复，一般不需特殊处理。反应较重者应及时就诊。

第五节　预防接种常见反应及处理

随着免疫规划工作的发展，使用疫苗的种类和数量不断增加，疫苗针对疾病的发病大幅度下降，预防接种的反应受到越来越广泛的关注。及时有效地处理疫苗接种后出现的反应，是免疫规划的一项重要工作。

一、一般反应

是指在预防接种后发生的，由疫苗本身所固有的特性引起的，对机体只会造成一过性生理功能障碍的反应。一般反应分为局部反应和全身反应。根据反应强度分为弱、中、强反应。

（一）局部反应

一些人接种疫苗数小时至24小时左右，接种部位出现红肿、浸润并伴有疼痛。红晕直径在2.5cm以下为弱反应；2.5～5.0cm为中反应；大于5.0cm为强反应。个别人除以上反应外，可能有局部淋巴结肿大或淋巴管炎。一般在接种后1～3天内消退。

（二）全身反应

一些人在接种疫苗后6～24小时左右，出现发热。37.1～37.5℃为弱反应；37.6℃～38.5℃为中反应；38.6℃以上为强反应。一般发热持续1～2天。部分人同时伴有头痛、头晕、乏力、恶心、腹痛等症状。同时可能伴有全身不适、倦怠、食欲不振、乏力等综合症状。

一般反应无需特殊处理，适当休息，多喝水，可自行消退，严重者可对症治疗。

二、加重反应

是指局部和全身反应比一般反应重，发生比例比一般反应高。其原因可能与疫苗的质量有关，但仍属正常反应。

三、常见疑似异常反应处理原则

疑似异常反应是指在预防接种过程中或接种后发生的可能造成受种者机体组织器官、功能损害，且怀疑与预防接种有关的反应。

（一）晕厥

俗称晕针，多见于小学生和年轻体弱的妇女，常与疲劳、空腹、室内空气不好，精神紧张有关。一般在注射后即刻或几分钟内出现，其原因是机体受疫苗刺激后出现的反射性周围血管扩张而导致的一时性脑贫血。其特点是发病突然、持续时间短，恢复完全。

处理原则：立即使患者平卧，头放低，保持安静和空气新鲜，并给喝热水，短时间即可恢复。晕厥与过敏性休克的辨别如下表7-5。

表7-5　晕厥与过敏性休克

		晕厥	过敏性休克
发病原因		血管迷走神经性反应	抗原-抗体免疫反应
临床各系统表现	皮　肤	苍白，出汗，冰冷，湿粘	潮红，发痒，皮疹，眼面水肿
	呼　吸	正常至深呼吸	因气道阻塞而发生有声的呼吸
	心血管	心动过缓，一过性低血压	心动过速，低血压
	胃肠道	恶心，呕吐	腹部疼痛性痉挛
	神　经	头晕，可一过性意识丧失	意识丧失，平卧无应答
处理		静卧，保温，输氧	肾上腺素为首选急救药

（二）局部化脓

1. 局部有菌化脓　可能由于注射用器材、接种局部消毒不严格，疫苗染菌、操作使用不当所致。其表现为注射局部出现红、肿、热、痛、炎症表现，一般以浅表化脓多见。脓肿局限后，疼痛减轻，中央部位变软，轻压有波动感，同时伴有发热、头痛、全身乏力等症状。

处理原则：炎症初起时，局部可热敷或外敷消炎止痛鱼石脂软膏。脓肿形成变软后，可用无菌注射器反复抽脓或切开排脓，同时应用抗菌素和其他对症治疗。

2. 局部无菌化脓　多发生于接种含有吸附剂的疫苗。其原因可能为注射过浅、注射部位选择不正确、使用前未充分摇匀等。注射局部可见较大红晕、浸润，2~3 周后可出现大小不等的硬结、肿胀，炎症反应不明显，可持续数周至数月。轻者可自行吸收，重者可形成脓疡，呈暗红色，周围皮肤呈紫红色，无继发感染者一般无全身症状。

处理原则：轻者可用干热敷促进吸收，每日 2~3 次，每次 15 分钟左右。脓肿未破溃前切忌切开排脓，可用无菌注射器抽脓；若已破溃，则需切开排脓，扩创，清除坏死组织。创口和创面愈合时间长达数月之久。有继发感染者应用抗菌素对症治疗。

（三）过敏性皮疹

是一种比较常见的过敏症，多见于有过敏史的人，以荨麻疹最常见。常于接种后几小时至几天内发生，一般认为与Ⅰ型变态反应有关。麻疹、猩红热样皮疹常见于接种后 3~7 天，大疱型多形红斑常见于接种后 6~8 小或 24 小时内，注射局部及附近皮肤发生一至数个丘疹并伴有发热，3~5 天后发疹处出现水疱。其他症状包括：①呼吸系统：呼吸困难、哮鸣、咽喉水肿、声音嘶哑、鼻眼症状如鼻塞、流涕、喷嚏、发痒和结膜充血、流泪、眼痒；②消化系统：恶心、呕吐、腹泻、腹痛；③神经系统：头晕、头痛、抽搐、意识丧失等。

处理原则：症状轻者口服抗过敏药物，即可恢复。重症给予肾上腺素，也可使用肾上腺皮质激素。必要时给予特殊处理。要注意防止晚期过敏反应的出现。

（四）血管神经性水肿

某些人在接种某些疫苗 24 小时内出现局部红肿、皮肤发亮，范围可逐渐扩大，重者可肿至肘、腕关节，不痛、有胀感、麻木、痒等症状。有时发生在面部，尤其以眼睑明显。个别人还伴有荨麻疹。该反应特点是出现快、消退快、不留痕迹。

处理原则：应用抗过敏药物，局部热敷很快痊愈。

（五）过敏性紫癜

属出血性皮疹，可能与Ⅱ型变态反应有关。常发生于有血小板减少、凝血异常、血液病史的人。一般在接种某些疫苗后 2~7 天内皮下可见大小不等的出血点或淤斑。常见于四肢伸侧，对称分布，压之不退色。常伴有关节肿及胃肠道过敏症状。

处理原则：早期应用大剂量激素可获得较好的效果。同时应用抗过敏药及适当的止血药进行对症治疗。

（六）过敏性休克

接种各类疫苗时，个别人可发生过敏性休克，但发生率极低。该反应起病急、病情重，往往在注射后数分钟至 1 小时内发生，如不及时抢救，可导致死亡。其表现为烦躁不安、呼吸困难、面色苍白、四肢发冷、出虚汗、体温下降、心率缓慢、血压下降等。严重者可神志不清，大、小便失禁。

处理原则：让病人平卧、保暖、头部放低，立即注射肾上腺素，抗过敏药物，呼吸系统兴奋剂等。为防止现场发生意外，要求接种现场必须有急救药品，如肾上腺素等。基层单位作上述处理后，待病情稍有好转立即转院以便进一步处理，或至少留观12小时，以防晚期过敏反应的出现。

（七）血清病

是由抗原抗体复合物产生的一种超敏反应，常发生于一次大剂量注射动物血清制品后。注射后8～12天左右，注射部位出现红肿、淋巴结肿大、低热、眼睑水肿及关节痛。

处理原则：应用抗过敏药物，严重者可用激素及其他对症治疗的方法。目前所用的抗毒素多为精制品，血清病发生已很少。

（八）癔症和群发性癔症

癔症主要临床表现如下表7－6。

表7－6 癔症的主要临床表现

反应类型	主要临床表现
自主神经系统紊乱	头痛、头晕、恶心、面色苍白或潮红、出冷汗、肢冷、阵发性腹痛等
运动障碍	阵发性抽搐、下肢活动不便，四肢强直等
感觉障碍	肢麻、肢痛、喉头异物感
视觉障碍	视觉模糊、一过性复视
精神障碍	翻滚、嚎叫、哭闹
其他	嗜睡（阵发性）

处理原则：一般不需特殊治疗，病人丧失知觉时，可用棉球蘸少许氨水置于鼻前，促其苏醒。苏醒后可酌情给予镇静剂。暗示治疗收效最佳，如注射生理盐水和给维生素的同时结合心理暗示；也可用物理治疗，如针刺人中，印堂，合谷等穴位或应用电针治疗。尽可能在门诊治疗，尽快予以治愈。

群发性癔病为预防接种后多人同时或先后发生的，多数表现相同或相似的癔病。临床类型呈多样化，发病者以自主神经功能紊乱为主，可以同时出现多个系统的症状，但体检无阳性体征。具有以下特点。①急性群体发病；②暗示性强；③发作短暂；④反复发作；⑤主观症状与客观检查不符，无阳性体征；⑥女性、年长儿童居多，发病者均属同一区域，处同一环境、同一年龄组在同一时间发作，并受同一种精神刺激引起；⑦预后良好。

处理原则：①宣传教育，预防为主；②排除干扰，疏散病人；③避免医疗行为的刺激；④疏导为主，暗示治疗；⑤仔细观察，处理适度。

（九）热性惊厥

热性惊厥是指先发热，后有惊厥，体温一般在38℃以上。惊厥多发生在发热开始12小时之内、体温骤升之时。其表现为发作突然，时间短暂，肌肉阵发痉挛，四肢抽动，两眼上翻，口角牵动，牙关紧闭，口吐白沫，呼吸不规则或暂停，面部与口唇发绀，可伴有短暂的意识丧失，大小便失禁。预防接种引起的惊厥，多数只发生1次，发作持续数分钟，很少有超过 20 分钟者。有些儿童可表现为多次短暂惊厥。无中枢神经系统病变，预后良好，不留后遗症。

处理原则：静卧于软床之上，用纱布缠裹的压舌板使口张开，并放在上下牙齿之间以防咬伤舌头。保持呼吸道通畅，必要时给氧。苯巴比妥钠止痉，也可用 10% 水合氯醛。紧急情况下也可针刺人中。可用物理降温和药物治疗退热。

（卢　莉）

第八章　慢性非传染性疾病防治

第一节　概　　述

随着社会经济的发展、人们生活水平的提高、期望寿命的延长和老龄人口的增加，我国疾病谱和死因谱已发生明显变化。传染病防治任重道远，高血压、糖尿病、恶性肿瘤和慢性阻塞性肺部疾病（COPD）等慢性非传染性疾病又在迅速增加，我们面临着双重疾病负担。有资料显示，我国心肌梗死、脑卒中、恶性肿瘤等疾病的死亡已占总死亡的70%以上，城市占到80%以上，且发病年龄提前，影响到劳动力人口的健康和生活质量，给社会、家庭带来沉重的疾病负担和经济负担。世界卫生组织（WHO）估计，未来10年中，仅心脏病、中风和糖尿病就将给中国带来至少5500亿美元的收入损失。据北京市2002年营养与健康调查结果，18岁及以上居民高血压患病率为27.4%，糖尿病的患病率为7.7%，而导致这些疾病的危险因素如吸烟、酗酒、不健康饮食、超重和肥胖率目前仍处在较高水平。慢性非传染性疾病已成为危胁人们健康的重要公共卫生问题。

一、慢性非传染性疾病定义及内涵

慢性非传染性疾病（简称慢病）是指以心脑血管疾病（高血压、冠心病、脑卒中）、糖尿病、恶性肿瘤、慢性阻塞性肺部疾病（COPD）等为代表的一组疾病，其发病率、致残率、死亡率较高，具有病程长、病因复杂、健康损害和社会危害严重且无自愈和极少治愈等特征，并具有相同的可预防的危险因素。

美国疾病预防控制中心（CDC）对慢病下的定义是：慢病是一组发病潜伏期长，一旦得病不能自愈的且很难治愈的非传染性疾病。

这类疾病具有以下几个特点：

（一）它是一种常见病、多发病

据报道，我国每天约1.3万人死于慢病，占总死亡的70%以上，城市85%以上；慢病造成的“早死”占潜在寿命损失的63%。北京市2002年营养与健康调查结果显示，18岁及以上居民高血压患病率为27.4%，糖尿病的患病率为7.7%，肥胖率为22.4%，成人代谢综合征患病率26.4%。据估计，北京市高血压患者约250万；糖尿病患者近70万；慢病高危人群为200~300万。高血压、糖尿病等几种主要慢病的患病率与1991年、2000年人群抽样调查结果相比，皆出现上升的趋势。

（二）发病隐匿，潜伏期长

慢病是致病因子长期作用、器官损伤逐步积累而成的。慢病的发病常因症状不特异而被忽视。大部分患者是在机会性筛查或健康体检时才被发现。有研究资料表明，北京市有一半以上居民不知道自己已患有高血压，高血压的知晓率仅为42.4%；糖尿病也多因症状不典型而不能及时发现和诊断。在临床上，出现心电图显示心肌缺血的改变或出现心绞痛则表明管腔狭窄已达51～75%以上，这个过程约需5～15年。所以有人认为慢病是“年轻得病，中老年发病”。

（三）慢病是多因素致病

慢病的发生与生活方式、环境因素、遗传因素有关。慢病的病因学研究表明，吸烟、不健康饮食、身体活动不足、过量饮酒、超重肥胖、精神紧张等是慢病的主要危险因素。大量的研究资料显示，慢病是一因多果，多因一果，多因多果的疾病（图8－1）。即一种致病因素可以与多种疾病相关，多种因素的综合作用可以导致一个疾病的发生。如：高血压本身既是一种疾病，同时又是冠心病、脑卒中的病因；糖尿病可以引起高血压；精神障碍与肿瘤具有密切关系等。

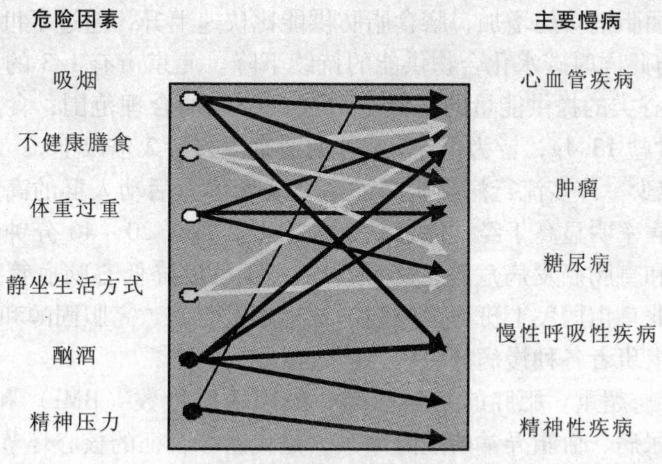

图8－1　慢病因果图

二、慢病的病因及流行因素

（一）慢病的病因

病因即是疾病发生的原因，又可称为致病因素，是指那些能使人们发病概率增加的因子，当他们之中有一个或多个不存在时，人群疾病频率就会下降。健康人在这些致病因素暴露的条件下，经过一系列复杂致病机制的作用，经历一定的时间（潜伏期）之后就可能引起具有特异性的疾病。慢病即是多因素长期影响所致，其致病因素与发病机制复杂，传统的生物医学模式不能很好地解释这些疾病的发生和发展，要用生物－心理－社会医学模式从生物的、心理的、社会的三维角度去探究慢病的病因与发病机制。

由于慢病的致病因素复杂，多数慢病的病因与发病机制尚不明确，发现其发生与许多危险因素有关。在流行病学确定为危险因素的基础上，还需进行一系列实验、临床和干预研究，才能证明慢病与危险因素的因果联系。

慢病的危险因素包括生活方式、行为习惯、生物、遗传因素、环境因素等。

1．吸烟、酗酒　许多研究证实，吸烟、酗酒是高血压、冠心病、脑卒中、恶性肿瘤等慢病发病的重要危险因素。已知吸烟可导致肺癌、膀胱癌、口腔癌、食管癌、胃癌等。吸烟对肺癌、COPD等呼吸系统的疾病的影响远高于其他因素。开始吸烟年龄越早，吸烟时间越长，日吸烟量越大，患肺癌的危险性也越大。另外，吸烟还可增加血小板的粘滞性，损伤动脉内皮，是动脉粥样硬化的危险因素。吸烟者冠心病的危险为非吸烟者的2.2倍。每日吸烟在20支以上者，其患冠心病的机会与血清胆固醇水平为400mg/dl或收缩压在250mmHg相当。戒烟可降低冠心病死亡的危险。戒烟一年后，冠心病危险可减少一半，戒烟10年或更长时间，患冠心病的危险接近未吸烟者。

长期酗酒和脂肪肝、肝硬化、肝癌、直肠癌、口腔癌等恶性肿瘤有关。酒精可使血液中血小板数量增加，导致高血压、心律失常，增加出血性脑卒中的发病概率等。

2. 不合理膳食　高脂肪、高胆固醇、低膳食纤维、高盐饮食是多种慢病的危险因素。在食物供应不断丰富的近20年中，人们偏离“平衡膳食”的食物消费行为也日益突出。主要表现为：肉类和油脂消费的增加，膳食脂肪供能比快速上升，超过了世界卫生组织提出的警戒线（30%）；与此同时碳水化合物供能的持续下降。北京市有1/3的居民膳食脂肪供能比超过了40%，粮谷类的提供能量的比低于55%～65%的合理范围；食用油的摄入量每标准人日为54.9g，食盐13.4g，皆为WHO推荐的适宜摄入量2倍以上。

3. 体力活动减少　许多流行病学研究证明，缺乏体力活动人群的高血压、冠心病、脑卒中、糖尿病的患病率明显高于经常体育锻炼的人群。每天20～40分钟的体育锻炼，可以使糖尿病、心脏病和直肠癌发病危险性降低50%，还可以降低心脑血管病、恶性肿瘤的死亡危险。据报道，北京市居民上班静坐时间越长，超重肥胖、高胆固醇和高甘油三酯的患病风险越高，而步行上班者各种慢病的患病风险较低。

4. 超重和肥胖　超重、肥胖的判断标准一般用体质指数（BMI）和腰围。研究表明，肥胖是高血压、糖尿病、血脂异常的危险因素，是代谢综合征的核心环节，并最终增加心脑血管病的发病危险。膳食高能量、高脂肪和身体活动不足与超重、肥胖的发生密切相关；而体重的变化又与血压的变化呈正相关。有研究显示，人群平均血压升高的主要影响因素是BMI，它是高血压、冠心病、脑血管病的一个独立危险因素。BMI增加一个单位，高血压发病危险增加30%～40%。

5. 生物、遗传因素　生物因素包括病毒、细菌，其对慢病的危险在于它的长期感染。研究表明，COPD的发病与感冒有关，COPD病变发展和加重与呼吸道反复病毒感染和继发性细菌感染密切相关；肝细胞肝癌与病毒性肝炎的患病密切相关。

现代遗传学研究证实，恶性肿瘤、心血管病、糖尿病、精神疾患等疾病属于多基因遗传范畴。疾病的家族聚集性，可以是因为同一家族中的成员具有相同的致病因子，也可能是处于相似的生活条件和环境中，或者是二者并存。有研究表明，高血压的遗传度约为60%，2型糖尿病的遗传度在60%以上。对大多数恶性肿瘤来说，除少数单基因遗传发病较早外，大多数表现为多基因遗传，遗传因素与环境因素对肿瘤的发生起着协同作用，如乳腺癌、胃肠癌、食管癌、肝癌、鼻咽癌等。

6. 社会、心理因素　情绪与生活负性事件也是慢病发病的危险因素，社会心理因素在慢病病因学中的作用日益受到重视。生活负性事件可以直接作为慢病致病因子，也可以是慢病发生的诱发或促发因子。长期消极情绪会引发抑郁症，也是癌症、心血管疾病发病的重要因素。

综上所述，慢病的危险因素很多，且疾病之间互为因果。如高血压即是一个独立的疾病，又是冠心病、脑卒中、糖尿病的重要危险因素。高血压病人发展为糖尿病的危险性比正常血压者高很多；高血压患者多伴有胰岛素代谢异常；糖尿病人也多因伴发高血压加重病情。在控制了其他危险因素之后，收缩压下降10～12mmHg、舒张压降低5mmHg，脑卒中的危险性减低35%～40%。

（二）慢病的影响因素

除了以上诸多危险因素外，年龄、性别、职业、婚育状况、种族、社会环境等因素均可成为慢病的影响因素。

1．年龄　年龄是慢病发生的重要影响因素，多数慢病发病与死亡都是随着年龄的增大而升高。有资料显示，北京市18岁及以上居民高血压的患病率为27.4%，男女患病水平随着年龄的增长而升高，45岁及以上中老年人群患病率超过了50%。见表8－1

表8－1　北京市居民不同性别、年龄高血压的患病情况

年龄	男			女			合计		
	调查人数	患病人数	患病率（%）	调查人数	患病人数	患病率（%）	调查人数	患病人数	患病率（%）
18～	855	65	7.6	910	22	2.4	1765	87	4.9
25～	2301	232	10.1	2772	114	4.1	5073	346	6.8
35～	3294	559	17.0	3022	470	15.6	6316	1029	16.3
45～	2048	779	38.0	2261	836	37.0	4309	1615	37.5
55～	1416	644	45.5	1686	836	49.6	3102	1480	47.7
65～	1602	949	59.2	1579	993	62.9	3181	1942	62.4
合计	11516	3228	28.0	12230	3271	26.3	23746	6499	27.4

总趋势 $\chi^2 = 4403$，$P < 0.001$

2．性别　多数慢病存在着性别差异，如恶性肿瘤。除少数女性专有的肿瘤如宫颈癌、乳腺癌、甲状腺癌等在女性较多见外，其他肿瘤均为男性多于女性。男性吸烟、饮酒率、冠心病患病率高于女性；女性糖尿病的患病率高于男性。

3．职业　某些职业接触可以增加恶性肿瘤的发生，如染料、橡胶行业工人经常接触苯及芳香胺，是白血病、膀胱癌的高危人群。神经高度紧张的脑力工作者易患高血压、冠心病等心脑血管疾病。

4．婚育状况　早婚多育妇女宫颈癌多发；单身妇女中多见乳腺癌。

三、慢病的流行趋势

当前以心脑血管疾病、肿瘤、糖尿病等为代表的慢病已成为严重威胁我国人民健康的重要公共卫生问题，并成为医疗费用过度增长的重要原因。据WHO预测，由于对导致慢病的危险因素的干预情况不同，未来十几年心血管病等慢性病死亡率，在北美、欧洲、澳大利亚等将呈下降趋势，而在中国、印度等将大幅度上升。据我国人群调查资料估计，全国现患高血压16000万，糖尿病2000万，每年新发肿瘤病人160万，现存脑卒中患者600万，每年新发150万。根据疾病监测资料，我国脑血管病死亡率每年以5%的速度递增，支气管肺癌死亡率每年以4.5%的速度在递增（见图8－2）。

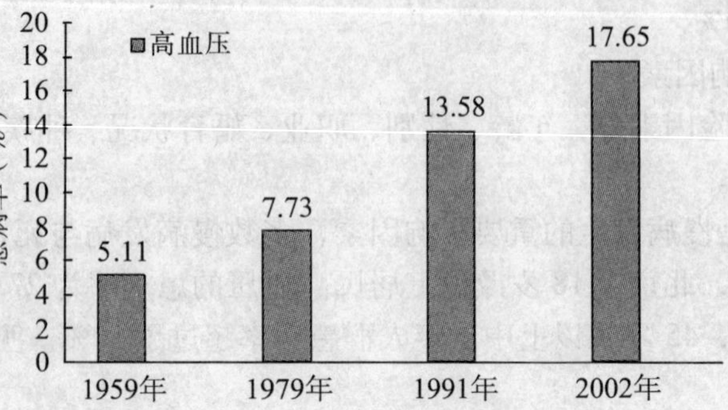

图8－2　全国四次高血压调查患病率

行为危险因素是慢病发病的主要危险因素。欧美的多项研究表明，只要有效的控制行为危险因素，就能减少40%～70%的早死，1/3的急性残疾，2/3的慢性残疾，但目前我国居民对危险因素认知水平偏低，行为危险因素广泛存在，以吸烟为例：尽管北京市政府制定和采取了多项控烟法规和措施，男性吸烟率不见下降，女性和青少年吸烟率还在增加。吸烟作为慢病最主要的危险因素之一，市民对其危害的认识还不足。加之人口老龄化过程的加速，慢病患病率和死亡率将会出现快速上升的趋势。

四、慢病常用的指标

1．患病率　慢病最常用的指标。它是指某特定时间内特定人群中某病新旧病例所占的比例。患病率的大小主要受以下因素的影响：发病率、病程、病例迁入前出、健康者迁入迁出、诊断水平的高低、疾病报告率等。

按观察时间的长短分为时点患病率和期间患病率两种。时点患病率是某一时点一定人群中患某病的新旧病例数与该时点的同期人口数的比例，时点的观察期一般不超过一个月；而期间患病率是某观察期间一定人群中现患某病的新旧病例数与同期的平均人口数之比。期间患病率的观察期一般较长，通常在一个月以上。

2．潜在寿命损失年数（potential years of lost，PYLL）　是某病某年龄组人群死亡者的期望寿命与实际死亡年龄之差的总和，即是指死亡所造成的寿命损失。一般用潜在寿命损失年数来评价疾病对人群健康影响的程度，能消除死亡者年龄构成的不同对期望寿命的影响。

PYLL的计算公式为：$PYLL = \sum_{i=1}^{e} aidi$

式中：e－预期寿命（岁）

i－年龄组通常计算其年龄组中值

ai－剩余年龄，ai＝e－（i＋0.5），其意义为：当死亡发生于某年龄（组）时，至活到

e 岁时，还剩余的年龄。由于死亡年龄通常以上一个生日计算，所以尚应加上 1 个平均值 0.5 岁（粗略估计）

di－某年龄组的死亡人数

3. 伤残调整寿命年（disability adjusted life year，DALY）　它是指从发病到死亡所损失的全部健康寿命年，包括因早死引起的所致的寿命损失年和疾病所致伤残引起的健康寿命损失年两部分。它是对疾病死亡和疾病伤残而损失健康寿命年的综合测量。

DALY 的计算公式为：DALY = YLL + YLD

YLL 表示由于疾病引起患者早死所造成的寿命损失——由死亡造成的 DALY 损失。

YLD 表示由于疾病引起患者伤残而造成的健康寿命损失——由伤残引起的 DALY 损失。

4. 效果指标（以高血压为例）

（1）高血压知晓率：定义为可被诊断为高血压的调查对象中在本次调查测量血压之前已知道自己患有高血压者（被专业人员诊断）所占比例。

（2）高血压治疗率：定义为被诊断为高血压的调查对象中近两周内服用降压药物者所占比例。

（3）高血压控制率：定义为被诊断为高血压的调查对象中目前通过治疗血压小于 140/90mmHg 者所占比例。

5. 患者建卡情况

（1）建档率 = 社区建立患者管理档案的人数/社区已知的患者数

（2）建档合格率 = 社区患者管理档案合格的人数/社区已建立患者管理档案的人数

6. 随访管理覆盖情况

（1）管理覆盖率 = 被随访管理的患者（高危人群）数/检出的总患者（高危人群）数

（2）规范管理率 = 规范管理高血压管理的患者（高危人群）数/检出的总患者（高危人群）数

7. 双向转诊执行情况

（1）双向转诊率 = 符合转诊条件转出并已转回的患者数/符合转诊条件的患者总数

（2）转出率 = 社区医院符合转出条件且转出的患者数/社区医院符合转出条件的患者总数

（3）转回率 = 综合医院符合转回条件且转回的患者数/综合医院符合转回条件的患者总数

第二节　慢性非传染性疾病防治策略与措施

国内外的研究已经证实，许多慢病的危险因素是相同的，并且与人的生活行为方式密切相关，是完全可以预防的。关键是要转变目前的防治模式，要变以医治病人为重点的下游干预，变为减少危险因素形成的上游干预。即：防危险因素、防发病、防严重疾病事件、防疾病事件严重后果、防疾病事件后复发等。这是慢病控制的一道道防线。全面构筑慢病预防控制的各道防线，才能最大限度预防其发生，减少其危害。

一、慢病的防治策略与措施

（一）防治策略

1．政府领导，综合防治　树立慢病防治的大卫生观念，采取以政策、环境、行为等多方面改进为目标的综合措施。形成政府领导、多部门合作、社会支持、群众参与的慢病综合预防控制新格局。政府需出台和改革与慢病相关的政策和规定如有关全民健身、合理膳食、控制吸烟、经费支持等方面的政策，从疾病保障到健康保障。在进行医疗体制改革和社区卫生服务中，把慢病防治纳入城市社区卫生服务和农村预防保健的范围，以达到最终提高人群健康水平，减少慢病对个人、家庭和社会的影响。

2．预防为主，防治结合　预防和控制慢病应以消除或减少环境和行为危险因素为根本措施，推行以重点人群和重点疾病为先导的人群防治策略，一、二、三级预防并重，积极治疗病人，预防并发症、减少残障。

3．健康促进，立足社区　积极开展以社区为基础的慢病防治，明确慢病在社区卫生服务中的工作内容、形式和考核标准。通过具体有效的社区活动，确立优先进行的、政策性的计划并贯彻执行。动员社区内一切可利用资源，动员家庭和个人参与，因地制宜地营造有利于慢病防治地人文社会环境，通过建立“健康基地”等稳定的社区慢病防治模式，使社区健康促进可持续发展，以获取最大的利益。

4．全人群和重点人群相结合策略　全人群策略是在社区全人群内通过开展健康教育和健康促进，达到建立健康的生活方式，减少或避免危险因素的作用的目标。它包括以下几个方面：

（1）发展个人技能：通过各种媒体，提供大量信息，对个人进行教育，提高个人的生活技能，使之能够在生活中作好准备以应付慢病的伤害。

（2）建立适合整个人群的公共卫生政策：健康策略可以有多种途径，包括立法、财政、税收和职能转换等。卫生政策制定的主要目的是使政策执行者能够选择更有利于健康、更容易操作的方针和策略。

（3）加强社区活动：开展健康教育和危险因素干预，营造健康环境。通过具体有效的社区活动，使尽可能多的人员参加，以获取最大的利益。

高危人群策略是通过筛查，查清主要健康问题和与之相关的危险因素，有针对性地干预，达到减少或避免危险因素对健康的影响，对疾病作到早发现、早诊断、早治疗的目标。除了一般性的健康教育外，还要给予更进一步的指导，包括食品的选择、运动的安排等。

5．健康促进策略　健康促进策略强调政策和环境支持在改变个人行为中的重要作用。促进个人、集体乃至整个社会在更大程度上修正不健康行为，优化生活方式和改善环境，控制影响健康的各种因素，达到增进身心健康和提高生活适应性的良好状态。建立支持性健康环境，制定并实施相关政策，完善环境保护政策，严格执行公共场所控烟和烟草有限销售规定，促进健康，提高人民群众生命质量。

6．建立慢病防治优先项目　确定优先预防和控制疾病项目的评判尺度是：此种疾病的危害是否已达到一定范围；疾病负担或社会经济损失是否严重；未来趋势如何发展；现行的经济和技术水平是否可行；社会需求程度怎样。按照上述原则和北京市慢病的发病、患病和死亡情况，确立重点防治的优先项目是：高血压、糖尿病、COPD。制定高血压脑卒中防治、糖尿病防治、慢性阻塞性肺部疾病防治、控制烟草危害、居民合理膳食等优先防治方案。开展机会性筛查，监测高危人群，早期发现病人，掌握疾病和危险因素的流行趋势。

（三）保障措施

1. 加强组织领导，明确部门责任　各级政府要把慢病防治工作列入议事日程，要成立慢病防治领导和协调组织，明确有关部门职责，制定相关政策，将慢病防治工作纳入各级政府目标责任制，定期进行考核。

2. 建立有利于慢病防治的政策体系　各级政府职能部门要进一步制订有利于健康的政策、规定特别是宏观的健康公共政策，促进有利于慢病防治的社会、经济、文化和市场环境的形成。加大对“低投入、高产出”预防的投入，制定有利于导向健康生活方式的政策、法规，创造维持健康行为的环境。卫生部门要保证现有卫生资源向慢病防治工作倾斜，提供能满足不同需求层次的预防保健服务。坚持慢病防治以“政府投入为主，分级承担，多渠道筹措”的原则，制定鼓励企业、个人投资和资助慢病防治的政策，设立慢病防治基金，逐步增加对慢病防治的经费投入；在政府对卫生事业的投入的基础上，多渠道筹集慢病防治经费，用于社区卫生服务，提高人群慢病医疗预防的保障水平。

3. 坚持分类指导，开展综合干预　针对吸烟、高血压、肥胖、不合理膳食和身体活动不足等不良生活方式，制定相应的防治方案，防治对象包括一般人群、高危人群和患者；三个环节与三个人群是相互对应的，采取有针对性的分层干预和管理策略，开展人群防治是解决目前慢病问题的有力手段和有效途径（图 8－3）。

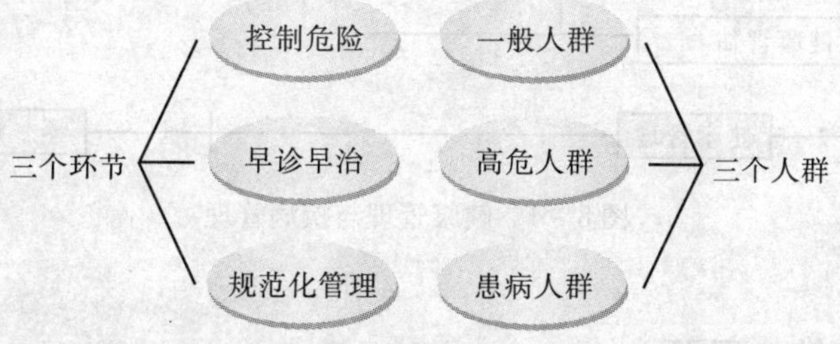

图 8－3　慢病防治的“3 个环节”和“3 个人群”

对一般人群通过发放宣传品、办板报、讲座、专业技能培训、新闻、广播电视和网络媒体等多种形式，提高慢病防治知识的普及率和知晓率，加强对健康教育措施的考核及效果的评估，发现高危人群，并对其采取强化的非药物和药物治疗的宣传和督导工作。以点带面，分别在一般人群和高危人群（通过监测或筛查发现）中开展危险因素的综合干预和随访。在开展健康教育，倡导健康生活方式的同时、为健康人群、高危人群和患者提供预防、治疗、保健、康复的知识和技能，逐步完成个体化管理。

4. 以社区卫生服务为平台开展慢病防治　随着疾病流行趋势和类别的变化，越来越多的卫生服务需要在社区内进行。可以说社区卫生服务的开展既是健康策略的一个方面，同时也是健康措施得以实施的重要保障。所以建立以社区为基础的慢病防治网络是十分必要的。社区医师是卫生服务提供者、转诊引导者、医疗费用控制的守门人和健康档案的保管人。

5. 开展健康管理和疾病管理　健康管理是指一种对个人或人群的健康危险因素进行全面管理的过程。其宗旨是调动个人及集体的积极性，有效地利用有限的资源来达到最大的健康改善效果。作为一种服务，其具体做法是根据个人的健康状况进行评价和为个人提供有针对性的健康维护措施，使他们采取行动来改善健康。

疾病管理是有组织地，主动地，多种途径和方法为人群中患有某种特定疾病的所有患者提供卫生保健服务，如糖尿病。是以整个疾病及并发症发生发展的自然过程，包括并发症的预防和卫生服务提供的相关方面为重点的一体化的保健服务。如果说早期的疾病管理偏重于以医院为基础的费用的控制，而现代的疾病管理则是以人群为基础，重视疾病发生发展的全过程，强调预防、保健、医疗等多学科的合作，以促进整个患病群体的短期和长期健康结果为目的，同时，在提高健康结果的前提下，获得经济学结果（图 8－4）。

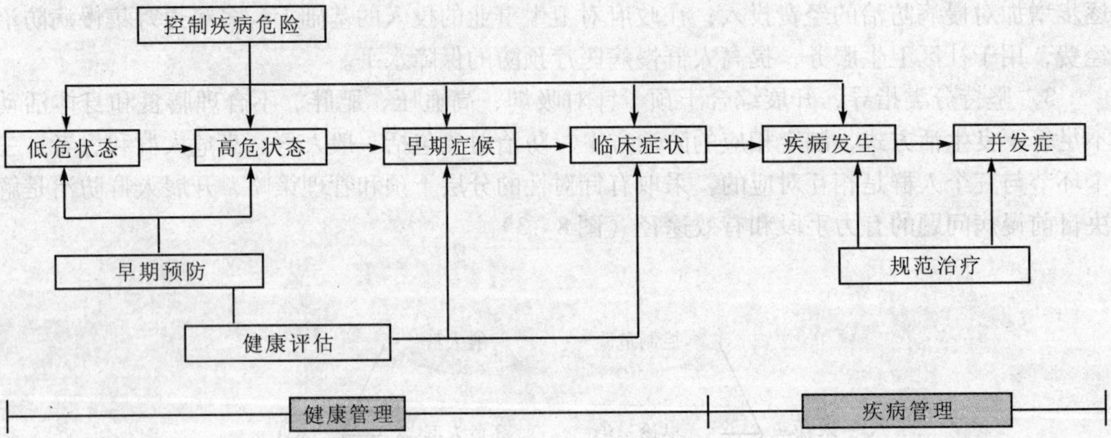

图 8－4　健康管理与疾病管理

二、社区慢病综合干预

（一）成功案例介绍

1965～1975 年，美国通过改善人们的生活方式等预防措施，使冠心病下降了 40%，脑血管病下降了 50%。从 1969～1978 年，仅在 35～74 岁人群中，因心血管病死亡人数就减少了 804359 人。并且，从前瞻性流行病学研究中测算出：壮年时期因冠心病死亡人数的 2/3 以及各种原因死亡人数的一半以上是可以预防的。芬兰通过采取有效预防措施，从 1972～1977 年 5 年间，男性 CHD 死亡率下降了 24%，女性下降了 51%。

芬兰的经验就是一个健康促进的很好例子。

20 世纪 60 年代，芬兰是全世界心血管病发病率最高的国家之一。1972 年 4 月 7 日开始以社区为基础，开展国家干预项目行动（健康教育和健康促进，提倡合理膳食，降低胆固醇等）。经过 25 年的干预工作，使芬兰北卡（north karelia）地区 35～64 岁男性烟民数量下降，主要的饮食方式发生了变化，血清胆固醇和血压水平得以降低；心血管疾病死亡率下降了68%，冠心病死亡率下降了73%，癌症死亡率下降了44%，肺癌死亡率下降了71%，全死因死亡率下降了49%（图8-5）。分析表明，冠心病死亡率的降低大部分是由于人群水平的主要危险因素的改变。一般饮食方式的改变则是最重要的决定因子。

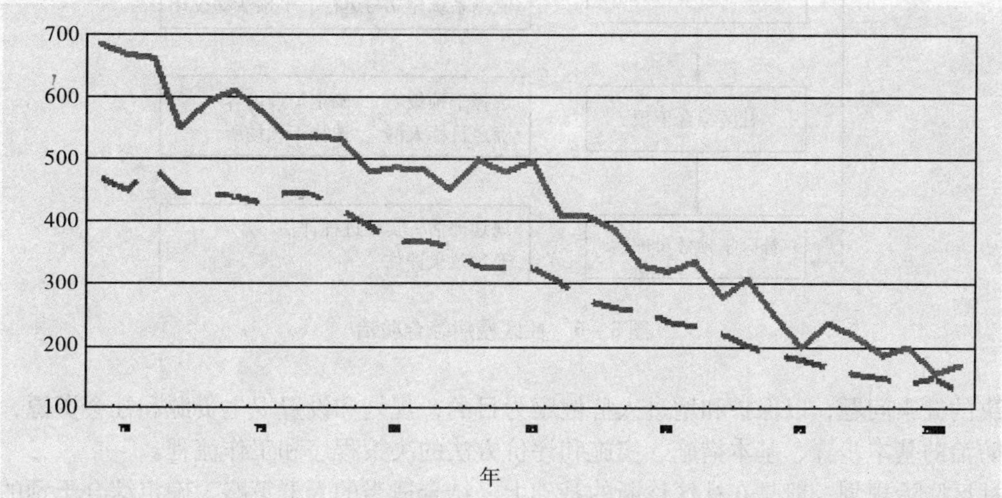

图8-5 芬兰北卡心血管病预防项目

我国在一级预防方面也积累了丰富的经验，首钢工人，石景山区农民、河北正定县农民、舟山渔民、汉中农民等的社区CHD、脑卒中一级预防都取得了不同程度的效果，有的死亡率下降了约一半。北京北郊心血管病防治结果表明：在8万余社区人群中开展了11年防治，使脑卒中，心肌梗死发病率分别下降了51%和48%，死亡率分别下降了37%和72%。我国7个城市中，对高血压、心脏病、糖尿病的预防工作，使脑血管病年发病率、死亡率分别下降了20%和18%。

（二）社区慢病的综合防治

社区慢病的综合防治是将防治策略和措施落到实处的最具体的体现。它是一个系统工程，具有广泛的社会性，必须依靠政府的重视和社会各界的支持；多部门、多学科密切协作合作；采取综合防治措施，方能取得成效（图8-6）。

1．社区诊断 通过一定的方式和手段，收集必要的资料，通过科学、客观的方法确定，并得到社区人群认可的该社区主要的公共卫生问题及其影响因素的一种调查、诊断的一种手段和方法。其与临床诊断最低的不同点是，“临床诊断”是对患者个体的诊断，而“社区诊断”是对整个社区（群体）的诊断。

慢病社区诊断就是用定性和定量的调查研究方法，摸清本社区的慢病分布情况，找到影响本社区人群的主要健康问题，同时了解社区环境支持、卫生资源和服务的提供与利用情况，为慢病综合防治规划的制定提供依据。

2．防治规划 慢病防治规划是依据现代卫生管理理论，针对影响居民的主要慢病和优

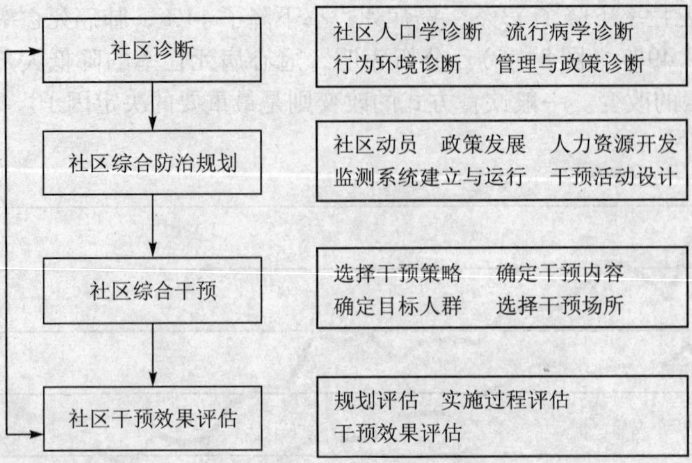

图8-6 社区慢病综合防治

先解决的健康问题，以保护和增进人群健康为目的，规划和设置卫生资源和社会资源，明确慢病防治的基本步骤、基本措施、实施和评价方法的决策程序和工作流程。

社区防治规划一般是在社区诊断的基础上，结合适当的人群策略，确定综合干预的目标人群，确定主要卫生问题的影响因素和可干预因素，确定实施干预的场所和每项干预活动的工作计划。还要根据规划制定可测量的近期目标、中期目标和远期目标。

3. 社区综合干预 指充分利用社区资源，在社会各部门的参与下，针对不同目标人群，在不同场所开展疾病防治和健康促进活动，通过改变生活方式和生活环境，使个体和社区增强控制影响健康诸因素的能力，以创造有利于健康的环境，预防疾病，提高健康水平。它包括干预策略的选择、干预内容的确定、干预场所的选择。

4. 干预效果评估 指采用一定的评估方法，通过系统的研究来评判项目概念、项目的设计、实施和效应的一种系统方法。评估是管理学的重要组成部分，它贯穿于计划实施的全过程。即通过收集真实而完整的信息，采用科学而可行的方法，来判断任何一项公共卫生活动是否达到了预先确定的标准。干预效果评估包括规划评估、实施过程评估和效果评估。

第三节 慢病监测

慢病监测是长期、连续、系统地收集疾病及其影响因素的资料，经过分析及时将信息反馈，以便采取干预措施并评价其效果。监测是为制定慢病防治相关政策或工作规划提供信息。考虑到慢病的发生和发展是一个长期的过程，其影响因素比较多，因此在监测的过程中，应根据慢病流行状况、人群行为危险因素和社会环境状况等决定开展监测内容、方式、目标人群、范围等。

一、监测内容

（一）慢病发病（患病）监测

当前随着疾病谱和死因谱的变化，开展慢病的发病（患病）监测，可以很好地掌握当地慢病在人间、时间、空间的分布及动态和流行趋势，为制订防治对策和措施以及今后的慢病防治效果评价提供科学依据。同时通过监测还能够及时发现慢病病人，为今后利用社区卫生服务指导其预防并发症和规范化治疗提供资源。因此开展慢病的发病监测有着非常重要的现实意义。

慢病的隐匿性、反复性和病程长等特点给慢病报病工作增添了难度，所以在选择监测病种时，应考虑疾病的发病和患病率，是当地的主要死亡原因，对社会经济发展的作用及护理费用、社会负担等。在慢性病监测的启动阶段，应根据当地的实际情况，综合考虑决定需要纳入常规监测的慢病病种。

（二）死因监测

死因监测是指连续不断地收集人群死亡率和死亡原因，病对其变化规律进行分析统计地过程。死因监测能较好地反映居民地死亡率和死亡原因，能较好地反映居民健康状况和社会卫生水平。通过死因监测，能很好地掌握人群死亡情况地三间分布，并分析社会经济、文化因素以及卫生服务对健康地影响，为行政部门制订慢病预防、控制策略提供科学依据。

（三）慢病行为危险因素监测

是监测人群中与慢病有关的行为和相关知识、态度的变化情况，如吸烟、酗酒、不合理膳食、缺乏体力活动，精神因素等。因此，建立慢病相关危险因素监测系统，开展以成人人群为基础连续、系统的危险因素监测，不仅是慢病监测的重要组成部分，也是慢病预防控制工作中至关重要的环节。通过对行为危险因素监测，也可评价干预措施的效果。

二、监测资料的收集和监测方式

监测工作分为资料地收集、整理与分析几个阶段。资料的收集包括：

（一）监测资料的收集

1. 人口资料　总人口数、年龄别人口数、性别、民族、职业、婚姻状况等不同特征的人口数。人口资料是计算死亡率的分母部分，其准确性对死亡率的计算有一定影响。

2. 死亡资料　死亡人数及死亡原因。死因资料地来源主要是死亡登记报告。死亡登记要重视新生儿死亡资料的收集。死亡资料的收集是死因监测的关键，因为原始资料的正确性和完整性直接影响对人口死亡过程的正确描述和分析。

3. 发病、患病资料　新发病或患病的人数、病种、诊断时间、诊断医院、诊断级别等。

4. 其他资料　社会环境、人文环境、自然环境等因素。

（二）监测方式

根据监测目的，确定获取资料的方式。

1. 在监测人群中，长期连续地收集最基本的人口学资料，如出生、死亡、发病等资料。

2. 在固定人群中根据需要进行横断面调查，如2～3年一次的危险因素调查、死亡漏报调查等。

3．依据专题研究的目的进行的调查和评估。

4．常规登记的数据、档案资料等。

（三）监测资料的分析

由于大多数监测资料系统经历在由基层卫生人员报告的基础上，漏报和错误不可避免。为了资料的准确性和完整性，“捕捉－标记－再捕捉”、从多种途径收集资料的方法是可取的。漏报调查可以很好地反馈慢病监测的工作质量，同时它也可以用来修正监测的数据。开展漏报调查应该包括医疗机构的漏报调查和居民漏报调查。

在对资料进行分析时，要了解资料收集的途径和方法，优势和弊端，去粗取精，去伪存真，才能对资料做出正确的分析和解释。

三、质量控制

质量控制贯彻监测的全部过程，包括方案设计、培训、抽样、现场调查、登记报告的质量控制和数据管理、资料的整理和分析等。

（焦淑芳）

第四节 慢性非传染性疾病重点疾病的防治

高 血 压

一、概述

高血压（hypertension）是一种古老的疾病，一百多年前 Riva－Rocci 发明了袖带血压计后医学界才对高血压的生理和病理意义有了认识。20 世纪 50～60 年代开展了大量人群血压分布及血压与心血管病关系的流行病学和临床研究，证实了高血压既是一种疾病，也是引起心血管病的主要危险因素。高血压可以分为原发性高血压，是以血压升高为主要表现的一种独立疾病，占高血压中的 95% 以上，继发性高血压血压升高是某些疾病的一部分表现，其中肾脏疾病占 70% 以上。

二、高血压的诊断标准和分类

流行病学调查表明，人群中血压呈连续正态分布，正常血压和高血压的划分无明显界限，高血压的诊断和分级也是根据临床和流行病学资料人为界定的。从 20 世纪 50 年代开始，WHO 组织了世界级的专家对高血压的分类、诊断方法和标准进行了多次讨论和修订，目前高血压的定义和标准如下：高血压是指在未服抗高血压药物的情况下，收缩压≥140mmHg 和/或舒张压≥90mmHg。有高血压病史的人，正在服用抗高血压药物，血压虽然低于 140/90mmHg，亦应该诊断为高血压。根据 2006 年《中国高血压防治指南》对高血压的定义和分类如下：

表8－2　血压水平的定义和分类

类　别	收缩压（mmHg）	舒张压（mmHg）
正常血压	<120	<80
正常高值	120～139	80～89
高血压	≥140	≥90
1级高血压（轻度）	140～159	90～99
2级高血压（中度）	160～179	100～109
3级高血压（重度）	≥180	≥110
单纯收缩期高血压	≥140	<90

若患者的收缩压与舒张压分属不同的级别，则以较高的分级为标准。单纯收缩期高血压也可以按照收缩压水平分为1、2、3级。

三、流行规律及流行现状

根据多年流行病学研究，对高血压在人群中的流行特点和规律有了比较清楚地认识，其流行的一般规律是：

1．高血压的患病率和年龄成正比；

2．女性更年期前患病率低于男性，更年期后高于男性；

3．地理分布上，一般是高纬度或寒冷地区高于低纬度或温暖地区。高海拔地区高于低海拔地区；

4．同一人群有季节差异，冬季患病率高于夏季；

5．与饮食习惯有关。人均盐和饱和脂肪摄入越高，平均血压水平越高。经常大量饮酒者血压水平高于不饮或少饮者；

6．与经济文化发展呈正相关，经济越发达的地区人均血压水平越高；

7．患病率与人群肥胖程度和精神压力正相关，与体力活动负相关；

8．高血压有一定的遗传基础。直系亲属（尤其是与父母及亲生子女间）血压有明显相关。同时血压还存在种族差异。

我国1958－1991年间进行了3次全国15岁以上人群抽样调查，临界和确诊的高血压（年龄标化率）：1959年为5.11%，1979－1980年为7.73%（7.52%），1991年为13.58%（11.26%）。

虽然在这32年间，高血压的标准经过了一些变迁，但这些资料明显反映了我国人群高血压患病率的上升趋势。根据2002年卫生部组织的中国居民营养与健康调查，我国18岁以上居民高血压患病率为18.8%，估计全国人数有1.6亿。与1991年比较，患病率上升了31%。我国人群高血压知晓率为30.25%，治疗率为24.7%，控制率仅为6.1%，虽然比1994年有所提高，还是处于较差水平。

四、高血压的危险因素

高血压病因涉及环境和遗传两大方面的因素。目前国际上公认的高血压发病的危险因素是：超重、高盐膳食和中度以上饮酒。我国流行病学研究也证实了高血压与这三大危险因素相关，但又各有特点。

（一）遗传因素

遗传流行病学研究表明，高血压的遗传度约为60%。如果父母或兄弟姐妹中有一人是高血压病人，那就成为高血压的高发人群。如果父亲和母亲都是高血压患者，自身患高血压的几率高于父母一方是高血压者。家族里患高血压的人与自身的亲缘关系越近，人数越多，发病越早，患高血压的风险就会越大。

（二）膳食中高钠低钾摄入

流行病学研究证实，钠的摄入与高血压关系密切。人群血压的水平与食盐的摄入量有关，食盐中的钠离子是血压升高的因素。我国人群的食盐摄入量高于西方国家，北方人群食盐摄入量为每人每天12～18g，南方为7～8g。北方人群血压水平高于南方。人群平均每人每天摄入食盐增加2g，则收缩压和舒张压分别升高2.0mmHg及1.2mmHg。在摄盐高的人群，减少每日摄盐量可以使血压下降。从人的生理需要讲，每人每天食盐摄入量不超过6g。天津居民的研究和我国3组人群的研究均显示，个体每日钠摄入量或24小时尿钠排泄量均与其血压成显著正相关。高钠促使高血压可能是通过提高交感神经张力，增加外周血管阻力所致。必须指出的是高血压人群中有盐敏感型和非盐敏感型之别，研究表明有30%的盐敏感人群，目前我国也有盐敏感性检测，但通过高新技术进行大面积的盐敏感人群的筛查，实际上是不可行的，故强调全人群的限盐来控制血压是切实可行的措施。

（三）体重超重或者肥胖或腹型肥胖

超重人群患高血压的危险比正常人群高3～5倍。如果能预防和控制超重，高血压的发病人数将会减少30%。超重不仅容易引起高血压，也容易引发糖尿病、冠心病等多种疾病。中国成人正常体重指数[body mass index，简称BMI，BMI＝体重（kg）/身高^2（M^2）]为18.5～23.9，BMI≥24为超重，BMI≥28为肥胖。人群体重指数的差别对人群的血压水平和高血压患病率有显著影响。我国北方人群血压水平高于南方，除同高盐摄入有关，还同体重指数较高有关。我国10组人群的前瞻性研究表明，基线时体重指数每增加1，5年内发生确定的高血压的危险增高9%。中美心血管流行病学合作研究显示，基线时体重指数每增加3，4年内发生高血压的危险女性增加57%，男性增加50%。身体脂肪的分布与血压相关。我国的研究表明，男性腰围≥85cm，女性≥80cm者高血压的危险为腰围低于此界限的3.5倍。最近，国际糖尿病联盟公布的代谢综合征有关腹型肥胖的标准是中国人腰围男性≥90cm，女性≥80cm（表8－3）。有关腹型肥胖的腰围目前暂用中国肥胖工作组建议的标准，但是不同的研究中可以同时参考国际糖尿病联盟的标准。有关中国腹部肥胖的腰围标准仍需要进一步研究。

表8-3　中国成人体重指数和腰围界限值与相关疾病危险的关系

类别	体重指数（kg/m^2）	腰围（cm） 男	腰围（cm） 女	健康危险
体重过低	<18.5	<90	<80	低
体重正常	18.5～23.9	<90	<80	一般水平
体重正常	18.5～23.9	≥90	≥80	轻度增加
超重	≥24.0			中度增加
肥胖	≥28.0			极高增加

相关疾病指高血压、糖尿病、血脂异常和危险因素聚集。体重过低可能预示有其他健康问题。

（四）饮酒

过量饮酒使高血压的发病危险升高，这可能与饮酒促使皮质激素、儿茶酚胺水平升高有关。如果每天饮白酒100g或100g以上就属于过量饮酒。以每周至少饮酒1次作为饮酒的定义，则我国中年男性的饮酒率为30%～66%，女性饮酒率为2%～7%。4年内持续饮酒的男性比不饮酒的男性，发生高血压的危险增加40%。大量饮酒还可以诱发高血压患者发生脑卒中，尤其是脑出血和蛛网膜下腔出血。酒精的升压作用是可逆的，戒酒后血压可以下降。

（五）缺乏体育锻炼

高血压的发病和缺乏身体活动有关，经常坐位和身体欠佳的正常血压者，比活跃和健康的同龄对照者发生高血压的危险增加20%到50%。规律和至少中等强度的有氧体育活动，对预防和治疗高血压均有益处。对年龄、性别、体重指数和工作场所活动进行校正后，在休闲时间进行有氧锻炼活动与血压存在负相关。研究证实，即便不考虑体重的控制效果，适当的体育锻炼仍然可以使血压下降4～9mmHg。

（六）心理社会因素

心理应激导致的血压升高是人体的基本反应之一。长期工作和生活的压力、各种原因引起的情绪波动都可能使血压升高。但长期持续的心理刺激是否导致原发性高血压还有很多争议。临床观察证明，人格特征如焦虑、攻击性、敌意等影响高血压的发病率，但这种影响是源于人格特征本身还是通过其他环境变量起作用还需要进一步研究。

（七）其他因素

如胰岛素抵抗综合征，膳食钙缺乏，脂肪摄入过多等。凡是能影响心排出量或增加外周阻力的因素，都能导致动脉血压升高。

1. 继发性高血压　是由于其他疾病导致的高血压。肾性高血压在继发性高血压中最多见。包括急、慢性肾小球肾炎、慢性肾盂肾炎（晚期影响到肾功能时）、肾动脉狭窄、肾结石、肾肿瘤等。除此之外，血管疾病（主动脉狭窄、多发性大动脉炎等）、颅脑病变、妊娠、内分泌疾病（如肾上腺皮质功能亢进、原发性醛固酮增多症和嗜铬细胞瘤）均可导致血压升高。

2. 药物　有些药物也会引起高血压，如：糖皮质激素（如强的松、地塞米松、氢化考的松）、中药甘草、口服避孕药、麻黄素等。

五、高血压的危害

2002年我国居民营养健康状况调查结果显示：我国18岁以上居民高血压患病率为18.8%，与1991年相比高血压患病率增长了31%；而北京市的情况更不乐观，18岁以上居民高血压患病率为27.4%，且患病水平随着年龄增长而升高，45岁及以上中老年人群患病率已超过50%，居全国之首。高血压不仅是一种独立的疾病，也是心脑血管疾病的重要危险因素。高血压除了本身会发展至高血压危象，危及生命外，更主要的是引起心、脑、肾等器官的损害，已成为导致伤残和死亡最主要的危险因素。目前北京市脑卒中和心脏病所致的死亡占到全死因的一半以上，其中一半为脑卒中，1/3为冠心病。血压与冠心病、脑卒中呈显著正相关。血压从115/75 mmHg开始，心脑血管疾病的发病危险就随着血压的升高上升，并且收缩压每升高10mmHg，舒张压每升高5mmHg，心脑血管事件发生的危险就增加50%，高血压对脑卒中的影响比冠心病更为显著。据我国4项临床试验的综合分析，收缩压每降低9mmHg和舒张压每降低4mmHg，脑卒中可减少36%，冠心病减少30%，人群总的主要心血管事件减少34%。

（一）血压升高是中国人群脑卒中发病的最重要危险因素

我国为脑卒中高发国，1997年，WHO－MONICA研究报告北京35～64岁男性脑卒中事件发生率为247/10万人，女性为175/10万人。我国10组人群研究表明，血压水平与脑卒中发病危险呈对数线性关系，基线收缩压每升高10mmHg，脑卒中发生相对危险增加49%（缺血性卒中增加47%，出血性卒中增加54%）；舒张压每升高5mmHg，脑卒中危险增加46%。东亚人群分析显示，中国和日本人群中，血压升高对脑卒中发病作用强度为西方人群的1.5倍。中国七城市脑卒中预防研究表明血压水平与脑卒中发生危险密切相关，收缩压每升高10mmHg，脑卒中危险就增加25%。社区干预治疗高血压可使脑卒中发生危险下降31%。

（二）血压升高是中国人群冠心病发病的危险因素

弗明汉心脏研究及MRFIT研究已经证实，血压升高是西方人群冠心病的独立危险因素。首钢公司男性冠心病危险因素的前瞻性研究显示，收缩压120～139mmHg时，冠心病相对危险比收缩压<120mmHg者增高40%，如果收缩压达到140～149mmHg，冠心病的危险增加1.3倍，这说明血压升高在中国人群中对冠心病发病的作用。血压急剧升高可诱发急性心肌梗死。

（三）血压升高增加心力衰竭和肾脏疾病的危险

有高血压病史者的心力衰竭危险比无高血压病史者高6倍。舒张压每降低5mmHg，发生终末期肾病的危险减少1/4。据中国心血管健康研究调查，我国心力衰竭患病率为0.9%，估计全国有心力衰竭患者400万。

（四）脉压对老年人心血管发病的影响。

脉压增大是反映动脉弹性差的指标。Syst－China、Syst－Eur和EWPHE等老年人高血压试验荟萃分析表明，60岁以上老年人基线脉压与总死亡，心血管病死亡，脑卒中和冠心病发病均呈显著正相关。我国的研究提示老年脑血管病患者脉压水平与脑卒中再发有关。

六、高血压的社区综合防治

社区高血压防治要运用健康促进的理论将全人群策略和高危人群策略结合，一、二、三级预防相结合，开展一体化的综合防治。一级预防是在人群中开展危险因素的预防，二级预防是早期发现高血压患，早治疗控制病情的发展，三级预防是积极治疗，提高生活质量。

高血压综合防治的目的是在一般人群中预防高血压的发生，在高危人群中降低血压水平，提高高血压病人的管理率、服药率和控制率，最后减少并发症的发生率。

（一）社区高血压综合防治的基本步骤和流程

1. 准备工作

（1）建立组织机构：充分利用当地资源和加强多部门的合作，建立社区高血压防治网络和管理队伍。

（2）社区动员：在社区进行官方的宣传和动员，让工作家喻户晓，取得社区居民的认可，争取各级政府的支持，获得各阶层人士的理解和参与。创造良好的社区支持性环境。

2. 制定防治工作计划，落实实施方案。

3. 各级各类防治人员的业务培训和考核。通过各种规范化的培训不断提高专业人员的知识，掌握最新的进展，掌握相应的知识和技能。

4. 开展以系统规范管理高血压患者为中心的综合防治。

（1）患者的发现和登记：通过机会性筛查、重点人群的筛查如35岁以上患者首诊测量血压和高危人群筛查、建立健康档案，健康体检和利用家庭访视等机会，收集社区确诊的高血压患者。对发现的患者进行登记，建立高血压患者管理卡及建立计算机数据库。

（2）患者的随访管理和转诊：通过随访管理，监测血压和相关疾病及危险因素的变化，了解和调整药物治疗方案、督促定期体检，以达到控制病情，延缓和减少并发症的目的。通过合理的转诊，充分发挥综合性医院和社区卫生服务机构的优势，使患者不仅得到良好的治疗和照顾，又能减轻就医负担。

社区医生在首次随访时，根据高血压的级别和其他危险因素，进行患者的危险分层，实行分级随访和管理（表8-4，8-5）。根据患者的临床评估和管理级别，为患者制定个体化随访管理方案。在随访时，应该监测患者的血压、各种危险因素和临床情况的改变。自始至终坚持健康教育，采取非药物干预措施，改变不良的生活方式。

表8-4　高血压患者的分级及心血管危险的分层

其他危险因素和病史	血压		
	1级高血压 SBP140~159 或DBP90~99	2级高血压 SBP160~179 或BP100~109	3级高血压 SBP≥180 或DBP≥110
Ⅰ无其他危险因素	低危	中危	高危
Ⅱ 1-2个危险因素	中危	中危	很高危
Ⅲ≥3个危险因素，靶器官损害或糖尿病	高危	高危	很高危
Ⅳ并存的临床情况	很高危	很高危	很高危

危险因素包括：①收缩压和舒张压水平 1～3 级；②男性 >55 岁；③女性 >65 岁；④吸烟；⑤总胆固醇 >5.72mmol/L；⑥糖尿病；⑦早发性心血管家族史（发病年龄男性 <55 岁，女性 <65 岁）。

低危组：10 年随访中患者发生主要心血管事件危险 <15%。

中危组：10 年随访中患者发生主要心血管事件危险 15%～20%。

高危组：10 年随访中患者发生主要心血管事件危险 20%～30%。

很高危组：10 年随访中患者发生主要心血管事件危险≥30%。

高血压病人的危险分层可以决定治疗策略和随访间隔。根据患者情况，分为 3 级管理。

表 8－5　高血压患者分级管理的随访内容和频度

项目	一级管理	二级管理	三级管理
测量血压	每 3 月至少一次	每 2 月至少一次	每 1 月至少一次
了解患者自觉症状	做	做	做
测量体重（BMI）	每 6 月一次	每 3 月一次	每 3 月一次
非药物治疗	做	做	做
药物治疗	6～12 个月后血压≥150/95mmHg 时开始	3～6 个月后血压≥150/95mmHg 时开始	立即开始，作为主要治疗手段，根据情况调整强度和力度
测量血脂	每 2～3 年一次	每年一次	每年一次
测量空腹血糖	每 2～3 年一次	每年一次	每年一次
检测血常规	每 2～3 年一次	每年一次	每年至少一次，并视病情决定检测频度
检测尿常规	每 2～3 年一次	每年一次	每年至少一次，并视病情决定检测频度
心电图检查	每 2～3 年一次	每年一次	每年至少一次，并视病情决定检测频度
肾功能检查	每 2～3 年一次	每年一次	每年至少一次，并视病情决定检测频度
眼底检查	每 2～3 年一次	每 2 年一次	每 2 年至少一次，并视病情决定检测频度
超声心动图检查	每 2～3 年一次	每 2 年一次	每 2 年至少一次，并视病情决定检测频度

（3）非药物干预和治疗：在随访管理的过程中，非药物干预措施至关重要。非药物治疗就是采取健康生活方式，包括减轻精神压力、保持平衡心理、控制体重、减少食盐摄入量、注意补充钾和钙、多吃蔬菜水果、避免过量饮酒，同时要适量运动、不吸烟。非药物治

疗不仅是药物治疗的基础，更是高危对象和轻型患者的主要防治手段。可有效降低血压（表8－6）。

表8－6　非药物治疗的降压作用

干预手段	收缩压下降的大概范围
减重	5～20 mmHg/10 kg
合理膳食	8～14 mmHg
膳食限盐	2～8 mmHg（国内更高）
增加身体活动	4～9 mmHg
限酒	2～4 mmHg

七、高血压药物治疗

经过规范的非药物和/或药物治疗，80%以上的高血压都可以得到有效控制。目前的降压药物种类繁多，可供选择的范围大，且许多效果很好的药物价格也很低廉。然而，我国目前还有70%的高血压患者不知道自己患了高血压；知道自己患高血压的人中，只有不到1/4的高血压患者接受了治疗。最后控制达标的只占到全部高血压患者的6%。

（一）治疗目标

符合以下情况即是血压控制达标：

普通高血压患者的血压（收缩压和舒张压）均应严格控制在140/90mmHg以下；

糖尿病及肾病患者的血压应降至130/80mmHg以下。

老年高血压患者收缩压降至150mmHg以下，如能耐受，还可进一步降低。

（二）降压药物的选择

当前用于降压的药物主要为6大类，即利尿药、β受体阻滞剂、血管紧张素转换酶抑制剂（ACEI）/血管紧张素Ⅱ受体阻滞剂（ARBs）、钙离子通道阻断剂和α受体阻滞剂。除此之外，还有由以上药物组成的固定剂量复方降压制剂。每类中又有很多种，可供不同病情、不同经济状况的患者选择。可选择1个药物、2个以上联合、或复方制剂。具体如何选用可与责任医师共同协商，并在其指导下进行治疗。

（尹香君）

冠　心　病

一、概述

冠状动脉粥样硬化性心脏病（coronary athersclerotic heart disease）是指冠状动脉粥样硬化使管腔阻塞导致心肌缺血、缺氧而引起的心脏病，简称冠心病或缺血性心脏病。冠心病是动脉粥样硬化导致器官病变的最常见类型，是严重威胁我国居民健康最常见的疾病。

根据冠状动脉病变的部位、范围、血管阻塞程度和心肌供血不足的发展速度、范围和程度，一般分为5种临床类型。

1. 隐匿型或无症状冠心病　没有临床症状，但有心肌缺血的心电图改变。心肌无组织形态改变。

2. 心绞痛　有发作性胸骨后疼痛，是由一时性心肌供血不足引起的，心肌多无组织形态改变。

3. 心肌梗死　症状严重，冠状动脉闭塞导致心肌急性缺血性坏死所致。

4. 缺血性心肌病　由于长期心肌缺血导致心肌逐渐纤维化，也称心肌硬化或心肌纤维化。表现为心脏增大，心力衰竭和心律失常。

5. 猝死　突发心脏骤停而死亡，多为心脏局部发生电生理紊乱导致严重心律失常所致。

冠状动脉无论有无改变，都可以发生严重痉挛，引起心绞痛、心肌梗死甚至猝死，但有粥样硬化性病变的冠心病更容易发生痉挛。

除冠状动脉粥样硬化可以导致冠心病外，其他如炎症、痉挛、栓塞、创伤、先天畸形等都可以导致冠心病。但95%～99%病变是由冠状动脉粥样硬化引起。

二、冠心病的流行现状及流行规律

在我国，每年有超过100万人被急性心肌梗死夺去生命，发病率为10万分之50左右。发病后如果得不到及时抢救，死亡率极高。每年仅死于急性心肌梗死的人数就超过100万。

不同国家和地区在冠心病的时间趋势上表现不一。有的发病率和死亡率下降，而有的则正在下降。虽然目前我国没有资料证实冠心病的发病率已经升高，但是人群中冠心病的危险因素却在增加，这些危险因素的升高，如果不采取积极干预措施，5～10年后我国冠心病的发病将会增加。

在地区分布上，根据世界卫生组织的报告，芬兰和英国的标化发病率最高，超过800/10万，北美、北欧和东欧次之，超过400/10万，南欧较低，小于300/10万。日本和我国最低，小于100/10万。世界标化死亡率东欧国家较高，北美西欧居中，少数西欧国家和发展中国家较低，日本最低。我国也较低，但仍接近日本的2倍。我国冠心病北方高于南方，城市高于农村。发病率以山东青岛最高，男性为203.3/10万，最低为安徽滁县，男女分别为12.0/10万和5.1/10万。40岁以上的人群中，北方冠心病患病率为4%～7%，南方为1%～2%。

在人群分布上，冠心病的发病率和死亡率男性明显高于女性，中老年人多发。40岁以上的男性冠心病患病率随年龄增长而增高，每增长10岁患病率上升一倍。女性好发年龄比男性晚10岁，约在50岁，绝经期后患病率也随年龄上升。另外我国研究发现，蒙古族患病率最高（15.6%），新疆维吾尔族其次（11.7%～14.78%）。从职业上看，脑力劳动者高于体力劳动者。

三、冠心病的危险因素

冠心病预防研究取得了重大进展，流行病学研究和随机临床实验的结果表明降脂和降压可以有效预防冠心病的发生。个体患冠心病的危险取决于多个危险因素的联合作用，其效应至少是相加的甚至是相乘的。

（一）遗传因素

冠心病有明显的家族聚集现象，在儿童期就可以发现这种聚集现象。遗传流行病学表明，冠心病的遗传度在40% ~60%之间。在家族中父母及兄弟姐妹有早发冠心病史的人冠心病危险性增加。(55岁以前发生冠心病叫早发)。

（二）年龄和性别

疾病分布表明，男性冠心病发病危险高于女性，更年期后的女性冠心病患病率增高。

（三）高血压

高血压是冠心病的主要危险因素，高血压者患冠心病的危险度为4.6。血压水平越高，发生冠心病的危险也越大，约70%的冠心病患者合并高血压。老年人收缩压高，舒张压不高，脉压大也是发生冠心病的危险因素。高血压患者动脉粥样硬化程度比血压正常者明显，血压水平越高动脉硬化越重。高血压水平及病程与冠心病的危险和冠状动脉病变程度间有剂量-反应关系。

单纯收缩期高血压也可增加冠心病危险。它在老年高血压患者中占有一定的比例，是常见的类型。单纯收缩期高血压患者发生左室肥厚的危险增高，而左室肥厚可增加冠心病的危险。收缩压对于靶器官的损害并不亚于舒张压，治疗收缩期高血压可减少脑卒中和冠心病的发病和死亡危险。美国老年收缩期高血压规划的随访结果表明，治疗组冠心病下降25%，总死亡率下降25%，并且80岁以上的患者同样受益。

尽管140/90mmHg通常用于定义高血压和抗高血压的治疗目标，但必须注意，血压升高增加冠心病的危险并无界值。降压治疗的目标是以最小的副作用降低心血管病的发病率和死亡率。研究发现，将舒张压降低到83mmHg以下同样安全。

（四）吸烟

吸烟是动脉粥样硬化的一个独立危险因素。吸烟引起大动脉扩展性和顺应性的降低在动脉粥样硬化发生中有一定作用。吸烟与急性心肌梗死和猝死的关联较强，与心绞痛的关联较弱。女性吸烟与冠心病的关联较弱，可能与女性冠心病最常见的类型是心绞痛有关。

吸烟对心血管疾病的影响主要是尼古丁和一氧化碳对心脏、冠状动脉和血液的作用。吸烟还增加血小板的粘滞性，损害动脉内皮，降低高密度脂蛋白胆固醇，不利于胆固醇的消除，加速动脉粥样硬化，并可有长期致动脉粥样硬化的作用。吸烟导致冠心病的危险与吸烟量成正比，被动吸烟者同样受到危害，高血压者戒烟心血管病的危险可以降低50%。

（五）血脂

过多的血脂可以沉积在动脉内膜，逐渐造成动脉粥样硬化。血清胆固醇水平是冠心病事件发生的显著预测因素，是冠心病的主要危险因素之一。血液中胆固醇含量过高时，可沉积在冠状动脉壁上，在其他因素的共同作用下导致冠状动脉壁上粥样斑块的形成。一般人群总胆固醇应小于5.72mmol/L（220mg/dL），低密度脂蛋白胆固醇应小于3.64mmol/L（140mg/dl），甘油三酯小于1.70mmol（150mg/dl）。

东方人群中血清总胆固醇每增加0.6mmol/L（23mg/dl），冠心病发病的相对危险增加34%。因此在东方人群中防治高脂血症是预防冠心病的重要措施之一。许多大规模临床试验均已证实，对冠心病患者给予降脂治疗，可以降低心脏病的发生率和死亡率。近20年来，芬兰冠心病死亡率大幅度下降，其中饮食的变化导致血清胆固醇降低是最为重要的因素。

血清总胆固醇致动脉粥样硬化的强弱取决于高密度脂蛋白胆固醇和低密度脂蛋白胆固醇之比。前者可以降低冠心病的危险，后者增加冠心病的危险。甘油三酯、高密度脂蛋白胆固醇和低密度脂蛋白胆固醇有协同作用。

（六）糖尿病

糖尿病或糖耐量异常与冠心病有关。糖尿病不仅糖代谢异常，还有脂代谢紊乱。通常伴有血清胆固醇升高。同时伴有血压高、肥胖、左室肥厚等。但糖尿病本身也是一个危险因素。糖尿病病人死于冠心病的危险为非糖尿病者的5倍。研究甚至发现，糖尿病作为冠心病和心肌梗死的绝对独立危险因素的重要性，超过其他因素如年龄、高血压和血脂异常。糖尿病也是冠心病患者冠心病事件再发的重要危险因素。

高血糖是冠心病危险因素，高达2/3的冠心病患者合并高血糖。

由于高血糖伴有一些蛋白质包括载脂蛋白的非酶化性糖化，载脂蛋白的改变可促使动脉硬化，动脉壁上蛋白的糖化可以促使动脉更容易发生硬化。

（七）肥胖

超重和肥胖可导致糖尿病，高血压和血脂异常。所有这些因素都会增加冠心病发生的危险。另外，肥胖是所有与代谢相关的危险因素的根源，是冠心病的独立危险因素。中心性肥胖（腰臀比男性超过1.0，女性超过0.85）危害最大。肥胖是一个可改变的危险因素，对于预防冠心病有重要意义。Framingham 研究显示，BMI 每增加一个标准差，男女的心血管事件的危险分别增加15%和22%。如果肥胖者的腰部和腹部有大量脂肪，他们的危险性将更高。

（八）体力活动减少

随着社会生产生活方式的变化，人类的活动发生了巨大的变化，劳动强度降低，能量消耗减少，经常的坐位作业，人们为之付出了心血管健康受损害的代价。流行病学提示需氧运动能预防冠心病。一个中等运动量的人，每周通过锻炼消耗2000～3000kcal 的热能，与每周能量消耗低于500Kcal 的人比较，发生冠心病的危险减低2～3倍。有学者总结了43项流行病学研究的结果发现中等或剧烈的体力活动可减少冠心病的危险。不经常锻炼和进行体力活动的人患冠心病的危险增加近2倍。其危险与收缩压升高（2.1），吸烟（2.5）及血浆胆固醇升高（2.4）近似。体力活动可以控制体重、增加葡萄糖耐量和胰岛素敏感性、降低血压、改善冠脉血流量，升高高密度脂蛋白。

（九）社会经济地位和心理因素

越来越多的文献证实某些心理因素和冠心病发病率增加有关。其中应激、缺乏社会支持、抑郁和社会经济地位的作用最为显著。

男性的A型行为患心绞痛，心肌梗死的危险比B型高2倍。女性中也存在关联。但是A型行为在心血管危险因素中的地位目前存在争论。有学者推测，A型行为包括多方面的因素，可能只有其中的某些方面有致病性。A型行为的人面对精神上的难题或人际关系上的烦恼反应最为强烈，血压升高，心率加快，儿茶酚胺和皮质激素升高，可促进动脉粥样硬化。

另外慢性压力大，寂寞、孤独感或长期的焦虑与其他危险因素一起，可使一个人更容易患冠心病。

四、预防

虽然冠心病病因复杂，但理论上是可以预防的。预防冠心病最重要的是改变不良的生活方式。1992 年在加拿大发布的维多利亚心脏宣言，提出了心脏健康的四大基石即合理膳食、适量运动、戒烟限酒和心理平衡。

（一）一级预防措施

针对人群中冠心病的病因，采取综合措施，如健康促进、适量运动，合理膳食等，使人群中存在的危险因素不超过正常上限或在疾病处于亚临床阶段尚未发生明显症状时，减缓病变进展过程，推迟或防止临床症状的发生。一级预防的主要措施：

1. 治疗和控制高血压 降压的目标是以最小的副作用降低心血管的发病率和死亡率。收缩压和舒张压应该保持在 140mmHg 和 90mmHg 以下。预防高血压的措施有减重，建议将 BMI 控制在 24 以下。合理膳食，减少钠盐和脂肪的摄入，补充适量的优质蛋白、钾和钙。WHO 建议每人每天食盐不超过 6g，膳食脂肪控制在总热能的 25% 以下。多食蔬菜、水果和豆制品。限制饮酒，男性每日摄入酒精量少于 30g，女性少于 15g，增加体力活动，运动频度要求每周 3 ~ 5 天，每次持续 20 ~ 60 分钟，强度适中。减轻心理压力，戒烟。

2. 降低血脂 通过药物和饮食调节降低低密度脂蛋白胆固醇，能降低心梗的发生率。降脂的目标值根据个体的整体危险度来定。

3. 控制血糖 改善生活方式把体育锻炼和日常饮食结合起来。首先是合理膳食。膳食成分应以谷类（主要是碳水化合物）为主，同时保证适量的蛋白质（含蛋白质较多而脂肪较少的食物有禽类、鱼、瘦肉、蛋白、牛奶等），少食含脂肪较多的肥肉和含胆固醇较高的动物内脏，每日应摄入一定量的新鲜蔬菜和水果，最好不要饮酒。还应防止过饱。

4. 坚持每日有适量的运动 是预防冠心病的重要措施。一般中老年人应采取有氧代谢运动，如步行、慢跑、游泳、骑车、登楼、登山、健身操等。

5. 戒烟 吸烟是冠心病的主要危险因素。吸烟不仅增加吸烟者本身患冠心病的危险，

同时也增加周围被动吸入烟雾的人患冠心病的危险。所以，不吸烟的人不要学吸烟，吸烟的人应尽快戒烟。虽然现在已有许多帮助吸烟者戒烟的方法，但最关键是吸烟者本人告别这种不健康行为的决心。

6. 保持心理平衡 良好的心理状态在冠心病的预防中有着不可替代的重要作用。社会的发展使人们越来越多地承受竞争的压力，大家更应学会积极地对待生活工作中遇到的问题，防止持续的精神紧张，注意劳逸结合。一些冠心病的危险因素已属于疾病的范畴，如高血压、高血清胆固醇和糖尿病，在医生的指导下积极地治疗这些疾病也是预防冠心病关键的环节。

总之，采用健康的生活方式，积极治疗上述疾病，就可以极大地降低发生冠心病的危险性，有效地预防冠心病。

（二）二级预防

二级预防是只针对已有冠心病的个体采取药物或非药物的治疗措施，防止疾病加重或复发。

（三）三级预防

指对患有急性心梗或严重心律失常的病人抢救和治疗，也包括康复性体育活动，防止复发，提高生活质量。

五、冠心病的治疗

由于冠心病的临床类型不同，采取的治疗原则不尽相同。

1. 隐匿型或无症状冠心病　通过合理膳食，适当体力活动和良好卫生习惯，辅以扩血管，调血脂，抗血小板药物的治疗，防止粥样斑块的加重，争取粥样斑块的消退和促进冠状动脉侧支循环的建立。

2. 心绞痛　改善冠状动脉的供血和减轻心肌的耗氧，同时治疗动脉粥样硬化。

3. 心肌梗死　病人长期口服小剂量的阿司匹林或双嘧达莫，预防心肌梗死的复发。及时积极治疗先兆症状。急性期保护和维持心脏功能，挽救濒死的心脏，防止梗死扩大，缩小心肌缺血范围，及时处理各种并发症。

4. 缺血性心肌病　改善冠状动脉供血和心肌的营养，控制心力衰竭和心律失常。

（尹香君）

脑　卒　中

一、概述

脑卒中也称脑血管意外或中风。是由于供应部分脑组织的血流突然中断或脑内血管破裂以致血液漏至脑细胞周围间隙所致的神经疾病。表现为突然发生的局灶性神经功能缺失。如偏瘫、失语、视觉缺损乃至精神障碍。脑卒中是当前严重危害人类生命与健康的常见病，具有发病率高、死亡率高、致残率高和复发高的特点。给社会和家庭带来沉重的负担。

二、分类与临床表现

根据病理性质可以分为缺血性卒中和出血性卒中。前者又称脑梗死，包括脑血栓形成和脑栓塞，后者包括脑出血和蛛网膜下腔出血。临床上以脑血栓形成和脑出血较为常见。

1. 脑血栓　可发生在任何一段脑血管，一般起病缓慢，常于安静状态下如在睡眠中及清醒休息时发病，这可能与血流慢、血压低有关。大多起病缓慢，此后逐渐进展，病情多在几小时至3天内达高峰。病人出现不同程度的肢体运动和感觉障碍即半身不遂，也可出现构音困难、失语、眩晕、复视等症状。一般没有明显意识障碍、头痛和呕吐现象。个别病人可因血栓过大导致昏迷甚至迅速死亡。

2. 脑栓塞　身体其他部位病变产生的栓子如血栓，随血流进入脑血管将其堵塞称为脑栓塞，起病急，常无前趋症状，几秒、几分钟内症状达高峰，可出现头痛、半身不遂、失语和意识障碍以及原发病的表现。

3. 脑出血　是由于脑血管破裂导致的脑实质内的出血。常见原因是高血压和动脉粥样硬化导致血管壁病变或微小动脉瘤形成，当病人在用力，激动等情况下，血压骤升，使血管破裂。有些病人存在的凝血障碍也是发病的一个因素。由于出血病灶的部位不同，病人的症状各不相同，大多数的特点为：急性活动中起病，出现剧烈头痛、呕吐、意识障碍、肢体瘫痪和大小便失禁等。发病时血压显著升高。

4．蛛网膜下腔出血　指脑血管破裂后血液进入蛛网膜下腔而不是脑实质。凡是能引起脑出血的原因也能引起本病。以颅内动脉瘤、动静脉畸形、高血压动脉硬化症、脑底异常血管网和血液病常见。多在情绪激动或用力过度时发病。以青壮年多见。最常见的症状是突然剧烈的头痛伴恶心、呕吐，半数以上出现意识障碍，体征方面最主要的是脑膜刺激征。

三、脑血管病的流行现状与发展趋势

目前脑血管病已成为危害我国中老年人身体健康和生命的主要疾病。无论是城市或农村，脑血管病近年在全死因顺位中都呈现明显前移的趋势。城市居民脑血管病死亡已上升至第一、二位，农村地区在20世纪90年代初脑血管病死亡列第三位，90年代后期升至第二位。目前，全国每年用于治疗脑血管病的费用估计要在100亿元以上，加上各种间接经济损失，每年因本病支出接近200亿元人民币，给国家和众多家庭造成沉重的经济负担。

我国城市脑血管病的年发病率、死亡率和时点患病率分别为219/10万、116/10万和719/10万；农村地区分别为185/10万、142/10万和394/10万。据此估算，全国每年新发脑卒中约200万人；每年死于脑血管病约150万人；存活的患者数（包括已痊愈者）600～700万。在存活的脑血管病患者中，约有3/4不同程度地丧失劳动能力，其中重度致残者约占40%。

脑卒中的发病与死亡都与年龄有十分密切的关系。随着年龄的增长，脑卒中的发病率与死亡率都呈指数增加，男性脑卒中的死亡率与发病略高于女性，这与冠状动脉粥样硬化性心脏病中男性明显占“优势”的性别差异形成鲜明的对照。脑卒中的分布存在地理上的差异。这种差异不仅存在于国与国之间，也存在于一国之内的不同地区之间。欧洲葡萄牙、保加利亚及匈牙利，英国的英格兰与威尔士的脑卒中死亡率高；北欧斯堪的纳维亚国家（芬兰除外）以及瑞士、荷兰较低，北美（美国和加拿大）脑卒中死亡率则低于欧洲及亚洲国家。在亚洲国家中，日本人脑卒中死亡率很高，而泰国，印度尼西亚，菲律宾则较低。在非洲尼日利亚、坦桑尼亚和乌干达比其他的非洲国家为高。

我国城乡比较，农村居民脑卒中的患病率，发病率低于城市，死亡率则略高于城市，这与农村医疗条件差不无关系。各省农村脑卒中分布差异，仍呈现北高南低的梯度分布特点，与国内高血压病流行病学调查所显示的地理分布差异相吻合。我国脑卒中的民族分布，汉族高于少数民族（8个少数民族中位于我国北方的4个民族（朝鲜，回，维吾尔，蒙）高于居住在南方的4个民族（白，布依，彝，壮）。这种差异与上述北高南低的地理分布一致。

四、脑卒中的危险因素

众多的研究资料表明，脑血管病的危险因素有如下几个方面。第一类是先天的难以改变的因素，如年龄与性别，即年龄越大，发生脑血管病的几率越高，而且男性的发病率略高于女性，提示人们对于中老年男性更应警惕发生脑血管病可能性。第二类是人们在日常生活中能控制和逐步改变的因素如个体不良生活方式和不合理的饮食习惯，其中包括高钠摄入、血脂水平、吸烟、饮酒、一级肥胖等因素。第三类是家族因素与外界环境的影响所造成的病症，可以加以调节和控制。其主要疾病有高血压、心脏病、糖尿病、短暂性脑缺血性发作（TIA）。

（一）高血压

血压与脑卒中的关系已为多年来不少流行病学研究所证实。无论是什么原因致成的，无论发生在任何年龄和性别，无论是收缩期或舒张期血压还是平均血压，无论对出血性还是缺血性卒中，高血压都是一个公认的，强有力的，重要的，独立的危险因素。有证据表明：

1. 收缩压和舒张压与脑卒中的危险正相关。

2. 血压升高与不同年龄、性别的人群脑卒中危险均呈正相关。

3. 卒中的危险在那些有其他临床表现如左心室肥厚，眼底动脉异常，心律失常等的高血压患者中更为增加。

4. 脑卒中发病率与死亡率的地理分布差异与高血压的地理分布差异高度一致。

5. 有人认为，偶尔一次测量血压的数值即可用以估计脑卒中的危险。

6. 有计划地控制高血压可以降低脑卒中的发病率和死亡率。

以上均可说明高血压作为脑卒中危险因素的重要性。有的学者报告，无症状的高血压比有症状的高血压更为危险，前者发生脑梗塞的危险比后者高4倍。我国21省农村研究证实，有高血压史者脑卒中危险增高13～24倍。有统计表明，收缩压超过150mmHg者，脑卒中发生的相对危险是血压小于等于150mmHg的28.8倍，舒张压超过90mmHg是小于等于90mmHg的19倍。高血压引起脑卒中的原因是：长期高血压造成脑动脉内皮损伤导致动脉硬化，由于长期高血压血流的冲击，动脉壁扩张受损，容易发生破裂出血；高血压时由于小动脉扩张，动脉壁弹性降低，使薄弱部分向外膨出形成微小动脉瘤，当血压骤升时，易造成微小动脉瘤破裂出血，高血压可引起心脏病，如心肌梗死、心力衰竭等，这些情况下心脏内部易形成脱落性血栓堵塞脑血管。

（二）心脏病

各种原因所致的心脏损害是脑卒中的危险因素。缺血性卒中约有20%是心源性栓塞。有些研究认为，高达40%的心源性卒中与潜在的心脏栓子来源有关。急性心肌梗死后近期内有0.8%的人发生脑卒中，6年内发生卒中者约为10%。无论血压水平如何，有心脏病的人患脑卒中的危险都要增加2倍以上。风心病、冠心病、高血压性心脏病以及先天性心脏病，包括可能并发的各种心脏损害如心房纤维颤动，房室传导阻滞，心功能不全，左心肥厚，细菌性心内膜炎等，均可增加脑卒中，特别是缺血性脑卒中的危险，在世界各地所进行的研究，几乎都证实了这一点。

心房纤颤是脑卒中的一个非常重要的危险因素。循证医学研究资料已经证实对其进行有效的治疗可以预防卒中的发生。非瓣膜病性房颤的患者每年发生脑卒中的危险性为3%～5%，大约占血栓栓塞性卒中的50%。据美国Framingham研究，房颤患者发生卒中的危险性与年龄增高呈正相关，50～59岁发病率为1.5%，80～89岁增加至23.5%。荟萃分析结果表明：应用华法令治疗房颤可使血栓栓塞性卒中发生的相对危险减少68%。

（三）糖尿病

糖尿病是脑血管病重要的危险因素。流行病学研究表明在糖尿病高发的欧美国家，糖尿病是缺血性卒中的独立危险因素，在这些国家，很高比例的脑卒中死者的死亡证明书上同时有糖尿病的诊断。2 型糖尿病患者发生卒中的危险性增加 2 倍。国内调查发现糖尿病使脑卒中的患病危险增加 2.6 倍，其中缺血性卒中的危险比对照组增加 3.6 倍。日本 Hisayamar 的一项研究也证实了这一点，我国上海 1987～1989 年的队列研究也证实糖尿病患者引起缺血性卒中的相对危险度为 6.88，丹麦 Boysen 的队列研究结果为 12。脑血管病的病情轻重和预后与糖尿病患者的血糖水平以及病情控制程度有关，因此，应重视对糖尿病的预防和控制。

但是目前，糖尿病与出血性脑卒中的关系尚不能肯定。

糖尿病造成缺血性卒中的原因是：①糖尿病患者胰岛素分泌相对或绝对不足，引起糖、脂肪、蛋白质的代谢紊乱，致使胆固醇合成旺盛，促使动脉硬化；②糖尿病患者的血液常呈高凝状态，易形成血栓。

（四）暂时性脑缺血发作（TIA）

TIA 是由于微小栓子随血流进入较小的动脉，加上血压的变化、动脉痉挛、血流粘稠度增高等其他因素引起的局部脑缺血症状，症状可持续几分钟至数小时，在 24 小时内完全恢复不留后遗症，可反复发作。曾发生 TIA 者患完全性脑卒中的危险可能比正常人高 6 倍以上。有报告认为 9%～35% 的卒中患者先前有过 TIA 历史，而约 1/3 的 TIA 患者将发展成完全性卒中，有人甚至认为 TIA 迟早要发展成完全的卒中。频繁发作的 TIA 在以后 2 周内发生脑梗塞致死者达半数左右。所以 TIA 可认为是脑卒中的前期表现，是缺血性脑卒中的危险因素，如能及时发现、治疗，可有效降低脑卒中的发生。

（五）超重和肥胖

肥胖人群易患心脑血管病已有不少研究证据。这与肥胖导致高血压、高血脂、高血糖是分不开的。国内研究表明，肥胖者缺血性卒中发病的相对危险度为 2.2。腹部肥胖比体重指数（BMI）增高或均匀性肥胖与卒中的关系更为密切。Walker 等人调查了年龄在 40～75 岁的 28643 名男性健康自由职业者。在调整了年龄等其他影响因素后，相对于低体重指数的男性而言，高体重指数者卒中相对危险度为 1.29，但以腰/臀围比进行比较时其相对危险度为 2.33。有人研究了女性超重和脑卒中之间的关系，发现随着 BMI 的增加其缺血性卒中的相对危险也随之增加。BMI 在 27～28.9 时相对危险度为 1.75，29～31.9 时为 1.90，到 32 以上时为 2.37。还有一些证据显示 18 岁以后体重增加也会增加缺血性卒中的危险。因此认为男性腹部肥胖和女性 BMI 增高是卒中的一个独立危险因素。

（六）血脂异常

大量研究已经证实血清总胆固醇（TC）、低密度脂蛋白（LDL）升高，高密度脂蛋白（HDL）降低与心血管病有密切关系。近期国内外有不少研究表明，应用他汀类等降脂药物可降低脑卒中的发病率和死亡率。他汀类药物预防性治疗血脂异常可使缺血性卒中发生的危险减少 19%～31%。另一方面，流行病学研究表明，血清总胆固醇水平过低（<4.13mmol/dl）时可增加出血性卒中死亡的危险，但近期发表的 1 项大型随机对照试验（HPS）未证实该结果。

Kondo认为脑卒中危险与血清胆固醇之间呈“U”相关关系。即当胆固醇轻度增高时（如在中国人及日本人中）脑卒中的危险随其增高而下降（“U”的左半），而当胆固醇明显增高时（如在某些西方人群中），脑卒中的危险随其增高而上升（“U”的右半），这种说法有待进一步研究证实。国内在首钢工人中进行的研究显示胆固醇升高会增加脑血栓发病危险，而对脑出血则有负性作用。总之，血脂增高对脑卒中的危险远不如其对冠心病的危险作用那样明确。

所以增高的血脂水平是否是脑卒中的危险因素，至今仍不清楚。尽管印度的资料显示其与缺血性卒中有关，但北美及世界大多数地区的研究结果却模棱两可。

（七）血小板高凝聚性

从理论上讲，血小板高凝聚性促进血栓的形成，会增加脑卒中的危险，欧洲的资料亦支持这一论点，但迄今为止，世界多数地区尚未有充分的资料说明这一因素的作用。目前有关这一因素的研究正在增多，结论将在有了更多的研究结果之后做出。

（八）吸烟

经常吸烟是一个公认的缺血性脑卒中的危险因素。Meta分析（荟萃分析）表明，吸烟是脑卒中的独立危险因素，其危险度随吸烟量增加而增加。大量前瞻性研究和病例对照研究结果证实，吸烟者发生缺血性卒中的相对危险度约为2.5～5.6。每日吸烟量大于20支的男性，脑梗死的相对危险度为3。

长期被动吸烟也可增加脑卒中的发病危险。在去除年龄、性别、高血压、心脏病和糖尿病史的影响后，长期被动吸烟者脑卒中的发病危险比不暴露于吸烟环境者的相对危险增加1.82倍，且在男性和女性中都有显著意义

吸烟对机体产生的病理生理作用是多方面的，主要影响全身血管和血液系统如：加速动脉硬化、升高纤维蛋白原水平、促使血小板聚集、降低高密度脂蛋白水平等。

（九）饮酒

无论一次醉酒或长期酗酒，都会增加出血性脑卒中，包括蛛网膜下腔出血与脑内出血的危险。但对于脑梗死，各国的研究结果则存在分歧，有的认为酗酒增加其危险，有的则认为两者无关。我国的研究亦未得出明确的结论。有人认为酒精可使血液中血小板数量增加，脑血流调节不良，可致高血压，心律失常，高血脂从而增加脑卒中的危险。

（十）颈动脉狭窄

国外一些研究发现，65岁以人群中有7%～10%的男性和5%～7%的女性颈动脉狭窄大于50%。北美症状性颈动脉狭窄内膜切除试验的医生回顾分析了他们的研究数据，在狭窄程度为60%～99%的人群中卒中年发病率为3.2%（经5年以上观察）。同侧卒中年发病危险在狭窄60%～74%的患者中为3.0%，狭窄程度在75%～94%的患者中上升为3.7%，而狭窄95%～99%的患者中则降为2.9%，颈动脉完全闭塞的患者中仅为1.9%。

（十一）其他危险因素

如高同型半胱氨酸血症、代谢综合征、缺乏体育活动、饮食营养不合理、高雌激素避孕药、促凝危险因素可能与卒中存在关联。

（十二）遗传因素

有关脑卒中遗传因素的作用仍不清楚。多数作者认为脑血管病是多因素遗传，其遗传度

受环境因素的影响甚大。因此，我们不应过分看重遗传因素而对预防脑卒中产生无所作为的片面认识，而应当通过改变环境因素加以积极的预防。

五、脑卒中预防的原则与进展

（一）一级预防

一级预防即脑卒中的病因预防，是防止并减少各种危险因素的发生，以健康教育和健康促进为手段，最终以降低发病率为目的，主要的方法是改变不良的生活方式。具体措施有

1. 预防和控制高血压　高血压是导致脑卒中发生最重要的危险因素，所以有效控制血压意义重大。由于高血压35岁以后开始有大幅度增高，因此预防高血压应该从青壮年抓起。我国许多地区开展了35岁以上的人群首诊测量血压的制度，它将是预防和控制高血压非常有效的措施。

2. 糖尿病的控制管理　血糖高低和尿糖变化是控制糖尿病的关键。患糖尿病者应忌食糖类食物，少食含淀粉类食物，血糖过高应服用降血糖药物或在医生指导下注射胰岛素，以有效控制血糖和尿糖。

3. 控制烟酒　吸烟饮酒对心脑供血产生极大影响，易出现缺血或出血。因此应该戒除烟酒。

4. 适当体育锻炼，提高身体素质　高密度脂蛋白是血栓的清道夫，长期的有氧锻炼可以提高血液中的高密度脂蛋白。中老年人应加强体育锻炼，如散步、慢跑、打太极拳等，以保证心脑供血充分。

5. 治疗和预防心脏病，房颤患者积极抗凝治疗。

6. 治疗颈动脉狭窄　颈动脉狭窄是TIA和卒中的重要原因，治疗颈动脉狭窄是卒中预防的关键。目前有两种主要的治疗策略，其一，通过药物和去除危险因素来稳定或延缓颈动脉斑块的进展。其二，通过颈动脉内膜剥离术或颈动脉造影和支架置入术的方法来清除或减少斑块。

（二）二级预防

目的是早发现，早诊断和早治疗，及时发现危险个体，采取措施加以控制，防止疾病加重或者复发。高危人群包括高血压、高血脂、糖尿病、心脏病和肥胖。对这些病人应该统一管理，进行饮食调节，运动疗法和药物干预。主要措施有定期进行健康体检，对高危人群进行筛查，TIA及时发现和治疗。

（三）三级预防

临床治疗与康复及减少后遗症的预防。脑卒中发生后，积极进行康复治疗，防止残疾发生，降低病死率，提高病人生活质量。

六、治疗

脑血管病的发病率，病死率和病残率均较高，故应加强防治。具体疾病有具体的治疗。

（一）急性期

1. 内科治疗

（1）一般治疗：①安静卧床；②镇静、止痉和止痛药；③头部降温。

（2）调整血压。

（3）降低颅内压。

（4）注意热量补充和水、电解质及酸碱平衡。

（5）防治并发症。

2. 手术治疗。

（二）恢复期

治疗的主要目的为促进瘫痪肢体和语言障碍的功能恢复，改善脑功能，减少后遗症以及预防复发。

1. 防止血压过高和情绪激动，生活要规律，饮食要适度，大便不宜干结。

2. 功能锻炼。

3. 药物治疗　可选用促进神经代谢药物，如脑复康、胞二磷胆碱、脑活素、γ－氨酪酸、辅酶Q10、维生素B类、维生素E及扩张血管药物等，也可选用活血化瘀、益气通络，滋补肝肾、化痰开窍等中药方剂。

4. 理疗、体疗及针灸等。

（尹香君）

糖　尿　病

一、概述

糖尿病是一组以血浆葡萄糖（简称血糖）水平升高为特征的代谢性疾病群。引起血糖升高的病理生理机制是胰岛素分泌缺陷及（或）胰岛素作用缺陷。血糖明显升高时可出现多尿、多饮、体重减轻，有时尚可伴多食及视物模糊。

糖尿病危害巨大，不仅影响患者的生活质量，而且给患者带来沉重的心理负担，糖尿病并发症对患者的健康和生命构成威胁，可导致残疾和早亡。糖尿病还能造成巨大的资金和资源上的浪费。

二、糖尿病的现状与流行趋势

20世纪80年代以来，全球和我国糖尿病患病人数显著增加。中国糖尿病患病率在过去20年上升3倍以上，20岁以上人群中糖尿病患病率由1980年的1.0%上升到1996年的3.2%。在我国患病人群中，以2型糖尿病为主：1型糖尿病占5.6%，2型糖尿病占93.7%，其他类型糖尿病仅占0.7%（表8－6，8－7）。2型糖尿病患病率急剧增加，发病年龄年轻化。不少国家儿童2型糖尿病已占糖尿病儿童的50%～80%，儿童2型糖尿病问题已经引起人们的极大关注。

表 8－6　我国糖尿病流行病学调查结果（患病率%）

时间（年）	糖尿病（%）	糖耐量受损（%）
1980	1.00	—
1989	2.02*	2.95
1994	2.51*	3.20
1996	3.21*	4.81

*均按 WHO1985 年诊断标准

表 8－7　中国糖尿病并发疾病（患病率%）

糖尿病类型	高血压	脑血管病变	心血管病变	糖尿病足	眼部病变	肾脏病变	神经病变
T1DM	9.1	1.8	4.0	2.6	20.5	22.5	44.9
T2DM	34.2	12.6	17.1	5.2	35.7	34.7	61.8
总计	31.9	12.2	15.9	5.0	34.3	33.6	60.3

三、糖尿病分型和诊断标准

按照世界卫生组织（WHO）及国际糖尿病联盟（IDF）专家组的建议，糖尿病可分为 1 型、2 型、其他特殊类型及妊娠糖尿病 4 种。

（一）糖尿病分型

1. 1 型糖尿病（胰岛 β 细胞破坏导致胰岛素绝对缺乏）　①免疫介导性；②特发性。

2. 2 型糖尿病（从主要以胰岛素抵抗为主伴相对胰岛素不足到主要以胰岛素分泌缺陷伴胰岛素抵抗）。

3. 其他特殊类型糖尿病　①β 细胞功能的遗传缺陷；②胰岛素作用的遗传缺陷；③胰腺外分泌病变；④内分泌腺病：肢端肥大症、Cushing 综合征、胰升糖素瘤、嗜铬细胞瘤、甲状腺功能亢进症、生长抑素瘤及其他；⑤药物或化学物诱导：Vacor（杀鼠剂）、戊烷咪、烟酸、糖皮质激素、甲状腺激素、二氮嗪、β 肾上腺素受体激动剂、噻嗪类利尿剂、苯妥英钠、α 干扰素及其他；⑥感染：先天性风疹、巨细胞病毒感染及其他；⑦免疫介导的罕见类型："僵人"综合征、抗胰岛素受体抗体及其他；⑧伴糖尿病的其他遗传综合征：Down 综合征、Turner 综合征、Klinefelter 综合征、Wolfram 综合征、Friedreich 共济失调、Huntington 舞蹈病、Laurence－Moon－Biedl 综合征、强直性肌营养不良、Prader－Willi 综合征及其他。

4. 妊娠糖尿病（GDM）。

（二）糖尿病的诊断

糖尿病的临床表现：是诊断糖尿病的重要线索，如三多一少的症状。

糖尿病的诊断标准：诊断糖尿病必须依靠血糖的测定（表 8－8）。糖尿病症状伴有任何时间血糖≥11.1mmol/L 或空腹血糖≥7.0mmol/L 或口服葡萄糖耐量试验 2 小时血糖≥11.1mmol/L。如果无典型糖尿病症状，至少两次空腹血糖≥7.0mmol/L 或口服葡萄糖耐量试验 2 小时血糖≥11.1mmol/L。

表 8－8　糖尿病及 IGT/IFG 的血糖诊断标准

	血糖浓度［mmol/L（mg/dl）］		
	全血		血浆静脉
	静脉	毛细血管	
糖尿病			
空腹	≥6.1（110）	≥6.1（110）	≥7.0（126）
或负荷后 2 小时	≥10.0（180）	≥11.1（200）	≥11.1（200）
或两者			
糖耐量受损（IGT）			
空腹（如行检测）	<6.1（110）	<6.1（110）	<7.0（126）
及负荷后 2 小时	≥6.7（120） ～<10.1（180	≥7.8（140） ～<11.1（200）	≥7.8（140） ～<11.1（200）
空腹血糖受损（IFG）			
空腹	≥5.6（100） ～<6.1（110）	≥5.6（100） ～<6.1（110）	≥6.1（110） ～<7.0（126）
及负荷后 2 小时（如行检测）	<6.7（120）	<7.8（140）	<7.8（140）
正常			
空腹	<5.6（100）	<5.6（100）	<6.1（110）
负荷后 2 小时	<6.7（120）	<7.8（140）	<7.8（140）

四、糖尿病危险因素

1 型糖尿病及 2 型糖尿病均有遗传及环境因素参与。近年糖尿病患病率剧增主要是指 2 型糖尿病的患病率快速增加。体力活动减少及（或）能量摄入增多而致肥胖病（总体脂或局部体脂增多）是糖尿病患病率增加的主要原因。1 型及 2 型糖尿病的危险因素见表 8－9。

表 8－9　糖尿病的危险因素

1 型糖尿病

- 遗传易感性
- 自身免疫
- 病毒感染
- 牛乳喂养
- 药物及化学物

2 型糖尿病

- 遗传易感性
- 体力活动减少及（或）能量摄入增多
- 肥胖病（总体脂增多或腹内体脂相对或者绝对增多）
- 胎儿及新生儿期营养不良
- 中老年
- 吸烟、药物及应激（可能）

五、糖尿病危害性

糖尿病是一种世界性的流行性疾病，其患病率日益增高，据WHO的估计，目前全球已有糖尿病患者1.75亿左右，至2025年将达3亿。中国糖尿病患病率亦在急剧增高，从20世纪80年代至90年代中期增加了4~5倍，估计现有糖尿病患者三四千万。过去认为糖尿病是中老年的疾病。近年来发现，无论在西方或中国，随着儿童及青少年肥胖病的增多，儿童及青少年的糖尿病，特别是2型糖尿病患病人数亦迅速增多，已成为人生早期的一大健康问题。糖尿病并发症发生率高，造成组织器官毁损，具有致残致死性，危害严重。

（一）急性并发症

1. 糖尿病酮症酸中毒　本症是糖尿病最常见的急性并发症，常见于1型糖尿病，多发生于代谢控制不良、伴发感染、严重应激、胰岛素治疗中断以及饮食失调等情况。2型糖尿病如代谢控制差、伴有严重应激时亦可发生。延误诊断或治疗可致死亡。在幼龄或高龄、昏迷或低血压的患者死亡率更高。在美国有经验的医疗中心其病死率<5%，但在我国基层医院病死率可高达10%。

2. 糖尿病非酮症性高渗综合征　本综合征多见于老年患者。由于严重高血糖及水、电解质平衡紊乱而致昏迷、休克和多器官功能衰竭。病死率极高，即使在水平高的医院病死率仍可高达15%。

3. 乳酸性酸中毒　糖尿病合并乳酸性酸中毒的发生率不高，但病死率很高。大多发生在伴有肝、肾功能不全，或伴有慢性心肺功能不全等缺氧性疾病患者，尤其是同时服用苯乙双胍者。主要是由于体内无氧酵解的糖代谢产物——乳酸大量堆积导致高乳酸血症，进一步出现体液pH降低，导致乳酸性酸中毒。

（二）慢性并发症

1. 心血管并发症　心血管疾病是糖尿病患者致残、致死，并造成经济损失的主要原因。因心血管疾病而死亡的糖尿病患者中，冠心病约占一半。糖尿病人群的心血管疾病年发病率比年龄及性别相同的非糖尿病人群高2~3倍。既往无心肌梗死的糖尿病患者10年内发生心血管事件的危险与既往曾患心肌梗死的非糖尿病患者相似，故认为糖尿病是冠心病的等危症。2型糖尿病是冠心病的独立危险因素。

2. 糖尿病脑血管病　糖尿病脑血管病以脑动脉粥样硬化所致缺血性脑病最为常见，由于糖尿病高血压发生率甚高（20%~60%），亦可发生出血性脑病。糖尿病者脑血管病发生率较非糖尿病者明显增高，女性尤甚。Framingham研究结果45~74岁糖尿病脑梗死发生率较非糖尿病者男性高2.5倍，女性高3.7倍。而且，糖尿病者各年龄段缺血性脑卒中的发生率均高于非糖尿病者。

糖尿病脑血管病的危险因素包括高血糖、高血压、血脂异常、血液流变学异常、吸烟以及慢性炎症状态等。其中高血压尤为重要，为糖尿病缺血性脑病的独立危险因素。在缺血性脑卒中患者中，77%的血压未得到有效控制，降压治疗对降低脑卒中的发病率十分重要。UKPDS及其他降压治疗的临床试验，如HOPE、HOT、LIFE等试验也证实了降压对脑卒中的保护作用。老年人心肌梗死亦为脑卒中的危险因素。国外研究121432例65岁以上的急性心肌梗死住院患者，出院后发生脑卒中的危险性较无心肌梗死者高2.5倍。

3. 糖尿病眼病　糖尿病患者眼的各部位均可出现病变，如角膜异常、虹膜新生血管、视神经病变等，糖尿病患者青光眼和白内障的患病率高于相同年龄非糖尿病患者。糖尿病视网膜病变是糖尿病患者失明的主要原因，各型糖尿病的视网膜病变患病率随患病时间和年龄的增长而上升。99%的1型糖尿病和60%的2型糖尿病，病程在20年以上者，几乎都有不同程度的视网膜病变。10岁以下患糖尿病的儿童则很少发生视网膜病变，青春期后糖尿病视网膜病变的危险性上升。

4. 糖尿病肾病　大约20%～30%的1型或2型糖尿病患者发生糖尿病肾病。其中一部分进展为终末期肾病。如未进行特别干预，在有持续性微量清蛋白尿的1型糖尿病患者中约80%的人于10～15年内发展为临床肾病，此时可出现高血压。一旦临床肾病发生，如不进行有效干预，几年之内肾小球滤过率逐渐下降，10年后50%，20年后75%以上的患者将发展为终末期肾病。目前在西方国家进行透析的肾病患者中一半以上为糖尿病患者。1型或2型糖尿病患者微量清蛋白尿的出现，不仅标志着早期肾病的存在，而且极大地增加心血管疾病患病率及死亡危险性，因此应予以高度重视。

5. 糖尿病足　糖尿病足是糖尿病下肢血管病变、神经病变和感染共同作用的结果，严重者可致足溃疡，甚至截肢。美国1989～1992年每年因糖尿病所致的截肢平均为1605例，足溃疡是截肢的主要因素。成年人中40%的足和下肢截肢为糖尿病所致。英国的一项研究随访了469例既往无足溃疡的糖尿病患者，连续4年发现10.2%的患者发生足溃疡。糖尿病男性与女性截肢率要比同性别的非糖尿病人群分别高10.3倍和13.8倍。我国尚缺乏有关糖尿病足的流行病学资料。

6. 糖尿病骨关节病　糖尿病骨关节病的发生率约为0.1%～0.4%，主要系神经病变所致，感染可加重其损伤。本病发生率虽然不高，但可致关节脱位、畸形，严重影响关节功能，使患者生活质量降低。

7. 糖尿病与口腔疾病　糖尿病患者机体对细菌的抗感染能力下降，口腔颌面部组织及口腔内的牙龈和牙周组织易发生感染，可引起齿槽溢脓、牙槽骨吸收、牙齿松动。发生在颌面部软组织的感染，起病急，炎症扩展迅速，发病初期就可以使全身情况突然恶化，治疗不及时可引起死亡。

八、伴发症及感染

1. 低血糖症　糖尿病肥胖者常伴有餐后高胰岛素血症，因此可出现餐后晚期低血糖症状，但程度较轻。最常见且更为严重的低血糖与糖尿病药物治疗过量有关。其中以胰岛素及磺脲类口服降糖药最多见。后者又以格列本脲（优降糖）为甚。老年人及儿童的严重低血糖症危害尤大。

2. 代谢综合征　向心性肥胖、高血压、血脂异常、胆石症、高尿酸血症以及多囊卵巢综合征等经常与糖尿病簇聚发生（即代谢综合征），更增加了糖尿病心血管病变的危险性。

3. 勃起功能障碍　十分常见，约半数的2型糖尿病患者有之，主要为糖尿病自主神经病变所致。

4. 急、慢性感染　糖尿病患者细胞免疫及体液免疫功能减低常易伴发尿路、胆管感染、皮肤的真菌或细菌感染，以及肺炎和肺结核等。

九、糖尿病并发症的危险因素

包括糖尿病家族史、糖尿病的类型、发病年龄、病程，以及体质指数、高血压、高血糖、血脂异常、吸烟和性别等等。

糖尿病发病年龄及病程：与多种糖尿病慢性并发症及相关大血管病变密切相关，而且危险系数较高。发病年龄越低，病程越长，慢性并发症的患病率越高。体质指数：体重大的患者胰岛素抵抗明显，这可能是引起体质指数与糖尿病慢性并发症相关的原因，同时提示减肥有可能利于糖尿病慢性并发症的防治。

高血压：与大血管并发症、微血管、神经并发症均密切相关，收缩压与各种并发症均相关。高血压是完全可以控制的因素，这也说明了预防和治疗高血压的重要性。

血脂异常症：高胆固醇血症、高甘油三酯血症、高 LDL－C 血症和低 HDL－C 血症等血脂异常是引起糖尿病并发症的重要危险因素。因此糖尿病并发症的预防中，不但要关注血压的控制，也要关注血脂的调节。

血糖：糖尿病控制与并发症研究（DCCT）和英国前瞻性糖尿病研究（UKPDS）等研究报告，已经确定血糖与微血管并发症、大血管并发症及神经并发症的密切相关关系。

十、病情监测指标（表 8－10）

表 8－10　糖尿病的控制目标（亚洲－太平洋地区 2 型糖尿病政策组）

		理想	良好	差
血糖（mmol/L）	空腹	4.4～6.1	≤7.0	>7.0
	非空腹	4.4～8.0	≤10.0	>10.0
HbA1c（%）		<6.5	6.5～7.5	>7.5
血压（mmHg）		<130/80	>130/80～<140/90	≥140/90
BMI（kg/m²）	男性	<25	<27	≥27
	女性	<24	<26	≥26
TC（mmol/L）		<4.5	≥4.5	≥6.0
HDL－C（mmol/L）		>1.1	1.1～0.9	<0.9
TG（mmol/L）		<1.5	1.5～2.2	>2.2
LDL－C（mmol/L）*		<2.6	2.6～3.3	>3.3

* 根据 2003 年美国糖尿病学会临床指南

1. 血糖测定　血糖监测是糖尿病管理中的重要组成部分，血糖监测的结果可被用来反映饮食控制、运动治疗和药物治疗的效果并指导治疗方案的调整。

血糖控制良好或稳定的患者应每周监测一天或两天。血糖控制良好并稳定者监测的次数可更少。血糖控制差/不稳定的患者或患有其他急性病者应每日监测直到血糖得到控制。

2．糖化血红蛋白　糖化血红蛋白（HbA1C）的浓度可以反映约120天内的血糖平均水平。HbA1C目前被当作评价糖尿病患者所采用的血糖控制方案的金标准。血糖控制达到目标的糖尿病患者应每年检查2次HbA1C，血糖控制未达到目标或治疗方案调整后的糖尿病患者应每3个月检查1次HbA1C。

3．酮体的监测　尿酮体的监测是1型糖尿病、糖尿病合并妊娠和妊娠糖尿病患者日常糖尿病管理中的重要组成部分。应注意的是，目前所采用的尿酮体的检测方法并不能准确地诊断酮症酸中毒和检测对酮症酸中毒的治疗效果。

4．尿糖监测　应尽量采用血糖监测。尿糖监测不能代替血糖的监测。因尿糖不能精确地反映血糖的动态变化，尤其是老年人。如果血糖水平在肾糖阈值（多数人为180mg/dl）之下时尿糖监测就不能反映血糖的变化。尿糖的控制目标应为阴性。对于接受血糖强化控制处于药物调整期的患者，尿糖阴性时应依靠血糖监测来了解血糖的变化情况。

5．胰岛素、C肽测定　用于了解胰岛β细胞功能，鉴别是1型还是2型糖尿病。胰岛素是与C肽以相等的分子数量分泌进入血液的。临床上使用胰岛素治疗的病人，会对病人本身的测定胰岛素水平测定有干扰。在这种情况下可通过测定血浆C肽水平来了解患者自身胰岛素分泌功能，不受使用外源胰岛素治疗的干扰。

另外还应该定期监测血脂和肾功能，进行并发症的筛查。

十一、糖尿病的预防

（一）一级预防

糖尿病的一级预防是预防糖尿病的发生，包括在一般人群中宣传糖尿病的防治知识，如宣传糖尿病的定义、症状、体征、常见的并发症以及危险因素，提倡健康的行为，如合理饮食、适量运动、戒烟限酒、心理平衡；在重点人群中开展糖尿病筛查，一旦发现有糖耐量受损（IGT）或空腹血糖受损（IFG），应及早实行干预，以降低糖尿病的发病率。

（二）二级预防

糖尿病的二级预防，即对已诊断的糖尿病患者预防糖尿病并发症，主要是慢性并发症。防治糖尿病并发症的关键是尽早和尽可能地控制好患者的血糖、血压、纠正血脂紊乱和肥胖，戒烟等导致并发症的危险因素。对2型糖尿病患者定期进行糖尿病并发症以及相关疾病的筛查，了解患者有无糖尿病并发症以及有关的疾病或代谢紊乱，如高血压、血脂紊乱或心脑血管疾病等，以加强相关的治疗措施，全面达到治疗的目标。

（三）三级预防

糖尿病的三级预防就是减少糖尿病的残废率和死亡率，改善糖尿病患者的生活质量。DCCT试验和UKPDS试验均已证实，严格地控制好血糖可以降低糖尿病患者的病死率和残废率。通过有效的治疗，慢性并发症的发展在早期是可能控制或逆转的。需特别强调的是：糖尿病各种并发症的发病机制有许多相似之处，因而，并发症的预防和治疗也有些共同的原则。这些基本原则包括：尽可能使血糖降至正常或接近正常；控制好血压、血脂；提倡健康的生活方式；选择科学的治疗方法，定期随访；

十二、糖尿病的治疗

防治糖尿病的“五架马车”糖尿病是一种病因尚不十分明确的慢性终身性疾病，故糖尿病的治疗应是综合治疗。它包括：

1．糖尿病宣传教育　目的是使糖尿病病人了解糖尿病的有关知识，学会自我治疗所需的技能，并能以乐观积极的心态接受治疗。

2．糖尿病饮食治疗　是糖尿病治疗的一项最重要的基本措施，无论病情轻重，无论使用何种药物治疗，均应长期坚持饮食控制。

3．运动疗法　也是糖尿病的一项基本治疗措施，要求糖尿病患者坚持适当的体育锻炼，有利于病情控制。

4．药物治疗　是指在饮食和运动治疗基础上选用合适的降糖药物，使血糖维持在基本正常水平，应根据病人的具体情况进行全面、个体化处理。

5．糖尿病自我监测　糖尿病是一种慢性病，应长期进行监测，及时了解病情，早期发现和防治并发症。

以上5个方面的综合治疗，我们把它形象地称为是糖尿病治疗的五架马车。

糖尿病的药物治疗（略）。

（尹香君）

慢性阻塞性肺部疾病

一、概述

慢性阻塞性肺病（chronic obstructive pulmonary disease，COPD），简称慢阻肺，是一组疾病的统称，目前各国具体包括哪几种疾病尚无定论。我国把COPD定义为具有气流阻塞特征的慢性支气管炎和（或）肺气肿，即把存在气道慢性不可逆性阻塞和/或合并阻塞性肺气肿统称为慢阻肺。慢性支气管炎是指在除外慢性咳嗽的其他已知原因后，患者每年咳嗽、咳痰3个月以上，并连续2年者。肺气肿则指肺部终末细支气管远端气腔出现异常持久的扩张，并伴有肺泡壁和细支气管的破坏而无明显的肺纤维化。当慢性支气管炎、肺气肿患者肺功能检查出现气流受限、并且不能完全可逆时，则能诊断COPD。如患者只有“慢性支气管炎”和（或）“肺气肿”，而无气流受限，则不能诊断为COPD，可将具有咳嗽、咳痰症状的慢性支气管炎视为COPD的高危期。支气管哮喘也有气流受限的表现。但支气管哮喘是一种特殊的气道炎症性疾病，其气流受限具可逆性，它不属于COPD。某些患者在患病过程中，可能慢性支气管炎合并支气管哮喘或支气管哮喘合并慢性支气管炎，在这种情况下，表现为气流受限不完全可逆，从而使两种疾病难以区分。此外，一些已知病因或具有特征病理表现的气流受限疾病，如肺囊性纤维化、弥漫性泛细支气管炎以及闭塞性细支气管炎等均不属于COPD。

二、流行现状

COPD是世界范围的一组常见多发病，近年来该病患病人数增加，且病死率较高，日益受到重视。慢性阻塞性肺疾病（COPD）由于其患病人数多，死亡率高，社会经济负担重，已成为一个重要的公共卫生问题。在世界，COPD居当前死亡原因的第四位。根据世界银行/世界卫生组织发表的研究，至2020年COPD将成为世界疾病经济负担的第五位。在我国，COPD同样是严重危害人群健康的重要慢性呼吸系统疾病，近来对我国北部及中部地区农村102 230成年人群调查，COPD约占15岁以上人口的3%，患病率之高是十分惊人的。COPD的流行，发生和死亡率随年龄而增加。COPD的流行和死亡率，男性高于女性，白人高于有色人种．蓝领工人的COPD发生和死亡率常高于白领工作者，受教育程度低的人高于受教育程度高的人。与α_1-抗胰蛋白酶缺乏无关的COPD在女性中有所增加。

三、危险因素

引起COPD的危险因素包括个体易感因素以及环境因素两个方面，两者相互影响。

（一）个体因素

某些遗传因素可增加COPD发病的危险性。已知的遗传因素为α_1-抗胰蛋白酶缺乏。重度α_1-抗胰蛋白酶缺乏与非吸烟者的肺气肿形成有关。在我国α_1-抗胰蛋白酶缺乏引起的肺气肿迄今未见正式报道。支气管哮喘和气道高反应性是COPD的危险因素，气道高反应性可能与机体某些基因和环境因素有关。

（二）环境因素

1．吸烟　吸烟为COPD重要发病因素，吸烟与慢支、肺气肿的发生密切相关。WHO宣布，在65岁以下的男性中，吸烟是75%的慢性支气管炎、肺气肿病人的死亡原因。吸烟对COPD的发病率和死亡率的影响远远高于其他因素。美国研究发现，COPD发生的危险因素中，吸烟和年龄增加所占的比例超过85%与不吸烟者比较，吸烟者具有较高的COPD死亡率和较高的咳痰和其他呼吸道症状的流行和发生率，肺功能试验显示气道阻塞与吸烟量有关。吸烟者慢性咳嗽和咳痰率为从不吸烟者的4~5倍。吸烟者与不吸烟者比，慢支患病率至少高2~6倍。严重吸烟者死于COPD的危险性是非吸烟者的30倍。吸烟时间越长，吸烟量越大，患病率和死亡率越高，戒烟后可使症状消失，病情缓解。

纵向研究表明，肺功能正常的不吸烟者，约从30岁起，FEV_1的下降为25~30毫升/年，而吸烟者则下降较快，可达60毫升/年。然而，FEV1已经降低的中年吸烟者，其下降速度更快．当65岁左右时，他们的FEV_1为0.8L，在该水平，活动期可发生呼吸困难，而多数正常人甚至到90岁也不会降至如此水平。

被动吸烟也是COPD的重要危险因素。在室内接触纸烟烟雾可产生眼睛刺激，哮喘者还可能导致喘鸣。儿童暴露于烟雾环境中呼吸道症状和疾病多见，且有轻度肺功能下降。所以儿童应避免接触环境中的吸烟烟雾。

吸烟能使支气管上皮纤毛变短，不规则，纤毛运动发生障碍，降低局部抵抗力，削弱肺泡吞噬细胞的吞噬、灭菌作用，又能引起支气管痉挛，增加气道阻力。吸烟者肺功能的异常率较高，FEV_1的年下降率较快，吸烟者死于COPD的人数较非吸烟者为多。被动吸烟也可能导致呼吸道症状以及 COPD 的发生。孕期妇女吸烟可能会影响胎儿肺脏的生长及在子宫内的发育，并对胎儿免疫系统功能有一定影响。

2. 职业性粉尘和化学物质　当职业性粉尘及化学物质（烟雾、过敏原、工业废气及室内空气污染等）的浓度过大或接触时间过久，均可导致与吸烟无关的 COPD 发生。接触某些特殊的物质、刺激性物质、有机粉尘及过敏原能使气道反应性增加。

3. 空气污染　化学气体如氯、氧化氮、二氧化硫等，对支气管粘膜有刺激和细胞毒性作用，对人体有慢性和长期作用，是 COPD 的诱发因素之一。空气中的烟尘或二氧化硫明显增加时，COPD 急性发作显著增多。其他粉尘如二氧化硅、煤尘、棉尘、蔗尘等也刺激支气管粘膜，使气道清除功能遭受损害，为细菌入侵创造条件。COPD 的危险因素还可能与烹调时产生的大量油烟和燃料产生的烟尘有关。

4. 职业暴露　职业性的接触是 COPD 的危险因素。调查发现，煤矿工和其他矿工，金属制造工，生产石器，玻璃和黏土制品的共热，经常接触工业刺激性粉尘和有害气体，其 COPD 患病率明显高于不接触者，接触植物性粉尘如暴露于棉花、亚麻、石棉尘等的农民呼吸道疾病发病率高且肺功能降低。

5. 感染　呼吸道感染是 COPD 发病和加剧的另一个重要因素。肺炎链球菌和流感嗜血杆菌可能为 COPD 急性发作的主要病原菌。病毒也对 COPD 的发生和发展起重要作用，肺炎衣原体和肺炎支原体与 COPD 发病的直接关系仍有待进一步阐明。儿童期重度呼吸道感染和成年时的肺功能降低及呼吸系统症状发生有关。

6. 气候因素　寒冷及气候多变常为 COPD 的重要原因和诱因。COPD 的发病具有季节性的特点，寒冷季节及气候突变时慢支发病和加重明显增加。冷空气刺激呼吸道，使呼吸道通气功能减低，减弱上呼吸道粘膜的防御功能。寒冷季节的 COPD 死亡率也明显高于其他季节。

7. 社会经济地位　COPD 的发病与患者社会经济地位相关。这也许与室内外空气污染的程度不同、营养状况或其他和社会经济地位等差异有一定内在的联系。

四、临床诊断与鉴别诊断

（一）临床表现

慢阻肺患者多有明显的危险因素接触史，有不能完全逆转的气流阻塞，表现为慢性咳嗽、咳痰起病，但也可不伴有临床症状，直到晚期才出现活动后气急、呼吸困难。部分患者主诉起病是由急性呼吸道感染开始的，有可能在此之前患者已有不被注意的慢性咳嗽、咳痰症状，直到呼吸道感染等使早已减退的肺功能进一步恶化表现出气急、呼吸困难后才来就诊。有些以肺气肿为主要病变者初次就诊时往往主诉软弱、无力、体重下降，不仔细询问有时不易想到是慢阻肺的临床表现。

为提高慢阻肺早期诊断率，对所有患咳嗽伴多痰、并有危险因素接触史者，均应进行肺功能检查。诊断和评估慢阻肺病情时，肺功能测定可作为一项“金”标准，能客观测定气流阻塞的程度。$FEV_1/FVC < 70\%$，且在应用支气管扩张剂后 FEV_1 占预计值的百分比 < 80% 时，可肯定患者有气流阻塞且不能完全逆转，应考虑慢阻肺诊断。X 线胸片和胸部 CT 有助于鉴别类似于慢阻肺的其他疾病。心电图可发现有无心律失常、右心肥大。血气分析有

助于判定有无呼吸衰竭，指导治疗。其主要临床特征如下

1. 症状 ①慢性咳嗽；②咳痰；③气短或呼吸困难；④喘息和胸闷。

2. 体征 COPD早期体征可不明显。随疾病进展，常有以下体征：①视诊及触诊胸部过度膨胀、前后径增大、剑突下胸骨下角（腹上角）增宽及腹部膨凸等；②叩诊心浊音界缩小，肺肝界降低，肺叩诊可呈过度清音；③听诊两肺呼吸音可减低，呼气延长，平静呼吸时可闻干性啰音，两肺底或其他肺野可闻及湿啰音；心音遥远，剑突部心音较清晰响亮。

3. 实验室检查及特殊检查 肺功能检查：肺功能检查是判断气流受限增高且重复性好的客观指标，对COPD的诊断、严重度评价、疾病进展、预后及治疗反应等均有重要意义。气流受限是以FEV_1和FEV_1与FVC之比（FEV_1/FVC）降低来确定的。

胸部X线检查：X线检查对确定肺部并发症及与其他疾病（如肺间质纤维化、肺结核等）鉴别有重要意义。

胸部CT检查：CT检查一般不作为常规检查，但当诊断有疑问时，高分辨率CT（HRCT）有助于诊断。

（二）诊断与鉴别诊断

COPD的诊断应根据病史、危险因素接触史、体征及实验室检查等资料，综合分析确定。存在不完全可逆性气流受限是诊断COPD的必备条件。肺功能检查是诊断COPD的金标准。用支气管舒张剂后$FEV_1<80\%$预计值及$FEV_1/FVC<70\%$可确定为不完全可逆性气流受限。COPD早期轻度气流受限时可有或无临床症状。胸部X线检查有助于确定肺过度充气的程度及与其他肺部疾病鉴别。COPD应与支气管哮喘、支气管扩张症、充血性心力衰竭、肺结核等鉴别。

COPD严重度分级是基于气流受限的程度。气流受限是诊断COPD的主要指标，也反映了病理改变的严重度。由于FEV_1下降与气流受限有很好的相关性，故FEV_1的变化是严重度分级的主要依据。此外，还应考虑临床症状及合并症的程度。临床严重度分为4级（表8-11）。

表8-11 COPD的临床严重度分级

级别	分级标准
0级（高危）	具有罹患COPD的危险因素，肺功能在正常范围有慢性咳嗽、咳痰症状
Ⅰ级（轻度）	$FEV_1/FVC<70\%$ $FEV_1\geq80\%$预计值，有或无慢性咳嗽、咳痰症状
Ⅱ级（中度）	$FEV_1/FVC<70\%$ $30\%\leq FEV_1<80\%$预计值 （$Ⅱ_A$级：$50\%\leq FEV_1<80\%$预计值 $Ⅱ_B$级：$30\%\leq FEV_1<50\%$预计值） 有或无慢性咳嗽、咳痰、呼吸困难症状
Ⅲ级（重度）$FEV_1/FVC<70\%$	$FEV_1<30\%$预计值或$FEV_1<50\%$预计值，伴呼吸衰竭或右心衰竭的临床征象

五、预防与控制措施

慢支、肺气肿是肺心病的主要原发疾病，肺心病引起呼吸衰竭是呼吸系统疾病的主要死因，积极预防和控制 COPD 是减少因呼吸系统疾病死亡的主要措施。根根据现代医学理论，慢性阻塞性肺部疾病的预防要分成三级预防：一是病因预防，针对 COPD 的危险因素采取措施，如戒烟、注射疫苗、整治大气污染等；二是“三早预防”，即早发现、早诊断、早治疗，主要是防止及延缓慢性阻塞性肺部疾病的进展；三是临床预防，对症治疗，预防并发症发生与伤残，开展康复工作，以提高患者生命质量。

（一）一级预防

1. 开展全人群的健康教育，让群众了解 COPD 的发病原因和主要危险因素。

2. 控烟　具体措施有宣传烟草的危害，预防青少年吸烟，国家制定相应的烟草法规，限制公共场所吸烟。医务人员指导和帮助病人戒烟。

3. 综合环境的治理　空气污染是引起 COPD 的危险因素。因此多部门合作综合治理空气污染是预防慢阻肺的重要措施

4. 控制和减少职业危害　针对相应的职业人群定期开展预防性体检，采取相应的劳动卫生措施是预防职业暴露人群的有效措施。

（二）二级预防

也称“三早预防”，即早发现、早诊断、早治疗，主要是防止及延缓慢性阻塞性肺部疾病的进展；简单的方法是在无症状的高危人群中定期进行普查、筛查，尽早检出有早期病变者并给与早期治疗。如 $FEV_1<80\%$ 预计值或 $FEV_1/FVC<70\%$，对初筛阳性者应该进一步检查确诊，予以早期治疗。

（三）三级预防

也称临床预防，对症治疗，预防并发症发生与伤残，开展康复工作，以提高患者生命质量。包括继续做好健康宣传工作，规范化管理和治疗，戒烟、康复锻炼和家庭氧疗。

六、治疗原则

对稳定期和急性加重期的患者分别采取相应的综合治疗措施。稳定期的综合治疗主要为健康教育、提高免疫功能、改善症状和减少并发症。为改善症状，可应用支气管扩张剂（特别是抗胆碱能药物和/或 β_2 受体激动剂）和/或规则吸入糖皮质激素治疗，但糖皮质激素治疗仅适用于有症状并对其有效，且经肺功能检查证实的慢阻肺患者，应避免长期应用全身激素治疗。康复锻炼有助于提高综合健康素质，包括免疫功能。对低氧血症患者，也可考虑应用长期氧疗。

急性加重期慢阻肺患者的治疗主要为去除诱因、迅速纠正生理学异常，争取早日恢复到缓解期状态。慢阻肺患者急性加重的最主要诱因是气管、支气管感染和空气污染。对痰量增多、脓痰，伴有发热者，应给予抗生素治疗。化痰药物、支气管扩张剂、茶碱、糖皮质激素（优先使用口服制剂，但应避免长期应用）和控制性氧疗多可有效地改善慢阻肺症状，治疗慢阻肺急性加重。伴呼吸衰竭者，可首选无创机械通气，无效时可考虑有创机械通气。

（尹香君）

恶 性 肿 瘤

恶性肿瘤是人体内的正常细胞在多种致癌因素的作用下，发生细胞的过度增生和分化异常而形成的新生物，其外形通常表现为肿块。

恶性肿瘤是一组严重威胁人类健康和生命的疾病，由100多种不同部位肿瘤组成。近年来，其发病和死亡都有不断上升的趋势。最新研究表明，全世界癌症新病例每年700万，每年约有500多万人死于癌症，几乎每6秒钟就有一名癌症患者死亡。按目前的发展趋势，到2020年，每年新增癌症患者将达到1500~2000万。在我国，恶性肿瘤已列入第一、二位死因，占前三位的是肺癌、胃癌和乳腺癌。据统计我国每年新发癌症病人160万，每年约130万死于癌症。由于恶性肿瘤的发病率和死亡率日趋增高，严重影响了人类的生活质量和期望寿命，造成人力、物力和财力的大量损耗，还给患者及其家庭带来不可估量的损失，因此，恶性肿瘤的防治已成为新的重要课题。

一、恶性肿瘤的分布和流行特征

了解恶性肿瘤的流行特征，既是肿瘤病因研究的基础，也是制定适宜、有效的诊断、治疗和预防规划的科学依据。

（一）人群分布

人群分布是指恶性肿瘤在不同年龄、性别、职业、种族、移民等人群中的发病、患病和死亡情况。

1．年龄、性别　恶性肿瘤的发病率和死亡率，男女间有所不同，除女性特有的肿瘤外，通常为男性高于女性，尤以消化道癌和肺癌、膀胱癌为甚。肝癌的性别比在高发区可达4~6∶1，低发区为2~3∶1。各年龄组的人均可患恶性肿瘤。临床观察和动物实验均说明，恶性肿瘤的发生发展与机体的免疫状态密切相关。儿童期免疫系统不成熟，老年人免疫功能减退，这两个年龄组肿瘤的发病率均高于其他年龄组。总的来看，随着年龄的增长，恶性肿瘤的发病率和死亡率呈上升趋势。老年人发生癌的危险性最高。但是不同部位的恶性肿瘤高发年龄又不尽相同。如儿童期死亡最多的是白血病，其次是神经系统肿瘤、恶性淋巴瘤；青壮年时期常见的是肝癌和白血病；中老年则以胃、食管、肝和肺癌为主。

各种恶性肿瘤的年龄别发病率特征不同，基本可分为：

发病率高峰后降低型：发病以婴幼儿时期为高，以后下降。如视网膜母细胞瘤、肾母细胞瘤，提示与遗传因素有关。

发病率持续升高型：如胃癌、食管癌和肺癌，提示环境致癌因素在人生过程中的持续作用。

发病率单峰型：如宫颈癌，48~52岁发病率最高，以后随年龄增长而下降。

发病率双峰型：乳腺癌的高峰期是青春期和更年期，提示与内分泌有关。

缓慢上升型：如直、结肠癌，近年均出现了缓慢上升的趋势。

倒峰型：如白血病，发病率高峰在2~4岁，儿童及少年期较低，成年后又再次缓慢上升；

平稳型：如慢性淋巴细胞白血病；

2．职业　恶性肿瘤与职业因素有关。如职业性膀胱癌多发于燃料、橡胶行业，阴囊癌多见于扫烟囱的工人；职业性肺癌多有石棉、镍和放射性矿物接触史；职业性皮肤癌见于煤焦油和石油产品行业。

3．种族　恶性肿瘤种族差异十分明显，鼻咽癌以广东人多见，印度人口腔癌发病率高，以色列犹太妇女宫颈癌少见，日本胃癌死亡率比美国约高5倍，美国肠癌高发，提示可能与遗传因素、经济文化水平、风俗习惯、卫生条件、地理环境有关。

4．移民　二十世纪六十年代兴起的移民研究，为探索病因开辟了新的途径，特别是在区别环境因素和遗传因素上，移民研究是十分有利的。移民流行病学研究显示，美籍日本人胃癌死亡率下降，尤其是二代移民。而肠癌恰恰相反，美籍日本人的肠癌死亡率逐渐上升。提示这两种癌的发生与环境因素关系密切，与遗传因素关系较小。

（二）时间分布　世界各国恶性肿瘤的发病近年有升有降，以升为主。肺癌发病率或死亡率近年都有不同程度的增加，增加的幅度在恶性肿瘤中最为突出。我国为增长速度最快的国家之一，且有资料表明，肺癌发病率将在相当长时间内呈现上升的趋势。与此相反，胃癌的发病率和死亡率在许多国家出现下降趋势，尤以美国明显，20世纪30年代到60年代下降了2/3，日本、智利等高发国家，从50年代开始也有明显下降。乳腺癌、宫颈癌、结、直肠癌发病率逐年增加，而且随着人口老化的加剧和生活水平的提高，发病率还会持续上升。

（三）地区分布

恶性肿瘤的发病率和死亡率在不同国家、不同地区有明显差别（表8－12）。一般认为发达国家比发展中国家高。但各个部位恶性肿瘤又存在分布相对集中的高发区和相对少见的低发区，发病率相差可高达10倍以上。如日本、智利和中国属于胃癌的高发区，而美国、澳大利亚等发病率和死亡率均较低，一些学者认为，胃癌多发生在高纬度地区和沿海一带。在我国，胃癌以西北高原、河西走廊地区集中高发，广东、华南地区则低发。

表8－12　世界不同地区、性别恶性肿瘤的标化死亡率（1/10万）

地区	男	女
南非	217.5	153.7
西非	81.2	94.1
南美	201.4	201.8
北美	357.4	281.5
东亚	205.3	126.2
东南亚	131.1	120.1
西亚	151.1	111.3
东欧	290.0	197.2
北欧	263.4	235.1
西欧	318.7	230.6
澳大利亚/新西兰	358.6	283.2
发达国家	301.0	218.3
发展中国家	153.6	127.9
全球	201.9	157.8

二、恶性肿瘤的危险因素

恶性肿瘤的发病率和死亡率较低，潜伏期较长，加上又是一类多因素、多效应、多阶段、多基因致病的疾病，因此其病因学研究较困难必须在众多的因素中找到起主要作用的危险因素。恶性肿瘤的危险因素可分为生活方式、环境因素和机体因素3方面，特别是生活方式和环境因素。Higginson认为，60%～90%的恶性肿瘤与生活方式和环境因素有关。

吸烟与癌症已研究50余年，已确认二者有联系，特别是吸烟可导致肺癌，二者关系最密切。吸烟对口腔癌、唇癌、食管癌、膀胱癌的发生也起着不同程度的作用。每日吸烟量越多，开始吸烟的年龄越小，致癌的危险性越大。在世界上可预防的病因中，吸烟造成的死亡人数最多。据估计 每年约100万由吸烟导致的疾病。

很多文献报告指出，饮酒与口腔癌、咽癌、食管癌、胃癌、直肠癌有联系。酒中含有亚硝胺、多环芳烃等，即存在已知的或潜在的致癌物。酒还可以成为其他致癌物的溶剂，帮助其他致癌物作用于人体。另外长期饮酒还可以导致肝硬化，继而可能与肝癌有联系。高脂饮食可导致肠癌、乳腺癌的增加。由于食物过于精细，高脂肪、高蛋白、高热量、少纤维素时，不利肠中菌群的代谢产物从肠道排出而直接作用于肠壁。脂肪促癌机制可能为许多致癌物溶于脂肪。食物中长期缺乏微量元素和维生素，可使食管癌和胃癌的危险性升高。食管癌和胃癌的高发区往往是缺乏新鲜蔬菜、水果、维生素、硒等微量元素的地区。蔬菜、水果中含有抗氧化剂。

大量的研究表明，胃癌的发生与大量摄入高盐、高淀粉、低脂、低蛋白、少新鲜蔬菜及水果有关。除食物外，不良的饮食习惯，如暴饮暴食、喜烫食、进食快及相关的食物加工方式如腌、熏、发酵等也可以增加胃癌的危险性。另外如食物烹调不当，可产生亚硝胺、杂环胺类，黄曲霉素污染稻谷、玉米食入可致肝癌、食管癌。

环境污染是指天然的和人为的致癌物所污染的生活和生产环境。目前认为环境因素中化学致癌物在人类肿瘤中占首位，物理因素和生物因素次之。由于环境受“三废”污染，致使大气、水源、土壤中含有多种致癌物质。污染大气的致癌物有：多环芳烃、石棉、农药、杀虫剂、铅、砷；污染水源的有砷、酚、焦油、农药；污染土壤的是农药、化肥等。紫外线、X射线可引起白血病，长期日光照射可致皮肤癌。日本血吸虫可致直肠癌。

特殊的生活史引起的感情和精神状态与癌症的发生可能有关。如家庭中的负性事件、过度紧张、人际关系不协调、心灵创伤、家庭破裂等引起的长期持续紧张、绝望等都是导致癌症的重要精神心理因素。个体的性格特征如忧郁、内向、易怒、孤僻等也是与癌症的发生有一定的关联。

另外，遗传因素在儿童和青少年癌症病人身上的作用显而易见。家族性腺瘤性息肉病、视网膜母细胞瘤、神经纤维瘤病、肾母细胞瘤、神经母细胞瘤等，以常染色体显性的方式进行遗传。这些遗传性肿瘤多由肿瘤抑制基因的缺失引起。

免疫和内分泌功能在癌症的发生中都有一定的意义。乳腺癌、子宫内膜腺癌的发生发展可能与雌激素水平过高有关。切除卵巢或用雄激素治疗，可使乳腺癌体积缩小。

三、恶性肿瘤的预防对策

国内外都曾对恶性肿瘤的各种危险因素的比重做过估计，大致是吸烟占30%，饮食占30%，生育及性生活占7%，职业占5%，饮酒占5%，主要癌症的危险因素多与人的生活环境有关，特别是与人的生活方式有密切的关系，即致病因素绝大多数存在于外环境中。WHO 提出至少约1/3 的癌症可以预防；约1/3 的癌症若能早期诊断可以治愈；而其余1/3 的患者可以缓解症状得姑息治疗，这就是癌症控制的三个1/3。这是对癌症问题现实的战略评估。在癌症控制的战略中，需要全社会的重视和参与，通过媒体等多形式、多渠道的宣传，使群众了解癌症的危害性和可预防性，掌握防癌、抗癌知识，提高自我保护意识和能力。癌症预防系指一级预防和二级预防，即在癌症未发病前预防其发病，在癌变阶段早期能够得到发现、诊断、治疗。随着人类对遗传学的深入研究，也有可能从基因角度来预防某些癌症。

（一）一级预防

一级预防即病因预防。

1. 保护和改善环境　保护和消除环境污染、加强对已明确的环境中致、促癌剂的检测和控制是预防恶性肿瘤的重要措施。对于职业性致癌因素，应极力去除和取代，不得已暂时还不能取消或取代时，应在严格控制下，加强密闭化措施，尽最大努力防止工人接触。对经常接触致癌物的职工，要定期检查，及时诊治。

2. 改变不良生活方式

（1）劝阻吸烟：烟草及其烟雾中含有3000 多种化学物质，其中许多已被确认为致癌物。已有研究证明，恶性肿瘤的死亡中30%是由吸烟所致，85%的男性肺癌和75%的女性肺癌可归因于吸烟。我国男性吸烟率近年居高不下，女性吸烟率出现上升，预测肺癌发病和死亡增高趋势不可避免。因此要加强控烟工作，行政立法并采取各种限制性措施势在必行。如禁止向未成年人售烟，公共场所禁止吸烟等。政府部门可利用税收、价格的杠杆作用，减少烟草的销售和使用。

（2）提倡合理膳食：饮食因素与1/3 的癌症有关。日本、美国以及西欧一些国家胃癌死亡率下降与饮食改善、营养摄入量增加及适当的食物保存方法有关。为了预防恶性肿瘤的发生，一些组织推荐了饮食准则：把总脂肪消耗降到总热量的30%以下，饱和脂肪酸不超过10%，胆固醇不超过300mg；增加纤维素的摄入；多食蔬菜、水果；通过适当锻炼和控制热量摄入，促使能量平衡与维持理想体重；预防食品受致癌物污染，尽量少吃腌、熏和高温烘烤的食物。

（3）控制饮酒：口腔、咽、喉和食管癌都与过度饮酒有关。酗酒可导致肝硬化，而肝硬化可能是肝癌的原因之一。行政部门应采取措施，限制媒体对酒类广告的过分宣传。

最近，美国癌症研究协会颁布了“国际防癌守则十五条”，值得人们借鉴。

1）食物以植物食品为主，多样摄取。

2）保持适当体重。

3）经常适度活动。

4）多吃蔬菜水果。

5）每天至少摄取谷、豆、根菜类600～800g。

6）最好不喝酒。

7）每天摄取牛、羊、猪肉80g以下，并多吃鱼及鸡肉。

8）控制动物脂肪摄取量，适度摄取植物性脂肪。

9）成人每天摄取食盐6g以下，调味料以香料为主。

10）多吃生鲜食品，少吃罐头类食品。

11）食品应冷冻、冷藏保存，但不可存放太久。

12）避免食用含有添加剂的食品。

13）不吃烧焦食品。

14）少吃营养剂、补品。

15）戒烟。吸烟年龄愈低，烟龄愈长，患病的比率愈高。

（二）二级预防

二级预防指的是早发现、早诊断、早治疗。

健全肿瘤防治网是做到“三早”的基本条件。通过筛查或普查发现高危人群和早期病人，如宫颈癌、乳腺癌等。筛查需要有比较简易的、无创伤的、灵敏度和特异度较高的、较廉价的方法和设备。目前可应用的筛查方法不少，但应考虑成本和效益的关系。癌症的早期症状列举如下：

乳腺癌：乳房能触摸到肿块，尤其40岁以上女性，更应考虑患乳腺癌的可能。

食管癌：吞咽食物时有哽噎感、疼痛、胸骨后闷胀不适、食管内有异物感或上腹部疼痛。

胃癌：胃部（相当于上腹部）不适或有疼痛，服止痛、止酸药物不能缓解，持续消化不好。

肺癌：刺激性咳嗽，久咳不愈或血痰。经抗生素、止咳药不能很好缓解，且逐渐加重，偶有血痰和胸痛发生。

鼻咽癌：鼻涕中带有少量血丝，特别是晨起鼻涕带血。鼻塞、耳鸣、头痛特别是一侧性偏头痛等症状。

大肠癌：腹痛、下坠、便血，继而出现贫血、乏力、腹部摸到肿块，应考虑大肠癌的可能。下坠感明显伴大便带血，则常是直肠癌的信号。

肝癌：早期常无自觉症状或仅有食欲不振，上腹部轻度胀满、隐痛，易疲劳。中期可有肝区隐痛或持续性钝痛、胀痛或刺痛，腹胀、全身乏力、食欲减退、消化不良、腹泻、消瘦；或有轻度发热，多午后明显。

造血系统的癌症，如恶性淋巴瘤、白血病等：长期不明原因的发热。

颅内肿瘤：早晨或晚上多发头痛，常以前额、后枕部及两侧明显。呕吐与进食无关，往往随头痛的加剧而出现。

宫颈癌：高发年龄40～50岁。40岁以后环已取出或未带环的妇女，发生接触性出血应引起警惕。

子宫内膜癌：高发年龄50～60岁。主要是有些不孕症患者长期大剂量应用雌激素治疗，从而诱发癌症。身材肥胖，高血压、糖尿病患者，长期月经不调者易患此症。多囊卵巢综合征患者也易患子宫内膜癌。

卵巢癌：无明确发病年龄段，十二三岁至七八十岁都有发病的可能，卵巢癌可由卵巢良性肿瘤恶变引发，一旦确诊为卵巢肿瘤建议积极手术治疗。

（三）三级预防

三级预防指的是尽量提高癌症病人的治愈率、生存率和生活质量，注意康复、姑息和止痛治疗。

对于癌症病人应提供规范化治疗和康复指导，并进行生理、心理、营养和体育锻炼指导等。注意对症治疗，提高癌症病人的生活质量。

（焦淑芳）

超重与肥胖

体重超重和肥胖已成为当前热门话题之一。因为肥胖不单单是一种臃肿的体态，而是一种疾病，它能导致糖尿病、高血压、心血管疾病、癌症等诸多疾病，还会使人产生自卑等心理负担，因此世界卫生组织已将肥胖定为疾病，是目前继心脑血管病和癌症之后对人类健康威胁的第三大敌人。

面对肥胖蔓延趋势，一些国家已经采取措施加以抵制。比如，新加坡学校加强了体育活动，以瓶装饮用水代替软饮料；巴西政府则下令在学校午餐中增加水果和蔬菜比重。虽然目前中国的肥胖问题不像欧美国家那样严峻，但“前车之覆，后车之鉴”，有必要及早认真对待。据2002全国营养与健康状况调查，超重肥胖人群与1982年相比有较大幅度增长，北京市成人超重肥胖已将近60%，青少年肥胖问题尤其严重。鉴于肥胖与疾病的关系及目前的流行状况，专家认为肥胖不仅仅是个人的事情，而是全社会应当关注的问题。

一、超重肥胖的标准

长期以来WHO建议采用体质指数［BMI＝体重（kg）／身高（m^2）］法和腰围测量法进行定义（表8－13）。

表8－13 WHO肥胖诊断参考标准

类别	体重指数（kg/m^2）	腰围（cm）		健康危险
		男	女	
体重过低	<18.5	<90	<80	低
体重正常	18.5～24.9	<90	<80	一般水平
体重正常	18.5～24.9	≥90	≥80	轻度增加
超重	≥25.0			中度增加
肥胖	≥30.0			极高增加

对中国人而言，当 BMI≥24 时为超重，BMI≥28 就表示肥胖。腰围反映的是内脏脂肪的分布情况，中段肥胖对于健康的危害更大。如果 BMI ≥24 或腰围男性≥85cm、女性≥80cm 就是超重了，如果 BMI≥28 或腰围男性≥95cm、女性≥90cm 就是肥胖了。

二、超重肥胖的原因、危害及与疾病的关系

肥胖发生的原因相当复杂，现在比较一致认为是由于摄取食物太多或者缺乏活动，以致热能过量、脂肪堆积体内造成的。其次系遗传因素。有资料表明，父母双方体重都正常，儿女可有 9% 超重；父母一方有肥胖的，儿女 50% 肥胖；父母双方胖的，儿女 80% 肥胖，如果对子女强化食物摄入的教育，则可改变这个比例。另外，在极少数情况下，肥胖系由于某些内分泌代谢紊乱引起的继发性病变。如下丘脑综合征引起的多食，皮质醇增多症引起的脂肪代谢紊乱，性腺功能低下引起的脂肪代谢紊乱等皆可发生肥胖。药物也可以引起体重增加。

（一）肥胖的危害

1. 易发冠心病、中风、高血压等。

2. 降低生活质量，影响劳动力　身体肥胖的人往往怕热、多汗，下肢水肿，静脉曲张；严重肥胖的人，行动迟缓，易遭受各种外伤、车祸。人体脂肪过多，男性表现为性功能低下、阳痿；女性表现为月经不调、不孕等。

3. 易患内分泌及代谢性疾病　糖代谢异常可引起糖尿病，脂肪代谢异常可引起高脂血症，核酸代谢异常可引起高尿酸血症等。

4. 易引起肝胆疾病　肥胖者容易并发胆固醇结石。有报道肥胖者与正常体重的妇女相比其胆结石的发病率约高 6 倍。

5. 易患某些癌症　如：结肠癌、直肠癌、乳腺癌、子宫癌等。

6. 可引起骨关节病变　体重过度增加能使许多关节（如脊椎、肩、肘、髋、足关节）磨损或撕裂而致疼痛。

（二）易发生肥胖的 3 个时期

首先是婴幼儿期：营养过度，且不易引起注意。因为婴幼儿期是一生中生长发育最快的时期，各个组织脏器的成长都以细胞数量的增加为主，包括脂肪组织。该期的过度喂养，可促使脂肪细胞数量增加，为成年后以脂肪细胞体积增大为主的肥胖病的发生打下了基础。另外从小养成食量大的习惯，促使胃肠道功能活动也相应增强，胃排空加快，易饿，多食，逐渐使肥胖加重，也是儿童期肥胖的原因之一。

青春发育期由于内分泌激素变化的影响，在第二性征发育成熟的过程中，整个骨骼、肌肉和脂肪组织也有相应增长，如此时存在营养过度，也可发生肥胖。

成年后期妇女以妊娠哺乳期和绝经期肥胖发生最突出，男性则多在 40 岁以后。此时大多已成家立业，生活稳定，活动量减少，故容易出现肥胖。

三、体重的控制

控制肥胖是减少高血压、糖尿病等慢性病发病率和病死率的一个关键因素。坚持预防为主，从儿童、青少年开始，预防超重和肥胖，并坚持终生。

(一) 饮食结构不合理

是现阶段肥胖的重要致病因素，改善饮食习惯是控制超重和肥胖的首要选择。应当说，与西方国家相比，我国传统饮食习惯是比较健康的。主要是膳食中蔬菜、水果比例较高，脂肪含量比较低。但是随着生活水平的提高，膳食结构显著改变，特别是含高热量的快餐、油炸食品的流行，人们摄入的热量越来越多，难免体重增加。

进食的方式对肥胖的发生也有影响。据有人调查发现，在同一地区，在一天总食量相似的情况下，每天只进食1餐的比每天进食2餐的人群发生肥胖的比例高，而进食2餐的又比每天进食3餐的发生肥胖的比例高。在膳食结构方面，过多进食油脂类更易引起肥胖。

(二) 缺乏身体活动

多年来，人们希望通过控制超重和减肥来控制或减少心脑血管病的发病危险。北京市疾病预防控制中心慢病所在2002~2005年对其慢病防治示范点人群BMI的监测后发现，超重或肥胖者中的大部分人虽然采取了一些减重措施，但恢复为正常者很少，而且超重者比正常者更容易变成肥胖，这说明超重或肥胖一旦形成则很难恢复。因此重点在于预防。预防的措施很多，如健康教育、合理的营养膳食，适当的运动锻炼，去除不良的生活方式等。

对具有肥胖遗传因素的儿童应采取积极的预防措施。研究发现，预防应抓住两个关键环节：一个是在肥胖发生的高峰年龄段，抓紧预防；另一个是预防超重。每年进行一次体格检查，能够及时发现儿童在出现肥胖前的超重阶段，如在超重时期加强预防，能收到积极的效果。膳食结构不合理，缺少锻炼以及看电视或使用计算机的时间过长，都是造成儿童超重或肥胖的重要因素。

人到中年后，社会生活相对稳定，很多人希望能够好好享受一下生活，但随之而来的往往是活动过少，饮食不当，使肥胖的发生率越来越高，预防此期肥胖应注意以下四方面问题：

1. 适当运动　对多数变胖的中年人来说，活动少的问题比吃的多的问题更加突出。所以，中年人应经常参加必要的身体活动，诸如打球、游泳、爬山、快步走、跳绳等中等强度的体育活动，频率是每周3~5次，每次20~40分钟。

2. 合理少食　应科学地安排饮食起居，多吃含丰富维生素、矿物质及膳食纤维的蔬菜、粗粮；少吃肉类特别是肥肉，可多食用豆制品、鱼类、禽类；适量喝茶，减少吃盐；少吃糖类，减少零食；合理安排每日三餐，定时定量进餐，早餐吃饱，午餐吃好，晚餐吃少。

3. 心理调整　不惑之年的人们既是事业上黄金阶段，又是身体开始走下坡路的时期，在这一时期做好心理调剂，保持心情舒畅愉快，有利于健康、长寿，减少肥胖发生的机会。

4. 改变原有的不良习惯　好食、贪食、零食、吸烟、酗酒等都是减肥的大忌，及时的纠正能够起到事半功倍的作用。

(三) 预防控制措施

1. 减少高脂食物摄入，不过多饮食　肥胖的人士要控制体重，别太心急减食量，第一步要学习食物的选择，例如煎、炸类的食物是最肥腻的，应该尽量避免。选择蒸、灼、清汤类等较清淡的菜，例如蒸鱼、白灼虾、青菜等都可以选择。此外，也要吃得均衡，切忌只吃肉类，应同时进食一些清淡的五谷杂粮，如米饭、馒头等、窝头等。

有些人认为节省是一种美德，每次在家做饭或出外就餐时，总觉得不能浪费食物，于是将剩余食物都吃进肚子。这种节约本身却会令自己吃了过多的食物，家庭主妇是这类肥胖人士的代表者。

2. 减少外出用餐　在外就餐大多比较肥腻，而且多属高热量、高脂肪的食物，菜少肉多，美食当前，便会忍不住大吃，所以应尽量减少外出就餐次数。如果能在家中用餐，就较容易控制进餐分量、油量及使用之调味品等。并且要学习控制进食之分量，每餐该吃至七成饱，绝不能暴饮暴食，如果必须出外用膳，最好在饭前吃1个水果，增加饱腹感，有助于控制食量。

3. 戒吃零食，生活规律　现今零食的种类层出不穷，令很多人爱不释手，“零食”不能“常吃”，因零食大多是高糖高脂的食物，吃得过多，容易肥胖。有些人放学、下班回家后，什么也不愿做，只希望“摊”在沙发上一边看电视，一边往嘴里送瓜子、花生、牛肉干、薯条、饼干，喝多糖的碳酸饮料，久而久之不想胖也难了。

有些人因工作或个人喜好，经常日夜颠倒，起床时已经是中午时分，通常没有强烈的食欲。到了晚上人渐清醒时，才会大量进食，而且分量相当丰富，吃饱后又立即入睡。食物在睡眠时难以彻底消化，容易转化为脂肪，积聚于身体而肥胖。

4. 增加运动　许多人都会以忙为不运动的借口，或以干家务代替运动。其实干家务、散步等只能消耗少许热量，如果工作确实很忙，要加强活动量，可以弃用电梯改行楼梯，上下班加快步伐、乘车多站立等方式活动身体。常见的减肥运动大致可分为：

耐力性运动：包括中速、快速步行、慢跑、游泳等。耐力性运动也称有氧运动，可以帮助多余的脂肪燃烧，也有利于心血管系统的活动。

力量性运动：包括仰卧位的腹肌运动，可减少腹部肌腰背不的脂肪。

球类运动：主要包括足球、篮球、羽毛球、排球等。此类运动将耐力训练和力量锻炼结合起来，运动量比较大。

四、正确的减肥做法

国际卫生组织WHO规定的健康减肥的标准是：不腹泻，不乏力，不反弹。当前，有很多商业广告宣传快速减肥的“秘方”。实际上，快速减肥会很快反弹，引起机体蛋白质分解，损坏身体健康。不仅减肥成果不容易保持，反弹率极高。而且，容易导致身体严重透支，营养不良，从而诱发各种意想不到的疾病。在减肥时应注意：

1. 勿操之过急　肥胖不是一日所致，减肥当然也不可能几天就达到目的。如能保持每月体重减少0.5~1kg，每年则下降6~9kg，减肥效果就相当不错了。体重下降过快，对人体会造成损害，老年人，特别是已有严重高血压或心肺功能不全的病人，热量限制过低，体内负氮平衡可使病情加重，而难以坚持。

2. 贵在坚持　开始节食，饥饿感很强，这时必须坚持下去，一般一星期后就会好些，能过两个星期，多能适应。过了头关，后面就是长期坚持了。只有坚持才能见效。

3. 依靠自己为主　服药及其它减肥方式都是起辅助作用的，且不能长期应用。

减肥不是儿戏。任何轻率或不科学之举，获得的可能是机体的伤害或是更多的烦恼，服用减肥药是时下流行的减肥方法，很多肥胖患者总希望通过吃减肥药来减轻体重，再加上现在许多减肥产品广告夸大其辞，使心急的减肥人士误以为光吃减肥药就能恢复苗条的身材，于是，不去医院，也没有经过医生的指导，就随便根据广告，找点药来吃，殊不知，减肥药物都可能有各种副作用，不同种类的药物，副作用也各不相同。常用的食欲抑制剂可引起轻度的失眠、口干、头晕、抑郁、乏力、便秘、恶心等；有的则可能引起血压高和心动过速；还有的可能引起药物性肝损害、腹泻、脂溶性维生素吸收不良等副作用。泻药可引起机体脱水，严重时还会导致电解质紊乱。更何况很多肥胖患者服用成分不明确的所谓减肥偏方治疗肥胖症，危害就不言而喻了。对于那些成分不明、作用机制不清、疗效安全未经权威医院临床研究、验证的保健品或减肥药，误服后会对身体产生极为严重的危害。因此，循序渐进，以饮食控制、合理运动为基础，在医生的指导下，适当配合药物治疗的方法才是切实可行的。

（焦淑芳）

第五节 社区常见慢性病的筛查

一、概述

筛查是流行病学调查中常用的方法。目的是早期发现和诊断病人。是医疗卫生机构和研究人员应用的快速的测试、体格或实验室检查等方法主动从外表健康的人群中早期发现未被识别的可疑病人或健康缺陷者及高危个体的一项预防措施。筛查出的可疑阳性的病人，必须进一步确诊，进行相应的治疗。

拟筛检的疾病应是危害当地人群的重大公共卫生问题，拟采用的筛检方法和技术应简便、易行、价格低廉，具有较高的灵敏度、特异性，易为群众接受；有较高的筛检效益和临床使用价值；拟筛检出的疾病病史明确、具有较长的可识别的潜伏期。筛查的方法应该简单、敏感、廉价、应用较广。

二、筛查的应用

筛查最初应用于早期发现那些处于临床前期或临床初期的病人，以提高治愈率。这方面应用最广效果最好的是糖尿病，乳腺癌和宫颈癌等。如用检查尿糖筛查糖尿病，尿糖阳性者进一步进行血糖检查以早期诊断和早期治疗。

近年来较多应用于及时发现某病的高危人群，以减缓发病。如筛查高血压以预防脑卒中，筛查高胆固醇血症预防冠心病等。

三、筛查的分类

医学筛查形式多样，各有目的，按筛查对象的范围分为整群筛查和选择性筛查。前者针对的是患病率很高的疾病，需要开展普遍筛查，对象可以是某一个人群。选择性筛查是将重点集中在高危人群组（如筛查慢性疾病选择40岁以上的人群）最大限度地发现那些无临床症状的病例。

四、常见慢性病的筛查

目前慢性病成为最主要的公共卫生问题，人群中慢性病的危险因素居高不下，并且有上升趋势。我国慢性病如高血压、脑卒中、冠心病、恶性肿瘤、糖尿病等慢病造成的死亡占全部死亡的70%以上。而这些疾病如果早期发现，及早诊断、及早治疗可以有效延缓病情的发展，并且有良好的治疗方法，可以有效延缓病情的发展，预防并发症。随着社区卫生服务的改革和发展，社区开展慢性病筛查成为控制慢性病的有效和必要的措施和手段。

（一）筛查的流程

选取简单易行的手段和方法如实验室检测或体格检查发现可疑的病人，对可疑人群进行进一步确诊，对确诊的病人进行规范化管理和治疗。控制病情的进一步发展。

（二）筛查的实施

首先根据社区诊断的资料确定当地慢病防治领域中的健康优先问题，确定需要进行筛查的疾病，根据筛查的疾病种类确定相应的高危人群进行筛查。

1．高血压的高危人群　具有以下1项及以上的危险因素，即可视为高危人群：收缩压介于120～139mmHg之间和或舒张压介于80～89mmHg之间；超重或肥胖（BMI≥24kg/m^2）；高血压家族史（一、二级亲属）；长期过量饮酒（每日饮白酒≥100ml，且每周饮酒在4次以上）；长期膳食高盐。

2．冠心病的高危人群　高血压（BP≥140/90mmHg或接受降压药物治疗）；吸烟；低高密度脂蛋白胆固醇血症（HDL－C＜40mg/dl）或高胆固醇血症；肥胖（BMI≥28Kg/m^2）或中心性肥胖（腰围：男性≥95cm，女性≥90cm）；早发缺血性心血管病家族史（一级男性亲属发生心肌梗死时＜55岁，一级女性亲属发病时＜65岁）；年龄（男性≥45岁，女性≥55岁）；男性。

3．糖尿病的高危人群　在重点人群中加强糖尿病筛查，以尽早发现糖尿病。重点人群为：年龄≥45岁，BMI≥24Kg/m^2，以往有IGT或IFG者；有糖尿病家族史者；有高密度脂蛋白胆固醇降低（≤35mg/dl即0.91mmol/L）和（或）高甘油三酯血症（≥250mg/dl，即2.75mmol/L）者；有高血压（成人血压≥140/90mmHg）和（或）心脑血管病变者；年龄≥30岁的妊娠妇女；有妊娠糖尿病史者；曾有分娩巨大儿（出生体重≥4kg）者；有不能解释的滞产者；有多囊卵巢综合征的妇女；常年不参加体力活动者；使用一些特殊药物者，如糖皮质激素、利尿剂等。

筛查的方法可采用空腹血糖（FPG）或口服75g葡萄糖负荷后2小时血糖（2hPG），结果判断详见“糖尿病的诊断及分型”部分。

4．脑卒中的高危人群　大量的临床实践已证明，对已发生的脑卒中，无论如何完美的治疗，对其短时病死率和自然史的影响都不很理想。因此，对脑卒中的防制更应特别强调“预防为主”的方针，确定脑卒中的危险因素，然后设法减少或清除这些危险因素的损害，则是预防脑卒中最基本的手段，也是降低卒中发病率与死亡率的主要公共卫生措施。存在危险因素的人，可称之为“卒中倾向个体”，（stroke－prone individual）。检出这些个体，并告知他们减少危险因素损害的方法，是脑卒中预防工作的重要内容，也是危险因素研究的意义所在。

根据研究，脑卒中的高危人群为：

（1）高血压：高血压是明确的重要危险因素。

（2）确诊为心脏病的患者：心脏病也是公认的脑卒中的危险因素。无论血压水平如何，有心脏病者脑血管病的危险性明显增加。心脏病也可直接促发脑血管病，如风湿性心脏病血栓脱落，造成脑栓塞。国内大规模的流行病学调查也证实，有心脏病史者，患缺血性脑血管病的危险性增加 15.5 倍，有心律不齐及心脏扩大者其危险度增加 7～8 倍。成年人（≥40 岁）应定期体检，早期发现心脏病。

（3）对非瓣膜病性房颤患者，在有条件的医院可使用华法林抗凝治疗，但必须监测国际标准化比（INR），范围控制在 2.0～3.0；对年龄 >75 岁者，INR 应在 1.6～2.5 之间为宜；或口服阿司匹林 50～300mg/d，或其他抗血小板聚集药物。

（4）糖尿病目前被认为是缺血性脑血管病的主要危险因素。研究发现，糖尿病患者脑部的软化灶明显多于非糖尿病人，临床上主要为脑血栓形成，而脑出血者较少。多见于中小梗塞和多发性梗塞病变，尤其长期血糖、尿糖控制不理想者，如伴有类似脑血管病发作症状时，要考虑到糖尿病并发脑血管病发作的可能性。

（5）短暂缺血性脑血管病（TIA）研究结果表明；在脑血管病患者中约 30% 的患者曾有 TIA 发作史。短暂缺血性脑血管病发作如果控制不理想，近 1/3 的病人要发展为脑血管病，临床上也证明，及时积极地治疗 TIA 可有效地减少脑血管病的发生。

（6）吸烟：吸烟者如同时还有高血压病，其脑血管病发生的几率是不吸烟者的 20 倍。

（7）高钠盐的摄入是诱发高血压，导致脑血管病发生的重要危险因素。从我国食盐摄入量来看广东人均日食盐量 6～7g，北京地区和东北地区日食盐量高达 14～19g。虽有其他因素影响，但食盐地区差别是造成两地之间脑血管病大不一样的主要原因。

除了以上疾病，有些肿瘤的早期筛查有着非常重要的意义如子宫颈癌，乳腺癌、直肠癌、结肠癌等早期发现治疗的预后好。符合筛查应用的条件。

（三）筛检的宣传教育和群众动员（health education and mobilization）

是顺利开展筛查的基础。充分区的社区群众和社会其他部门的配合与支持，认识到所筛查的疾病的重要性。

（四）筛检的记录和数据库的建立

建立筛查数据库，进行分析评价。

（五）筛检的质量控制和效果考核

质量控制是保证筛查真实性和可靠性的重要措施。效果考核可以为筛查的收益提供依据。

五、慢性病筛查的主要内容

（一）体格检查

①测量血压；②测量身高和体重；③皮肤检查；④乳腺检查；⑤睾丸检查；⑥直肠检查。

（二）实验室检查

如血糖、血脂。

六、筛查方式

周期性健康检查是社区慢性病高危人群筛查的常用方式。

运用格式化的健康检查表格，由医务工作者针对就诊者的不同年龄、性别、存在的主要卫生问题或健康危险因素等进行的个体化的健康检查。

40～64岁年龄组的主要死亡原因是心脏病、肺癌、脑血管病、乳腺癌、肠癌、阻塞性肺部疾病，重点检查与此相关项目。

65岁以上老年人的主要死亡原因是心脏病、脑血管病、阻塞性肺病、流感肺炎、肺癌、肠癌等。

七、筛检结果的处理

筛查结果的分析可以为筛查对象提供全面咨询和支持；对异常筛检结果作出可能需要的进一步诊断性检查的建议；对高危人群列入随访的队伍，定期随访，观察危险因素的变化，定期监测便于早发现疾病早治疗和早诊断；筛查同时应分发与筛检疾病有关的健康教育资料；根据需要和可能对一些有共性的异常结果实施临床预防项目。

八、筛查方法的评价

筛查的方法应该符合快速，简便，经济，安全及真实可靠的标准。在保证可行性的情况下，尽量提高科学性。从方法学上应该尽量考虑真实性、可靠性和收益（具体评价方法见第二章第四节）。

（尹香君）

第九章　常见地方病防制

第一节　地方病概述

地方病（endemic diseases）是指在特定自然条件和社会因素作用下，在某一特定的区域内，宿主长期不断暴露于致病因素而造成地方性流行的疾病。地方病的发生与流行同病区中的某种或某些地球化学、生物因素密切相关，如果这些因素得不到控制或干预，则所导致的疾病在该地区将长期稳定存在。

一、地方病的分类

从病因学的角度可以将地方病分为3类：生物地球化学性地方病、自然疫源性地方病和原因未明的地方病。

（一）生物地球化学性地方病

众所周知，我们所生活的地球是在不断运动变化的，由于板块的迁移、地层的上升或沉降以及火山爆发、水文变化等因素的影响，不同地区的地壳化学结构是不完全相同的，其具体表现是某些元素在某些地区过多，某些元素在某些地区过少。由于环境中元素含量的差异，造成了在不同地区生活的人群，摄入某种元素量的不同，当某种元素摄入过量或不足的情况较为严重，影响人体正常生理功能时，就会导致疾病的发生。如碘元素缺乏导致的碘缺乏病；碘元素摄入过量导致的高碘性甲状腺肿、氟元素摄入过量导致的地方性氟中毒、砷元素摄入过量导致的地方性砷中毒。

（二）自然疫源性疾病

自然疫源性地方病是指某些地区自然界存在某种疾病病原体与贮存宿主，在自然条件下该病在野生动物或禽畜间流行，人与染疫动物接触后而感染发病。如血吸虫病、鼠疫、布鲁杆菌病等。

（三）原因未明的地方病

这类地方病主要包括：克山病、大骨节病。在全球范围内，克山病、大骨节病的病区主要分布在中国。

二、地方病的流行特征

1．地域性　地方病的发生是由于某些致病因子长期稳定地存在于一个特定的地区，导致该地区发生或流行的疾病，或是在该地区经常发生并长期相对稳定的疾病。因此，在三间分布中地方聚集性是其主要特征。

2．地方病是由于自然因素与社会因素共同作用的结果。在地方病病区，必须同时存在这两个因素，这是判定病区与非病区的根本区别。

3. 本地人与外来人均有患病的可能性。

4. 健康人（不包括潜伏期病人）离开病区后即不会发病。

5. 消除致病因素后疾病消失。

三、地方病的特殊性

1. 地方病主要发生在农村、山区和牧区等地处偏僻、经济落后的地区。

2. 地方病是典型的环境病，病因存在于特定的自然环境与社会环境中。

3. 必须通过改造自然环境与社会环境的综合手段，才能阻断致病因子。

4. 对于多数生物地球化学性地方病，其病理改变一旦出现，很难治愈，造成终身损害。

四、我国的主要地方病

目前我国的主要地方病包括：鼠疫、血吸虫病、布鲁杆菌病、碘缺乏病、地方性氟中毒、地方性砷中毒、克山病、大骨节病等8种。其中北京市重点防治的地方病为：鼠疫、布鲁杆菌病（在常见传染病部分介绍）、碘缺乏病、地方性氟中毒等4种。

第二节　碘缺乏病

碘缺乏病是由于缺碘而导致机体出现的一系列障碍。这种障碍包括在缺碘地区出现的相当数量的胎儿早产，死产，先天畸形，亚临床克汀病，单纯聋哑，甲状腺肿大及克汀病。人体在不同时期发生碘缺乏病，会表现出不同的疾病形式。

一、碘的自然分布

碘的化学符号是“I”，原子序数53，是一种活泼的稀有元素，属于强氧化剂。碘在自然中广泛分布，主要以化合物的形式存在。岩石、土壤、水、动植物和空气中都含有微量碘。但除海水外，碘在自然界的分布极不平衡。

环境中的碘以化合物的形式存在，碘的化合物大多数溶于水，因此碘随水的流动而转移。海水中的碘含量最为丰富稳定，为50～60μg/L，有“碘库”之称。

因为碘在自然界中的分布不均，所以碘缺乏病多见于远离海岸的内陆山区和半山区。

二、碘的生理作用与人体中的代谢

碘对人体的主要生理作用是通过甲状腺激素来实现的。甲状腺激素的生理作用包括：①维持机体能量代谢（进行物质分解以提供生命活动所需的能量）和产热（保持体温）；②促进体格发育，甲状腺激素调控生长发育期儿童的骨发育、性发育、肌肉发育及身高体重；③脑发育，在胎儿和婴幼儿脑发育的临界期（指从宫内期到出生后2岁）必须依赖甲状腺激素，它的缺乏会导致不同程度的脑发育落后，造成出生后不同程度的智力障碍；④垂体的支持作用，甲状腺激素，特别是游离甲状腺素（FT_4）对维持垂体的正常形态、功能和代谢至关重要；⑤维持中枢神经系统的兴奋性。

人体摄入的碘80%～90%来自食物，10%～20%来自饮水，5%来自空气。在稳定条件下，人体排出的碘等于摄入的碘。每天由尿排出的碘占85%，由粪排出10%，汗液排出3%，毛发排出1%。哺乳妇女的乳汁中排碘量为30μg/d。

四、碘缺乏病的病因和发病机制

碘缺乏病的主要病因是缺碘。甲状腺肿大，是由于饮水及土壤中缺碘，人体碘摄入不足，导致甲状腺素的合成减少，出现轻度的甲状腺功能低下，通过反馈机制使垂体TSH分泌增多，使甲状腺滤泡上皮细胞增生肥大，因而甲状腺肿大。另外，当机体对甲状腺素需求量增加时（例如青春期、妊娠期、授乳期），机体甲状腺素相对缺乏，也可招致甲状腺肿。

甲状腺肿的病变发展过程可分为3个时期：①增生期，甲状腺呈弥漫性肿大，表面光滑。甲状腺功能无明显变化；②胶质贮积期，长期缺碘使滤泡上皮反复增生、复旧，少数滤泡上皮仍呈现增生肥大，保持小型滤泡增生状态；③结节期，随着病程的进展，由于甲状腺内不同部分滤泡上皮增生与复旧变化不一致，导致形成不规则的结节。

克汀病又称呆小症，是胎儿期、新生儿、幼儿期甲状腺素水平低下的表现，多见于碘缺乏比较严重的地区。在胎儿期，母亲通过胎盘提供的甲状腺素不足，而胎儿甲状腺及出生后本身也不能合成足够的激素。主要分为3型：神经型克汀病、粘液水肿型克汀病与混合型。

神经型克汀病，由于在神经系统发育的临界期甲状腺素水平极低，导致神经系统发育障碍，主要表现为大脑发育不全，智力低下，聋哑，痉挛性瘫痪，斜视。并伴有不同程度的体格发育障碍。

粘液水肿型克汀病，是少年及成年人甲状腺素功能极度低下的表现，由于甲状腺素水平极度低下，患者的基础代谢显著降低，并由此带来各器官功能降低，组织间隙中有大量氨基多糖沉积而引起粘液水肿。此外尚有骨形成及成熟障碍，表现为骨化中心出现延迟，致四肢短小，形成侏儒。并伴有性发育障碍。患者多头颅较大，鼻根宽且扁平，呈马鞍状，眼窝宽，加上表情痴呆，呈特有的愚钝颜貌。

五、碘缺乏病流行现状

碘缺乏病是世界上分布最广泛的和受害人数最多的一种地方病。全球除冰岛外，其他国家几乎都有不同程度的流行。据世界卫生组织统计，全球有130个国家存在不同程度的碘缺乏病，受碘缺乏病威胁的人口约19.88亿。由于碘缺乏导致的不同程度智力落后的人口约4300万以上，克汀病人1120万人；约有6.55亿人患有地方性甲状腺肿；由于母亲缺碘，每年至少有3万胎儿流产或者死产，约有12万新生儿出生时即发生不同程度的智能和体能损害。

我国是世界上严重缺碘的国家之一，碘缺乏病流行范围广、发病人数多，而且病情较重。据不完全统计，我国约有7.2亿人生活在缺碘地区。全国有1778个县有碘缺乏病的流行，地方性甲状腺肿病人约776万，典型的地方性克汀病人18.8万。

六、碘缺乏病的诊断

（一）地方性甲状腺肿

1. 症状和体征

大多数地方性甲状腺肿患者起病缓慢，除了颈部逐渐增粗（甲状腺肿大）外，一般无明显症状，常常是在健康检查或专业调查时才被发现，但当甲状腺肿大发展到一定程度时，才可引起明显的临床症状和体征，如：颈部明显变粗、呼吸困难、吞咽困难、声音嘶哑等。

2. 甲状腺肿大分型、分度

(1) 分型：我国《地方性甲状腺肿防治工作标准》以及1995年国家颁布的《地方性甲状腺肿的诊断及分度标准》中，把甲状腺肿分为以下3种类型：

1) 弥漫型：甲状腺均匀肿大，触诊摸不到结节。

2) 结节型：在甲状腺上可摸到一个或多个结节。

3) 混合型：在弥漫肿大的甲状腺上，摸到一个或多个结节。

(2) 分度：根据国际组织WHO/UNICEF/ICCIDD的推荐以及国内专家的建议，在1995年我国颁布的《地方性甲状腺肿的诊断及分度标准》中规定，甲状腺触诊分为3度，具体如下：

1) 0度：当颈部处于正常位置（垂直位）时，没有明显可触及的和可见的甲状腺肿大。其特点是“看不见，摸不着”。

2) Ⅰ度：当颈部处于正常位置时，可触及肿大的甲状腺，但是肉眼看不到，当患者做吞咽动作时，肿块可以在颈部上下移动，其特点是“容易摸得着”。即使在甲状腺不肿大的情况下，触摸到甲状腺结节者亦归为Ⅰ度。

3) Ⅱ度：当颈部处于正常位置时，颈部可见明显肿大，触诊时可发现肿大的甲状腺。其特点是“看得见”。

3. 甲状腺的检查方法

(1) 触诊：病人一般取坐位，医生站在其后，用双手中间的三个手指检查颈部，与环状软骨下方触摸峡部和两个侧叶，同时触摸甲状腺随吞咽动作移动情况。另外医生也可以先坐在受检者对面，用双手拇指指腹触摸甲状腺，然后再转到受检者后方，用双手触诊甲状腺，并同时让受检者做吞咽动作，感触甲状腺上下移动情况。后一种方法更为准确。

(2) B超检查：下表9-1为B超法检查甲状腺容积的正常值标准，凡大于相应的正常值时可判定为甲状腺肿大。

表9-1 甲状腺容积正常值

年龄（岁）	甲状腺容积正常值（ml）
6	≤3.5
7	≤4
8	≤4.5
9	≤5
10	≤6
11	≤7
12	≤8
13	≤9
14	≤10.5

4．实验室检查

（1）尿碘：机体摄入的碘，经过代谢，主要经尿排出体外。因此，可以通过尿碘含量测定了解一个人的碘营养状况。测定尿碘含量的尿样为一次随机尿。采尿样的容器不应存在碘污染。在测定尿碘的前一天不要食用海洋动植物食品。

一般人群尿碘含量应≥100μg/L。

孕妇及哺乳妇女应≥200μg/L。

检查发现低于上述标准，应在不同时间对受检者连续测定尿碘含量3次，如3次均低于上述标准，则提示该受检者需要加强碘营养，并进行进一步的检查。如受检者为哺乳妇，应对婴儿生长发育及尿碘情况进行检查/检测。

（2）甲状腺激素：血清学检查可发现：血清总甲状腺素（TT_4）下降，特别是游离甲状腺素（FT_4）下降；血清总三碘甲状腺原氨酸（TT_3）正常或代偿性增高，促甲状腺激素（TSH）升高。

（3）甲状腺球蛋白（Tg）：Tg的测定被认为是衡量碘缺乏的敏感指标。缺碘后，甲状腺尚未形成肿大时，Tg即先于TSH升高；补碘后，甲状腺缩小前，Tg就已经恢复正常了。故有人认为Tg可能是比TSH更敏感的指标。碘摄入正常的儿童和成人血清Tg的中位数为10ng/ml，常把20 ng/ml正常值上限（切点值）。

5．诊断标准

根据目前我国制定的诊断标准，具备下述3条即可诊断为地方性甲状腺肿。

（1）患者居住在碘缺乏地区。

（2）甲状腺肿大超过受检者拇指末节，或小于拇指末节但有结节者。

（3）排除甲亢、甲状腺炎、甲状腺癌等其他甲状腺疾病。

（二）地方性克汀病与地方性亚临床克汀病

地方性克汀病（简称地克病）是碘缺乏对人类危害最严重的临床表现形式之一，主要由于脑发育临界期缺碘造成甲状腺激素不足而导致脑发育障碍及体格发育落后。

1．症状及体征

（1）神经系统发育迟滞：这是一种综合征，是精神疾病的专业术语。地克病的精神症状实际上属于精神发育迟滞，一般IQ<50属于克汀病，而50~69属于亚临床克汀病。智力落后是克汀病的主要特点。

（2）聋哑：听力和言语障碍是比较突出的表现。补碘或给予甲状腺素片治疗后，听力可以改善，以粘液水肿型较为明显，这可能与内耳的粘液性水肿改善有关。

（3）斜视：与颅神经受损有关，为共向性斜视或瘫痪性斜视，在神经型克汀病中多见。

（4）神经运动功能障碍：与神经系统受损有关，神经型克汀病比粘液水肿型多见，且严重。

（5）生长发育落后：与甲状腺功能低下有关，主要表现为：体格矮小、性发育落后、克汀病面容、婴幼儿时期生长发育迟滞。

2．临床分型

根据临床病人的表现，将克汀病分为以下3型：

（1）神经型：是最常见类型。以明显智力低下和神经综合征（听力、言语和运动神经障碍）为主要表现。

（2）粘液水肿型：以粘液性水肿为特点。甲状腺功能低下主要表现为：体格矮小或侏儒、性发育障碍和克汀病形象。

（3）混合型：混合型，同时具有神经系统损害与甲状腺功能低下的表现。

3．实验室检查

（1）尿碘。

（2）甲状腺激素。

（上述两项检查详见甲状腺肿部分）

（3）X 线检查：骨发育迟滞是其主要表现，以骨龄落后、骨骺发育不全及骨化中心出现迟滞为多见，特别是在粘液水肿型病人。

（4）听力和前庭功能检查：听力和前庭功能受损在神经型患者中表现更为严重。

（5）脑电波检查：多数不正常，以 δ 波、θ 波增多，脑电波节律变慢及电位低为主要特点。

（6）智商检测：智力障碍表现明显。5 岁及以上儿童推荐使用中国瑞文测验，4 岁及以下者推荐使用中国丹佛发育筛查量表或其他可给出发育商（DQ）的量表。

4．诊断标准　凡具备下述必备诊断条件，再具有辅助条件中一项或一项以上者，在排除由碘缺乏以外原因所造成的疾病后，即可分别诊断为地克病或亚克汀。

必备条件：①流行病学：患者必须出生和居住在碘缺乏病区；②临床表现：有不同程度的精神发育迟滞，主要表现为不同程度的智力障碍（低下），地方性克汀病的 IQ 为 54 以下（包括 54），地方性亚临床克汀病的智商（IQ）为 55～69。

辅助条件：①神经系统障碍（主要包括运动神经障碍、听力障碍和语言障碍）：运动神经障碍（锥体系和锥体外系），包括不同程度的痉挛性瘫痪、步态和姿态的异常。地克病患者表现明显。亚克汀患者不存在这些典型的临床体征，但可有轻度神经系统损伤，表现为精神运动障碍和运动技能障碍。地方性克汀病患者有听力障碍：亚克汀患者可有轻度的听力障碍。地方性克汀病患者有言语障碍；②甲状腺功能障碍：地方性克汀病患者有体格发育障碍。地方性克汀病患者具有下述不同程度的克汀病形象，如傻笑、傻相、眼距宽、鼻梁塌、耳软、腹膨隆。地方性克汀病患者常有临床甲状腺功能低下表现。

5．鉴别诊断　地克病诊断应与出生产伤、新生儿窒息、脑炎、癫痫、药物中毒脑损伤、先天愚型、脑瘫、小头畸形、劳－蒙－毕氏综合征等非碘缺乏因素导致的智力障碍相鉴别。

亚克汀诊断应与营养不良、缺锌导致的智力损害；中耳炎、药物性听力损害；以及其他影响骨骼和身体发育的疾病相鉴别。

七、碘缺乏病的治疗

本病的关键在于预防，无论是治疗还是预防均采用补碘措施。最常用最便捷补碘方法是食用碘盐。

对于缺碘地区的居民来讲，要坚持食用碘盐，一旦停用，在没有其他补碘措施的情况下，本病仍会复发。一般来说弥漫性甲状腺肿病人碘营养正常后 6～12 个月，甲状腺可以回缩，病情较轻的病人可以恢复正常，病情较重者需更长的时间，也可能终身携带。结节型甲状腺肿患者结节可以通过加强碘营养使结节变小，但一般不会消失。对于出现并发症者可以考虑手术治疗，但须注意手术适应证与禁忌证。

对于地克病以及亚克汀的治疗效果不佳，该病一旦形成，将终身不愈。

第三节　地方性氟中毒

地方性氟中毒是指在特定自然环境中，长期摄入过量的氟所引起的全身慢性中毒性疾病。地方性氟中毒是一种生物地球化学性疾病，临床上主要表现为：氟斑牙和氟骨症。

一、自然界中的氟

原子序数9，原子量为19.00。原子最外层7个电子，属于强氧化剂。氟的化学性质极为活泼，具有很强的氧化性。自然界中的氟是以化合物的形式存在。绝大多数无机氟化物都能溶于水，而有机氟化物不溶于水。

氟在自然界分布广泛，在水体、岩石、土壤、大气及生物体内都有分布，对人有直接影响的是水溶性氟，其含量一般不超过20～30mg/L；地下水含量高于地面水，含量波动大（1.0～25.0），最高可达40mg/L；温泉水（4.0～17.0mg/L）；大气：自然条件下含量很少，约0.01mg/m^3。火山爆发、工业污染均可大量增加空气中氟含量。另外，海洋生物体内的氟含量较高，其含量大约在1.34～10.0mg/kg，个别可达54.0mg/kg。

二、氟对机体的作用及人体中的代谢

（一）氟的生理作用

1. 维持钙磷代谢。

2. 促进生长发育。

3. 保持神经兴奋性的传导。

4. 预防龋齿（水氟>0.5mg/L）。

（二）氟的毒性作用

1. 急性毒性，多见于工业中毒，地方性氟中毒不属于此类。主要表现包括：恶心、呕吐、流涎、腹泻、腹痛等。

2. 慢性中毒，即地方性氟中毒属于此类。毒性作用主要包括：

（1）破坏钙磷正常代谢：长期摄入过量的氟，氟与血钙、血镁结合，破坏钙磷代谢，导致：①血钙、血镁降低引起低血钙临床表现；②软组织中钙盐沉积，导致组织钙化，常见于肌腱、韧带、骨间膜、血管等，并产生神经压迫症；③影响内分泌调节，由于低血钙刺激了甲状旁腺分泌，加速溶骨作用，使血钙上升，血钙上升过多时，又会刺激降钙素分泌，加速成骨作用，不断反复，久之可出现甲状旁腺增生肥大。

（2）对硬组织的毒性作用，导致氟斑牙和氟骨症：氟元素通过与硬组织无机质中的OH^-置换，形成氟磷灰石，这种磷灰石硬且溶解度低，可以增强骨组织的硬度，同样情况也可见于牙齿发育中的釉质。过多的氟影响牙釉质发育，氟直接损害胚芽期的造釉母细胞，阻碍牙釉质的发育和正常矿化过程，釉质疏松、排列紊乱、间隙扩大。使牙齿表面失去光

泽，牙面粗糙，呈白垩样斑点、斑纹或斑块。重者局部造成造釉细胞死亡，造釉停止，出现釉质缺损现象。

(3) 抑制某些酶的活性：动物实验证明，氟能够抑制胆碱酯酶、尿素酶、烯醇化酶，酸性磷酸酶、碱性磷酸酶、α-酮戊二酸脱氢酶、琥珀酸脱氢酶等生物活性，对人体的正常生理代谢产生影响。

(三) 氟在人体中的代谢

人体主要通过饮水、空气和食物摄入氟。其中呼吸道和消化道是氟进入人体的主要路径。呼吸道直接入血，吸收迅速完全；消化道影响因素多，吸收不完全。

人体内氟主要存在于硬组织中，硬组织对氟具有特殊的亲和力，骨骼和牙齿中的氟占全身总氟量的95%以上。正常人骨骼中氟含量为200～300mg/L。

人体摄入的氟吸收后除骨、牙等硬组织蓄积外，大部分被排出体外。氟的蓄积速度与年龄有关，年龄小蓄积快，50岁达最低水平。10岁以前牙齿骨骼同时蓄积，10岁以后主要蓄积在骨骼。人体内的氟大部分由尿排出，其余少部分由汗、粪、乳、毛发等途径排出。

三、地方性氟中毒的病区的划分

(一) 病区分型

根据不同的中毒来源，可将地方性氟中毒病区分为以下3种：

1. 饮水型地方性氟中毒　病区居民因长期饮用氟含量超标的水，导致氟在体内蓄积，造成氟中毒。多在浅层高氟地下水地区、深层高氟地下水地区、地热水和温泉地区、富氟岩矿地区。北京市以此类病区为主。

2. 燃煤型地方性氟中毒　病区居民长期使用含氟量较高的煤作为日常生活及取暖的燃料，且未使用安全的灶具，高氟煤燃烧时排出大量氟，污染居室空气及室内晾晒的食品，居民通过呼吸道及消化道摄入过量的氟。此类病区以我国的贵州、四川、湖北等地区为主。

3. 饮茶型氟中毒　主要存在于四川阿坝藏族自治州及西藏藏族自治区。当地居民有饮用奶茶习惯，制作奶茶的砖茶含氟量很高。

四、地方性氟中毒的诊断

地方性氟中毒是全身性中毒性疾病，危害全身各个系统。氟斑牙及氟骨症是地方性氟中毒的特征性表现。

(一) 氟斑牙

1. 氟斑牙的临床表现

(1) 釉质光泽度改变，失去光泽，不透明，可见白垩样（似粉笔样）线条、斑点、斑块，白垩样改变也可布满整个牙齿。

(2) 釉质着色，随程度加重由浅黄、黄褐、乃至深褐色或黑色。着色范围可由细小斑点、条纹、斑块直至布满牙面。

(3) 釉质缺损：细小凹痕、较大凹窝，直至大面积剥脱。缺损可限于釉质表层，或深及牙本质，以至牙齿断裂。

氟斑牙一旦形成，永不消失。最早出现在切牙。犬齿也易发生，其他牙齿均可受累。

2. 氟斑牙的诊断 出生并生长在高氟地区，有上述症状者即可诊断为氟斑牙。氟斑牙的分度方法很多，目前国内多用Dean法分度。

Dean法将氟斑牙分为6度：

（1）正常：釉质半透明，表面光滑有光泽。

（2）可疑：釉质表面有光泽，但有少量的白色斑纹或散在的细小白斑，多见于上门齿；或在第一恒磨牙牙冠尖端有白垩状斑点。此部分不计入氟斑牙患病率。

（3）极轻度：釉质表面尚有一定光泽，白垩尚轻，呈白纸样，牙体形状基本正常。

（4）轻度：釉质表面失去光泽，极明显白垩样改变，呈粉笔样白色，牙本质园钝肥厚，牙齿边缘可带少量淡黄色斑块。

（5）中度：白垩样改变基础上，有明显黄色斑纹，占牙面1/3以上，有时可见少数细小浅窝状釉质缺损。

（6）重度：牙釉质表面明显缺损，呈块状，见于多个牙齿或全部牙齿，有的牙冠呈风化剥蚀状。

3. 氟斑牙的鉴别诊断 诊断氟斑牙需要与下列牙病相鉴别：

（1）釉质发育不全：在牙冠形成或矿化期，因营养代谢障碍所引起。有明显的时代特征，且病变处境界清晰。多没有流行病史。

（2）四环素牙：在牙胚矿化期，四环素族药物沉积在牙本质中，使牙本质着色。牙釉质呈半透明，有光泽，牙冠外形正常。

（3）龋齿：多在咬合面或两侧，有龋洞，对冷热酸甜等刺激敏感。

（二）氟骨症的诊断

1. 症状与体征 地方性氟中毒发病缓慢，很难确定发病时间。其症状也无特异性，主要表现为：疼痛、麻木、抽搐、僵硬等。

其体征除氟斑牙外（成年后迁入病区的患者可无），主要包括：骨关节运动障碍、肢体变形、神经根和末梢损害、脊髓损害（重者可瘫痪）、肌萎缩肌张力增强。

2. 生化检查 较重的氟中毒患者常可出现生化学改变。较常见的有：血清钙、总蛋白含量下降，血清碱性磷酸酶活性升高，血清尿素氮升高，肾脏酚红排泄试验低于正常，尿氟含量升高等。

3. 氟骨症的X线检查

（1）氟骨症的基本X线征象：主要包括：骨质硬化，骨质疏松，骨质软化，骨间断性生长，关节退行性变，骨干骨间膜、肌腱附着点钙化骨化。

（2）X线诊断标准：采用X线检查发现具有氟中毒特有的骨骼系统改变者，可以确诊为氟骨症（详见WS192－1999氟骨症X线诊断）。

4. 诊断标准 由于地方性氟中毒缺乏特异性临床表现，需结合以下条件综合判定：

（1）流行病学依据：长期生活在高氟病区。

（2）临床表现：有氟斑牙（成年后迁入病区的患者可无），并排除其他疾病症状和体征。

（3）检验：尿氟含量超过正常值（1.5mg/L）

（4）必要时，进行骨X线检查。

5. 氟骨症的鉴别诊断　在氟骨症的鉴别诊断中应注意与下列疾病相鉴别：退行性骨关节病，类风湿性关节炎性的多发性关节炎，强直性脊柱炎，风湿性关节炎，骨关节结核，神经根痛，截瘫。

五、地方性氟中毒的治疗

迄今尚无特效药物，但是根据大量的实践，有些药物在消除病痛、改善劳动能力方面有一定的效果。

常用的有：维生素 D，苁蓉丸等。

另外对氟斑牙的着色牙齿可以采用 30% 过氧化氢（双氧水）温热漂白法或盐酸脱色法改善外在观感。

六、地方性氟中毒的预防

根据不同病区特点，开展针对病因的防制措施，目的是去除高氟污染，摆脱高氟环境。防制措施主要包括：

1. 改水除氟，打低氟井或饮用地面水。
2. 饮水除氟，采用活性氧化铝吸附法或骨炭吸附法降低饮用水中的氟含量。
3. 改灶降氟，改进灶具，有利排烟。避免高氟烟尘对食物及室内空气的污染。
4. 改变生活习惯，停止或减少高氟砖茶的饮用。

（杨学明　李阳桦）

第十章　儿童青少年防病保健

第一节　儿童青少年体格生长

一、儿童体格生长规律

（一）体格生长的增长速率各时期不同

体格生长是一个连续的过程，但各年龄的体格生长并不是等速，在不同年龄阶段体格增长速率是不同的。总的趋势为先快、稳定、猛增、渐停止。即0～1岁体格生长均以较快的速度增长，这是生后增长最快的时期，是第一个生长高峰；2岁～青春前期每年均有较为稳定的增长；青春期时则猛增，是第二个生长高峰；以后渐渐停止。

（二）身体各部分长度比例随年龄而不同

体格生长有其头尾特点。即头部领先生长，躯干、四肢在后。出生时婴儿头大、身体小、肢体短（婴儿头高占身长的1/4）。以后四肢的增长速度快于躯干，渐渐头小、躯干粗、四肢长，趋向成人体型（成人头高占身高的1/8）。

（三）各器官系统发育与体格生长的差异

儿童呼吸、循环、消化、泌尿系统以及肌肉的发育与体格生长相平行。但神经系统发育较早，脑的发育在出生头2年最快，5岁时脑的大小和重量已接近成人水平。淋巴系统出生后生长迅速，到青春期达顶峰，然后逐渐退化。生殖系统到青春期才迅速发育。

（四）生长轨迹现象和生长关键期

在外环境无特殊变化的条件下，个体儿童的发育过程比较稳定，呈现一种轨迹现象（canalization）。该轨迹有动态的、复杂的调控系统，其中遗传基因起关键作用。他尽力使正在生长中的个体在群体范围中保持有限的上下波动幅度。一旦出现疾病、内分泌障碍、营养不良等不利现象，会出现明显的生长发育迟滞；一旦这些阻碍因素被克服，儿童会立即表现出向原有生长轨迹靠近和发展的强烈倾向。这种在阻碍生长的因素被克服后表现出的加速生长并恢复到正常轨迹的现象，称“赶上生长”（catch－up growth）。

许多重要的器官和组织都有“关键生长期”（critical growth period）。此时的正常发育受干扰，常成为永久性的缺陷或功能障碍。换言之，一旦不能抓紧时机治疗，这些器官、组织即便出现赶上生长，也往往是不完全的。例如，脑细胞需经历增殖、增殖伴增大、增大、成熟等生长阶段。头两个阶段出现在胎儿中后期到出生后6个月，是细胞数量大量增加的脑组织生长关键期。此时若发生严重的热量－蛋白质营养不良、缺氧、产伤等现象，细胞的分裂、增殖速度会急剧减慢；即便以后进行各种积极干预，赶上生长也不能完全实现，脑细胞数量不能恢复到应有水平，患儿智力将受到较严重影响。青春早期是长骨组织的关键生长期。各种阻碍生长的因素若作用于该阶段，也会使骨细胞的形成数量减少，骨骼生长受阻。若该阶段不采取积极治疗措施，则伴随骨的干骺愈合，长骨将丧失继续生长的机会，儿童的体格就无法达到其遗传潜力所赋予的水平。

二、儿童体格生长常用指标

为衡量儿童体格生长状况，常选用体重、身长（高）、头围、胸围等具有特征的可测量项目作为儿童体格生长指标。

（一）体重

体重是身体各器官系统与体液重量的总和。体重是衡量体格生长最常用的指标。

新生儿出生体重平均为3kg左右。出生后由于摄入不足、胎粪排出、体表水分丢失等因素影响，新生儿会出现暂时性的生理性体重下降。一般在出生后3～4日降至最低点（下降的体重不超过出生时体重的7%～8%），7～10日回复到出生时体重。

1岁内儿童体重增加速度最快。正常足月婴儿在生后头3个月体重增长最迅速，平均每月增加800～1000g，3～6个月体重平均每月增加500～600g，6～9个月每月平均体重增加250～300 g，9～12个月体重平均每月增加200～250g。习惯上常以出生体重为基数，生后3个月的体重约是出生体重的2倍，1岁时约为3倍。

生后第2年体重增加2.5～3.5kg，2岁时体重约为出生体重的4倍。2岁至青春前期体重增长减慢，为稳速生长，每年增长约1.5～2.0kg，青春期开始后生长速度再次加快，体重一般增长4～5kg/y，高峰时可达8～10kg，青春期突增后生长速度再次减慢。

体重能灵敏地反映出儿童营养状况，当儿童患有腹泻或急慢性疾病、营养不良时，可表现出体重下降。当体重增长过快过多时，要警惕儿童肥胖的发生。观测儿童体重增长的趋势，可了解儿童近期营养状况。

（二）身长（高）

身高代表头部、脊柱与下肢长度的总和。3岁以下儿童立位测量不准确，应仰卧位测量，称身长；3岁以后可立位测量，称身高。

新生儿出生时身长平均为50cm。生后第1年身长增长最快，出生前半年每月平均增长2.5cm，后半年每月平均增长1.5cm；1岁时身长75cm，约为出生时的1.5倍。第2年身长增长速度明显减慢，平均年增长10cm。2岁以后直至青春前生长速度减速慢并保持相对稳定，平均每年增长4～5cm，青春期开始后生长速度再次加快，身高一般增长5～7cm/年，处在生长速度高峰（PHV）时一年可长10～12cm，男孩增幅大于女孩，青春期突增后生长速度再次减慢，女孩17～18岁，男孩19～20岁左右停止长生。

身（长）高受种族、遗传和环境的影响较为明显，受短期营养因素的影响不明显，但与长期营养状况有关。身高常作为反映儿童长期营养状况的指标。身高异常，要考虑内分泌激素和骨、软骨发育不全的影响，如甲状腺功有低下引起的克汀病既矮又呆；软骨发育不全的儿童既矮又有四肢畸形；垂体性巨人症由于垂体分泌异常所致。

（三）胸围

胸围反映胸廓、胸背部肌肉、皮下脂肪与肺的发育程度。

新生儿出生时胸廓呈圆筒状，胸围32cm，比头围小1～2cm。婴儿时期有时由于胸部皮下脂肪较为丰满，也可有几个月胸围大于头围。随着年龄增长，胸廓的横径增加快，至 12 ~21 个月时胸围超过头围。

头围与胸围交叉时间与儿童营养状态有密切关系，营养状况良好时，胸廓发育好，胸围超过头围可以提前。随着胸廓的发育和肺功能的逐渐成熟，肺部感染性疾病可逐渐减少。因重症佝偻病可出现肋串珠、Harrison 沟、鸡胸、漏斗胸等胸廓发育异常。

（四）头围

头围反映脑和颅骨的发育程度。头部的发育在出生后前半年最快，新生儿出生时头围平均为 34cm。在前半年增加 9cm，后半年增加 3cm，1 岁时头围 46cm 左右。1 岁后头围生长速度放慢，第 2 年增长约 2cm，第 3 年增加 1 ~2cm。2 岁时头围约 48cm，5 岁时约 50cm。

儿童头型各人不同。但如果出生时头围小于 32cm，3 岁后头围小于 45cm 为小头畸形，大脑发育不全时可出现头围偏小。当头围应过大注意有无脑积水。

（五）囟门

囟门的大小与闭合时间可衡量颅骨的骨化程度。前囟为额骨和顶骨骨缝构成的菱形间隙；后囟为顶骨与枕骨的骨缝构成，呈三角形。

新生儿出生时前囟为 1.5 ~2cm（对边中点的连线距离），其大小个体差异较大。在出生数月内随头围增大而稍变大，6 个月后则逐渐骨化而变小，多数在 12 ~18 个月闭合。后囟在出生时很小，生后 2 ~3 个月内闭合。

出生时如果摸不到前囟要区别是否为颅骨畸形。囟门早闭合，要注意头小畸形；囟门晚闭合，要区别佝偻病、脑积水、克汀病。当患脑炎、脑膜炎而颅内压增高时，囟门变得饱满；当严重脱水及营养不良时，囟门出现凹陷。

（六）牙齿

牙齿的生长与骨骼有一定的关系，但因二者的胚胎来源不完全相同，故牙齿与骨骼的成熟速度不完全平行。

乳牙共 20 颗，由上下各 4 个切牙、2 个尖牙、4 个磨牙组成。萌出时间一般在 6 个月左右。出牙时间个体差异很大，早的 4 个月开始出牙，晚的可到 10 ~12 个月。全副乳牙在 2 岁半出齐。2 岁内乳牙总数大约等于月龄减 4 ~6。

乳牙萌出顺序为：下上中切牙、上下侧切牙、下上第一乳磨牙、下上尖牙、上下第二乳磨牙。

恒牙共 32 颗，6 岁左右开始换牙出第一磨牙（俗称六龄齿），7 ~12 岁基本按从前至后的顺序逐个替换同位乳牙，12 岁左右长出第二磨牙，18 岁以后出现第三磨牙（俗称智齿，有人终生不出）。

在牙齿的生长过程中，乳牙的萌出、脱落，恒牙的萌出均按一定的时间与顺序，过迟过早均应引起注意。重视儿童营养和口腔卫生，预防龋齿。

三、体格常用指标的测量方法

（一）体重

1. 测量用具　新生儿访视使用婴儿磅秤，最大载重量 15kg，刻度误差不超过 10g。

1 个月以上的儿童青少年均使用杠杆式体重计，其准确度为 50kg，灵敏度为 ±0.1kg。

2. 测量方法

(1) 测量前量具检查：首先检查体重计是否平稳放置，再检查体重计“0”点。

(2) 称量方法：受测儿童应尽量排空大、小便。脱去鞋、帽和外衣，仅穿单衣、裤。冬季应扣去衣服重量，以保证称量的准确性。

称量小婴儿可卧于台秤中，或将婴儿放一固定重量的装置中（例如洗澡盆、筐箩），称后减去装置重量；1~3岁儿童可蹲于秤台中央，年长儿童可赤足轻轻地站在画好脚印的踏板适中部位，两手自然下垂，不可摇动或接触其他物体，以免影响准确性。

称重前应熟悉体重计的读数位置，杠杆式台秤，先加砝码于横杠的自由端，再调整游锤，直到杠杆呈正中水平位。将砝码及游锤所示读数相加。称量结果以千克为单位，记录至小数点后两位。

(二) 身高及身长

1. 测量用具　3岁以下婴幼儿使用卧式量板，量具刻度误差不超过0.1cm。3岁以上儿童使用立式身高计，量具刻度度误差不超过0.1cm。

2. 测量方法

(1) 测量前量具检查：卧式量板使用前应检查头板是否与底板成直角，足板是否倾斜。身高计使用前应检查立柱是否固定牢靠，立柱与滑测板的位置是否成直角。

(2) 测量方法：受测儿童应脱去鞋、袜、帽，以保证测量的准确性。①测量卧位身长：受测儿童仰卧于量板中央，面向上，两耳在同一水平，头顶接触头板，双膝伸直，足底与板垂直。测量者位于儿童右侧，左手按住受测儿童两膝，使其下肢互相接触并紧贴底板，右手移足板，使其接触两侧足跟。测量时应保持足板与底板垂直，双侧有刻度的量板应注意两侧读数一致。测量结果以厘米为单位，记录到小数点后一位。②测量身高：受测儿童取立正姿势，头部保持正直位置，两眼直视正前方，胸部稍挺起，腹部微后收，两臂自然下垂。脚跟并拢，脚尖分开约60度。脚跟、臀部和两肩胛间三点同时接触立柱。测量者位于儿童右侧，手扶滑测板使之轻轻向下滑动，使滑测板与头顶点接触，同时观察被测者姿势是否正确。读取滑测板底面垂直交于立柱上刻度的数字。测量结果以厘米为单位，记录到小数点后一位。

(三) 胸围

1. 测量用具　软尺，刻度误差不超过0.1cm。若软尺全长和标准尺（2m长、有精确到毫米刻度的钢尺）相差0.5cm以上则不能使用。

2. 测量方法　3岁以下儿童取卧位或立位，3岁以上取立位。被测儿童处于平静状态，两手自然平放或下垂，两眼平视。测量者位于儿童前方或右侧，用左手拇指将软尺零点固定于被测者的胸前乳头下缘，右手拉软尺使其绕经右侧后背，过两肩胛骨下角下缘，经左侧面回至零点。测量时软尺各处轻轻接触皮肤（1岁以下皮下脂肪松厚者宜稍紧），取平静呼、吸气时的中间读数。测量结果以厘米为单位，记录到小数点后一位。

(四) 头围

1. 测量用具　同胸围测量用具。

2. 测量方法　被测儿童取立位或坐位。测量者位于儿童前方或右侧，左手拇指将软尺零点固定于头部右侧，软尺下缘放于眉弓上缘，软尺从头部右侧绕经枕骨粗隆最高处回至零位。测量时软尺应紧贴皮肤，左右对称，长发者应先将头发在软尺经过处向上下分开。测量结果以厘米为单位，记录到小数点后一位。

（五）囟门

1. 测量用具　同胸围测量用具。

2. 测量方法　被测儿童取立位或坐位。测量者位于儿童前方或右侧，先用手指触摸前囟（额骨与顶骨形成的菱形间隙），摸清前囟边缘的位置。测量前囟对边的中点连线距离。测量结果以厘米为单位，记录到小数点后一位。

四、儿童体格生长的评价方法

体格生长的评价，包括体格生长的水平、生长速度和身体匀称程度三方面。通过评价可以了解个体或群体儿童现阶段的体格状况与发展趋势。选择评价方法时应结合评价目的，同时将评价结果与体格检查状况、疾病情况、生活环境条件等结合起来进行分析，才能对体格发育状况作出比较全面、合理、切合实际的评价，并给予恰当指导。

（一）评价常用的统计学方法

体格指标与标准参数比较时，均采用统计学的表达方法。最常用的有标准差法（均值离差法）、百分位法（中位数百分位法）、曲线图法、相关法、指数法。

最常使用的是标准差法，适用于正态分布状况，以均值（X）为基值（即平均数），以标准差（SD）为离散距（围绕均值的波动范围）。目前儿童体格生长评价是以均值加减2个标准差（包含95.4%的总体）分成三个等级评价，即上、中、下。

（二）评价指标

目前所使用的是世界卫生组织近年来推荐的评价指标，即按年龄的体重、按年龄的身高和按身高的体重三项指标全面评价。

按年龄的体重能较敏感的反映出近期和远期的营养状况。按年龄的身高较适用于远期营养状况的监测。按身高的体重能反映近期营养状况的变化。三项指标综合应用可同时反映近期和远期的营养状况。

（三）评价标准

目前采用的人群标准值是2006年世界卫生组织（WHO）标准。一般以均值加减2个标准差为正常范围。以均值减2个标准差以下为营养不良的界值点。

（四）评价方法

1. 准确测量与记录　准确测量身高、体重，并准确记录测量值。

2. 计算儿童年龄　准确计算儿童实足年月龄。

3. 与评价标准对照　按年龄、性别、身高、体重，与WHO标准进行对照。WHO评价标准按男童、女童分为：①年龄的体重、身高（身长）参考值；②身高（身长）的体重参考值。

4. 进行三等级评价　根据年龄的体重、年龄的身高和身高的体重数值所处的位置，按上、中、下进行评价。上：数值大于或等于均值加2个标准差的范围；中：数值在大于或等于均值减2个标准差至小于均值加2个标准差之间的范围内；下：数值小于均值减2个标准差的范围。

5．分析评价结果　结合评价结果与体格检查、疾病情况、喂养、生活环境等进行分析，对体格发育状况作出比较合理、切合实际的评价，并给予恰当指导。

当儿童体格评价为“下”时，应进一步评价生长速度和体型，了解健康喂养情况。如为营养不良或增长趋势不良的儿童，需进行体弱儿管理。同时儿童肥胖也不应忽视。

五、影响儿童体格生长的因素

儿童体格生长的状况受到内在因素与营养、疾病、外界环境等多种因素的影响，是相互间互相作用的结果。

（一）遗传

细胞染色体所载的基因是决定遗传的物质基础，决定着每个小儿个体发育的特点。同时受种族、民族、家族的影响很深，制约着儿童的生长。男女性别因内分泌的影响，在调节儿童整个生长发育的过程中及体格生长性别的差异上，起着重要作用，影响着生长速度和限度。

（二）营养

营养是影响儿童生长最重要的因素。人体必需的营养素是儿童体格生长的物质基础。宫内营养不良，可影响胎儿的体格及神经系统发育；生后营养素供给不足，特别是蛋白质－热能不足，不仅影响体重、身高的增长，对智能发育也有不良影响。营养过剩导致儿童肥胖，其患病率呈增高趋势。因此，为儿童安排合理饮食，提供量足并且比例合适的营养素，是保证体格生长的重要条件。

（三）疾病

疾病对儿童体格生长作用十分明显。急性感染常引起体重减轻，慢性疾病则同时影响身高与体重的增长。青紫型先天性心脏病与甲状腺功能低下、垂体性侏儒等内分泌疾病对生长发育影响更突出。某些直接作用于骨骼发育的疾病如佝偻病、软骨发育不全等都会妨碍身高的增长。

（四）环境

居住、生活环境对儿童体格生长有一定影响。良好的居住环境如阳光充足、空气新鲜、水源清洁、无噪音，同时提供完善的医疗保健服务，安排有规律的生活制度，配合良好的护理与教养，以及符合年龄特点的各种形式体格锻炼，都会促进小儿的生长发育。

（陈欣欣）

第二节　儿童青少年神经心理发育

一、婴幼儿期神经心理发育的规律

（一）婴儿脑和神经系统的发育

儿童心理发育的基础是神经系统的生长发育，尤其是脑的发育。脑和神经系统的基本结构在胎儿后期已经形成，出生时脑部比其他任何身体结构更接近于成人的大小。在婴幼儿期，神经系统的快速发育主要表现在以下方面：

1. 脑与大脑皮质的发育 新生儿脑重约300~390g，是成人的25%，约占出生体重的8%；9个月时约660g，2岁时达900~1000g，7岁时已接近成人的水平（约1400g）。出生时，神经细胞超过1000亿个，1岁时达到成人的水平。与此同时，神经元的分化、细胞功能的完善，神经纤维的繁殖，突触连接的增多修剪过程逐步完成，到2岁时，脑及各部位的相对大小及构成比例与成人的基本类似。

2. 神经纤维髓鞘化 神经纤维髓鞘化是指神经元和神经纤维表层被蜡质性的磷脂所覆盖，是脑细胞成熟的标志。髓鞘化过程有一定的时间顺序。出生前，脊髓部位、前庭-听觉通道、联系视听觉的丘脑系统纤维基本完成髓鞘化，出生后的1~2年内完成大部分神经元与神经纤维的髓鞘化，只有网状结构、丘脑系统的非特异性投射区和脑皮质联合束等要到3岁以后甚至更晚才能完成。髓鞘化的顺序与脑功能和心理发展关系密切，控制感觉的神经纤维髓鞘化完成较早，其次是支配运动器官的神经纤维，而控制情绪、语言、组织思维的纤维完成最晚，故婴幼儿感觉的发育相对早于运动的发育，而语言、情绪、思维的发育相对较晚且所需时间较长。

3. 大脑皮层的功能区域 大脑皮层的功能区域是由神经元连接组成的网络按照神经纤维联结和投射的走向形成的。从脑的整体分析，脊髓、中脑和间脑发育较早，完成人体睡眠、进食、呼吸、排泄等维持生命的生理功能。婴儿出生后枕叶、顶叶、颞叶、额叶皮质逐渐发展，枕叶的视觉、颞叶听觉能区的脑细胞在婴儿3、4个月时出现快速发展，到1岁时发育充分，而语言能区脑细胞的发育是在婴儿后期及幼儿期出现加速发育，额叶的发育时间较长，直到青春期的中后期，才发育到成人的水平。

大脑半球单侧化（左右半脑功能的差异）是婴儿期出现的很重要的现象。对于大多数人来讲，左侧半脑很大程度上负责语言功能和积极情绪，右侧半脑在空间能力和消极情绪方面具有优势。

4. 婴儿脑的可塑性 婴儿脑具有很强的可塑性，主要表现在两个方面：某些神经元在功能未分化前，可以取代受损伤的细胞；有些受损伤不严重的神经细胞可以在生存环境改善后继续生长，传导功能得到恢复。早期发现、早期补救是使受损的神经细胞功能得以补偿的前提条件，一旦大脑半球单侧化、大脑皮层特异化功能定位，则很难修复。

（二）感知觉发育

婴儿认知的开端是感觉和知觉的发育。感觉是人体感受器即眼耳鼻舌、皮肤、肌肉、关节等的神经组织接受外部或机体内部刺激，并通过传入神经将信息传到中枢的过程。知觉是对感觉的信息进行组织和解释的过程，是比感觉更高一层的心理活动。婴儿时期首先发育的是各种单一的感觉，在生活的经验的基础上，才能产生知觉，二者密切联系。

1. 视感知的发展 婴儿的视觉器官在胎儿期基本发育成熟，双眼的光学系统已经形成，具有传递和整合视觉信息的功能，但这些功能并不完善，出生后进一步成熟。

婴儿出生时已有眨眼及瞳孔对光反射行为；出生3天，可以把视线集中在母亲的脸上或相对较大的物体上；出生1个月能看清距离眼睛20cm的物体上；2个月具有了视觉距离调节的能力；3个月基本具有双眼辐辏能力，双眼可追视移动的物体180度；但新生儿和早期婴儿的视敏度较低，直到接近2岁时，视敏度才能达到0.5的水平，6岁时基本达到1.0的视力。婴儿的颜色感觉发育较早，2个月婴儿只有二色视觉，3个月婴儿具有三色视觉，但

4 个月婴儿已能够在光谱上辨认各种颜色，颜色视觉已接近成人水平。

2. 听感知的发展　胎儿在 6 ~7 个月可产生听觉。新生儿能区分声音的高低，2 个月时能辨别不同人说话的声音。3 ~4 个月时能够将头转向声源，并开始对不同情绪的语调出现不同的行为反应。6 个月时能够区分母亲与其他人的声音，叫名字有应答行为，能够随着音乐的旋律摆动身体。随着听觉器官和神经系统的成熟，2 岁前听觉阈值、语音的感知、音乐的感知仍在发展。

婴幼儿能够听到 0 ~20 分贝的响度。如果只能听到 21 ~35 分贝范围，则为轻度听觉障碍，如果是 36 ~55 分贝为中度听觉障碍，56 ~70 分贝为重度听觉障碍，71 ~90 分贝为严重听觉障碍，90 分贝以上为极重度听觉障碍。

3. 嗅觉和味觉的发育　新生儿的味觉中枢及神经纤维已经发育完善，出生仅 2 小时后即能对糖水和柠檬汁的味道产生不同的反应，4 ~5 个月时婴儿能够很敏锐的感到食物的细微变化。早期味觉的适应是婴儿喂养基础。

嗅觉中枢及神经纤维在婴儿出生时已经发育成熟，新生儿可以寻着乳汁的香味找到乳头，3 ~4 个月时能够区别愉快和不愉快的气味，7 ~8 个月可以分辨芳香的刺激。婴儿敏锐的嗅觉具有生存适应意义，可以保护其免受有害物质的伤害。

4. 皮肤感觉的发育　皮肤感觉包括触觉、痛觉、温度觉、深感觉，新生儿触觉已具有高度的灵敏性，这是对婴幼儿进行抚触的生理基础。眼部、前额、口唇、手掌、足底等部位的触觉比四肢、躯干的敏感。新生儿的温度觉比较敏感，对于冷热、牛奶温度的高低已有明显的表现。痛觉的发育相对较晚，容易出现泛化现象。

（三）运动的发育

运动发育不仅与脑功能的发育有关，还与脊髓、肌肉功能的完整有关。虽然动作的发展存在个体差异，但其遵循一定的规律：①头 - 尾规律：动作的发育由上而下，沿着抬头—翻身—坐—爬—站—行走的顺序发展和逐步成熟；②由近到远：离躯干近的肌肉动作先发育，而后肢体远端的肌肉逐步成熟，即个体大肌肉动作首先发展并发挥重要作用，而后手部小肌肉动作才日益得到完善；③从泛化到集中，由不协调到协调：婴儿最初的动作是全身性、笼统、弥漫的，以后才逐渐分化为局部的、精确的、专门化的动作；④正面动作先于反面动作：婴儿先会抓东西，而后具有放下手中东西的能力；先具有拉物站起的能力，而后才发展从立位到坐下的能力。

运动发育分为大动作（全身大肌肉活动）和精细动作（小肌肉活动）两方面：

1. 大运动发育　头部和躯干的基本自主控制能力首先发育，而后是爬、走等自主位移的发展，最后才是跑、跳等技能性动作的发展。

抬头：颈后肌的发育先于颈前肌，因此，婴儿俯卧位抬头早于仰卧位举头动作发育。新生儿俯卧位时能抬头 1 ~2 秒钟，3 个月时能抬头 90°；扶坐时，3 个月头较稳定，4 个月能自由转动；拉坐时，婴儿 3 个月后逐渐出现举头动作。

翻身：翻身动作的前提是不对称颈紧张反射消失。4 个月后婴儿能从仰卧翻到俯卧位，6 个月后翻身动作成熟，并能在侧翻时用一只手支撑身体的重量。

坐：3 个月婴儿扶坐时，腰呈弧形，5 个月可以依靠坐直，6 个月手支撑坐，7 个月独坐，8 个月独坐稳，可以左右转身，10 个月时能由俯卧位转为坐位。

爬行：7~9个月，手支撑胸部，在原地转动或退爬；8~9个月上肢向前爬行；10个月以后手膝爬行逐渐成熟。爬行动作开始的时间具有明显的个体差异，与神经系统成熟因素及养育环境均有关系。爬行是个体发育过程中获得的第一个自主位移动作，这个能力的发展不仅扩大了婴儿接触和探索环境的范围，也促进了其运动技能和意志的锻炼。因此，婴幼儿无论何时开始爬行，均应得到鼓励和获得爬行的环境。

立、走：2~3个月扶站时，婴儿的膝髋关节屈曲，5~6个月时，双下肢能负重，并出现上下跳动，8个月扶站，背腰臀部伸直，9~10个月可以扶物站立，扶物行走，11个月可独站片刻，15个月独走稳，18个月能够倒退走，2岁以后出现跳跃及交替上下楼等全身协调动作。

2. 精细动作发育　抓握动作是最基本的精细动作，在此基础上发展书写、绘画、生活技能动作。

抓握动作：3个月婴儿开始出现不随意的抚摸动作，5个月左右自主随意抓握动作开始发展，6个月以后，对掌抓握动作出现，到8个月时可以用手指抓起物体，9个月婴儿具有了用拇食指捏起葡萄干大小物体的能力。

绘画写字动作：不仅需要手的精细动作的发展，还需要具有手眼动作协调的能力。12~15个月时，能够拿起笔在纸上乱画，24个月左右可以模仿画垂直线，30个月成功模仿画水平线，36个月模仿画圆形，4岁以后儿童的写、画动作进一步成熟，能够画人，写字。

（四）语言的发育

语言的正常发育是在听觉、发音器官、大脑功能正常的基础上产生的，可分为语言准备期和语言发展期两个阶段。从出生到1岁左右，婴儿在语言理解和表达两方面均处于准备阶段，即前语言期，1岁后进入语言发展期。

1. 语音发展　哭叫是婴儿最早的发音，是疾病和各种需求的表达方式；1个月左右哭声开始分化，出现ei，ou等音节，第3个月出现更多的元音和少量的辅音，如a，ai，e，ou以及辅音m，h等，4个月后辅音增多，出现无意识叫“ba-ba，ma-ma”，1岁婴儿能连续发音，出现语调。模仿和重复增多，开始有意识的发音。

2. 语言理解　5个月以后，婴儿能够区分友好和发怒的话语；8个月左右，在一定情境下，能够对成人的语言做出反应；11个月可以脱离情景理解词语，开始真正理解词意；18个月左右理解简单的问题，24个月时理解“里面”、“下边”等介词概念。

3. 句法发展　15~20个月是单词句阶段，以单字的表达为主；20个月后进入“双词句”阶段，即把两个词放在一起表达，如“妈妈抱”、“宝宝饿”等；2岁后出现简单句，3岁时婴儿基本上掌握了母语的语法规则系统。

（五）心理活动的发展

包括注意、记忆、思维、想象、情绪、性格等心理过程的发展。它们在婴幼儿期及学龄前期的产生和发展依赖于大脑和神经系统的发育成熟，具有年龄特点，是早期教育、早期干预实施的基础。

二、影响儿童神经心理发育的高危因素

影响儿童神经心理发育的因素有遗传和环境两大类

（一）遗传因素

一些遗传、代谢性疾病会直接影响儿童神经心理的发育，如21－三体综合征、先天性甲状腺功能低下、苯丙酮尿症、某些神经管畸形等。

（二）环境因素

1．母孕期高危因素　常见的因素有高龄初产、母孕期患风疹、带状疱疹、巨细胞病毒、弓形体感染，母亲孕期严重的精神创伤、母亲智力低下、孕期并发症等。

2．围生期高危因素　涉及胎儿宫内窘迫、出生窒息、缺血缺氧性脑病和新生儿败血症、脑炎、脑膜炎等感染以及早产低体重、过期产儿、高胆红素血症、新生儿惊厥等因素。

3．出生后高危因素　包括相关疾病和社会环境因素。如果婴儿患先天性心脏病、严重的营养不良、神经系统感染性疾病等均会对儿童的神经心理造成不利的影响；社会环境因素中，不良的母婴作用关系、落后的经济文化背景致使儿童缺乏良好的外界刺激和教育训练，同样会对儿童神经心理发育带来不良影响。

三、儿童神经心理发育检查

儿童神经心理发育表现在感知、运动、语言、心理活动等各方面，目前对这些能力的检查均使用各种心理测验，这些测验需要经过标准化获得常模，具有可靠的信度和效度后才能使用。

根据测验的目的，可将神经心理发育测验分为筛查和诊断性测验两类。筛查性的测验阳性者需要进一步的诊断。筛查方法快速、简便，能在短时间内得出结果，因此适宜在基层使用。诊断性测验是对儿童进行发育诊断，获得相应的发育商或智商或者社会生活能力水平等。诊断方法复杂、需要测试时间长，测试结果需要结合临床病史和表现对儿童进行诊断，适宜在具有诊治条件的综合医院使用。

目前国内采用的测验方法，基本从国外引进，并在国内进行了标准化。

（一）筛查性测验

1．丹佛发育筛查测验（Denver developmental screening test，DDST）　属于儿童发育筛查量表，在个人－社会、精细运动－适应性、语言、大运动四能区对0～6岁儿童的发育水平进行筛查，结果分为正常、可疑、异常。目前主要应用在儿科、儿童保健领域，对高危儿童进行发育监测是其重要的应用价值。此量表由北京市儿童保健所1985年再标化后全国使用。

2．50项测验　内容包括自我认识、非环境性定向、记忆、常识、运动、手眼协调、分析综合能力、社会心理、语言等。适用于4～7岁儿童。用于对入学儿童进行合格的测试。由上海第二医科大学附属新华医院修订。

其他的筛查方法包括Peabody图画词汇试验、绘人试验、瑞文试验等。

（二）诊断性测验

目前在儿童保健领域，Gesell发育量表应用最为广泛，测试内容包括适应行为、大运动、精细动作、语言和个人社会五个能区。用于判断小儿神经系统的完善和功能的成熟，测量结果为发育商数。适用于4周～72个月儿童。北京市儿童保健所分别在1975年和1992年完成国内的常模修订。

韦克斯勒儿童智力量表（6～16岁儿童）、韦克斯勒幼儿智力量表4岁～6岁6月是目前国内测量儿童智力水平的主要方法。

其他量表还包括贝利婴儿发育量表、上海标化的儿童智能筛查测验量表、上海－西南量表、北京的儿童心理量表、儿童适应行为评定量表等。

以上各类心理测验在应用的过程中需严格按照操作指导进行测试。

（梁爱民）

四、儿童青少年心理健康的标准

心理健康与生理健康评判标准不同，生理健康有明确的标准，心理健康的评价却体现着“群体化”特点。儿童青少年正处于心理快速发展的阶段，应注重从整体出发、以发展的观点出发，评定心理健康状况，切忌凭一时一事的表现下结论。

目前我们常用的心理健康标准是WHO提供的标准，其基本内容如下：

（一）智力发育正常

智力是人的感知觉能力、记忆力、注意力、想象力和思维能力的综合。正常的智力是儿童少年正常生活、学习的基本条件之一。

（二）良好的情绪

良好的情绪是儿童心理健康的核心，表示儿童少年的身心处于积极的健康状态，有助于提高其学习、生活能力，较好地适应社会。反之，紧张、焦虑、恐惧、退缩、淡漠等负面情绪，都是心理不健康的表现，可能会影响正常的学习生活，损害身体健康。

（三）心理特点与年龄符合

不同年龄段的儿童应表现出不同的心理特点，形成自身独特的心理－行为模式。心理行为若严重偏离自身的年龄特点，一般都是心理不健康的表现。

（四）行为协调、反应适度

儿童少年的心理活动和行为反应方式是处在协调统一之中的。对外界刺激反应适度，表现为既不异常敏感也不迟钝，有一定应变能力，能以灵活、协调的方式对环境变化做出适度反应。

（五）人际关系的心理适应

心理适应最主要表现在人际关系的适应上。人际交往是社会化的基础。心理健康的儿童一般都能与周围的人建立协调的人际关系，和睦相处。

（六）个性的稳定和健全

健全稳定的个性表现为健康的精神面貌，有客观而积极的自我意识，能适度控制自己的心理行为，行为符合社会道德规范。

在应用心理健康标准时，强调一定注意两点：一是心理健康的诊断具有相对性。心理健康标准不象儿童少年形态发育那样容易测量，很难在健康与不健康之间划出明确界限。二是心理健康是动态的。一个人很难在所有的时间内都具备所有健康心理的特征。心理状况一生中是曲线发展，是一种过渡状态，诊断只是一种对暂时状态的诊断。因而，对人对己也不要要求过高。只要能够适应社会学习生活的，就可以视为心理健康。不要轻易地给人扣上心理不健康的帽子。

五、儿童青少年常见心理卫生问题

（一）童年期（小学阶段、学龄期）

童年期是心理发育的重要转折时期，随着儿童进入小学，改变了学前以游戏为主导活动的状态，而变为以学习为主导活动，心理发育更具有社会性。

1. 心理发育特点　这个年龄段儿童开始出现团体意识。6～8岁的儿童喜欢集体游戏，但伙伴关系不稳定，经常重新组合（今天和张三好，明天可能和李四好），不介意男女性别。9岁左右开始出现男女差别，在许多兴趣、游戏中，伙伴男女分开，但此时的儿童忽视装束打扮。

另外，童年期儿童青少年模仿能力强，想象力的发展也以模仿性想象为主，情绪易波动，对成人的情绪变化敏感。因此，成人的言行对其行为塑造起着关键作用。老师成为他们最崇拜的对象，特别是班主任老师的言行举止更有楷模作用。

在学习过程中表现出机械记忆较强的特点，对理论性记忆较困难，抽象概念10岁以后开始发展。意志力和综合分析能力开始加强，动作协调也有明显改善，行为变得更有意识，心理的基本需要（包括：情感、安全感、成就感、自尊感等情感需要）逐渐增强。

2. 常见心理卫生问题　童年期的心理卫生问题多表现为一种暂时性现象，属于量变，心理学家定义为："心理社会发育失调（disturbed psychosocial development）"。阳性检出率为5%～15%，9～10岁儿童多于其他年龄组。但只有极个别的才发展成心理障碍，造成心理缺陷（mental disorder）。

童年期常见的心理卫生问题有：

（1）情绪问题：多表现为情绪不愉快，过分任性、冲动、恐惧、不安全感、强迫观念、猜忌、男女孩发生率近似。

（2）学习问题：多表现为学习适应不良，如：与年龄不符的注意力不集中、厌学、弃学和学习困难等。

（3）品行问题：如：小偷小摸、打架斗殴、骂人、扰乱课堂秩序、说谎、攻击性行为和破坏性行为。男孩多于女孩。

（4）顽固性不良习惯：如：吮手指、咬指甲、遗尿、口吃等。

（5）注意力不集中、多动：原因复杂，遗传、损伤、教养、环境等综合因素造成。

3. 指导原则

（1）查明原因，对因指导：通过观察、交谈、家访等方式进行。出现的问题有些是由于家庭的教养方式造成的（如溺爱、打骂、棍棒教育）；有的是因为身体疾患引起的（如：口吃、咬指甲、遗尿等）；有些是因为亲子关系或师生关系紧张引起的（如：说谎、逃学）。

（2）建立一个安定而愉快的家庭环境和学校环境，与儿童建立友好的人际关系，求得良好的感情协调，教师、家长的态度尤为重要。

（3）改善对儿童有害的养育方式，充分尊重儿童有机会时能自己解决问题的能力和要求。善于发现儿童的优点，多鼓励，多引导，培养儿童自己的责任感。

（二）青春期

青春期心理发育分两个阶段，一是初中阶段（11～15岁），心理学上称"危险年龄阶段”；二是高中阶段（15～18岁），心理学上称“断乳期”。

1．心理特征　初中阶段（11～15岁）青少年的心理特征表现为：

（1）处于半幼稚半成熟状态，是充满着独立性与依附性相矛盾的时期。“成人感”与独立性是其独特的表现。自尊心强、对周围人的评价很敏感。

（2）自我意识迅速发展，人际关系出现变化。随着年龄的增长和社会接触增加，以及观察力和批判力的增强，它们常看出自己以前崇拜万能的父母或老师的弱点，对父母和老师出现疏远或反抗的情绪；另一方面，由于年龄相近、阅历相似、观点相同，容易出现小团体，与成人的关系越不协调，伙伴之间的交往与影响就越大，很容易走上歪路。

（3）性意识迅速觉醒，意识到两性差别。青春早期的孩子随着身体的变化，一方面对自己的性别特征十分关注，对性心理、性生理的一系列变化惊奇、困惑；另一方面，对异性的情感发生一系列变化，朦胧地对异性好奇，产生了关心和接近异性的倾向。

高中阶段（15～18岁）的学生开始准备独立地走向社会，开始严肃地考虑自己将来的生活道路。并且根据自己考虑的结果而努力。其心理发育特点：

（1）情感日益丰富、稳定，并且有闭锁性，独立意向显著。从表面上看不象少年期那样热情奔放或易于冲动，实际上情感更加丰富。集中表现在高级情感发展明显，情感以肯定、乐观、振奋为主要特征。同时在心理—行为上具有闭锁性的特征。他们经常表现出含而不露，对一般人不轻易表露自己的感情。

（2）智力已接近成熟，学习动机较稳定和深远。思维逐渐摆脱具体形象和直接经验的限制，借助于概念进行合乎逻辑的抽象思维活动，并且具有组织性的特点。

（3）自我意识日渐成熟，自尊心日益增强。他们喜欢独立思考、遇到有争论的问题总表现出有一定的主见，具有批判性的特点，不轻信不盲从他人。

2．青春期心理卫生问题　青春期的青少年从心理发育上看：既有童年期的一些痕迹，又有成年期的一些萌芽，常表现为“似成熟又不成熟”。他们既要适应生理变化带来的心理卫生问题，又要适应社会环境变化带来的心理卫生问题。因此，青春期的青少年心理卫生问题主要源于以下几个原因：

（1）对性意识的觉醒和性发育的困惑不解所造成的心理卫生问题。有些青少年由于缺乏成人的正确引导，心中的疑惑得不到解答，又不愿意向父母交谈，所以从不正当的途径去探索两性知识，极易受黄色淫秽书刊、录像不良影响，甚至走上歧途。青少年性犯罪的比例相对较高。有些青少年有手淫的习惯，而产生追悔、自责的情绪，引起精神萎靡不振。有的则因为面部痤疮、长胡须、变声而产生焦虑。还有些女生为了一时性的发胖而苦恼；对乳房发育及出现月经而焦虑、不知所措。

（2）独立与依附的矛盾心理带来的心理－行为问题。随着年龄的增长，他们逐渐意识到自己长大成人。伴随着成人感的产生，他们希望享受与成人相同的权力，希望被别人尊重、认同、当成人看。同时，这一阶段青少年又不能离开家长而独立生活，在心理上就会产生一系列矛盾。如果此时父母或他人仍然把他们当小孩看，它们就会产生不满和抵触情绪，认为受到成人的约束和监视，会产生与家长、老师对着干的情绪和行为，故意表现出反抗情绪和疏远意图。多表现为：亲子关系紧张，与父母说话越来越少，与同龄人来往越来越密切，相信伙伴胜过家长或老师。父母越让他干的事，他越不干，逼急了就离家出走。

（3）伙伴关系密切引起的心理卫生问题。他们很讲哥们义气，把同伴的友谊看作可以高于一切，很容易形成小集体，受不良团体的引诱。这个时候家长应多与他们进行沟通，了解其交友的情况，以朋友的身份和同龄人的心态进行争相引导，切忌粗暴打压。

（4）学习压力大而引起的心理问题。这个阶段的青少年正处在思维模式转变、知识容量迅速增加的重要学习阶段，同时他们面临着来自家庭、社会和自身的就业压力，因此学习是他们的生活核心，成绩是各方关注焦点，因此而带来的心理压力往往成为这一阶段青少年的首要心理问题。

（5）独立意向发展迅速，认知能力跟不上。在思考问题上他们常表现出直观易感性。即：分析问题比较肤浅、片面，从而做出错误的判断。支配他们的是事物的新奇性、趣味性、刺激性。但缺乏分辨是非的能力，很容易从一个极端走向另一个极端（青春早期尤为明显），很容易沾染不良嗜好，如：吸烟、喝酒、赌博、夜不归宿等等。

3．指导原则　如今的教师和家长有个共同的发现：现在越来越难以用自己年轻时的经验和方法来教育青少年了。这是因为社会环境和文化环境高速变化，生活水平提高了，都市化、旅游业和文化交流发展了，尤其是跨国文化的交流增加了，烟、酒、毒品等有害物质增加了，青春期发育提前了，传统大家庭减少。这些都影响着青少年的心理发育，而又与我们过去的经验有很大差别。

因此，我们在进行教育过程中，不能一味照搬，要因因、因时、因事、因环境而定。进行心理指导时应注意：

（1）根据青少年身心发育特点，有针对性地进行教育和引导。

（2）了解他们交友的情况及生活的环境。

（3）尊重并重视他们的独立意向，并不断地向他们提出更高的要求。

（4）培养他们分辨是非的能力，调动他们的积极性，把他们旺盛的精力引导到正确的活动中去。

六、青春期心理咨询

（一）心理咨询的概念

心理咨询是指运用心理学方法，对存在心理行为问题的来访者提供心理援助的过程。它是一种以促进人格和情感发展为目标，以咨询、指导、开发为心理援助方式进行的活动。对有心理问题的人通过心理商谈的程序和方法，使其对自己和环境有一个正确的认识，矫正其心理上的不平衡，以改变其态度和行为，并对社会生活有良好的适应。

通过咨询过程，咨询者帮助求咨者认识自己，发挥求咨者的个人潜能，最终主要使求咨者自己作出正确的选择，以妥善理解并解决自己的心理问题。

（二）开展青春期心理咨询的必要性

1．青春期青少年心理发育特点决定了在这一阶段容易产生心理困惑、心理问题、行为偏倚。尤其是性意识的觉醒和困惑、依赖与独立意识并存的矛盾、伙伴关系密切及相互间的强影响力、认识社会能力不强、学习压力过大等造成的心理行为问题普遍存在，如果梳理不当，会影响终生心理及生理健康。

2．部分家长对这个阶段的孩子重视不够，忽略了其成长历程中最重要的表现、需求和指导；部分家长对孩子的变化不适应，没有做好充足的准备，仍以儿童的标准要求其，导致了矛盾冲突、心理压力、关系恶劣。

3. 社会变革快，新的思潮引起困惑，产生价值观的改变，同时引起心理冲突和矛盾加剧。另外，不良声像刺激普遍存在于影视作品和网络媒介中，给青少年造成严重的不良影响。

所以，开展学校心理教育，开展心理咨询，尤其是在青春期这个人生最动荡的阶段，帮助他们认识自己，认识环境，认识生命，认识人类，发挥自己的潜能，学会正确做出选择，以妥善解决心理问题，等到成长，势在必行。

（三）青春期心理咨询的一般原则

咨询是否能够达到良好的效果，与咨询者本身的技能、经验和技巧有很大关系，在对青少年进行心理咨询的时候一定要注意从其心理特点出发。

咨询者对青春期学生做心理咨询时应注意：

1. 青春期是从童年期向成人期过渡的阶段，是个发展指向成熟的阶段，咨询的主要目的是促进其身心健康发育，提高他们的心理承受力；

2. 咨询过程中最重要的是咨询者与求咨者之间的关系。建立良好关系的基础是给予尊重，同时要使求咨者认识到他们能对自身命运加以控制，使其最终做出决定，并确保实施；

3. 咨询者通过让求咨者讲述自己的经历，引导其更好地了解自己，并正确认识自己。我们给予的帮助不仅限于事实本身，而是其深层背景、内心体验。使其认识到行为的可控性和责任能力，助其成长。

4. 咨询者要认识到：即使求咨者的行为“不好”，也不能说这个人不好，应给予鼓励，促其改变不良行为。

5. 奖励比惩罚对行为改变更有效。

6. 咨询的主要目标：帮助来访者认识自己，正视自己。使他们认识到对自我行为的内在控制及具备较长时间计划的能力是一种成熟的表现。

（四）咨询技巧

1. 倾听的技巧　注意体态语言、眼神、躯干倾斜程度、手势和语言的质量；鼓励的技能；提问的艺术性、开放性、选择性；反应的技能；总结的技能；

2. 表达的技能　注意及时作出合乎逻辑的结论；提供有效信息；进行适当指导。

3. 接待的技巧　注意眼神的运用；恰如其分的体态语言；附和语言的运用；语言的质量（速度、音量、音调等）；衣着整齐；各种鼓励方式的运用；以及提问的艺术性。

4. 初次咨询模式　①准时开始，不让来访者等候；②让来访者保持放松、自然，互相介绍，面对面；③先感谢来访者到来，从最简单的问题开始；④帮助来访者说出来访目的；⑤注意来访者的各种反应（表情、动作等）；⑥根据反应作出对症处理；⑦让来访者充分叙述，允许沉默，但时间过长要想办法活跃气氛；⑧假若对方不能/不愿意说，可安排下次咨询；⑨假如一时找不到合适的答案，可以许诺去找一个答案，或给出一个参考答案，使其感到安心有助，但不要引起误导；⑩咨询结束前，安排下一次咨询，并询问其感受，然后尽量轻松气氛。

（王绍丽　段佳丽）

第三节 儿童青少年营养

一、儿童的热能消耗及需求特点

（一）基础代谢所需

基础代谢是指人体在清醒、安静、空腹情况下，在18～25℃环境中维持生命基本活动所需的最低能量。简单地说，就是人在什么事都不做的情况下要维持生命活动所消耗的最低能量。年龄越小，这部分能量在总热能中所占的比例越大，小儿一般占总热能的60%。各器官消耗的热能也不相同。小儿脑所消耗的热能占总基础代谢热能的60%，而成人仅占25%。所以，当小婴儿热能不足时，对脑的发育会有很大的影响。

（二）生长发育所需

这部分热能所需是儿童所特有的，与小儿生长速度的快慢有关。幼小婴儿生长发育快，这部分热能约占总热能的1/3。当总热能供应不足时，生长停滞；而热能供应过多时，则生长加速。正常情况下热能摄入和消耗处于平衡状态，因此小儿有规律地生长。

（三）活动所需

小儿活动所消耗的热能波动较大，是热能平衡中最易发生变化的一部分，与儿童身体大小、活动强度、持续时间、活动类型等有关。所以在小儿活动量大时应注意能量的补充。

（四）食物的特殊动力作用所需

食物的特殊动力作用是指人对吃进去的食物进行消化吸收所消耗的能量。它与进食食物的种类有关。例如，蛋白质类食物需要的能量最多，所产能量的30%在消化的过程中被消耗掉了。婴儿食物中蛋白质需要量较高，食物特殊动力作用约占总能量的7%～8%。

（五）排泄物中丢失的能量

食物中的碳水化合物、蛋白质和脂肪大多不能完全被消化、吸收，代谢后的产物也须从体内排出，这部分能量损失不超过总能量的10%。腹泻时该部分能量丢失会有所增加。

总的来讲，能量需求在实际应用时，主要根据年龄、体重及生长速度进行估计。用不同年龄每日每公斤体重所需的总能量×小儿的体重，就可得出该年龄段小儿每日的能量需要量（表10－1）。

表10－1 不同年龄儿童热能每日需要量

年龄	热能（kcal/kg）
新生儿	120～130
1月～	110～120
6月～	100～110
1岁～	90～100
4岁～	80～90
7岁～	70～80
10岁～	60～70
13岁～	50～60
15岁～	40～50
成人	40～45

例如：2岁、体重12kg的小儿，每日的能量需要为：100kcal/kg×12kg＝1200kcal。但要注意，对能量的需求存在着明显的个体差异，且同时还要考虑活动量及气候等多种因素，上述公式

仅供参考。

人体所需的能量来自食物中的碳水化合物、脂肪和蛋白质，所以，这3类物质也叫供能营养素。但3者之间需要一定的比例。一般来讲，食物中的碳水化合物提供机体所需总能量的50%～60%，脂肪20%～30%，蛋白质12%～15%。如按供应量计算，可参照下表：

表10－2　婴幼儿每日所需能量

		蛋白质		脂肪		碳水化合物
婴儿	人乳	1	∶	3	∶	6
	牛奶、混合	1	∶	2	∶	4
1～4岁		1	∶	1.2	∶	4
4岁以上		1	∶	1.1	∶	5

各营养素的主要功能及食物来源见有关章节。

二、婴儿喂养

（一）婴儿消化代谢特点

1．婴儿口腔容积小，刚出生时唾液腺发育差，唾液少，3～4个月时唾液分泌明显增多，可出现生理性流涎；婴儿期胃呈水平位，胃容量较小，足月新生儿30～35ml，1～3个月100ml，1岁小儿500ml左右，贲门括约肌发育不完善，每次进食量不宜过大，否则容易使胃内容物向食管反流而引起溢乳或呕吐；婴幼儿肠管相对较长，且固定较差，易发生肠套叠、肠扭转等疾患。

2．吞咽功能在胎儿末期得到充分发育，足月新生儿吞咽功能已很熟练，但早产儿常不能协调呼吸、吸吮和吞咽动作，易呛奶；早产儿的肠蠕动也尚不完全协调，可引起大便停滞和功能性肠梗阻。

3．小婴儿唾液淀粉酶和胰淀粉酶均分泌不足，不宜过早接触淀粉类食物，而对乳糖、蔗糖则可适应。新生儿脂类吸收不完善，母乳喂养有助于胆盐库的增大，促进脂肪吸收。新生儿对氨基酸的吸收功能已很好，摄入蛋白质的质量会影响新生儿肠道发育。

4．肠道菌群的建立与摄取食物的种类有关，母乳中乳糖多，蛋白质少，有利于肠道乳酸杆菌和双歧杆菌的生长，而抑制大肠杆菌的繁殖；牛奶中乳糖少，蛋白质多，会促进大肠杆菌的生长。婴儿粪便与肠道菌群有密切关系。大多数新生儿生后10小时左右排出胎便，呈墨绿色，质粘稠，2～3天后逐渐转变为婴儿粪便，母乳喂养时金黄色，质柔软均匀，呈细糊状，小儿每日排便次数可达3～6次，满月后略减少；牛奶喂养时，粪便较干，色淡黄，易发生便秘。添加辅食后逐渐接近成人。

（二）母乳的成分特点

1．母乳中所含的营养成分最适合婴儿的生理需要。母乳中不仅含有小儿所需的各种营养素，而且数量充足，比例合适，完全能够满足生后4～6个月婴儿的全部营养需要。

2．母乳易消化吸收。母乳中蛋白质以乳清蛋白为主，脂肪以不饱和脂肪酸为主，因此比牛奶更易消化吸收。母乳中乳糖含量高，且多为乙型乳糖，有利于乳酸杆菌的繁殖。母乳中钙磷比例为2∶1，符合小儿生理需要，母乳中铁的吸收率可达50%，而牛奶仅10%。

3．母乳中含有多种免疫物质，如免疫球蛋白、免疫活性细胞、溶菌酶、乳铁蛋白等，可保护婴儿避免和减少感染性疾病的发生。

4．母乳成分随婴儿年龄变化而变化。每次喂乳当中及一日的不同时间内均有所不同。

初乳是母亲产后最初几日内产生的特殊的乳汁，具有以下特点：①含有更多的抗体、抗感染蛋白、白细胞等抗感染物质，有助于预防细菌感染和防止婴儿过敏；②具有轻微的通便作用，有助于胎粪排出和防止黄疸；③具有生长因子，有助于婴儿肠道的发育，预防过敏；④含有更多的维生素，特别是维生素A，可降低婴儿感染的严重性。

几天后，初乳转化为成熟乳。每次哺乳中先产生的带蓝色的奶叫前奶，后产生的较白的奶叫后奶。前奶与后奶比较，前奶含有更多的蛋白质、乳糖和其他营养素，后奶则含有更多的脂肪，可为婴儿提供足够的能量。因此，应使婴儿每次都既吃到前奶又吃到后奶，才能得到完整的营养。

（三）母乳喂养的优越性

1．母乳中所含有的营养素正好能满足婴儿的需要，对婴儿的健康发育最有利。

2．母乳最容易被婴儿消化吸收。

3．母乳含有多种抗感染物质，能够保护婴儿抵抗疾病。

4．母乳喂养有利于增强母婴感情联结。

5．母乳喂养比人工喂养成本低。

6．母乳喂养对母婴心理都有很大益处。

7．母乳喂养有利于保护母亲健康，促进子宫收缩，减少产后出血，预防贫血，减少卵巢癌、乳腺癌的危险。

（四）乳汁的产生及分泌调节

人的乳房内有大量的腺泡，其中的泌乳细胞在催乳素的作用下分泌乳汁，泌乳细胞周围的肌细胞则在催产素的作用下收缩，将乳汁排到输乳管内，输乳管在乳晕下方变粗，形成乳窦，储存乳汁。乳房的大小和形状取决于腺泡和输乳管周围支持组织的多少，与分泌乳汁的腺体无关，因此，乳房的大小不影响乳汁的分泌。

乳汁分泌受催乳素反射、催产素反射和乳汁中的乳汁分泌抑制因子共同调节。

1．催乳素反射　婴儿吸吮刺激乳头，感觉冲动传导到垂体前叶，使之产生催乳素。催乳素经血回到乳房促使泌乳细胞分泌乳汁。因此，婴儿的吸吮有助于乳汁分泌。催乳素反射的特点：①分泌量以夜间为高，夜间哺乳有利于乳汁分泌；②催乳素有镇静作用，可使母亲放松，有利于两次哺乳间的休息。催乳素有抑制排卵作用，可延迟月经复潮。

2．催产素反射　婴儿吸吮的刺激传到大脑垂体后叶，使之产生催产素。催产素经血回到乳房，使泌乳细胞周围的肌细胞收缩，将乳腺泡内的乳汁压向乳窦，甚至流出体外。催产素反射又称射乳反射，具有以下特点：①比催乳素反射快，其作用在于哺乳当时利于乳汁流出体外；②催产素可促使母亲子宫收缩，有助于减少产后出血；③母亲的感受和想法对催产素反射的建立具有特别重要的影响。增加对母亲的良性刺激，有助于催产素的产生。

3. 母乳分泌中的抑制因子　乳汁分泌的抑制因子就存在于乳汁中，是一种多肽。当大量乳汁存留在乳房内，抑制因子就抑制泌乳细胞的分泌。若通过婴儿吸吮或挤奶的方式使乳房及时排空，抑制因子被排除，乳房就会分泌更多的乳汁。这一机制使得乳房不会因分泌过多的乳汁而受损。

（五）母乳喂养技术

婴儿口与母亲乳房的正确含接、有效吸吮、采取正确的哺乳体位和及时挤奶，是促进和保持母乳足量分泌的有效技巧。

1. 婴儿口与母亲乳房的正确含接与有效吸吮　特征：婴儿口含入乳头及大部分乳晕，下唇接触乳房，嘴张得很大，下唇朝外翻，嘴的上方露出的乳晕较下方多。只要婴儿做到正确含接，则很容易吃到奶，即做到有效吸吮。

含接不良可导致乳头疼痛和乳头皲裂，并影响吸吮。含接不良的常见原因：①曾经用过奶瓶；②母亲缺乏经验；③婴儿太小、太弱；④母亲乳头凹陷；⑤乳房肿胀。

此时，母亲非常需要有经验的人的及时指导。

2. 哺乳体位　哺乳时，母亲要放松、舒适，婴儿安静。婴儿的正确体位为：①头和身体呈直线（颈部不要扭曲；②面向乳房，鼻子对着乳头；③身体紧贴母亲，下巴贴乳房；④新生儿应托着臀部（不可只托着肩）。即“腹贴腹、胸贴胸、下巴对乳房”。母亲的手呈“C”形托起乳房。

3. 挤奶　目的：①缓解乳汁淤积和乳房肿胀，帮助婴儿含接，预防乳头和乳晕疼痛和皲裂；②母亲乳头凹陷矫正之前或由于婴儿原因哺乳困难时，可将乳汁挤出用小勺、小杯、滴管等喂哺；③母亲生病时保持泌乳或母亲工作外出时留下乳汁喂婴儿或防止漏奶；④有时需将乳汁直接挤入婴儿口中。

注意事项：①采用心理暗示、母子皮肤接触、喝热汤、局部热敷、按摩或轻拍乳房等方法促进催产素反射的建立，以利于下奶；②挤奶容器要大口，并消毒干净；③挤奶最好由母亲自己来操作，可用拇、食指相对挤压乳头、乳晕的手法或借助于橡皮挤奶器、热瓶挤奶法等工具，根据具体情况加以选择。

（六）促进母乳喂养成功的注意事项

1. 尽早开奶：新生儿在出生后1小时内即开始母婴接触，让其吸吮乳头，开始喂奶。

2. 按需哺乳，1天至少8次：即婴儿想什么时候吃就什么时候喂，不限制喂奶时间和喂奶量。通常应吸空一侧乳房，再吸吮另一侧。母乳喂养适当的标志为：①喂奶时能听到婴儿的吞咽声；②母亲有乳汁排空的感觉；③喂奶前乳房丰满，喂奶后乳房较柔软；④尿布24小时湿6次或6次以上；⑤经常有软的大便；⑥两次喂奶之间婴儿安静并有满足感；⑦平均每周增加体重125克~150克。

3. 不给新生儿人工奶头和代乳品（水、糖水或奶粉）。

4. 教会母亲掌握母乳喂养的技术。乳母应保持身体健康，心情愉快，睡眠充足；饮食要营养丰富，多样、清洁、易消化吸收，并保证足够的热量和水分的摄入。

5. 纯母乳喂养应坚持到婴儿满6个月。

（七）人工喂养的方法及原则

因病理原因或经过多种努力仍无法实行母乳喂养者考虑用母乳代用品进行人工喂养。

1. 母乳代用品的选择

(1) 鲜牛奶：是人工喂养时最常用的动物乳，主要缺点是蛋白质以酪蛋白为主，入胃后凝块较大，不易吸收；脂肪中饱和脂肪酸较多，脂肪球较大，不易消化；乳糖含量低；矿物质含量较高，不利于消化且增加肾脏负担。用于喂养婴儿时需加糖5%～8%。

(2) 全脂奶粉：鲜牛奶加工制成，按重量1∶8（30克冲成乳汁240克）或容积1∶4（1勺冲成4勺）加水配制成乳汁，其成分与鲜牛奶相似。加工过程使蛋白质凝块变小，挥发性脂肪减少，因此较鲜牛奶易于消化。且便于运输和储存。

(3) 婴儿配方奶粉：对鲜牛奶中的成分加以调整，使之接近母乳，并可根据不同需要制备各类配方奶，对年幼婴儿其喂养效果确比普通牛奶为佳。

2. 奶量计算　婴儿每日约需加糖牛奶100～120ml/kg，计算出1日奶量，再除以每日哺乳次数，即每次哺乳量。婴儿每日约需水150ml/kg，除供给牛奶量外，余下的水分可单独以温开水分次在哺乳间隙喂给，年幼婴儿可加入牛奶中同喂。新生儿常需将牛奶加开水稀释为3∶1牛奶（3份牛奶，1份水）或4∶1牛奶，1个月后可喂全奶。

3. 人工喂养注意事项

(1) 小儿每天吃奶量、次数等存在较大的个体差异，必须在按其年龄、体重计算的基础上，根据消化吸收和生长发育（特别是体重增长）情况进行调整。一般3.5～4小时喂奶1次。使用奶粉时一定要按说明冲调，切忌过少、过淡或过多、过浓。前者可引起营养不良，后者可导致消化功能紊乱。

(2) 用奶瓶喂奶，小儿患感染性疾病的危险性增加，因此，奶瓶、奶头的清洗至关重要。可同时准备每日所需奶瓶、奶嘴数，每日1次集中煮沸消毒。

(3) 喂奶时，奶嘴内一定要充满奶液，以免吸入空气。喂奶毕要直抱婴儿，轻拍背部，排出胃内空气。

(4) 6个月时，单靠乳品已不能满足小儿的营养需要，特别是每次喂奶量达到200ml，每天摄乳量达到1000ml以上时，应及时添加辅助食品。

（八）辅助食品的添加

1. 目的　①补充母乳的某些营养不足；②增加营养以满足小儿生长发育的营养需要；③为顺利断母乳做好准备。

2. 原则

(1) 适时：自生后6个月开始添加。添加过早，小儿消化酶分泌不足，易引起消化紊乱、腹泻等；添加过晚又会引起营养不良，影响生长发育。

(2) 合理：添加辅食要符合小儿的生理特点，遵循由少到多、由稀到稠、由细到粗、由一种到多种的原则，每添加一种新辅食，都应选择在小儿身体健康、消化功能正常、季节合适之时。

(3) 优质：添加的辅食中所含各种营养素全面、比例合理。

(4) 量足：随着小儿年龄的增加，辅食在整个膳食中的比例逐渐加大，提供的营养素足以弥补乳类所供营养素的不足部分。一般来讲，6～7个月的小儿，应有1次奶完全被辅食所代替，即每天吃1次辅食，4～5次奶；9～10个月的小儿，每天吃2次辅食，3～4次奶；1 岁时，每天吃 3 次饭，2 ~ 3 次奶。

（5）多样：辅食种类应尽可能多样，以保证热能与各种营养素的数量充足、品种齐全、质量上乘。辅食应当包括 4 类食物，其中，谷物类辅食（粮食、薯类）常作为主食，首选大米制品；蛋白质类常选豆类和动物性食物（鱼、肉、禽、蛋、乳、豆及豆制品）；维生素、矿物质类常用蔬菜和水果；热能食品包括油脂类食物和蔗糖。母乳本身仍为婴儿营养完善的食品，此时尚可继续喂哺，以后可逐渐被牛奶所取代。

3. 添加辅食的顺序　见表 10 – 3。

表 10 – 3　添加辅食顺序

月龄	添加的辅食奶	供给的营养素
6 个月	米糊、营养米粉、烂粥等 蛋黄、果汁、菜汁 、菜泥、果泥	补充热能，增加动植物蛋白质、铁、维生素 A、B、C、膳食纤维
7 ~ 9 个月	稠粥、烂面条、馒头片、菜末、果泥 蛋、豆腐、肉泥、鱼泥、肝泥	增加热能、训练咀嚼 动物蛋白质、铁、锌、维生素 A、B
10 ~ 12 个月	软米饭、馒头、馄饨、包子、碎菜、水果、蛋、豆腐、肉末、肝、血	增加热能、维生素 B、矿物质、蛋白质、维生素、膳食纤维，训练咀嚼

三、幼儿及学龄前期儿童的膳食

（一）幼儿及学龄前期儿童的消化代谢特点

1. 咀嚼能力　幼儿处在乳牙陆续萌出但尚未出齐阶段，咀嚼能力较弱。学龄前期儿童乳牙依次出齐，但面临着乳牙脱落、恒牙相继长出的交替时期，咀嚼能力虽趋于逐渐熟练，可仍较成人为差。

2. 胃肠道消化特点　食物由胃、肠道完成消化和吸收。而胃肠道所分泌的消化酶，胃分泌的胃酸在完成消化的过程中起着十分重要的作用。消化酶、胃酸的分泌量随年龄增长逐渐增多。幼儿及学龄前期儿童胃酸与消化酶的分泌量在此阶段虽有增加，但其分泌量及消化酶的活力均未达到成人水平，同时消化道的运动功能不稳定，如食入食物过多、突然变换食品、受环境寒热刺激或身体疾病，都能影响消化系统的正常功能。

（二）幼儿及学龄前期儿童膳食安排原则

为保证儿童能获得均衡的营养，合理的安排儿童膳食需遵循以下基本原则。

1. 营养素摄入量应稳定平衡、达到要求

（1）能量和各种营养素的摄入应满足儿童的生理需要：幼儿及学龄前期儿童生长发育仍在继续，且活动量逐渐增加，需摄入营养丰富的食物，以保证满足儿童生理的需要。

①幼儿及学龄前期儿童每日营养素摄入量（表 10 – 4）

表 10-4 1~6 岁儿童每日膳食中营养素摄入量

（根据中国营养学会 2000 年修订《中国居民膳食营养素参考摄入量》为实用参考）

年龄	热能（kcal）		蛋白质（g）	钙（mg）	铁（mg）	锌（mg）	维生素 A（μg 视黄醇）	维生素 B_1（mg）	维生素 B_2（mg）	维生素 C（mg）
	男	女								
1 岁	1100	1050	35	600	12	9	500	0.6	0.6	60
2 岁	1200	1150	40	600	12	9	500	0.6	0.6	60
3 岁	1350	1300	45	600	12	9	500	0.6	0.6	60
4 岁	1450	1400	50	800	12	12	600	0.7	0.7	70
5 岁	1600	1500	55	800	12	12	600	0.7	0.7	70
6 岁	1700	1600	55	800	12	12	600	0.7	0.7	70

②每餐热量分配：早餐 25%，午餐 35%，午点 10%，晚餐 30%。

（2）热量来源分布：蛋白质供热 12%~15%、脂肪供热 25%~30%、碳水合物供热 50%~60%。

（3）蛋白质来源：优质蛋白（动物性蛋白和豆类蛋白）应占总蛋白的 40%~50%，不低于 30%。

2. 食物的选择应符合儿童生理特点　根据儿童生理特点，在选择食品时应注意以下几方面。

（1）易于咀嚼：由于此时儿童咀嚼能力尚差，不适宜给予粗硬食物。

（2）易于消化：消化功能不成熟，不宜食用油腻、油炸、多糖、糯米制食物。

（3）刺激性小：不食用刺激性食物，如辣、酸、苦味食品强烈刺激儿童味觉，影响进食与食欲。

（4）食入安全：为防止发生意外，食入整粒食物，如瓜子、花生、杏仁或带小骨、细刺的食物时应格外注意。

3. 制作增进食欲有助于消化吸收的食品　食品的制作在增进与保持儿童良好的食欲、有助于消化吸收上起着不容忽视的作用。

（1）食物品种多样化：单调食物严重影响儿童食欲，同时造成某些营养素的缺乏。提倡注意营养素的平衡，花色品种多样化的饮食。多种类的食物常能发挥蛋白质的互补作用，提高营养素的利用率。

（2）制作时注意色、香、味、形：同一种食物在制作时要经常变换形式，以引起儿童的兴趣，增进食欲。应作到颜色搭配美观（什锦炒饭、金银卷、枣发糕、西红柿鸡蛋汤）；闻起来香味扑鼻；吃一口味道鲜美；同一种食物应尽量变换形式（如鸡蛋：炒、蒸、煮、荷包、摊饼、汤。面食：各种带馅食品）。

（3）合理烹调：适合儿童口味、引起儿童食欲、易于消化吸收。注意在刀法（末、丝、丁、片、块的选择）煮法（炒、蒸、焖的方式）口味（甜、咸度）等方面符合儿童特点。

4. 合理安排食谱　在食谱的制定中，遵循以下要求：

（1）应结合儿童特点，根据市场供应情况制定食谱。选择营养价值高、新鲜、价格适宜的食物。

（2）注意发挥蛋白质的互补作用，充分利用豆制品。（各种氨基酸间的比例必须符合人体的要求，实际上各种食物的氨基酸比例不可能完全符合理想模式，但几种食物相互混合食用互相补充，更接近人体的需要，提高了食物的生物价、营养素的利用率。如小麦、米、玉米缺赖氨酸，豆类含赖氨酸，混合食用以求互补）。

（3）注意干稀、荤素、粗细粮搭配，少吃甜食、油炸、过咸食物。

（4）早餐以主食为主、优质蛋白为辅。午晚两餐有菜（午餐一荤一素）。选择时令新鲜蔬菜。

（5）注意满足儿童年龄特点需要，幼儿与学龄前期儿童的饮食制作要有区别。

（三）培养儿童良好饮食习惯的方法

要保证儿童摄取充足的营养，良好的饮食习惯是必不可少的。从小培养是儿童日常生活中非常重要的一项内容。

1. 为儿童创造良好的进食环境　良好习惯的养成需要营造适宜的环境，使儿童在反复生活的活动中逐渐形成习惯。

（1）儿童餐前15分钟应避免剧烈活动、过度兴奋。应安排儿童进行一些平静的活动，如看图书或听故事等。

（2）就餐环境安静，餐桌椅高低适宜，儿童舒适、专心进餐。

（3）儿童进餐时情绪稳定、愉快。家长在进餐过程中不责怪、打骂或引逗儿童。

（4）掌握进食量、进餐时间（不少于20分钟）。

（5）儿童餐具简单、大小合适、便于使用。1.5岁用勺、4岁学用筷子。

（6）食物温度适合（一般60～80℃为宜）。2岁独立吃饭（混拌自食），2.5～3岁饭菜分开。

2. 培养良好饮食习惯　主要包括以下方面：①餐前洗手、饭后擦嘴、漱口（3岁以下儿童喝一口水）；②餐前不吃糖果零食；③定时定位进餐（两餐间隔4小时，午晚餐后可加少量点心、水果）；④培养不偏食、不挑食、少吃零食的好习惯；⑤食时细嚼慢咽、专心致志；⑥注意饮食卫生和就餐礼貌；⑦提倡同桌共餐、提高进餐兴趣；⑧家长良好饮食行为的言传身教。

（陈欣欣）

四、学龄期儿童青少年营养特点

儿童少年正处于第二个生长发育高峰期，女孩从9～11岁，男孩从11～13岁进入生长发育突增期，是儿童少年形态、机能迅速发育的关键时期，各种营养素需要量都很大，为满足生长发育需要，各种营养素需要量相对高于成年人（表10－5）。以下列3种营养素为例：

表 10－5 各年龄所需营养素

年龄（岁）	热能（kcal）		蛋白质（g）		钙（mg）
	男	女	男	女	
11～13	2400	2200	75	75	1000
14～17	2900	2400	85	80	1000
成人	2400	2100	75	60	800

不同学龄段易出现的营养问题：

（一）小学生（6～12 岁）

早餐热量不足是小学生较为常见的问题。家长对早餐重要性认识不清及小学生睡眠不足是造成早餐热量不足的重要原因。

不吃早餐或长期早餐热量不足的危害：①降低学习效率，影响学习成绩。上午学习 4 小时消耗的热量约为 600 千卡，实验证明，血糖低于 80mg/100ml 时，如不能及时补充热量，就可产生饥饿感，大脑兴奋灶就会降低，致使注意力下降，创造思维能力、计算能力相对较差；②降低体力耐力，影响体育锻炼；③不吃早餐有增加胆石症的危险。美国马里兰州某研究所通过近 5000 名妇女历时 10 年追踪调查证明，凡断食间隔超过 14 小时的患胆石症的危险加大。

（二）中学生（12～18 岁）

此期间是机体生长发育过程中的第二次生长发育高峰时期，这一时期的营养状况不良，可影响生长发育速度，还可造成性发育迟缓，影响学习成绩、运动能力和劳动效率。

值得注意的事，有些女孩存在不正确审美观，为了追求体型美，选择错误的饮食行为，盲目节食减肥，不但造成营养不良，严重者可引起神经性厌食危及生命。

（王绍丽）

第四节 儿童青少年常见病防治

一、新生儿黄疸

新生儿黄疸是因胆红素在体内蓄积而引起，分为生理性和病理性两种。

（一）生理性黄疸

由于新生儿红细胞相对多且破坏也多，肠肝循环活跃，使胆红素生成量和经肠道重吸收量增多，肝脏对胆红素的负荷过重；同时肝细胞对胆红素的摄取功能又差，不能排出过多的胆红素等原因引起。新生儿中大约有 60% 的足月儿和 80% 以上的早产儿于生后 2～3 天出现黄疸，4～6 天达高峰，足月儿血清胆红素浓度不超过 205.2μmol/L（12.9mg/dl），早产儿血清胆红素浓度不超过 257μmol/L（15mg /dl），除皮肤巩膜略黄染外，一般情况良好，足月儿 2 周内消退，早产儿 3～4 周消退。

（二）病理性黄疸

引起的主要原因有新生儿败血症、新生儿肝炎，新生儿溶血病、胆管闭锁、遗传性疾病等。并具有以下特点：①出现早，于生后24小时内出现；②黄疸重，足月儿血清胆红素浓度超过205.2μmol/L（12.9mg/dl），早产儿血清胆红素浓度超过257μmol/L（15mg/dl）；③黄疸持续时间长，足月儿超过2周，早产儿超过4周；④黄疸消退后又出现；⑤血清结合胆红素高于26μmol/L（1.5mg/dl）。如有上述情况应考虑为病理性黄疸，需送往医院诊治。

此外，部分母乳喂养儿会出现母乳性黄疸，以未结合胆红素增高为特点，常与生理性黄疸重叠且持续时间长，可在4～12周后下降，婴儿一般状况良好，找不到引起黄疸的其他原因，若停母乳喂养3天后，黄疸下降即可诊断。目前认为是此种母乳中含β葡萄糖醛酸酶活性过高，胆红素在肠道重吸收增加所致。

要注意观察新生儿黄疸出现的时间、黄疸程度、黄疸变化情况及一般状况，若黄疸出现时间早，血胆红素超出正常生理范围及持续时间长等均应到医院进行诊断治疗。

二、新生儿脐炎

新生儿脐炎是指脐带残端未脱落前，未愈合的脐窝部出现的化脓性感染。它可波及周围皮肤与软组织，严重者还会引起脓毒败血症。

病因　接产断脐时无菌操作不严格，带入细菌感染。多因脐带敷料脱落、被弄湿或局部皮肤清洁护理欠佳，而发生细菌感染。

临床表现 开始仅在未脱落脐带残端基底部有液体渗出，随后转为脓性分泌物，带有特殊臭气味，周围皮肤红肿。严重者可引起全身感染，表现为发热或体温不升，嗜睡、拒乳、呕吐、烦躁不安等全身中毒症状。

预防与治疗　首先要强调脐部处理的无菌操作；每日注意观察脐部，更换敷料，洗澡或换尿布时避免沾湿或污染；脐部可用75%的酒精擦拭；如果卫生条件许可，可以暴露脐部，以利于脐带残断的早脱落。

当脐部发炎时可用75%的酒精清洗局部，并应用青霉素、氨苄青霉素等抗菌素治疗。

三、早产儿与小于胎龄儿

（一）早产儿生理特点

1. 早产儿是指胎龄满28周至不满37周的新生儿。由于胎龄不足，出生时发育不成熟，各器官系统功能和生活适应能力较差。

2. 体温调节功能差，由于体温调节中枢发育不成熟，基础代谢低，棕色脂肪少，皮下脂肪薄，所以体温不稳定，常随环境温度变化而变化，特别易受寒冷损伤而发生硬肿症。

3. 呼吸功能不健全，表现呼吸浅快、不规则，可出现呼吸暂停和在哺乳后暂时青紫。由于咳嗽反射弱，呼吸道的粘液不易咳出，易发生肺不张或吸入性肺炎。

4. 循环系统，心肌收缩力较弱，心率时快时慢。早产儿的动脉导管关闭延迟，致心肺负荷增加，易引起充血性心衰、肾损伤和坏死性结肠炎。由于血管薄、毛细血管壁脆性大，易发生肺出血、颅内出血等。

5. 消化系统发育不成熟，吸吮能力差、吞咽反射弱，贲门括约肌松弛，胃容量小，易发生溢乳、呛咳。由于消化能力弱，易发生呕吐、腹胀、腹泻。此外对脂肪吸收能力差，影响脂溶性维生素的吸收，易引起维生素 A、D、K 的缺乏。

6. 早产儿肝脏不成熟，肝转换酶不足，因此黄疸持续时间长且重，易合并感染而发生高胆红素脑病。由于肝脏不成熟和凝血机制不健全，易发生出血。

7. 神经系统的各种反射如觅食、吞咽、吸吮、对光、眨眼等均较弱，拥抱反射也不完全，肌张力低，常呈嗜睡状。

8. 免疫功能发育不成熟，对疾病抵抗能力弱，易发生各种感染性疾病。

（二）早产儿护理要点

1. 保暖　室温应维持 24～28℃，湿度 70%～80%，体重低于 2000g 早产儿应放入预热好的暖箱中，保持正常体温。

2. 喂养　早开奶，尽量母乳喂养。对于吸吮、吞咽功能不协调或很差的早产儿可用滴管或胃管喂养；无法母乳喂养的早产儿，可选用早产儿配方奶，喂奶量逐步增加。

3. 注意呼吸和保持呼吸道通畅；若出现青紫或呼吸困难时应给予吸氧。

4. 预防感染，做好早产儿室及用具的日常清洁消毒工作，严格执行消毒隔离制度，护理前后要用肥皂洗手等。

5. 注意维生素、矿物质及铁剂的补充 由于早产儿体内各种维生素和铁的储存较少，生长又快，易导致缺乏，故需另外补充。如出生后注射 1 次维生素 K_1 1 毫克，以防新生儿自然出血；为防维生素缺乏，可口服复合维生素 B、C 和 E（5～10mg/d）；于生后 10 天开始服用维生素 AD 滴剂（维生素 D 400U/d）。为防止缺铁性贫血，生后 6 个月左右应补充铁剂，如枸橼酸铁铵 1～2ml/kg，分 3 次口服，持续 12～15 个月。

6. 在早产儿随访中注意神经系统发育，发现问题及时采取早期干预措施。

（三）小于胎龄儿

小于胎龄儿（又称小样儿）是指出生体重在同胎龄平均体重第 10 百分位以下，或低于平均体重 2 个标准差的婴儿，有早产、足月、过期小于胎龄儿之分，一般以足月小于胎龄儿多见。

1. 病因　慢性宫内缺氧和营养不良是导致小样儿的重要原因。母亲孕期患妊娠高血压综合征、慢性心肺疾病、糖尿病、吸烟酗酒、吸毒、居住高海拔地区等；孕母营养不足；或是多胎、双胎、先天畸形、染色体异常、宫内感染等；及胎盘脐带发育异常如小胎盘、单脐动脉等均可使胎儿营养和氧供给缺乏。

2. 临床表现　分为 3 种类型。

（1）非均匀型（营养不良型）：约占 80%，多发生在妊娠中晚期，多胎、妊娠高血压等使胎儿营养不良，可发生围生期缺氧，胎粪吸入、红细胞增多症、肺出血等，也可出现低血糖、低血钙、低蛋白血症等。一般预后良好。

（2）匀称型（发育不全型）：约占 10%～20%，多发生在妊娠早期，染色体异常、基因缺陷或宫内感染，主要为热量不足和缺氧，影响细胞增殖和 DNA 在细胞内生成，导致胎儿发育不全，先天畸形和脑神经发育障碍，预后较差。

（3）混合型：各器官细胞体积和数目减少，常见先天畸形，预后更差。

3. 治疗和预防

（1）注意保温，维持体温在36.5℃；

（2）防止低血糖，早期喂养可预防低血糖发生，并定期监测血糖，若血糖低于2.22mmol（40mg/dl），可静脉滴入葡萄糖。

（3）为促进生长发育需供给丰富的营养物质，并早期开展智能发育训练，以促进神经系统的发育和智能的提高。

（4）加强孕期保健和监护，及时发现胎儿宫内发育迟缓，早期采取处理措施如吸氧、注意休息、加强营养及静脉输入葡萄糖、维生素C或复方氨基酸等。

四、维生素D缺乏性佝偻病

维生素D缺乏性佝偻病是由于维生素D不足，导致钙、磷代谢失常和骨骼改变，同时影响神经、肌肉、免疫系统等器官的功能。

（一）病因

1. 维生素D摄入不足　母孕期特别是妊娠后期维生素D摄入不足，致胎儿体内贮存不足；婴儿生长处于快速增长期，而母乳和牛乳中维生素D含量低，需要从食物和药物中补充维生素D，特别是双胎、早产儿和生长速度较快的正常儿所需维生素D的量大，不另外补充维生素D制剂或晒太阳少，极易发生佝偻病。

2. 日光紫外线照射不足　室外活动缺乏，日照时间短；空气中的尘埃、烟雾、衣服及普通玻璃的遮挡或吸收也会影响日光紫外线照射，使日光紫外线促成体内维生素D的生成量减少而患佝偻病。

3. 疾病影响维生素D和钙磷的吸收与利用，如慢性腹泻、肝、肾疾病等。

（二）临床表现

1. 维生素D缺乏早期　有维生素D缺乏史，但尚无症状，血清25-(OH)D_3低于25nmol/L（正常值27.5～170 nmol/L）；1,25-(OH)$_2D_3$处于低限以下（正常值75～150pmol/L）。骨碱性磷酸酶常大于250U/L。

2. 活动初期　主要为神经精神症状，易激惹、夜惊、多汗等。

3. 活动期　主要为骨骼改变，囟门闭合延迟，出牙晚。颅骨软化、方颅，胸部肋骨串珠，肋膈沟，鸡胸，脊柱后弯，"O"型或"X"型腿等。血钙、磷降低（正常值血钙2.2～2.7 nmol/dl，血磷1.3～1.9 nmol/dl），血碱性磷酸酶升高。X线片显示干骺端变宽，呈杯口样，骨皮质疏松，骨小梁稀疏，骨骺核消失。

4. 恢复期　临床表现好转，血钙、磷降回升，血碱性磷酸酶下降。X线片临时钙化带和，骨骺核出现，骨皮质密度增加，骨小梁增多致密。

5. 后遗症期　无上述症状和活动性骨改变，但留有不同程度的骨骼畸形。血生化和X线片恢复正常。

（三）诊断

依据维生素D摄入不足的病史和临床表现，结合血生化及X线片检查进一步确诊。

（四）预防

佝偻病的预防应从孕期开始，以1岁内小儿为重点对象。

1. 加强母孕期保健，鼓励孕妇多晒太阳，多食富含维生素D的食物。

2. 提倡母乳喂养，及时添加辅食，尽早开始户外活动接触阳光。

3. 对双胎、早产、低体重儿于生后2周开始，口服维生素D每日800U，连续3个月后改为每日400U；足月儿生后2周开始补充维生素D每日400U，至2岁。维生素D预防用量应考虑季节，小儿生活环境、喂养方式，身体状况等因素，避免不足或过量。

（五）治疗

目的在于控制活动期，防止畸形和复发。

1. 一般治疗　加强护理，合理喂养，经常晒太阳，并积极治疗并发症。

2. 活动期　Ⅰ°佝偻病，维生素D15～20万IU/月；Ⅱ°－Ⅲ°佝偻病，维生素D30～40万IU/月。服用一个月后复查，显效者（神经系统症状消失、体征减轻）再服用三个月维持量（5万IU/月）以巩固疗效，3个月后可酌情结案。

3. 可疑佝偻病　试用一个月维生素D5万IU，一个月后复查，确诊为活动期佝偻病，按活动期佝偻病治疗剂量进行治疗。若用药后症状、体征消失即可结案。

对长期消化不良，口服维生素D效果不佳者，可改用肌内注射，剂量同上，在生化和X光片辅助检查下，最多不得超过2次。若2次注射仍无好转，应考虑有无抗维生素D性佝偻病，需转儿科内分泌门诊诊治。

4. 佝偻病恢复期　活动期转恢复期或初诊即为恢复期者，恢复期佝偻病小儿不宜过早的坐、立、走的训练，避免下肢畸形；可服维生素D5万IU/月，3个月后结案。

5. 后遗症期　不需药物治疗，对骨骼畸形可采用运动或康复方法矫正，重者手术矫治。

补充维生素D的同时口服钙剂。儿童钙元素每日适宜摄入量：6个月以下为300mg，6个月～1岁为400mg，1岁～4岁为600mg，4岁～11岁为800mg。钙剂的补充应注意儿童每日奶制品中摄入的钙量，以确定钙剂的补充量。

五、营养性缺铁性贫血

营养性缺铁性贫血是因食物中铁摄取不足，体内铁储存缺乏，导致血红蛋白合成减少而引起的贫血，属小细胞低色素性贫血。

（一）病因

1. 胎内储铁不足　胎儿自母体获得铁储存在体内，以备生后使用，新生儿体内储铁多少与胎龄和出生体重成正比。双胎、早产、低体重儿储铁相对不足；胎儿宫内失血、孕母患严重的缺铁性贫血等，均使胎儿铁储量减少。

2. 食物中摄入铁不足　此为发生本病的最主要原因。母乳和牛乳中铁含量均较低，但母乳中铁吸收率高于牛乳，故牛乳喂养较母乳喂养易发生缺铁性贫血。若婴儿未及时添加含铁丰富的辅食；或是儿童挑食、偏食、拒食、或饮食安排不合理等均可造成体内铁缺乏。

3. 小儿生长发育迅速，铁需要量相对多，特别是早产、低出生体重儿生长速度更快，若补充不足很易缺铁。儿童青少年处于生长发育期，生长突增，血容量增加；女青年经血丢失，这一时期铁的需求量倍增，若饮食结构不合理，营养不良，或偏食挑食严重，铁摄入不足，就会引起缺铁性贫血。

4．疾病引起铁消耗或丢失过多，如腹泻、反复感染、肠息肉、钩虫症、溶血性疾病等。长期腹泻、胃肠疾病、肝炎、结核等慢性消耗性疾病，可引起铁丢失或消耗过多，引起缺铁性贫血。

（二）临床表现

本病多见于生后6个月至3岁的小儿。发病缓慢，皮肤粘膜渐苍白，易疲劳乏力，精神萎靡，食欲减退、厌食或异食癖，生长缓慢，注意力不集中，反应迟钝，智力减退，重度贫血可出现心率增快，气急，心脏扩大，可闻心脏杂音，甚至肝脾肿大。贫血患儿免疫功能下降易出现反复感染。轻度贫血使儿童青少年注意力不集中，学习成绩下降。严重者面色苍白、头晕、乏力、食欲不振、生长发育缓慢

（三）诊断

1．有明显的缺铁原因和临床表现。

2．低色素性贫血　血红蛋白新生儿低于14 g/L，3个月~7岁低于110g/L，7~14岁低于120g/L；平均红细胞容积（MCV）<80fl（μm^3），平均红细胞血红蛋白量（MCH）<27pg，平均血红蛋白浓度（MCHC）<31%。

3．铁剂治疗有效

（四）缺铁性贫血的筛查标准

1．筛查检测方法：氰化高铁血红蛋白测定法。

2．筛查血红蛋白标准值：

（1）世界卫生组织建议血红蛋白评价贫血标准值（表10-6）

表10-6　WHO建议血红蛋白标准值（低于以下数值）

年龄（岁）	血红蛋白值（g/L）
6~59月龄	110
5~11	115
12~14	120
15岁以上女生	120
15岁以上男生	130

2001年WHO、UNICEF制定

（五）治疗

1．病因治疗　合理安排饮食，纠正不合理的饮食习惯和食物搭配，治疗引起缺铁性贫血的疾病。轻度贫血者以调整膳食为主，给予正确的营养指导，多食含铁丰富的食物。

2．合理使用铁强化食品。面包、食糖、食盐、饮料、酱油等均可作为铁强化的载体，一般强化铁的日摄入量为10mg左右，对贫血的预防和治疗均有较好的效果。

3. 较重的贫血患者应到医院由医生诊治。口服铁剂，常用的有硫酸亚铁、富马酸亚铁、葡萄糖亚铁。以铁元素计算，每次1~2mg/kg，每日2~3次，同时服用维生素C促进铁吸收。一般服用铁剂3~4周血红蛋白恢复正常，但仍需继续服用铁剂1~2个月，以补足体内铁的储存才可停药。不能口服者可肌注铁剂，对严重贫血可考虑输血。

4. 一般治疗　加强护理，预防感染，注意休息，合理营养。

（六）预防

1. 做好孕期保健，防止孕母严重铁缺，预防早产和低出生体重儿出生。

2. 提倡母乳喂养，足月儿最迟要从4个月后补铁，每日1mg/kg；早产儿和低出生体重儿最迟要从2个月后补铁，每日2mg/kg，可给予铁强化奶粉或牛奶，及时合理添加铁丰富的辅食如蛋黄、肝、强化铁食品等。

3. 合理安排儿童饮食，推广平衡膳食，纠正偏食、挑食的习惯，培养良好的饮食习惯，。尽可能多的进食含铁多、吸收率又高的食物如鱼、蛋黄、瘦肉、肝、动物血等动物性食品和豆类制品，并与含铁高的植物性食品如芹菜、油菜、香菇、海带等同食，可促进铁的吸收。同时还要注意进食含维生素C丰富的新鲜蔬菜和水果。学校应坚持营养餐，提倡课间加餐，合理调整饮食结构。

4. 加强体育锻炼，增加肺活量，改善微循环和机体内环境，加强免疫系统活力，加强红细胞生成。

5. 定期健康体检和贫血监测，以及时发现和治疗；预防各种感染性疾病和寄生虫病。

六、小儿肺炎

小儿肺炎多因病原感染而引起，按感染的病原可分为细菌性肺炎、病毒性肺炎、支原体肺炎、真菌性肺炎，还有其他因素引起如吸入性肺炎等。此外肺炎还有其他分类方法，如按病情分轻症和重症，按病程分急性、迁延性和慢性，按解剖和X线表现分为大叶肺炎、支气管肺炎、间质肺炎、细支气管炎等。

（一）临床表现

不同病原引起的肺炎各有特点，临床表现也略有差异。在婴幼儿中由不同细菌和病毒引起的支气管肺炎最多见。开始常有上呼吸道感染症状，鼻塞、流涕、咽痛、咳嗽；继而出现发热，体温可达38~40℃，咳嗽加重，气促、呼吸增快及缺氧等症状，口唇指甲发绀、鼻翼扇动等。小婴儿或体弱儿可无发热，但有精神萎靡、厌食、呕吐或呛咳。肺部闻及中、细湿啰音，X线片早期肺纹理增多变粗，不久出现点片状阴影。重症肺炎除有呼吸道症状外还会出现危重的循环、消化、神经系统的症状体征及水、电解质紊乱、酸碱失调等全身中毒症状。

（二）诊断

肺炎的简便诊断方法是在小儿必须安静情况下数呼吸次数和看有无胸凹陷，如出现呼吸增快即可诊断为肺炎；同时伴有胸凹陷者为重度肺炎。

呼吸增快的标准：2个月内婴儿呼吸次数≥60次/分；2~12月呼吸次数≥50次/分；12月~5岁呼吸次数≥40次/分。

（三）治疗原则

1. 抗菌素治疗 轻度肺炎可在家护理，口服复方新诺明或红霉素或氨苄青霉素，要连用5天；重症肺炎要送往医院给予适宜抗菌素治疗，静脉点滴氨苄青霉素等。

2. 一般治疗护理 保持居室空气新鲜，多饮水，继续喂养，饮食要清淡，富营养易消化。注意呼吸道通畅，经常翻身变换体位，使痰液易于排出。咳嗽痰多者可服用祛痰止咳药等。注意观察病情变化，若出现呼吸困难等危险症状时，要立即送往医院诊治。

3. 对症处理 肺炎缺氧时给予氧气吸入，排除呼吸道分泌物，保证呼吸道通畅及液体入量，积极治疗并发症等。

七、婴幼儿腹泻

婴幼儿腹泻是一种常见病，多发生在2岁以下，6~11个月小儿多见。

（一）病因

大多由各类肠道致病菌或病毒引起，称感染性腹泻或肠炎；非感染性腹泻则是由食物不消化（如喂养不当）、过敏、不耐受、气候变化等原因引起，如消化不良、过敏性腹泻、乳糖不耐症等。由于小婴儿胃肠道发育不成熟，消化液分泌不足，且营养需要相对多，胃肠负担重，加之防御功能差，使小婴儿更易发生腹泻。

（二）临床表现

1. 急性水样便腹泻 主要由轮状病毒感染引起，病程在14日内，起病急，每日多次水样便，无脓血，可有呕吐和发热。此类腹泻会很快引起脱水，甚至死亡。由于进食少和丢失增多可造成营养不良。

2. 痢疾 指有脓血便的腹泻，主要由志贺痢疾杆菌感染引起，脓血便，并有发热、食欲差、呕吐、腹痛、腹胀等。

3. 迁延性腹泻 开始可为急性水样便或痢疾，但病程持续14日以上，患儿有明显体重下降，易发生营养不良。

脱水和电解质紊乱是腹泻引起死亡的主要原因，判断脱水程度和性质，以便及时补充丢失的液体和电解质，预防腹泻脱水引起的死亡。

重度脱水：嗜睡或昏迷，眼窝凹陷，不喝水或喝水差，皮肤恢复原状非常缓慢，具备其中2项者为重度脱水。

有些脱水：烦躁或易激惹，眼窝凹陷，喝水很急、烦渴，皮肤恢复原状缓慢，具备其中2项者。

无脱水：无足够的脱水体征。

（三）治疗

1. 腹泻治疗原则 ①无论何种病原体感染引起的水样便腹泻，均需要补充丢失的液体和电解质；②无论何种类型的腹泻，都要坚持继续喂养，腹泻恢复期应增加次数和量，以避免发生营养不良；③除痢疾、霍乱可疑病例和病原体确定的迁延性腹泻外，均不给予抗生素。

2. 腹泻脱水的治疗 ①口服补液即口服ORS液，为预防和治疗轻中度脱水，一般按75ml/kg的量在4个小时内缓慢给予；如果患儿呕吐，可停10分钟后，再继续喂。患儿在喂 ORS 时可能还腹泻，其用量应根据情况进行调整。家庭制作口服液体，如米汤、面汤等，每 1000 毫升液体加细盐 3.5 克进行调制；②静脉补液：用于重度脱水，口服补液补不上丢失的液体及无法进食、进水或频繁呕吐者。

（四）预防

1. 提倡母乳喂养，适当添加辅食。

2. 保证个人卫生，饭前便后要用肥皂、清水洗手。

3. 提供干净的饮用水，保证食品卫生安全。

4. 做好腹泻患儿的消毒隔离，防止疾病传播。

八、营养不良

营养不良是一种慢性营养缺乏病，主要是由于摄入营养素不足或者消化吸收不良，或者消耗过多所致。

（一）病因

1. 长期喂养不当，热能不足，如奶液过稀，未按时添加辅食等。

2. 低出生体重：如早产儿、小于胎龄儿、双胎、多胎等，为婴儿营养不良的先天因素。

3. 疾病的影响，特别是慢性消化道疾病，如迁延性腹泻、幽门痉挛等。还有一些先天性畸形，如唇裂、腭裂、先天性肥厚性幽门狭窄等。

（二）诊断

目前联合国儿童基金会推荐的最实用的营养不良诊断方法是：以小儿的年龄别体重、年龄别身高（长）和身高（长）别体重为依据，将此三项指标低于同龄、同性别参考人群的中位数减去 2 个标准差者分别诊断为体重低下、发育迟缓和消瘦。其中，低于中位数减去 2 个标准差，但高于或等于其中位数减去 3 个标准差者，诊为中度；低于其中位数减去 3 个标准差者，诊为重度。

（三）治疗

要采取综合治疗，如去除病因，加强护理，调整饮食，补充营养物质，促进消化，改善代谢功能，同时要防止发生并发症。

1. 一般治疗：寻找原发病并给予治疗，水肿者应卧床休息，长期卧床患儿要勤翻身，防止发生压疮。

2. 调整饮食，补充营养物质：要在原有的膳食基础上，较早地添加含蛋白质的、高热量的食物，酌情补充各种维生素和微量元素，而且要循序渐进。

3. 促进消化和改善代谢功能：可以给予消化酶片，严重不能进食者可以采用静脉补充液体、血浆、全血或静脉高营养液。低蛋白血症和水肿者，可静脉输清蛋白（白蛋白），同时抗贫血和补充微量元素。

（四）预防

1. 加强健康教育，指导家长对小儿的自我保健，把育儿知识教给家长，鼓励母乳喂养。

2. 指导合理喂养和膳食安排，特别是辅食的添加。

3. 预防各种传染病和感染性疾病，有先天畸形的要及时治疗。

（张玉敏）

九、脑性脑瘫

脑性瘫痪（简称脑瘫）是指出生前至生后一个月内发育时期非进行性脑损伤所致的综合征，主要表现为中枢性运动障碍及姿势异常，症状在婴儿期出现，常伴有精神发育迟滞、视听觉语言障碍、摄食障碍、感觉障碍、癫痫等复杂病症。1997～1999 年我国 1～7 岁儿童脑瘫患病率为 1.2‰～2.7‰。

（一）病因（危险因素）

脑性瘫痪的病因（危险因素）比较复杂，按其对脑组织的作用，可分为：①产前因素，包括胎儿期前的遗传因素和胎儿期的胎儿、胎盘、母亲等因素；②产时因素，包括出生窒息、产伤等；③新生儿期因素：早产、低体重、新生儿脑病、中枢神经系统感染、脑外伤等；④未知因素。

在胎儿因素中，多胎妊娠、胎儿宫内发育迟缓使脑瘫发生的风险增高，有研究显示，胎儿宫内发育迟缓可能是脑损伤的早期征兆或孕期其他危险因素的结局。

在出生时因素中，新生儿窒息是引起脑瘫的危险因素之一。在国外的一项研究中，Apgar 20 分钟评分≤3 时，发生脑瘫的概率是 57%。如果 5 分钟评分较低，且存在胎便污染、使用产钳等情况，则脑瘫发生危险明显增加。

在新生儿期，低出生体重是重要的危险因素之一。有研究显示出生体重越低脑瘫的患病率越高，极低体重儿和极度早产儿的脑发育不成熟，容易发生各种并发症，脑瘫的发生率也相应增高。

（二）分类和临床表现

1．脑瘫的分类　按照临床表现可分为 8 类，即痉挛型、手足徐动型、强直型、共济失调型、震颤型、肌张力低下型、混合型、无法分类型；按照瘫痪部位可分为 7 类，即单瘫、截瘫、偏瘫、双瘫、三肢瘫、四肢瘫、双重性偏瘫。

2．脑瘫的临床表现　脑瘫的临床表现错综复杂，与临床分型、患儿的年龄有关，表现为运动、肌张力、姿势、反射 4 方面的异常。

（1）运动发育落后，主动运动减少：运动发育落后表现在粗大运动和精细运动两方面。在新生儿期，脑瘫小儿常有主动动作减少、吸吮能力差、觅食反应差的行为表现。程碑动作的发育落后于正常儿童。

（2）肌张力异常：痉挛性脑瘫的肌张力呈“折刀样”；手足徐动型在 1 岁以内往往无肌张力增高，随着年龄增长，常呈齿轮状或铅管状；强直型表现为铅管状肌张力增高；共济失调型肌张力往往不增高；肌张力低下型则表现为肌张力低下，关节活动范围增大，腱反射亢进或活跃。

（3）姿势异常：可在各种体位时见到异常的姿势，如仰卧位呈角弓反张的姿势，直立位的剪刀步，拉坐时不经坐的过程直接成为直立姿势等等均是异常姿势的表现。

（4）反射异常：表现为原始反射延缓消失，保护性反射延迟出现或减弱。

（三）诊断

主要依靠病史和体格检查。

病史：通过询问孕期、出生、家族史以及儿童生后的发育情况，确定脑瘫的高危因素、有无发育落后，了解发病时间及病程的进展情况，便于鉴别诊断。

体格检查：重点在神经运动部分，注意患儿安静和自发活动时的姿势及对称情况；通过神经反射、肌力、肌张力检查确定有无相应的异常。

CT 和 MRI 检查可以了解脑部的结构，对探讨病因或许有帮助，但不能做为诊断或排除脑瘫的依据。

（四）治疗

目的在于尽可能恢复患儿的运动功能，抑制异常姿势的发生或矫正已出现的异常姿势，防止继发性的功能障碍。通常使用康复训练、物理疗法等综合的治疗方案。

（五）脑瘫的早期发现

早期发现、早期诊断、早期干预治疗是目前脑瘫预防的原则。早期发现一般指出生后 6 个月以内。婴幼儿神经心理发育监测是早期发现脑瘫的重要途径，内容包括定期使用发育量表对婴幼儿发育的筛查以及相关的姿势、反射的早期检查。在发达国家，脑瘫的早期筛查是社区儿童保健的重要内容。

十、耳聋

耳聋是指听力的缺失，若自幼双侧耳聋，将会导致聋哑症。

（一）病因

先天性耳聋多由遗传、近亲结婚、先天畸形；或母亲孕期感染风疹病毒、疱疹病毒、巨细胞病毒；或孕母滥用耳毒性药物所致。后天获得性耳聋则是因各种病因导致的严重听力丧失，最常见的是滥用耳毒性抗菌素和某些急性感染性疾病如脑炎、脑膜炎。

（二）检查方法

1. 行为测听　观察小儿的听性反射，当声音刺激时，4 个月内的小儿，可有听睑反射、惊跳反射、觉醒反射，或出现呼吸、吸吮的变化，或皱眉动作等。大于 4 个月小儿，听到声音后眼睛和头转向声源。大于 3 岁小儿，可以让其听到声音后举手示意。大于 6 岁儿童可用秒表检查法或音叉测验。

2. 电生理测听　耳声发射测试、声阻抗测试、听觉诱发电位测试。

（三）听力筛查

1. 新生儿听力筛查　是早期发现和干预聋儿的有效方法，已纳入妇幼保健的常规检查项目。包括筛查、确认、随访和干预 3 个阶段。即在新生儿出生 3 天内采用耳声发射或听觉诱发电位的方法进行听力筛查，对筛查未通过者，于生后 42 天进行复筛，仍未通过者转入听力诊疗中心进行全面的听力学检查以明确诊断，对确诊者采取干预措施。

2. 儿童定期听力筛查　可采用行为测听方法对儿童每年进行一次听力筛查。未通过者或可疑听力障碍均应及时转入听力诊疗中心，进一步诊断和治疗康复。

（四）预防

1. 避免近亲结婚

2. 做好孕期保健，减少孕期并发症和感染性疾病，减少极低体重儿和宫内窘迫的发生。

3. 做好儿童保健，积极预防传染病，特别是脑炎、脑膜炎的发生；预防中耳炎；定期进行健康体检和听力筛查。

4．防止耳毒性药物的使用。

十一、先天性甲状腺功能低下

先天性甲状腺功能低下是儿科常见的内分泌疾病之一，因先天因素使甲状腺激素合成障碍、分泌减少，导致患儿体格生长障碍，智能落后。

（一）病因

1．甲状腺的先天发育不良、缺如、异位：是本病最常见原因。

2．甲状腺激素合成障碍：甲状腺激素合成时需要多个酶的参与，其中某一种酶缺陷均可导致甲状腺激素合成障碍。

3．下丘脑－垂体性甲低：较少见，可伴有其他下丘脑－垂体激素的缺乏。

4．暂时性甲低：主要因母亲服用抗甲状腺药物或母亲抗甲状腺抗体等引起。

5．碘缺乏：见于缺碘地区。

（二）临床表现

主要临床特点是生长发育落后，智力低下和基础代谢率低。

新生儿期常无症状体征，部分患儿可有喂养困难，哭声小、体温低、黄疸延迟，腹胀、便秘，脐疝等。若不及时治疗患儿随年龄增长逐渐出现智能和体格发育的落后，即身材矮小、智力低下；还可出现特殊面容：鼻梁塌、眼距宽、唇厚舌大，伸出口外。心率慢、腹胀、粘液水肿等。

（三）诊断

1．新生儿疾病筛查通过检测滤纸血斑的血促甲状腺激素（TSH）以早期发现患儿，若筛查 TSH≥10μU/ml 即为可疑病人，必须进行复查做诊断检查。

2．血 T3、T4、FT3、FT4、TSH 检测，先天甲低时血 TSH 增高，T4、FT4 降低。

3．甲状腺扫描或甲状腺 B 超了解甲状腺功能、结构、形态及有无等。

4．X 线骨龄片检查示骨龄落后。

（四）治疗

服用甲状腺激素以补充机体甲状腺分泌的不足，对暂时性甲低可服用药物 2 年后，停药观察 1 个月后复查，甲状腺功能仍正常，可终止治疗。对永久性甲低需要终生服药治疗，并定期复查以调整药物用量，以保证治疗效果。先天甲状腺功能低下患儿只要早期诊治，均能像正常孩子一样生长发育。

十二、苯丙酮尿症

苯丙酮尿症（PKU）是一种常染色体隐性遗传病，我国发病率 1/11000。

（一）病因

由于体内苯丙氨酸羟化酶及其辅酶的基因突变，苯丙氨酸代谢紊乱，使苯丙氨酸及其代谢产物在体内堆积，导致患儿中枢神经系统不可逆的损伤而发生智力低下。

（二）临床表现

出生时同正常婴儿一样，无特异症状和体征。但随年龄增长逐渐出现智能发育落后，癫痫发作，头发由黑变黄，皮肤白皙，尿和汗液有特殊的鼠尿臭味。

（三）诊断

1. 新生儿疾病筛查　检测血苯丙氨酸浓度，若≥2mg/dl 为筛查阳性即可疑病人，必须复查进行确诊检查，以明确诊断早期治疗。

2. 血苯丙氨酸浓度≥2mg/dl，为高苯丙氨酸血症；≥20mg/dl，为经典型苯丙酮尿症。

3. 尿蝶呤谱分析、二氢蝶呤还原酶活性检测；四氢生物蝶呤和苯丙氨酸负荷实验等，以鉴别四氢生物蝶呤缺乏症。

（四）治疗

患儿一经诊断应立即开始治疗，治疗越早，效果越好。目前经典型苯丙酮尿症的治疗方法主要是低苯丙氨酸饮食控制，目的是使血苯丙氨酸浓度控制允许范围内，防止患儿智力低下的发生。

十三、几种儿童常见伤害的急救与预防

由于儿童各种感知觉和动作发育还不成熟，缺乏识别危险和自身防御及独立生活的能力，加之活泼好动，好奇心强等特点，在日常生活中很易发生意外伤害，如外伤、溺水、烫烧伤、气管异物、中毒、电击伤等。

几种常见儿童意外伤害急救处理及预防

（一）溺水

溺水是儿童常见的意外事故，溺水后大多出现呼吸障碍和心脏停止而死亡。

1. 急救处理　原则是就地抢救，恢复呼吸道通畅，心肺复苏。首先清除口鼻污物，解开衣扣，拉出其舌，将病儿头下垂，借重力作用促进呼吸道内积水排出，恢复呼吸道通畅；采用口对口人工呼吸并配合胸外心脏按压术进行心肺复苏；然后送往医院进一步救治。

2. 预防　不要把小儿单独留在浴盆中玩耍；或单独到河边、池塘边玩耍，教育儿童不要在标示禁止戏水的区域游泳，要到正规游泳场游泳并注意水上安全；冬天不要到湖面上溜冰行走，以防掉入冰窟。

（二）烫烧伤

是指开水、热烫、热油等高温物质、火焰、腐蚀性化学物质等所引起的皮肤和组织的损伤。

1. 急救处理　首先清除造成烫烧伤的原因，对热液烫伤应立刻脱去衣服，如衣服和皮肤粘在一起时，切勿撕拉；对强酸碱烧伤需用清水冲洗。用清洁被单包裹，保护创面，除轻度烧伤外，均应及时送医院处理。

2. 预防　为小儿洗澡时，水盆内要先放凉水再放热水；并注意将保温瓶、热水杯等危险物放到孩子够不到的地方；家长为孩子保温时，热水袋不要直接接触皮肤，并经常变换热水袋的位置，以免烫伤。

（三）气管异物

常因小儿在进食时哭闹、嬉笑，或将异物、玩具等含在口中而发生。

1. 急救处理　气管异物自然咳出的机会很少低，必须尽早送医院，在手术条件下用喉

镜或气管镜将异物取出。若小儿呼吸困难较重，离医院又远时，可让小儿面朝前坐在救护者的腿上，救护者用两手，用力向后上方挤压小儿上腹部，压后随即放松，反复进行。对大一些的小儿，可趴在救护者的膝盖上，拍其背部。

2. 预防　小婴幼儿尽量不吃花生、瓜子、黄豆等带核的食物；进食时不要跑跳、嬉戏，不要让小儿哭闹等；教育小儿不要将异物如纽扣、果核、橡皮、小玩具等含在口中，以免吸入。

（四）中毒

儿童中毒多发生于5岁以下，婴幼儿误服药物和家用化学品所致的中毒占首位。

1. 急救处理　要尽快清除未被吸收的毒物，接触中毒者立即清洗局部；吸入中毒者要脱离现场，呼吸新鲜空气和吸氧；口服中毒者采用催吐、洗胃、灌肠。防止毒物吸收，保护皮肤粘膜，可口服牛奶、蛋清等包裹毒物或用拮抗剂与毒物发生作用，减少吸收等。此外还有对症治疗及时送往医院。

2. 预防　药品或家用化学品要妥善保存，放在孩子够不到的地方，并放在原有包装容器内，不要放在饮料瓶、饼干盒、糖果罐内保存，以免小儿误服；成人避免在小儿面前服药，给小儿吃药时不要哄骗是糖果，以免埋下误服的隐患；避免食用被农药污染的蔬菜水果，不吃腐烂变质的食物。

（五）电击伤

是由于强烈电流通过人体，因电流的震荡作用而引起全身损害，表现昏厥呼吸中枢麻痹、假死等，统称电休克，可使病儿致残致死。

1. 急救处理　立即脱离电源，对呼吸心跳停止者进行口对口人工呼吸和心脏按摩，及时送往医院。

2. 预防　家长要经常检查电器运行情况，家电的电源线不要乱接乱拉；电热器、充电手机等放在小儿触摸不到的地方；电源开关或插座不要让小儿触摸，并选用安全电插座；小儿户外活动时，家长要注意看管，远离变压器材和对人有危险的带电设施，注意发现活动场所周围有无裸露的电线。

十四、儿童疾病综合管理

儿童疾病综合管理是通过简单的临床体征进行疾病检查并根据经验进行治疗。即将以往的对每个疾病管理方法进行总结，使其形成一整套程序，从而能够更有效地采用统一措施对儿童疾病进行管理，以改善儿童疾病的预防和管理。儿童疾病综合管理规程讲述了如何管理因病就诊或复诊的病儿，并指导如何常规评估病儿的一般危险体征、常见疾病、营养不良和检查其他问题。既有疾病治疗又有有关疾病预防的基本措施。完整的儿童疾病综合管理过程包括以下内容：

1. 评估病儿　检查一般危险体征，询问常见病、检查病儿、检查营养和免疫状况及其他健康问题。

2. 分类病儿疾病　由于病儿的疾病可能不止一种，所以每种疾病都是按照需要进行下列哪种处理来分类的。即转诊前紧急治疗和转诊；或具体的治疗和指导；或简单的在家护理指导。

3．疾病分类后，确定具体治疗方案，如紧急转诊前的必要治疗等。

4．给予实用的治疗指导，如教会母亲如何给予口服药，生病期间如何喂养和给液体，如何处理局部感染，如何识别需要立即就诊的体征等。

5．评估喂养，评估母乳喂养，帮助解决发现的喂养问题及询问母亲自身健康。

6．病儿复诊时要按照复诊程序进行管理，必要时重新评估病儿的新问题。

（张玉敏）

十五、单纯性肥胖

单纯性肥胖是由于长期能量摄入过多，超过人体能量的消耗，使体内脂肪过度积累引起，而无内分泌代谢疾病。95%～97%肥胖者属单纯性肥胖。一般按身高（长）的体重超过标准体重的20%即为肥胖。任何年龄均可发生肥胖，但多见于婴儿、学龄前、青春期。

单纯性肥胖是目前一个全球性的、重要的儿童青少年健康问题。在传染病和严重营养不良性疾病被基本控制后，单纯性肥胖也逐渐成为我国青少年一个重要的健康问题。

（一）肥胖分类

按肥胖发生原因分为继发性（症状性）肥胖和单纯性肥胖。根据脂肪组织形态学可分为3型：①增生型，即脂肪细胞数增加。此型占单纯性肥胖的10%，常见于1～3岁以内的婴儿；②肥大型，即脂肪细胞数正常，但细胞容积增大，脂肪含量增加。一般成年人发生的肥胖多属此型；③混合型，即有①和②的特征，常见于幼儿。

（二）病因

1．热量摄入过多　肥胖儿所生活的家庭多习惯于进食油腻等富热量的食物，又喜甜食、零食及过度进食等，导致热量过剩。体内多余热量转化为脂肪，使脂肪合成加快，在婴幼儿期促进了脂肪细胞体积增大及数量增多而出现肥胖。

2．热量消耗少　活动量太少，热量消耗少于正常儿童，剩余热量相对多造成肥胖。特别是肥胖儿羞于参加各种运动，以进食满足心理需求，越来越胖。

3．遗传因素　调查发现，父母双亲体重正常，子女肥胖发生率为10%，父母一方肥胖，子女肥胖50%，父母双方肥胖，子女肥胖为80%。因此肥胖双亲常有肥胖子女，这与遗传影响和家庭相同的生活习惯均有关。

此外，精神紧张、情感创伤、心理障碍等心理因素也可引起肥胖。

（三）临床表现

1．食欲旺盛，喜甜食、零食及油炸食物，吃饭速度过快，不喜欢活动，活动时气短、怕热多汗、易疲劳。

2．肥胖体态　皮下脂肪厚实，分布尚匀称，多积聚于颈部、乳胸部、肩备部、腹部、臀部等；过胖者腹壁、大腿等皮肤出现紫色条纹；重度肥胖可引起关节病、行动缓慢等。

3．代谢紊乱　肥胖儿可出现糖耐量降低或糖尿病；出现高脂血症和高脂蛋白血症，如血浆总脂量、胆固醇、三酰甘油增高，低密度脂蛋白减少等，成为成年后发生动脉粥样硬化、冠心病、高血压、胆结石等疾病的基础。

（四）肥胖对儿童少年健康的危害

1. 心理健康影响　儿童少年由于肥胖，动作不灵活，又笨手笨脚，常常感到自卑。由于自我意识受损，表现为压抑、焦虑、缺乏自信。自我意识受损程度随肥胖程度加重而加重，女孩较男孩明显。

身体太胖，对智力发展也有很大影响。这是因为太胖，行动不方便，活动太少，大脑所接受来自各方面的刺激也就受到限制，因此在大脑中储存的信息量也相对的少，无疑会影响智力的发育。

2. 损伤生理功能：

（1）呼吸系统：从气体代谢看，运动时耗氧多，肺通气量增大。但肥胖者因胸腹部脂肪积聚，压迫胸壁，以及横膈膜抬高影响呼吸运动，使呼吸浅表，以致增加呼吸频率也不能维持较大的肺通气量，肺通气功能下降、呼吸系统免疫力降低，使肺功能降低。

（2）心血管系统：从心血管系统看，肥胖者增加了脂肪组织的血液供应，对其他组织器官的血液供应随之受到影响。为了保证脂肪组织的血液供应，必须增加血容量和心输出量，久之会引起血压升高和左心室扩大，心脏收缩代偿性增强，心功能降低。心脏过度肥大可使心肌严重地衰竭。

（3）有氧运动能力下降，容易疲劳：锻炼对于肥胖人来说常常是困难的，原因是肥胖者心肺功能下降导致动脉血液中含氧不足；此外，肥胖者因体内大量蓄积脂肪，消耗氧气比正常人多3～4倍，所以肥胖者运动时常心悸气短。另一个引起疲乏的原因是低血糖，它是由于胰岛素分泌过多产生的结果。

（4）骨关节损伤：主要是由于承受大部分身体重量后，由关节的磨损和撕裂造成，主要发生在髋关节及膝关节，并且会因肥胖而加重。

（5）对内分泌、代谢的影响：肥胖者的肾上腺皮质激素水平常常升高，这种激素能促使体内水及盐分潴留，使血循环更进一步增加，因而血压容易升高，长久以后就形成高血压病。胰腺分泌过量的胰岛素，可促进脂肪的合成及贮藏，更有助于永久性肥胖。

肥胖者的血脂明显高于非肥胖者，这是引起动脉硬化和冠心病的危险因素。

（6）女性生殖系统健康：肥胖和一些妇科疾病有关，包括卵巢多发性囊肿、月经初潮提前和月经紊乱。还有人发现，成年后肥胖者妊娠的结局较差，流产发生率较高。

3. 成年期疾病危险因素之一　如前所述肥胖所导致的血压偏高、心功能下降、脂代谢紊乱、胰岛素分泌异常等而引发动脉粥样硬化、高血压、冠心病、糖尿病等成年期疾病。

（五）肥胖的判定

1. 判定肥胖的标准　肥胖是指人体内的脂肪贮存量过多，明显超过正常人的一般含量。有人脂肪均匀分布在全身，是全身性肥胖，也有人脂肪分布在局部，如头颈、脊背、胸部、腹部、臀部、大腿、上臂等处。

判断肥胖是看体内脂肪含量的多少，即看脂肪占体重百分比的大小，一般是男子超过25%，女子超过30%～35%为肥胖。

2. 判定肥胖的方法　国内外对儿童青少年肥胖的判定方法有多种，但较常用的有以下几种。

（1）目测法：此法最简便易行，就是用眼睛直接观察人的肥胖及消瘦程度。单纯性肥胖的儿童少年，其脂肪分布特点，男性主要聚积在头颈、脊背和腹部；女性主要聚积在胸部、腹部、臀部和大腿。此法对重度肥胖的人，一看就知道了，而对轻度肥胖的人，就不是那么容易确定了。

（2）身高标准体重法：这种方法是世界卫生组织（WHO）推荐的用于临床研究和人群调查时对儿童青少年判定肥胖的方法。此法是指个体实测体重超过身高标准体重的10%～20%为超重，体重超过身高标准体重的20%为肥胖。其中，超过20%为轻度肥胖，30%为中度肥胖，40%以上为重度肥胖。1985年“中国学生体质与健康研究”以按身高的体重第80百分位数为身高标准体重制定了我国儿童青少年营养不良和肥胖的评价参考标准，该标准根据不同年龄段、不同性别，按身高的体重的特点分为三个标准。

（3）指数法：最常用的是BMI指数（body mass index），该指数又称Kaup指数，主要用于营养状况评价。W（kg）/H（m^2），表示每一平方米面积的重量，作为相对体重来反映体格的充实度及营养状况。国际上认为该指数大于24为超重，大于26为肥胖，15～24为正常，10～15为营养不良，小于10为消瘦性疾病。2003年国际生命科学学会中国办事处推荐适合我国儿童少年的BMI指数（见表10－7）。

表10－7 中国儿童青少年超重、肥胖分类BMI判定标准

年龄（岁）	男		女	
	超重	肥胖	超重	肥胖
7	17.4	19.2	17.2	18.9
8	18.1	20.3	18.1	19.9
9	18.9	21.4	19.0	21.0
10	19.6	22.5	20.0	22.1
11	20.3	23.6	21.1	23.3
12	21.0	24.7	21.9	24.5
13	21.9	25.7	22.6	25.6
14	22.6	26.4	23.0	26.3
15	23.1	26.9	23.4	26.9
16	23.5	27.4	23.7	27.4
17	23.8	27.8	23.8	27.7
18	23.4	28.0	24.0	28.0

（4）皮褶厚度测定法：这是测定皮下脂肪数量的一种常用方法，此法可用X线照片、超声波、皮褶卡钳等方法测量。用皮褶卡钳测量皮脂厚度是一种既简单又经济的方法。一般常选用上臂后侧的肱三头肌处的皮褶厚度和肩胛骨下角处的皮褶厚度之和与其评价标准进行比较。标准见表10－8。

表 10-8　儿童少年肥胖程度评价标准
肱三头肌和肩胛下角两处皮褶厚度之和的下限值
（单位：mm）

年龄（岁）	轻度肥胖		中度肥胖		重度肥胖	
	男	女	男	女	男	女
7~6	21	22	31	32	41	42
13~15	29	38	39	48	49	58
16~18	33	46	43	56	53	66

（5）其他方法：身体密度法，即是用身体密度求得体脂肪量的方法是采用水下称重，求出身体的密度，然后用计算体脂公式〔体脂% =（4.57/身体密度 -4.142）×100〕求出体内脂肪的百分比。这种方法比较精确，但要有特殊的设备，适用于科研。此外还有生物电阻抗、同位素稀释、计算机扫描、核磁共振等，虽可准确测定体脂含量和体脂分布，但由于这些仪器价格昂贵、笨重，甚至还可造成身体的损伤，因而不适用于对儿童青少年的测量。

（六）肥胖的预防

据调查，我国儿童青少年肥胖发生率剧增，近 10 年来增加了 5 倍。很多大中城市儿童青少年的肥胖率已高达 15% ~20%，已赶上了发达国家。科学实践证明，儿童少年时期的肥胖，有 80% 将延续到成年期肥胖。因此，预防肥胖对增强儿童青少年体质，预防成年期疾病有着非常重要的意义。预防肥胖主要应包括以下主要措施：

1. 从小抓起，包括母孕期。这是因为脂肪细胞在人一生中有 3 个明显增殖期：胎儿的末期（即妊娠期的后三个月）；婴儿出生后头一年内；青春发育期。在这三个时期里，脂肪细胞很敏感，最容易引起大量增殖。如果脂肪细胞数量增多或脂肪细胞的体积增大就会造成肥胖。因此说，儿童少年时期的肥胖，容易造成成年期的肥胖，即使控制饮食，也不能使脂肪细胞数目减少，只能使脂肪细胞容积缩小。因此预防肥胖应从小抓起，为了使儿童青少年经常保持标准体重，对身高和体重，生后到 1 岁应每隔 3 个月测定一次；5 ~7 岁应半年测一次；青春期应每年测一次。发现体重增长迅速，食欲旺盛，特别对父母有肥胖史的对象，应尽早在医生指导下给予必要的、科学的干预措施。此外，孕妇应定期进行产前检查，监测胎儿体重，以减少巨大儿的发生。

2. 合理膳食　儿童少年是处在生长发育旺盛时期，他们所需要的各种营养素都相对地多于成年人，因此，合理膳食是预防肥胖、保证儿童少年健康成长的有效方法。

合理膳食不仅能满足儿童少年正常生长发育营养需要和维持健康需要，还能避免过多能量的摄入。儿童少年在饮食中要保持食物的多样化，注意荤素搭配、粗细搭配，保持鱼、肉、蛋、奶、豆类和蔬菜的摄入。能量摄入过低会导致各种营养素缺乏；蛋白摄入不足会导致肌肉和其他瘦体组织的丢失，血清尿酸的增加，增加胆结石的危险等。因此须防止盲目限食和降低能量射入。对于肥胖的预防，单靠调整饮食往往不能收到明显的效果，还应与改变不良的生活方式、增加身体活动、心理治疗等结合，形成综合控制方法。如何达到合理膳食参考下表 10 -9。

表 10-9 学生每日进食量参考表 单位：g

	食物分类	小学生	初中学生	
		6~8 岁平均体重 21.9kg	9~11 岁平均体重 29.1kg	12~15 岁平均体重 40.6kg
模式(一)	粮食类（包括谷类、除大豆以外的干豆类、薯类）	250	375	500
	动物性食品（包括许畜肉、禽、鱼、虾、蛋动物内脏等）	125	163	188
	奶类	250	312	312
	大豆及其制品	50	63	75
	蔬菜	300	313	500
	植物油	12.5	15	17.5
模式(二)	粮食类（包括谷类、除大豆以外的干豆类、薯类）	300	425	550
	动物性食品（包括许畜肉、禽、鱼、虾、蛋动物内脏等）	63	75	87.5
	豆粉[1]	100	125	125
	大豆及其制品	100	125	150
	蔬菜	300	425	550
	植物油	15	17.5	20

1）豆粉应冲成适量豆浆饮用

注

1 所列数量均为可食部分。

2 蔬菜组成一半以上为绿色蔬菜。

3 大豆及其制品量以豆腐干为准。

3. 适当体育活动　预防肥胖除了合理膳食外，还要参加适当的体育活动也是不可缺少的有效手段。体育活动是增加能量消耗、防止脂肪积累的有效途径。但一定要坚持经常，保证有足够的运动时间和运动强度。目前我国中小学校安排每天平均一小时的体育锻炼是必要的。体育锻炼除了时间保证外，就是应保证运动强度，一般以能使人刚刚出汗为宜。

4. 培养良好的饮食习惯

（1）一日三餐要定时定量，防止暴饮暴食。三餐热能分配应以早餐占全日的 30%，中餐占 40%~45%，晚餐占 25%~30% 为宜。

（2）进食速度不要过快，不应狼吞虎咽，要细嚼慢咽。因为当食物进入人体后，血糖值升高。当上升到一定水平，大脑的饥饿中枢受到抑制，饱食中枢发出停止进食信号。如果进食过快，大脑饱食中枢来不及发出停止信号，使进食量超过需要量，过多的热量转变脂肪蓄积而引起肥胖。

（3）少吃零食和糖果。因为食糖过多，促使肝脏产生中性脂肪，血液里的中性脂肪，大部分可变成皮下脂肪。因此，吃糖多了会使人发胖。此外，多种糖均能促进高胆固醇血症，而导致血管硬化的发生。

（七）治疗

首先提醒儿童少年及家长治疗的4条禁忌：①短期快速减肥，反复减肥；②饥饿或半饥饿控制饮食减肥；③药物治疗；④手术、理疗减肥。单纯性肥胖治疗较为困难，目前国内外多采用以家庭为基础的综合行为疗法干预方案包括饮食控制、行为矫正和运动训练在实施饮食疗法及运动疗法都要有严格的医生监护。如果不是在科学指导下实施上述干预措施，不但达不到减肥效果，反而会更加肥胖。

十六、视力异常

（一）斜视

斜视是指一切眼位不正的现象，即两眼不能同时注视一个目标、眼球处于分离的状态。

1. 病因　斜视可分为麻痹性斜视和共同性斜视两类。前者多因产伤使外展神经受损，或因外伤、炎症等所致；后者则多因屈光不正，使调节和辐辏功能失调所致。斜视一般发生在6岁以前，多见于3岁左右儿童。

2. 诊断　斜视度较大者肉眼即可发现，筛查时较常使用的是角膜映光法（图10－1）。具体要点为：检查者与小儿相对而坐，距30cm，将手电筒点光源照在小儿两眼中间鼻梁跟部，嘱小儿注视光源，此时，在小儿两眼角膜上会形成反光点，根据反光点的位置，可粗略判断眼位及斜视度。

（1）角膜反光点均在双侧瞳孔中央，双眼为正位。

（2）角膜反光点位于瞳孔缘，约10°～15°。

（3）角膜反光点位于瞳孔缘和角膜缘之间，约25°～30°。

（4）反光点在角膜缘处，约45°。

（5）反光点超过角膜缘外，每距1mm，增加5°。

（6）反光点偏向颞侧为内斜视，偏向鼻侧为外斜视。

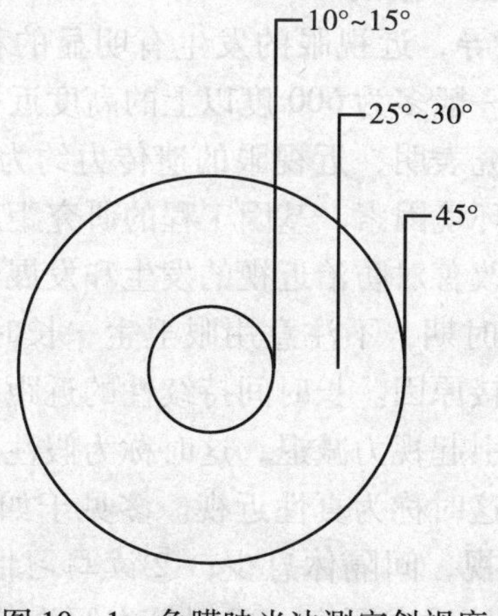

图10－1　角膜映光法测定斜视度

3. 矫治原则　麻痹性斜视根据斜视情况，酌情进行手术等治疗。共同性斜视，应尽早散瞳验光，配戴合适的矫正眼镜。如有弱视，应同时治疗。如戴眼镜3～6个月后未见效，则考虑手术治疗。

4. 预防　做好孕期保健，减少感染机会；尽早开展儿童视力监测，发现屈光不正和弱视，及时矫正，避免由于调节紊乱导致斜视。做好儿童期眼保健健康教育工作，避免由于用眼不当所致的眼球运动功能异常。

（二）屈光不正

包括远视、近视和散光。婴幼儿多数为远视眼，随着年龄的增长，逐渐变为正视眼。当远视伴有内斜视或远视度数较大，影响视力时，应配戴眼镜。近视眼除遗传因素外，用眼习惯不良也是引起近视眼的直接原因。近视眼患儿应根据情况酌情配镜，以预防斜视。散光多因角膜曲度不均匀所致。易引起视疲劳，应酌情配镜。

屈光不正度数较大、治疗不及时，可由于调节和辐辏功能紊乱出现斜视和弱视，因此应积极治疗和预防。

1. 近视眼的类型

（1）屈光性近视：患者眼轴正常，但由于晶状体的屈光力过强，使平行光线进入眼内后的焦点交集在视网膜前面，称屈光性近视，也称假性近视。青少年学生中的近视多属于这一类型，如能及时注意用眼卫生，并进行适当的矫正，近视的症状可以逐渐消失，视力能恢复正常。但如不注意，时间过久，就会引起眼轴变长，变成真性近视眼。

（2）轴性近视：患者晶状体的屈光力正常，但由于眼轴较长，使平行光线进入眼内后的焦点，同样不能交集在视网膜上，而是落在其前面形成近视，称轴性近视，也称真性近视。

假性近视与真性近视之间，并无明显的界限，往往真性近视是由假性近视延续发展而形成。青少年学生的眼球正处于发育时期，如不注意用眼卫生，持续用眼时间过长，调节过度，晶状体经常处于屈光调节的紧张状态下，时间过久，眼轴就会逐渐延长，形成难以恢复的真性近视。

2. 近视眼的发生原因及其影响因素

（1）遗传因素：有研究报导，近视眼的发生有明显的种族差异和有一定的家族倾向。有遗传因素的人，发病较早，一般多为600度以上的高度近视。

有关研究单位对双生子研究表明，近视眼的遗传力约为0.65，即近视是否发生约65%决定于遗传因素，35%决定于环境因素。基因工程的研究距离预防近视眼的实际应用还十分遥远，所以环境因素的控制和改善对防治近视的发生和发展十分重要。

（2）环境因素：在青少年时期，不注意用眼卫生，长时间持续性的近距离视物是导致近视发生发展的主要因素和直接原因。长时间持续性的近距离视物会使晶状体调节过度，造成睫状肌持续收缩以至痉挛，引起视力减退，这时称为假性近视。以后眼球的巩膜组织在内直肌长期压迫下，球壁延长，这时称为真性近视。多见于如下情况：①学习持续时间过长，或长时间看书、用电脑、看电视，间隔休息少；②读写习惯和姿势不良好。如：躺着、趴着、走路、乘车或在光线不足处看书写字，或握笔书写姿势不正确等；③书本文字印刷过小，或学生写字过于细小；④学习照明条件不好，或课桌椅不符合学生身高要求。或在阳光直射下读书写字。

（3）营养及发育因素：出生后眼球的发育要到14岁左右才缓慢长成，在这时期，体弱、营养不良、蛋白质摄入不足或发生急性传染病（如麻疹、猩红热等），或缺乏某种营养素（如钙、铬等），都会对眼球的发育产生影响，导致近视的发生。有研究显示，早产是发生近视的一种因素。

3．视力检查

（1）远视力检查方法：

视力表：使用标准对数视力表灯光箱检查视力。视力表的表面照度应达到500 lx 以上；视力表的悬挂高度以5.0视标一行与受检者的眼等高为准。

视力表距离：在距视力表5m远地面上划一道横线，在距表4m、3m、2.5m、2m、1.5m、1m处也划出横线，注明距离，以便记录。

检查：可取坐位或站位检查。坐姿时，将坐椅放在5 m 标线正中线之后，坐时两眼要与标线平齐；立位时，双足尖应与标线齐平，端正站立。头不偏倚，两眼均睁开，不眯眼。受检者应检查裸眼视力（戴镜者应摘去眼镜）。检查时先查右眼，后查左眼。测试者应将指点棒点在每个视标的正下方0.5cm处，辨认时间为每视标3至5秒钟左右（约等于1～2次呼吸时间），在检查中力争将各视标4个缺口的方位都检查到。一般先从5.0行视标认起，若看不清再逐行上查；如辨认无误则逐行下查。规定4.0～4.5各行视标中每行不能认错一个；4.6～5.0各行视标中每行不能认错2个；5.1～5.3各行中每行不能认错3个。超过该规定就不再往下检查，而以本行的上一行作为该受检者的视力。如在5m远处不能辨认最上一行视标（4.0），可让受检者向前移1m再查；如仍看不清，再向前移动，直至看清为止。记录此时的距离，查表10－10，获知该眼实际视力。

凡视力小于5.0者即为视力不良；其中4.9为轻度视力不良；4.6～4.8为中度视力不良，4.5及4.5以下为重度视力不良。

表10－10　对数远视力表走近距离检查的实际视力

走近距离（m）	4.0	3.0	2.5	2.0	1.5	1.0	0.5
视力	3.9	3.8	3.7	3.6	3.5	3.3	3.0

注意事项：检查前向受检者说明检查目的和意义，要求他们在检查中不偷看、不背表、不围观提示、不眯眼、不揉眼，检测者随时注意监督。若受检者一时觉得视力模糊，可允许休息片刻再查。学生刚结束上课、考试等紧张状态，或参加剧烈运动或劳动后，不要马上检查，应先休息15分钟。从室外进入后也应有15分钟左右适应时间。对初次接受检查的小学生，应预先教给辨认视标的方法。

（2）近视力检查方法（如作近视眼筛查应作此项目）：远视力不良的学生需进一步检查近视力，采用对数近视力表。检查时要有充足的自然光线或人工照明。受检眼与表的距离为30cm，先查右眼，后查左眼。检查者用竹签或细针指点5.0行视标，能认清5.0或以上者为近视力正常，记录为“近视力＝5.0或5.1或5.2”。若在30cm处不能辨认5.0，可将视力表放远或移近直到受检者能看清表上5.0以上视标为止，但须注明距离，如20cm处能看清5.0，纪录为“5.0、20cm”。

凡远视力<5.0，近视力≥5.0，称“近视状态”。若远、近视力都<5.0，可能是远视、散光或其他眼病。近视状态不一定都是近视，有各种其他可能，但大多因睫状肌调节紧张所致。因此，近视状态者应及时去医院眼科散瞳验光，以确定视力不良性质，决定是否需戴眼镜。

4. 诊断标准

(1) 诊断标准：双眼远视力均在5.0及5.0以上者为视力正常，低于5.0者为视力不良。

凡远视力<5.0，近视力≥5.0，称“近视状态”。若远、近视力都<5.0，可能是远视、散光或其他眼病。

(2) 屈光性（假性）近视与轴性（真性）近视的鉴别：①雾视法：对经视力表检查认定为近视的学生，令其双眼带上200~300度的凸透镜（度数的选择以在5米处能看清4.0行视标为宜），望远30分钟后取下镜片立即复查远视力，凡远视力增进两行及两行以上者为假性近视。无增进者为真性近视；②散瞳法：要由专科医生进行操作。用药物麻痹睫状肌去除调节后，可以准确地判明近视眼的性质和屈光状况。

5. 近视眼的预防　近视眼的发病原因比较复杂，必须通过各级政府乃至全社会和专业人员的共同努力，全方位地开展保护学生视力的宣传教育、采取积极有效的科学防控措施，使保护视力工作成为全社会齐抓共管的系统工程，特别是各级教育行政部门和各中小学校要将保护学生视力工作与实施素质教育紧密结合，端正办学思想，努力提高教学质量，切实减轻学生课业负担，保证学生身心健康发展，才有可能控制学生中近视眼的发生和发展。

(1) 加强保护视力的宣传教育，培养学生良好的用眼卫生习惯：各中小学要将不同生长发育时期眼球发育的特点，发生近视眼的原因、近视眼的危害、近视眼的预防和矫治等方面的卫生知识，对不同年龄段的学生各有侧重地进行讲解，以增强学生的自我保健能力。教师和家长要随时纠正学生的读写姿势，使他们自觉地注意用眼卫生，形成良好的读写习惯。要使学生做到读书写字姿势端正，眼睛与书本保持一尺左右的距离，连续看书一小时后要休息或视远片刻，不要在暗的光线或直射的阳光下看书写字，不要躺在床上或走路时或在动荡的车厢里看书。

(2) 积极创造、改善学习环境条件：学校要依据教育过程卫生的原则，按照动静结合，视近与视远交替的原则安排好课程与活动。保障学生有充足的课间休息时间，使学生每节课后都能得到休息。保障学生每天的课外活动时间，采取多种形式广泛开展课外体育活动。保证眼保健操的做操时间和操作质量。体育课不能被随意占用。保障学生每天有充足的睡眠时间。定期轮换学生座位。

按照学校卫生标准的要求，努力改善校舍环境及教室的采光照明条件。定期粉刷墙壁、刷黑黑板。要使教室桌面平均照度不低于150 lx，黑板的平均照度不低于200 lx。要规定板书和书本印刷要求（字体大小、书写规范整齐）。

逐步配齐和调整符合标准的课桌椅。

(3) 重视学生家庭的学习环境条件：加强对学生家长的宣传工作，使每个家庭都能重视保护学生视力的工作。家庭要为学生创设良好的照明和学习用桌椅的条件。注意学生营养，特别是摄入足够的蛋白质、钙等。学生看电视和做网络游戏时间要适当。要限制未成年人和学生进入网络游戏厅。

6. 近视眼的矫治　儿童青少年学生近视的治疗主要是对假性近视而言。生理、物理、药物等诸方法，能够改善或部分改善睫状肌的过度紧张状态。已经形成真性近视的学生，采用配镜方法最为稳妥可靠，配镜原则以低度矫正为准。至于手术治疗方法，由于机制及操作过程复杂，对于疗效及所产生的并发症尚有争议，不宜提倡。

（1）生理治疗方法：有眼保健操、远眺、雾视法等。其作用主要是使眼睫状肌放松，改善眼的生理调节功能。目前推行的眼保健操，是一种经络穴位的自我按摩方法，可以疏通经络，调和气血，增加眼部周围的血液循环，改善眼睛的营养供应，使疲劳的眼肌放松，从而达到保护视力的目的。

（2）物理、药物治疗方法：有关治疗近视眼的器械、药物，多数是通过解除睫状肌痉挛，改善眼部血液循环，在一定程度上有助于延缓近视眼的发生发展。目前市场上该类器械、药品种类繁多，良莠不齐，要慎重使用。

（3）配镜：对轴性近视患者，配戴合适的眼镜乃是较好的方法。配戴凹透镜可使平行光分散，使光线相交在视网膜上，从而看到清楚的物像。配镜要强调散瞳验光，因为儿童青少年学生睫状肌调节力很强，故用药物使睫状肌麻痹后所配的眼镜才能合适，否则所配的近视眼镜往往比实际所需的度数高。

（三）弱视

弱视是儿童发育过程中的一种常见眼病，患病率约为2%～4%，多发生于婴幼儿期，一般认为8岁以上儿童视觉发育已近成熟，不易发生弱视。

1. 定义　弱视指眼部无明显器质性病变，远视力（包括矫正视力）≤0.8者。6岁以下的儿童，在诊断时需注意年龄因素。屈光度≤+2.0D，矫正视力≤0.8，但双眼视力相等或近似者，为可疑弱视，列为观察对象。6个月后，视力仍无明显提高者，亦可诊断为弱视。

2. 病因　弱视的本质是眼视网膜黄斑功能发育受到抑制。因此，任何可能影响到黄斑接受外来刺激的因素，均可使其正常发育受到抑制而形成弱视。常见的原因有：斜视、屈光不正、屈光参差、形觉剥夺（角膜混浊、先天性白内障等）及先天因素。

3. 诊断　①询问病史；②视力检查：国内通用的是国际标准视力表，亦可采用标准对数视力表。检查3岁以下儿童视力可用特殊设计的图形视力表、点状视力表等（使用方法参照说明）。用国际标准视力表检查远视力时，视力表应悬挂在光线明亮处（多采用人工照明），距眼5m，高度应为眼与视力表上1.0的视标行同一水平。一眼遮挡，但勿压迫眼球，先右后左顺序单眼进行检查。自上而下辨认视标，直到不能辨认半数以上视标的一行时为止，其前一行即可记录为被检者的视力。③检查眼位。④做常规外眼一般检查，除外器质性眼病。⑤常规散瞳验光，根据验光结果诊断弱视。

弱视可按程度分3类：①轻度弱视，矫正视力0.8～0.6；②中度弱视，矫正视力0.5～0.2；③重度弱视，矫正视力≤0.1。

弱视也可按性质分为以下4类：①斜视性弱视：目前有斜视现象或曾有斜视史。因斜视导致黄斑部功能长期被抑制而形成，属继发性、功能性；②屈光参差性弱视：因双眼屈光度相差较大（球镜≥1.5D，柱镜≥1.0D），导致屈光不正较重的一只眼长期废用，形成弱视。大多属功能性，可逆性；③屈光不正性弱视：多发生于未戴过矫眼镜的高度屈光不正患者。双侧性，两眼视力相等或接近（远视≥3.0D，近视≥6.0D散光≥2.0D），其中以远视和散光者居多；④形觉剥夺性弱视：婴儿期因屈光间质浑浊、上睑下垂遮挡瞳孔、不适当的遮盖等因素引起的视功能障碍。

4. 防治 年龄越小，视力可塑性越强，弱视治疗效果越好。应通过广泛的健康知识宣教，帮助家长和托幼工作者了解掌握有关弱视的知识，发现可疑患儿及早送医院进行视力、屈光和眼位检查，以期早期发现和治疗。4～5岁前，最好每6个月检查一次视力。1岁半前采用选择观看法；1岁半至3岁，用点视力检查仪检查；3岁以上可用儿童视力表或标准对数视力表。凡双眼视力差异≥2行，或双眼视力均低于正常，应及时到眼科进一步检查。有弱视、斜视和屈光不正家族史者，有斜视或其他注视姿势异常的，均属高危小儿，应及早明确诊断，及时矫治。

弱视的治疗主要针对弱视的种类或发生原因进行，措施有戴镜矫正法、常规遮盖法、视刺激矫正法（精细训练：在遮盖的基础上，让患儿做一些精细工作，如描图、穿针、刻剪纸等，以促进视力的提高。）、其他：使用一些简单仪器，对视觉进行刺激（如后像疗法、红色绿光胶片疗法等），都应在医师指导下进行。弱视的疗效不仅与年龄关系密切，也与弱视的类型、程度、注视性质有关。最佳治疗年龄为3～6岁；年龄越小，疗效越好；发病早，治疗晚而程度重者一般疗程长，预后差；3～6岁是最佳治疗年龄，12岁后疗效不显著。

（王绍丽、段佳丽）

十七、龋齿和牙周病

（一）龋齿

龋齿是牙齿硬组织逐渐发生腐蚀、破坏、崩解的一种常见的口腔疾病，是引起牙痛的主要原因。龋齿的发生不仅破坏咀嚼器官、妨碍消化功能，而且遇冷、热、酸、甜等食物就牙痛。当病变达到牙髓时，可引起牙髓炎。细菌通过牙根尖孔可引起牙槽脓肿。若牙冠全部破坏，残留的牙根成为口腔里的慢性病灶，当身体抵抗力下降时，细菌可通过血液、淋巴循环而引起关节炎、心脏病、肾脏病等全身性的感染。对于儿童青少年做好防龋工作是很重要的。

1. 症状和体征 龋齿的病变是由浅入深，由小到大，从没有症状到疼痛难忍，逐渐发展而加重。

龋齿初期无任何自觉症状，只是在牙釉质的表面上有大小不一的黄褐色斑点，常被人们忽视，临床上称这一期为浅龋。是重点防治对象。

龋齿继续发展，侵入到牙本质浅层，这时在牙齿表面出现明显的黑洞，患齿接触甜、酸食物时就会疼痛，这一期临床上称为中龋。此时若能及时充填治疗还能保持完好的牙体。

龋齿再继续发展，侵入到牙本质深层并接近牙髓腔时，对冷、热温度刺激可出现疼痛。由于龋洞离牙髓较近，龋洞内的细菌和细菌产生的毒素易渗透到牙髓组织，引起急性牙髓炎或坏死，引起根尖周围炎等，使患者发生剧烈牙痛。

龋洞如再不治疗，牙冠可大部被破坏，牙髓也因炎症而发生坏死，病牙的疼痛感觉反而减轻或消失。这时细菌可通过牙髓向根尖扩散，引起牙齿根尖部的病变，如根尖周围炎、牙槽脓肿、疏松结缔组织炎，发生疼痛，不但影响食欲、咀嚼、消化、吸收，同时可以成为局部慢性病灶，可导致肾炎、风湿等全身性疾病，损害健康和发育。

2. 病因 龋齿的发生原因很多，目前比较公认的原因是细菌、食物和宿主三因素相互影响、相互作用的结果。

（1）细菌因素：口腔是一个多细菌的场所，但致病细菌主要是变形链球菌。细菌不是直接附着牙面而致龋，是寄居在一种生态环境中，即“菌斑”中而致龋的。没有“菌斑”变形链球菌也不会致龋。所谓菌斑是由牙面上的细菌丛、有机物、无机物和水共同组成的一种稠密、不定型、非钙化的膜状细菌团。它紧密地粘附在牙面、窝沟、邻面等处，一般的漱口、冲洗都不能消除它，即使清除掉，过48小时还会形成新的菌斑。细菌在菌斑中进行碳水化合物的无氧代谢，产生各种酸类，使局部环境的pH值降到5以下，钙开至溶解，脱钙形成龋洞。

（2）食物因素：食物中碳水化合物，尤其是蔗糖与龋齿发生最为密切。蔗糖（糕点、饼干、糖果等食品中所含）在变形链球菌的作用下，代谢合成供给细菌活动的能量，加速口腔内变形链球菌的繁殖。而变形链球菌生活过程中产生的一种糖基转移酶，能把蔗糖转化为构成菌斑基质的高分子多糖，诱发变形链球菌产生特异凝集反应，细菌很快凝集，且粘附力很强，不易从牙面上洗脱下来，糖本身又易发酵产酸，时间过久就会致龋。粗糙或纤维性食物（蔬菜、肉类等），咀嚼时对牙齿有摩擦作用，又不易发酵产酸，致龋作用较小。

（3）宿主因素：包括牙齿和人体全身情况。牙齿排列拥挤、错位等易使食物滞留或嵌塞，使得菌斑容易形成而不易清除，为龋齿的发生提供了条件。牙齿内含适量的氟可在牙釉质内形成氟磷灰石，增强牙齿的抗龋能力。其他一些微量元素如：硼、钼、钒、锶、锂等也有一定的防龋作用。

口腔中的唾液含有免疫球蛋白，有保护牙齿免受龋病侵害的作用。但唾液量小，粘稠，pH值低的情况又有助于龋齿的发生。

儿童时期某些全身性疾病与龋齿的发生有关。由于大部分恒牙是在婴儿期和儿童期发育完成的，所以此时期如患传染病、高热、佝偻病、结核、营养不良或消化吸收障碍等疾病会使儿童缺乏钙、磷、维生素及蛋白质，均可直接影响牙胚的生长发育，牙齿钙化不良，表面发生缺损。有这些缺陷的牙齿患龋的可能性较大。

3. 防治

（1）加强口腔健康教育：幼儿乳牙萌出后即应开展预防工作，注意口腔卫生，用纱布净牙，睡前不吃食物，尤其睡前不要吃糕点、糖果，教育儿童食后漱口。对营养不良、慢性疾病儿童要重点加以保护。

小学生要养成早晚刷牙，饭后漱口的良好卫生习惯。注意指导正确的刷牙方法，使用保健牙刷和优质牙膏（含氟牙膏在高氟地带不能使用）。

强调保护六龄牙。小学生正值乳牙脱落、恒牙萌出之际，口腔里的牙齿是混合牙列。六龄牙在第二乳磨牙的后面，萌出早，易被误认为是乳牙而不被重视，致使易患龋病。六龄牙不但担负主要的咀嚼功能，承担咬合力最大，而且影响颌骨的发育，并且对保护正常咬合和维持面部下1/3的高度起重要的作用。因此要重视对六龄牙的保护，一旦发现六龄牙有龋病，就要及时治疗，避免拔除。

（2）增强机体的抗龋能力：注意加强营养，饮食中要有充足的蛋白质、维生素和无机盐。其中主要是维生素A、D，以及氟、磷、钙、铁等。教育孩子不要偏食，食品尽量多样化。教育孩子经常进行体育锻炼，全面提高身体素质。

（3）定期口腔检查：浅龋如能早发现，早治疗不仅可以阻止龋蚀的发展，而且可以恢复牙齿的形态和功能。同时浅龋充填操作简便，充填物不易脱落。因此及时发现浅龋是治疗龋齿的最有利时机。即使是乳牙，有龋洞也应进行充填治疗。

(4) 通过氟化法增加牙齿中的氟素，以加强其抗龋的能力，如使用含氟牙膏和牙表面涂氟等。

（张玉敏）

(二) 牙周病

牙周病与龋病相同，也是人类常见的口腔慢性疾病。牙周病是指牙齿支持组织（包括牙龈、牙周膜、牙骨质和牙槽骨）的疾病。病变仅限于牙龈组织者为牙龈病。青少年学生所患牙周病多为牙龈炎。

1. 病因及症状　牙龈炎在儿童青少年中患病率较高，可占到60%～90%，其原因多为：儿童牙龈上皮较薄、角化差；乳牙牙冠近颈部1/3处隆起，牙颈部明显收缩，龈缘处易积存食物残渣；牙齿间存在生理间隙，替牙期牙列不齐，导致食物嵌塞，牙垢堆积，牙石附着；儿童期口腔清洁卫生一般较差等。

牙周病患者早期多无明显的自觉症状，不被重视，经过长期发展，可发生牙齿支持组织严重破坏。所以儿童时期的牙龈炎如不予以足够的重视，成人后会发展为严重的牙周病。

2. 儿童牙龈炎的类型　儿童常发生的牙龈炎主要是边缘性龈炎和增生性龈炎。

(1) 边缘性龈炎：边缘性龈炎是牙龈炎中最常见的类型。其发生的主要因素多是因为不能坚持正确有效的刷牙，不能及时清除嵌塞的食物，日久形成菌斑、牙石，致使牙龈发生炎症。牙菌斑按形成部位分为龈上菌斑、颈缘菌斑和龈下菌斑。后二者与牙龈炎的发生关系密切。牙石是堆积在牙面上的菌斑和其他沉积物矿化而成。龈下牙石与牙面的附着比龈上牙石牢固，而且多孔的牙石表面有助于菌斑的附着。菌斑细菌及其毒素造成牙龈炎症，炎症渗出物又促使牙石形成。

边缘性龈炎的临床表现为：牙龈肿胀，颜色鲜红或者暗红，受刺激（如进食或刷牙）时容易出血。

(2) 增生性龈炎：增生性龈炎多见于鼻咽部疾病张口呼吸的儿童。经常张口呼吸，冷空气不断刺激暴露的牙龈，产生增生性龈炎。其症状可见牙龈乳头粗糙肥厚，甚至肥大得将牙面遮盖起来。治疗办法是应积极治疗鼻咽部疾病，必要时切除增生的牙龈。

3. 牙周病的预防

(1) 进行口腔卫生知识宣传和指导，使儿童青少年养成良好的口腔卫生习惯，认真刷牙，正确刷牙，早晚刷牙。

(2) 定期检查、洁治。去除一切造成菌斑滞留、牙石形成和其他刺激牙龈的有害因素。

(3) 加强营养，补充足够的蛋白质、维生素及矿物质，治疗和控制全身性疾病，提高机体全身的抵抗力。

（王绍丽　段佳丽）

十八、高脂血症

(一) 血脂谱概述

血脂是指血清（浆）中的中型脂肪和类脂。中型脂肪主要是甘油三酯；类脂主要是磷脂、胆固醇及少量非脂化脂肪酸。

血脂谱的概念是随着人们对血中脂质类成分的认识和测定方法的发展而逐步延伸和扩展的。现在的血脂谱概念，不但包括血脂、脂蛋白、载脂蛋白，甚至也包括与脂代谢有关的功能酶。如脂蛋白脂肪酶（LDL）、肝脂肪酶（HL）、卵磷脂胆固醇酰基转移酶（LCAT）和血清脂质转运蛋白（LTP）、后者也称为胆固醇脂转移蛋白（CETP）、血脂谱中最常被测定的项目主要是：总胆固醇（TC）、甘油三酯（TG）、高密度脂蛋白胆固醇（HDL－C）、低密度脂蛋白胆固醇（LDL－C）、载脂蛋白 AI（apoAI）、载脂蛋白 B（apoB）和脂蛋白 Lp（a）等。这几项指标在高脂血症的诊断及心血管危险性的判定上具有重要意义。由于各项目的在此方面的意义不尽相同，因而相互之间并不能完全替代。

脂蛋白是脂质在血浆中的存在形式，采用超速离心法脂蛋白可分为乳糜微粒（CM）、极低密度脂蛋白（VLDL）、低密度脂蛋白（LDL）和高密度脂蛋白（HDL）。

载脂蛋白是脂蛋白中的蛋白质部分，迄今已发现有 18 种之多，主要有 apoA、B、C、D 及 E 等五类，其中 apoA 又分 AⅠ、AⅡ、AⅣ；apoB 又分为 $B_{100及}B_{48;}$apoC 又分为 CⅠ、CⅡ、CⅢ 等亚类。不同脂蛋白含不同载脂蛋白。

（二）儿童血脂谱水平的主要影响因素

影响儿童血脂谱水平的因素主要有年龄、性别、遗传、膳食、肥胖、运动、吸烟、疾病、药物等。

1. 年龄、性别　血脂谱中大多数指标均有年龄特点，儿童水平不同于成年人。TC，TG，LDL－C，apoB 水平随年龄增加而增加，HDL－C，apoAⅠ 随年龄增加而降低。但总体上来说，成年期前血脂谱水平年龄差别不明显。儿童血脂谱水平性别差别不明显，只有 HDL－C 水平女孩略高于男孩。

2. 遗传　血脂谱水平受遗传影响是肯定的，大多数血脂谱水平异常都属于多基因遗传，即可能由多个脂蛋白相关基因和以膳食为主的环境因素共同作用所致。正常个体间血脂水平的差异也是由遗传和环境因素共同作用的，遗传决定着对环境因素易感性的差异。高脂血症及正常血脂谱水平变异的多基因遗传机制尚不很清楚。

3. 膳食　膳食对血脂谱水平的影响是明显的，进食脂质直接影响血脂及脂蛋白水平。进食胆固醇可使血中总胆固醇上升；膳食中的饱和脂肪酸可使 TC 升高，而多不饱和脂肪酸和单不饱和脂肪酸可使之下降；膳食中的多不饱和脂肪酸与饱和脂肪酸比值（P/S）影响膳食中胆固醇的吸收，P/S 比值越低，膳食胆固醇使血中 TC 升高的作用越强。进食碳水化合物后，可使内源性 VLDL 浓度增加，高糖饮食可使血浆 TG 浓度增加；蛋白质中含硫氨基酸可使 TC 下降；维生素类对血脂谱水平的作用尚不肯定。

4. 肥胖　肥胖儿童有明显脂代谢异常，血中 TC，TG，LDL－C，apoB，Lp（a）水平升高，HDL－C，apoAⅠ降低，但血脂谱水平的改变与肥胖程度并不一致。

5. 运动　运动或体力活动多，则血浆 TC，TG，LDL－C，水平下降，HDL－C 水平上升，运动量越大越明显。

6. 吸烟　吸烟可使血浆 TG，VLDL，LDL，水平升高，HDL－C，水平降低。有报道，吸烟对儿童、青少年血脂谱水平的影响作用强于成人。

7. 药物　一些降脂药物能使血浆 TC，TG，LDL－C，apoB 水平降低，使血浆 HDL－C，

apoAⅠ水平升高，TG及LDL－C下降。

8．疾病　糖尿病、甲状腺功能低下、肾病综合征、胰腺炎等均可升高TC和TG。

（三）儿童期血脂谱水平与成年期水平及成年期心血管病

美国、芬兰等国学者对儿童血脂谱水平的追踪研究结果显示，儿童血脂谱水平具有明显“轨迹性”。这种“轨迹性”随年龄增加有所减弱，但从儿童期到接近中年仍有50%以上的观察对象保持在原有位置；男孩的“轨迹性”强于女孩；没有明显的年龄段倾向；血脂谱中的TC，LDL－C的轨迹性最强，HDL－C，LDL－C/HDL－C次之，apoAⅠ，apoB，HDL－C，TG最弱。儿童血脂谱水平的轨迹现象表明，儿童期基础水平对成年期水平有较大的预测价值。此外，还说明血脂谱水平的影响因素是从儿童期开始长期稳定作用的。这两点也是从儿童开始进行血脂谱水平控制，进行心血管病早期预防的理论依据。

国外学者研究发现，动脉粥样硬化（AS）开始于儿童青少年期，儿童青少年动脉血管AS早期病变程度与血脂谱水平有较大的相关性，与TC，LDL－C，VLDL－C，TG水平呈正相关，与HDL－C呈负相关；患家族性高胆固醇血症（FH）或家族性联合高胆固醇血症的儿童易早发冠状动脉硬化性心脏病（CHD）；儿童期血脂谱水平与成年期水平的较大相关性及血脂谱水平与AS，CHD发病的明确关系，间接表明儿童血脂谱水平异常者有较高的AS，CHD发病危险性。儿童血脂谱水平与成年期水平及成年期心血管病的密切关系使得对儿童血脂谱水平的监测和对异常者的干预将成为心血管病早期预防的有效手段之一。

（四）儿童血脂谱水平及血脂谱水平异常的诊断

1．儿童血脂谱水平异常诊断标准参考值　关于血脂谱水平异常的判定，国际上尚无统一的标准。以往多以各指标超过同一年龄段P_{95}值（HDL－C，apoAⅠ低于P_5值）为异常。由于血脂谱指标在1～19岁年龄段内年龄间及性别间差异较小，因而多数学者认为在此年龄段内每项指标可用一个界值作为判定标准。表10－11为美国学者所推荐的儿童青少年血脂谱水平异常判断标准参考值，此标准已被很多国家采用。

表10－11　儿童青少年血脂谱水平异常诊断标准参考值

项目	正常	临界	危险
TC（mmol/L）	<4.4	4.4～5.2	>5.2
TG（mmol/L）	<1.69		
LDL－C（mmol/L）	<2.9	2.9～3.4	>3.4
HDL－C（mmol/L）	>0.9		
Lp（a）（mg/L）	<300		
ApoAⅠ（mg/L）	>100		
ApoB（mg/L）	<110		

2．我国儿童血脂谱水平现状　我国尚未开展儿童青少年血脂谱水平的监测和防控工作，儿童血脂谱水平资料很不完整，仅从现有的少量资料得到的印象是：近十几年来，我国儿童

血脂谱水平上升趋势不明显，2000 年前我国儿童血脂谱水平仍远低于欧美高血脂水平国家。但由于我国既往的儿童血脂谱水平资料多为小范围人群资料，且测定方法不统一，而致资料缺乏可比性，因此上面的"印象"并不一定能反映目前我国儿童血脂谱水平的真实状况。相反，一些迹象使我们必须注意到我国儿童血脂谱水平可能有升高的趋势。主要为：①从 1995 年对北京东城区小样本调查可以看到，尽管该儿童人群血脂水平低于高血脂水平国家，但已分别有 19% 和 15.4% 的儿童 TC，LDL－C 水平超过被推荐的膳食干预界线，已不算太低；②近几年的一些膳食状况调查结果反映，随着生活水平的提高，我国城市居民的膳食结构已渐趋"西化"，膳食中饱和脂肪酸和胆固醇的摄入大大增加。儿童的高脂摄入也较为明显。1995 年对北京城市儿童膳食状况小样本调查发现，8～11 岁儿童每日平均膳食胆固醇摄入量均值为 433.4mg，有 72% 的儿童超过了 300mg 这一被建议的膳食中胆固醇摄入的上限值。

（五）儿童血脂谱水平异常的筛检与干预

1. 筛检目的　在儿童青少年人群中早期发现血脂谱水平异常及高危险者，并尽可能早的对其血脂谱水平进行监测和干预。

2. 筛选对象　一些学者认为应对全体 2 岁以上的儿童进行血脂谱水平测定。但大多数学者认为最好还是只对高危险儿童进行血脂谱水平异常筛检。主要理由为：①尽管血脂谱水平有一定的"轨迹"现象，但儿童期个体水平对其成年期水平的预测价值毕竟是有限的；②对儿童生长发育期进行饮食干预的安全性问题尚在争论中。

关于血脂谱异常高危险儿童的确定，美国全民胆固醇教育计划（NCEP）推荐的确定条件为：①父母、祖父母中有早发性（≤55 岁）动脉粥样硬化者（经动脉造影确诊）；②一、二级亲属中有曾患明确的心肌梗死、心绞痛、周围血管疾病、脑血管疾病、心性猝死者；③双亲中有高胆固醇血症者（TC≥6.2mmol/L）；④有两个或两个以上心血管病其他危险因素。

3. 筛检项目　筛检项目包括：TC，LDL－C，HDL－C，TG，Lp（a），apoAⅠ和 apoB 等。儿童青少年血 Lp（a）和 apoB 水平的测定被一些学者所强调，Lp（a）和 apoB 的高水平很可能预示早发性 CHD 家族史影响的存在。

4. 筛检与干预程序　对血脂谱水平异常的筛检与干预主要包括以下几方面：①通过危险因素评价确定筛检对象；②血脂谱项目的测定；③血脂谱水平监测；④干预。干预措施主要有：一般性干预方案、膳食控制和药物降脂。

5. 一般性干预方案　一般性干预方案即指慢性病预防中的群体预防策略。因而，它不但用于血脂谱水平异常高危险儿童，也适用于健康儿童青少年。主要内容为：①心血管危险因素及其预防的健康教育；②合理膳食（膳食控制一级方案　见表 2）；③有氧运动、控制体重。

6. 膳食控制　膳食是影响血脂谱水平的最主要的环境因素，膳食控制也就成为血脂谱水平异常和对异常者进行干预的主要手段。表 10－12 为 NCEP 所推荐的膳食控制二级方案。膳食控制方案的主要内容是限制饱和脂肪和胆固醇的过多摄入，在此方面的二级方案比第一级有了更严格的限制。在一些欧美国家，第二级膳食控制方案的实施要求必须在专业营养师的指导下进行，以使其安全有效。

表 10－12 儿童青少年血脂谱水平异常膳食干预方案

营养素	第一级膳食控制方案	第二级膳食控制方案
总脂肪（占总热能的%）	≤30%	≤30%
饱和脂肪酸（%）	<10%	<7%
多不饱和脂肪酸（%）	≤10%	≤10%
单不饱和脂肪酸（%）	10%～15%左右	10%～15%左右
胆固醇（mg/d）	<300	<200
碳水化合物（占总热能的%）	65%左右	65%左右
蛋白质（占总热能的%）	15%～20%左右	15%～20%左右
总热量	调整至能促进正常生长发育和达到或维持合适体重	同左

（据美国国家胆固醇教育计划，1992）

7．药物降脂　对儿童青少年中膳食控制无效的血脂谱水平严重异常者可考虑使用降脂药物，但必须严格掌握适应证，要慎之又慎，除特殊情况外（如有严重的临床症状）药物降脂适用年龄为 10 岁以上儿童。NCEP 建议的降 LDL－C 药物适应证为：①LDL－C ≥4.13mmol/L，且有早发性冠心病家族史，或两个以上冠心病其他危险因素者；②LDL－C ≥4.9 mmol/L 的任何人（10 岁以上）。

（王绍丽　段佳丽）

十九、高血压

高血压是心脑血管病的另一个病理基础。是冠心病、脑卒中的重要危险因素。它也是目前我国患病率最高的几种疾病之一，对我国人民的生命、健康危害极大。因此，加强对高血压的防控非常重要。近些年来的研究结果表明，高血压的发生始于儿童期。其主要依据是：①儿童期血压与成年期血压水平有一定相关性，且在儿童期就可能出现原发性高血压；②膳食钠盐摄入、缺乏锻炼和精神紧张等高血压的危险因素常自幼形成。为此，早在 1982 年，WHO 在日内瓦召开的高血压预防会议上就已提出高血压的预防应从儿童时期开始。

（一）儿童血压的影响因素

儿童血压受遗传和以膳食钠盐、体育锻炼等为主的环境因素的影响，并随体格发育和性成熟而增高，也与心理社会因素有关。

1．遗传　许多研究表明，遗传在决定血压水平和高血压的发生上起着重要作用。儿童高血压表现出明显的家庭聚集性，子女的血压与父母的血压呈较高的正相关，父母中有人患高血压病时，则子女发生血压偏高的可能性增大。有人报道，双亲血压正常的子女发展为高血压的可能性为 3%，而双亲为高血压的子女这种可能性为 45%。当然，尽管血压的家庭聚集性主要为遗传的作用，但并不排除其中有共同生活环境的影响。高血压的发生属于多基因遗传方式，是遗传和环境共同作用的结果。

2．生长发育　研究表明，儿童血压伴随着生长发育而增长。儿童从出生后，血压水平随着年龄而增长，直到成年后才基本稳定。并且，儿童血压的这种随着年龄增长趋势与其生长发育速度是相一致的。在青春期等体格发育突增期，血压水平也同样激增。此外，研究还发现血压与性发育程度呈显著的正相关关系，青少年血压随其性发育等级的上升而递增。还需要说明的是，在青春期由于机体内分泌的较大变化和体格发育突增中心脏的较快发育，一些青少年可能会出现暂时性的血压升高，即“青春期高血压”现象。

3. 体重和身高 很多研究都表明体重和身高与血压有极显著的正相关。体重是血压影响因素中较为肯定的一个，超重或肥胖是高血压的危险因素。

4. 膳食 膳食成分中既有降低血压的物质，也有升压的物质。钠、钾、钙等电解质在膳食中的含量一直被认为是影响血压的重要因素。流行病学调查表明，钠的摄入量与高血压发病呈正相关，因而降低钠盐的摄入应作为高血压早期干预的重要组成部分，WHO 建议每人每日食盐用量不超过 6g 为宜。一些研究发现，钾与血压呈负相关，认为高钠低钾饮食可使血压升高；在钙与血压的关系上，多数研究认为膳食中钙不足可使血压升高。

膳食中的总脂肪、饱和脂肪酸摄入量与血压呈正相关。国外有降低膳食总脂肪，减少饱和脂肪酸、增加不饱和脂肪酸可使人群血压下降的报道。

5. 体育锻炼 已有研究表明，经常参加锻炼儿童的收缩压低于不锻炼和较少锻炼者。体育锻炼对儿童血压的影响可通过增强心血管功能直接作用，也可通过控制体重和降低血脂水平间接实现。锻炼还可降低血中儿茶酚胺水平，后者可影响外周血管的阻力。

6. 心理社会因素 精神紧张、A 型行为等都是高血压的危险因素。国内有学者报道，考试引起的精神紧张能使中小学生的血压普遍升高。国外有人研究发现，9～11 岁儿童的情绪因素（任性和颓丧）与血压水平偏高呈显著相关，显示了心理社会因素对血压的影响。

（二）儿童期血压与成年期血压水平的关系

儿童血压有随年龄增长的自然增长趋势，也有一定的“轨迹性”，儿童期血压与其成年期水平有较大关系。国外报道，45% 的高血压患者在儿童期至少测到一次血压超过正常。

1. 儿童血压的自然变化趋势 世界各地不同国家、不同民族的儿童都有血压随年龄而增长的自然变化趋势。一般来说，出生时新生儿的收缩压为 75mmHg 左右，生后第一个月升高到 95mmHg，以后基本上一直保持这个水平到 6 岁，7～17 岁男孩收缩压上升 18.5～22 mmHg，舒张压上升 9～10.71 mmHg。以后呈缓慢增长趋势，但一直男高于女，直到更年期。

2. 儿童血压的“轨迹现象” 对儿童血压的长期追踪研究发现，尽管儿童血压是随年龄变化的，但多数儿童的血压水平在经过一段时间以后，在同年龄组中所处的百分位数不变，这种现象被称为血压的“轨迹现象”。据此理论，某年龄组中血压处于上限的儿童在若干年后，甚至是成年后血压水平有较大可能仍处于同年龄组上限，那么，到成年期后，就有可能是高血压患者。很显然，如果血压的“轨迹现象”得到证实，那将是原发性高血压开始于儿童的有力证据。而且，可以根据儿童期血压水平对其成年期水平进行预测，并可以确定成年后患高血压危险性。但一些学者认为儿童血压的“轨迹现象”证据尚嫌不足，最好是获得从儿童追踪到成人的直接证据。

（三）儿童血压的测定

对个体儿童血压的准确测量，是对群体儿童血压研究和预防实践的前提。儿童血压测量方法是否正确，直接影响到测定结果。其中，血压计袖带的选择及舒张压测定点的确定是其技术关键。

血压计袖带大小对血压的测量结果影响很大。一般来说，袖带过窄，测量值偏高；而袖带过宽，则使测量值偏低。因此，国内外均同一要求根据受测儿童上臂的长度和围度选择袖带。所选袖带气囊的宽度应覆盖上臂长的2/3，长度包绕上臂一周，无短缺和重叠现象。为此，胡虞志等根据我国儿童上臂中部围度及三角肌下缘主肘关节横纹处之间的长度（简称“袖带覆盖面”），建议我国采用6种规格的儿童少年血压袖带气囊，见表10－13。这样，各年龄阶段的儿童少年分别配备2～3种规格的袖带，基本上可以满足血压测量的技术要求。

表10－13　儿童血压计袖带（气囊）规格（单位：cm）

型号	宽度	长度	适用对象
1	5.0	10.0	婴幼儿
2	6.0	13.0	婴幼儿、小学生
3	8.0	16.0	小学生、中学生
4	10.0	22.0	小学生、中学生
5	12.0	25.0	中学生
6	13.0	29.0	身材特大学生及成人

在儿童血压的测量中，对收缩压采用Korotkoff第一音（K_1）为判定点。但对于舒张压测定点的确定，则尚未取得一致意见。一些学者认为，由于儿童血压测量时，Korotkoff第五音（K_5）为零的情况较多，Korotkoff第四音（K_4）比（K_5）更符合生理现象，因而，应以（K_4）作为测量点；而Matti等一些学者则认为还是采用（K_5）较为合理，其理由是（K_5）容易辨别，便于统一掌握，而且（K_4）缺失并不一定比（K_5）少见。在实际工作中，的大多数人以声音消失（K_5）为测点，当声音持续不消失时，则采用变音（K_4）在近些年的一些研究中，常将（K_4）、（K_5）的读数同时记录，分析时，两种数据同时列出。

除了上面提到的血压计袖带和舒张压确定点的确定，还应注意到儿童血压有较大的日间波动。为了能记录到恒定的血压值，每次测量应连续进行3次，取其中最接近的2次的读数的平均值作为被测者的血压值。此外，对初次测量发现的血压偏高者，需在不同日期复查三次以上，持续增高者才能确定为高血压。

（四）儿童高血压的诊断标准

关于儿童高血压的诊断，国内外至今尚无一个统一的、被广泛接受的定义和诊断标准。表10－14为美国全国联合委员会所建议的儿童青少年高血压诊断标准。一些学者认为，由于儿童血压随性别、年龄、地区和种族等的不同而有较大的差异，因而采用一个笼统的界

表10－14　儿童青少年正常血压上限值

年龄（岁）	正常血压（mmHg）
14～17	130/90
10～13	125/85
6～9	120/85
<6	110/75

值作为统一的标准是难以被接受的。Blumanthal 等推荐以血压大于第 95 百分位数者为血压偏高儿童，连续 3 次于不同机会下获得的血压大于第 95 百分位数或持续超过第 90 百分位数水平至少一年以上作为高血压；也有人提议血压持续超过其年龄组第 80 百分位数者，应认为是潜在的高血压患者，即高危险个体。

值得提出的是：由于儿童原发性高血压多数并没有明显的临床症状，在诊断的目的上，也主要是为了预防。因此，儿童高血压诊断标准，很大程度上是一个筛检标准，而不是一个临床治疗界限。即使临床可判定为高血压，首先要考虑是否是继发性高血压，这必须经系统检查，以尽早查出他们体内的原发疾病，如内脏内分泌代谢系统或神经系统疾病，以及时给予针对性治疗。如果是原发性高血压，则常以非药物治疗为主，少数控制不满意的青少年的药物治疗与成人没有什么区别。

（五）儿童高血压早期预防策略

高血压早期预防策略包括儿童群体预防和高危人群预防。

1. 群体预防策略　群体预防也称一般性预防。主要是针对普通儿童人群（或称为健康儿童人群）。其目的是宣传高血压预防的有关知识，培养健康生活方式。主要内容为：①对儿童青少年进行高血压预防的健康教育；②倡导摄入合理膳食、积极锻炼和规律的作息制度等健康的生活行为。膳食构成推荐方案见表 10－13 第一级膳食控制方案，但还应注意钠盐的摄入，每人每天食盐摄入量不超过 6g 为宜。对于肥胖儿童应通过控制饮食和锻炼进行积极减肥。此外，还应戒除吸烟酗酒等不健康行为；③建立健全中小学生定期体检制度，定期测量血压，最好每学期测量血压一次。

2. 高危人群预防策略　高危人群预防也称为特殊预防，主要对象包括已诊断的原发性高血压儿童、已有高血压倾向的儿童和有较高血压易患性的儿童。

（1）原发性高血压儿童：血压持续超过所采用的筛检标准（P_{95} 或 P_{90} 值），在排除继发性原因后可诊断为原发性高血压。对于这些儿童，如无明显自觉症状，原则上不考虑用药物控制血压，而应积极采取行为疗法。行为疗法主要内容为：①积极进行体育锻炼。但要适度，不能过于激烈；②控制饮食。钠盐摄入最好控制在 3.0g/d 以下，减少膳食脂肪摄入；③肥胖者要在科学指导下减肥；④建立并遵循合理作息制度，保持心情愉快。对已有明显症状的原发性高血压儿童除采用行为疗法外，可考虑给予缓利尿剂等适当药物进行治疗。

（2）高血压倾向儿童：指血压虽未超过筛检标准，但处于同年龄、同性别血压高值（大于 P_{85} 或 P_{80} 值），并且有高钠盐摄入和肥胖等高血压危险因素的儿童。对于此类儿童要定期复查血压，并进行血压的行为干预。行为干预内容除每日钠盐摄入小于 6 克外，其他基本上同原发性高血压儿童的行为疗法。

（3）高血压易患儿童：由于用高血压易感基因作为遗传标志进行高血压易感者筛检的方法尚不成熟，目前只能根据家族史来确定易患儿童。多数学者认为，对于有高血压家族史（尤其是双亲都有高血压的儿童，应从 3 岁开始每年至少测量一次血压。此外，对高血压易患儿童来说，控制钠盐摄入量、控制体重、培养健康的生活行为更加重要。

（王绍丽　段佳丽）

二十、青春期常见卫生问题

（一）痤疮

痤疮（acne），俗称粉刺或青春痘，因青春期内分泌功能旺盛，体内雄激素分泌较多而引起，是青少年常见的皮肤疾病，因多发于面部而影响美观，使青少年感到烦恼。

痤疮发生过程中，雄激素使皮脂腺增生肥大，皮脂腺分泌脂质增加；另一方面又使毛囊壁加速角化，形成大量的皮脂脱屑。这些脱屑堆积在毛囊口，使之愈加狭窄，加重脂质分泌不畅，在局部形成黄色小结节。用手挤压可见乳白色油样皮脂；如有细菌感染，可继发炎性反应，形成炎性小丘疹，严重时形成脓包。痤疮易发生在皮脂腺发达的颜面、上胸和背部，可持续数年。到青春发育后期，随着机体内分泌的逐步达到平衡，痤疮可逐渐消退。

痤疮的防治措施有：

1. 多吃清淡食物，少吃高脂、油腻食物和葱、蒜、辣椒、咖啡等刺激性食物。不吸烟、不喝酒。尽量多吃一些富含纤维素和维生素 B、C、E 的食物，保持消化道通畅，防止便秘。

2. 保持乐观情绪，避免精神紧张。

3. 保持皮肤清洁，常用温水和碱性小的香皂洗脸，用毛巾轻轻摩擦皮肤，促使淤积皮脂排泄。不能滥用化妆品，特别是油性化妆品，以免阻塞毛囊口和皮脂腺开口，加重症状。

4. 切忌用手挤捏，以防继发感染，遗留永久性斑痕。有感染现象是可用硫黄、水杨酸、硫酸锌等外用药涂抹，可消除炎症，同时使皮肤表层蛋白剥脱，皮脂腺分泌通畅。

5. 若症状严重，可在医师的指导下进行药物治疗。少女若同时伴有月经紊乱、声音变粗、汗毛加重等现象时应请医生查明原因。

（二）经期卫生

青春期少女在初潮后的半至一年内，常出现暂时性的月经失调（menstrual irregularity）症状，表现为月经周期不规律；经期有轻微下腹坠涨和疼痛、易疲倦、情绪不稳定等，这是正常现象，内分泌调控机制尚未成熟而引起。生活环境变化，情绪波动也容易引起月经紊乱，月经量过多，痛经，经期提前或推迟等。若经期延至 11 天以上和出血量超过 150ml 为月经量过多。应及时到医院诊疗。

月经其由于子宫内膜脱落，血管破裂未愈，形成一个个创面，加上子宫颈口扩张，阴道酸性分泌物被经血冲淡，故意发生感染性疾病。因此，做好经期卫生保健十分重要。应采取以下措施：

1. 保持外阴清洁，勤用温开水冲洗，避免盆浴和游泳。勤换内裤。月经带用完后要洗干净在太阳下晒干，最好用一次性消毒卫生巾。

2. 保持精神愉快，情绪乐观。适当参加体育活动，促进血液循环，使经血保持畅通，减轻下腹部涨感和腰酸背痛症状。

3. 建立规律性生活制度，保证充足睡眠。注意保暖，经期不下冷水，防止过老，避免引起盆腔充血。

4. 适当忌食生冷，少吃刺激性食物；多吃蔬菜水果，保持大便通常。校医应为各班女生建立月经卡，和体育老师保持密切联系，共同做好经期卫生管理。

（三）遗精

遗精（emission）指男少年在青春发育达到一定阶段时，有时在梦中出现的排精现象。这是一种正常的生理现象，但有些青少年把精液看得很神秘，认为“一滴精十滴血”，十分珍贵。一旦出现遗精就惊慌失措，误认为是病理现象。其实精液由精子和各种粘液组成，水占90%以上，其余为蛋白质类物质，排出几毫升精液对身体没有危害。一般每月遗精2~3次属正常现象；1~2天就发生1次，才对健康不利。青少年发生频繁遗精的主要原因与学习生活过度紧张、手淫和对与性有关的语言、文字和声像刺激等反应较敏感有关。

防止频繁遗精的主要措施是：合理安排学习生活，劳逸适度；临睡前不要大量喝水；不过度兴奋，也不看有言情刺激的小说；可做轻松的体操和散步，争取很快入睡。内裤应穿宽松些，床铺不宜过暖过软，被盖不应太厚太重。最好取侧卧位睡姿，因为仰卧、俯卧睡觉易刺激外生殖器。积极参加体育锻炼和课外活动，增强体质。有频繁遗精时可到医院就诊和咨询，不必害羞；可在医师指导下使用冷水浴锻炼，逐步增强体质，对治疗频繁遗精有一定作用。

（四）手淫

手淫（masturbation）是指用手摩擦自己的外生殖器，满足性快感的一种自慰行为。青春期因生殖器官和性腺发育，使青少年的性意识全面苏醒，性冲动强度增加。此时为满足该需要，容易发生手淫行为。男女青少年均可发生，但以男性更多见。国外报道约80%~90%的男青年和50%~60%的女青年曾有手淫现象发生。据国内调查，约70%以上男青年和40%以上的女青年曾有过这种习惯。

手淫并不影响健康，但传统观念认为手淫是不道德的异常性行为。这是手淫青少年产生沉重的精神负担，导致犯罪感、负疚感、病态感等不良情感发生。这种由手印带来的心理损伤作用很大。少数青少年若形成一种无法自我控制的过渡手淫习惯，应及时矫正，以免导致心理异常和性功能障碍，影响身体健康。手淫过渡的主要表现为：记忆减退、注意力不集中、理解力下降、意志消沉、失眠、多梦、头痛、耳鸣、心悸等。

可采取以下措施纠正手淫习惯：①针对青少年精力旺盛、充满活力的特点，组织丰富多彩的课余活动，充实其精神生活；②不看黄色书刊和色情影视；③注意睡眠卫生，衣被不要过暖；④保持外生殖器清洁，防止因局部炎症诱发性冲动；⑤适时开展咨询，帮助青少年舒缓性心理紧张，消除思想压力。

（王绍丽　段佳丽）

第五节　不同年龄段儿童青少年防病保健管理

一、新生儿期保健

新生儿是指出生至不满28天的婴儿。

（一）新生儿期保健要点

新生儿出生后，从子宫内生活转到外界生活，环境发生了巨大的变化，但新生儿身体各器官的发育尚不成熟、功能尚不完善，对外界环境变化的适应性差，抗感染能力弱，易患各种疾病，且病情变化较快，因此，新生儿期的保健要点为保暖、喂养、护理和预防感染。

1. 保暖 冬季新生儿居室的温度宜保持在18℃～24℃，湿度在50%～60%为好，要预防煤气中毒。夏季注意通风，预防中暑，但要避免吹过堂风。应根据气温高低的变化，随时调节室内环境温度和衣被包裹。

2. 喂养 足月顺产的新生儿出生半小时内应开始吸吮母亲乳头（早吸吮），新生儿期一昼夜哺喂次数不应少于8次。早吸吮有利于母亲乳汁分泌，有助于母乳喂养成功。母乳营养成分全面、酶和免疫物质含量多，有利于新生儿健康成长和抵抗感染。

3. 护理

（1）衣服：新生儿衣着宜宽松、用柔软的棉布制成，易穿易脱，干燥清洁。尿布要用柔软吸水性好的棉织布做成，湿后要及时更换，以防臀红。新生儿不宜捆裹，应使肢体伸屈自如。

（2）脐带：一般生后3～7天脱落。脐带未脱落时，要保持局部的清洁干燥，预防脐部感染。洗澡时，尽量避免洗澡水溅入脐孔，洗澡后立即擦干净并用75%的酒精消毒，消毒时，左手拇指和食指暴露脐孔，右手用蘸有75%酒精的小棉签自内向外成螺旋形消毒，直径约3cm左右，同时注意脐轮下缘凹陷部分的消毒。换尿布时，应注意尿布不要覆盖于脐部，以防大小便污染脐部。脐带脱落后，局部若有少许渗液，可用75%酒精擦拭脐窝。

（3）皮肤：注意保持新生儿皮肤清洁，尿布湿了及时更换，大便后用温水清洗臀部，要常洗澡，洗澡水温度以略高于体温为宜，浴后可用爽身粉。如发现臀红或颈部、腋下、腹股沟部皮肤潮红时，可用鞣酸软膏或消毒的植物油等涂抹。

（4）睡眠：要保证20小时左右，睡时体位宜变换，不要长时间仰卧。喂奶后宜向右侧睡，可减少溢奶的机会。

4. 预防感染

（1）新生儿的一切用具要经常煮沸消毒。洗脸与洗臀部的毛巾要分开；

（2）宣传不给新生儿挤乳头，不擦口腔，不擦马牙，以防乳腺炎和口腔感染；

（3）新生儿期尽量减少亲友探望，避免交叉感染。母亲或家人患感冒时接触新生儿要戴口罩和洗手。

（二）新生儿期保健管理

新生儿期保健管理包括新生儿访视、高危新生儿管理、高危新生儿智力监测。

1. 新生儿访视 新生儿访视是社区防保医生为出生1个月内的婴儿提供的保健服务，多为家庭访视服务，即社区防保医生到新生儿的家中为新生儿进行健康检查，同时指导家长做好新生儿喂养、护理、疾病预防及早期发现等工作，以促进新生儿健康，降低新生儿发病率和死亡率。

社区防保医生应掌握辖区内育龄妇女怀孕、分娩及新生儿出生情况。新生儿出产院后，产妇家属应及时到住址所在地的社区卫生服务中心（站），持《北京市母子保健健康档案》报出生。社区防保医生在见到《北京市母子保健健康档案》后，应办理相应的登记手续，填写《北京市儿童保健记录》中的相关项目，并按要求及时对新生儿进行访视。

新生儿访视次数：正常足月新生儿访视2次。初访在出院后3～7天内，临时户口的新生儿在接到代访信后3天内进行访视。满月访（结案访）在出生后28～30天。

凡具有高危因素的新生儿，初访时在其新生儿访视记录的“高危”处划圈，并记录于

"高危新生儿登记册"。根据高危新生儿具体情况决定访视次数，一般不少于3次。

附：新生儿高危因素

①低出生体重儿（出生体重〈2500克）；②早产儿（胎龄〈37周）；③多胎儿（双胎及以上）；④过期产儿（胎龄≥42周）；⑤产伤、宫内或产时窒息儿；⑥缺氧缺血性脑病、颅内出血；⑦病理性黄疸；⑧严重感染；⑨先天畸形并影响生活能力者（如唇裂、腭裂、先天性心脏病等）；⑩生母为高龄初产（>35岁）、严重妊高症、盲聋、呆傻、精神病等。

新生儿访视内容：

（1）初访：

1）向产妇了解新生儿出生时及出生后的情况。如：母亲分娩时的年龄、孕期健康状况、是否足月、分娩方式、有无产伤、有无窒息、出生体重、吃奶、大小便、卡介苗接种等情况。没有接种卡介苗者指导家长到本区结核病防治所补种。

2）观察新生儿一般情况。如面色、精神、呼吸状况，并测试体温。体温低于36℃时，应指导家长注意保暖；体温高于37℃时，注意观察是否室温太高、包裹太厚、还是有其他病症。

3）进行全身检查，发现问题及时转诊。体检前访视人员要洗净手，操作力求轻、快，勿过多暴露小儿，按下列顺序检查：

a. 头面部：前囟及颅缝情况，有无血肿，有无唇裂、腭裂、口炎或鹅口疮，眼外观有无异常，颈部是否有异常包块。

b. 皮肤：有无黄疸、皮疹、包块、硬肿、红肿等，颈部、腋下、腹股沟部、臀部等皮肤皱褶处有无潮红或糜烂。

c. 心肺：检查有无心脏杂音，肺部呼吸音有无异常。

d. 脐部：脐带是否脱落，脐窝内或结痂下有无异常。

e. 外生殖器及肛门：检查有无畸形。

f. 四肢：活动情况如何，肌张力有无异常，俯卧时双下肢长度是否一致，皮纹是否对称。

4）指导喂养及护理：帮助妈妈尽快适应养育婴儿的新生活。指导家长学会观察、分辨和理解婴儿特殊语言——哭的信号，及时合理地满足婴儿各种生存需求，为其提供舒适安全的生存环境。

5）若初次访视时，新生儿已大于10日龄，应测量一次体重，观察生理性体重下降恢复情况。

6）询问新生儿出生后在医院进行听力筛查的情况，对在产院接受过听力筛查的新生儿，记录其听力筛查报告单编号及筛查结果，对筛查结果为"未通过"的小儿，应嘱家长在小儿42天时到其出生的医院进行听力复查。

7）根据新生儿出生时及出生后的情况，结合本次体检的结果，综合判断其是否为具有"高危因素"的高危新生儿。

8）访视结束时，请家长确认签字。

（2）满月访：（可与有关门诊结合）

1）测量体重（要除去包裹新生儿衣被的重量）。满月体重与出生体重比较，增长不足

600克者应找出原因进行指导，并转入体弱儿专案管理。

2）听力筛查：对出生时在其分娩医院内未接受过听力筛查的新生儿，按《小儿听力筛查及监测常规》的要求，进行听力筛查。

3）对新生儿进行全身检查（体检内容同“初访”）。

4）询问新生儿在两次访视之间的喂养与健康情况，根据询问和体检的结果综合评价新生儿的健康状况，填写“健康评价”。

5）访视结束时，请家长确认签字。

2. 高危新生儿智力监测　高危新生儿智力监测是指对儿童个体自新生儿始进行定期连续测查智力并给予评价、确定转归的过程。

（1）监测目的：高危新生儿在发育过程中发生智力落后和行为异常的比例比正常新生儿高若干倍，因此，有必要对高危新生儿进行智力监测，以便早期发现、早期诊断发育落后的儿童，及时进行干预，以促进其智力潜能的充分发挥，减轻智力残疾程度。

（2）监测对象：具有以下因素的新生儿应为智力监测对象，但根据目前的儿童保健人力资源情况，确定以下前6项因素为必须监测对象，其余高危因素可选择监测：①低出生体重儿（出生体重<2500克）；②早产儿（胎龄<37周）；③多胎儿（双胎及以上）；④过期产儿（胎龄≥42周）；⑤产伤、宫内或产时窒息儿；⑥缺氧缺血性脑病、颅内出血；⑦病理性黄疸；⑧新生儿期严重感染；⑨新生儿惊厥；⑩先天畸形并影响生活能力者（唇腭裂、先天性心脏病等）⑪遗传代谢病（如先天愚型、苯丙酮尿症、先天性甲状腺功能低下等）；⑫母孕期病毒感染；⑬母亲妊高症；⑭母亲为高龄初产；⑮父母智力低下；⑯其他因素（注明具体因素）。

（3）监测方法及时间：①监测方法：采用小儿智力发育筛查法（DDST）监测；②监测时间：每个高危儿应监测2~4次，若测查结果连续2次正常可以结案。具体监测时间如下：第一次：3~4个月；第二次：8~9个月；第三次：1岁~1岁半；第四次：2岁~2岁半。

（4）监测要求：

1）建立“高危新生儿智力监测登记册”：凡是纳入管理的智力高危新生儿均需进行登记和监测，不能漏项。

2）“DDST筛查表”使用要求：每位高危新生儿使用一张DDST筛查表，每次测查需要用不同颜色的笔区分，测查时间及年龄记录在年龄线上方，评价结果记录在年龄线下方。

3）转诊

转诊对象：a. 智力筛查结果为异常者需要转诊（转往市级或区县级妇幼保健院）；b. 智力筛查结果为可疑、基本正常、结果无法解释者，需在一个月后复查，复查结果不能确定为正常者需要转诊。

转诊要求：a. 为需要转诊的儿童开具转诊单，并在“高危新生儿智力监测登记册”上记录所转诊的单位。b. 市级或区县级妇幼保健院测查后，需将诊断结果及转归反馈给被转诊儿童所在的社区卫生服务中心（站）；社区卫生服务中心（站）的儿保医生，在接到上级妇幼保健机构反馈的“诊断结果”后，应及时将测查结果记录在《北京市儿童保健记录》的“智能检查记录”中。c. 接诊的区县级妇幼保健院应使用“Gesell智能发育诊断法”进行诊断评估，诊断性测查结果仍有问题（即DQ≤75）者，需转北京妇幼保健院儿童干预门诊。

4）结案：连续两次监测结果正常者可以结案。

二、婴幼儿期保健

婴儿是出生至不满1岁的小儿，婴幼儿是出生至不满3岁的小儿。

（一）婴儿期保健要点

1. 合理喂养　为满足婴儿期快速生长发育的需要，必须供给丰富的营养。6个月内婴儿，要鼓励纯母乳喂养，母乳的成分最适于婴儿生长发育的需要；婴儿满6个月后要逐渐添加辅食，补充能量及各种营养素。添加辅食有一定的原则和顺序；添加辅食时，应注意观察婴儿的消化功能，防止消化不良、营养失调等。

2. 促进感知觉和运动的发展　婴儿期是感知觉和运动发展的快速时期。婴儿的感知觉是在生活实践中通过成人的教育发展起来的。应结合婴儿的特点，利用颜色鲜艳的玩具或带有声响的玩具及柔和的语声促进初生婴儿视觉、听觉的发展；稍大的婴儿，要结合一日生活实践，教育、训练他们由近及远地认识生活环境，促进感知觉的发育并培养观察的能力。训练婴儿被动、主动体操，按照运动发展的规律，适时地训练婴儿翻身、坐、爬、站、走等能力，促进运动的发展。

3. 定期健康检查和加强体育锻炼　按《北京市散居儿童保健工作常规》的要求，婴儿生后一年内定期健康检查4次（若为小儿生长监测管理则为9次），生后满6个月测查一次血红蛋白，8个月筛查听力一次。要加强体格锻炼，坚持户外活动，增强机体对周围环境的适应能力，提高婴儿身体素质。

4. 预防接种及常见病的预防　婴儿期对各种传染病有较高的易感性，应指导家长按照计划免疫程序，在1岁以内完成预防接种的基础免疫。此外，婴儿期易患感染性疾病（如呼吸道感染、腹泻等）和营养缺乏性疾病（如营养不良、贫血、佝偻病），影响婴儿的健康和正常生长发育，要积极预防。

（二）幼儿期保健要点

幼儿期包括生后第2年和第3年。幼儿期体格生长速度较婴儿期缓慢，神经精神发育迅速，语言能力明显发展，活动能力增强，活动范围扩大。根据上述特点，幼儿期保健要点如下：

1. 合理安排膳食　幼儿期仍需供给营养丰富的膳食，以满足幼儿体格生长、神经精神发育和活动增多的需要。幼儿期正处在断奶之后，在2～2岁半前，乳牙尚未出齐，咀嚼和胃肠消化功能较弱，因此，食物应细、软、烂，便于消化，要注意膳食中各种营养素的比例，做到平衡膳食。3种产热营养素之间的合理比例为：蛋白质供给占总热能的12%～15%，脂肪占20%～30%，碳水化合物占50%～60%。

2. 培养良好的生活习惯　如良好的饮食习惯和睡眠习惯等。

3. 促进动作和语言的发展　通过游戏、竹竿操、模仿操及借助于小滑梯、平衡木、攀登架等器械，发展小儿的平衡能力和跑、跳、攀登等动作。利用积木搭高塔、画画、用杯子喝水等训练小儿精细动作和手眼协调。通过玩具、图画书、儿歌等促进幼儿语言能力的发展。

4. 定期健康检查和预防疾病　幼儿期应6个月体检一次，每年测查一次血红蛋白、筛查一次听力，系统观察小儿体格生长和营养情况。做好预防接种及佝偻病、贫血、营养不良、肥胖等常见病的防治工作。

5. 预防意外事故　随着幼儿运动能力的不断增长，小儿的活动范围明显扩大，又由于幼儿缺乏危险意识，因此容易发生外伤、烫伤、触电、食物或药物中毒等意外事故，家庭和托幼机构要有相应的保护性措施。

（三）婴幼儿期保健管理

新生儿满月后，转入婴幼儿系统管理。婴幼儿期系统管理分为两种方式：儿童定期健康检查和小儿生长监测。在婴幼儿系统管理过程中，如有小儿迁出或转入托幼机构，防保医生应将《北京市儿童保健记录》随儿童一同转出，以保证儿童保健记录的连续性和完整性。

1. 儿童定期健康检查　儿童定期健康检查是儿童保健工作中重要的一环，是儿童保健工作中应用较广的一种系统管理方式。

（1）目的：①通过儿童定期健康检查，可以了解小儿体格和神经精神发育状况，对婴幼儿进行生长发育监测，及时发现疾病和异常情况并进行预防和治疗，促进婴幼儿健康成长。②宣传普及科学育儿知识，了解家长在护理和喂养中存在的问题，有针对性地进行指导。

（2）管理对象：本社区内1个月至6岁小儿（包括本市户口和在本社区长期居住的外地户口的小儿）。

（3）管理方法：①开设儿童保健门诊，为方便家长，力争与预防接种同时进行；②3岁以内婴幼儿，按照0岁4次、1岁2次、2岁2次的体检原则，可安排在3、6、9（或2、5、8）12、18、24、30、36个月时进行。3～6岁儿童每年体检1次，为方便家长，可于每年5～8月儿童大体检时一次完成；③体检中发现的体弱儿（佝偻病、缺铁性贫血、体重增长不良和肥胖儿）按相关常规进行管理。

（4）管理内容：①每次体检时，要询问小儿在两次就诊期间的喂养情况、神经精神发育情况及小儿健康和患病情况。向家长宣传防病知识。②按体检表逐项进行体检，包括体格测量、评价及全身体检。③听力筛查：婴儿在8个月时筛查听力一次，1～2岁儿童每年筛查听力一次。采用行为测听方法，主要观察听觉反应。听力筛查应在相对安静的房间内进行，检查者一手拿玩具吸引小儿，另一手避开小儿的视线，按听力筛查仪器说明要求的距离，分别左右耳给予50～60dBspl声音刺激，观察小儿听觉反应（听见声音后小儿眼睛或头转向声源）。④血红蛋白检测：每年一次。⑤智力筛查：按照儿童体检时的月龄，选择《北京市儿童保健记录》“智能发育记录”中的相应项目进行询问，了解小儿对发育项目的完成情况；在小儿8～12月时，采用小儿智能发育筛查法（DDST）进行一次智力筛查。⑥根据健康检查的结果，对受检儿童进行健康状况评估，包括体格生长（年龄别体重、年龄别身长（高）、身长（高）别体重）、神经精神心理发育、营养状况（有无营养缺乏性疾病，如营养不良、贫血、佝偻病）等。对检出的体弱儿按体弱儿管理常规的要求进行管理，积极治疗，并向家长进行相关知识的健康教育。

2. 小儿生长监测　小儿生长监测是儿童保健系统管理的另一种形式。小儿生长监测是对个体儿童的体重进行连续的测量与评价的一种方法。

（1）监测目的：①动态观察婴幼儿生长发育趋势，利于儿保工作者和家长及时发现体重增长不良儿，并及时采取干预措施。②对家长进行健康教育，提高家长的自我保健能力。通过教会家长使用生长监测图，由家长亲自参与监测，及时发现异常，主动找儿保医生咨询，力求使家长早期获得科学育儿的知识，促进儿童健康成长。

（2）监测对象：本社区1个月至3岁以下小儿（包括本市户口和在本社区长期居住的外地户口的小儿）。

（3）监测方法：①测量次数（可与计划免疫结合）：6个月以内的小儿每月测量体重一次；7~12个月，每2个月测量体重一次；13个月~3岁，每3个月测量体重一次。②监测程序：a. 称重：脱去鞋帽，减去衣服和包被重量，取得净重。b. 画点：填写测量时间，按测查时的年龄找到体重的位置画点。c. 连线：与上次的点相连成直线。d. 评价：评价小儿生长曲线与参考曲线的关系。正常曲线：小儿生长曲线与邻近参考曲线走向相平行。体重不增：即本次体重减上次体重等于零，小儿生长曲线不与参考曲线平行而与横轴平行。体重下降：即本次体重减上次体重等于负数，小儿生长曲线走向与参考曲线走向相反。体重低偏：即本次体重减上次体重为正数，但其增长值低于该月龄增长的最低值。e. 询问：询问小儿近期（本次与前一次监测期间）的喂养和疾病情况及神经精神发育状况，并记录在相应的栏目内。f. 指导：向家长宣传防病知识，如发现小儿体重曲线偏离（低偏、不增或下降）时，应寻找原因并给予指导（表10－15）。

表10－15　不同月龄组小儿每月体重增长最低值

月龄	正常增长值
0月~	≥600克
6月~	≥300克
12~36月	≥150克

（4）监测要求：①准确测量小儿体重。②对监测体重连续两次出现不增或下降者，应列入体弱儿专案管理。③对接受生长监测管理的小儿，应在每年“六·一”前后做一次全面体检，包括听力筛查、血红蛋白检测，按“大体检要求”进行，有条件的单位也可规定在孩子的某特定月龄或年龄做此全面体检。

3. 体弱儿管理　体弱儿是指在儿童定期体检、生长监测或儿童大体检中所发现的特殊儿童，包括维生素D缺乏性佝偻病、小儿营养性缺铁性贫血、营养不良和肥胖儿。

（1）管理目的：了解群体儿童中体弱儿患病情况；通过对体弱儿的管理，提供儿童的健康水平。

（2）管理方法：①登记：全部体弱儿进行登记。②专案管理：凡患中度及以上贫血、活动期佝偻病、营养不良和肥胖的小儿均需填写体弱儿专案管理卡片，进行体弱儿管理。

☆ 维生素D缺乏性佝偻病儿童管理

管理目的：维生素D缺乏性佝偻病是小儿常见营养缺乏性疾病，患儿易患肺炎、腹泻等疾病，严重影响婴幼儿健康。开展综合性防治措施以控制佝偻病发病，促进婴幼儿健康成长。

防治对象：3岁以下婴幼儿为防治对象，婴儿为防治的重点。

管理方法：①凡确诊为佝偻病活动期者，需进行体弱儿专案管理。填写佝偻病患儿专案管理记录，询问并记录既往服用维生素 D 剂量；②治疗：强调综合治疗。指导合理喂养，按时添加辅食，坚持晒太阳。活动期佝偻病患儿不宜久坐久站，以防骨骼变形。维生素 D 制剂治疗。

☆ 小儿营养性缺铁性贫血儿童管理

管理目的：小儿营养性缺铁性贫血是危害儿童健康的常见病。通过对该病及时有效的治疗，使小儿健康得到保护，体质增强。

管理对象：儿童定期体检和大体检中发现的贫血（血红蛋白低于 110g/L）患儿。

管理方法：①对轻度贫血患儿（血红蛋白 < 110g/L，但 ≥90g/L）要建登记册，要有血红蛋白恢复正常的记录（复查日期及数值）；②对中度及中度以上贫血的患儿（血红蛋白 < 90g/L）要建专案进行管理，一般情况下应在 3 个月内结案；③全部贫血患儿治疗 1 个月后复查血红蛋白，血红蛋白恢复正常者，继续给药 4 ~ 6 周可结案。经治疗 3 个月血红蛋白仍不恢复正常者，转上级保健部门。

☆ 营养不良儿童管理

管理目的　对营养不良儿童进行监测，及时发现异常和疾病情况，早期干预，保证婴幼儿沿着正常趋势生长。

管理对象：①满月体重增长不足 600g 者；②生长监测中连续 2 次体重不增或下降的小儿；③儿童定期体检和大体检中发现的低体重、消瘦和严重慢性营养不良儿童。

管理方法：①查出的上述小儿，3 岁以下采用“生长监测图”进行管理，3 岁以上采用“小儿营养不良专案管理记录”进行管理；②3 岁以下小儿每月检查一次，3 岁以上每 3 个月检查一次，每次检查时测体重并对测查结果进行评价分析；③分析体重增长不良的原因并进行干预；④半年内，3 岁以下儿童，连续 3 次体重曲线与标准曲线平行或上升者可以结案，否则转上级保健部门营养门诊。3 岁以上儿童，持续管理至营养不良完全纠正方可结案。

干预措施：①对营养缺乏者，要分析营养不足的原因（可从辅食添加、饮食习惯、食欲状况及疾病等方面进行分析），指导家长合理喂养及纠正不良饮食习惯，有条件者可根据孩子的年龄计算出应有的入量，进行膳食评估及营养计算，解决入量不足或有关营养素不足等问题；②对由于感染所致的儿童，针对感染的病因给予及时治疗，对反复感染的儿童，可选用调节机体免疫力的药物，以达到减少和控制感染的目的；③对由于照顾不当所致的营养不良儿童，要采取综合措施向家长宣传科学育儿知识或有关常识，尽可能给孩子创造一个良好的生活环境和条件。

☆ 肥胖儿童管理

管理目的：儿童肥胖影响儿童生理及心理的正常发育，同时与成人期的一些心血管疾病以及糖尿病等疾患有一定关系，故应加以重视，及早预防和干预。

管理对象：在儿童系统管理中发现的超重与肥胖儿童。

诊断方法及标准：①诊断方法：测量儿童身高、体重，根据 WHO 的身高标准体重值按性别进行儿童肥胖的诊断和分度；②诊断标准（见小儿常见病防治）：在体检中，身高别体重大于或等于中位数加2个标准差（M+2SD）的小儿为肥胖儿童，应进行管理。

管理方法：①建立专案：对单纯性肥胖的儿童填写肥胖儿专案管理记录，进行专案管理；②分析病因：从饮食、运动、遗传、心理等方面仔细分析病因，如考虑为其他疾病引起的肥胖应建议家长带患儿去医院进行检查；③定期监测：重点监测体重增长幅度。每月测量体重1次，每3个月测量身高1次，同时询问儿童的饮食习惯、喜欢食品、生活习惯、运动情况等，并进行评价；④健康教育：向家长宣传正确的、科学的育儿知识，使家长认识肥胖的危害性，积极配合对患儿饮食起居上的调整以及治疗；⑤结案：ⓐ肥胖程度减轻并在半年内稳定为管理有效；ⓑ儿童的身高别体重值正常后继续监测3个月方可结案。

4．5岁以下儿童生命监测工作

（1）监测目的：①获得准确、可靠的北京市本市户籍人口及本市非户籍人口5岁以下儿童死亡资料。②掌握北京市5岁以下儿童死亡动态变化。③提供5岁以下儿童的主要死因，为制定改善儿童保健服务的政策提供依据。

（2）监测范围和对象：①地域范围：北京市的18个区县。②年龄范围：妊娠满28周（如孕周不清楚，可参考出生体重达1000克及以上），娩出后有心跳、呼吸、脐带搏动、随意肌缩动四项生命指标之一的活产儿，以及5岁以下儿童。③对象：包括本市户籍儿童和本市非户籍儿童两类。已报户口的儿童以本人户口为准。未报户口的儿童父母均为北京户籍，随母亲户籍；父母一方为北京户籍，计入北京户籍所在地；父母双方均为非北京户籍，但居住在北京，计入本市非户籍。

注：本市户籍儿童死亡指户籍在本市的儿童的死亡；本市非户籍儿童死亡指户籍不在本市、居住在本市的儿童的死亡。

（3）监测方法：①“儿童保健花名册”是预防保健科［包括社区卫生服务中心（站）和乡卫生院预防保健科］的医生访视监测儿童、了解儿童生存和变动情况的依据。预防保健科的儿保医生要准确填写“儿童保健花名册”，对在本地区进行保健管理的全部儿童进行登记，如果发现监测地区的5岁以下儿童“死亡”，保健医生应及时在“儿童保健花名册”的备注中记录。②对在监测范围内发生的每例5岁以下儿童死亡，预防保健科的儿保医生均需填写“儿童死亡报告卡”，并上交区（县）妇幼保健院（所）。③预防保健科的儿保医生有责任对本监测地区的5岁以下儿童死亡进行入户核实。④建立“儿童死亡登记册”，登记内容与“儿童死亡报告卡”一致，作为预防保健科保存的儿童死亡原始登记。儿童死亡登记应至少保存5年，以供核对上报死亡卡片。

（4）社区防保医师在监测中的职责：①按所在区县要求，收集辖区内儿童的活产和死亡情况，填写“儿童死亡报告卡”中的相应内容。②按照《北京市5岁以下儿童生命监测工作方案》中的相关要求对横转来的“儿童死亡报告卡”进行核实，核实后根据区县级的要求及时给予信息反馈。③按所在区县要求，定期与相关部门（如户籍部门、计划生育部门等）核对辖区内5岁以下儿童死亡情况。④按所在区县要求，将填写完整和准确的“儿童死亡报告卡”分“本市户籍”、“本市非户籍”和“其他”三种方式整理后分别上报区（县）妇幼保健院（所）；并按时上报分户籍（本市户籍、本市非户籍）和分性别的地区活产数情况。⑤保存上报的地区活产数的备份信息和儿童死亡报告卡的备份信息（如：儿童死亡登记册，儿童死亡报告卡复印件，或计算机输出表格等均可）；保存《儿童保健花名册》。

三、学龄前期保健

3～6岁为学龄前期。

（一）学龄前期保健要点

学龄前期的小儿体格生长速度比较平稳，体重每年平均增加2kg左右，身高平均每年增长5～7cm。神经精神发育迅速，精细动作、共济运动发育接近协调，能用语言和简单的文字表达自己的思想，模仿能力强；与外界接触日益增多，多数进入幼儿园，开始早期的集体生活；乳牙已全部萌出，若不注意口腔卫生，易发生龋齿。因此，学龄前期儿童保健要点如下：

1．为儿童安排平衡膳食，培养小儿养成定时进食、不吃或少吃零食等良好的饮食卫生习惯。

2．生活自理能力及良好生活习惯的培养　有意识地训练小儿洗漱、梳头、整理被褥等生活自理能力，培养小儿饭前便后洗手的卫生习惯和规律作息等良好的生活习惯。

3．促进思维发展　幼儿思维的主要特点是具体形象思维，3岁以后，小儿思维所依靠的行动逐渐概括化；5岁以后出现抽象逻辑思维的萌芽，表现在分析、比较、概括等思维基本过程的发展及理解力的增强。

为促进此期小儿思维的发展，成人应有计划地组织小儿玩各种游戏，如活动性游戏、建筑性游戏和角色性游戏，充分调动和发挥孩子的想象力和创造力，通过游戏培养儿童良好的性格和友好合作精神，促进思维能力的发展。

4．入学前准备　5～6岁儿童即将进入小学阶段，从学龄前儿童到小学生是人生中的一个重要转折，这个转折使小儿的生活在很多方面发生了变化。学龄前儿童每日生活以游戏为主；进入小学后，学习成为一日的主要活动，开始学习和使用书面语言，并由具体形象思维向抽象逻辑思维过渡。另外，进入小学后，对孩子独立性的要求逐渐提高。为了帮助儿童尽快适应从幼儿园到小学的变化，家长和幼儿园老师要对儿童进行入学前教育，为入学做好准备，激发儿童喜欢学习、向往上学、尊敬老师的情感，培养孩子专心听讲和积极思考的习惯，培养坐、立、看书、写字的正确姿势，并对他们进行文明礼貌、互助友爱、爱集体、爱劳动的教育。此外还要为孩子准备适宜的学习用具。

5．定期健康检查及视力、听力和龋齿的检查　每年体检一次，每次定期健康检查时必须检查儿童视力、听力和牙齿，以便及早发现屈光不正、弱视、听力障碍和龋齿，及时予以矫治，促进儿童健康成长。

6．预防疾病和意外事故　加强免疫、传染病管理及贫血、肥胖等常见病防治工作。对学龄前儿童加强安全教育，预防车祸、溺水、电击、中毒等意外事故的发生。

（闫淑娟）

（二）学龄前期保健管理

学龄前期儿童主要聚集托幼园所，保健管理内容主要包括：

1．健康检查　对托幼园儿童、工作人员进行健康检查，目的是了解儿童的体格发育水平和工作人员健康状况，及时发现疾病和异常情况并进行针对性的防治，早期发现传染病，及时处理防止蔓延，以确保儿童健康。

（1）儿童健康检查：包括入园儿童体检、离园、转园儿童体检、儿童定期健康检查、晨检及全日健康观察

（2）工作人员健康检查：包括凡参加托幼园所工作的人员，上岗前健康检查、在园工作人员要每年一次定期健康检查。

2. 合理安排儿童生活制度　根据儿童的年龄生理特点、季节变化与家长的需要，将儿童一日生活的主要内容如睡眠、进餐、活动、游戏和作业等每个生活环节的时间、顺序、次数和间隔给予合理的安排。

1～6 岁儿童一日生活活动时间分配如下表 10－16：

表 10－16　1～6 岁儿童一日生活活动时间分配

年龄	饮食		一日安排	昼间睡眠		夜间	合计睡眠
	次数	间隔时间（小时）	活动时间（小时）	次数	持续时间（小时）	睡眠（小时）	时间
1 岁～	5	4	3～4	2	1.5～2	10	13～12.5
1.5 岁～	4	4	4～5	1	2～2.5	10	12～13
3～6 岁	4	4	6～7	1	2～2.5	10	12～12.5

3. 预防儿童传染病　托幼园所是儿童密集的地方，一旦发生传染病容易造成流行，必须加强传染病的管理，确保儿童健康。

（1）加强预防传染病的各项措施（入园体检、晨、午检，对传染病患儿立即隔离、消毒与接触儿童检疫等）。

（2）日常卫生消毒：包括个人卫生消毒、饮食卫生、环境卫生消毒。

4. 儿童口腔、视力、听力保健　保健内容包括：儿童良好口腔卫生习惯的培养，视力、听力的保护。定期口腔、视力、听力检查。

5. 儿童体格锻炼　保健内容包括：参与设置适合儿童生理特点的体格锻炼项目，体格锻炼中的医学监护，定期进行儿童体质测试。

6. 儿童膳食营养　为保证儿童得到合理平衡的膳食，促进健康生长，在托幼园所儿童膳食管理包括：

（1）饮食卫生、保证食品质量。

（2）制定膳食计划。

（3）制定食谱。

（4）膳食营养计算与分析。

（5）儿童进餐护理。

7. 预防意外伤害　加强安全意识和预防措施，减少或防止意外伤害的发生。

（1）园所活动场所、生活用品及玩具药物、食物等安全措施。

（2）儿童伤害的急救处理（创伤、骨折、脱臼、鼻出血、异物、烧烫伤等）。

（陈欣欣）

四、学校卫生管理

我国学校卫生管理的直接法律依据国家教委和卫生部联合发布的《学校卫生工作条例》(以下简称《条例》)。《条例》第一章总则的第四条规定“教育行政部门负责学校卫生工作的行政管理。卫生行政部门负责对学校卫生工作的监督指导”，这是国家在宏观管理上，明确了两个主管部门的职能。

（一）学校卫生的行政管理

教育部体卫艺司设有卫生与健康教育处管理学校卫生工作。各省、直辖市、自治区教育行政部门都设有体卫处（个别省在其他部门），配备专门人员管理学校卫生工作。省、直辖市和自治区以下的教育行政部门，设立专门机构，配备专门人员，或配备了专（兼）职卫生管理人员管理学校卫生工作。

卫生部责成卫生监督司和疾病控制司有关处负责管理学校卫生工作。在省、直辖市及自治区卫生厅局，是在防疫处（监督处）配备专门人员，负责学校卫生工作的管理。在省、直辖市和自治区以下的卫生行政部门，机构设立和人员配备情况，基本上与教育部门相似。

（二）学校卫生监督

是卫生行政部门依法对辖区内的学校、企事业单位和个人执行《学校卫生工作条例》以及有关法律法规的情况进行监督管理，对违法行为追究法律责任的活动。

开展学校卫生监督工作的主要依据是《学校卫生工作条例》。《条例》是建国以来由国务院制定的关于学校卫生工作的最高行政法规，也是开展学校卫生监督的基本依据。它的制定与施行，使我国学校卫生工作真正做到了有法可依，有章可循。它明确规定了学校卫生的管理构架：教育部门负责行政管理，卫生部门负责监督，两部门协调配合，共同搞好学校卫生工作。

《条例》规定的学校卫生监督的工作范围包括：①原有和新建学校的建筑设施的使用状态；②教学、卫生、体育、劳动、生活作息制度和健康教育的实施；③校园和教学用房的环境卫生；④学生常见病和集体机构传染病的防治措施；⑤学生健康管理和卫生服务质量等。

《条例》对学校卫生基层单位的机构设施、人员配备、职责分工也提出明确要求：①学校应设立卫生室，根据学校规模和学生人数配备专（兼）职校医和保健教师；②教育部门根据实际需要成立区域性中小学卫生保健所，承担调查本地区学生体质健康状况，开展学生常见病防治等业务；③各级疾病防治机构承担下列任务：实施学校卫生监测，掌握本地学生的生长发育和常见病、传染病、地方病发生动态，制定地区性防治规划；对基层学校卫生人员提供专业指导；开展学校卫生服务等；④医院和专业防治机构、学校卫生机构配合，对学生健康检查、传染病防治常见病矫治等提供专科技术指导，接受转诊治疗。

学校卫生监督的相关法律　《中华人民共和国宪法》第46条规定：“国家培养青年、少年、儿童在品德、智力、体育等方面全面发展”。为保护儿童少年的合法权益和身心健康，我国先后颁布了《中华人民共和国义务教育法》(1986)、《中华人民共和国未成年人保护法》(1991)、《中华人民共和国食品卫生法》(1995)、《中华人民共和国传染病防治法》

(1991) 等，都明确规定教育、体育、卫生行政部门，家庭、学校和社会各界在完善卫生保健措施，创造保护学生身心健康的社会环境等方面的职责和义务，是学校卫生监督的主要法律依据。

学校卫生监督的相关行政规章　为搞好学校卫生工作，国家制定了一系列相应的卫生政策和措施。新中国成立之初，国家就颁布了《关于改善各级学校学生状况的决定》。此后，国务院和相关部门又相继颁布了《关于全日制学校的教学、劳动和生活安排的规定》、《高等学校学生体质健康卡片》、《中小学生体质健康卡片》等30余项学校卫生方面的规范性文件。自建国以来到1988年，由教育部、卫生部颁发/转发的有关学校体育卫生工作的文件多达144个。教育部和卫生部1979年联合颁布了《中、小学卫生工作暂行规定》（草案）；1980年联合颁布了《高等学校卫生工作暂行规定》（草案）。1987年，国务院颁布《公共场所卫生管理条例》；1990年经国务院批准，国家教委和卫生部在联合颁布《学校卫生工作条例》的同时，还颁布了《学校体育工作条例》。1996年，卫生部先后颁布了《消毒管理办法》和《学生集体用餐卫生监督办法》；和建设部联合颁布了《生活饮用水卫生监督管理办法》。这些法规和行政规章在学校卫生方面提出的要求，为学校卫生监督的技术操作提供了法规和政策保障。学校卫生监督机构还经常运用各种具有综合行政性质的法律、法规，如《行政诉讼法》、《行政处罚法》、《国家赔偿法》、《国境卫生检疫法》和国务院颁布的《行政复议条例》等，以提高行政执法的力度和准确性。

（三）学校卫生机构

学校卫生机构可分为两类，一类是隶属于教育部门的，有大学设置的校医院，中小学校设置的卫生室或校医室，以及区域性的中小学卫生保健所；另一类是隶属于卫生部门的疾病预防控制中心，具体的职能科室是学校卫生科。无论中小学卫生保健所或疾病预防控制中心学校卫生科都是通过校医院、卫生室或校医室开展学校卫生工作。

1. 教育部门的学校卫生保健机构　在20世纪70年代以前，我国教育部门的卫生保健机构都是以学校为单位，分别建立卫生室（校医室）、校医院。1979年沈阳市教育部门在我国率先建立了由教育部门管理的中小学卫生保健所，负责一定区域范围内的中小学生的卫生保健工作。目前，在许多城市和县建立了中小学卫生保健所。

中小学卫生保健所和校医院以及部分校医室都已经通过有关机构，根据国务院颁发的《医疗机构管理条例》的审定，成为法定的医疗机构。它们分别在一定范围内，担负着教师和学生的卫生保健和医疗任务。

2. 卫生部门的学校卫生机构　卫生部门的学校卫生工作主要由各级疾病预防控制中心的学校卫生科承担。疾病预防控制中心承担的任务包括①实施学校卫生监测，掌握本地区学生生长发育和健康状况，掌握学生常见病、传染病、地方病动态；②制定学生常见病、传染病、地方病的防治计划；③对本地区学校卫生工作进行技术指导；④开展学校卫生服务。

目前，许多地区正在进行卫生机构改革，在原卫生防疫站的基础上，建立疾病预防控制中心和卫生监督所，前者的主要任务是开展学校卫生防病保健工作，后者的主要任务是实施学校卫生监督。

（王绍丽　段佳丽）

第十一章 妇女防病保健与计划生育

第一节 孕前期保健

一、婚前保健

婚前保健要最大限度地满足服务对象的需要，在服务对象自愿的前提下，围绕围婚人群的特点以及主要的生殖健康问题，与人及社会的需要确定围婚保健的主要内容。《中华人民共和国母婴保健法》中明确规定了婚前保健服务包括：婚前卫生指导、婚前卫生咨询和婚前医学检查3项服务。

（一）婚前保健的特点

1. 婚前保健是公民应有的健康保护权利，可以尽早发现影响结婚、生育的疾病，及时得到矫治。

2. 婚前保健是减少出生缺陷的一级预防措施，是提高出生人口素质的重要环节，通过婚前保健可以发现一部分不宜结婚、生育的遗传性疾病，及时给予咨询指导；可以对有明确预防效果的先天缺陷采取预防措施，如神经管缺陷，从而保障下一代的健康。

3. 婚前保健是进行生殖健康教育的最佳时机，通过对性保健知识、生育知识和遗传病知识的传播与指导，使即将结婚的男女获得能够进行和谐夫妻生活、孕育健康宝宝的知识与方法

4. 对暂不准备生育的夫妇进行避孕指导，避免非意愿妊娠，保护妇女健康。

（二）婚前保健内容

1. 婚前卫生指导　婚前卫生指导是医师主动地为每一对准备结婚的男女，进行以生殖健康为核心，与结婚、生育有关的保健知识的健康教育。

2. 婚前医学检查　婚前医学检查是以检查对婚育有影响疾病为主体的体格检查。一般的过程包括，医师详细询问病史、全身体检、生殖器官检查、必要的化验及辅助检查，以确定有无影响结婚和生育的疾病。医师对患影响婚育疾病的服务对象明确提出医学意见，并指导治疗、预防。

3. 婚前卫生咨询　婚前卫生咨询是从事婚前保健的医师与服务对象就生殖健康、生殖保健、婚育等有关问题进行面对面的交谈和商讨。咨询存在医生针对对象的问题主动为对象咨询，和对象就自身问题向医生求助的两种形式。

（三）婚前医学检查的核心内容

婚前医学检查是以检查对婚育有影响疾病为主体的体格检查。一般的过程包括，医师详细询问病史、全身体检、生殖器官检查、必要的化验及辅助检查，以确定有无影响结婚和生育的疾病。医师对患影响婚育疾病的服务对象明确提出医学意见，并指导治疗、预防。

影响婚育的疾病简言之为：对自身、对对方、对后代有影响的疾病。在婚前保健时及早发现，可避免对婚姻、家庭、后代带来的不幸或危害。主要包括：

1. 严重遗传性疾病　指由于遗传因素先天形成，后代再发风险高，医学上认为不宜生育的遗传性疾病。

2. 指定传染病　指《中华人民共和国传染病防治法》中规定的艾滋病、淋病、梅毒、麻风病及医学上认为影响结婚和生育的其他传染病。

3. 有关精神病　指精神分裂症、躁狂抑郁型精神病及其他重型精神病。

4. 影响结婚和生育的心、肝、肺、肾等重要脏器疾病及生殖系统发育障碍或畸形等。

（四）婚前医学检查的医学意见

婚前医学意见是医生在综合医学检查的结果，对接受检查者从医学的角度，和对婚育有无影响考虑，对服务对象的结婚和生育提出的建议。这一点在卫生部颁布的《婚前保健工作规范》中已有明确的规定。

1. 未发现医学上不宜结婚的情形　婚前医学检查结束，对未发现影响婚育的疾病或异常情况，并已接受婚前卫生指导和咨询者。这是绝大多数即95%的婚前保健对象的结果。

2. 建议不宜结婚　这是来自《婚姻法》第七条的规定：即有下列情形之一的，禁止结婚：直系血亲和三代以内的旁系血亲；患有医学上认为不应当结婚的疾病。根据规定，《婚前保健工作规范》将禁止结婚的情况确定为：

（1）直系血亲或三代以内旁系血亲关系。

（2）一方或双方为重度、极重度智力低下，不具有婚姻意识能力；

（3）重型精神病，在发病期间有攻击行为的。

3. 建议暂缓结婚　规定为：指定传染病在传染期内、有关精神病在发病期内或其他医学上认为应暂缓结婚的疾病。

4. “建议采取医学措施，尊重受检者意愿”　这一建议针对可能会终身传染的不在发病期的传染病患者或病原体携带者，如乙型肝炎病毒携带者、艾滋病病毒感染者。考虑到终身携带病毒的特征，医生应向受检者说明情况，提出预防、治疗及采取其他医学措施的意见，还要提出告知对方的建议。不论受检者坚持结婚与否，都应充分尊重受检双方的意愿。

5. 建议不宜生育　对患有医学上认为不宜生育的严重遗传病及其他重要脏器疾病的“建议不宜生育”这一点对于服务对象接受是较为困难的，往往需要医生的反复解释，最终要提高服务对象的依从性。在告知建议不宜生育的同时，要提醒其若坚持怀孕一定要进行产前诊断、接受定期孕期检查，得到医生的指导，另有某些疾病仍不能通过产前诊断发现，如单基因遗传病。

二、孕前保健

孕前保健服务是以提高出生人口素质，减少出生缺陷和残疾发生为宗旨，为准备怀孕的夫妇提供健康教育与咨询、健康状况评估、健康指导为主要内容的系列保健服务。将婚前、孕前、孕期与围产保健结合起来，逐步建立健全系统化的生育健康服务和管理体系，是生育健康孩子的基本保证。

（一）孕前保健服务内容

1．健康教育与咨询 通过讲座、交谈及健康资料的发放等手段，为准备怀孕的夫妇提供生育、疾病、预防等健康知识宣教和咨询服务。

健康教育主要内容包括有关生理和心理保健知识；有关生育健康基本知识（生命的孕育过程，避孕及计划生育知识等）；生活方式、饮食营养和环境因素等对孕育的影响；出生缺陷及遗传性疾病的防治知识等。

2、健康状况评估 通过问诊和健康医学检查，对准备怀孕夫妇的健康状况做出全面评估。针对存在的可能影响生育的因素，提出有针对性的具体指导、建议或处理意见。健康医学检查（包括体格检查、实验室和影像学等辅助检查）应在知情选择的基础上进行，同时应注意保护服务对象的隐私。

（1）健康信息采集：了解准备怀孕夫妇和双方家庭成员的健康状况，重点询问孕育史、疾病史、家族史、生活方式、饮食营养、环境因素暴露、心理、社会、人际关系等问题。

（2）健康医学检查：在宣教、咨询及健康信息采集的基础上，通过健康医学检查，掌握准备怀孕夫妇的身心健康状况。同时，针对可能影响生育的疾病进行专项检查。

一般体格检查：按常规操作进行，包括对男女双方生殖系统的检查。

辅助检查：包括血常规、血型、尿常规、血糖、肝功能、生殖道分泌物、心电图、胸部X线及妇科B超等检查。必要时进行精液检查。

专项检查：包括严重遗传性疾病染色体或基因检查，如某些地区的地中海贫血；可能引起胎儿感染的传染病及性传播疾病，如乙型肝炎、结核病；弓形虫、风疹病毒、巨细胞病毒、单纯疱疹病毒、梅毒螺旋体、艾滋病病毒等感染；精神疾病；其他影响妊娠的疾病，如高血压病和心脏病、糖尿病、甲状腺疾病等。

（3）健康评估：根据采集的健康信息和健康医学检查结果进行综合评估，遵循普遍性指导和个性化指导相结合的原则，提出具体的指导、建议或对疾病的处理意见。

3．健康指导 指对计划怀孕的夫妇进行健康孕育和预防出生缺陷有效措施的指导，主要内容包括：

（1）有准备、有计划的怀孕，避免大龄生育。

（2）合理营养，增补叶酸、碘、铁、钙等营养素。

（3）接种风疹、乙肝、流感等疫苗。

（4）积极预防、筛查和治疗慢性疾病和传染病。

（5）合理用药，避免使用可能影响胎儿正常发育的药物。

（6）避免接触生活及职业环境中的有毒有害物质（如放射线、高温、铅、汞、苯、农药等），避免密切接触宠物。

（7）改变不良生活习惯（如吸烟、饮酒、吸毒等）及生活方式，控制饮食，适当运动，保持正常体重。

（8）保持心理健康，解除精神压力，预防心理问题的发生。

（二）孕前保健时间

卵子和精子的质量及胎儿的营养环境很大程度上决定了新生儿的健康程度。卵子发育成熟时间约需要3个月，精子需要2个多月，为怀孕进行的饮食和营养准备约需要一个月才能完全发挥作用，所以，男女双方需要至少提前4个月进行全面孕前准备工作，只有这样才能为卵子、精子的成熟过程创造良好的环境。

（三）孕前保健指导

1．生育年龄的选择　从医学及社会学的角度来看，最佳生育年龄一般都认为女性为25～29岁，男性为25～35岁。如过早生育，女方生殖器官和骨盆往往尚未发育成熟，妊娠分娩的负担对母婴健康均为不利，也会增加难产的机会，导致一些并发症的发生但也应该避免过晚生育，一般女性最好不超过30岁。年龄过大，妊娠、分娩中发生并发症的机会增多，难产率也会增高。尤其在35岁以后，卵子中染色体畸变的机会增多，容易造成流产、死胎或胎儿畸形。

2．受孕季节的选择　有人认为宜选择夏末秋初受孕，第二年春末夏初分娩较为理想。但是，在实际生活中还应从男女双方健康情况，工作与学习负担等因素全面考虑。况且，将生育集中在一定时间内既不符合实际，也会带来其他的问题。

3．避免不利因素对胚胎造成影响

（1）烟酒危害：烟草中含有尼古丁、一氧化碳、烟焦油等多种有毒物质。男性吸烟会影响精子质量。孕妇吸烟或被动吸烟，可使子宫及胎盘血管收缩，影响胎儿发育，造成出生体重过低、大脑发育迟缓、先天性心脏病等，而且流产、死胎、早产、新生儿死亡发生机会增加。孕妇饮酒过量会增加胎儿患“酒精综合征”的机会，可表现为体重过低、面部和小头畸形、智力迟钝等。

（2）理化因素：某些理化因素会影响受孕质量，如高温环境可使男性精子减少，活力降低，畸形增多；放射线的照射会引起染色体畸变或基因突变，导致胎儿畸形。有些化学物质如铅、汞、镉、砷等金属，苯、二甲苯等有机溶剂，氯化烯、苯乙烯等高分子化合物，某些农药等都有害于妊娠的发展和胎儿的发育，在受孕前就应避免接触。

（3）生物因素：迄今已知有十多种病毒能通过胎盘危害胎儿，可引起死胎、早产、胎儿发育迟缓、智力障碍或畸形。明确有致畸作用的有风疹病毒、巨细胞病毒、单纯疱疹病毒、流感病毒等，其中以风疹病毒危害最大。早孕期感染风疹病毒，可造成胎儿先天性白内障、先天性心脏病、神经性耳聋等严重后果。注射风疹疫苗是一种有效的预防方法，可在计划怀孕前的3个月施行。

（4）药物因素：药物本身的性质、剂量及使用药物的持续时间等都是药物对胎儿产生不良影响的因素，但最主要的因素是用药时的胎龄。在胎儿发育的不同阶段，药物的影响各异。受精卵在受精后第7～8天着床，着床前为组织营养期，此期因胎儿、胎盘血液循环尚未建立，用药不导致畸形。孕8周内为血液营养期，在孕4～5周建立脐带，但吸收药物浓度较低；孕3～9周为对孕期用药的最敏感期，受药物影响发生结构异常的可能性最大。

为了加强药品管理，指导临床合理用药和避免对胎儿的损害，根据临床及实验研究，1979年以来，美国的FDA按孕妇用药后可能发生胎儿危害的程度将药品进行分类。

A类：早孕期用药，经临床对照研究未见对胎儿有损害，其危险性极小。只有少数药物归为此类，如少数综合维生素，但高单位的维生素不属于此类。

B类：动物实验中未见对胎仔有危害，但尚缺乏临床对照研究，或动物实验中观察到对胎仔有危害，但对人类的胎儿的影响无法证实。

C类：动物实验中发现对胎仔有不良影响，但在人类还缺乏充分证明或动物实验中也缺乏充分的对照研究。

D类：有证据表明对人类胎儿有危害，但临床非常重要又无替代药物时，应充分权衡利弊后使用。

X类：对动物和人类都有明显的致畸作用，其危害性远超过其可能获得的任何有效效果，这类药物在人身期禁用。

孕期对胎婴儿质量肯定有害的药物包括抗癌类药物、激素类药物及某些抗生素如四环素、氯霉素、链霉素、卡那霉素等。镇静药如氯丙嗪及退热镇痛药也应慎用。

（潘　迎）

第二节　孕期保健

围生期概念：围生期是指产前、产时、产后的一段时期。这段时期，胎儿要经历受精、细胞分裂、分化、发育，从不成熟到成熟及出生后开始独立生活的变化过程；孕妇要经历妊娠、分娩和产褥期三个阶段。

目前，国际上对围生期计算有四种方法。

围生期Ⅰ　孕满28周至出生后7天之内（出生儿体重1000g以上）。

围生期Ⅱ　孕满20周至出生后28天之内（出生儿体重500g以上）。

围生期Ⅲ　孕满28周至出生后28天之内（出生儿体重1000g以上）。

围生期Ⅳ　从胚胎形成至出生后7天之内。

我国按1972年世界卫生组织的意见与1976年10月国际妇产科协会的建议，结合我国实际情况，采用“围生期Ⅰ”为计算标准。

围生期保健是围生医学付诸实施的具体措施，是在孕产妇系统保健的基础上，以围生医学理论为指导，采用围生医学新的方法和技术，对孕产妇、胎儿、新生儿进行统一的保健和管理。其目地是降低围生儿、孕产妇死亡率和病残儿出生率，提高母儿健康水平，增进人口素质。

一、妇女妊娠期的生理变化

妊娠分为早、中、晚三个阶段。从孕妇末次月经的第一天算起，胎儿的孕育平均需要280天，即40周。早期妊娠为妊娠12周末以前，中期妊娠为第13周至第27周末，晚期妊娠为第28周及以后。随着妊娠时间的变化，孕妇在生理方面亦将发生一系列的变化。

（一）生殖系统

1．子宫

（1）宫体：子宫长度从7.5cm增至35cm，重量由非孕时约50g增至足月时1000g，宫腔内容积由非孕时的5～10ml增至足月时的5000ml。子宫体积、容量和重量都发生了相当大的改变，在早孕时期的变化主要是子宫肌细胞的增生，中孕时期肌细胞变得肥大，而到了晚孕时期，肌细胞主要是拉长，能拉长25倍之多。子宫各部的增长速度不一样，底部在妊娠后期增长最快，子宫体部肌纤维最多，依次减少，子宫颈最少，而造成临产时子宫阵缩向下递减以利胎儿娩出。

（2）子宫峡部：连接子宫与宫颈之间的最狭窄部位叫子宫峡部，妊娠后变软，拉长变薄，形成子宫下段，临产后可由非孕时的1cm伸展至7～10cm。

（3）宫颈：妊娠早期，宫颈充血及组织水肿，外观呈紫蓝色，宫颈分泌粘液增加，形成粘液栓，保护宫腔避免感染。

2. 卵巢 妊娠期略增大，排卵和新卵泡均停止。在孕妇的卵巢中一般仅能发现一个妊娠黄体，于妊娠6～7周前产生雌激素及孕激素，以维持妊娠。黄体功能约于妊娠10周完全由胎盘取代，黄体开始萎缩。

3. 阴道及外阴 阴道粘膜变软，充血水肿呈紫蓝色。阴道分泌物增多，混合脱落细胞呈血色糊状。外阴皮肤增厚，因色素沉着，颜色变深，大阴唇结缔组织变松软，小阴唇皮脂腺分泌增多，为分娩作准备。

（二）乳房

乳房在妊娠早期开始增大，腺泡增生，孕妇感觉乳房发胀和胀痛，乳头增大颜色加深，敏感易勃起，乳晕颜色变深，其外围的皮脂腺肥大形成多个散在的结节小隆起，称为蒙氏结节。妊娠期间有多种激素参与乳腺发育，为将来泌乳做好准备，在妊娠末期挤压乳房，可有稀薄微黄液体溢出，称初乳，分娩后新生儿吸吮乳头即可泌乳。

（三）循环系统

1. 心率 自孕8～10周开始增快，至34～36周达高峰，以后渐降。心率每分钟增加10～15次。

2. 心排出量 孕12周开始增加，至30周约增加30%，此后持平。

3. 血压 在妊娠早期及中期，因外周血管阻力下降，舒张压在孕16～20周时可降低15mmHg，以后逐渐上升，至孕末期回复正常水平。上肢静脉压在孕期较稳定，下肢静脉压因受妊娠子宫压迫致上升，从孕12周开始升高，到妊娠晚期可高出正常水平0.75～1.5mmHg。

（四）呼吸系统

妊娠子宫增大，挤压横隔使之上升，最高可达4cm，胸廓周径增加5～10cm，呼吸频率增加2～4次/分，通气量每分钟增加40%。孕晚期肺底部可能听到肺不张性细湿啰音，在深呼吸或用力咳嗽后消失。孕妇有过度换气，血中CO_2排出增加，CO_2分压降低，较非妊娠期减少6%～10%，但血浆pH值仍保持正常。

（五）消化系统

妊娠期受激素的影响，齿龈容易充血、水肿，易致齿龈出血、牙齿松动胃肠平滑肌张力降低，贲门括约肌松弛，易产生胃肠胀气和胃部的烧灼感，由于肠蠕动减弱而出现便秘和痔疮。肝脏在妊娠期维持其良好功能，但肝功能可能和正常值略有些差异，常见于孕晚期，产后恢复正常。

（六）泌尿系统

由于孕妇及胎儿代谢产物增多，肾脏负担加重。妊娠期肾脏略增大，肾血浆流量及肾小球滤过率均增加，在妊娠期间维持高水平。由于肾小球滤过率增加，肾小管对葡萄糖再吸收能力不能增加，约15%的孕妇饭后可出现糖尿，应区别于真性糖尿病。

（七）内分泌系统

1. 垂体

（1）妊娠期垂体分泌促黑素细胞激素增加，往往使乳头、乳晕、腹白线、外阴出现色素沉着，颜面部出现褐色斑。

（2）妊娠期，促性腺激素分泌减少，所以卵巢无卵泡发育成熟，无排卵。

（3）妊娠7周后，垂体催乳素开始增多，以后逐渐加量，分娩前达高峰，是非孕妇女的20倍，催乳素促进乳腺发育并为产后泌乳做好准备。

2. 甲状腺　妊娠期由于腺组织增生和血管增多，甲状腺呈中等度增大，约比非孕时增大65%。大量雌激素使肝脏产生甲状腺素结合球蛋白（TBG）增加2～3倍。血中甲状腺激素虽增多，但游离甲状腺激素并未增多，孕妇无甲状腺功能亢进表现。孕妇与胎儿体内促甲状腺激素（TSH）均不能通过胎盘，各自负责自身甲状腺功能的调节。

（八）血液系统

由于血液稀释，红细胞计数约为3.6×10^{12}/L（非孕妇女约为4.2×10^{12}/L，白细胞轻度增加，计数在（5～12）$\times10^{9}$/L间。血容量于妊娠6～8周开始增加，至妊娠32～34周达高峰，约增加30%～45%，平均增加1500ml，而且血浆增加多于红细胞增加，出现生理性贫血。妊娠后期血细胞比容下降7%，血红蛋白下降15～20g/L。凝血方面血小板计数无改变，凝血因子Ⅱ、Ⅶ、Ⅷ、Ⅸ、Ⅹ增加，纤维蛋白原增加50%，凝血因子Ⅺ、ⅩⅢ由于血液稀释而减少。血液呈高凝状态。

（九）代谢

1. 基础代谢率　妊娠早期稍下降，妊娠中期逐渐增高，到晚期可增高15%～20%。

2. 体重　妊娠早期可无变化或略重略轻，以后每周增加350g，到足月时增加12.5kg左右。

3. 碳水化合物代谢　妊娠期胰岛功能旺盛，血循环中的胰岛素增加。故孕妇空腹血糖值稍低于非孕妇女。

4. 脂肪代谢　妊娠期肠道吸收脂肪能力增强，血脂增高，脂肪积存，能量消耗较多，糖元储备减少。

5. 蛋白质代谢　孕妇对蛋白质的需要量增加。非孕妇每天需蛋白质45g，而孕妇则需75g，孕早期作为储存，不但供给母儿生长发育需要，还为分娩消耗做准备。蛋白质中锌的含量丰富，锌不足时会影响胎儿的生长发育，并可致畸，故蛋白质需要供应充足。

6. 矿物质代谢　妊娠期需要大量的钙，整个孕期胎儿造骨需25～30g钙，妊娠晚期，胎儿对钙的需求量增多到200～300mg/d，孕妇需钙1.5g/d。每日需要量在100mg以下者称微量元素，有磷、铁、锌。孕20周以后每日需铁4mg以上，单靠饮食中补给是不够的，可适当补铁。锌在蛋白质中的含量丰富，蛋白质供给充足时锌不缺乏。

7. 水代谢　妊娠期机体水分平均增加7L，水钠潴留与排泄形成适当比例而不引起水肿。但至妊娠末期组织间液可增加1～2L。

二、孕早期保健（孕不足13周）

妊娠12周前是致畸的敏感期，是胎儿在母亲子宫内发育的关键时刻，尤其是在受精卵形成后3周至8周这段时间，胚胎细胞快速分裂，胎儿的各器官逐步形成。神经系统最敏感期是在受孕后15～25天；心脏为20～40天；眼睛为24～39天，四肢为24～46天；外生殖器官是36～55天。尤其在6周前胚胎的头部、颜面、五官、呼吸、消化、神经等主要器官分化发育。如在这一阶段遭受不良因素的侵害极易造成畸形。因此，这一时期的保健是非常关键的。

（一）早孕诊断

1. 病史、症状与体征

（1）停经：一般健康育龄妇女，平时月经规律，有正常性生活，一旦月经过期10天或以上应考虑妊娠，哺乳期妇女除外。

（2）早孕反应：半数以上的妇女，在妊娠6周左右，出现早孕反应，即恶心、食欲不振、喜酸和清淡，厌厚重油腻，早晨症状加重甚至呕吐。并有乏力，嗜睡，还有如感冒全身不适等表现。

（3）尿频：因为妊娠子宫增大，压迫膀胱，有尿频的症状。12周以后，子宫体进入腹腔不再压迫膀胱，尿频症状随之消失。

2. 妇科检查 见阴道粘膜和宫颈充血呈紫蓝色。双合诊检查，宫颈变软，尤其是子宫峡部，感觉宫颈与宫体似不相连，甚至可以折叠。子宫随着孕周增加，先是饱满，既而增大、变软。妊娠5～6周子宫体呈球形，到8周时，子宫体约为非孕子宫体的2倍，妊娠12周时约为非孕子宫的3倍，体瘦者在耻骨联合处能触及宫底。

3. 辅助检查

（1）孕妇尿液含有HCG，尿妊娠试验阳性能帮助诊断早期受孕。

（2）B型超声诊断：在妊娠的子宫中，孕5周就能见到羊膜囊的圆形或椭圆形回声区，孕6～7周出现胎芽，7～8周可见戒指样的卵黄囊并能见到原始管搏动。

（3）宫颈粘液的变化：怀孕后的宫颈粘液变得量少而粘稠，且透明，涂片显微镜下观察到椭圆体，不见羊齿结晶。

（4）测定基础体温：由于怀孕后，黄体功能维持在一定水平，所以具有双相型体温的妇女在停经后高温相持续在3周以上，则诊断早孕的可能性大。

（二）早孕咨询

1. 一般咨询

（1）婚育史： 结婚年龄、婚次、自然流产史、人工流产史、婴儿存活、畸形。

（2）本人病史：心血管病、结核、泌尿系、肝病、肾病、贫血、糖尿病、高血压、甲状腺、肺部疾病、妇科病史、遗传病史、精神疾病、性病史。

（3）家族病史：高血压、癌肿、精神病史、糖尿病、传染病、遗传病、性病。

（4）本次妊娠情况：（了解平时月经情况）末次月经、本次妊娠前后有无发热、流感、出血、用药情况以及是否接触有毒有害等不良因素。

（5）推算预产期：按末次月经来潮第一天算起，月份减3或加9，天数加7。例如末次月经是2007年9月10日，分娩月份＝9－3＝6，分娩日＝10＋7＝17，即预产期是2008年6月17日。

2. 产前咨询

（1）定义：针对各种高危因素，评估本次妊娠发生出生缺陷的风险，并根据不同的适应证，建议选择的产前诊断方法；解释产前诊断的结果以及可能的妊娠结局，提供医学建议。

（2）产前咨询的对象包括但不局限于：①35岁以上（包括35岁）的高龄孕妇；②生过先天畸形儿，包括代谢病、染色体疾病儿；③有原因不明习惯性流产史、死胎史及新生儿死亡史的夫妇；④先天智力低下者及其血缘亲属；⑤有遗传病家族史的夫妇；⑥有致畸因素接触史的孕妇；⑦原发性闭经和原因不明的继发性闭经史、不孕史；⑧生育过母儿血型不合引起新生儿核黄疸致智力障碍或死亡者；⑨近亲婚配者；⑩其他需要进行产前咨询者。

（3）程序：通过询问既往分娩患儿病史，询问孕妇本人的生育史、家族史及做体格检查，初步判断是否有遗传病，并属于哪一类型。

对有异常情况或高危因素者，建议必须到指定的产前诊断单位做进一步检查以及早明确诊断。

对本次妊娠的处理提出建议和忠告。

（三）早孕检查

1．妇科检查　外阴、阴道、宫颈、附件及子宫大小与停经月份是否相符合（必要时可做B超核对）以了解准确孕周和以后判断有无宫内发育迟缓，生殖器官有无畸形和肿瘤，有无异常妊娠：如葡萄胎和异位妊娠。

2．化验检查　血常规、尿常规、肝功、乙肝抗原。

3．全身检查　身高、体重、血压、心脏（心电图）、肺、乳房、甲状腺、肝脾、骨盆，四肢及全身营养状况。

（四）保健指导

1．早孕期间因食欲不佳，饮食宜丰富、清淡，多食蔬菜和高蛋白食品，如乳制品和大豆制品，每天加服一片（0.4mg）叶酸，以预防胎儿神经管畸形。

2．避免吸烟和被动吸烟，预防胎儿体重过小及流产，孕期饮酒可造成胎儿畸形和胎婴发育迟缓，因此孕期应忌酒。

3．生活有规律，保证睡眠，避免夜生活和损害健康的娱乐活动，少去或不去人多嘈杂的环境活动。

4．怀孕前后避免接触猫、狗小动物，以免感染弓形体，引起胎儿畸形。准备怀孕前3个月尽量调离有毒害因素的工作环境，孕后调离不利怀孕的工作体位。

5．出现异常情况　如阴道流血、腹痛、发热、剧烈呕吐，应随时就医。

6．避免精神刺激，保持心情愉快，是胎儿健康发育，孕妇顺利渡过孕产期，减少孕产妇抑郁症的基础。

7．如有家族性遗传病史，一定要做产前咨询和产前筛查。

8．有些孕妇对妊娠无充分准备，对早孕反应不能忍受，对无意中接触了一些不良因素或吃错药等，产生恐惧心理，担心腹中胎儿畸形。有过流产史的孕妇心理压力就更大，所以医护人员要进行心理保健指导。

（五）高危筛查

社区医生，凡筛查出的高危因素，填写高危报告卡（见表11－1），并贴在《母子健康档案》上，并将孕妇及时转上级医院检查和治疗。

表 11－1　北京市高危孕妇报告卡

孕妇姓名__________　丈夫姓名__________

户口：1. 北京市__________区（县）2. 外地__________省

现居住地址：__________区（县）__________街道（乡）__________号（村）

联系电话__________（单位）__________（家庭）

孕周__________预产期__________年______月______日

高危因素

项目	不宜妊娠因素	不良产史	妊娠合并内科病	妊娠合并肿瘤	妊娠高血压病	产前出血	羊水异常	胎膜早破	胎儿生长发育受限	多胎	先兆早产		Rh阴性	过期妊娠	传染病	性病
											<34周	34～36周				
疾病名称																
孕周																

报告单位__________　报告人__________　报告日期__________

有以下情况者不宜妊娠：

1. 心功能Ⅲ级或Ⅲ级以上者。

根据能胜任的劳动强度，将心功能分为四级：

一级：一般体力活动不受限。

二级：一般体力活动略受限。活动量稍增加即感到疲劳、心悸、气促。

三级：一般体力活动明显受限，少量活动即感到疲劳、心悸、气促或有早期心衰症状。目前虽无心衰症状，但有心衰史者。

四级：休息状态下即有心悸、气促、不能平卧等心衰症状。

2. 有过心力衰竭病史者。

3. 先心病发绀型或肺动脉高压，伴咳血者。

4. 近期内有细菌性心内膜炎或活动性风湿热者。

5. 联合瓣膜病变。

6. 炎症、感染性心内膜炎或心肌炎未经治疗。

7. ECG 示心室肥厚、心房纤颤、重度房室传导阻滞、心动过速难以控制者、心肌损害明显者。

8. 心功能检查，射血分数（EF）≤60%，心排血量指数（CI）每分钟≤3.01/m^2。

9. 胸部 X 线摄片显示心脏明显扩大，心胸比例＞55%，合并肺淤血、肺水肿者。

10. 未经手术纠治的心脏病患者，或虽手术未能改善心功能者。

11. 糖尿病患者如已经有较严重的心血管病变，出现尿蛋白或眼底有增殖性视网膜病变者，不宜妊娠，如经妊娠，应及早终止。

12. 凡是胸廓畸形严重，心脏明显肥大、肺活量低于1000ml者，不宜妊娠，应动员及早做人工流产。如果病情较轻，可以继续妊娠者，为预防心脏及呼吸衰竭，孕20周后，应定期随访肺功能和动脉血气分析，以了解孕妇的心肺代偿情况。妊娠后期，肺活量<600ml者，应及时终止妊娠。

13. 轻症和治疗后能很好控制的甲亢病例，一般不影响妊娠。重症者由于全身代谢失调，失去排卵功能，不易妊娠。

三、孕中期保健（孕13至不足28周）

孕中期，孕妇妊娠反应逐渐消失，食欲增加，胎儿生长发育较快。每个孕月胎儿身长平均增长5~10cm。可以在孕妇耻骨上3横指处摸到子宫底部，孕妇于孕18~20周时可以感到胎动。孕中期胎儿全身组织器官、肌肉、骨骼、皮肤等大体结构已经形成，但器官功能方面是否健全，有无损伤，胎儿生长发育是否正常就是孕中期的监测重点。

（一）孕中期检查内容

1. 全身检查　体重、血压、甲状腺、乳房、心、肺等。

2. 产科检查　子宫大小（包括宫高腹围），胎位，胎心率，16周以上使用妊娠图，用以监测胎儿的发育情况和母亲的健康情况。如胎儿生长发育受限（FGR）和巨大儿，进一步检查母亲是否有妊高征和糖尿病等。

（1）检查手法：四步触诊法检查子宫大小、胎产式、胎先露、胎方位以及胎先露部是否衔接。在做前3步手法时，检查者面向孕妇，做第4步手法时，检查者则应面向孕妇足端。

第一步手法：检查者两手置于宫底部，测得宫底高度，估计胎儿大小与妊娠周数是否相符。然后以两手指腹相对交替轻推，判断在宫底部的胎儿部分。若为胎头则硬而圆且有浮球感，若为胎臀则软而宽且形状略不规则。

第二步手法：检查者两手分别置于腹部左右侧，一手固定，另手轻轻深按检查，两手交替，触到平坦饱满部分为胎背，并确定胎背向前、向侧方或向后。触到可变形的高低不平部分为胎儿肢体，有时感到胎儿肢体在活动。

第三步手法：检查者于孕妇右侧右手拇指与其余4指分开，置于耻骨联合上方握住胎先露部，进一步查清是胎头或胎臀，左右推动以确定是否衔接。若胎先露部仍可以左右移动，表示尚未衔接入盆。若已衔接，则胎先露部不能被推动。

第四部手法：检查者左右手分别置于胎先露部的两侧，沿骨盆入口向下深按，进一步核对胎先露部的诊断是否正确，并确定胎先露部入盆的程度。先露为胎头时，一手能顺利进入骨盆入口，另手则被胎头隆起部阻挡，该隆起部称胎头隆突。枕先露时，胎头隆突为额骨，与胎儿肢体同侧；面先露时，胎头隆突为枕骨，与胎背同侧。

（2）妊娠图：是将产前检查时有关孕妇的腹围、宫高情况，记录在同一张图表中，然后再把每次检查的结果连成曲线，如果低于或高于设定的警戒区，则提示孕妇和胎儿有异常情况。如增长曲线持平，提示胎儿发育停滞；增长曲线过快，提示羊水过多、多胎、巨大儿等。出现异常情况时要进一步经过B超等检查协助确诊。

宫高：用塑料软尺测量从耻骨联合上缘中点到子宫底最高点的距离。

腹围：用塑料软尺测量通过脐部的腹部周径。

测量时注意事项：①孕妇必须排空膀胱，双下肢伸直，呼吸均匀，不要在深呼吸时测量，以免影响测量精确度；②测量者站在孕妇右侧；③使用无弹性的塑料软尺，其松紧度要适中，不宜过度拉紧或过松；④每次测量宫高腹围均应测两次，测得数据后取其平均值。

3. 化验检查　血尿常规、梅毒、HIV、生殖道感染检测（有症状和体征者）、妊娠合并糖尿病筛查（孕24周以后）、唐氏综合征血清学筛查（孕14～20周）。

4. B超检查　孕20～24周到产前筛查医院检查

（二）高危妊娠的筛查及处理（见下表11－2）

表11－2　常见高危因素筛查与处理方法

常见高危因素	可能发生的危险	筛查方法	处理原则
年龄<18岁，>35岁	难产	询问年龄	常规产前检查临产住院分娩
身高<1.45米	难产	测量身高	同上
异常孕产史	产后出血，难产	询问病史	同上
贫血	产后出血，心衰胎儿宫内发育受限	测定Hb，轻：<110g/L中：<90g/L，重：<70g/L	早期药物治疗，严重者输血，临产时住院分娩
心脏病	心衰，产后出血	询问病史，认真听诊，鉴别杂音，查心电图	加强产前检查，预防心衰，孕早期心功3－4级须终止妊娠，临产住综合医院
肝脏病	产后出血，肝坏死，肝昏迷	询问病史，触肝脾，查肝功、肝炎病毒标志物	住院治疗，孕早期终止妊娠，孕中晚期加强产前检查，临产住院分娩
妊娠期高血压病	产后出血，子痫，脑肾并发症、凝血障碍、死亡	定期测血压，查水肿，测尿蛋白	加强产前检查，增加高蛋白食物，补钙，左侧卧位休息，必要时住院治疗至分娩
早产	新生儿死亡	计算孕周	住院保胎，加强早产儿护理
过期妊娠	难产，产后出血，死胎	询问病史，核实孕周	住院引产，必要时剖宫产
骨盆狭窄	难产，子宫破裂，产伤，产后出血	测骨盆，骶耻外径<18cm出口横径<8cm	常规产前检查，临产住院分娩
胎位不正	难产，新生儿窒息	四步触诊法、B超	30～34周膝胸卧位，未纠正者住院分娩
子宫过大（巨大儿难产，产后出血，畸形及多胎、羊水过多）		测量宫高，增加产前检查次数B超监测，查找过大原因	预防产后出血，临产时住院分娩，必要时剖宫产，加强新生儿保健，预防多胎并发症
早破水	感染，脐带脱垂	阴道流清水，阴道分泌物pH试验	孕妇平卧入院，卧床休息，注意胎心变化，根据孕周做决定
前置胎盘	出血性休克，胎盘植入	无痛性阴道流血，出血量与贫血程度符合，腹软，有胎心音，先露高浮，B超	住院观察治疗至分娩，禁止肛查

续 表

常见高危因素	可能发生的危险	筛查方法	处理原则
胎盘早剥	同上，DIC	有外伤或血压高，有痛性阴道流血，出血与贫血程度不符，腹痛，子宫压痛张力大，胎心音变化	病情急，及时手术终止妊娠，做好新生儿窒息及预防母并发症的准备
产褥感染	感染性休克，败血症，死亡	产后数日内体温升高（两次高过38℃），恶露不净，有臭味，腹痛，WBC增高	产后访视发现异常，抗菌消炎，重者住院治疗
流产	出血性休克，死亡	询问病史，妇科检查	测血压，及时上转，不全流产清宫处理
异位妊娠		询问病史，妇科及腹部检查，阴道后穹隆穿刺，B超	测血压，输液或输血，及早转手术治疗

（三）产前诊断

1．定义　指对胎儿进行先天性缺陷和遗传性疾病的诊断

2．产前诊断对象包括但不局限于

（1）35岁以上（包括35岁）的高龄孕妇。

（2）产前筛查后的高危人群。

（3）生育过染色体病患儿的孕妇。

（4）夫妇一方为染色体异常携带者。

（5）孕妇可能为某种X连锁遗传病基因携带者。

（6）产前检查怀疑胎儿患染色体病的孕妇。

（7）有不明原因的反复流产或有死胎、死产等情况者。

（8）生育过不明原因智力低下或多发畸形儿的孕妇。

（9）有明确遗传病家族史者。

（10）其他需要进行产前诊断者。

3．方法

（1）染色体检查：①孕早期：在孕10～12周时，经宫口取绒毛组织5～10mg，如量不足可再次吸取，但一般不超过3次，否则过一周后再取材。取出的组织直接制备染色体标本；②孕中期：在孕16～22周时，经腹部取羊水，进行羊水细胞培养，做染色体检查。在孕18～24周，经腹部脐静脉穿刺取血，做染色体检查。

（2）B超诊断：超声产前诊断应诊断的严重畸形

根据目前超声技术水平，妊娠16～24周应诊断的致命畸形包括：无脑儿、脑膨出、开放性脊柱裂、胸腹壁缺损内脏外翻、单腔心、致命性软骨发育不全等。

（3）X线：诊断胎儿骨骼异常。

（4）胎儿镜：①可直接观察胎儿有无畸形，如唇腭裂、多指（趾）等；②取胎儿皮肤标本诊断表皮畸形或白化病；③抽取胎儿血诊断地中海贫血、血友病等疾病。

（四）保健指导

1. 营养指导 孕中期，妊娠反应逐渐减轻并消失，孕妇的食欲大增，腹中胎儿增长速度加快，孕妇的体重也迅速增长，每周体重约增0.4kg。每个月可增长1~2kg。因为这一阶段为了适应胎儿的增长，母体相应发生很大变化，子宫的体积逐渐扩大，乳腺迅速增生，乳房增大、饱满，血容量也扩充，所以这一阶段应该增加营养，即增加蛋白质、碳水化合物、脂肪的量，达到理想的体重。如果体重增加慢，说明营养不够，容易导致孕妇贫血，胎儿宫内发育迟缓等，应增加营养，调整饮食。如果体重增长过快，除需查明是否有水肿或隐性水肿外，一般考虑营养过量，这样易患高血压、糖尿病、胎儿过大，也增加了胎儿的危险，需调整饮食。

为了适应孕中期母儿营养需求，饮食上要求：

(1) 由于孕中期基础代谢加强，需要增加热能，在原来的基础上增加200kcal的热能，所以每天需摄入粮食400g左右，但也要因人而异，视体重的增长情况而定。

(2) 为了保证胎儿组织增长的需要，并为孕妇分娩和泌乳进行储备，必须保证优质蛋白的摄入；要比孕早期每天多摄入15~25g蛋白质，并包括一定量的动物蛋白，如鸡蛋、鱼虾、牛奶、奶制品，素食者加用豆、豆制品。

(3) 脂肪供给也是必不可少的，尤其是必需脂肪酸含量较高的食物，如植物油、花生、核桃、芝麻等。

(4) 孕中期血容量增长很快，容易发生妊娠期贫血，因贫血主要是缺铁性贫血，必须多补充铁剂，可以多吃含铁的食物。如：黑色食物，黑木耳、动物血、肝脏等，同时补充维生素C有利于铁的吸收。多吃海带、紫菜、鱼虾等，既补钙又补碘，都是孕中期需补充的微量元素。

(5) 多吃水果、蔬菜，既补充维生素又补充纤维素。

2. 孕妇体操 妊娠期间每天做孕妇体操，活动关节，锻炼肌肉，能使你感到周身轻松，精力充沛，同时可缓解因孕期中姿势失去平衡而引起身体某些部位的不舒服感。孕中期坚持每天锻炼，能松弛韧带和肌肉，使身体以柔韧而健壮的状态进入孕晚期和分娩。

做操最好安排在早晨和傍晚，做操前一般不宜进食，最好是空腹进行。不要在饭后马上进行。做操前先排大小便。锻炼结束后30分钟再吃东西。如果感到饥饿，可以在锻炼前1小时左右吃一些清淡的食物。在空气流通的房间做操，天气好时要打开窗户。穿宽松、舒适的衣服，在地上铺条毯子，躺在上面做。也可播放一些轻松的音乐。每天坚持做，循序渐进，逐渐增加每个动作的次数，运动量以不感到疲劳为宜。如没有足够的时间，可只做呼吸操。做操前先征得医生的同意。有先兆流产、早产史、多胎、羊水过多、前置胎盘、严重内科并发症的孕妇禁做。

四、孕晚期保健（28周以后）

（一）常规保健内容

妊娠晚期是胎儿发育最快的时期。胎儿体重每个孕月平均增长700g以上，身长平均增长5cm，而且晚期容易出现并发症，且症状较严重，对母儿威胁最重。因此，孕晚期的营养补充及对母儿的监测比孕中期更为重要。按《北京市母子健康档案》要求：在孕28~36周时，一般每两周检查一次，孕37周后每周检查一次，有异常情况，随时去医院检查，高危孕妇应按预约时间进行检查，社区医生协助督促和监护，以免发生意外。

（二）营养指导

孕晚期是胎儿发育最快的时期。胎儿细胞体积增加，大脑的重量增长迅速，肺部发育逐渐成熟，增长很快，皮下脂肪丰满，胎儿体重增加很快，每月增加约700g以上。为了适应胎儿体重的迅速增长和母体分娩及泌乳的能量储备，必须加强营养。但一定要监测体重，每周体重增长0.5kg，全孕期体重增长最佳标准为12.5kg。

孕晚期还要监测血糖，如果糖耐量不正常，血糖高一定要在医生指导下饮食治疗，不能为了补充营养就吃饭没有节制。妊娠期间血糖控制好坏直接影响母儿的安全。控制不好，母亲容易并发妊高征，宫内感染；胎儿易患巨大儿或发育迟缓，容易发生围产儿死亡。因此要合理控制总热量，多食纤维食物，高质量蛋白质、新鲜蔬菜，补充维生素及矿物质，可少食多餐，并要监测空腹及餐后2小时血糖。

孕晚期的营养原则：应在孕中期饮食基础上适当调整。

1. 增加蛋白质、必需脂肪酸的摄入。应多吃动物蛋白和大豆蛋白，即多吃瘦肉、海鱼、大豆类食品。

2. 孕晚期胎儿骨骼发育快，孕妇需要摄入大量的钙，每日需1200～1500mg，可多食牛奶、鱼和虾。

3. 在此期胎儿肝脏要贮存铁，每日5mg。如果贮量不够，生后新生儿易患缺铁性贫血。孕妇本人也需贮铁，以备分娩时动用。因此，要多吃动物肝脏和血豆腐。如果孕妇贫血，还要补充补铁药。

4. 热能不需补充太多，尤其是最后一个月要适当限制饱和脂肪酸和碳水化合物，即限制肥肉和谷物的过多摄入，以免胎儿过大，影响分娩。

（三）孕晚期常见健康问题的处理

1. 水肿　身体贮存多余的水分，是为了适应分娩失血及哺乳所需。常见于脚部。孕妇要减少盐分摄取，抬高水肿的肢体，穿宽松的鞋袜。快速明显的水肿，可能是子痫前症的先兆，应尽快就医。

2. 腰背疼痛　由于子宫增大，孕妇重心前移，脊柱过度前凸，背伸肌持续紧张加上关节松弛造成腰背痛。有时缺钙，腰背部与骨盆的肌肉酸痛。孕妇在日常走路、站立、坐着、提物等活动时，尽量保持腰部挺直。轻轻按摩酸痛的肌肉。尽量休息，严重者须卧床。孕中、晚期注意补钙。

3. 胸闷　在怀孕的最后几周，增大的子宫上推膈肌，引起呼吸困难。另外，孕妇贫血也会有这种情况。孕妇用力过度时，会感到呼吸困难，尤其是在爬楼或提重物的时候。这种情况下，应尽量休息。在床上休息时，头下多垫一个枕头。如果轻微活动即有心悸、气短，要区别有无心肺疾病。

4. 心悸　怀孕的时候由于血液中的液体成分血浆增加多，而红细胞 增加较少，血液被稀释，会产生生理性贫血；妊娠后3个月胎儿造血及酶的合成需要较多的铁，孕妇体内储存铁量不足，易发生缺铁性贫血；长久站立、空腹或突然站立，容易发生头晕心悸，注意摄取含丰富铁剂的食物，如绿色蔬菜、肝类、芝麻等，依医嘱服用铁剂。

（四）孕晚期家庭监护的方法

1. 胎动计数　正常妊娠的妇女，在怀孕4个月以后可以感觉到胎动，开始较轻微，次数也较少。孕28～32周，胎动最强烈，也最频繁，孕36周以后，胎动幅度、次数有所减少，孕妇感觉为蠕动感。数胎动可以从妊娠28周开始，直至临产。每天早晨、中午、晚上三次，每次数1小时，用黄豆或扣子计数比较方便，每次胎动时放一粒黄豆或一个扣子，1小时后相加得胎动次数，正常胎动次数每小时3～5次。将早、中、晚三次的胎动数相加再乘4，即为12小时胎动数，一般在30～40次为正常范围。一天中胎动有两个高峰，一个在晚上7～9点，另一个在夜里11点至凌晨，一般早晨最低。注意如果胎儿短时间连续的活动，这只能算1次胎动。如果孕妇工作较忙，也可只在晚上数1小时胎动。

识别胎动异常：如果12小时胎动次数20～30次，应加以警惕，第二天再重复数三次。胎动次数降到20次以下或比原来的胎动次数减少一半，提示胎儿在子宫内可能缺氧，应嘱孕妇及时去医院检查，否则胎儿在子宫内慢性缺氧，可导致胎儿死亡。如果胎动突然异常频繁超过40次，也应该及时去医院做检查。

2. 听胎心　怀孕4个月以后，可听到胎儿心脏跳动所发出的声音。

使用胎心听诊器，或简易的喇叭形听筒，甚至贴在孕妇的腹部都可以听到胎心。每天一次，每次听一分钟，可在孕妇的脐部上、下、左、右4个部位听。正常胎心跳动为每分钟120～160次，如果每分钟胎心率大于160次或小于120次，或者胎心不规律，时快时慢，可过一段时间再听一次，如果仍然不正常，应及时到医院检查。

3. 测体重　孕妇体重水平不但反映母亲的营养状况，而且是间接衡量胎儿发育情况简单又非常重要的一种方法。

一般孕妇在整个怀孕期间增加的体重平均为10～13kg，相当本人非孕时体重的25%，增重部分来自孕妇及胎儿2部分。在妊娠过程中，体重增加呈先慢后快的趋势。孕12周内，没有或轻微增重1千克，孕13～28周增加5～6千克，占孕期体重增加的40%～50%。孕28周以后，体重增加较快，平均每周增加500g左右。孕妇可以在家自己称体重，并记录下来，就清楚知道每周体重增长的情况，如果连续两周增长过多或过少，应去医院检查。

孕妇体重增加过多或过少对胎儿发育和母亲健康都不利。体重增加过多，会引起水肿、脂肪堆积，可能有羊水过多及胎儿过大等，增加分娩的风险和难度；体重增加过少，会引起营养不良、贫血、胎儿发育迟缓等。

（五）临产前的临床表现及护理

足月后预示着孕妇快要临产的几个比较可靠的症状有：

孕妇轻松感：即由于胎儿的头下降至骨盆后宫高也随之降低，使孕妇感到子宫压迫上腹部的憋闷感明显减轻。但胎头入盆后会由于其压迫膀胱而产生尿频，尤其是夜尿频繁。

见红：孕妇出现少量的阴道血性粘液性分泌物。这是由于宫颈口扩张，使宫颈内口附着的胎膜与子宫壁分离造成的少量出血，是宫口扩张的一个标志。一般初产妇在正式临产之前1～2天就可见红，所以当见红时不要慌张，若家离医院近，可在家等待规律宫缩来临后再去医院；若家远，可以稍事准备后去医院待产。但应注意的是此时血性分泌物的量不应多于月经量，否则就应考虑是否为病理性因素导致的，如前置胎盘，胎盘早剥等，这种情况对孕妇对胎儿都是很危险的，应立即去医院就诊。

不规律宫缩：临产前都会出现间隔几分钟或十几分钟的子宫收缩，伴有小腹的坠痛或腰痛。这种不规律的宫缩一般易在夜间出现，白天可消失。很多人在正式临产前几天就会出现这样的宫缩，所以这时孕妇及其家属不要慌张，注意休息储存体力，同时注意宫缩变化规律，当宫缩变得频繁并且强度增加，大约宫缩间隔5~6分钟一次，每次持续30秒左右时就预示着正式临产即将到来这时就应当立即把产妇送医院待产。

胎膜早破：在还没有出现规律宫缩前，包绕胎儿的胎膜破裂了，这时孕妇自觉阴道流出大量水样物，一般为淡色的。若出现这种情况，应当让孕妇立即平卧送医院。以防脐带脱垂。

为确保分娩过程顺利进行，在待产时应注意做好孕妇以下几点的护理及保健工作：

1．清洁　待产孕妇应换穿医院的衣裤，以防交叉感染。

2．饮食　待产妇临产后应尽量多吃易消化、易吸收的事物补充营养，多饮汤水补充水分。由于分娩过程将消耗大量体力与热能，若不注意饮食，将会使产力减弱，产程延长。

3．环境　提供清洁、舒适、安静的待产场所，应注意室内的通风。在家属陪产时，应让家属换鞋、换衣、戴帽子和口罩，以防交叉感染。

4．排尿　临产后应每2~3小时排尿一次，以防膀胱膨胀影响胎先露的下降及子宫收缩。若待产妇不能自解，应由医务人员导尿。

5．情绪　临产后医务人员应对产妇语言亲切，态度和蔼。在宫缩间歇期指导产妇全身放松，充分休息，必要时可对产妇进行腹壁按摩，以减轻产妇的疼痛，使产妇感到温暖，给予她们精神支持和鼓励。

（沈汝㭎）

第三节　产褥期保健

一、妇女产褥期的生理变化

（一）生殖系统

1．子宫及宫颈　子宫体要由足月时的1000g逐渐恢复至妊娠前的50g。胎盘娩出后，宫底平脐，以后每天下降1~2cm，10天降入骨盆腔，到产后6周子宫恢复正常大小，称复旧。宫颈5~10天内口关闭，颈管形成，4周恢复正常形态，但颈口由圆形变为横裂状。

2．子宫内膜　胎盘娩出后，基底层再生新的子宫内膜，在产后10天左右，除胎盘附着面外，子宫腔被新生内膜修复。胎盘附着面因子宫缩小而缩小，创面粗糙不平，由基底层及周围新生内膜修复，一般需6~8周。

3．外阴及阴道　外阴充血、水肿2~3天逐渐消退。分娩时，处女膜被撕裂，恢复成处女膜痕。阴道粘膜较前松弛，且平坦，产后3周阴道皱褶重新出现，逐渐恢复正常。

4．盆底组织　盆底肌肉和筋膜因分娩时过度伸展而弹性降低，如无严重损伤，水肿和淤血消失后，组织张力逐渐恢复，如有严重的损伤、撕裂又未及时修补，可造成盆底松弛，形成日后的阴道壁膨出和子宫脱垂。

（二）循环系统

产后因子宫收缩，大量血液突然进入循环中，下腔静脉汇流增加及妊娠期潴留的组织间液的回吸收，使血容量增加15%～25%，此间心脏负担再一次加重，对于心脏病产妇容易引起心力衰竭。循环血量2～6周恢复正常。

（三）消化系统

产后1～2天内，因分娩时体力和精力的消耗，食欲欠佳，口渴，宜多饮汤食及营养丰富易消化食品，数日后，饮食增加。产褥期卧床多，活动少，腹肌和盆底肌松弛，易产生便秘。

（四）泌尿系统

妊娠晚期潴留在体内的水分因子宫复旧进入循环，故产后一周内血容量增加，肾脏利尿作用加强，尿量增加。在妊娠期发生的肾盂和输尿管扩张，约4～6周恢复正常。在产后1～2天内，因产时膀胱三角区受压，粘膜水肿，肌张力降低，容易发生尿潴留，或引起尿路感染。

（五）内分泌系统

产后，内分泌系统由维持妊娠转入维持对胎儿的哺乳，激素发生变化，内分泌器官也相应发生变化。如果不哺乳，产后4～6周可恢复月经，但产褥期第一次排卵时，多有黄体功能不全的现象。如果哺乳，排卵恢复较晚，而且与哺乳时间的长短有关。第1～2次月经也多为无排卵月经。不哺乳者，复潮平均80天，哺乳者，复潮平均8个月。

（六）乳房

产褥期乳房继续增大，皮肤紧张，表面静脉扩张、充血，乳房涨满，乳腺发育。因为随着胎盘娩出后，孕激素和雌激素水平突然下降而开始泌乳。泌乳是由婴儿吸吮乳头的刺激而控制的，因为吸吮刺激能抑制生乳素抑制因子的释放，垂体分泌生乳素增多。因此，在提倡母乳喂养的同时，早接触早喂奶，不定时多吸吮是母乳喂养成功的前提。母乳中含有多种免疫物质，对提高新生儿和婴儿的免疫力十分重要。尤其是初乳十分宝贵，含有丰富的抗体、蛋白和脂肪。一定要让婴儿吸吮到初乳。母乳是婴儿的最佳食品。

二、产褥期异常情况与处理

产后访视是社区医生的工作内容之一。了解正常的产褥期的生理变化，进行卫生指导，预防感染，及时发现和处理异常情况是非常必要的。

（一）产后体温、血压

体温在24小时内略有升高，产后3～4天有38℃以内的低热为“泌乳热”，若超出38℃则属异常。产后10天内有2次体温超过38℃就为病态产褥。应查血常规观察恶露、乳房有无感染、血压是否平稳，产后血压持续下降的常见原因为产后大出血。对妊高症的孕妇，密切观察血压变化，血压持续升高，或者是忽高忽低，都应引起重视，有可能引起产后子痫，控制不好可送医院治疗。

（二）恶露

产褥期，子宫复旧过程中，恶露分3个阶段。产后头3天为血性恶露，因含血液多，色为红色，一般3～4天。如果血性恶露时间过长，可考虑子宫复旧不好。就要给宫缩剂和一些益母草之类的制剂帮助子宫缩复。7～10天为浆性恶露，出血减少而含浆液较多，恶露由红转为淡红色；两周以后，已无出血，恶露为白色，持续2～3周干净。正常恶露持续4～6

周，如果子宫复旧不良，宫内有胎盘或胎膜残留时，出血时间长，合并感染时恶露有臭味，则需宫缩剂和抗感染治疗。

（三）乳房异常

乳房胀痛：产后的乳房胀痛主要是由于乳腺管排出不畅，乳汁淤滞形成硬结。可用毛巾热敷或按摩乳房并用吸奶器将乳汁吸出，以免长时间排出不畅造成乳腺感染。

乳头皲裂：多发于初产妇，主要是由于婴儿吸吮方法不对，只是单纯吸吮乳头，没有连乳晕一起含住，一般情况可继续哺乳，并指导母乳喂养的方法。

（四）产后抑郁症的诊断及处理

1. 产后郁闷（或产后心境不良） 出现在产后第三天，持续一周左右。主要表现：抑郁、一过性哭泣、失眠、焦虑、食欲减退、头痛、易激惹、苦恼、自责。发病率40%～80%。

2. 产后抑郁症 常于产后6周内发病，亦有8%～15%的产妇在产后2～3个月内发病。诊断标准：必须具备下列症状的5条，且持续2周以上，或具备下列中的一条但必须每日出现。症状为：①产妇出现抑郁情绪；②对几乎所有事物失去兴趣；③食欲改变或大增或大减；④睡眠不足或严重失眠；⑤精神焦虑不安或呆滞；⑥疲劳或虚弱；⑦不恰当的自责或自卑感，缺乏自信心；⑧思想不集中，综合能力差；⑨有反复自杀企图。

导致产后抑郁症的诱因可能是多方面的，有些产妇可能因为分娩（或手术产后）的痛苦、产后小便潴溜、出院日期推迟等均可导致产妇流泪、哭泣，有的产妇因为无乳汁或者乳汁分泌少，不时要喂奶而影响了正常睡眠，导致失眠；有的产妇因为丈夫对其关心、体贴不够，或不能适应产后突然增加的家庭负担而导致情绪不稳定。

患抑郁症的产妇往往表现为对孩子健康过分关注，或者自以为对孩子照顾不周或乳量不足而责怪自己，甚至极少数产妇产生离婚或轻生的念头。

在产褥期，产妇雌激素和孕酮的急剧下降或两者的不平衡以及肾上腺皮质功能障碍等内分泌的改变，可能是导致产后抑郁症发生的内因。

通常需要治疗，包括心理治疗及药物治疗。

（1）心理治疗：通过心理咨询，解除致病的心理因素（如婚姻关系紧张，想生男孩却生女孩、既往有精神障碍史等）。对产褥妇多加关心和无微不至照顾，尽量调整好家庭关系，指导其养成良好睡眠习惯：

（2）药物治疗：应用抗抑郁症药，主要是选择5-羟色胺再吸收抑制剂、三环类抗抑郁药等。要在医生的指导下用药。

预防产后抑郁症最为重要，而且应从产前宣教做起。要让丈夫理解在孕期和分娩过程中对妻子的体贴关心与支持会减轻妻子的怀孕反应及分娩时的痛苦。充分估计到产褥期妻子可能潜在的心理问题，以便给予必要的关怀、引导，使妻子顺利渡过产后这一段危机时期，避免产后抑郁症的发生。

（五）产褥中暑

1. 中暑先兆 发病急骤，发病前多有短暂的先兆症状表现为口渴、多汗、心悸、恶心、胸闷、四肢无力，此时体温正常或低热。

2. 轻度中暑 中暑先兆未能及时处理，产妇体温逐渐升高达38.5℃以上．随后出现面色潮红、胸闷。脉搏增快．呼吸急促、口渴，痱子布满全身．

3．重度中暑　产妇体温继续升高达41℃～42℃，呈稽留热型，可出现谵妄、抽搐，昏迷。面色苍白，呼吸急促，数小时内可因呼吸、循环衰竭而死亡。即或幸存也常遗留中枢神经系统不可逆的后遗症。

从发病季节、患者家居环境、产妇衣着以及临床表现．不难诊断产褥中暑，但需与产后子痫，产褥感染，败血症等相鉴别。产褥感染产妇可以发生产褥中暑，产褥中暑患者又可并发产褥感染。

治疗原则是立即改变高温和不通气环境，迅速降温，及时纠正水、电解质紊乱及酸中毒。迅速降低体温是抢救成功的关键。

（沈汝枫）

第四节　围绝经期保健

一、围绝经期相关的定义

指女性卵巢分泌雌孕激素的功能逐渐减退，生殖器官开始萎缩的过渡时期。围绝经期时间的长短，是因人而异的。一般开始于40岁左右，经历10余年，甚至20～25年，直至过渡到老年期。分为3个阶段：

绝经前期：卵巢内卵泡明显减少，分泌的女性激素水平逐渐下降，表现出闭经、月经周期不规律、甚至不规则的阴道出血；

绝经：出现月经停止来潮，并持续一年以上，称做自然绝经。我国妇女平均绝经年龄49.5岁。

绝经后期：卵巢进一步萎缩，分泌女性激素的功能逐渐消退，直至完全消失，进入老年期。

二、围绝经期女性体内发生的生理变化

进入围绝经期的妇女，随着人体功能的减退，卵巢也开始衰老，卵巢分泌的雌激素水平降低，出现了由于雌激素减少而出现的不同程度的心理、身体方面的症状，如潮热、出汗、情绪不稳定、失眠、抑郁等，如果卵巢分泌的雌激素减少到不能够引起子宫内膜增生的水平而发生月经量渐少，最终出现闭经。

（一）自主神经失调及血管舒缩功能不稳定引起的症状

由于女性卵巢分泌的雌激素有调节自主神经，保护血管的作用，雌激素水平的降低失去了对血管的保护，导致自主神经不稳定：

1．潮热、出汗　为头、面部一阵阵轰热感，然后出汗，持续时间为数秒或数分钟；

2．情绪不稳定　容易激动，吵架，好哭，自已不能控制自己；

3．心悸　植物神经功能不稳定引起的心功能不稳定，但心电图正常等；

4．其他症状　皮肤上有蚂蚁爬的“蚁走感”；喉头象哽塞物体的感觉，称为“喉头球状感”。

一项采用分层整群概率比率的抽样方法在“北京地区围绝经期妇女健康现状的流行病学调查”的项目中对6786名围绝经期妇女进行的调查显示：各种围绝经期症状中疲乏为54%，失眠为53%，骨关节痛为52%，易激动、头痛、眩晕为49%，心悸为46%，性生活状况不佳为40%，潮热及出汗为35%，抑郁及疑心为24%，皮肤蚁走感为22%，泌尿系感染为16%。

（二）月经紊乱

雌激素水平的逐渐降低，会出现月经紊乱，或月经周期缩短，经期延长，或月经量减少，可发生功能性子宫出血，如果雌激素水平进一步降低则可以出现闭经，逐渐进入绝经期。

（三）绝经

1. 绝经年龄　关于女性平均自然绝经年龄的报道，世界各地不尽相同。1998年美国的报道为51.3岁，澳大利亚的报道为51岁，土耳其的报道为47.8岁。1989年全国围绝经期妇女健康调查协作组的调查为49±3.7岁。1990年北京协和医院徐苓等人在北京东城区的调查为48.4岁。2005年北京地区调查结果：妇女自然绝经平均年龄为48.41岁。以生活地区比较，城区48.33岁，郊区48.49岁，女性绝经年龄无明显差别。

2. 影响女性绝经年龄的因素

（1）生殖及健康状况：①月经初潮年龄：初潮越晚者，绝经越晚；②首孕年龄：首孕年龄越大，绝经越早；③首育年龄：首育年龄越大，绝经越早；④妊娠次数：妊娠次数越多，绝经越晚；⑤哺乳：哺乳时间越长，绝经越晚；⑥口服避孕药：口服避孕药3年以上（包括3年）者，服药时间越长，绝经越晚；⑦内科疾病：高血压、冠心病、糖尿病与绝经正相关，即患这三类疾病的病人绝经晚。

（2）生活习惯：①副食习惯：每天吃鱼、虾或每周吃2~3次鱼、虾组的女性绝经晚；②牛奶：喝牛奶量越多，坚持时间越长，绝经越晚；③身体锻炼：锻炼身体且坚持时间越长，绝经越晚；④被动吸烟：计算与工作单位同事及家人在同一室内被动吸烟的时间及被动吸烟的量，被动吸烟越多，时间越长，绝经越早。

（四）生殖和泌尿器官的改变

女性生殖器官的生长、发育依赖于卵巢分泌的雌激素的作用，因此，生殖器官出现逐渐萎缩的情况：

1. 外阴的改变　阴毛减少，阴唇变薄，阴道口的弹性变差，阴道分泌物减少。

2. 阴道的改变　阴道液体从能够抵御外来细菌侵入的酸性变成中性，易受细菌感染。

3. 乳房的改变　雌激素的减少使乳房下垂、变小，并逐渐萎缩。

4. 泌尿器官改变　女性的尿道、一部分膀胱与阴道是同一胚胎来源，也是雌激素的敏感组织，雌激素水平的降低，若同时合并盆底组织松弛，产生尿频、尿失禁等泌尿系统症状；

妇女的一生都要经过围绝经期这一时期，她们可能会出现一系列性激素减少所导致的症状中的一种或者几种，少数重者需要治疗，称之为围绝经期综合征。

三、围绝经期异常的观察和处理：

（一）围绝经期综合征

1. 定义　围绝经期这一特定时期出现一系列雌激素减少所产生的症状，包括精神神经、躯体、心理等方面的症状，称为围绝经期综合征；所有的妇女的一生都要经过这一时期，但不是所有的妇女都会产生围绝经期症状，1/3 的妇女通过内分泌的自我调节可以达到一个新的平衡而不出现症状，另 2/3 妇女可以出现一些症状，大约只有 10% ~15% 的妇女主诉症状较重，需要治疗。

2. 临床表现　早期表现为自主神经紊乱的症状：

（1）潮热、出汗，严重者影响正常的工作和生活。

（2）精神、神经症状：情绪不稳定，易激动，好哭，不能控制自己；失眠、记忆力下降。

（3）月经紊乱：或周期缩短，或经期延长，或阴道不规则出血，时多时少，淋漓不净；严重者造成贫血。

晚期表现则为生殖器官的进一步萎缩：

（1）外阴、阴道萎缩，阴道干燥，烧灼样疼痛。

（2）尿道粘膜变薄，尿道的括约肌变松弛出现尿频、尿急、尿失禁及反复发作的膀胱炎。

（3）骨质疏松：与雌激素下降有关，使骨质吸收的速度快于骨质生成的速度。

调查发现北京地区妇女骨质疏松及骨折的情况：骨密度正常 25.4%，骨量减少 36.8%；骨质疏松患病率 37.9%。

（4）心血管系统：失去雌激素的保护作用，血脂中致动脉粥样硬化的脂蛋白低密度脂蛋白、胆固醇、甘油三酯升高，抗动脉粥样硬化脂蛋白高密度脂蛋白却降低；

（5）抑郁症状：抑郁症是一组以情感持续低落为基本特征的精神障碍，常伴有思维迟钝和行为迟滞，以及各种躯体化症状。调查结果显示：北京地区围绝经期妇女抑郁症状发生率 3.65%；城市抑郁症状发生率高于农村；随着年龄的增长抑郁症状发生率明显升高。

影响抑郁症状的因素：①围绝经期症状：各种围绝经期症状均与抑郁症状呈明显正相关性；②生殖状况：多次妊娠易患抑郁症状，而分娩次数与抑郁症状无相关性；多次的流、早产易患抑郁症状；绝经 >2 年以上与抑郁症状有显著性正相关；③家庭状况：与丈夫相处不和睦者易发生抑郁症状；④吸烟：主动吸烟、被动吸烟者易发生抑郁症状。

妇女保健工作者应充分认识抑郁症对围绝经期妇女产生的危害，轻度抑郁的女性单纯雌激素治疗便可改善情绪，但中、重度抑郁着雌激素治疗无效，还需抗抑郁治疗。严重者应送精神科医生处诊治。

（6）其他症状：精力不集中，倦怠，头晕，性欲减退，这些症状也都与雌激素减低有一定关系；

3. 治疗

（1）一般治疗：加强宣传，提高妇女对围绝经期这一特定时期生理变化，心理反应的了解，解除不必要的顾虑和恐惧；适当加服钙剂；失眠者可以适量选用镇静药品，如安定；

服用谷维素等，调节自主神经。

（2）激素替代治疗：

1）激素替代治疗的适应证、禁忌证：①适应证：因雌激素降低围绝经症状严重而影响生活质量，如：潮热、出汗严重，烧灼样疼痛的老年性阴道炎，反复发作的泌尿道感染，精神神经方面的症状，如焦虑、抑郁、不能自我控制，以及失眠、记忆力下降、认知功能障碍等；②禁忌证：某些疾病不宜使用激素替代治疗：新近患心肌梗阻，脑血管病，严重的肝脏、肾脏疾病，会影响激素在肝脏内的代谢与灭活及从肾脏中排泄，乳腺癌、子宫内膜癌、黑色素瘤及肾脏的肿瘤，静栓栓塞性疾病，红斑狼疮、脑膜瘤，不明原因的阴道出血等；③慎用的情况：子宫肌瘤、子宫内膜异位症，严重的高血压、糖尿病，癫痫、哮喘、偏头痛、胆囊疾病，乳癌家族史等。

2）使用激素替代治疗之前必要的准备：知情选择，自愿应用激素替代治疗的方法，并了解围绝经期女性目前的身体、心理状况，及既往疾病史，测量血压、检查心率、脉搏等一般情况。做妇科盆腔检查、子宫颈防癌刮片。实验室检查：血常规、尿常规，肝功能、肾功能、血脂4项（总胆固醇、甘油三酯、低密度脂蛋白、高密度脂蛋白），有条件的医院可以做妇科内分泌检查，如雌二醇 E_2、促卵泡生成素 FSH、促黄体生成素 LH 等，B 型超声波测量子宫内膜厚度，检查乳腺是否有增生或肿瘤，酌情是否可以使用激素替代治疗。

3）激素替代治疗的用药途径及方法：药物制剂的选择：原则上使用天然雌激素；用药的途径：①口服的方法：仍然是解决围绝经期症状的首选，但因有肝脏的首过效应对肝脏有一定影响；②经阴道用药：主要解决围绝经期妇女老年性阴道炎及泌尿系统的局部不适症状，有一部分雌激素通过阴道粘膜吸收进入血循环；③经皮肤用药：方法简单，经皮肤缓慢、稳定地释放雌激素，经皮肤吸收入血液的雌激素水平比较稳定，一般有皮贴、涂抹胶状物等。用药方法：①周期序贯疗法：模仿女性月经周期，使用雌激素 20～22 天，每天晚上同一时间服用，后 10～14 天加用孕激素。停药后 3～7 天月经来潮，从下次月经第五天重复上述用法，反复应用；这种方法因有撤药性出血，一般用于刚刚绝经，但希望来月经的妇女；②连续序贯疗法：从第 1 天至第 30 天每天使用雌激素，每天晚上同一时间服用，后 15 天每天加用孕激素，每天晚上与雌激素一同服用。反复持续使用，用药结束后也可出现撤药性出血；③连续联合疗法：从第 1 天至 30 天每天使用雌激素，同时每天加服孕激素，一般无阴道出血，个别人出现不规则淋漓出血。用于绝经多年的女性；④长周期疗法：每 2 周使用雌激素一次，共 3 个月，最后 15 天每天加用孕激素，停药后如可出现撤药性出血；⑤单纯雌激素疗法：单纯每天使用雌激素，不需加用孕激素，用于已经切除了子宫的妇女。

使用激素替代治疗药物注意事项：

（1）激素替代治疗的应用因人而异，药物剂量个体化，应以缓解症状的最小剂量为宜。

（2）使用时间的长短按围绝经期女性的症状需要而定，可每天使用，也可隔日或间隔数日使用，以缓解围绝经期症状，且无阴道不规则出血为基本要求，症状缓解后可以逐渐减量，也可停用观察。

（3）孕激素一定要与雌激素合用才可以对子宫内膜产生保护作用，每月孕激素的使用不应少于10天，从而避免子宫内膜的过度增生。

（4）定期（至少每半年）随诊一次，B型超声波检查子宫内膜厚度，如>4~5mm则要行诊断性刮宫，并送病理检查；检查乳腺有否出现严重的增生或肿瘤发生，可通过触诊、超声波、红外线透照、乳腺X像检查。

（5）定期（半年）复查肝肾功能，作妇科盆腔检查及宫颈防癌刮片等。

（二）围绝经期骨质疏松

1. 围绝经期骨质疏松症定义　雌激素减少是发病的主要原因，一种以骨量减少和骨组织微结构破坏为特征，导致骨骼脆性增加和易发生骨折的全身性疾病。可以造成骨关节的疼痛，一处或多处骨折，如果处理不当可丧失生活能力，甚至增加老年妇女死亡率。

2. 骨质疏松的病因

（1）主要因素：围绝经期妇女卵巢功能减退，分泌的雌激素明显减少，保护骨量的作用降低，破骨细胞的活性增加，骨量减少，产生骨质疏松；

（2）相对因素：①钙的摄入不足：未坚持食用钙含量高的食品；②运动量减少：减少了钙的吸收；③日光照射减少：日光中有帮助钙吸收的紫外线。

3. 影响骨密度的因素

（1）年龄：随着年龄的增加，骨质疏松患病率也显著增加。60岁以上年龄组患病率最高，达89.59%。

（2）绝经：绝经后妇女骨密度值明显低于绝经前的妇女。

（3）生活习惯：喝牛奶与骨密度呈明显正相关；体育锻炼与骨密度呈明显正相关；吸烟与骨密度呈明显负相关。

（4）生育状况：生育次数与骨密度呈明显负相关；哺乳时间与骨密度呈明显负相关。

（5）骨质疏松与地区分布：城市妇女骨密度均值极明显低于农村妇女，骨质疏松患病率明显高于农村妇女。可能与城市妇女缺乏活动、锻炼，因职业特点缺少日光照射有关。

4. 骨质疏松的临床表现

（1）骨关节疼痛：腰骶椎的疼痛最为常见，表现为局部的压痛、叩击痛，疼痛的范围比较大，主要因为腰椎承受人体的重量最大。

（2）身材变短，出现驼背：围绝经期、老年期的妇女，颈椎、胸椎、腰椎由于骨质疏松每一节椎骨约缩短约1mm，则整个脊柱约缩短大约2cm左右。

（3）易发生骨折：脊柱容易出现压缩性骨折，手腕、下肢、髋骨也易发生骨折；

5. 骨质疏松的预防和治疗

（1）青少年时期及时补钙：出生以后直至35岁都是骨钙的储存期，35岁以后进入钙的快速丢失阶段，年轻时钙的“储蓄”越多，35岁以后钙丢失的越慢，骨质疏松产生的越慢。

（2）食物里足够的钙摄入：正常成年女性每天钙的摄入需求量800~1200mg，而一般成年人每天食物中钙的摄入量大约400mg；应增加含钙食品的摄入，特别是奶制品，海产品，虾皮、鱼的摄入，豆制品及绿色蔬菜。

（3）增加运动，帮助钙的吸收。

（4）推荐健康有益的生活方式，积极锻炼身体，坚持做户外运动，避免吸烟等不健康的生活习惯。

（5）骨吸收抑制剂：雌激素替代治疗，可以保护骨量，减少骨钙的丢失。

（6）钙剂，常用的有乳酸钙、葡萄糖酸钙、氯化钙、碳酸钙等，应在医生指导下应用。

（三）围绝经期功能性子宫出血：

1. 围绝经期功能失调性子宫出血临床特点　围绝经期妇女卵巢功能减退，卵泡逐渐耗竭，雌激素分泌量骤减，对垂体的负反馈作用明显减少，促性腺激素水平升高，产生无排卵型功血。常常表现为月经周期失去正常的规律，或是月经量过多，淋漓不止，此时对病人进行妇科盆腔检查均未发现器质性的改变。

2. 临床表现

（1）月经周期缩短：为20天，甚至更短，月经频发，月经经期一般正常。

（2）月经经期延长：可达10余天左右，淋漓不止，血量可多可少，月经周期一般正常。

（3）月经周期紊乱：周期有时长，有时短；经期也长短不一；出血量时多时少；有时数周或数月停经后，出现较多量的阴道出血。

（4）贫血：长时间的阴道出血造成贫血，感到头晕、四肢无力、心悸等不适。

3. 诊断

（1）诊断性刮宫：止血，又可诊断明确，并排除子宫内膜的病变。

（2）病理结果：

1）子宫内膜增生过长：简单型增生过长，即囊腺型增生过长；复杂型增生过长，即囊瘤型增生过长。

2）增殖期子宫内膜：月经后半期，甚至月经期仍为此表现。

3）萎缩型子宫内膜。

4）不典型增生过长：癌前病变，10%～15%可能转变为子宫内膜癌。

4. 辅助诊断

（1）B超检查：除外子宫、卵巢器质性病变。必要时做宫腔镜检查。

（2）基础体温测定：呈单相型，无排卵。

（3）阴道脱落细胞学检查：涂片为中、高度雌激素影响。

（4）激素水平测定：测定雌二醇（E_2）、孕酮（P0）下降，促卵泡素（FSH）、促黄体生成素（LH）升高。

5. 治疗原则　止血、调整周期、减少经量。

（1）止血：诊断性刮宫：既可以止血，又可以排除子宫内膜病变。

（2）调整周期：可采用周期性孕激素撤退法，在诊刮后当月或第二月月经第5天服孕激素，可配伍雄激素，递减止血，血止后再服约20天，停药后3～7天撤退出血；调整周期半年，大多数病人都可以治愈。

（四）老年性阴道炎

1. 临床特点　随着年龄的增长卵巢分泌的雌激素越来越少，受雌激素支配的女性生殖器官也开始出现衰退情况，阴道粘膜变薄，阴道内的酸性环境变成中性，阴道局部的抵抗力降低，致病菌容易侵入繁殖引起炎症等。

2. 临床表现　外阴瘙痒，阴道内流出黄水样白带；由于阴道壁变薄，阴道弹性减低，阴道有干涩感，并有性交疼痛，严重时阴道壁出现表浅溃疡而感到烧灼样疼痛。

3. 诊断　根据患者的年龄特点，在排除了滴虫及霉菌性阴道炎后，一般就可以诊断。

4. 治疗

（1）改变阴道的中性环境，增加阴道酸度。

（2）针对病因阴道放入雌激素类药物，增加阴道抵抗力，每晚清洗外阴后放入阴道，10 次为 1 疗程。

（3）抑制阴道内细菌生长：可在阴道内放入抗菌药物，抑制阴道细菌生长。

（张淞文）

第五节　女职工劳动保健

职业妇女在参加社会生产劳动的过程中，有害职业因素对妇女健康的影响，以及由于职业活动所带来的生活条件的变迁等，对妇女的身心健康及其生殖功能均可产生一定的影响。因此，国家在劳动法规中有一系列规定，对女职工给予特殊的劳动保护，以保护其生殖健康。女职工保健是社区妇女保健的一个重要部分，其特点是在一般妇女保健工作的基础上，结合女职工的职业特点开展妇女劳动保健，亦即根据职业妇女工作的劳动卫生学特点，进行妇女保健，把妇女劳动保护的要求贯彻到经常的社区妇女保健工作中去。社区女职工保健人员应向用人单位推荐经卫生行政部门认证合格的从事女职工妇科健康检查的医疗保健机构，并督促协助用人单位建立女职工健康检查档案。

一、月经期劳动保健

1. 宣传普及月经期卫生知识，经期禁止盆浴和性生活。

2. 建议有条件的单位定期为女工发放卫生纸、卫生巾等用品。

3. 月经期禁忌从事

（1）食品冷冻库内的作业及其他冷水低温作业（工作地点平均温度小于等于 5℃）。

（2）《体力劳动强度分级》标准中规定的第Ⅲ级体力劳动强度的作业（净劳动时间为 350 分钟，为重强度劳动）。

（3）《高处作业分级》标准中规定的第Ⅱ级以上的高处作业（作业高度在 5 米以上）。

（4）野外流动作业。

4. 月经是生理现象，一般不需要休假。但对患有重度痛经及月经过多的女职工，经医疗保健机构确诊后，月经期间可给与 1～2 天的休假。

5. 对患有痛经、非经期出血、月经过多或过少、闭经、月经周期紊乱等月经异常的女工应进行系统的观察，建立观察记录，作为女职工健康档案材料的一部分。并要根据医学检查的结果，确定月经异常的原因；判明其与工人所处的劳动条件有无联系；与职业病有无关系等，以便采取相应的防治措施。

二、孕前期劳动保健

为获得高质量的新生儿，配子必须健全，工作中接触具有性腺毒性作用物质的女工，生殖细胞有可能受到损伤，一旦妊娠，胎儿发育能受到影响。因此，应注意受孕前的劳动保健。

1．已婚待孕女职工，禁忌从事铅、汞、苯、铜等作业场所属于《有毒作业分级》标准中第Ⅲ、Ⅳ级的作业”（表11－3）。

表11－3 有毒作业分级（Ⅲ、Ⅳ级）

级别	毒物名称	行业举例
Ⅲ级	苯乙烯	苯乙烯、玻璃钢制造业
	甲醇	甲醇生产
	硝酸	硝酸制造、储运
	硫酸	硫酸制造、储运
	盐酸	盐酸制造、储运
	甲苯	甲苯制造
	二甲苯	喷漆
	三氯乙烯	三氯乙烯制造、金属清洗
	二甲基甲酰胺	二甲基甲酰胺制造、顺丁橡胶合成
	六氟丙烯	六氟丙烯制造
	苯酚	酚醛树脂生产、苯酚生产
	氮氧化物	硝酸制造
Ⅳ级	溶剂汽油	橡胶制品生产
	丙酮	丙酮生产
	氢氧化钠	烧碱生产、造纸
	四氟乙烯	聚全氟乙丙烯生产
	氨	氨制造、氮肥生产

2．患有射线病、慢性职业中毒、或近期内曾有过急性中毒的女工，暂时不宜受孕，须经治疗痊愈后再怀孕。

3．从事铅作业的女工，由于铅被吸收入血后，可蓄积在骨骼中，当食物内缺钙或体液酸碱度改变时，骨内的铅又可随骨钙转移入血，使血铅浓度增高，故接触高浓度铅的女工，或以往曾从事过铅作业目前已经脱离者，即使没有铅中毒的表现，最好也要经驱铅试验后，再决定可否受孕，即应进行有计划的妊娠。

4．对接触可招致生殖损伤的职业性有害因素的男女工人，最好待其完成生育任务后再参加有害作业。这种主张在理论上是正确的，但实际上很难做到。因此，对在参加接触某些可能具有性腺毒性作用物质后有过两次流产史的女工，当获得生育指标后，建议最好暂时脱离有毒有害作业。

5. 对已婚待孕的女职工，应积极开展妊娠知识、优生知识的宣传教育和咨询，使其能选择适宜的受孕时机，以及在月经超期时主动接受检查。

三、孕期劳动保健

孕期劳动保健是职业妇女劳动保健中最重要的一个方面，对保护母婴健康，保证胎儿质量，降低围产儿死亡具有重要意义。孕期劳动保健于孕早期、孕中期、孕晚期各有不同。

（一）孕早期的劳动保健

孕早期即指妊娠后13周以前这一段时期，孕早期的劳动保健不如孕晚期受重视，实际对预防先天缺陷，防止流产更具有重要意义。

1. 早期发现妊娠，以便及早进行劳动保健。某些职业性有害因素可影响受精卵发育，或影响着床而导致早早孕丢失。为及早识别和发现这类有害因素以加强预防，应提倡早期诊断妊娠。尤其需要提起注意的是，妊娠3~8周时为胎体主要器官的形成期，是致畸的敏感期，此时接触有致畸作用的职业有害因素，易导致胎儿发生先天缺陷。早期发现妊娠，可及早采取劳动保健对策加以预防。

2. 职业妇女一旦确定妊娠，根据《女职工禁忌劳动范围的规定》，应禁忌从事以下工作：

（1）作业场所空气中铅及其化合物、汞及其化合物、苯、镉、铍、砷、氰化物、氮氧化物、一氧化碳、二硫化碳、氯、己内酰胺、氯丁二烯、氯乙烯、环氧乙烷、苯胺、甲醛等有毒物质浓度超过国家规定的最高容许浓度的作业。

（2）制药行业中从事抗癌药物及已烯雌酚生产的作业。

（3）作业场所放射性物质超过《放射防护规定》中规定剂量的作业。

（4）人力进行的土方和石方作业。

（5）《体力劳动强度分级》标准中第Ⅲ级体力劳动强度的作业。

（6）伴有全身强烈振动的作业，如风钻、捣固机、锻造等作业，以及拖拉机驾驶等。

（7）工作中需要频繁弯腰、攀高、下蹲的作业，如焊接作业。

（8）《高处作业分级》标准所规定的高处作业（作业高度在2米以上）。

（9）孕期应禁忌接触90dB以上，特别是100dB以上的强烈噪声。

（10）孕期应禁忌参加间断负重每次负重量超过10kg；连续负重每次负重量超过5kg的负重作业。

（11）孕期应禁忌参加高温作业（有发生中暑而导致体温升高的危险）。

（12）孕期应禁忌参加接触时间每周超过20小时的视屏作业（VDT作业）。

3. 自确定妊娠之日起，就应在医生的监护下进行系统的产前检查，对妊娠反应比较严重的人，应给以照顾，如减少工作时间，上下班时间可允许适当灵活，给工间休息，必要时可适当给与休假等，以使其不致发展为妊娠剧吐（恶阻），保护母婴健康。怀孕的女职工，在劳动时间内进行产前检查，应当算作劳动时间。

（二）孕中期的劳动保健

孕中期即指妊娠13周至27周末这一段时期。此期，胎儿生长发育旺盛，要求母体供给充足的营养。母体为适应妊娠需要，新陈代谢加快，心、肺、肝、肾等主要脏器的负担都加大。为保证妊娠的顺利进行，保护母体及胎体的健康，应采取以下劳动保健措施：

1. 坚持定期进行产前检查，除常规的产前检查外还应进行系统的内科检查，包括心肺及肝肾功能的检查。由于妇女妊娠时，对职业有害因素的敏感性增高，故对参加有毒有害作业的女工，必要时还应去职业病科进行保健性体检，如：对接触铅、汞的女工，应进行尿中或血中铅、汞含量的测定，对苯作业女工及氯乙烯作业女工应检查血小板数目，针对怀孕女工接触职业性有害因素的种类不同，进行必要的血液及生化以及其他职业病学的检查。对在孕早期曾接触可疑致畸物的妊娠女工，应进行B型超声波检查及母甲胎蛋白（AFP）的测定等，进行产前诊断。

2. 进行孕期保健的指导，将孕期保健的有关知识，向妊娠女工及其家属进行宣传普及。除须保证蛋白质和热量的供给外还必须保证钙、铁、锌及多种维生素的供给。国外经验，对从事接触有毒化学物质的女工，于整个妊娠期中，进行3次，每次10天的多种维生素及矿物质的预防性投药，认为有一定的保健效果。对接触有毒化学物质的孕妇应提倡每日饮用牛奶。对铅作业的妊娠女工补充钙，对接触镉的妊娠女工补充锌都有较好的保健效果。合理营养，均衡膳食，防止营养摄入过量，以免胎儿过大，造成难产。

（三）孕晚期的劳动保健

孕晚期指妊娠满28周后直至分娩的这一阶段。孕晚期的劳动保健对预防妊娠高血压综合征，预防早产及低体重儿的出生，降低围产死亡都有重要意义。

1. 从事重体力劳动的工种、立位作业、工作中需频繁弯腰、攀高的工种，孕后期都不适宜，应调换工作或减轻工作量。一般工种的女职工，妊娠满7个月后也应适当减轻劳动，或在劳动时间内安排一定的工间休息。有条件的单位应设孕妇休息室。对从事立位作业的女职工，如售货员、车工等，可设休息座位供孕妇休息。

2. 对生产中接触可疑有发育毒性作用物质的妊娠女工，应按高危妊娠进行管理。

3. 加强妊娠高血压综合征的预防，已知孕期接触氯乙烯、己内酰胺、强烈噪声、铅、苯系混合物等可使妊高征的发病率增高，为安全起见，对接触职业性有害因素的妊娠女工应开展妊高征的预测，以达到预防的目的。尤其对初产妇，年龄超过30岁，工作中接触某种职业性有害因素者，应列为重点观察对象。

4. 预防早产 妊娠28周以后，避免从事有强烈全身振动；重体力尤其是负重劳动。同时应适当减轻工作量及增加工休时间。

5. 对胎儿宫内慢性缺氧进行监测，应教会妊娠女工自己进行胎动计数。

6. 注意纠正贫血，使孕妇的血红蛋白含量维持在110g/L以上。

7. 孕期劳动制度的合理安排 女职工在怀孕期间，不得在正常劳动日以外延长劳动时间；怀孕7个月以上（含7个月）的女职工，一般不得安排其从事夜班劳动，在劳动时间内应当安排一定的休息时间。

四、分娩前后劳动保健

1. 孕末期是分娩的准备阶段，此期胎儿发育迅速，孕妇机体负担很大，故产前休息很重要。妊娠末期休息是否得当，对胎儿发育及母亲产后的乳汁分泌都有一定影响。女职工产假为90天，其中产前休假15天。多胞胎生育的，每多生育一个婴儿，增加产假15天。

女职工怀孕流产的，其所在单位应当根据医务部门的证明，给予一定时间的产假。

2. 分娩后，生殖器官及盆底组织的恢复约需6~8周，关于产假日期的规定，早年时多根据此。近年来则较多考虑到哺育婴儿的需要而加以延长了。产后休息不足，对母体健康及乳汁分泌均有明显影响，并可因此而影响乳儿的发育和健康。研究表明，产后半年内患病及慢性病复发的比例较平时为高，故须注意哺乳母亲的健康保护。产假期满恢复工作时，应采取逐渐增加工作量的做法，使哺乳母亲能有一个适应工作及育儿的双重负担的过程，以不致影响女职工本身的健康和乳汁的分泌。

五、哺乳期劳动保健

哺乳期劳动保护的目的，主要是为了保证母乳喂养，保护母婴健康。

1. 应注意不得因母亲参加有毒作业而影响乳汁质量。乳母禁忌参加以下作业：

（1）作业场所空气中铅及化合物、汞及化合物、锰、镉、铍、砷、氰化物、氮氧化物、一氧化碳、氯、苯、二硫化碳、己内酰胺、氯丁二烯、氯乙烯、环氧乙烷、苯胺、甲醛、氟、溴、甲醇、有机磷化合物、有机氯化合物等有毒物质浓度超过国家卫生标准的作业。

（2）《体力劳动强度分级》标准中第Ⅲ级体力劳动强度的作业。

2. 有不满一周岁婴儿的女职工，其所办单位应当在每班劳动时间内给予其两次哺乳时间，每次30分钟（不包含在本单位内哺乳往返途中的时间）。多胞胎生育的，每多哺乳一个婴儿，每次哺乳时间增加30分钟。女职工每班劳动时间内的两次哺乳时间，可以合并使用。不得延长乳母的劳动时间，即不得令乳母加班加点，及不得令乳母从事夜班劳动。

3. 女职工比较多的单位，应考虑建立哺乳室（或孕妇休息室），以方便女工挤奶。

4. 为了保证充足的母乳，乳母还必须注意自身的营养，禁忌吸烟和饮酒，同时应避免肉体和精神的高度紧张，不宜过度劳累。

（丁　辉）

第六节　妇科常见疾病的防治

一、女性生殖道感染性疾病的防治

健康女性的阴道内在正常情况下存在多种微生物，环境比较复杂，大致可分离到近30种微生物，既有需氧菌、厌氧菌等细菌又有真菌、病毒、原虫等，它们寄居在阴道内形成正常的阴道菌群，维持着健康女性的阴道内环境，这里面最主要的是乳杆菌。

（一）滴虫性阴道炎

1. 病因　由阴道毛滴虫感染引起的。寄生在阴道里的原虫，隐藏在阴道壁的皱襞中，人体抵抗力降低时，就会趁机繁殖起来，从而引起阴道炎症发生。

2. 诊断

（1）症状和体征：感到阴道白带增多外，外阴部瘙痒，搔抓后产生疼痛，如果滴虫侵入了尿道口，可以出现尿频、尿痛等不适症状，白带增多呈泡沫样；若合并其他细菌感染，则白带可呈脓性。

（2）实验室检查：显微镜下阴道分泌物悬液中可找到阴道毛滴虫。

（3）治疗：

1）治疗原则：首选用单剂量甲硝唑或替硝唑方案治疗。大剂量顿服疗效优于局部用药。性伴侣需同时治疗。治疗完成后首次检查滴虫阴性者在下次月经后再巩固治疗一疗程。

2）治愈标准：连续3次月经后检查滴虫阴性者为治愈。

3）治疗方法：①全身药物治疗：甲硝唑，200mg，口服，每日3次，共7天，或单次口服甲硝唑，2g，共1次，或替硝唑，2g，口服，共1次。②局部药物治疗：甲硝唑栓（片）200mg，阴道放药，每晚1次，共7～10日。1%乳酸液或0.5%醋酸液冲洗外阴、阴道。

4）注意事项：甲硝唑能通过乳汁排泄，若哺乳期使用口服甲硝唑，建议哺乳期用药期间及用药后至少24小时内暂停哺乳。

（4）预防

1）医疗单位作好消毒隔离，避免交叉感染。

2）内裤及洗涤用具应消毒，如浴盆、浴具、桑拿等公共用具应严格消毒。

3）由于滴虫主要是性行为传播的，因此要洁身自好，杜绝不洁的性生活。

（二）细菌性阴道病

1. 定义　细菌性阴道病是阴道内有多种微生物（主要为厌氧菌），而引起的无阴道粘膜炎症表现的临床特征。

2. 病因　阴道内乳杆菌减少，其他细菌大量繁殖，如阴道加德纳菌、厌氧革兰阴性菌和革兰阳性菌等。

3. 诊断

（1）症状与体征：10%～40%患者可无症状。临床表现主要为伴鱼腥臭味的白带增多，呈灰白色、均质、稀薄贴附于阴道壁，阴道粘膜无充血的炎症表现。

（2）诊断标准：用刮板自阴道口内4cm处采集阴道分泌物，下述4项指标中具备3项或以上者诊断为细菌性阴道病：①稀薄均质的白带增多；②阴道pH＞4.5；③线索细胞阳性；④whiff试验阳性（在阴道分泌物中加10%的氢氧化钾，出现氨臭味者为whiff试验阳性）。

4. 治疗

（1）全身用药：甲硝唑0.4g，口服，每日3次，共7天。或甲硝唑2g，口服，1次或替硝唑2g，口服，1次。

（2）局部用药：甲硝唑栓（片）0.2g，阴道用药，每晚一次，共7～10天。

1%乳酸液或0.5%醋酸液冲洗阴道，增加阴道酸度，改善阴道环境。

注意事项：对拟进行手术（包括人工流产术、宫腔镜检查术、诊断性刮宫术及子宫全切术等）的无症状细菌性阴道病患者应进行治疗。

（三）念珠菌外阴阴道炎

1. 定义　由念珠菌引起的外阴阴道炎，过去称霉菌性阴道炎。

2. 病因　病原体80%～90%为白色念珠菌。白色念珠菌是条件致病菌，它可以寄生在女性的口腔、肠道、阴道粘膜上而不发病，不引起不适症状，当人体抵抗力降低，或孕妇、糖尿病病人阴道糖原增多，阴道酸度增加，念珠菌则容易生长；另外，服用了大量的抗生素，从而改变了阴道内微生物之间的相互抑制关系，念珠菌则趁机繁殖起来。

3．诊断

（1）症状和体征：外阴部瘙痒，灼痛，严重时奇痒致坐卧不安。白带增多，呈凝乳块或豆渣样。

（2）实验室检查：经特殊染色在阴道分泌物涂片镜检可见白色念珠菌菌丝或孢子。如果临床症状典型而阴道分泌物涂片检查阴性时，可用培养法确诊。

4．治疗

（1）处理原则：①消除易感因素，加强身体锻炼，提高机体的抗病能力，及时停用抗生素；患糖尿病的病人应积极治疗糖尿病；②抗真菌药物全身治疗及局部治疗；③反复发作者性伴侣应同时治疗。

（2）治疗方法：

1）局部治疗：制霉菌素 50 万单位，阴道放药，每晚一次，共 7～10 日。或咪康唑栓 400mg，阴道用药，每晚一次，共 3 天。或咪康唑栓 200mg，阴道用药，每晚一次，共 7 天。或克霉唑片 500mg，阴道用药，单次剂量。

2）全身治疗：适用于不宜局部用药者（月经期或未婚无性生活史者）反复发作的患者及其性伴侣（肝功异常者应慎用或禁用）。

具体用法：依曲康唑 200mg，口服，每日 2 次，1 天。或氟康唑口服 150mg，顿服，反复发作者每月第一、第四日服氟康唑 150 mg，共两次，连续服用 3 个月，注意检查肝功。

（3）注意事项：

1）妊娠期念珠菌外阴阴道炎：局部治疗可选用克霉唑治疗；禁用口服抗真菌药物。

2）口服抗真菌药物的主要不良反应为胃肠道反应（如恶心及下腹部不适）及头痛。偶见口服咪唑类抗真菌药物患者出现肝酶升高，应特别注意。

（四）沙眼衣原体感染

1．定义　由沙眼衣原体引起的生殖道感染。

2．诊断

（1）症状和体征：约 2/3 妇女无临床症状。所表现的是子宫颈管炎、阴道炎、子宫内膜炎、输卵管炎、盆腔炎、尿道炎的临床特征。

（2）实验室检查：单克隆抗体检测：应用较多且快速；衣原体抗原检测：直接免役荧光法；组织培养：方法复杂，尚不能推广。

3．治疗

（1）治疗原则：及时、足量、规则治疗；合并其他感染应联合治疗；性伴侣应同时治疗。

（2）治疗方法：阿奇霉素 1g 顿服。或：红霉素 500mg，每日 4 次，口服，共 7 日。或：红霉素琥珀酸乙酯 800mg，每日 4 次，口服，共 7 日。或：氧氟沙星 300mg，每日 2 次，口服，共 7 日。或：米诺环素 100mg，每日 2 次，口服，共 7 日。

注意事项：

对沙眼衣原体感染引起的盆腔炎患者，应同时加用针对其他需氧菌和厌氧菌的抗生素，并延长治疗时间到10～14天。

4．疗效评价　治疗后需连续进行临床疗效评价及微生物学评价3次。

第一次评价：通常在治疗完成后7～10天；第二次评价：在第一次评价后1～2周；第三次评价：在完成治疗后4～6周进行。

（五）尖锐湿疣

1．定义和病因　是由人乳头状瘤病毒（HPV）感染引起的鳞状上皮增生性疣状病变。HPV有多种亚型，与尖锐湿疣有关的主要是HPV6、11、16、18型。

2．诊断

（1）症状和体征：潜伏期3周～8月。可有外阴瘙痒，阴道分泌物多、烧灼痛或性交痛等症状，检查见舟状窝附近、大、小阴唇、阴蒂、肛周、阴道及宫颈可见乳头状疣桑葚状或鸡冠状疣样物，也可为小而尖的丘疹，散在或呈簇状，有时可融合成大块菜花状，质地较周围正常组织硬，表面湿润，为粉红、暗红或污秽灰色。

（2）实验室检查：

细胞学检查：如有挖空细胞有助于诊断HPV感染。

醋酸白试验：用3%～5%醋酸涂抹可疑病变处，3～5分钟后变白。

阴道镜检查：有助于确定取材部位进行病理组织检查，可见挖空细胞。

病毒检测：可使用核酸杂交技术检测。

3．治疗

（1）治疗原则：注意患者是否同时有淋球菌、衣原体、滴虫、霉菌等病原体感染如有应同时治疗。

患者性伴侣若有尖锐湿疣或其他性病，应同时治疗。

治疗期间应避免性生活。

每年应作1次宫颈防癌细胞学检查。

（2）治疗方法：

1）药物治疗：适用于处理各种类型的泌尿生殖器疣，特别是冷冻治疗、激光治疗及手术治疗后复发者。（选择以下方法之一）

①50%～70%三氯醋酸：局部涂药，每周1次，一般1～3次后病灶可消退。涂药时注意勿伤及周围健康粘膜组织，月经期勿用。

②0.5%鬼臼毒素：用单孔或多孔塑料小棒，将药液涂于疣灶上，使药液慢慢渗透到疣基底。注意涂药不可过多，以免药液流到病变周围的健康粘膜及皮肤组织。涂药后4小时后用清水洗去。每日涂药2次，3日为一疗程。休息4天后重复上述治疗，共4周期。每次治疗面积 $<2cm^2$。

③10%～25%足叶草酯酊：局部涂药，每周治疗1次，可连用3～4次。每次治疗过程注意不要涂及正常皮肤，不能用于阴道及宫颈病变，涂药后2～4小时后予以彻底洗脱。

④爱宝疗：局部涂药，每日1～2次，每疗程共7～10日。

⑤5% 5－氟尿嘧啶软膏：局部涂药，每日一次，10～14日为一疗程，一般应用1～2疗程。

⑥干扰素：具有抗病毒、调节免役的作用，可全身用药治疗，但不单独使用，多做为辅助用药。

2）物理治疗方法：冷冻治疗、激光治疗、电灼治疗。

3）手术治疗：适用于处理广泛性疣，特别是对冷冻疗法无效者。

4．注意事项　对宫颈疣患者，在治疗开始之前，必须先排除宫颈癌的可能。

妊娠期合并生殖器疣者，药物治疗仅能使用三氯醋酸治疗；宫颈湿疣不

使用物理及手术治疗；妊娠36周及以后不宜再进行治疗。

妊娠合并生殖器疣不是剖宫产的绝对指征。因生殖器湿疣阻塞产道或估计。经阴道分娩有可能导致大出血时，需要做剖宫产终止妊娠。

对反复发作的顽固性尖锐湿疣应及时取活检排除恶变。

5．预防　加强宣传教育，避免不洁性行为。

应及时治疗，防止继续传染给他人。

为预防间接感染，不公用毛巾、浴巾、浴盆等。

（六）盆腔炎

1．定义和病原体　女性内生殖器及其周围的结缔组织、盆腔腹膜发生炎症时称盆腔炎。盆腔炎的病原体可以由单纯需氧菌或厌氧菌感染引起，也可以是它们的混合感染，或伴有性传播性疾病的病原体。约2/3的感染合并厌氧菌感染。

2．诊断

（1）急性盆腔炎　症状：高热、寒战、下腹痛、阴道分泌物增多可有臭味、可有阴道出血，还可出现尿频、尿痛等泌尿系症状。一般的急性盆腔炎起病比较缓慢，无明显的高热，腹膜刺激征也不明显；厌氧菌感染引起的盆腔炎易多次反复发作及脓肿形成；体征：急性病容、体温升高、心率加快。下腹部压痛，病情严重者可出现反跳痛和肌紧张。阴道分泌物增多，脓性，有臭味。宫颈举痛。子宫增大，压痛，活动受限。附件压痛、有时可扪及包块。

（2）慢性盆腔炎：症状：长期下腹痛及腰骶部痛，常常于经前、劳累后、性交后加重，伴白带增多，月经过多，重者因输卵管阻塞可引起不孕。体征：子宫活动受限，压痛，双侧附件区压痛，并可触及条索状增厚，或肿块。

3．辅助检查　白细胞升高，B超检查等。

4．治疗

（1）治疗原则：治疗应采用足量、广谱、足疗程抗生素疗法。

（2）治疗方法：

1）急性盆腔炎：药物治疗方法（选择以下方法之一）：

青霉素每日320～960万U，静点，分3～4次，或红霉素1～2g/d，静点，分3～4次；加甲硝唑500 mg，静点，每8小时1次，好转后改口服，400 mg，每8小时1次。

克林霉素每日600mg，静滴，每8小时1次；体温正常后改为口服。加庆大霉素静滴或肌注。

手术治疗：如发热不退，疑有脓肿形成；或经药物治疗72小时，病情反复多次加有盆腔脓肿形成时，应及时手术。

当药物治疗后炎症局限致输卵管积脓或输卵管卵巢脓肿时，可于体温正常两周时行开腹手术，切除病灶。如发热不退，也应开腹探查。

2）慢性盆腔炎：①物理疗法：常用的有短波透热疗法、超短波疗法、微波疗法或药离子透入；或用红外线疗法等，促进血液循环，改善组织营养，以利炎症消散和缓解组织粘连；②手术治疗：输卵管积水、输卵管卵巢囊肿或脓肿均应手术切除或引流。年轻的女性术中应尽量保留卵巢组织。

5．预防

(1) 应彻底治疗急性盆腔炎，防止转入慢性盆腔炎。

(2) 人工流产、上宫内节育器等手术应在正规和消毒严格的医疗保健机构进行。

(3) 注意锻炼身体、增加营养、增强抗病能力。

二、常见妇科肿瘤的筛查与预防

(一) 关于妇女病普查

普查的目的：早期发现、早期诊断、早期治疗各种妇科良、恶性肿瘤、炎症及其他疾病(子宫肌瘤，卵巢囊肿；宫颈癌，内膜癌（即体癌），卵巢癌，乳腺癌)。

普查的内容：盆腔检查、子宫颈防癌刮片、妇科B超、乳腺检查。

普查间隔时间：至少每两年查一次，高危人群最好每年检查。

(二) 常见的妇科恶性肿瘤

1．子宫颈癌

(1) 发病的危险因素：早婚、早育、多产的妇女子宫颈癌的患病率较高；子宫颈鳞状上皮癌几乎都发生在有过性生活的妇女，未婚妇女极少见。

性生活紊乱的妇女子宫颈癌患病率高，据报道妓女、多配偶者患病率增高。

病毒感染的因素：近年来的研究发现，人乳头瘤病毒（HPV）16、18型，单纯疱疹病毒Ⅱ型等都与子宫颈癌的发生有关。

经济状况，种族，地理环境的因素与发病率相关。

有人认为：重度宫颈糜烂比不患宫颈糜烂的人易患宫颈癌。

(2) 如何早期发现子宫颈癌：子宫颈癌早期可以没有症状，有的病人也仅仅是子宫颈炎的症状，如阴道分泌物增多，往往被忽视，大多数病人是通过每年一次的妇女病普查发现的，在妇女病普查中，最有效、最实用的检查方法是子宫颈刮片的脱落细胞检查，简便易行，准确率高，90%~95%的早期子宫颈癌是通过都能通过这种方法检查出来，因为宫颈癌有较长期的癌前病变阶段。

宫颈癌好发部位是宫颈鳞状上皮与柱状上皮交界处，因此正确的子宫颈脱落细胞学检查方法很重要。

(3) 子宫颈癌的表现：①阴道出血：刚开始的表现是阴道出血，如性交后出血，作妇科检查后出血，绝经后间断少量出血等，有些与宫颈炎，糜烂表现一样，应该引起足够的重视；如果病情发展到了晚期，阴道出血增多，较大的血管被癌细胞侵蚀，可以引起致命性的大出血；②阴道排液（流水）：也是早期症状。大量阴道流水一般出现在阴道出血之后，量逐渐增多，癌症晚期坏死的组织产生较多量脓性恶臭样液体自阴道流出；③癌性疼痛：癌症晚期的病人因肿瘤侵犯了神经，出现腰骶部、下肢、腹部疼痛；

(4) 子宫颈癌的预防：积极普及防癌知识，提倡晚婚、晚育、少生；开展性卫生教育，防止性紊乱、多性伴；

积极治疗中、重度宫颈糜烂，如电烫、激光、光照、冷冻等物理治疗的方法，应根据医生的医嘱选择；

加强产时护理，防止子宫颈裂伤并及时缝合；

积极参加每年一次的妇女病普查普治，必须做子宫颈刮片防癌检查；如果因为出差、月经期或其他原因没能参加普查应主动上医院妇科进行补查；

(5) 目前子宫颈癌的治疗方法：放射性治疗：是子宫颈癌首选的治疗方法，也可以用于晚期子宫颈癌；手术治疗：手术治疗一般应用于较早期的子宫颈癌，手术采用广泛性子宫切除术和盆腔淋巴清除术。

2. 子宫内膜癌

(1) 发病因素：体质因素：与高血压、肥胖、糖尿病，未婚，少产有关。雌激素对子宫内膜的长期刺激，及子宫内膜的过度增生有关；如多囊卵巢。绝经延迟：患内膜癌的妇女比一般妇女绝经晚6年。

(2) 临床表现：症状：阴道不规则出血，出血量多少不等；阴道排液，有的表现为白带增多，晚期排液脓性伴恶臭；体征：早期无阳性体征，晚期子宫可增大，极软。

(3) 诊断方法：分段诊断性刮宫作病理检查是确诊子宫内膜癌的最有力的方法。

(4) 治疗：首选手术治疗，特别是早期病人。

(5) 预防：①围绝经期妇女出现月经紊乱、绝经后妇女阴道出血应警惕内膜癌的可能，诊刮排除；②应注意有高危因素的妇女：绝经后延、肥胖、高血压、糖尿病、未婚、少产、多囊卵巢综合征等。

3. 卵巢癌

(1) 为什么卵巢癌不易早期发现：卵巢癌是妇科肿瘤中对妇女健康威胁最大的恶性肿瘤，子宫颈和子宫内膜可以通过阴道进行相关的检查，早期发现子宫颈癌或子宫体癌，而卵巢位于盆腔内，与外界不相通，无法直接窥视到，卵巢的恶性肿瘤早期又没有症状，目前仍缺乏较好的早期发现、早期诊断卵巢癌的方法，一旦发现了卵巢的恶性肿瘤，往往已属于晚期病变。

(2) 几种常见的卵巢癌：浆液性囊腺癌：可以是浆液性囊腺瘤恶变而来，大多数发生在双侧卵巢，肿瘤较大，部分为囊性，部分为实性而呈乳头状生长，并伴有出血坏死；

粘液性囊腺癌：发生在一侧卵巢者居多，肿瘤体积比较大，表面可无乳头生长；

成熟畸胎瘤恶变：这种恶变多发生在绝经以后的妇女，恶变率为1%～3%，主要表现为原来腹部的成熟畸胎瘤突然迅速长大，应提高警惕；

未成熟畸胎瘤：青少年多见，肿瘤几乎都发生在一侧卵巢，体积比较大，肿瘤的切面似豆腐脆软；转移及复发的机会都高；

卵巢转移性癌：从身体其他部位转移而来的癌，最常见的有胃肠道转移癌、乳腺转移癌等；因为是肿瘤的晚期，预后都不好。

(3) 卵巢癌的临床表现：早期大多数没有症状，往往是在妇女病普查或妇科检查时被发现，如果出现症状一般都已经到了癌症的晚期；主要的症状是肿瘤生长及腹腔积液引起的下腹胀痛，肿瘤压迫盆腔静脉出现下肢肿，压迫神经出现腹痛、腰痛、下肢疼痛，病期短，肿瘤迅速长大，病人的一般情况差，消瘦、贫血。

（4）卵巢癌的预防：积极参加每年一次的妇女病普查，妇科盆腔检查及B型超声波是目前早期发现卵巢癌的有力手段；

已经发现的卵巢肿物，要高度警惕，肿物直径大于5cm，一旦确诊应考虑进行手术；肿物直径虽小于5cm，但质地为实性也应考虑手术；如果肿物小于5cm，且为囊性，应定期于月经干净后复查，一般2~3个月检查一次，如肿物长大，也应考虑手术；

（5）治疗问题：手术治疗：是主要的治疗方法。手术切除双侧卵巢、输卵管及子宫；化疗治疗：由于卵巢癌发现大多已经是晚期，手术治疗达不到满意的效果，化学疗法可以防止肿瘤的复发；放射治疗：是卵巢癌的辅助治疗方法。

（三）常见的妇科良性肿瘤

1. 子宫肌瘤

（1）发病因素：确切的病因目前仍不明，据报道可能与雌激素长期刺激有关，有以下3方面的事实支持这一观点：

绝经以后雌激素水平下降，子宫肌瘤则逐渐萎缩。

怀孕时体内雌激素水平增高，此时子宫肌瘤大多迅速增长。

患子宫肌瘤的病人如果服用雌激素可以加速子宫肌瘤的生长；

（2）分类：根据子宫肌瘤生长的部位分类：

肌壁间子宫肌瘤，生长在子宫肌肉壁中间的子宫肌瘤，是最常见的子宫肌瘤，大约占子宫肌瘤的60%~70%。

浆膜下子宫肌瘤，生长在子宫肌肉壁中间向子宫表面外突出的子宫肌瘤，较大的肌瘤可以伸向腹腔。

粘膜下子宫肌瘤，生长在子宫肌肉壁中间的肌瘤，向子宫腔内突出、生长。

（3）子宫肌瘤的临床表现：子宫肌瘤的表现取决于它生长的部位和大小，不少病人没有任何症状，只是在体检中被发现的。

肌壁间的肌瘤，较小的没有症状，较大的肌瘤使子宫腔的长度和表面积增大，月经量增多，月经期延长，并有腹部下坠感。

浆膜下的肌瘤，因肌瘤向外生长，一般没有症状；但位于前壁、较大的子宫肌瘤因压迫膀胱引起尿频症状，另外，某些较大的肌瘤向腹腔突出，病人可在腹部自行扪及到包块。

粘膜下的肌瘤，无论肌瘤的大小主要表现都是月经过多，随着肌瘤的长大，月经量逐渐增多，月经期逐渐延长，甚至造成贫血。

（4）诊断：结合B超检查，可以作出诊断。

（5）治疗：①定期到医院检查：子宫肌瘤比较小，特别是近绝经期的妇女每半年至一年到医院做一次妇科检查，观察肌瘤的生长情况，不必手术；②药物治疗：子宫肌瘤小，但月经量多，可以采用雄激素治疗的方法，减少出血量，每月使用雄激素的量不应超过300mg；③手术治疗：单纯的肌瘤摘除术，适用于年轻或40岁以后希望保留子宫，希望生育的病人；全子宫切除手术，适用于年龄偏大，子宫肌瘤较大，或月经过多，造成贫血而药物治疗又无效的病人。

2．卵巢囊肿

（1）常见的卵巢良性肿瘤的种类：

1）浆液性囊腺瘤：是来自覆盖卵巢表面的生发上皮细胞的良性肿瘤，肿瘤多在一侧卵巢发生，肿瘤的表面光滑，大小不一，肿瘤的囊腔内充满了淡黄色清澈的浆液。

2）粘液性囊腺瘤：也是来自覆盖卵巢表面的生发上皮的良性肿瘤，大多数也为一侧卵巢发生，肿瘤的体积一般较大，表面呈灰白色，肿瘤的囊腔内的囊液呈胶冻状。

3）成熟畸胎瘤：是发生于卵巢生殖细胞的肿瘤，好发于青少年及儿童，大多数也为一侧卵巢发生，肿瘤的体积通常是中等大小，表面光滑，肿瘤的囊腔内充满油脂和毛发，有时可见牙齿和骨质。

4）纤维瘤：是发生于卵巢性索间质细胞的肿瘤，为实性肿瘤，多见于中年妇女，大多为一侧卵巢发生，肿瘤的体积为中等大小，有的表面光滑，有的呈结节状，实性的肿瘤内为灰白色，极坚硬。

5）卵巢瘤样病变：是卵巢的一种非赘生性囊肿，卵巢本身没有发生病理性改变；①滤泡囊肿：为成熟的卵泡不排卵，使卵泡液潴留在卵巢内而形成，②黄体囊肿：月经的后半期排卵以后的卵泡形成黄体，称月经黄体。

（2）卵巢良性肿瘤的表现：病人身体的一般状况好，发现卵巢肿瘤的时间长，逐渐长大，肿瘤一般为单侧，医生检查肿瘤的表面是光滑的，活动度好，为囊性感；病人一般没有任何感觉，往往是在妇科检查时偶尔发现的。

（3）卵巢良性肿瘤的治疗：卵巢瘤样病变：滤泡囊肿、黄体囊肿卵巢本身没有发生病理性的改变，可以自行消失，因此可以作短期观察。

其他的卵巢良性肿瘤：治疗原则是一旦确诊，应手术治疗。年轻的病人，如果是一侧卵巢肿瘤，应做患侧卵巢切除，保留另一侧正常的卵巢；如果是双侧卵巢肿瘤，应尽量行卵巢肿瘤剔除术，以保留部分卵巢组织，保证卵巢分泌女性激素的功能。

三、女性常见乳腺疾病筛查与预防

（一）女性常见乳腺疾病的筛查

近年乳腺疾病发病率逐渐增加，已成为妇女常见病。因此在妇女病普查中，已增加了乳腺疾病的检查，其主要目的是为了早期发现乳腺癌及其癌前病变。

乳房的检查：检查室应光线明亮。病人端坐，两侧乳房充分暴露，以利对比。

1．视诊　观察两侧乳房的形状、大小是否对称，有无局限性隆起或凹陷，乳房皮肤有无发红水肿、皮疹及“橘皮样”改变，乳房浅表静脉是否扩张，两侧乳头是否在同一水平。

2．扪诊　检查者采用手指掌面对乳房外上、外下、内下、内上各象限及中央区循序进行全面检查。然后轻挤乳头，看有无溢液。扪及肿块后，应注意肿块的位置、大小、硬度、表面是否光滑、边界是否清楚以及活动度。最后检查两侧腋窝淋巴结。

3．近红外线扫描　利用近红外线透照乳房时，各种密度的组织可显示不同的灰度影，从而显示乳房肿块，并可显示肿块周围的血管情况。

（二）女性常见乳腺疾病的预防

1. 急性乳腺炎

(1) 诊断依据：是乳腺的急性化脓性感染，多见于产后哺乳的妇女。病人感觉乳房胀痛、局部红肿。病程进展可有寒战、发热等全身症状。

(2) 治疗：治疗原则是消除感染、排除乳汁。可应用青霉素、头孢霉素和红霉素等抗生素；脓肿形成后，应及时切开引流。早期阶段可嘱患者哺乳时要尽量排空每一侧乳房，可用热毛巾热敷局部或对局部进行理疗。

(3) 保健指导：关键在于避免乳汁淤积，充分排空乳汁，定时哺乳；保持乳头清洁，经常清洗乳头，防止损伤。

2. 乳腺囊性增生病

(1) 诊断依据：乳腺增生病是育龄期或围绝经期妇女常见的乳腺疾病。是由于体内雌激素水平增高，使乳腺组织中腺体的微小乳管和腺泡以及周围的纤维组织增生，伴有淋巴细胞浸润所致。以乳房胀痛，乳腺局限性囊性或实性肿块或结节为主要临床表现。

(2) 治疗：调节自我情绪，减轻生活紧张及压力；中药调理：活血化淤、疏肝理气。

雌激素受体阻断剂：症状严重者，可给予三苯氧胺：10mg，口服，每日2次，连续1个月。

(3) 保健指导：生活乐观，学会自我调节情绪，减轻各种压力。尤其在生气后，要及时解除郁闷使自己开心快乐。不宜过紧的束胸。饮食合理，减少油脂类的摄入。

3. 乳腺纤维瘤

(1) 诊断依据：多见于年轻妇女，乳房单发或多发无痛结节，质韧，可活动。

(2) 治疗：年轻且结节比较小者，可观察1~2年，部分可自限。手术切除：诊断明确者，以单纯结节切除为宜。术后切除结节必须常规作病理检查。

(3) 保健指导：减少摄入能使雌激素水平升高的食品，学会乳房自检，发现异常，及时就医。

4. 乳管内乳头状瘤

(1) 诊断依据：多见于40~50岁经产妇，常因乳头溢液而引起注意，溢液可为血性、暗棕色或黄色。

(2) 治疗：以手术为主。病灶切除或乳腺区段切除。

5. 乳腺癌　多见于中、老年妇女。表现为无痛、质硬、边界不清、活动度差的乳房包块。可伴有乳房皮肤水肿（橘皮样变），皮肤酒窝征等。

(1) 治疗：以手术为主，辅以放疗、化疗及内分泌等治疗。

(2) 保健指导：乳腺癌病因尚不明确，目前难以提出确切的病因学预防（一级预防）。但生活乐观、保持好心情、学会自我调节情绪，减轻各种压力尤为重要。

饮食合理，多食用绿菜花及黄豆等，减少油脂类的摄入，避免过于肥胖。

应重视乳腺癌的早期发现（二级预防），30岁以上的妇女每年应定期进行乳腺癌普查。自检、乳腺专科医生检查以及红外线和乳腺超声等检查也都是必需的。

（张淞文　刘　丽）

第七节　妇女保健管理

一、妊娠不同时期的保健管理

（一）孕早期

1. 建立《北京市母子保健健康档案》。

2. 早孕检查。

（1）检查项目：身高、体重、血压、全身体检、妇科内诊、化验（血常规、尿常规、血小板、血型、肝功、澳抗）、心电图等。

（2）问诊：孕妇既往生育史、疾病史、家族遗传病史等。

（3）高危孕妇筛查、登记、报告。

（4）遗传病诊断及产前诊断、高危人群筛查及转诊。

3. 优生指导

（1）孕早期的常见症状及处理。

（2）避免接触：猫狗等宠物、放射线、有毒有害物质。

（3）避免服用致畸药物。

（4）孕早期营养指导。

（5）孕早期每日服 0.4mg 叶酸。

（二）孕中期

1. 产前检查时间：每 4 周 1 次，高危孕妇酌情增加次数。

2. 检查内容

（1）体检：体重、血压、宫高、腹围（画妊娠图）、胎位、胎心率。

（2）B 超检查：孕 20～24 周到指定的产前筛查或诊断机构检查。

（3）化验检查：血尿常规、梅毒、HIV、生殖道感染检测（有症状和体征者）、妊娠合并糖尿病筛查（孕 24 周以后）、唐氏综合征血清学筛查（孕 14～20 周）。

3. 高危筛查、追访、转诊。

4. 遗传病诊断及产前诊断。

5. 健康教育。

（1）孕中期常见症状及处理。

（2）营养。

（3）胎教。

（4）产前保健操。

（5）日常生活。

6. 设立孕妇学校、准爸爸课堂。

（三）孕晚期

1. 产前检查时间：孕 28～36 周每 2 周 1 次，孕 37 周后每周 1 次，高危孕妇酌情增加次数。

2. 检查内容：体重、血压、宫高、腹围（画妊娠图）、胎位、胎心率、血尿常规、梅毒高危人群复筛。

3. 特殊检查：骨盆测量（孕37周由高年医师做骨盆鉴定）。胎心监护（孕37周以后每周一次）、B超。

4. 健康教育

（1）孕妇家庭自我监测胎动、体重。

（2）孕晚期常见症状、临产症状及处理。

（3）营养。

（4）生活指导。

（5）母乳喂养指导及乳房护理。

（6）分娩知识及助产训练。

二、高危孕产妇管理

（一）高危孕妇筛查及登记管理

1. 孕妇在建围生保健手册时，地段保健科负责高危因素的初筛工作，了解有无不宜妊娠因素、合并内科疾病的高危因素。发现后，填写“北京市高危孕妇报告卡”，将其贴在围产保健手册上，并在手册上做高危标记。

2. 各医院妇产科门诊负责动态高危因素的筛查工作，并于孕28、34、37周作高危评分，如出现并发症时随时评分。

3. 二、三级医院必须开设高危妊娠门诊，固定主治医师以上职称人员专人负责处理及随诊。对高危孕妇，预约登记下次返诊时间，并有针对性地发放宣教卡片。

4. 各医院妇产科门诊及地段保健科对筛查出来的高危孕妇，不论固定因素，还是动态因素均要随时登记在“高危孕产妇管理登记册”上。

（二）高危孕妇报告管理

1. 各医院妇产科门诊发现高危孕妇，应及时填写“北京市高危孕妇报告卡”并定期进行追访，门诊负责高危孕妇管理的人员应掌握有动态高危因素孕妇的返诊时间，对预约登记超过2周、总评分≥10分的未按时返诊的高危孕妇卡片，每周一次（随新筛卡片），送到本区县妇幼保健院。

2. 各区县妇幼保健院（所）负责将各医院报出的失访的外区县高危孕妇报告卡片寄往孕妇现居住地址所属的区县妇幼保健院（所），本区县的卡片转至所属地段保健科，要求于接到卡片后的3个工作日内完成，并对本区县户口的高危孕妇备案。

3. 对现居住地址查无此人的卡片，寄往其户口所在区（县）妇幼保健院（所）。

4. 凡有不宜妊娠者，有关医院确诊后，应及时打电话，通知本区（县）妇幼保健院（所），如果属于外区县户口，区县妇幼保健院之间打电话横向联系。

（三）高危孕妇追访管理　各医院负责高危门诊的人员，负责追访预约登记的高危孕妇。如果失访，应及时将其高危孕妇卡片报出，由保健部门协助追访。

1. 各地段保健科接到本地段高危孕妇卡片后，负责协助追访。

2. 追访工作主要包括：督促高危孕妇按时进行产前检查、服药或入院治疗；对高危孕妇及家属进行相关孕期保健知识的宣传教育；动员不宜妊娠者终止妊娠；动员合并内科疾病者转往综合医院分娩等。

（四）高危孕产妇转会诊管理

1．一级医院筛查出合并内科疾病的高危孕妇，应立即转综合医院进行产前检查、监护；对正常孕妇，应于孕20周后转上级医疗机构定期检查。

2．对妊娠合并特殊内外科疾病的高危孕妇，须转至具有相应专科特长的医疗机构。例如，发现妊娠合并传染病的高危孕妇，应立即转地坛医院或佑安医院。妊娠合并心脏病转至安贞医院。

3．对妊娠合并严重内科疾病的高危孕妇，在孕28、34、37周评分时，应有内科会诊意见。

4．各医院对需要转会诊的高危孕妇，应填写转会诊三联单。接受转会诊的医院进行相关检查、处理后，填写转会诊单回执，如该孕妇仍返回原就诊医院，将回执贴在围产保健手册上；如孕妇被留在接受转诊的医院进行监护、分娩，该医院应将回执转至本区县妇幼保健机构，转送方式同高危孕妇报告卡片。

5．接受高危孕产妇转会诊的医院，有责任承担相关医院的转会诊要求，不得推诿、拒绝。对住院危重症病人的转诊，转诊医院应准备好详细的病情摘要及相应的辅助检查结果，由医生护送，并与接受转诊医院进行交接。

（五）住院高危孕产妇管理

1．一级医院必须动员高危孕妇到二级以上医疗机构住院分娩。

2．对严重的高危孕产妇，要求尽可能在三级妇幼保健院或综合医院分娩。

3．二、三级医院应开设高危病房，固定副主任医师以上职称人员专人负责，系统管理至产妇平安出院。

4．对报危重的孕产妇，院主管领导应亲自组织全院进行抢救。必要时，本辖区卫生局主管领导应及时有效地组织本区县专家组进行会诊、抢救，或请相关上级医院会诊或转诊。

5．对有高危因素的产妇，各分娩医院必须将有关内容填写在围产保健手册上。

（六）高危孕产妇结案管理

1．地段保健科负责高危产妇的产后访视，至少3次。

2．高危孕产妇的卡片最后应转回其户口所在区县妇幼保健院。凡发生死亡的孕产妇、围生儿，高危孕产妇卡片均作为孕产妇死亡、围生儿死亡评审资料。

3．各区（县）妇幼保健院（所）作为本区（县）妇幼保健工作的指导中心，负责监督、检查本区县各项高危管理制度落实情况，并设专人包片负责全区县的高危孕产妇管理工作。

三、产后访视常规

（一）访视时间及次数

一般两次。如母婴有异常情况，酌情增加访视次数。

初访：产妇出院后3～7天内。如果产妇住院≥7天，由产科填写第一次访视记录，保健科在产后14天内做初访。

第二次访视：分娩后 28 ~ 30 天。

（二）访视内容

1. 问诊　了解母婴情况。

（1）一般情况：如精神、睡眠、饮食等。

（2）腹部、会阴伤口疼痛情况，恶露排出量，大小便情况（特别要注意产钳、剖宫产、滞产的产妇排尿是否畅通）。

（3）乳房及护理。

（4）喂养方式及入量，奶具消毒方法。

（5）大小便。

（6）日常生活、睡眠等。

（7）户外活动。

（8）在分娩医院是否做了新生儿听力筛查、新生儿疾病筛查。

2. 检查产妇全身及生殖系统

（1）子宫复旧情况：产褥期第一天子宫为脐平，以后每天下降 1 ~ 2cm，产后 10 ~ 14 天降入骨盆，经腹部检查触不到子宫底，并无压痛。

（2）恶露的性状。

（3）腹部、会阴伤口愈合情况：检查伤口有无渗血、血肿及感染情况，发现异常及时处理或及时动员产妇到医院诊治。

（4）全身情况：①测血压：初访与中访均测血压，发现产后血压升高，应予处理；②测体温：产后 24 小时内由于分娩疲劳，体温轻度升高，一般不超过 38℃，产后 3 ~ 4 天，因奶胀，体温有时可达 39℃，持续数小时，最多不超过 12 小时。如果产后体温升高，要查明原因，与产褥感染鉴别；③测脉搏：由于胎盘循环停止，循环血量变少，加之产褥期卧床休息，产妇脉搏较慢而规律，每分钟约 60 ~ 70 次；④测呼吸：因产后腹压减低，膈肌下降，呼吸深且慢，每分钟约 14 ~ 16 次，当产妇体温升高，呼吸和脉搏均会加快。注意心肺的听诊，如有异常及时处理。

（5）乳房：检查乳头有无皲裂，乳腺管是否通畅，乳房有无红肿、硬结、乳汁的分泌量。

3. 检查婴儿：略。

（三）指导宣教（对产妇）

1. 宣传母乳喂养对母婴的好处。

2. 指导母乳喂养。

（1）母乳喂养技巧（抱奶方法、含接姿势、喂奶时间、婴儿饥饿症状、判断吃饱）。

（2）哺乳卫生（挤奶方法、洗手）。

（3）乳母生活和工作环境卫生。

（4）断奶方法。

3. 营养指导。

4. 乳母用药。

5. 心理保健。

四、妇女多发病防治管理

（一）从事妇女病普查技术服务机构的标准

从事妇女病普查技术服务的机构，须具有相应的设施、设备和专业技术人员，有相应的规章制度，并能够独立承担民事责任。符合《北京市实施女职工妇科健康检查规定》（京卫妇字［2002］24号）中的相关要求。接受区域内妇幼保健机构的管理，按时汇总、上报相关数据资料。普查工作能够按照相关的技术规范进行。

1．房屋要求　应有登记、候诊区域，以及独立的妇科检查室、超声检查室、乳腺检查室等，有相关资料录入、存放的空间。各类房屋设置应能满足健康体检的要求，并符合医院感染管理要求。

2．设备要求　要具备妇科检查、宫颈涂片的基本设备。有关设备须有北京市计量监督部门发放的合格证。（如：妇科检查床、蛇皮灯、窥阴器、载玻片、一次性手套、刮板、臀垫、酒精、显微镜及制片所需试剂等）。

3．人员要求

（1）妇科体检医师：具有妇产科临床经验的医师，其中至少有一名主治医师。

（2）乳腺体检医师：具有相关临床经验的医师，其中至少有一名主治医师。

（3）妇科超声检查医师：2年以上超声临床工作经历，掌握盆腔超声检查技术的医师。

（4）宫颈细胞学诊断技术人员：经过市级宫颈细胞学诊断技术培训并考核合格，并具有3年阅片经验的人员。

4．消毒隔离管理要求

（1）通风：每天早、中、晚，在没有进行检查时，要进行房屋通风，每次不少于30分钟。

（2）紫外线消毒：在普查后，各检查室要进行紫外线消毒，每次时间不少于60分钟。

（3）每日的通风与紫外线消毒要有专门的登记记录。

（4）妇科检查室的载物台上要常规备有碘伏液缸，生理盐水缸，并要求4小时更换1次。

（5）妇科检查用品（清洁手套、臀垫、阴道窥器等）：要求为一次性用品，每人专用。

（6）妇科检查用臀垫：要求为双层，其宽度应不小于妇科检查床的宽度，长度应不小于妇科检查床的1/2。

5．普查后的随访、登记　按照高危病人随访要求，进行登记，转诊，治疗，并进行跟踪随访。

（二）宣传组织管理

1．确定普查人群（对象）：一般将65岁以下所有已婚或有性生活的妇女列入普查、登记对象。

2．明确妇女病普查的重要性和意义

（1）有利于妇女常见良性疾病的防治。

（2）有利于妇女常见恶性肿瘤的早期诊治：特别是乳腺癌和子宫颈癌的早期发现和治疗。

（3）有利于对各年龄段的妇女进行生殖健康教育，提高自我保健意识。

（4）有利于及时了解和掌握各时期、各年龄段妇女常见妇女病疾病谱和发病状况。

（5）为政府有关部门制定妇女保健工作计划提供客观依据。

3. 告之普查注意事项

（1）普查前填写好体检表中个人一般情况、月经婚育史、既往病史等项目。

（2）无性生活者，不做阴道内诊检查，有必要需行盆腔检查时，可进行肛诊。

（3）月经期不宜做阴道检查。

（4）要接受妇科检查者，48 小时前禁止性生活，并避免阴道冲洗及上药。

（5）检查当日清晨排空大便。

（6）要行盆腔 B 超检查者，在检查前 2 ~ 3 小时开始憋尿，饮水 800 ~ 1000ml，至有排尿感为止，方可施行检查。

4. 落实普查后妇女健康科普宣教　普查后，根据检出妇女病的种类、发病情况、患病特点，有针对性的对妇女群体进行妇女病防治的科普知识教育，增强其自我保健意识。

（三）妇女病普查物质准备

1. 表格、登记本、检验单、体检表、统计报表。

2. 仪器：超声诊断仪（B 超）、乳腺近红外线检查仪。

3. 器材：臀垫、妇检手套、阴道窥器、载玻片、宫颈刮板、宫颈细胞取样器、细胞保存液。

4. 敷料：消毒纱布和棉球、棉签。

5. 药品：碘伏、生理盐水、95% 酒精、5% 冰醋酸。

（四）普查内容与方法

填写体检表：

1. 由医务人员将体检表、检验单、载玻片、细胞保存液瓶等进行统一编号。

2. 由医务人员经问诊填写体检表中一般情况、病史、月经史、婚育史、家族史等。

妇科检查：

1. 注意事项

（1）检查前排空膀胱。

（2）每人专用一次性臀垫、手套、窥器。

（3）阴道不规则流血者，在行妇科检查前，需消毒外阴，使用无菌手套及器械进行检查，以防感染。

（4）手套及窥器插入阴道前，宜蘸生理盐水润滑一下，以减轻受检者的不适。

（5）老年妇女宜采用小号窥器。

2. 外阴部检查　以视、触诊为主。

观察外阴形状、阴毛分布、皮肤颜色、判断有无炎症、色素减退、溃疡、赘生物及结构异常；嘱受检者用力向下屏气，观察有无子宫脱垂及阴道壁膨出。

3. 阴道窥器检查　观察阴道壁及宫颈的形状结构、粘膜颜色；阴道分泌物性状。

阴道壁：有无充血、出血点、红肿、溃疡。

子宫颈：大小、颜色、软硬度；观察宫颈表面有无糜烂、息肉、旧裂、腺体囊肿。

分泌物检查：分别于阴道侧壁（中段）及宫颈鳞柱交界（移行带）处取材，做阴道分泌物涂片和宫颈细胞刮片，送检。

4. 双合诊检查 左手（或右手）的食指和中指插入阴道内，另一手扪压下腹部，双手配合检查。按顺序分别触及和感知下列部位：

阴道壁是否不平、有无结节；有无发热感。

宫颈软硬度、有无触痛、举痛；有无接触性出血。

子宫位置、大小、形状、软硬度及活动度，有无突出结节，有无触痛。

双侧附件区有无压痛、增厚及包块。

5. 三合诊检查 左手（或右手）食指插入阴道内，中指插入直肠，另一手扪压下腹部三方向配合检查。按顺序分别触及和感知阴道、宫颈、宫体、双侧附件及宫旁等部位。

6. 肛诊检查 左手（或右手）食指插入肛管内，另一手扪压下腹部，双手配合检查。按顺序分别触及和感知宫颈、宫体、双侧附件等部位。

乳腺触诊检查：

检查前详细询问乳腺疾病的现病史，了解既往乳腺病史及乳腺癌家族史。

在良好的光线下，受检者脱去上衣，仔细进行乳房的视诊和触诊检查。

两侧乳房对比，注意乳房的外形、大小、皮肤表面状态，双侧乳头是否对称，有无凹陷。乳房各象限有无包块，并感知其形状、大小、硬度、边界、活动度。同时检查双侧腋下或锁骨上淋巴结，注意有无淋巴结肿大。对于有乳头溢液者，应观察溢液的颜色及性状，必要时取溢液细胞做涂片进行检查。

盆腔B超检查：

膀胱适度充盈后，受检者仰卧位，暴露下腹部，在脐下至耻骨联合上方之间，用超声探头有顺序的纵、横切交替，探查子宫及双侧附件区，观察子宫和双侧卵巢的大小、形状、位置；宫内节育器的有无，位置是否正常；盆腔内有无包块及包块大小、形状、位置、内部回声情况、囊、实性质；盆腔有无积液等。

乳腺近红外线检查（CDI）

检查时要注意检查室的光线明暗适度，病人坐位双手放在后腰，身体向前倾的同时向两侧尽可能扩胸，切忌挺胸。探头的光源亮度适当，可根据乳腺的大小、厚薄、致密度情况选择探头光的强弱，尽量避免漏光和光太强透过乳房的现象。检查的探头应放在乳腺下方与胸壁交界的地方。检查者一手拿探头，一手尽可能在近胸壁处用压迫器压迫乳房上方，检查时可使被检查者旋转身体角度，以防遗漏某个象限。

阴道分泌物及宫颈细胞学检查：

阴道分泌物取材：用刮板或棉签于阴道中段侧壁取分泌物，分别涂在两张（干、湿片各1张）玻片上，送检。

宫颈刮片：充分暴露宫颈，在宫颈外口鳞柱状上皮交接处，以宫颈外口为圆心，将特制木制小脚刮板轻轻刮取一周，避免损伤组织引起出血影响检查结果。若白带过多，应先用无菌干棉球轻轻擦净粘液，再刮取标本。再次核对病人姓名，载玻片上号码，将刮下之细胞立即一次涂在干净玻片上，应顺一致方向轻轻均匀推平，切忌来回涂抹，不易过厚或过薄，然后将涂片用95%酒精固定15～30分钟后即可染色，在显微镜下观察细胞。如集体普查，将固定15~30分钟的片子取出、晾干，用回纹针隔开包装，一起集中染色看片。用于固定涂片的95%酒精，应每日更换。

液基薄层细胞检测方法（TCT）：充分暴露宫颈。将扫帚状采样器的中央毛刷部分轻轻的深插入宫颈口按同一个时针方向转动5周（切忌来回转动），然后在装有保存液的小瓶内，反复地推入瓶底，毛刷部分全部分散开来，共10次。拧紧瓶盖，在小瓶上的标签上写上受检者的姓名、年龄，核对无误后，送检。

（五）普查高危病人登记、随访及管理

1. 高危病人包括

（1）宫颈刮片细胞学诊断TBS分类为非典型鳞状上皮细胞或非典型腺细胞及以上者，或巴氏分级Ⅱb以上者。

（2）有子宫肌瘤者。

（3）卵巢肿物直径≥5cm者。

（4）其他生殖器肿瘤者。

（5）乳腺肿块性质不明者。

（6）有尖锐湿疣者。

上述6种病人均需进行高危登记。

2. 追访、转诊要求按以下进行

（1）宫颈刮片细胞学检查结果见表11-4。

表11-4　宫颈刮片细胞学检查

TBS分类	巴氏分级	追访、转诊要求
非典型鳞状上皮细胞	Ⅱb	3~6个月复查刮片，至连续两次结果正常为止。如复查后未转正常，预约阴道镜检查
非典型腺细胞者；或上皮内低度病变及以上者	Ⅲ级或以上者	预约阴道镜检查，并在阴道镜下行宫颈多点活检，送病理确诊。

（2）子宫肌瘤有手术指征需转诊者为：肌瘤大于3个月妊娠子宫者，或虽小于3个月妊娠子宫但伴多量子宫出血，造成贫血，经药物治疗无效者；子宫肌瘤无手术指征者，第一次追访为3个月，以后每半年到1年追访一次。

（3）卵巢肿物≥5cm：需做B超检查，并作进一步转诊、追踪治疗；绝经后可及卵巢者，应严密追踪，并视具体情况，选择肿瘤标志物、盆腔CT等检查，进一步诊断。

（4）乳腺肿块性质不明者，于下次月经干净后复查，或选择乳腺超声或乳腺钼靶X线检查；不能明确诊断者转外科或乳腺科就诊。

（5）生殖器恶性肿瘤一经发现，无条件治疗的单位应立即转诊。

（6）尖锐湿疣：因病毒不能根治，易复发，因此，治疗后应随访。

五 妇女保健主要指标及其管理

（一）熟悉以下妇女保健各项指标的定义及统计方法：

1. 孕产妇死亡率　指某年某地每十万活产中的孕产妇死亡数。

$$孕产妇死亡率=\frac{某年某地孕产妇死亡人数}{年内该地区活产数}\times 10万/10万$$

孕产妇死亡：指妇女从妊娠开始至妊娠结束后42天内死亡者，不论妊娠时间和部位，包括内外科原因、计划生育手术、宫外孕、葡萄胎死亡者，不包括意外原因（如车祸、中毒等）死亡者。

活产：指孕满28周（或出生体重达1000克及其以上）的胎儿，出生时具有四种生命现象（即呼吸、心跳、脐带搏动、随意肌收缩）之一者。

2. 围生儿死亡率　指某年某地每千名出生（包括活产、死胎、死产）中的围生儿死亡数。

$$围生儿死亡率=\frac{某年某地区围生儿死亡数}{年内该地区活产数+死胎+死产数}\times 1000‰$$

围生儿：指围生期内的胎儿及新生儿。目前我国使用的围生期是指孕满28周或胎儿达到或超过体重1000g或身长35cm至新生儿出生后7天之内。

死胎：妊娠20周后的胎儿在子宫内死亡，称为死胎。

死产：胎儿在分娩过程中死亡，称为死产。

3. 早期新生儿死亡率　指某年某地每千名活产中发生的早期新生儿死亡数。

$$早期新生儿死亡率=\frac{某年某地区早期新生儿死亡数}{年内该地区活产数}\times 1000‰$$

早期新生儿：指出生后7天以内的新生儿。

4. 低体重儿发生率　指每百名活产儿中出生体重低于2500克的新生儿比例。

$$低体重儿发生率=\frac{某年某地区出生体重低于2500克的新生儿人数}{年内该地区活产数}\times 100\%$$

5. 产前检查率　指每百名产妇中得到过一次以上（含一次）产前检查产妇的比例。

$$产前检查率=\frac{某年某地得到一次以上产前检查的产妇数}{年内该地区产妇总数}\times 100\%$$

6. 孕早期检查率　指每百名产妇中在孕13周前得到产前检查产妇的比例。

$$孕早期检查率=\frac{某年某地孕13周前受检的产妇数}{年内该地区产妇总数^{*}}\times 100\%$$

7. 产后访视率　指每百名产妇中接受产后访视产妇的比例。

$$产后访视率=\frac{某年某地接受产后访视的产妇数}{年内该地产妇总数^{*}}\times 100\%$$

8. 住院分娩率　指每百名产妇中住院分娩产妇的比例。

$$住院分娩率=\frac{某年某地住院分娩的产妇人数}{年内该地区产妇总数^{*}}\times 100\%$$

9. 孕产妇系统管理率　指每百名产妇中接受过系统管理产妇的比例。

$$孕产妇系统管理率=\frac{某年某地接受系统管理产妇人数}{年内该地区产妇总数^{*}}\times 100\%$$

孕产妇系统管理：指怀孕妇女从妊娠、分娩到产后的全过程中有孕早期（孕 13 周前）检查，有孕期检查城市≥8 次、农村≥5 次，有高危筛查与管理，有住院分娩（或消毒接生），有产后访视等五项保健内容。

10．孕产妇健康教育率　指每百名产妇中孕期接受过至少一次健康教育产妇的比例。

$$孕产妇健康教育率=\frac{某年某地接受至少一次健康教育的产妇人数}{年内该地区产妇总数^{*}}\times 100\%$$

11．新法接生率　指每百名产妇中新法接生产妇的比例。

$$新法接生率=\frac{某年某地接受新法接生的产妇数}{年内该地区产妇总数^{*}}\times 100\%$$

＊目前国际上及国家卫生部要求用活产数代替产妇总数作分母。

$$12．妇女病普查率=\frac{年实查人数}{年应查人数^{*}}\times 100\%$$

＊在城区为本地区各单位的已婚（亦包括离婚或丧偶）妇女及社区待业或离退休妇女人数；在农村为有本地区户口的已婚（亦包括离婚或丧偶）妇女人数。

$$13．妇女病治疗率=\frac{年治疗人数}{年患病人数}\times 100\%$$

$$14．妇科病检出率=\frac{年各种妇科病检出人数}{年实查人数}\times 100\%$$

以上各项指标数据的来源、上报程序及时间：

数据来源：第 1～11 项指标数据来源于“北京市母子保健健康档案”。

第 12～14 项指标数据来源：妇女保健三级网所管理的普查单位普查的人数。

第 1－11 项指标数据上报程序及时间：

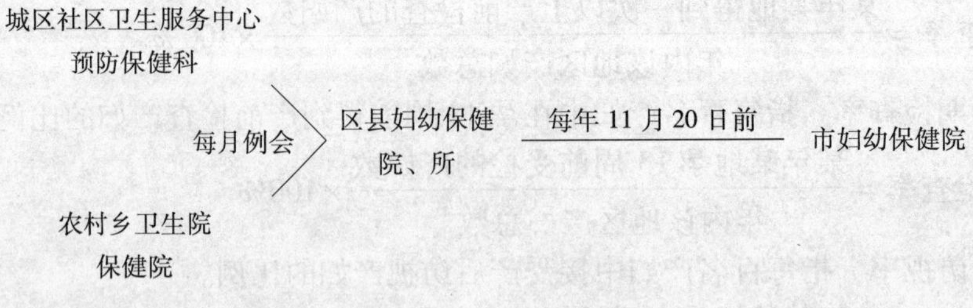

第 12－14 项指标数据上报程序及时间：

普查单位 —每半年→ 区县妇幼保健院、所 —每年 11 月 20 日前→ 市妇幼保健院

注：以上各项指标统计时间范围为：上年 10～12 月～下年 1～9 月。

（二）妇幼保健信息质量管理

准确、及时、可靠的妇幼卫生信息可以更好地为政府和卫生业务管理部门和管理人员提

供管理、决策的科学依据。数据质量控制（简称质控）工作是保证数据准确的有效方法之一。北京市目前已将妇幼保健信息质控作为常规工作进行管理，要求全市进行三级质控，（包括报表单位自查、区县级质量检查、市级质量抽查）并定期上报质控报告。2006 年全国开始实行“3 +1”上报信息，要求在年报上报国家前完成省级质控，将质控数据整理纳入年报数据中。

1．质控时间要求　报表单位至少每季度对所上报的各类原始数据及报表的一致性、逻辑关系等进行自查；区县级妇幼保健机构至少每年对全区的年报、监测数据进行一次比较全面的质量检查。市级妇幼保健机构每年对全市一定比例的监测单位的各类年报、监测数据质量进行抽查，抽查时间原则上定在第四季度。

2．质控内容要求　按照国家妇幼信息年报、监测管理单位的要求，每年的年报、监测数据都要进行全面的质量检查，减少漏报、错报的发生。市级妇幼保健机构每年在对北京市妇幼保健报表所有指标进行全面检查的基础上重点核查生命指标以及孕产妇和儿童保健服务指标。生命指标包括：活产数、出生缺陷发生数、新生儿死亡数、婴儿死亡数、1 ~4 岁儿童死亡数、孕产妇死亡数、死胎死产数及产后 7 天内死亡数。孕产妇和儿童保健服务指标包括：孕产妇系统管理率、3 岁以下儿童系统管理率、7 岁以下儿童保健覆盖率、6 个月内婴儿母乳喂养率、新生儿访视覆盖率。

3．质控环节　数据质控涉及单位、部门：市级、区县级疾病预防控制中心相关科室，各医疗保健机构医务处、内外科、妇产科、儿科、急诊科、地段保健科、病案科等，各级妇幼保健机构、社区卫生中心和乡卫生院（地段保健科）的妇保、儿保及儿童计划免疫等科（或小组）。

4．质控方法　在相关科室进行病历、各类登记本册、报表的核对。可通过计算机检索，进行医院出生缺陷及各类死亡漏报情况检查。

每年具体的质控范围、质控的重点内容及方法按市妇幼保健机构提出的要求进行。

（潘　迎　沈汝㭎）

第八节　计划生育与生殖健康

一、我国现行的计划生育政策

（一）“控制人口数量，提高人口素质”

从总体上讲，中国人口健康素质仍然不高。每年出生缺陷发生率为 4% ~6%，约 100 万例。数以千万计的地方病患者和残疾人给家庭和社会带来沉重的负担。防治艾滋病形势依然十分严峻。提高人口素质是指提高人口身体素质，科学文化素质，思想道德素质，使人口具有健康的体魄和高尚的道德，较高的知识与技能。

（二）“提倡晚婚、晚育、少生、优生”

一对夫妇只能生育一个孩子，对农村中有实际困难的可以间隔几年生育第二个孩子，少数民族也有适当的计划生育政策，加强对流动人口的计划生育管理。

（三）计划生育工作的“三为主”方针

即：以宣传教育为主，避孕为主，经常性工作为主。也就是指计划生育由管理为主要逐渐向服务为之转化，贯彻以人为本的方针，提高服务意识。

（四）“坚持避孕为主的方针，推行综合节育措施和对男女双方进行技术指导”

提倡优生优育，大力开展以技术服务为重点的计划生育优质服务和生殖保健服务，贯彻执行卫生部“计划生育管理工作条例”和《节育手术常规》。

（五）贯彻以人为本的方针

计划生育保健是指在实行计划生育过程中为保护妇女和后代的身心健康而提供安全有效的计划生育保健服务，计划生育保健贯穿在性发育后至绝经期，即除妊娠、分娩、产褥以外的整个育龄期。

二、生殖健康

生殖健康是20世纪90年代国际上提出的新概念，1994年在国际人口与世界发展大会把生殖健康的概念写进《行动纲领》中，要求各国政府在2015年前都能通过初级保健系统，对各年龄段的所有人提供生殖健康有关服务，即“人人享有生殖保健服务”的行动目标。生殖健康已跨入医学范畴，是以人为中心的社会定义，实现生殖健康正在成为人类生存、进步和发展的共同目标。

（一）生殖健康的定义和内涵

参照世界卫生组织（WHO）对健康的定义，《行动纲领》第七章对生殖健康的定义为：在生命所有阶段的生殖功能和过程中的身体、心理和社会适应的完好状态，而不仅是没有疾病和功能失调。生殖健康是一个含义深刻、涉及面很广的新概念。

生殖健康的内涵包括：

1. 人们能够进行负责任、满意和安全的性生活，而不担心传染疾病和意外妊娠。
2. 人们能够生育并有权决定是否何时生育和生育间隔。
3. 妇女能够安全地通过妊娠和分娩并生育健康的婴儿。
4. 夫妇能够知情选择和获得安全、有效和可接受的节育方法。

（二）生殖健康与计划生育

获取生殖服务的权利，是生殖权利的重要内容，在《行动纲领》“计划生育”的主要内容是：使育龄夫妇在知情选择的条件下能自由、负责任地决定生育数量和间隔。采用教育措施，加强提供信息服务，扩大计划生育服务，提供更多的现代化避孕药具，避免不安全流产，是夫妇充分和密切参与计划生育的目标方案的实施。这些论述清楚地阐明生殖健康中计划生育服务方面所包含的内容和工作方向。妇女的角色始终被限定在生殖潜能的作用上，妇女是有关生殖健康问题的最大承担者，面临着怀孕、分娩导致的并发症的危险；又是节育的主要承担者和避孕失败后果的承受者；由于妇女的生殖功能和担任的角色而具有独体的易损伤的特性，易于发生疾病和功能失调，承受着男人不能分担的健康需求和问题，需要特殊的保健服务和关怀，才能使妇女得到健康、安全和幸福。

（三）我国育龄女性节育期生殖健康特点及其影响因素

1. 数量大，现有育龄妇女3.5亿，不同层面的生育观念和行为各异。
2. 生殖健康问题多而复杂，青少年是易受伤害而缺乏相应服务的弱势群体。

3．女性是生殖的载体，易受到伤害，付出妊娠、分娩和流产的健康代价；比男性易感染 STDs，且后果更严重。

4．长期处于从属地位，没有自主权，患病不能及时治疗，不孕不育的社会心理压力，是沉默的受害者，就医率低。

5．避孕的性别偏见：女性是节育主要负担者，并承受并发症后遗症的健康风险。

6．生殖保健知识缺乏，健康教育缺乏个性化。

（四）生殖保健服务

1．生殖保健服务的主要内容

（1）计划生育咨询、宣传、教育、交流及服务，提供安全避孕。

（2）孕期、产前保健，安全分娩，终止妊娠，产后保健，特别是母乳喂养。

（3）人工流产的预防和流产后果的管理。

（4）防治生殖道感染及性病、性传播疾病及其他生殖健康问题的治疗。

（5）不孕症的预防和适当治疗。

（6）计划生育服务及转诊服务。

（7）关于性行为、生殖健康及父母责任的信息、教育和咨询。

（8）对妊娠、分娩和流产并发症、不孕症、生殖道感染、乳腺癌、生殖系统及性传播疾病包括 HIV/AIDS 的诊断和治疗。

2．综合全面的生殖保健服务应包括

（1）关注女童生殖健康。

（2）重视青少年生殖健康。

（3）继续提高孕产妇健康。

（4）满足更老年生殖健康需求。

（5）加强性健康服务。

（6）应对日显严重的生殖道感染、性传播疾病及艾滋病。

三、优质服务

（一）国际计生联编印的《性与生殖权利法典》中归纳生殖权利包括 12 种：

1．生命的权利。

2．自由和人身安全的权利。

3．平等及不受任何歧视的权利。

4．隐私权。

5．思想自由的权利。

6．获得信息和教育的权利。

7．结婚、建立家庭和计划生育自主的权利。

8．决定是否或何时生育的权利。

9．保健和健康保护的权利。

10．受益于科学进步的权利。

11．自由集会和参政的权利。

12．免遭折磨和虐待的权利。

计划生育优质服务（QOC quality of care）是以人为本、以人的全面发展为中心，以群众的需求为出发点，以稳定低生育水平、提高人口素质为目标，围绕生育、节育、不育开展优质服务，合理地利用和配置社会资源，以适应市场的发展和群众的需求，全面提高计划生育服务质量，促进人口和社会的全面发展。

（二）计划生育优质服务6要素：

1．提供足够选择的避孕方法　是优质服务的第一要素。《性与生殖权利法典》列出计划生育服务对象应有的十项权利：知情权、获得权、选择权、安全权、隐私权、保密权、尊严权、舒适权、续用权、表达权。当我们真正把选择和方法交给夫妇时，他们将会为自己、为社会做出合理的决定。因此，“避孕方法的选择”列为最基本的要素。

（1）满足不同服务对象的不同需求：运用人际交流技巧，针对群众在年龄、性别、胎产次、避孕目的、是否哺乳、健康状况及推迟生育、延长生育间隔和终止生育的不同需求提供完善的服务。

（2）了解群众选择避孕方法的心态：避孕安全性是妇女健康中的一个重要问题，同时还要考虑避孕效果及方法的便捷性、可接受性等方面的需求。

（3）提供足够选择的避孕方法，能提高避孕方法的续用率，据调查增加一种避孕方法会使避孕普及率提高12个百分点。提供选择是一项复杂的管理性任务。

（4）帮助服务对象在需求与方法的适宜性间进行比较，尊重他们的选择。

2．提供信息和服务内容

（1）对采用的方法提供详尽的信息。

（2）鼓励提问，耐心回答。

（3）提供有关宣传资料。

3．提高服务有关宣传资料　完善的服务是实现优质服务的前提，优质服务应该包括优质的技术和优化的人际关系，要求服务人员不能只能避免方法提供者，而且必须具有能胜任服务人员的资历和技术能力，在提供避孕服务时能准确地宣传避孕节育知识，提供适宜的避孕方法，并能进行医学随访等。

4．良好的人际关系　人际关系主要是指服务人员与服务对象之间的思想、感情方面的关系。服务对象选择和使用避孕方法的自信心、服务满意度以及是否再来就诊，很大程度上受到人际关系得影响，是避孕者满意和持续避孕的基础。

（1）社区保健服务人员应以良好的人际关系弥补技术或后勤服务的不足。

（2）注意维护服务对象的尊严，遵循亲切、认真、严肃、守密的咨询守则。

（3）提供良好的服务环境。

（4）服务的质量同服务所用的时间呈正比。

5．适当的综合服务　要根据自己的服务能力，了解群众在生理及心理方面的需求，确定适宜的服务项目，在他们采用避孕方法的同时，满足群众生理健康的需求，帮助他们解决一些健康方面的急需解决的问题。妇女最关心的是自己的生殖活动及有关的健康问题，因此，应该把计划生育与孕前、产前和产后服务，与妇科感染和孕育的抚养健康的孩子结合起来。

6. 服务的连续性

（1）提供良好的服务，增加对避孕方法的满意度，从而提高续用率。

（2）当服务对象在医务、社会方面的需求限于条件，不能得到技术服务时，应针对不同情况提出转诊的建议，并尽力协助联系转诊单位，填写转诊记录，并预约回访，提供周到的服务。

（3）提供周密的随访服务，主动上门服务建立良好的关系，随访的主要内容是：

1）询问使用时的感觉，是否适宜。

2）了解使用方法是否正确，出现问题应评估其性质，并协助解决。

3）如遇副作用，应评估其严重程度，提出处理方案或转诊意见。

4）如服务对象打算停用，应了解其原因，如仍继续避孕，则应了解并提供信息，以便继续选用其他避孕方法。

5）指导宫内节育器妇女定期检查，何时取器。发现需取器的临床征象。妇女绝经半年应及时取器。

6）如服务对象准备怀孕，应向其介绍如何停止避孕恢复生育力，强调孕前保健、产前检查、孕期保健的重要，及时何处接受孕前及产前检查。

优质服务的预期结果可以提升群众的认知程度、群众的满意程度、群众的健康状况、避孕药具的接受率以及避孕药具的使用率。

第九节 避孕节育知情选择

一、计划生育技术咨询技巧

（一）咨询定义

咨询源于拉丁语，具有“商讨、协商、劝告”的意思，咨询是提供优质计划生育服务和帮助服务对象达到生育目标的重要方法，是建立在保护人权，尊重隐私的基础上。咨询的核心是“帮助”而不是强迫或替代选择。

随着现代医学的发展，医学模式由单纯生物模式转向生物－心理－社会模式；医疗保健服务模式，从医院扩大到社区，从治疗扩大到预防保健，从生理扩大到心理；服务重点由疾病转到导致疾病的危险因素；从以病为本扩大到以保健为本，以人为本的社区服务。每位保健人员都应当掌握人际交流技巧和咨询服务规范，作合格的咨询服务提供者。

（二）咨询技巧——人际交流

人际交流是两个人或多个人之间面对面的语言或非语言的信息交流或情感交流。面对面人际交流方式有以下优点：能够详细而准确地表达所要传递的信息；可以立即得到对方的反馈；可以了解对方的感受；交流直接、准确、效果好。

在帮助一个人建立新健康行为的过程中进行的人际交流包括 3 个基本内容，即动员、教育和咨询。咨询是帮助服务对象接受，采纳和强化最关键的环节，因此，社区保健人员的咨询能力和咨询技巧至关重要。在咨询过程中配合挂图、图表、模型、图书等工具和资料，特别是配合影像电化教育，将会获得更好的效果。

常用的咨询方法有：

1．语言交流技巧　语言是语言行为的核心，说话是运用语言的行为。

（1）主动向服务对象问好。

（2）语言应简明易懂，尽量不用专业术语。

（3）说话速度不快或过慢。

（4）说话声调和声音适中。

（5）不用冒犯或不尊重服务对象的语言。

（6）在倾听时不随意插话。

（7）恰当支用表扬和鼓励的语言。

（8）善于运用“是”的回答技巧，避免使用“不”。

2．非语言交流技巧

（1）说话时面对面而坐，距离适当，身体微侧向对方。

（2）表情放松自然，面带微笑。

（3）目光注视服务对象，注意力集中。

（4）不断点头，表示注意倾听和理解。

（5）避免使用冒犯对方的手势或动作，不打断讲话。

（6）说话开始或结束可以用手势、动作表示亲切。

3．提问的技巧　恰当的提出问题，是使咨询向深层次发展的关键。

（1）封闭式提问：多用于咨询的开始，如你的末次月经日期？

（2）开放式提问：鼓励对方畅谈，如你知道有几种避孕方法？

（3）搜索式提问：提炼出主要的问题，如你从哪里得到的信息？

（4）复合式提问：给对方做出选择的空间，如提出多种方法供选择。

（5）诱导式提问：不宜采用。

4．反馈的技巧　反馈是信息接受者对所得到信息的反应，是妇幼保健服务中与服务对象进行有效交流的重要保证，在咨询中应当采用提问、归纳或让对方复述的方式不断收集反馈，在涉及到具体操作时，例如使用避孕套、阴道隔膜、阴道环，在示范后，应让服务对象亲自动手操作，以确保服务对象正确使用。

5．帮助服务对象作决定　医疗保健和计划生育咨询服务的目的是为了帮助服务对象建立健康行为或解决某个难题。由于人们的思考、选择和决定是个人的权利，所以，咨询只能起到生化反应中酶的催化作用，而不是替代服务对象作决定，更不能强迫服务对象按照服务者的意愿做决定。

（三）咨询步骤

问候—询问需求—提供信息—帮助知情选择—讲解使用方法—预约随访。

询问过程中的6个步骤是一个连续的过程，需要不同的交流技巧，各步骤相互结合与衔接，帮助服务对象做到同情、同意和知情选择。

二、节育方法知情选择

避孕节育方法的"知情选择"就是通过宣传、教育、培训、咨询、指导等途径，使育龄群众了解常用避孕方法的避孕原理、适应证、禁忌证、正确使用方法、常见副反应及其防治办法，并在医务人员和计划生育工作者的精心指导下，选择满意的、适合自己的避孕方法。在保证妇女享有充分的生殖权利和自愿选择生育子女的前提下，让夫妇在充分了解和掌握避孕节育知识基础上，自由选择适合自己的避孕节育方法。这种选择的关键在于"知情"，"知情"才能具备选择的基础，回答他们提出的所有问题，使他们能在"知情同意"的前提下，知情决定选择最适合、最满意的节育方法。避孕节育知情选择主要应从以下几个方面着手进行：

- 使用方法
- 副作用及其处理
- 如何获得
- 并发症及危险指征出现后的服务
- 提供健康教育资料
- 鼓励正确使用，提高续用率和避孕效果

三、不孕不育

生育能力是生殖健康的一个基本要素，不育本身并不危及身体健康，但影响不育夫妇的精神健康。世界卫生组织估计全球有 6000～8000 万对不育夫妇，因此，不育症是一个生殖健康问题，世界各国为了控制人口，进行生育调节，目前已把不孕症作为计划生育或家庭计划中的一部分，不育症是一个影响婚姻、家庭的世界性问题。

（一）定义

我国对不育症的定义是：婚后两年，同居，有正常性生活，未采取任何避孕措施而不能生育。对女性而言，不孕症是指女方不能受孕。不育症是指女方有过妊娠，但妊娠不能维持未能足月分娩。对男性来讲统称为不育症。不育症包含不孕症，根据婚后是否生育或流产，又分为原发不孕与继续不孕，过去把不孕的年限定为 3 年，但根据资料表明，婚后无性交障碍，未避孕的夫妇 80%～90% 在一年内受孕，故将不孕年限缩短为一年。

（二）原因

不育症并非是一种独立的疾病，而是由多种疾病组成的结果，不孕症的原因很复杂，涉及胚胎发育、病原体感染、内分泌紊乱、肿瘤、免疫和精神因素等，继发不育最主要的原因是盆腔感染。在不育原因中，由于女方因素导致称女性不育约占 40% 左右；由男方因素导致称男性不育约占 40%；由男女双方所致或原因不明约占 20%。

1. 男性因素

（1）精液问题：如无精子，精子数少，活动力弱，形态异常、无精浆症等，多与睾丸发育异常、生殖器感染、物理、化学因素影响及全身营养、疾病有关；

（2）性交和射精功能障碍：如性功能障碍，逆行射精因素等。

2. 女性因素

（1）卵巢功能障碍：如卵巢发育不良、黄体功能缺陷、卵巢早衰、肿瘤、垂体病变、内分泌障碍、黄素化未破裂卵巢综合征等。

（2）输卵管因素：包括炎症、子宫内膜异位症、生殖道畸形、绝育或结扎术后，宫外孕术后等。

（3）子宫因素：如肌瘤、畸形、炎症等，衣原体、支原体引起子宫内膜感染等，目前人工流产后引起子宫内膜异位、宫腔粘连有增多趋势。

（4）宫颈因素：包括炎症、狭小、肿瘤、免疫等。

（5）阴道因素：包括畸形、炎症、性交障碍等。

3．免疫因素

（1）精子免疫：自身免疫、抗精子抗体。

（2）女方血清内抗心磷脂抗体。

（3）子宫内膜的局部免疫问题。

4．原因不明　心理或精神因素。

（三）保健指导要点

1．不育症夫妇应男女双方同时进行检查，查清原因后进行病因治疗。

2．检查中发现异常应先治疗后再进行下一步检查。

3．各种检查项目应由简到繁，各种检查都需要按月经周期变化等待如取内膜、通液，每月做一种检查。

4．检查过程中发现不可逆的病变如输卵管堵塞、无精症，应诊断有据告诉实情。

5．不育症原因复杂，各种检查都需等待逐项检查，对婚后性生活明显异常，或结婚较晚者应及早进行检查，以免耽误治疗良机。

6．生殖健康应从男孩、女孩开始进行性教育，养成良好卫生习惯，注意孩子生殖器发育，发现包茎、隐睾、生殖器畸形应早矫治。

7．指导选择受孕时机。

8．利用妇女的自然信号，识别月经周期中的“易孕阶段”（见自然避孕法），围绕排卵前后的生理征象，选择最理想的受孕日计划受孕。

9．双方配合，排卵前5天避免性生活，以保持精子数量和质量。

四、男性参与

生殖健康包括男女两方面，国际人口发展会议要求“增进男性在计划生育实践中的参与和分担责任”，在计划生育服务中应“确保妇女和男性得到信息，并获得可能最广泛的安全和有效的计划生育方法。”倡导增进男性在生殖健康方面的责任感。男性在计划生育，生殖健康工作中具有重要的作用，应与妇女分享同等的权利和义务。提倡男性参与是为了促进男女平等，使男性在计划生育、生殖健康方面分担责任。鼓励男性参与是要使妇女从健康干预措施的唯一干预对象中解放出来，使男性更关心计划生育，尊重妇女生殖健康权利，做到计划受孕，避免意外怀孕。

（一）男性在生殖健康中的责任

1．生理方面男性是生殖过程的始动者，可引发女性怀孕、生育、非意愿妊娠。

2. 在家庭中男性是丈夫和父亲，男性的观念、意识、态度直接影响着家庭的生育观念。

3. 在计划生育方面，男性不仅是生育调节技术的接受者，男性自身行为要对配偶生殖健康负责，共同对生育和节育作出负责任的决定。

4. 在避孕方法知情选择方面，男性对阴茎套等避孕方法的应用、持续使用及防止避孕失败，减少意外妊娠具有主要作用。

5. 男性占人口的一半。在社会活动中，他们常常是计划生育、生殖健康政策的制定者或参与者，正如国际人口与发展大会通过的行动纲领中所说："男性生活的几乎所有方面，从个人决定子女多少到决定政府各级的政策和方案，都具有极大的权利。"

6. 男性是避孕节育的参与者和责任者，在各种节育措施中，不公平地过多的加在妇女身上，因此，必须促进男性参与，强化男性的责任和义务。

（二）男性参与的好处

1. 有助于家庭规模的控制和适当地延长生育间隔。

2. 有助于增进男女双方的感情，促进家庭幸福。

3. 有助于妇女权益得到保障和使孩子获得健康成长的家庭环境。

4. 有助于减少意外妊娠的发生和避免人工流产带来的风险及造成的健康影响。

5. 加强男性节育技术研究，为男性提供更多的节育选择机会。

五、健康教育

（一）健康教育的常用方法

1. 系统教育法　如举办讲座、学习班、是以面对面的方式对大量受众传播信息的行为。

2. 大众传播　如印刷品媒介：报纸、杂志、宣传栏、宣传资料等，电子媒介：电视、广播、网络等。

3. 人际传播　通过咨询（门诊咨询、信件咨询及电话咨询等）及集体访谈（小组讨论、专题讨论）。

（二）掌握健康教育的时机

在采取避孕措施而导致避孕失败妇女中，主要是未能掌握正确的避孕方法而意外妊娠，缺乏避孕知识健康教育。因此，应加强婚前、产后避孕指导，特别是在人工流产时，针对意外怀孕原因进行避孕节育指导，是帮助他们进行避孕方法知情选择的最适宜时机，在他们最需要得到避孕科学知识的时候，进行各种形式的健康教育，会取得事半功倍的效果。

（沈　洁）

第十节　计划生育指导

一、受孕原理

（一）生命的由来

生命来自精卵的结合。男性睾丸曲细精管的上皮细胞是精子发生的基地。人的生精周期一般约为70天左右，精子成熟后即移行而贮存在附睾尾部，通常停留5～25天，每次射精量为2~6ml，正常精子计数为6000~15000万/毫升。一次射精后的精子，仅约1%~5%可达宫腔。

女性进入发育成熟期后，一般每一月经周期有一次排卵。排卵时间多在下次月经来潮前14天左右。成熟的卵细胞由卵巢排出，进入输卵管壶腹部，如遇精子与其结合而成为受精卵，逐渐向子宫方向移动，在受精后3~5天到达宫腔着床，孕卵逐渐发育成长为胎儿，妊娠的全称约为40周（280天）。从精子、卵子发育、成熟、排出、受精、输送、着床，一直到妊娠足月分娩，都由神经内分泌的精细调节所控制。人的精子寿命为48小时，卵子寿命为24小时。

（二）受孕必备条件

1．男方能产生健全和活跃的精子，并有正常运送功能的输精通道，精液能保持一定数量和质量，其中一部分精子能保持活力，获得与卵子相遇的机会

2．女方能排出健康而成熟的卵子，并能进入输卵管，具有与精子相遇的机会。

3．适时的性交，精卵相遇的机会只有在射精后3天内或排卵后24小时内。

4．子宫颈粘液的性状适合精子的生存和穿透。

5．受精卵必须有通畅而蠕动正常的输卵管，受精卵才能适时地被运送到宫腔。

6．具备受精卵种植和发育条件的宫腔内环境。

7．正常的神经内分泌调节功能。

二、节育原理

（一）避孕与节育

避孕：即避免受孕，属于预防性措施，是采取避孕药具和手术的方法，以达到阻止受孕的目的。

节育：是节制生育，既包括阻断妊娠各个环节的避孕；也包括终止胚胎或胎儿发育的人工流产。人工流产作为避孕的补救措施，但它不可能代替避孕。

（二）节育原理

1．抗生精　即采取措施阻碍精子生成或干扰精子发育，如棉酚是干扰睾丸生精功能的男用口服避孕药，效果比较肯定。应用温热、超声和微波等物理疗法，可以达到抗生精目的。

2．抗排卵　卵巢的周期变化主要是受丘脑下部，垂体－卵巢轴的调节，而此轴又受神经系统的控制。抗排卵的机制是利用下丘脑－垂体－卵巢轴的反馈机制，间接或直接作用于靶器官，以达到干扰正常排卵、精子穿透、受精卵运行、着床等生理功能。其作用的主要环节可因药物种类、配伍、剂量或用法不同而异。

目前国内外采用的甾体避孕药品种甚多，根据配伍、剂量或用法不同，有口服、注射、缓释；短效、长效、速效、事后；单后、复方、序贯、三相；片、丸、针、阴道药环和皮下埋植等。

3．抗受精　采取预防措施阻止精卵相遇，抑制或杀死精子如：

（1）屏障避孕：阻止精卵相遇，如阴茎套、女用避孕套、阴道隔膜、宫颈帽等，机械性屏障作用阻隔精子卵子相遇。

（2）外用杀精药物：如杀精药膏、膜、栓、片、杀精海绵等，使精子在阴道内丧失活力。

（3）改变宫颈粘液性质，使弱碱性变为酸性、稀薄变为粘稠，阻碍精子通过宫颈，使卵子失去受精机会，如速效探亲避孕药。

（4）阻精运送精卵的通道：如手术阻断输精管或输卵管以达到绝育目的；

（5）自然避孕：选择安全期性交，易孕期禁欲或使用避孕药具，以错过精卵相遇的适当时机。

4. 抗着床

（1）改变子宫内环境，使之不利于受精卵的着床和发育如宫内节育器，甾体类避孕药。

（2）改变输卵管蠕动，如探亲药可加快卵子运动，使卵子在受精前过早进入宫腔，以干扰其同步性变化，阻止受精卵植入子宫内膜。

5. 抗早孕

（1）紧急避孕。

（2）手术负压吸引人工流产方法。

（3）药物流产。

三、避孕方法

（一）激素避孕

激素避孕是指用合成的女性激素（雌激素、孕激素）经过配伍制成各种剂型，通过口服，注射及其他特殊方式达到避孕目的。由于激素的化学结构属甾体类，故又叫甾体激素。激素避孕药是现代避孕药中最成熟，使用最多的药物。口服避孕药正确和坚持使用是安全的，避孕效果可逆，不影响性生活。另外还有其他益处，诸如：减少卵巢癌、子宫内膜癌；改善月经周期；减少缺铁性贫血、急慢性盆腔炎、良性乳房肿块、异位妊娠等。

1. 避孕原理

（1）通过内分泌的调节抑制排卵。

（2）增加宫颈粘稠度，不利于精子穿透。

（3）改变子宫内膜发育，影响受精卵着床。

（4）改变输卵管蠕动，使受精卵运行与子宫内膜发育不同步。

2. 适应证和禁忌证　凡要求使用激素避孕的妇女，排除禁忌证后均可使用。

（1）怀孕或可疑怀孕。

（2）急、慢性肝炎、胆囊炎、肾病。

（3）内分泌疾病如糖尿病、肾上腺疾病、甲状腺机能亢进等。

（4）严重高血压及心血管疾病，血液病。

（5）严重肿瘤或可疑癌者。

（6）血栓、血管栓塞性疾病。

（7）长期胃肠吸收不良，呕吐或腹泻而影响药物吸收者。

（8）月经稀发，量少，常有闭经者。

（9）服用与避孕药有相互影响的药物（详见后述）。

(10) 年龄40岁以上；35岁以上吸烟者或者肥胖者慎用。

3. 避孕药的分类：

(1) 按药效分：短效、长效、速效及缓释四种。

(2) 按配方分：单用雌激素、孕激素或者两者配合的剂型。

(3) 按剂型分：口服片、滴丸、注射针剂、缓释系统（皮下埋植剂，阴道药环及激素宫内节育器等）。

4. 避孕药的种类：

(1) 短效口服避孕药：是我国最早开发，使用较多的一种，其成分为雌孕激素复方，有避孕药1号、2号、0号、18甲基炔诺酮（短效18甲）、三相片、妈富隆等，有效率99.6%以上（表11-5）。

表11-5 短效口服避孕药的配伍

药 名	孕激素毫克/片	雌激素毫克/片	剂型
口服避孕片1号（复方炔诺酮片）	炔诺酮0.625	炔雌醇0.035	片
口服避孕片2号（复方甲地孕酮片）	醋酸甲地孕酮1.0	炔雌醇0.035	片
口服避孕片0号	炔诺酮0.312 醋酸甲地孕酮0.5	炔雌醇0.035	片
复方18-甲基炔诺酮片	18甲基炔诺酮0.3	炔雌醇0.03	丸
复方左炔诺孕酮	左炔诺孕酮0.15	炔雌醇0.03	片
复方左炔诺孕酮三相片	左炔诺孕酮0.05 左炔诺孕酮0.075 左炔诺孕酮0.125	炔雌醇0.03 炔雌醇0.04 炔雌醇0.03	棕色片 白色片 黄色片
复方去氧孕烯（妈富隆）	去氧孕烯0.15 （地索高诺酮）	炔雌醇0.03	片
复方孕二烯酮	孕二烯酮0.075	炔雌醇0.03	片

服用方法：月经来潮第五天开始服用，每晚睡前服1片，连服22天，避孕一个月停药后2~3天来月经，从月经第五天再开始同样方法服药。

(1) 目前新型的21+7型短效口服避孕药：复方孕二烯酮，服用方法略有改变：在月经的第一天起，服用标有相同日期的白色药丸，并按箭头方向每天服用一片，服完21片白色药丸后再服用红色药丸。服完所有的白色、红色药片（共28片）后，不管你是否还在出血，第二天应开始服用新的一盒中标有相应日期的白色药片。

(2) 长效口服避孕药：具有每月服用一片即可避孕的优点，有效率98%以上。

1) 复方长效左炔诺孕酮：左炔诺孕酮6.0mg；炔雌醚3mg。

2) 复方炔雌醚长效口服避孕药：炔诺孕酮6.0mg；氯地孕酮6mg；炔雌醚3mg。

初次服用在月经来潮第5天，第25天各服1片，下月在第一次服药的同一天服1片，以后每月按第二次服药日期固定服药1片。不可突然停药，若改用或停用，必须服短效避孕药3个月后再停药，使体内激素水平下降，避免大出血。

口服避孕药正确和坚持使用是安全的，避孕效果可逆，不影响性生活。另外还有其他益处，诸如：减少卵巢癌、子宫内膜癌；改善月经周期；减少缺铁性贫血；减少急慢性盆腔炎；减少良性乳房肿块；预防良性卵巢囊肿；减少异位妊娠等

（3）长效避孕针：长效避孕针的优点包括：简便、有效率高、满足部分需求、易于保密、适合哺乳期妇女。不良反应包括：月经紊乱、体重变化、阴道分泌物及性欲变化、神经系统症状等（表11－6）。

表11－6　各类长效避孕针成分及用法

名　称	成　分	剂量mg	用　法
单纯孕激素			
醋酸甲孕酮避孕针（DMPA）	醋酸甲孕酮	150	月经周期第5天，1支肌注，每隔90天，注射1支
炔诺酮庚酸酯避孕针（NET－EN）	庚炔诺酮	200	月经周期第5天，1支肌注，每隔60天，注射1支
复方雌、孕激素			
复方己酸孕酮避孕针（避孕针1号）	17－α己酸孕酮	250	月经周期第5天，1支肌注，每次月经10～12天，注射1支
	戊酸雌二醇	5	
复方醋酸羟孕酮避孕针	醋酸甲羟孕酮	25	月经周期第1～5天，1支肌注，每隔30天左右，注射1支
	环戊丙酸雌二醇	5	
复方庚炔诺酮避孕针	庚炔诺酮	50	月经周期第5天，1支肌注，每次月经第10天，注射1支
	戊酸雌二醇	5	
改良复方醋酸甲地孕酮避孕针	醋酸甲地孕酮	25	月经周期第5天和10～12天各1支肌注，每次月经10～12天，注射1支
	17－β雌二醇	3.5	

（4）速效避孕药：速效避孕药也称探亲避孕药，是我国研制的一类适用于新婚后短期使用或夫妇分居两地探亲时女用口服避孕药。其优点是可在服药后几个小时内发挥避孕作用，使用时间不受月经周期的限制。该药的适应证和禁忌证同短效口服避孕药。

目前我国普遍使用的有：

1）炔诺酮探亲药：炔诺酮3mg，5mg。

2）左炔诺孕酮探亲药：左炔诺孕酮1.5mg。

探亲前一天或当日中午起服一片，此后每晚服一片，至少连服10～14天。如需要可改服短效口服避孕药21片。

3）53号探亲药：双炔失碳酯7.5mg。

用法：新婚或探亲，第一天性交后女方立即服1片，第二天早晨需加服一片，以后每次房事后服1片，一个周期内服药总量不少于12片。本药可导致孕卵变性，一旦失败妊娠，应尽早终止。

5．停服避孕药的指征

（1）怀疑妊娠或准备怀孕。

（2）出现血栓静脉炎、肺栓塞、脑血管疾病、肠系膜及视网膜血栓或心肌缺血等。

（3）视觉障碍、眼球突出、复视、乳头水肿、眼部血管病变。

（4）原因不明的头疼或偏头疼。

（5）癫痫加重。

（6）出现高血压、肝功异常及黄疸等。

（7）年龄超过40岁。

（8）连续闭经3个月以上或短期内体重增加明显者。

（9）准备作绝育手术或改换避孕方法。

（10）连续使用激素避孕2年以上，建议暂时改换避孕方法半年后再继续服药。

出现以下症状之一，应立即停服避孕药：腹痛、胸痛、头痛、眼睛问题、严重腿痛。

6. 常见副反应及处理

（1）类早孕反应：部分妇女在服药初期1～3个月时，出现恶心、食欲减退、困倦、乳房胀痛等到轻度类早孕反应，轻者无需治疗，必要性时可服用抗反应片（含奋乃静、咖啡因、维生素 B_6、颠茄、溴化钾）等对症处理，一般无需停药，以免引起撤退性出血。

（2）月经期间少量点滴出血：多出现于服药初期1～2个月或漏服药时，主要由于雌激素不足或雌激素不平衡。

（3）月经量减少：长期服药引起月经量减少，经期缩短或稀发月经，是药物对子宫内膜抑制作用所致，对健康并无影响。平时月经过多服避孕药后，即可避孕又能减少月经量，一般不作处理；经量过少可加服炔雌醇片。

（4）闭经：

停经7天未来月经，可开始服用下一周期药物（但应注意检查排除妊娠）（图11－1）；连续3个月闭经应暂停服药，停药后月经多可自行恢复；长期闭经特别是婚后尚未生育者，应停药积极治疗。

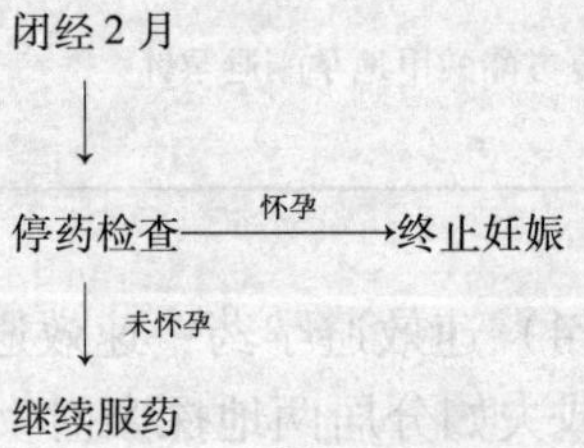

图11－1 闭经处理程序

（5）体重增加：少数妇女用药后体重增加，是雌激素引起钠盐和水份潴留，短期内体重明显增加者应停药。

（6）其他症状：如色素沉着、痔疮、白带增多等。

7. 保健指导要点

（1）严格按规定服药，不要漏服、迟服、错服或中途换药。

（2）漏服1片立即补服1片后继续服。若在月经周期两周内漏服2片，应连续两天服2片；若漏服2片以上，应同时加用另一种避孕方法，以取得附加保护作用。

（3）如果夫妇一方短期外出仍需服完22天。中途停药易造成避孕失败或干扰月经周期。

（4）停服7天后未来月经应检查是否妊娠，如未妊娠，应继续服下个周期的避孕药，如避孕失败应终止妊娠（图11－1）。

（5）有些药物影响避孕效果，如果使用对避孕药效有影响的药物，或产生呕吐腹泻影响药物吸收，最好改用或加用其他避孕方法，如避孕套，外用避孕药等。

（6）妥善保管避孕药，受潮、变形、破损的药片不可服用。

（7）若计划怀孕，应停服避孕药，改换其他方法避孕半年，待卵巢恢复正常排卵后怀孕。

（8）初次服用避孕药及服药2年以上均应到医院进行检查，随访。

8. 影响避孕药效果的药物

（1）口服避孕药与一些药物相互影响，降低避孕药的效果或发生突破性出血（表11-7）。

表11-7 影响避孕药效果的药物

药物类别	药物名称
抗生素	氨苄青霉素、四环素、氯霉素、新霉素、红霉素
磺胺药	复方磺胺甲基、磺胺甲基吡嗪
抗结核药	利福平
抗真菌药	克霉唑、灰黄霉素
其他抗菌药	呋喃坦啶
解热镇痛药	保泰松、安乃近、非那西汀、氨基比林
镇静催眠药	苯巴比妥、异戊巴比妥、利眠宁、速可眠、眠尔通

（2）口服避孕药影响其他药物作用，如影响降压药、降糖药、抗凝药的疗效，增强抗抑郁药的效果。

（3）激素类避孕药与抗逆转录病毒治疗药物（ARVS）间可能存在药物相互作用，使用ARV治疗的艾滋病患者，可使用口服避孕药。存在STI/HIV传播危险时应采用双重保护，同时使用避孕套。

（二）宫内节育器

宫内节育器（简称IUD），俗称避孕环，是一种安全、长效、经济、简便的避孕工具，一次放置能长期避孕，取出后可以很快恢复生育力，对控制人口增长起了重要作用。

1. 宫内节育器的种类

（1）惰性宫内节育器：以惰性材料制成的，如不锈钢、塑料、硅橡胶等，他们化学性质稳定，不易老化，而可长期留置体内，具有物理性能，但抗生育作用较差，失败率较高，现已被淘汰。

（2）活性宫内节育器：是指宫内节育器具有生物活性金属或激素，如铜既是人体所必须的微量元素，又经济，加工简便，因此，带铜宫内节育器是全世界临床应用最多的一种；还有带雌激素的活性宫内节育器和止血药、磁性材料宫内节育器等。通过释放铜离子，药物或其他活性物质，较好的克服了惰性宫内节育器的缺点，增强了避孕效果。常用的如T型宫内节育器系列、荷兰母体乐节育器，活性γ型节育器，新型无支架，固定式节育器（吉尼环）和含止血药及含孕激素宫内节育器等。

2. 适应证、禁忌证

（1）适应证：自愿避孕而无禁忌证的育龄妇女均可放置。

（2）禁忌证：

1）有妊娠或可疑妊娠时。

2）生殖道炎症：急慢性盆腔炎、性传播疾病和阴道炎、重度宫颈糜烂未治愈前。

3）月经过多、过频或不规则阴道出血。

4）子宫颈内口过松，重度裂伤，重度狭窄或严重子宫脱垂。

5）各种严重全身疾病（如心力衰竭、重度贫血、出血性疾患）各种疾病急性阶段。

6）子宫腔小于5.5cm或大于9cm。

7）生殖道畸形。

8）生殖器肿瘤。

9）未产妇准备生育者慎用。

10）术前体温37.5℃以上暂缓放置。

3. 放置宫内节育器时间的选择：

（1）月经后：是指月经干净后7天内（禁性生活）放置，是普通应用的方法，不仅可以排除怀孕的可能性，而且出血、感染等副作用较少。闭经及哺乳期应排除早孕后放置。

（2）人工流产时：是指在人工流产手术完成后的同时放置，是安全性高、实用、简便的放置时间，可以避免再次手术操作，防止宫腔、宫颈粘连及时落实避孕措施，预防再次意外妊娠。

（3）产时放置及剖宫产时放置：产时即刻放置是指胎儿、胎盘娩出后10分钟内即刻放置，放置程序简单易行，且无痛苦，不影响产后恢复，能及时落实避孕措施。

剖宫产时放置是在手术中医生直视下进行的，是防止产后短期内再怀孕安全、简便的避孕方法。

（4）产后放置：产后30～90天放置，在产后42天产后检查时，若恶露已净，子宫复旧良好，无禁忌证，可以及时落实避孕措施，解除担心产后意外妊娠的后顾之忧，是适宜的放置时间。

剖宫产应于手术后半年除外妊娠后放置。

（5）月经期放置（含左炔诺孕酮的宫内节育器）：是在月经期的3～12天内放置为宜。

（6）自然流产、中期妊娠引产转经后3～7天内放置。

（7）中期妊娠引产12小时清宫术后

（8）如需更换宫内节育器者，可在取器后立即放置；也可在转经后3～7天内放置。

（9）无保护性交后放置是紧急避孕方法之一。

4. 取出宫内节育器指征

（1）准备生育。

（2）带器妊娠在人工流产时取出。

（3）放置年限已满或更换节育器。

（4）改换节育方法如女绝育术前或男绝育术后3个月。

（5）围绝经期月经紊乱、闭经半年以上。

（6）放置宫内节育器后发生副反应或并发症，经治疗无效。

（7）宫内节育器下移、变形嵌顿或宫内节育器异位。

5. 取出时间

（1）月经干净后7天。

（2）子宫出血需取出。

（3）月经失调。

（4）带器妊娠。

（5）更换宫内环。

6. 不良反应

（1）月经异常：月经异常是IUD的主要副作用，发生率约为5%～10%。表现为月经量增多或过多、流血时间延长、点滴或不规则出血，月经周期较少改变。

（2）疼痛：包括下腹与腰骶部疼痛、性交疼。发生率为10%左右。

（3）白带增多：IUD在宫腔内对子宫内膜刺激，引起无菌性炎症可使子宫液分泌增加，一般经数月可逐渐减少，多数不需治疗。

（4）并发症：包括术时出血、子宫穿孔、心脑综合征、术后感染、铜过敏、节育器异位、节育器断裂、变形、脱结、节育器下移、尾丝消失。

7. 保健指导要点

（1）放置和取出宫内节育器均需专业人员手术操作，持证上岗。

（2）休息：术后休息两天，避免过度劳累，一周内禁止搬运重物，提取重物，蹲位时间过长或过量的体育运动，以免造成宫内节育器脱落或出血。

（3）注意个人卫生：每天清洗外阴，换内裤，避免盆浴。放置后2周内禁止性生活，以免引起感染。

（4）注意宫内节育器脱落；术后3个月，尤其是第一次月经或大便，应注意是否有宫内节育器脱落。

（5）月经变化：术后少量出血及腹部不适无需处理，数日即可恢复。若发现月经过多（比平时增加一倍以上），经期延长（经期超过10天）、周期缩短（月经周期短于21天）或不规则阴道出血，闭经应到医院检查。

（6）白带增多：术后有少数妇女有白带增多现象，大多数会慢慢恢复，若出现脓性白带应及时到医院检查。

（7）放置宫内节育器的年限，应根据节育器的类型，一般活性宫内节育器5～10年。

（8）术后随访：宫内节育器失败多发生于放置后一年内，尤其是前三个月内最多，以后逐渐稳定。应于术后1、3、6、12月各随访一次，以后每年随访一次。若发现以下情况应随时随访：①月经延迟有妊娠可能（包括异位妊娠）；②持续少量出血，严重出血或月经异常；③术后急性腹痛，发热或其他盆腔感染症状；④尾丝变长，变短或尾丝脱出。

（三）阴道药具避孕

阴道药具避孕包括屏障避孕和杀精剂。两种方法即可单独应用，也可合并使用。由于这两种方法仅在局部起屏障或化学作用，对全身几无影响，故很少发生副反应，可作为其他避孕方法的补充。避孕效果不如宫内节育器或激素避孕，但若能正确使用，可以取得较满意的避孕效果。

屏障避孕是使用工具，用物理屏障方法（如阴茎套、女用避孕套、阴道隔膜、子宫帽等），阻止精子进入女性生殖道或阻隔于宫颈以外，使精子与卵子不能相遇，从而达到避孕目的。

杀精剂是用化学制剂，在阴道内能将尚未到达子宫的精子灭活而阻止精子进入宫腔。

1. 外用杀精子剂（阴道杀精药） 杀精剂使用简便、安全、无全身副作用、不影响月经、不干扰内分泌。杀精剂是去净剂，还可杀死微生物，防止某些性传播疾病，正确使用有可靠的避孕效果。尤其适用于慢性肝、肾疾病患者、不能服用口服避孕药或放置 IUD 避孕及哺乳期妇女。

目前国内推广使用的杀精药有栓剂、片剂、薄膜、胶冻及阴道海绵等，平均年避孕率为11.5%，若与避孕工具合用，即起到润滑作用，又可增强避孕效果。

（1）外用避孕药膜：避孕药膜由壬苯醇醚或烷苯聚醇各含 50mg 与辅料制成无色半透明薄膜。薄膜的包装是 10 张一本，每张薄膜之间有一张吸潮纸隔开，不细心容易错用或混用。

使用方法：房事前取一张避孕药膜揉成松团或折成 1/4 大小，用食指、中指夹住，将药膜送入阴道深部后，手指旋转退出，待 5 分钟药膜溶化后性交。

（2）避孕栓：避孕栓含烷苯聚醇醚。市靠体温溶化的脂溶性栓剂，剥除外面的包装后，取仰卧或半仰卧。用手指将药栓（尖头在前）慢慢推送到阴道深部，待 10 分钟药物融化后性交，放药超过半小时应再放一枚。夏季或温度过高会使避孕栓变软，变形，若不变色仍可使用。

（3）避孕片：是一种发泡性外用避孕药。放入阴道内形成泡沫，很快扩散。性交前 5 分钟用手指将 1 片药放入阴道深部，尽量保持仰卧位，以防药片掉出，放药超过半小时应重新放入一片，射精后 6 小时方可清洗阴部。

（4）避孕药膏（又称避孕胶冻）：是一种半透明糊状药膏，主要成分为醋酸苯汞，宜与阴道隔膜、子宫帽合用。

（5）保健指导：

1）药膜溶解性能影响避孕效果，切勿将药膜揉成紧团、折叠太紧、放入太多或与避孕药膏合用。

2）药膜为水溶性，易受潮，手指潮湿或阴道液体易粘在手指而影响药膜剂量。

3）外用杀精剂置入后超过 30 分钟应再放一枚。

4）细心区别药膜和吸潮纸，以免错用。

5）放置后应仰卧位，房事后 6 小时再清洗阴部。

6）少数人对表面活性剂比较敏感，偶有局部刺激症状，停用后可消除。

7）栓剂内有油脂基质，易损坏橡胶，不宜与阴茎套同用。

8）使用外用杀精剂避孕失败而导致意外妊娠，应建议及早终止妊娠。

9）更年期、哺乳期、阴道分泌液少，药膜、药片不易完全溶解会影响效果。

2. 阴茎套 阴茎套（俗称避孕套）是一种由乳胶橡皮薄膜制成的套，性交时套在阴茎上，收集射出的精子，以物理屏障方法阻止精子于宫颈口以外，使精子、卵子不能相遇，从而达到避孕的目的。

（1）使用阴茎套的好处

1）安全、简便，无副作用，价廉易得。若坚持正确使用，有效率可达到 90% 以上；如使用不当，失败率可高达 20% 以上。

2）作为其他避孕方法的补充，替代或临时措施，尤其适用于心、肝、肾疾病不宜采用其他避孕方法或对方可能有性传播疾病者。

3）有助于预防和减少包括乙型肝炎、艾滋病毒等性传播疾病，并能防止包皮垢与宫颈的接触，预防宫颈癌。使用阴茎套性交是一种卫生的方式。

4）对早泄的治疗作用，可以克服过分敏感的感觉，阻止阴茎内血液回流，推迟男方性高潮。使用表面有颗粒的阴茎套可以提高性生活质量。

5）可以克服少女妇女对精液的过敏反应，对某些因女方体内产生抗精抗体而不孕者，连续使用3~6个月，可以降低女方体内抗精抗体滴度而有利受孕。

6）有助于男性参与，增加男性责任感。

（2）阴茎套的使用方法：

1）选择新的合适型号的避孕套。

2）坚持每次性交开始前，阴茎勃起后戴套。

3）戴套前捏瘪避孕套前方小囊，排除空气，贴紧阴茎头。

4）将已经卷好的阴茎套由龟头向阴茎根部缓缓向上滚动，边套边展开直至阴茎根部。

5）射精后在阴茎未软缩前，按住套口边缘和阴茎一起退出。

6）检查避孕套小囊内是否有精液，察看避孕套有无破损。

7）避孕套滑脱或脱落，应立即采取事后补救措施。

8）立即检查阴茎套有无渗漏或破损，打结后用纸包好扔弃。

（3）阴茎套失败的原因：

1）使用润滑剂、油脂影响乳胶质量。

2）使用方法不当如阴茎套松散，拉长，未捏瘪前方小囊排除空气，导致避孕套胀破，精液渗漏。

3）型号太大或未套至阴茎根部导致套滑落；型号过小致使避孕套破裂。

4）戴套时间过迟（如中途或射精前戴套）或未坚持戴套。

5）射精后在阴茎未软缩之前没有及时将阴茎和阴茎套一起抽出，待阴茎萎软后阴茎套滑落，精液溢出。

6）动作粗暴、性交时间过长，避孕套变质或避孕套在使用过程中被滑破。

（4）保健指导：

1）使用阴茎套需对方配合。

2）每次使用一个新避孕套，坚持正确的使用方法。

3）不要在避孕套上面涂凡士林等油脂类润滑剂，以免损坏避孕套。

4）戴阴茎套时避免用力牵拉或被指甲刺破。

5）最好准备紧急避孕药，以备急需。

6）注意保存，勿受热、受潮、阴凉处贮存，避免接触油脂及樟脑。不要使用过期，变脆，粘连或破损的阴茎套。

7）使用阴茎套后，个别人出现阴茎胀痛，可用温水清洗后涂肤轻松软膏、服氯苯那敏、应改用其他避孕方法。

8）夫妇任何方橡胶过敏不宜使用。

9）不适用于阴茎不能勃起状态及男方不合作者。

10）若阴茎套滑落掉入阴道内，应停止性交，以手指伸入阴道将套取出后，换一个套继续性交，如射精后避孕套滑落与阴道内，应立即取出后，采取事后补救措施：①立即下蹲排出精液并用肥皂液冲洗或擦洗阴道；②放入外用杀精剂；③用带尾线大棉球蘸10%醋液后送入宫颈口处，12小时取出；④服用速效避孕片；⑤注意观察月经，发现闭经及时检查。

3．女用避孕套　是一种全新的屏障避孕工具，由较乳胶更强韧的聚氨酯制成，形状如松软，匹配合适的护套，其长度与男性避孕套相同，但较粗。女性避孕套两端各有一灵活可屈折的聚氨酯弹性环（图11－2）。封闭端的小环可放入阴道置于宫颈口处，以便放置并起到内"锚"固定的作用。开口端的大环，保留在阴道外，性交时保护阴唇和阴茎根部，精液留于套内，从而是阻止精子进入女性生殖道而避孕。

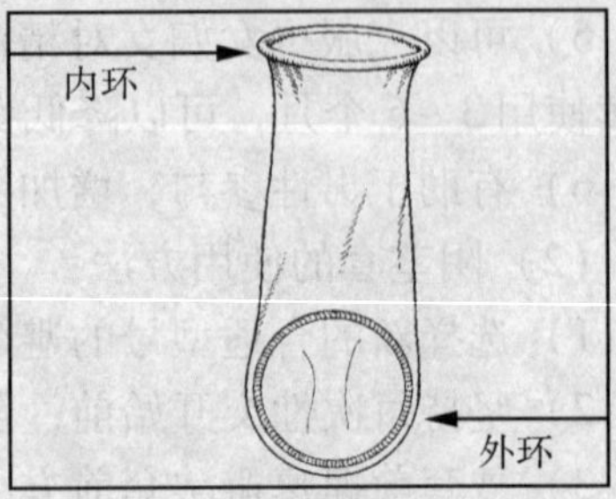

图11－2　女用避孕套图示

（1）优点：

1）安全而无医疗性危险；不干扰月经和哺乳。

2）覆盖男性与女性生殖器官的面积较大，为预防性传播疾病和艾滋病，提供有效屏障；是男方不愿使用阴茎套时的替代。

3）性交前由女性置入，使用方便，一次性使用，容易取出，是女性行使防止意外怀孕和预防性传播疾病的权利的唯一方法。

4）其外形与阴道自然起伏相吻合，较阴茎套更为敏感与舒适。

5）性交时不易破裂、滑动或脱落。

6）聚氨酯女用避孕套可使用油质润滑剂。

（2）缺点：

1）价格昂贵。

2）覆盖面积大，覆盖女性敏感的阴蒂与阴唇区，可能冲淡女性快感。

3）放置方法较为复杂，内环可能引起女方不适。

（3）使用方法：使用方法女性避孕套与阴道隔膜一样置入阴道内，其内环置于耻骨后端。外环留在阴道外面，盖住阴唇。预先用硅酮润滑，房事时，阴唇与男子阴茎的根部因物理性遮盖而防止感染。请参见以下图解。

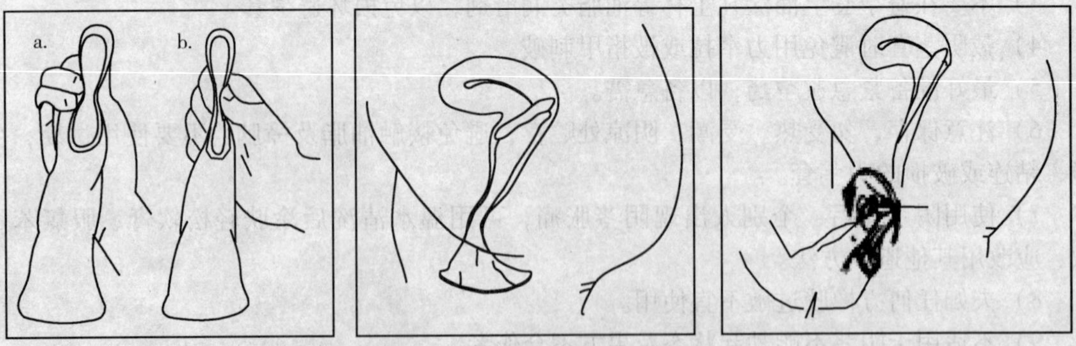

图11－3　女用避孕套使用方法

（4）保健指导：

1）使用女性避孕套应掌握正确置入方法，并需男方配合。

2）每次性交使用一个新的套，防止指甲刺破。

3）最好与外用杀精剂结合使用，以加强避孕效果。

4）如出现破裂或滑脱，应及时采取事后补救措施。

5）若月经过期而有怀孕可能时，应及时到医院检查。

（四）自然避孕

自然避孕又叫周期性禁欲，是根据观察月经周期中能受孕期和不能受孕期自然出现的体征和症状的生育调节法，是目前国际上较为流行的一种计划生育方法。即避开排卵期进行性交以防止受孕。

1．避孕原理　自然避孕的方法有多种，每种方法以生殖内分泌周期性变化，表现在妇女不同自我感觉和体征作为基本原理。自然避孕法包括：日历推算法、基本体温测定法、宫颈粘液法、症状体温法及尿 LH 检测法等。

（1）排卵：正常妇女每月排一个卵，如我们知晓何时排卵，从而避开排卵，就可以防止受孕。排卵前有一种现象值得我们注意：

1）宫颈粘液作为一个排卵前的指示物质，用宫颈粘液的周期性变化来捕捉排卵的时间。排卵前宫颈粘液量增加，粘液滑润、清凉、透明而有弹性，此时称为“高峰粘液”，避孕者自己即可感觉。排卵后宫颈粘液减少，并已变成粘稠。

2）基础体温作为捕捉排卵的第二个指标。一般妇女排卵是在基础体温下降前后 48 小时内完成。

3）尿 LH 测定为第三个捕捉排卵的指标。排卵期来临最可靠的指标是尿中雌二醇排泄量持续增高。目前在市场上已有排卵试纸，是一种简便的用于家庭的排卵预测方法。如测试阳性时尿 LH 高峰，预示即将排卵。

（2）精子：精子在女方阴道内存活时间在安全避孕中至关重要。据研究精子排入阴道内 4~6 小时开始逐渐死亡，48 小时全部消失，一般来说精子受精能力是排至阴道 48 小时内。但也有学者发现精子在女方宫颈内存活 5~6 天，个别人仍有怀孕可能。

根据以上基本概念，在排卵前后 3 天，甚至在排卵后 5 天内称为易受孕期（生育期），应禁欲或采用避孕措施。

2．选用自然避孕法的条件

（1）能认真学习掌握自然避孕的方法并能严格执行，双方能配合默契。

（2）有稳定的生活、工作环境、月经规律。

（3）能准确掌握排卵期计算方法及排卵规律，能识别自己的排卵期症状及体征者。

（4）会使用一种临时避孕方法。

（5）月经周期不规律、生活不稳定、两地分居、哺乳期及新婚容易改变排卵规律，而导致避孕失败。

3．自然避孕法的优缺点

（1）自然方法无副作用，不需要使用器具、服用激素或手术，适合使用其他避孕方法有禁忌证或副反应者。

(2) 安全经济，费用最低，只需图表，日历和体温计。

(3) 需经过培训及指导，严格观察月经周期，准确记录。

(4) 需要每天监测并需反复咨询指导。

(5) 自然避孕法与屏障法相结合使用效果最佳。

(6) 若识别排卵期失误，失败率较高。

4. 各种自然避孕法

(1) 月经周期推算法：是确定每个月经周期中排卵时间的方法（表 11 -8）。应是根据近一年月经周期的规律推测。如周期正常者，多在两次月经中间排卵，排卵期应在下次来月经前 12 ~16 天，由于无法准确知道下次月经来潮的日期，因此，安全期的计算，必须用日历连续记录 6 个月经周期，从中找出最长和最短的月经周期天数，方法如下：

最短周期 - 19 天　为向前安全期（倒数 16 天排卵，加 3 天精子存活期）。

最长周期 - 10 天　为向后安全期（倒数 12 天排卵，加卵子存活 1 天）。

例如最近一年月经周期最长为 35 天，最短 25 天，月经 2 月 6 日来潮，安全期为 2 月 6 日以前及 2 月 25 日以后为安全期易孕期（危险期）长达 17 天。

表 11 -8　月经周期推算法

月经期	排卵前安全期	排卵期	排卵后安全期	月经期
1 2 3 4 5	6 7 8 9 10	11 12 13 14 排卵 16 17 18 19	20 21 22 23 24 25 26 27	28 29 30 31 32

(2) 基础体温测定法：基础体温（BBT）指完全休息状态下的体温，由于月经周期卵泡期、排卵期、黄体期体温随之变化，将基础体温变化记录并以标点连接起来，观察体温图形的变化。

1) 双相基础体温：妇女在排卵前体温较低，排卵后由于孕激素的作用，体温上升 0.3 ~0.5℃，排卵可能发生在由低温到高温的阶段。体温上升持续至月经前，称双相基础体温，(图 11 -4)。一般妇女排卵是在基础体温下降前后 48 小时内完成。在体温连续上升三天后

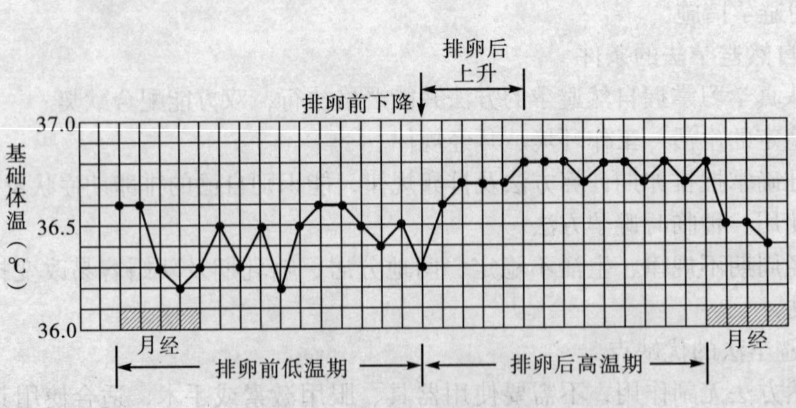

图 11 -4　双相基础体温

是排卵后安全期，其余的时间者是不安全期，若体温上升呈梯式，则必须连续3天都高于上升前6天的平均体温0.2℃以上。

2）单相基础体温：若没有发生排卵，体温则在后半期不上升，整个周期呈现低平体温，由于单相体温不能确定是不排卵，还是排卵推迟，因此绝经前期及产后妇女不宜使用。

3）保健指导：基础体温法只适用于生活稳定，月经规律，有自控能力，能坚持每天认真观测记录的夫妇；每天清晨在相同的时间，醒后未起床、未进行任何活动之前，体温表口腔3分钟后立即读书记录，将体温标点连成线；使用基础体温法每天应睡眠6小时以上，从月经第一天开始测量；基础体温判断排卵日与能否准确观测记录，能否辨认体温上升的“易孕期”有关；环境、情绪、疾病和生活规律的变化（如迟醒、睡觉不足、隔夜饮酒等）都可能有体温升高的假象；基础体温测量法只能提示排卵已发生，不能预告排卵何时发生。避开排卵期可防止受孕；在易孕期性交，可用计划受孕或不孕症。

（3）症状体温法：是日历法、宫颈粘液法和基础体温法相结合，再以妇女在排卵期出现一侧下腹痛、乳房胀痛、白带稀薄透明、面部发胀等症状为参考的综合方法，可以更准确地判断“易孕期”和“不易孕期”，以便确定是否禁欲或避孕。

（4）宫颈粘液法（比林斯法）：宫颈粘液法为排卵自我检测方法，是一种安全、有效、简便、经济的避孕方法。宫颈粘液法是根据宫颈粘液周期性变化观察雌激素水平。首先应用于20世纪50年代，作为日历法的补充；20世纪60年代起澳大利亚的比林斯（Billings）研究以宫颈粘液作为排卵的信号，并将其运用于自然避孕。

宫颈粘液量、粘稠度与月经周期各个阶段中雌激素的周期性变化相关，使宫颈粘液产生相应的含量和性状的改变，用宫颈粘液的周期性变化来捕捉排卵时间。雌激素可使宫颈粘液分泌量增加，变稀薄、透明、拉丝度增加；孕激素使粘液分泌变少，变稠，不透明。因此，利用宫颈粘液的物理性能辨别“易孕”和“不易受孕”阶段，“易孕阶段”禁欲或避孕，“不易受孕阶段”为安全期。

一般正常月经周期中，在月经干净后阴部无粘液为“干燥期”，随之有粘液时为“湿润期”，粘液量增多时，产生滑润感，其后又是“干燥期”和下次月经期。宫颈粘液变化与卵泡的生长、发育、成熟、排卵等过程相一致。分为4个阶段；

1）月经期：一般为2~7天，每个妇女有相对稳定的经期。

2）干燥期：经期结束至粘液开始分泌。

3）湿润期（易受孕期）：从外阴潮湿感过渡到湿润感，提示卵泡接近成熟，并且分泌功能旺盛，以致外阴部湿润感明显，宫颈分泌达高峰之时，宫颈粘液变得清亮，润滑而富有弹性，直至清澈如蛋清状，拉丝度增高。在出现这种粘液的最后一天（高峰日）的±48小时之间是排卵日，出现阴部湿润感时即为“易孕日”。应用宫颈粘液的变化训练妇女自己观察外阴部的粘液性状和自身阴部湿润滑腻的感觉，再以手指或卫生纸揩拭来辨认粘液的性状，并在指间或纸间观察其拉丝度，从而有效地掌握本人的排卵规律。从“高峰日”起1~4天都是易孕期，应避免性生活。

4）安全期（不易受孕期）：从高峰日第4天起，至下次月经来潮之日止为安全期。

保健指导：适用于育龄妇女生理状况下的各种情况，严格掌握本方法夫妻密切配合具有良好的避孕效果。低受孕者，掌握在易孕期进行性生活，可提高受孕率；学会识别宫颈粘液类型，通常需要1至3个月。为了防止意外妊娠，在学习的第一个月应采用其他避孕方法；月经周期中出血或点滴出血应视为可能孕期，避免性生活；在性生活前应先检查宫颈粘液；在干燥期，只应隔日性生活，以免精液影响对粘液的观察；出现任何“易孕”的体征，均应禁止性生活，直到出现三个“干燥日”时止；高峰后第4天可以恢复性生活。自然避孕法的有效率与正确掌握、坚持细心观察有关。

（5）哺乳闭经避孕法。凡符合以下三个条件者均可以使用：完全或接近完全哺乳、闭经、小于6个月。

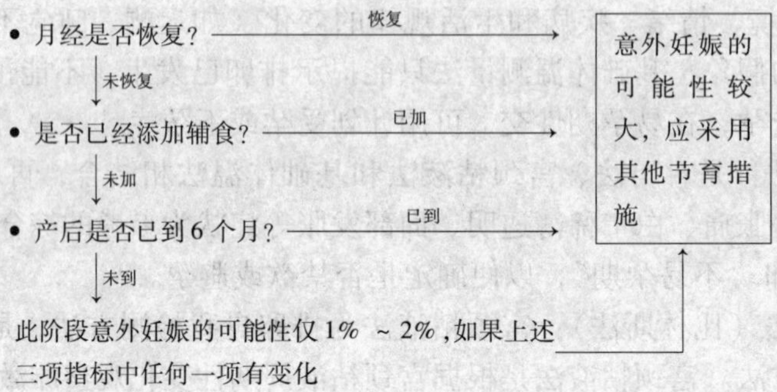

图11－5　哺乳期闭经避孕方法指导示意图

5．自然避孕法失败原因　①预测排卵方法使用不当；②月经不规律；③环境、疾病、情绪、药物、生活因素的影响，使排卵日发生变化；④安全期计算失误；⑤在易孕期性生活而未避孕时，应考虑紧急避孕。

6．血、尿雌二醇（LH）测定

（1）医院进行血、尿雌二醇测定。

（2）自我家庭检测：应用目前市场出售的检测试纸，以万华排卵检测试纸为例。首先确定通常的月经周期，即从月经的第一天到下次月经的第一天，从月经周期第11天开始检测，每天进行检测：①每日收集上午10点~下午8点之间的尿液；②用吸管吸取尿液，滴4滴尿液至圆形滴尿孔中；③5~10分钟后观察测试结果；④反应线T比控制线C颜色深或相同为阳性，即已出现LH峰，14~48小时内排卵；⑤反应线T比控制线C颜色淡或只有一条控制线为阴性，即未出现LH峰或峰值已过；⑥若5~6分钟内，控制线C不出现，表示测试结果无效。

（3）其他检测方法：国外测定妇女排卵新方法，用以指导生育或进行避孕，如采用电脑手表感应妇女生物电，显示安全期和危险期，以及末梢血流量测量仪、生育期自测仪及宫颈“温度计”等。通过对电压、电流、体温等方面的检查，测定排卵时间，可以指导计划生育夫妇避孕，又可指导不孕症夫妇提高受孕率。

（五）绝育术

绝育术是指通过手术或非手术方法将输卵（精）管结扎或阻断，以阻止精、卵相遇，而使其不能生育的医学技术。目前常用的有输卵（精）管结扎术。

1．女性绝育　女性绝育术以手术方法切断、结扎、电凝、环夹或采用药物堵塞输卵管而达到不育目的的技术，其中以输卵管结扎使用最广泛，输卵管结扎术常用腹式，阴道式绝育较少用。腹式绝育包括腹式小切口法、腹腔镜法等。

（1）适应证和禁忌证：

1）已婚妇女经夫妇双方同意，要求作结扎手术而无禁忌证者。

2）因心、肝、肾疾病、严重遗传病等不宜妊娠者。

3）有感染情况，如腹部皮肤感染、盆腔炎等，应待治愈后手术。

4）全身虚弱，不能经受手术者，如产后出血、休克、心力衰竭和其他疾病急性期不宜手术。

5）24小时内体温二次在37.5℃以上者暂缓手术。

6）有严重神经症者。

（2）手术时间选择：

1）月经后3~7天，避免在月经前及月经期手术。

2）人工流产后或取环后，可立即手术，自然流产转经后手术。

3）顺产、中引术后第一天即可施术；难产或人工剥离胎盘需观察5天，无特殊情况再手术。

4）剖宫产或其他妇科手术可同时做输卵管结扎术。

5）哺乳期转经者可在月经净后3~7天手术；为转经必须排除妊娠后手术。

（3）保健指导要点：

1）输卵管结扎手术应在具有施行手术条件，由经考核合格的人员施术。严格执行《节育手术常规》，手术尽量在排卵前施行以避免宫内或宫外妊娠。

2）做好术前准备，进行术前咨询，使受术者了解手术过程，解除思想顾虑。

3）详细询问病史，包括药物过敏史，系统进行全身、妇科及各项化验检查。

4）术前做普鲁卡因过敏试验。

5）术前禁食，事后半流食，注意排气，排尿。

6）卧床休息6小时后鼓励早期活动。

7）每日测体温2次。

8）术后5天拆线，术后定期随访。

2. 男性绝育　输精管结扎术是将两侧输精管切除一小段，使精子不能排出体外，而达到不育的技术。结扎后睾丸仍继续产生精子和分泌男性激素，性生活是仍能正常射精，但精液中不含精子。因此，输精管结扎术不会影响男性特征、性欲和性生活，也不会影响健康和劳动。

男性绝育方法很多，输精管结扎术是一种简单安全的小手术，以直视钳穿法最好，手术随时可作，不需住院，除此之外还有输精管粘堵、栓堵等技术。

（1）适应证和禁忌证

适应证：已婚男子要求节育，经夫妇双方同意而无禁忌证者均可手术。

禁忌证：①有出血性疾病、明显的神经症、神经病、急性或严重慢性疾病者；②泌尿生殖系统急性或慢性炎症，经治疗后再手术；③睾丸鞘膜积液、腹股沟疝、中度精索静脉曲张者；

④阴囊皮肤有急慢性炎症、淋巴结水肿、皮肤疾病、应治疗后手术；

⑤有性功能障碍者。

（2）保健指导要点：

1）术前咨询，消除受术者思想顾虑，手术应由经过培训，持有合格证的专业人员实施。

2）详细询问病史、体格检查及化验检查。

3）手术前一天洗澡或用肥皂水清洗阴囊、阴茎，更换清洁内衣。

4）术后观察2小时，检查无出血后可回家，最好使用提睾带，若发生创口出血，阴囊肿大及时就诊。

5）术后1周内注意休息，避免重体力劳动或剧烈运动，如骑车、骑马、挑担、长途行走等。

6）注意保持清洁，术后避免阴囊潮湿，防止伤口污染，5天拆线。

7）术后2周内避免性生活；如手术未作精囊灌注，术后需继续避孕3个月或体外排精12次之后，精液检查无精子后才能停止避孕措施。

8）手术后结扎处有一个硬结及近期内稍有疼痛是正常现象，若疼痛加重应到医院复查。

（3）复育术：

施行绝育术的夫妇，若孩子不幸发生意外死亡、病残或受术者再婚，根据现行生育政策，符合生育条件的，由本人申请，经过主管部门审批后，可到有条件的技术单位施行复育术。

绝育手术方式和质量影响着复育效果，复育术可解除绝育的后顾之忧，有利于计划生育工作的开展，是节育技术的配套技术。复育效果与复育技术有关，更与原来的手术类型、质量有关，输卵（精）管粘堵术，由于对输卵管解剖与功能损坏广泛而严重，几乎不具有可复性。输卵（精）管结扎术的可复性却高的多。常用的复孕技术：输卵管复通术、输精管吻合、试管婴儿技术。

四、各种避孕方法的特点

进行各种避孕方法的比较见表11－9，11－12，在促进健康责任和家庭幸福框架内实现其生育目标。

（一）各种避孕方法效果

（二）特殊情况避孕方法的选择

绝育并非一个子女夫妇断然选择的方法；哺乳期避孕和紧急避孕只在特殊情况下才使用；自然避孕和屏障避孕虽然方法简单无副作用，但较难准确掌握，其可靠性与正确合作成正比，要求使用者有较高的文化素质；对于不宜生育人群或不准备生育需长期避孕者，应选用长效、安全、稳定的避孕方法。宫内节育器、皮下埋植避孕法或绝育术。宫内节育器简便、长效，一次放置可长期避孕，目前仍是我国广大妇女首选的避孕方法。

应根据不同避孕需求及年龄、胎产次、文化程度、个人习惯和避孕及健康情况等不同情况，除参照适应证和禁忌证外，应以高效、安全、经济、可逆这基本条件进行选择表11－10。

表 11－9　常用避孕方法及其效果（WHO，1996 年）

效　果	避孕措施	最初使用 12 个月后每 100 名妇女的妊娠情况	
		一般性使用	正确并持续使用
总是很有效	皮下埋植	0.1	0.1
	输精管结扎	0.2	0.1
	复方注射	0.3	0.3
	DMPA 及 NET－EN 注射	0.3	0.3
	女性绝育	0.5	0.5
	T 铜 380A	0.8	0.6
	孕激素口服避孕药（哺乳）	1	0.5
一般性使用有效 正确使用则很有效	哺乳期闭经	2	0.5
	复方口服避孕药	6－8	0.1
	孕激素口服避孕药（非哺乳期）	－	0.5
一般性使用有一些效果 正确及持续使用有效	男性避孕套	14	3
	体外排精	19	4
	阴道隔膜与杀精剂	20	6
	掌握生育周期的方法	20	1－9
	女性避孕套	21	5
	杀精剂	26	6
	宫颈帽		
	未产妇	20	9
	经产妇	40	26
	不避孕	85	85

表 11－10　育龄期避孕方法的选择

	节育器	口服避孕药	避孕套	皮下埋植	输精管结扎术	输卵管结扎术
青少年		√	√			
新婚暂不生育		√	√			
停用长效避孕针等待生育			√			
哺乳期	√		√			
已有 1 个孩子	√	√	√	√		
已有≥2 个孩子	√			√	√	√
40 岁以上	√		√			

患有下表 11－11 中所列疾病妇女非意愿妊娠会增加危险性：

高血压（收缩压大于 160mmHg，舒张压大于 100mmHg）
糖尿病（胰岛素依赖型，有眼/肾/神经或其他血管并发症，大于 20 年病程）
缺血性心脏病
中风
复杂性心脏瓣膜病
乳腺癌
子宫内膜或卵巢癌
性传播疾病
HIV/AIDS
严重（失代偿）肝硬化
恶性肝脏肿瘤
恶性滋养叶细胞疾病
镰型细胞疾病
血吸虫并发肝脏纤维化
结核病

1．新婚期　新婚妇女处女膜口小，阴道紧，弹性差，同时双方心理紧张羞涩，又缺乏性生活经验，因此新婚避孕的原则是：

（1）高效简便，不影响性生活。

（2）停用后短期内可恢复生育。

（3）不影响后代健康。

（4）不宜使用宫内节育器，长效避孕药。

（5）新婚期不宜掌握排卵期，安全期避孕失败率高。

（6）建议先采用口服避孕药或阴茎套（加用药膏或药膜），待双方适应后再改用其他方法。

2．人工流产后　人工流产手术后若不采用避孕措施，极易引起再次怀孕而影响健康，所以，人流手术时若出血不多，子宫收缩好，可在手术同时放置宫内节育器或术后服用口服避孕药，也可以使用阴茎套避孕。

3．哺乳期　产后母乳喂养不仅为婴儿提供必需的营养，还具有调节生育间隔的作用，母乳喂养时由于婴儿吸吮乳头刺激释放泌乳素和内啡呔，抑制了排卵所需的激素，所以起到避孕的效果。

产后恢复排卵先于首次月经，据统计，哺乳期 50% 有排卵，首次月经前 33% 已有排卵。所以产后虽然尚未转经，第一次排卵就会受孕（俗称暗胎）。可以采用适合哺乳期妇女使用的纯孕激素长效避孕针，如狄波－普维拉，产后 6 周即可开始注射，或采用工具避孕。宫内节育器是多数哺乳期妇女的最佳选择，产后 3 个月，剖宫产后 6 个月可以放置宫内节育器。

4．中年以后　40 岁以上妇女仍有怀孕可能。由于卵巢功能逐渐衰退，排卵性周期逐渐减少以至无排卵，但从月经紊乱到月经完全停止，生育力消失，是需要一个过程的，更年期的长短因人而异，在此期间卵巢仍有可能排卵，而意外妊娠。因此，应坚持避孕到月经完全停止，应选择不影响内分泌功能的避孕措施。40 岁后应以工具避孕为主，可以同时应用避孕药膏增加滑润度，若放置宫内节育器，应在绝经半年后取出。

5．月经不调

（1）月经过多：不宜放置宫内节育器，若要选用应选择含铜节育器，若无禁忌证，可以服用避孕药，以减少月经量。

（2）月经过少或闭经：不宜使用避孕药，可以放置宫内节育器。

（3）月经不调：不易掌握排卵期，不宜使用安全期避孕及宫内节育器，可以服用避孕药，即可避孕又可调整月经周期。

6. 被强暴后　强奸是一种违反妇女意愿的性行为，导致女方心理损害并可能受孕，因此事件发生后，除立即向公安机关报案外，还应当采用紧急措施，防止意外妊娠，具体方法见紧急避孕。

7. 希望终止生育　可选用长效、高效的避孕方法如皮下埋植、宫内节育器，若肯定不再生育可选择绝育。

（二）患病期避孕方法选择

1. 肺结核　肺结核是由结核杆菌引起的慢性呼吸道传染病，近年肺结核发病率上升，全球肺结核4亿人，肺结核活动期不宜怀孕。由于结核病需长期服用抗结核药物治疗，利福平、异烟肼，会减弱避孕药的药效，故不宜使用药物避孕，可以用工具或放置宫内节育器。

2. 心脏病　患各种类型的心脏病妇女，若心功能较差就不宜怀孕或生育，应选择可靠避孕措施。由于避孕药所含雌激素，使体内钠离子和水分排出减少，加重心脏负担，同时使血液粘性增加，对某些心脏病会引起血液高凝状态，容易发生血栓，对心脏不利；放置宫内节育器有引起感染而可能发生细菌性心内膜炎，应选择工具避孕，已有孩子或不宜生育患者，可以选择绝育术。

3. 肝肾疾病　避孕药是通过肝脏和肾脏代谢、解毒、排泄，当肝肾功能不良时，避孕药会加重肝脏负担，促使病情恶化，同时由于凝血酶原减少，凝血功能障碍，因而容易引起出血，放置宫内节育器容易引起月经过多，因此，宜使用避孕套，阴道隔膜，外用避孕药避孕。

4. 糖尿病　糖尿病怀孕后会加重病情，并容易发生流产及影响胎儿生长发育，胎儿畸形发生率和死亡率明显增加，糖代谢是一个相当复杂的过程，容易受到很多因素的影响，由于避孕药影响葡萄糖的耐受性，因此对有糖尿病家族史，潜在糖尿病或糖尿病患者均不宜使用。糖尿病容易引起感染应慎用宫内节育器，以使用工具避孕或自然避孕为宜。

5. 生殖器炎症　宫颈糜烂时妇女常见病，重度宫颈糜烂不宜使用宫内节育器和外用避孕药膜、膏、栓、片；生殖器急性亚急性炎症不宜放置宫内节育器；下生殖道感染如滴虫、霉菌阴道炎及性传播疾病，应使用阴茎套可有避孕及预防感染双重保护作用。

6. 精神性疾病　精神病发病期不宜生育，由于自己多不能坚持避孕，不宜使用短效口服避孕药或工具避孕，可根据病情及生育需求，若无禁忌证可选择宫内节育器，皮下埋植避孕，长效避孕针或绝育术。

7. 过敏体质　过敏体质妇女选择避孕方法受到一定限制，如外用避孕药膜、膏、栓、片，容易引起阴道粘膜过敏，阴道分泌物增加甚至引起炎症；个别人使用避孕套也会发生过敏。可以试用避孕药，宫内节育器，若均有过敏，只好根据病情及生育需求采用自然避孕法或选用绝育手术。

8. 不良生育史　如患葡萄胎、习惯性流产、严重妊娠高血压综合征，产后出血及剖宫产术后应根据病情，坚持采取可靠避孕措施1~2年，待身体恢复后再怀孕。

（三）各类避孕方法比较（表11-12）

表 11－12 各种避孕方法特点的比较

方 法	优缺点	使用方法	指导要点	适宜人群	咨询要点
口服避孕药	优点： ·高效安全 ·停药后短期内可恢复生育能力 ·对月经周期和月经量有调节作用 缺点： ·必须每天服药 ·有的人有轻微副反应	·1号口服避孕药(复方炔诺酮)、2号口服避孕药(复方甲地孕酮)、0号口服避孕药和复方18甲基炔诺酮均自来月经第五天每日服1片,连服22天,停药3～5天月经来潮,第五天继续服药 ·三相片、妈富隆于月经的第一天开始服用第一粒,依序在每天同一时间服用一粒,直到服完21粒为止。	·注意按时服药,不要错服或漏服,如有漏服可在12小时内补服1粒 ·心、肝、肾功能不全者,哺乳期及有生殖器官肿瘤者禁用 ·药物如破碎、变质及溶解均会影响避孕效果 ·避孕失败,应及早终止妊娠	·无禁忌证及身体健康的女性均可服用	·说明优、缺点及可能出现的副反应 ·掌握正确使用方法 ·出现异常的副反应随时就诊 ·询问有无服用影响避孕效果的药物
长效避孕针 狄波1普维拉150	优点： ·长效 ·使用方便 ·下抑制乳汁分泌 ·能在产后或流产后及时起到避孕作用 缺点： ·初用时常出现不规则出血或点滴出血 ·可能改变体重 ·可能有轻微头痛 ·生育恢复可能推迟(6～8个月)	·每3个月注射1次,每次150mg/ml ·注射时间在月经周期第五天内 ·不哺乳妇女产后5天内 ·哺乳妇女产后6周内	·按时注射 ·定期作乳房检查,如有肿块立即停用 ·如发现针药中有圆形状物出现,可置于热水中待溶解摇匀后方可注用 ·使用前将药摇匀,抽药时应将药物抽尽,否则药量不足影响避孕效果 ·每次注射后应观察15～20分钟再离开,如发生过敏反应应立即抗过敏治疗 ·注射时针头不宜过细,在臂部或三角肌深部注射,避免药液外漏 ·第1次注射要观察20小时,有过敏者应停药	·哺乳期妇女 ·同口服避孕药	·告之使用时的利弊和副作用 ·解释注射的程序,预约随访日期 ·如怀疑怀孕或出现异常随时就诊
探亲避孕药	优点： ·高效安全 ·临时短期避孕,不受月经周期限制 缺点： ·不宜长期服用	·1号探亲药：同房当日中午及晚上各服1片,以后每晚服用1片,共14片 ·18－甲探亲片：同房前一天起每晚服1片。如当天服第一片,必须第二天早上加1片,以后每天1片,连服14日 ·53号探亲药：当天同房后服1片,第二天上午加服1片,以后每次同房后服1片,一月总量不得少于12片	·服用时应吞服,勿嚼碎 ·服满所需药量,不可随意减量 ·药物含量高,长期使用对健康有影响,不能代替口服避孕药 ·14天服完后应改用其他避孕方法 ·避孕失败应及早终止妊娠	·夫妻两地分居短期探亲时间服	·说明各种探亲避孕药的服用方法不完全相同,必须清楚服法,解释可能出现的副反应及其处理

续　表

方　法	优缺点	使用方法	指导要点	适宜人群	咨询要点
避孕套	优点： ·简便有效，无副作用 ·安全卫生，能预防性传播疾病 ·适合短期避孕 缺点： ·需男方合作	·阴茎勃起后开始使用 ·房事前，捏紧小囊边缘，套在阴茎根部 ·射精后，阴茎未软缩前，按住套口连同阴茎一起抽出	·发现套破或滑落者，72小时内可用紧急避孕方法补救 ·极少数橡胶过敏者禁用	·育龄男性 ·新婚、探亲期或哺乳期、更年期夫妇 ·使用外用避孕药的夫妇 ·患有早泄的男性	·介绍正确的使用方法 ·说明避孕套避孕失败原因
外用避孕药片	优点： ·方便有效 ·有清洁、润滑作用 缺点： ·使用不当易失败	·先将手洗净，房事前5～10分钟用手指把药片置入阴道深处，紧贴子宫颈口处 ·手指退出时注意勿将药带出 ·置入后保持仰卧位至性交结束	·临用前再开启包装，以免污染 ·药物置入阴道内溶化后方可性交 ·不可口服 ·阴道炎及过敏者、子宫脱垂、重度宫颈糜烂、阴道松弛者禁用	·育龄妇女且无禁忌证者	·与屏障避孕法结合使用可提高杀精效果 ·告知正确掌握杀精剂使用方法 ·使用者如怀疑可能怀孕或发现有其他问题时应进行复诊
外用避孕药膜	优点： ·方法简单，副反应少 缺点： ·可能出现瘙痒刺痛等现象 ·使用不当易失败	·在性生活前5～10分钟，将药膜对折2次，为原来的1/4大小或揉成松软小团放入阴道深处	·外用避孕药膜以女方使用较为理想 ·超过30分钟尚未性交，应再放一张药膜 ·阴道炎、子宫脱垂、重度宫颈糜烂、阴道松弛者禁用	同口服避孕药	同口服避孕药
外用避孕药栓	优点： ·方法简单，副反应少 缺点： ·阴道分泌物增多	·把手洗净，取避孕栓1枚，撕去外层纸 ·用手指将其尖头向前推入阴道深部 ·5～10分钟待药栓全部溶解后即可性交	·不能与阴道隔膜、避孕套同时使用 ·超过30分钟尚未性交，应再放一张 ·阴道炎、子宫脱垂、重度宫颈糜烂、阴道松弛者不宜使用	同口服避孕药	同口服避孕药
外用避孕药膏	优点： ·方法简单 ·有润滑作用 缺点： ·单独使用效果不理想	·将药膏挤入注入器内，再用注入器将药膏打到阴道深处，取出注入器即可性交	·超过30分钟尚未性交，应再注入1次 ·应与避孕套同时使用 ·阴道炎、子宫颈糜烂、子宫脱垂、阴道松弛、会阴严重撕裂者不宜使用	同口服避孕药	同口服避孕药

续 表

方 法	优缺点	使用方法	指导要点	适宜人群	咨询要点
自然避孕法	优点： ·不影响性生活 缺点； ·不易掌握排卵期 ·失败率高	·计算好排卵期，避免排卵日前后4～5天同房	·新婚期、月经不规则者不宜选用	·采用此法避孕容易造成避孕失败，一般不宜推广使用	指导掌握排卵期方法
宫内节育器	优点： ·长效、安全、可逆、方便、经济 ·适于长期避孕 缺点： ·有的人经量增多，经期延长	·由医生放置，要定期检查	·带器后定期检查 ·出现不明原因阴道出血，突然下腹腔痛，月经周期延长超过35天以上，要立即去医院检查 ·带器妊娠应及时终止妊娠	·育龄妇女而无禁忌证者 ·不能或不想用口服避孕药的妇女 ·年龄超过35岁并吸烟者 ·正在哺乳的妇女	·说明IUD优缺点及可能出现的副反应及对异位妊娠的警惕 ·IUD置过程介绍 ·IUD放置过程介绍 ·记住IUD种类，放置日期
皮下埋植剂	优点： ·方便、经济、长效、可逆 ·适于长期避孕(有效期5年) 缺点： ·有的人月经不规则或点滴出血 ·闭经	·到医疗保健机构批准的单位由医生放置皮下埋植剂	·埋植一次可避孕5年 ·取出后避孕效果立即消失，注意更换其他避孕方法 ·定期随访时做全面检查	·40岁以下，要求长期避孕无禁忌证者 ·频脱器或多次带器受孕的妇女 ·生殖道畸形(双子宫等)不适于用IUD者	·出示皮下埋植剂，简述手术过程 ·可能出现不规则出血或闭经，随着应用时间延长，出血现象等副反应会逐渐改善 ·有明显不适如头痛恶心等应及时就诊 ·5年后必须取出或更换新的皮下埋植剂 ·术后随访的重要性
输卵管绝育术	优点： ·手术简单、安全、绝育效果好 缺点： ·手术不可逆转	·由开展手术单位的医生施术	·向夫妇双方说明优缺点以及副作用 ·介绍手术程序及麻醉 ·手术不影响性功能 ·有输卵管再通及宫外孕的可能性	·已婚妇女且无禁忌证者 ·因某些疾病而不宜妊娠者 ·患有严重遗传病者	·自行在无压力情况下选择决定

续 表

方 法	优缺点	使用方法	指导要点	适宜人群	咨询要点
输精管绝育术	优点： ·简便、安全、出血少、无痛苦 ·绝育效果好 缺点： ·永久性绝育不可复	·由手术开展单位的医生施术	·向夫妇双方讲解其优缺点及可能出现的副反应 ·最有效的节育手段之一，失败率0.1%至0.5% ·术后一周左右不得从事使阴囊紧张的体力活动，避免性交 ·手术步骤 ·解除思想顾虑	·已婚男子自愿要求且无禁忌证者 ·不宜生育，自愿绝育者	·要求服务对象在选择手术前充分考虑考虑双方的年龄，婚姻稳定性社会问题

五、未避孕或避孕失败后的补救措施

目前的各种避孕方法的正确使用与效果有很大差异，各种方法都有失败的可能。育龄夫妇在长达30年的生育期，难免避孕失误，调查资料表明已婚人工流产中25%未采取避孕措施；75%为避孕失败，其中带器妊娠25%；节育脱落11%；避孕套19%；口服药失误90%；安全期23%；其他6%。因此，无论是未避孕或采用避孕措施后失败，均增加了非意愿妊娠，其中大部分采取人工流产。这不仅造成国家和个人的经济损失，损伤了受术者的身心健康，而且也影响了我国计划生育国策的实施，是制得政府及计划生育工作者重视的课题。为了减少意外妊娠，降低出生人口，其补救措施可从两方面着手，一方面应在近期内尽快采取紧急避孕，以期达到防止妊娠的发生；另一方面未避孕或避孕失败妊娠而不准备生育者，应及早终止妊娠。

（一）紧急避孕

避孕是预防意外妊娠的一级预防，如果偶然一次无保护性同房，每4例就可能有1例发生妊娠。紧急避孕是在未采取避孕措施下的同房或避孕失败后采取的一种临时采用的紧急办法，以防胚胎着床，避免意外妊娠，是常规避孕方法的一种补救，是预防意外妊娠的二级预防，紧急避孕不能代替经常性避孕方法或反复使用，以免影响健康。

1. 紧急避孕的原理

（1）使子宫内膜不适于受精卵植入。

（2）如果在月经前半期使用则延迟排卵；在黄体期使用可以改变黄体功能，使妊娠不可能发生。

2. 适应证

（1）无保护性交 ①未采取避孕措施—特别是初次性交是无保护性交；②性交中断；③在阴道口外射精；④自然避孕中算错安全期。

（2）避孕套破裂、脱落在阴道内或使用不当。

（3）阴道隔膜、宫颈帽放置不当，性交过程中脱落、破损或过早取出。

（4）宫内节育器部分或完全脱落。

（5）避孕药漏服2片或2片以上。

（6）性攻击——无论何种性质都有需要紧急避孕。

3. 禁忌证

（1）妊娠（尿妊娠试验常规筛查）

（2）感染/盆腔感染（不宜使用宫内节育器）：①近期的性传播疾病；②复发性或慢性盆腔炎；③近期的感染性流产；④STD 高危妇女或多个性伙伴。

（3）有血栓栓塞性疾病、严重偏头痛史者慎用雌激素方案。

（4）患肾上腺疾病，妇科及乳房肿瘤不能用米非同酮。

（5）患过敏性哮喘、癫痫、青光眼者不能用前列腺素。

4. 紧急避孕前的咨询要点：

（1）了解年龄、月经周期、末次月经、近期人流史、产后时间、是否哺乳及避孕方法。

（2）询问同房日期、时间、本周期未保护同房的次数及日期。

（3）未保护同房的情况，非意愿性交或避孕失误。

（4）有无吸烟史、心脏病、肝肾疾病、血栓史、偏头痛史或性传播疾病史。

（5）交代效果，有可能服药后恶心或呕吐，失败率2%。如失败建议终止妊娠。

（6）检查血压、妇科检查、尿妊娠试验、若可能怀孕，建议作 B 超检查。

（7）填写记录。

（8）嘱服药后采取屏障避孕措施，避免服药后的再次未保护同房；转经后可以使用其他避孕方法。

（9）应用甾体激素类药物紧急避孕，只能对这一次无保护性生活起保护作用，在本周期中不应再有性生活，除非采用避孕套避孕。

（10）指导今后避孕，紧急避孕不能作为常规方法长期反复使用。

预约随访日期（预约下次月经后1周）。

5. 紧急避孕的方法（表 11－13，11－14）

在未采取避孕措施同房或避孕失败后：①服用甾体激素药（首次服药应在医生指导下服用）；②5 天内放置宫内节育器。

（1）雌激素类药物（表 11－13）：

表 11－13 激素类紧急避孕药物

名 称	成 分	含量 mg	每次片数	服用次数	给药时间
左炔诺孕酮片	LNG	0.75	1	2	无保护性交后 72 小时内首剂，12 小时后重复一次
复方左旋 18 甲短效避孕药	LNG EE	0.015 0.03	4	2	同上
速效探亲片	炔诺孕酮/LNG	3 1.5	1/2	2	同上
53 号	双炔失碳酯	7.5	1	6	性交后尽早服 1 片，以后每日 1 片，最多 8 片
米非司酮片	米非司酮	25	1	1	无保护性交后 120 小时内
		10	1	1	同上

(2) 宫内节育器:

IUD紧急避孕的有效时间可延长2天或2天以上，即房事后5～7天放器，均可达到避孕效果，甚至有报道房事后8～12天放器也有效。

1) 对个别不愿或不能应用激素或其他药物避孕者，可增加一种新的选择方法。

2) 经产妇放器后，只要本人愿意，可持续使用，作为长效避孕的措施；未产妇放器后可于经后或数月、数年后自愿取出。

据国外报道，已有数千例无保护性交或避孕失败后5～7天放置IUD，其避孕有效率可高达99%，但为确保避孕效果，仍以性交后5天内放器更为可靠。要注意防止感染，以免发生并发症、后遗症。故有性传播疾病者或有多个伴侣、有性传播疾病的潜在危险者及性暴力受辱者，不宜选用此法。未产妇慎用。其他禁忌证与常规时间放器相同。

6. 保健指导

(1) 大力开展宣传教育，普及紧急避孕的科学知识，预防非意外妊娠；

(2) 热情接待，理解他们焦急迫切的心情和对今后生育的担心；

(3) 注意保护隐私（特别是对未婚或被强暴的青少年）；

(4) 根据不同需求提供咨询服务；

①对未育或未婚妇女采用甾体激素；②对经产妇若无禁忌证，可劝用宫内节育器；③若无检查或手术条件应及时转诊。

表11-14 紧急避孕药物服用后使用其他避孕方法开始的时间

名　称	开始时间
避孕套	立即
子宫帽	立即
杀精剂/避孕药膜	立即
口服避孕药	下次月经来潮的5天内
注射避孕针	下次月经来潮的7天内
IUD	下次月经来潮的7天内/立即
自然避孕法	等待一个以上自然周期保证月经规律
埋植	下次月经来潮的7天内
绝育	知情选择

(二) 终止妊娠方法的选择

终止妊娠技术是用人工的、使妊娠终止的方法，终止妊娠的方法是节育措施失败的补救措施，也用于孕妇因患某种疾病而不宜继续妊娠者。

发生意外妊娠，应根据自己的情况决定妊娠的保留或终止。若为安全期或避孕套失败，对胎儿多无影响，可根据家庭佳话处理；若服用口服药、使用外用杀精剂或宫内节育器失败，应考虑终止妊娠。

1. 人工流产手术　早期妊娠人工流产术是指妊娠12周内，以手术的方法终止妊娠。10

周内行负压吸宫术；10～12周实施子宫钳刮术人工流产是避孕失败的补救措施，不是生育调节的有效方法。所以临床上将半年内有终止妊娠或一年内有两次人流史者视为高危手术范围，通过优质规范的计划生育技术服务，使并发症减少到最低限度。

中期妊娠引产是指妊娠13～27周间终止妊娠的方法，如水囊引产、药物引产等。由于妊娠月份大，引产较困难，增加发生异常的可能性，为确保受术者安全，应到区县以上医疗保健机构住院引产。

(1) 保健指导：

1) 术前咨询，高危筛查，帮助进行终止妊娠方法知情选择。

2) 妊娠10周内可行负压吸宫术，10～12周住院钳刮术，13～27周住院实施中期引产术。

3) 高危手术作为重点手术应由有经验的医师承担手术，疑难高危手术需在区县以上医院住院手术。

4) 一般术后观察两小时后无异常可回家休息2周。

5) 1个月内禁止性生活；两周内或有阴道出血应禁止盆浴。

6) 进行节育知识健康教育，应指导落实避孕措施；若为妊娠8周内，手术出血不多，无禁忌证，可于人流手术同时放置宫内节育器。

7) 下次月经后复查。

8) 如有出血多，腹痛明显，发热等异常情况应及时就诊。

2. 药物抗早孕（药物流产） 非意愿的早期妊娠需终止妊娠时，用药物取代负压吸引人工流产术，是育龄妇女多年的要求，也是计划生育工作者多年来搜索的课题。自20世纪70年代开始，我国相继开展了研制与应用前列腺素、复方天花粉、芫花酯甲等多种药物诱发流产，均取得了一定的成效。但也存在着许多不足之处，其完全流产率不够满意，阴道流血时间较长、宫颈内残留物排空缓慢、非特异性子宫内膜炎时有发生，尤其是天花粉的变态反映更使人担心；有些药物需宫腔内注入，操作繁琐。所以上述药物未能普遍应用。

(1) 适应证及禁忌证

适应证：①经医生检查确诊49天以内的为早期妊娠，必须除外宫外孕；②自愿要求使用药物终止妊娠的健康妇女，并易于随访者；③高危人流的对象；④对手术流产有恐惧心理者。

禁忌证：①曾患过严重的或现有心血管、呼吸、消化、肝肾、血液、内分泌、泌尿生殖系统或神经系统疾病者；②使用米非同酮禁忌证者，如肾上腺疾病、与内分泌有关的肿瘤、糖尿病及其他内分泌疾患、肝功能异常者；③使用前列腺素禁忌证者，如心脏病、青光眼、胃肠功能紊乱、贫血、高血压、哮喘及血栓病史者；④过敏体质者，妊娠剧吐者；⑤带器妊娠或怀疑宫外孕者；⑥吸烟每天超过10支或嗜酒者；⑦距离治疗单位较远不能及时就诊者。

(2) 保健指导：

1) 药物流产必须在具备急救的医疗保健单位开展，在经过培训考核的医生监护下施行。

2）药物流产应限定在妊娠49天以内，严格选择用药对象，认真检查，确定为宫内妊娠者。

3）热情接待，耐心讲解注意事项，回答服务对象的问题，保护隐私，尊重服务对象的选择。

4）服药——排出孕囊——转经的流产过程需要全程观察，并应随访至转经。

5）留院观察时孕囊已排出者，于排囊后两周来院复查；若出血量多于月经量应到医院检查，诊断不全流产时应清宫并送病理检查。

6）留院观察期间未见孕囊排出，回家后若排出应保存送交医院鉴定，以便确定处理方案。

7）服药后8天仍未排囊应到医院作B超尿HCG复查，若证实失败者，不可保留胎儿，必须进行人工流产。

8）在观察期间无论何时又排出组织或出血过多，均应将排出物送交医生检查。

9）在观察期间，若发生发热、腹痛、肛门感或休克症状，应警惕宫外孕的发生，立即到医院急诊。

10）药流后一月禁止性生活，转经后到门诊复查，并进行避孕指导，防止意外妊娠。

3. 方法选择 两种方法有各自的特点和适应症，应根据每个人的具体情况权衡利弊，在医生指导下进行终止妊娠方法的选择（表11－15）。

表11－15 人工流产手术与药物流产的比较

器械流产	药物流产
完全流产率为99%	完全流产率为90%～95%
易产生恐惧心理	一般不产生恐惧心理
妊娠时间<70天	妊娠时间≤49天
有时器械损伤	无损伤
手术时间几分钟	排出胚囊所需时间长
术后出血时间短	术后出血时间长
术中下腹痛	服药后下腹痛较轻
价格较低	价格较高
易发生并发症	适于器械流产有困难者
人流综合征	近期吸宫史（3～6月）
宫腔粘连	剖宫产史（1年内）或哺乳期
宫腔感染	子宫极度倾屈或宫颈暴露困难者
子宫内膜异位	子宫畸形
血栓	既往发生人流综合征
下次分娩胎盘组织残留	未产或未婚妇女

（沈 洁）

第十一节　计划生育技术服务管理

一、有关政策法规

（一）中华人民共和国母婴保健法

（二）北京市实施《中华人民共和国母婴保健法》办法

（三）北京市《计划生育技术工作管理办法》实施细则（摘录）

第十三条　凡开展计划生育技术服务的单位，须向所在区县卫生局提交书面申请，填写“北京市计划生育技术服务单位审批表”，由区县妇幼保健院（所）组织对提出申请的单位在从申请书交之日起3个月内按标准进行验收。区县卫生局审核后报市卫生局批准。获得市卫生局颁发的“北京市计划生育技术许可证”的单位，方可开展被批准范围内的计划生育技术服务项目。

第十四条　反从事计划生育技术的人员须经培训，由本人提出申请，所在单位出具证明，报区县卫生局，由区县妇幼保健院（所）组织对申请人从申请递交之日起3个月内按照有关标准进行考核，区县卫生局审核后，发给“北京市计划生育技术人员合格证”。获得此证后的计划生育技术人员方可在认定的计划生育技术服务单位从事认可的计划生育技术服务项目，并要接受每两年的复核，复核不合格者不得继续从事计划生育技术服务。

（四）北京市计划生育条例（摘录）

第十九条　公民结婚应当进行婚前健康检查，接受婚前教育和优生指导。

第二十一条　未取得生育指标的育龄夫妻，应当按照计划生育的要求采取可靠的避孕节育措施。计划生育办公室等有关部门应当提供安全、有效、方便的避孕药具。

第二十二条　施行节育手术的单位，必须具备施行手术的条件，由卫生行政机关考核合格的医务人员严格按手术操作规程进行，保证手术质量，确保接受手术者的安全。

第二十三条　接受节育手术的，机关或企业事业单位的职工凭医疗单位证明，享受国家规定的休假待遇；农民有农村集体经济组织给予照顾。

第二十四条　经区、县计划生育技术鉴定组织确认因节育手术引起并发症的，由指定的医疗单位负责治疗。属于医疗事故的，依照国家和本市有关规定处理。

二、有关制度

（一）避孕药具质量管理

1．计划生育技术服务机构应承担有关避孕措施的技术措施的咨询服务。

2．应提供3种以上避孕药具，为群众知情选择提供多种避孕方法信息。

3．严格按照避孕药具的使用方法进行避孕咨询指导，耐心讲解注意事项及随访要求。

4．对首次选择使用避孕药（片剂、针剂、皮下埋植及阴道药环）妇女，应进行必要的体检及化验，排除禁忌证。

5．避孕药使用期间应定期复查体检，及时处理副反应。

6．对使用避孕药具妇女开展预防避孕失败及有关事后补救措施和紧急避孕科学知识的宣传和服务。

7. 避孕药具应妥善保管，应放置在阴凉、干燥、不易潮解处。

8. 注意避孕药具质量，不得发放或使用虫蛀、破损、变质或过期药具。

（二）药物流产管理制度

1. 本项工作由区县妇幼保健院（所）统一管理，管理办法参照“北京市《计划生育技术工作管理办法》实施细则”执行。

2. 开展药物流产单位必须经区县卫生行政管理部门验收批准，报市卫生局备案。应在经过市级培训的医生指导监护下施行药物流产。用药医院及市场均不得出售药物流产药。

3. 开展药物流产单位应具备的条件：合格的计划生育手术室、观察室；具有必要的抢救设备（包括急诊、输血、输液、急救车及抢救药械设备等），有必备的辅助科室（包括化验室、B 超室等）。

4. 医务人员必须经过培训并获得“母婴保健考核合格证”后方可施术。

5. 严格掌握手术适应证、禁忌证，遵守手术常规，认真填写记录和登记表。

6. 发生严重差错事故或死亡，要立即向上级汇报，积极组织抢救，妥善处理并及时填写报表向区县卫生行政部门汇报。

7. 每月进行统计小结，报妇幼保健院（所）、各区县妇幼保健院（所）汇总后按期上报市妇幼保健院。

（沈 洁）

第十二章　健康教育与健康促进

健康是一种社会资源，是经济发展、社会进步和民族兴旺的重要保证。随着社会经济、科学技术及生活水平的变化，人们对健康的认识也在不断变化。早在1948年，世界卫生组织在其《组织法》中明确提出“健康不仅是没有疾病或不虚弱，而是身体的、精神的健康和社会幸福的完满状态。”应该说，这种对健康概念的诠释是人类在总结近代医学成就的基础上，对健康认识的一次飞跃。近年来，有人主张将道德健康也列入健康的范畴，即从道德的观点出发，一个人不仅要对个人的健康负责任，同时也应该对他人和社会健康承担义务。

人类的健康受多种因素的影响。从预防医学角度比较公认的是20世纪70年代加拿大学者提出的影响健康的四大因素，即：行为和生活方式、环境、生物学和卫生服务。

行为和生活方式是指人们长期受一定的社会、经济、文化、民族、家庭等因素影响而形成的一系列比较固定的生活习惯、生活制度和生活意识。良好的个人行为和生活方式有利于提高身体健康水平，降低损害健康的危险因素；不良的个人行为和生活方式则威胁着人体的健康。

环境因素是指以人为主体的外部世界，包括自然环境和社会环境。自然环境是一个生态系统，是人类赖以生存的物质基础。环境污染必然对人体健康造成危害，其危害一般具有浓度低、效应慢、周期长、范围大、人数多、后果重以及多因素协同作用的特点。社会环境包括政治、经济、文化、教育等诸多因素，社会因素对健康的直接或间接影响已被不少国家和地区的实践所证实。

卫生服务系指卫生机构和卫生专业人员为了预防疾病、促进健康，运用卫生资源和各种手段，有计划、有目的地向个人、群体和社会提供必要服务的活动过程。健全的医疗卫生机构、完备的服务网络、一定的卫生经济投入以及合理的卫生资源配置，都会促进人群健康，相反，如果卫生服务和社会医疗保障体系存在缺陷，就不可能有效地防治人群疾病、促进健康。

对健康内涵以及影响健康因素的全面认识将有助于我们对健康教育与健康促进的理解并指导健康教育与健康促进的实践。

第一节　健康教育与健康促进概述

一、健康教育

（一）健康教育的含义

根据1988年第13届世界健康教育大会提出的新概念：健康教育是一门以传播保健知识和技术，影响个体和群体行为，消除危险因素，预防疾病促进健康的科学。它重点研究知识传播和行为改变的理论、规律和方法以及社区教育的组织、规划和评价的理论与实践。通过传播和教育手段，向社会、家庭和个人传授卫生保健知识，提高自我保健能力，养成健康行为，纠正不良行为，消除危险因素，防止疾病发生，促进人类生活和生命质量。

健康教育是有计划、有组织、有系统和有评价的，它的核心是教育人们树立健康意识，养成良好的行为和生活方式。它与传统意义上的卫生宣传不同，卫生宣传是指卫生知识的单向传播，其受传对象比较泛化，不注意反馈信息和效果，常从生物医学的模式看问题。尽管卫生宣传也期望人们的行为能够有所改变，但实践证明卫生宣传难以达到行为改变的理想目的。虽然卫生宣传的实际效果侧重于改变人们的知识结构和态度，是实现特定健康行为目标的一种重要手段，但它不是健康教育的全部内容。而健康教育的实质是一种干预，它提供人们行为改变所必需的知识、技术与服务等，使人们在面临各种健康问题时，有能力做出抉择。

（二）健康教育的研究领域

健康教育的研究领域非常广泛，分类也不甚统一，但目前国内外倾向于以场所为基础、同时针对不同场所人群健康问题的特点开展健康教育工作。故健康教育的研究领域常见的分类方法有：

1. 按教育场所分　①医院健康教育；②学校健康教育；③社区健康教育，又可分为农村社区健康教育和城市社区健康教育；④工作场所健康教育，包括机关、企事业单位等。

2. 按教育内容分　①传染病健康教育；②慢性病健康教育；③精神疾病健康教育；④成瘾行为健康教育；⑤应对突发事件健康教育

（三）健康教育的研究方法

健康教育是一门新兴的交叉学科，它既有自然科学的特点，又有社会科学与人文科学的特点。因此，除应用预防医学中“卫生统计学”、“流行病学”的有关科研设计、资料整理和分析方法外，还需应用社会学的一些研究方法。同时，由于健康教育着眼于行为改变，在研究和实践工作中要运用促使教育对象实现知、信、行转变的种种干预方法，这些都决定了健康教育的研究和工作方法的多元性、综合性和特殊性。

二、健康促进

（一）健康促进的含义

健康促进是在健康教育的基础上发展起来的。世界卫生组织曾经给健康促进做如下定义：“健康促进是促进人们维护和提高他们自身健康的过程，是协调人们与他们环境之间的战略，规定个人与社会对健康所负的责任。”

健康教育是建立在过去卫生宣传的基础上的，健康促进的思想较健康教育又有了延伸和发展，三者之间是次第包容的关系，卫生宣传是健康教育的手段之一，健康教育是健康促进的重要组成部分。健康教育侧重于改变影响人的行为的内在因素，而健康促进不仅关注了内因，同时还强调了影响人行为的外在因素—环境及个人、家庭和社会各部门的责任。

（二）健康促进的领域

1986 年，首届国际健康促进大会在加拿大渥太华召开，会议通过的《渥太华宣言》中明确提出了健康促进的 5 个主要活动领域：

1. 制定促进健康的公共政策 健康不仅仅是卫生部门的任务，是需要全社会共同关心的问题和努力的方向。各级政府、各个部门在制定政策时，需要考虑其对健康的影响，从而保障有关的政策、法规、制度是对全社会的健康有积极影响的，是能够促进健康的。

2. 创造支持性环境 各级政府、各个部门需要为社区人群、员工采纳有益于健康的行为以及维护和增进健康提供支持性环境，包括基本设施的建设、服务和产品的提供等。

3. 加强社区行动 社区是人们生活和工作的地方，有相应的组织机构。充分发挥社区力量，可以充分利用社区资源，制定有关政策，组织社区人群参与预防保健计划的制定和执行，可以更有效地解决社区的健康问题。

4. 发展个人技能 通过提供健康信息，教育和帮助人们，使之具有做出有益于健康决策的能力和采纳促进健康行为的能力。这些能力的建设和发展可以有效帮助人们应对人生各阶段的健康问题，担负起个人和家庭对健康的责任。

5. 调整卫生服务方向 促使医疗卫生部门调整服务方向，使其提供的服务和社会需求相一致，更多更好地向人们提供预防保健和基本卫生服务；促使人们合理利用现有卫生资源。

上述健康促进的5大领域，不仅体现了健康促进的工作内容，也体现了健康促进的工作策略，即通过制定政策、改善环境、开展社区活动、教育人群、提供相应卫生服务来促进全民健康。

（三）健康促进的基本特征

健康促进的内涵、工作内容与策略决定了健康促进具有以下基本特征：

1. 最广泛地动员了全社会对促进健康的共同参与：倡导和动员各级政府、各部门、社区、家庭、个人从政策、环境、行动等多方面关注和支持健康。

2. 强调了环境和支持体系对于促使人们采纳有利于健康的行为和促进健康的意义：健康教育是以健康为中心的全民教育，注重人们内因变化后而产生的行为改变；健康促进在关注内因的同时，强调了政策、环境等对行为的支持与约束，能更广泛、更持久地影响人们的行为和健康。

3. 涉及整个人群和人们生活的各个方面：健康促进的开展不仅要影响特定的人群或健康问题，更要保护和增进每个人一生的健康，并融入到人们社会生活的各个方面，包括学习、工作、生活等。

4. 在三级预防中，特别强调一级预防：健康促进着眼于改变人们不利于健康的行为和生活方式，减少或降低了疾病的危险因素，体现了一级预防的思想。不仅如此，健康促进还帮助人们直接形成有益于健康的行为生活方式，避免了疾病危险因素的发生。

（四）健康促进的核心策略是社会动员

社会动员不仅在把健康目标转化为社会目标方面与健康促进完全一致，同时它采取的一系列综合地、高效地动员社会政治和群众的策略与健康促进策略也是不可分割的，体现了先进的公共卫生理念。

1. 社会动员的概念 联合国儿基会给社会动员做如下定义：社会动员是一项人民群众广泛参与，依靠自己的力量，实现特定的社会发展目标的群众性运动，是一寻求社会改革与发展的过程，它以人民群众的需求为基础，以社区参与为原则，以自我完善为手段。

2. 社会动员的层次

(1) 领导层的动员：大力宣传，积极主动争取各级领导从政策上的支持，增加“健康投资”，保证提供必需的卫生资源，制定正确的方针、政策并且督导执行。领导层动员的具体措施包括：游说、汇报、举行学术交流会等。

(2) 社区、家庭、个人参与的动员：应大力开发和动员社区的决策者，使之充分了解各种社会卫生工作的意义和方法；发挥家庭成员在健康促进、健康保护中的作用；认识到人人有权享受基本卫生保健，同时又有义务参与。同时提供有关的知识和技术，促使个人和家庭参与社区健康教育工作的规划、设计和评价。

(3) 非政府组织的动员：共青团、妇联、工会、宗教团体（尤其在少数民族地区）的作用不容忽视，应提高关键人物的认识，让其向群众宣传卫生工作的意义。

(4) 动员专业人员参与：专业人员（尤其是基层卫生工作者）是卫生服务的提供者，直接影响人们的健康意识和健康行为，他们的参与至关重要。应加强对专业人员的培训，提高其技术水平，明确其职责、权利和义务。

三、健康教育与健康促进的社会作用和任务

(一) 健康教育与健康促进的社会作用

1. 健康教育和健康促进是实现初级卫生保健的先导。健康教育是能否实现初级卫生保健任务的关键，健康教育在实现所有健康目标、社会目标和经济目标中具有重要的地位和价值。

2. 健康教育和健康促进是卫生保健事业发展的必然趋势。当今发达国家和我国的疾病谱、死亡谱都发生了根本的变化，其主要死因不再是传染性疾病和营养不良，而冠心病、肿瘤、中风这些慢性非传染性疾病现已成为主要死因。不良行为和生活方式是这些慢性疾病的危险因素，这是单靠医疗和药物所不能有效遏制的，而健康教育和健康促进的方式则有益于减低危险因素，预防各种“生活方式疾病”。

3. 健康教育和健康促进是一项低投入、高产出的保健措施。从成本—效益的角度上看，健康教育和健康促进的成本投入所产生的效益，远远大于高额医疗费用投入所产生的效益。

4. 健康教育和健康促进是提供群众自我保健意识的重要渠道。自我保健是指人们为维护和增进健康，为预防、发现和治疗疾病，自己采取的卫生行为以及做出的与健康有关的决定。只有健康教育和健康促进才能提高人们的自我保健意识和能力，并增强其自觉性和主动性。

(二) 健康教育与健康促进的任务

随着人们对健康的日益重视和关注以及人们对影响健康因素的进一步理解，健康教育与健康促进对于解决健康问题、增进健康的作用为更多的专业人士和民众所接受和肯定，这也意味着健康教育与健康促进需要更好地承担以下任务：

1. 主动争取和有效促进决策者观念的转变，促使其制定促进健康的公共政策。这也是实现健康教育与健康促进所有任务的有力保障，同时能更有效地动员社会资源和各方面人员的参与。

2. 促进个人、家庭和社区对预防疾病、促进健康、提高生活质量的责任感。通过健康教育，发展个人技能，使人们在面临个人或群体健康问题时，能做出明智的、有益于健康的抉择。通过提高社区能力，实现对社区资源的开发和有效利用。

3. 创造有益于健康的环境条件。学校、医院、工作场所和社区发挥各自的力量，共同努力，逐步创造有利于健康的生活环境和工作环境，为人们采纳健康行为、维护健康提供必要的物质

条件。

4. 积极推动医疗卫生部门实现观念与职能的转变，使医疗部门的作用由单纯提供医疗服务向全面提供健康服务的方向发展。

5. 开展全民特别是在广大农村居民中开展健康教育。教育和引导人们形成文明、健康、科学的生活方式，保护生态环境，培养健康的心理素质，提高全民族的健康水平和生活质量。

第二节 健康教育的基本理论

一、关于传播的基本理论

（一）传播的概念

人们每天都在不停地以各种各样的方式传递各种信息，同时也在通过各种渠道接受各种信息，这些信息交流活动，即是传播。简单地说，传播就是传递、散布、交流信息的行为和过程。更确切地说，传播是一种社会性传递信息的行为，是个人之间、集体之间以及集体和个体之间传递信息的过程。

（二）传播的基本结构和模式

传播是一种复杂的社会行为，为了更清楚地了解传播现象，人们用一种简单易懂的方式来描述和解释传播过程，这就是传播模式。同时，利用模式来分析传播的结构和过程，揭示传播结构内各因素之间的相互关系。

1. 五因素模式　1948 年美国社会学家、政治学家拉斯韦尔提出被传播学誉为经典的传播过程的文字模式，即 5W 模式，又称“五因素模式”。也就是要求整个传播过程要回答五个问题：谁（who）；说了什么（say what），通过什么渠道（through what channel），对谁（to whom），取得了什么效果。它虽然还未能解释和说明一切传播现象，但抓住了问题的主要方面。

2. 施拉姆双向传播模式　施拉姆用双向传播模式把传播描述为一种有反馈的信息双向循环往复的过程，进一步明确了一个完整的传播过程不仅要传递信息，同时也要对信息传递的效果进行反馈，即是一个双向交流活动（图 12－1）。

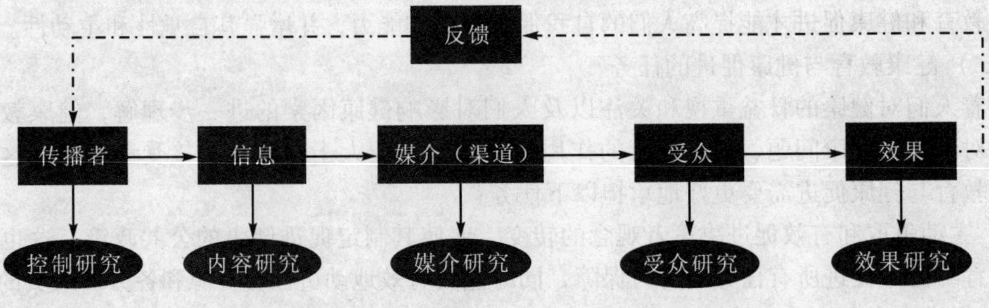

图 12－1　传播过程与施拉姆双向传播模式图

（三）传播要素

一次完整的传播活动，必须要有一些基本的因素存在，这些基本因素被称为传播要素。

1. 传播者　在传播过程中指传递信息的个人或团体，是信息的发出者。

2. 信息　在传播活动中信息就是传播者所要传递的内容。信息是一组相关联的信息符号所构成的一则具体的讯息。信息必须转变成讯息，才能传播出去，如“丈夫吸烟可以增加妻子患肺癌的危险”就是一条经过加工的“讯息”。

3. 媒介　是讯息的载体，即传递信息的中间渠道，如电视、收音机、书刊、报纸、宣传画、宣传板等。

4. 受传者　在传播过程中指接受信息的一方，如听众、观众、读者等。

5. 效果　指受传者接受信息后产生的反应。

6. 反馈　指受传者把接受信息后的反应回归到传播者的过程。及时、准确、真实、充分的信息反馈在传播中具有重要的作用。

（四）传播的分类

人类的传播活动多种多样，可以从不同的角度进行分类。健康教育工作者需要掌握的传播方式主要有两种：人际传播和大众传播。下面就两种传播形式的特点做如下介绍：

1. 人际传播的概念和特点　人际传播也称人际交流，是指人与人之间进行直接信息沟通的一类交流活动。人际传播主要是通过语言来完成，但也可以通过非语言来进行，如动作、手势、表情、信号等。人际传播可以分为个人与个人之间、个人与群体之间、群体与群体之间3种形式。个人与个人之间的人际传播形式有交谈、访问、劝告、咨询等。个人与群体之间的人际传播形式有授课、报告、演讲、讲座等。群体与群体之间的人际传播形式有会谈、座谈、讨论等。人际传播是一种常用的、重要的传播形式，其具有以下特点：

（1）人际传播一般不需要任何非自然媒介，因此，人际传播简便易行，不受机构、媒介、时空等条件的限制，可以比较随意地进行，因此，人际传播也是一种广泛的传播形式。特别是在媒介使用还不算普及、不够方便的地区，人际传播往往是健康传播的主要形式。

（2）就传播活动中信息的发出者和接收者而言，在人际传播活动中，交流的双方可以互为传播者和受传者。接受信息的一方可以做出即时的反馈，而且让反馈传递到传播者那里。由于反馈及时，交流充分，交流的双方可以即时了解对方对信息的接受程度和传播效果。

（3）相比于大众传播而言，人际传播的信息量比较少，覆盖的范围比较小，传播的速度也比较慢。

（4）在人际传播活动中，特别是在多级人际传播活动中，信息容易走样。这是由接受者的理解能力、知识背景、接受习惯以及记忆力等多种因素造成的。

2. 大众传播的概念及特点　大众传播是指职业性信息传播机构和个人通过广播、电视、电影、报纸、期刊、书籍等大众媒介和特定的传播技术和手段，向范围广泛、为数众多的社会人群传递信息的过程。大众传播具有如下特点：

（1）传播者是职业性的传播机构和人员，并需要借助非自然的传播技术手段。

（2）传播的信息是公开的、公共的，面向全社会人群。

（3）传播信息扩散距离远，覆盖区域广泛，速度比较快。

（4）传播基本上是单向的，缺乏即时和充分的反馈。

（五）影响传播效果的因素及对策

1. 影响传播效果的因素　信息的传播是一个复杂的过程，在活动中的每一个环节都有许多因素直接或间接影响传播的效果。

（1）环境因素：分为社会环境和自然环境。社会环境是指社会习俗、受传者所属的社会群体、社会政治文化氛围、宗教信仰等；自然环境指天气、地理等，如雷电对无线电波的干扰等。

（2）传播者因素：包括传播者的内在因素和外在因素。内在因素包括传播者的价值观、个人品质、知识和技能专长、传播技巧、心理素质、本人行为等；外在因素包括社会地位、行政权力、职位、资历及仪表风度等。传播者与受传者之间共识越多，传播者所传播的内容就越容易被受传者接受。

（3）信息因素：信息的科学性、针对性和表达方式。

（4）媒介与渠道因素：媒介是否适当，是否畅通。

（5）受传者因素：如受传者的接受能力、兴趣、心理状态、价值观、个性等。

2. 提高传播效果的原则

（1）创造良好的传播环境：良好的自然和社会传播环境对提高传播效果将会具有重要的作用。

（2）树立良好的传播者形象：一个让受传者信得过、感到亲近的传播者所传播的信息就容易让受传者接受。作为一个传播者，认真负责的工作态度、与受传者平等的工作作风、符合受传者审美习惯的服饰等因素都将有利于取得好的传播效果。

（3）注重信息的选择和制作：根据受传者对象的特点，选择和制作适合受传者的接受习惯和接受能力的信息内容进行传播，受传者才能很好地接受信息，传播活动才能取得好的效果。

（4）正确选择传播媒介：媒介的选择要考虑多种因素，如媒介的效应、传播活动覆盖面、受众拥有该媒介的比例、经费和其他资源情况等，还要考虑是否适合特定信息的表达。

二、关于行为的基本理论

（一）行为的概念

行为，是有机体在外界环境刺激下所引起的反应，包括内在的生理和心理变化。据此，美国心理学家伍德渥斯（Woodworth）提出了著名的 S－O－R 行为表示式图 12－2。

S ——————→ O ——————→ R

刺激（stimulus）　有机体（organism）　行为反应（reaction）

图 12－2　行为的环境影响因素示意图

人类的行为表现错综复杂，但基本规律是一致的，即：人类为了维持自身的生存和种族的延续，在适应复杂的、不断变化的环境时所做出的反应。这里所说的“反应”，不单指一种活动或变化，它至少有 3 层内涵：其一，行为表示一种活动过程；其二，行为表示某人当时的状态；其三，行为表示该人具有的某种行为特征。例如，当某个吸烟者接过别人的敬烟开始吸烟时，这个行为不仅表明他是个吸烟者，正处于吸烟状态中，还提示吸烟是他的生活习惯，即他具备吸烟者通常有的一些行为特征。

（二）行为的分类

由于人所具备的生物性和社会性，人类的行为有本能的和社会的两大类。人的生物性决定各种本能行为，如摄食行为、睡眠行为、性行为、攻击和自我防御行为、探究行为、追求刺激行为等。不过，人是社会的人，和动物有着本质区别，所以人的本能行为受到文化、心理、社会诸多因素的制约和影响。例如，人有性冲动的本能，但是发生性行为必须受到社会法律、舆论与道德的约束。

人的社会性决定人的社会行为，其成因主要来自社会环境。例如，人自幼依赖家庭（家庭是社会的细胞）的培育；在学校中接受德、智、体、美、劳（动）教育；参加工作后必须接受单位的规章制度，同时遵循一定的社会和团体行为规范。此外，大众传媒提供的广泛、迅速的信息，也是为人提供各种示范行为的来源。人就是通过这种不间断的学习、模仿、接受教育以及与他人交往的过程，逐步懂得使自己所做的事情能得到社会承认，符合道德规范，具有社会价值。所以，个体的社会性行为是人与周围环境相适应的行为，是通过社会化过程确立的。

（三）行为的形成与发展

根据行为发展的自身特征，可将人的整个生命周期中的行为发展分为 4 个阶段：被动发展阶段、主动发展阶段、自主发展阶段和巩固发展阶段。

1. 被动发展阶段在 0～3 岁内。主要依靠遗传和本能的力量的驱使来发展行为。例如，婴儿一生下来就会洗、抓握，有各种保护自己的神经反射，会用啼哭来表达各种需要。随着生长发育过程，人的各种本能需要迅速扩大和发展；与此同时，肢体的粗大动作、手的精细动作、语言和思维能力也得到快速发展。这个阶段的行为虽大都是被动发展的，但它们是人的社会化最基本的准备时期，而且很容易被训练、培养出一些基本行为。

2. 主动发展阶段在 3～12 岁内。行为发展带有明显的主动性，如总爱说“不”，不停地提出“是什么”、“为什么”等问题，爱探究、好攻击，喜欢自我表现，也容易受激惹。在主动行为大量出现的同时，人对各种本能冲动的克制能力也在迅速提高。不过，由于主动发展受环境的影响很大，人与人之间这种克制能力的差异很大。

3. 自主发展阶段从 12～13 岁起延续到成年。人们开始通过对自己、对他人、对环境、对社会的综合认识，不断调整自己的行为发展。本阶段有两大关键性特征，一是这种行为调控主要是通过个体的社会活动进程和不断地适应，逐步实现；二是在自己的成长过程中发展起来的行为，大都已经定型。

4. 完善巩固阶段发生在成年后，持续终生。尽管此时人已逐步建立起各种与自己和周围相适应的行为，有些已定型，但是，时代、环境、社会和个人状况都在不断变化，因此，人们的行为也必须不停地加以调整、完善、充实和提高。对过去建立的不利于健康的行为要改正；对过去从没有过的健康行为则要新建。总之，通过对行为的不断调整实现对自己和周围环境的最佳适应。

（四）行为形成和发展的影响因素

影响行为形成和发展的因素很多，但总括起来有 3 个方面：遗传、环境和学习因素（图 12－3）。

1. 遗传因素　人的行为是有遗传基础的。基因除了影响行为，还能决定人的一系列行为性状和趋势。基因的传递，使人类的行为在长期进化中获得的优点得以继承，而基因的复杂性导致人类行为的多样性。因为遗传基因具有相当大的稳定性，所以行为能代代延续；又由于遗传基因总在不断地突变、选择和整合，所以人类的行为得以不断地发展和延伸。

2. 环境因素　环境既是行为的激发者，又是行为的接受者。图 12－3 归纳了影响行为

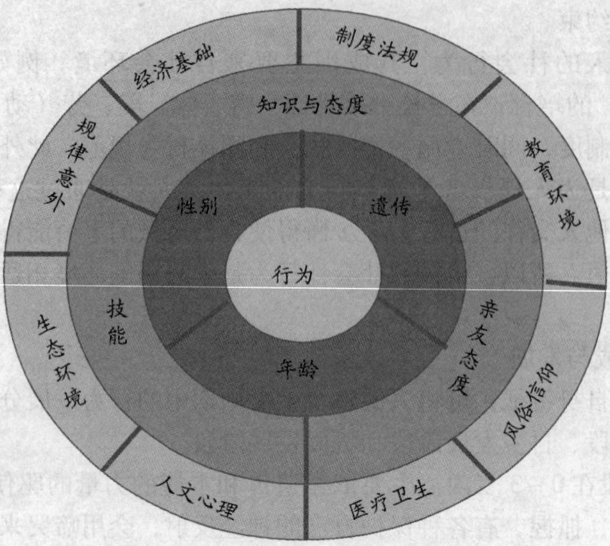

图 12－3　影响行为发展的环境因素示意图

发展的重要因素。首先，根据个体的性别、年龄及遗传因素的不同，人接受环境因素影响在种类和程度上各不相同，其次，影响人的行为发展的各种因素有知识与态度、技术与能力、亲友的态度等，与个体关系密切，影响作用直接，反之，个体行为对这些因素的控制能力和影响程度也较大。生态环境、人文地理、医疗卫生、风俗信仰、教育环境、制度与法规、经济基础、事物发展的规律及意外事件等是人行为发展的外在大环境，对人行为的影响是有间接作用的，这些因素受到人们行为的反作用也比较不明显。

3．学习因素　学习是行为（尤其是社会行为）发展的促进条件。行为学习的方式有两大层次，即第一层次以模仿为主，包括无意模仿、有意模仿和强迫模仿；第二层次为系统学习和强化教育。12 岁以后到成年，行为发展仅靠模仿学习已经远远不够了，必须通过系统学习和强化教育，使其认识目标行为，从理论上感受到自身对它的需要，从而学习并形成和巩固各种有益的行为。

（五）健康行为与健康相关行为

健康行为是指人体在身体、心理、社会各方面都处于良好状态时的行为表现（理想状态）。健康相关行为是指个体或团体的与健康和疾病有关的行为，一般可分为两大类：促进健康行为和危害健康行为。

1．促进健康行为

（1）促进健康行为及特征：促进健康行为是个人或群体表现出的，客观上有利自身和他人健康的一组行为。对日常生活中的各种促进健康的行为，有一定的判断标准，主要依据以下五大基本特征：有利性、规律性、和谐性、一致性、适宜性。

（2）促进健康行为分类：根据上述特征，可将促进健康行为分为以下几类：

1）日常健康行为：如合理营养、平衡膳食、适量睡眠、积极锻炼等。

2）保健行为：如定期体检、预防接种等合理应用医疗保健服务、以维护自身健康的行为。

3）避免有害环境行为：这里的环境即指自然环境，又指易引起过度心理应激的紧张生活环境。调适、主动回避、积极应对等属此类行为。

4）戒除不良嗜好行为：如戒烟、戒酒等。

5）预警行为：指预防事故发生和一旦事故发生后能正确处理的行为，如乘坐飞机、汽车先系安全带，发生车祸后能自救和互救等。

6）求医和遵医行为：指人觉察到自己有某种病患时寻求科学、可靠的医疗帮助的行为，如主动求医、真实提供病史和症状、积极配合医疗护理等行为。

2. 危害健康行为

（1）危害健康的行为及特征：危害健康行为是个体或群体在偏离个人、他人、社会的期望所表现的一组行为。危害健康行为特征主要有：

1）该行为对己、对人、对整个社会的健康有直接或间接的、明显或潜在的危害作用。

2）该行为对健康的危害具有相对的稳定性，即对健康的影响具有一定的强度和持续时间。

3）该行为是个体在后天生活经历中习得，故又称为“自我创造的危险因素”。

（2）常见危害健康行为

1）日常危害健康行为：主要包括吸烟、酗酒、吸毒和性乱等。

2）致病性行为：指能导致特异性疾病发生的行为模式。如A型行为和C型行为。

A型行为：又叫“冠心病易发行为”，其核心行为表现有两种：不耐烦和敌意，常因别人的微小失误而大发雷霆。产生该行为的根本原因是过强的自尊和严重的不安全感。此外，A型行为还具有一些外部特征，如语言带有突发性敌意、前额口唇汗液津津、常匆忙打断别人讲话、眼周有色素沉着等等。具有A型行为者冠心病发病率、复发率和致死率均比正常人高出2~4倍。

C型行为：又称“肿瘤易发性行为”，其核心行为表现是情绪好压抑，性格好自我克制，表面上处处依顺、谦和善忍，内心却是强压怒火，爱生闷气。C型行为者体内神经-体液水平长期紊乱，导致免疫功能全面下降。因此，C型行为者患宫颈癌、胃癌、食道癌、结肠癌和恶性黑色素瘤的发生率均比正常人高出2~4倍。

3）不良生活习惯：主要导致各种成年期慢性退行性病变（如肥胖病、糖尿病、心血管疾病）、早衰、癌症等发生。表现有：饮食过度；高脂、高糖、低纤维素饮食；偏食、挑食和过多吃零食等不良进食习惯。

4）不良疾病行为：疾病行为指个体在感知到自身有病到疾病康复所表现的行为。常见表现为与“求医行为”相对的瞒病行为、恐惧行为、自暴自弃行为等；与“遵医行为”相对的角色行为超前、角色行为缺如、角色心理冲突等。

四、行为改变—干预

（一）行为改变的知信行模式（KABP）

“知信行”（knowledge，attitude，belief，practice）模式（图12-4），是有关行为改变的较成熟模式。该模式中主要包括信息、知识、信念、态度和行为。

信息：指人们所传递和接受的信号，这里主要指卫生保健知识和卫生服务信息。

知：即认知，主要指人们对卫生保健知识和卫生服务信息的知晓和理解。

信：指人们对事物、信息、知识、思想、理念的信念和态度（包括价值观）。这里主要指对健康信息的相信，对健康价值的态度。

行：即行为，这里主要指在健康知识和健康信念的动力下，以及在环境的影响和限定下产生的行为。

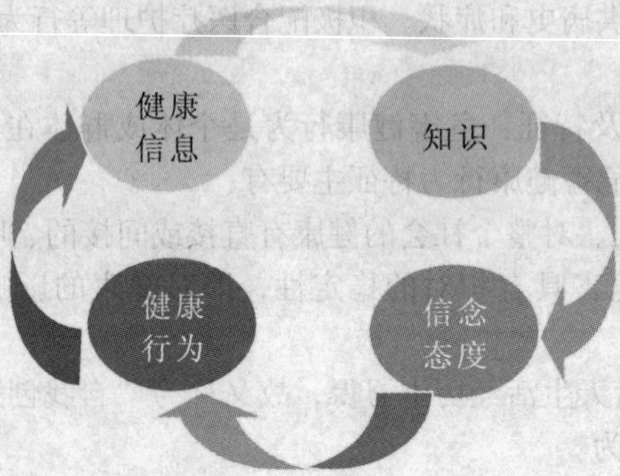

图 12－4 行为改变的知－信－行模式

（二）健康信念模式（HBM）

健康信念模式（health belief model）是用社会心理学方法解释健康相关行为的重要理论模式。其遵照认知理论原则，首先强调个体的主观心理过程，即：期望、思维、推理、信念等对行为的主导作用。因此，健康信念是人们接受劝导、改变不良行为、采纳健康促进行为的关键。健康信念的形成主要涉及以下 3 方面的因素：

1．产生“恐惧” 其主要来源有目标人群知觉到易感性和知觉到严重性。

（1）知觉到易感性：其尺度取决于个人对健康和疾病的主观知觉。如某些疾病发病率高、流行范围广，易感性就大。人们往往对遥远的、可能性不大的危害不予关注。如何使他们通过事实评价、做出主观判断，形成疾病易感性的信念是健康教育的关键。

（2）知觉到严重性 如疾病引起的临床后果；疾病引起的社会后果；由此

产生害怕情绪。

2．对行为效果的期望 指目标人群意识到采纳健康行为的益处及改变不健康行为过程中可能遇到的困难。即知觉到益处和知觉到障碍。

（1）知觉到益处：仅仅认识到危害性、严重性还不够。只有意识到自己为摒弃危害健康行为付出的代价确实能换取到预防效果，即行为的有效性时，人们才会采取行动，并确立明确的行为方式和路线。

（2）知觉到障碍：人们意识到采纳健康行为可能遇到的困难是使行为巩固持久。如某些行为改变花费太大、比较痛苦、与日常生活的时间安排有冲突、不方便等，都应实事求是地指出，并帮助人们逐一克服。

3. 效能期望

（1）自我效能：对自己的能力有正确的评价和判断，相信自己一定能通过努力成功地执行一个导致期望结果的行为（如戒烟）。

（2）善于寻找其他可借助力量：如教育、家庭成员和团体的帮助等，以间接帮助实现效果期望和效能期望。

综上，健康信念模式在产生促进健康行为、摒弃危害健康行为的实践过程中遵循以下步骤：首先，充分让人们对他们目前的不良行为感到害怕（知觉到威胁和严重性）；其次，让人相信一旦他们改变不良行为会得到非常有价值的后果（知觉到效益），同时清醒地认识到行为改变过程中可能出现的困难（知觉到障碍）；最后，使人们感到有信心、有能力通过长期的努力改变不良行为（自我效能）。

第三节　健康教育与健康促进计划的制定

计划设计是一个组织机构根据实际情况，通过科学的预测和决策，提出在未来一定时期内所要达到的目标及实现这一目标的方法、途径的过程。计划在健康教育活动工作目标、内容、方法和步骤及其发展方向具有决定性作用。社区健康教育的计划设计，包括整体规划或某个具体项目的设计。项目，是指在特定时间阶段内为达到某特定目标所开展的一系列活动的总称。社区健康教育计划，是在整体规划的基础上，针对社区重点人群中需优先解决的健康问题，科学地制定社区健康教育计划，是社区健康教育工作的重要内容。

一、计划要解答的问题

在社区健康教育与健康促进工作中，虽然社区的性质不同，每项健康教育项目的规模大小、对象、内容和目标不同，但对计划设计的要求大体是一致的。简单地说，制定计划就是要在健康教育活动开展之前通过调查研究预先决定以下几个问题。

1. 做什么？（内容、目标）
2. 为什么做？（目的）
3. 何时做？（活动日程）
4. 在哪里做？（地点、范围）
5. 何人做？（实施人员）
6. 如何做？（方法、步骤、技术、所需设施、资料）

二、制定计划的原则

（一）参与的原则

强调社区干部和群众积极参与计划的制定及其全过程，这是保证计划成功的一个重要原则。

（二）明确的目标

每一项健康教育计划设计都必须有明确的目的和目标，所要达到的目标必须是明确的和可以测量的。

（三）从实际出发

要根据人力、财力、物力因地制宜地制定计划，而不是从主观愿望出发。在制定规划前必须作周密细致的深入调查研究，不仅是健康问题，还包括社会问题、群众的思想、习俗、传统观念、兴趣、文化水平、经济状况，以及工作中可能遇到的困难和障碍等。

（四）重点要突出

计划的重点必须突出，切忌面面俱到。否则，势必造成目标含混不清，干预分散，有限的资源不能集中使用，而使计划难以奏效，同时也难以进行效果评价。

（五）要留有余地

规划是面向未来的，所以在制定计划时，要尽可能预见到实施过程中可能遇到的或发生的情况，留有余地，并事先预定应变对策，以确保计划的顺利实施。这可谓“弹性计划”。但在没有评价反馈、没有修改计划的指征时，不能随意更改计划，这是一项重要的原则。

三、计划制定的步骤

社区健康教育计划的制定程序可归纳为以下7个步骤：社区需求评估、确定优先项目、制定目标和指标、确定教育（干预）策略、安排活动日程、制定监测与评价方案、经费预算。

（一）社区需求评估

在制定健康教育计划时，首先不是考虑我们主观上要解决什么问题，而是某社区需要我们解决什么问题？哪些问题可以通过健康教育干预得到解决？目前应优先解决的健康问题是什么？因此，必须做好社区需求评估，为计划的制定提供必要的资料、数据与依据。社区需求评估包括社会诊断与流行病学调查。具体有以下几种方法。

1. 召开座谈会　通过邀请当地卫生行政部门、爱国卫生机构、预防保健机构、社区管理机构的领导、专家、技术人员以及群众代表等参加座谈讨论，集中大多数人的意见和基层群众的要求，分析、研究、确定社区的主要健康问题。

2. 分析文献资料　从当地卫生部门、统计部门公布的信息资料、专题报告、或发表的调查研究文献中获取有关社区人群健康状况、健康危险因素等方面的资料，分析研究，找出社区存在的主要健康问题。

3. 流行病学调查　发现哪些是社区最严重、最主要的健康问题和需要优先解决的健康问题，并分析哪些行为因素和环境因素是引起这些健康问题的危险因素及其主要的危险因素是什么，特别是行为危险因素在社区人群中分布的情况，哪一类人群受影响最大等，为制定干预策略提供科学依据。

（二）确定优先项目

确定优先项目在于真实地反映社区群众最关心的健康问题，以及各种特殊人群的健康问题，决定最重要、最有效和所用的人力、资金最少又能达到最高效益的项目。在同时存在几个主要健康问题时，优选的原则是：

1. 重要性　主要看疾病或健康问题的频度和危害程度，通过分析社区人群中发病率、病残率、死亡率以及疾病或健康问题造成的经济负担、社会负担、康复成本、经济损失等来确定其重要性。

2．有效性　主要看疾病或健康问题是否能够通过健康教育手段得以解决。干预实施后，是否会收到明显的效果和社会效益。

3．可行性　主要分析社会以及政策对疾病或健康问题干预的支持力度和有利条件，包括领导的支持、社会有关部门的配合，人力、物力、技术支援的条件，特别是经济资源的支持；以及健康教育是否会得到社区人群、尤其是干预对象的支持和赞同。

（三）确定计划目标

当优先项目确定后，就要针对项目计划干预的内容，确定干预人群、范围、计划所要达到的目标以及为实现目标要求而制定的各项指标。

1．制定目标　即在执行计划后，预期要达到的理想结果。目标一般是比较宏观、笼统、长远的，它只是给整个计划提供一个总体上的要求或努力方向。例如：通过本项目计划的实施，使社区内吸烟人数减少，吸烟率降低，与吸烟有关的慢性病发病率得到控制。

2．制定指标　指标即具体的目标，是目标要达到的具体结果，要求是明确的、具体的、可测量的而又必须达到的指标。指标包括5个要素：即对谁？什么变化？多长时间？变化程度多大？如何测量这种变化？一项健康教育计划通常包括三方面的指标，即教育指标、行为指标和健康指标。

（1）教育指标：是指为实现行为改变所应具备的知识、态度、信念和技巧等。是反映健康教育计划近期干预效果的指标。例如：实施围生期保健健康教育计划1年后，知识方面：100%的孕妇能说出产前检查的好处；信念方面：100%的孕妇相信她们能够用母乳喂养自己的孩子；技能方面：100%的产妇能够掌握母乳喂养的技巧。

（2）行为指标：是指健康教育计划实施后，干预对象特点行为变化的指标，也是反映计划中期效果的指标。例如：

实施母乳喂养健康教育计划2年后，使社区90%的产妇实现母乳喂养。

（3）健康指标：是指通过健康教育计划的实施，反映干预对象健康状况改善情况的指标。由于要使干预对象的健康状况改变往往是一个较长的时期，所以，健康指标反映的通常为远期效果。包括发病率的降低、健康水平和生活质量、平均期望寿命的提高等。例如：执行控烟健康教育计划3年后，使社区内35岁以上的居民高血压患病率由目前的12.65%下降至8%以下。

一项健康教育计划应该设计什么指标、多少个指标，没有统一规定，也不是所有计划都要具备知识、行为、健康这三项指标。要根据计划的内容、对象、时间以及期望产生的效果来定。

（四）确定教育（干预）策略

在确定目标后，就要确定达到目标的方式、方法和途径，即干预策略。教育（干预）策略主要包括以下几项内容。

1．确定教育方法　健康教育干预是通过卫生知识传播、保健方法和技术的应用指导等来实现的。因此，按干预手段和目的的不同，可将教育方法分为信息传播类、行为干预类和社区组织方法类3大类。不论采用哪一种方法，都必须以如下原则作评价：是否容易为受教育者所接受？方法是否简便？效率与效果如何？是否经济？

2．确定教育内容　计划中的教育内容，应针对目标人群的知识水平、接受能力、项目的目的和要求来确定，要讲究教育内容的科学性、针对性、通俗性和实用性。

3．确定教育材料　健康教育活动教育材料主要有视听材料和印刷材料两大类。可购买出版发行物，也可自行编印。不论选择哪一种教材，其内容设计都必须符合教育（干预）内容的要求。

4．组织与培训　确定组织网络和执行人员，搞好培训，是执行计划的组织保证。组织网络以健康教育专业人员为主体，吸收政府各部门、基层组织、各级医药卫生部门、大众传播部门、学校等参加，组成具有多层次、多部门、多渠道的网络，确保计划目标的实现。

（五）安排健康教育活动日程

健康教育计划、实施大致分为4个阶段：调研与计划设计阶段　包括基线调查、确定教育对象、制定教育目标、设计监测和评价方案等。

准备阶段包括确定教育内容、选择教育方法、制作教育材料、建立教育网络、培训教育执行人员、准备物质、材料等。

执行阶段包括争取领导和社会支持、各种传播、教育（干预）手段的运用、对活动过程进行监测和评价等。

总结阶段包括收集、整理、分析资料、数据，撰写活动执行情况和项目总结报告，找出存在的问题和不足，提出今后改进的意见。

（六）设计监测与评价方案

在健康教育的设计阶段就要考虑评价问题。对监测与评价的活动、指标、方法、工具、时间、监测与评价负责人等做出明确的规定。

（七）经费预算

根据健康教育的活动，分别测算出每项活动的开支类别即所需费用，然后汇总，列出整个项目的预算。

第四节　健康教育与健康促进计划的实施

健康教育与健康促进计划的实施，就是按照计划设计的要求，有序而有效地组织实施社区干预等活动，以保证计划目标得以实现。在落实执行计划中，应重点做好五项工作：制定实施计划表、建立实施组织、实施质量控制、培训工作人员、配备材料设备。

一、制定实施时间表

为了使计划活动有步骤地落实进行，在计划实施之前，应该制定各项活动的工作时间表。明确规定工作内容、要求、实施时间、地点、负责人、经费预算等内容。如在实施计划时有特殊要求，也应在时间表内列出或说明。

二、建立实施组织

实施组织通常包括健康教育工作领导小组与技术小组。领导小组由与健康教育计划实施直接有关的部门领导和计划的业务主持负责人组成。领导小组成员应该了解或熟悉计划的目的、意义、主要内容以及工作日程，负责审批计划设计方案，组织计划的实施，审批计划经费预算，提供政策支持，协助解决计划实施过程中的重大疑难问题。

技术小组是具体执行、实施计划活动的组织。可以由一个专业机构或由业务相关单位抽调人员组成课题组或项目办公室。协调、组织各类人员落实、实施计划，定期检查和监测，确保计划的顺利执行。

建立健康教育与健康促进计划执行组织，应充分利用社会动员和行政干预的功能，协调社区内各有关部门的关系，采取多部门合作方式，这是保证计划顺利实施的重要组织措施。

三、实施质量控制

质量控制主要是通过对实施过程进行监测和评估来完成。

（一）质量控制的内容

包括对计划工作的进度、计划活动内容、计划活动情况进行监测；对目标人群的知、信、行及有关行为危险因素变化情况进行监测；对活动经费使用情况进行监测。以期达到健康教育及健康促进计划的各个五一节都能限得科学、严谨、真实、可靠的高质量效果。

（二）质量控制的方法

包括记录与报告方法、现场考察与参与方法、审计方法、调查方法等。

四、培训实施人员

培训的目的是使计划执行人员全面了解计划执行的目的、意义，掌握计划活动的内容、方法和要求，学习健康教育工作相关的专业知识和技术，提高工作水平与技能，并激发他们的工作热情。培训的原则是：时间要短，内容要精，针对性强，要重视技能训练与参与式教学。

制定培训计划要具体规定培训的意义、目标、内容、对象、时间、地点、教师、考评方法、组织与承办单位及经费预算等。培训的组织工作包括教学与后勤两部分；培训评价包括对学员学习效果的评价，对教师教学质量的评价，对组织和后勤工作的评价及对远期效果的评价。

五、配备材料与设备

按照计划的各项活动要求选择订购或自制教材。健康教育设备主要包括：办公设备，如电话机、计算机、打印机、其他办公用品等；音像设备，如照相机、摄像机、录像机、录音机、电视机、VCD 等；教学设备，如幻灯机、投影仪、黑板等；医疗仪器，如身高体重计、血压计，以及交通工具等。

第五节　健康教育与健康促进的评价

健康教育与健康促进计划的评价是全面监测计划执行情况、控制计划实施质量、确保计划实施成功的关键性措施，也是评估计划是否成功、是否达到预期效果的重要手段。特别强调的是评价不是在计划实施结束后才进行，而是贯穿于计划实施的全过程。

一、评价的种类和内容

根据评价的内容、指标和方法的不同，可将健康教育与健康促进计划的评价分为过程评价和效果评价两大类。

（一）过程评价

过程评价是对计划的全过程进行的评价。包括监测、评估计划执行中的各项活动是否按计划要求进行；计划实施是否取得预期效果；及时发现计划执行中的问题，而有针对性地对计划以及干预方法、策略等进行修订，使之更符合客观实际，保证计划执行的质量和目标的实现。

1. 过程评价的主要内容

（1）教育是否适合于教育对象，并为他们所接受。

（2）教育是否按照计划方案的方法、时间、频率进行，干预的质量如何。

（3）教育材料是否按计划方案要求发放至目标人群，教育覆盖率是否达到要求。

（4）目标人群是否按计划要求参与健康教育活动，存在的主要问题及原因。

（5）信息反馈系统是否健全，各项监测记录全面、完整、系统，符合质量要求。

（6）计划实施过程有无重大环境变化和干扰因素，对计划执行的影响如何。

2. 过程评价的指标

（1）干预活动的类型、干预次数、每次持续的时间等。如发放健康教育材料的种类、批次、数量。

（2）健康教育材料拥有情况：健康教育材料拥有率 = 拥有某种健康教育材料的人数/目标人群总人数 × 100%

（3）健康教育干预活动覆盖情况：干预活动覆盖率 = 接受某项干预活动的人数/目标人群总人数 × 100%

（4）目标人群参与情况：干预活动暴露率 = 实际参加某项干预活动的人数/应参加该项干预活动的人数 × 100%

3. 过程评价的方法

（1）观察法：直接观察各项健康教育活动，并进行评价。

（2）会议交流法：按阶段召开计划管理人员、执行人员会议，交流、讨论各方面的信息，对计划执行情况进行阶段性评价。

（3）调查法：可采用批质量保证抽样法对目标人群的有关情况进行定量调查，也可进行快速评估法对计划实施情况作定性调查、评估。

（4）追踪调查法：以跟踪工作日志的形式对各项活动进行调查，主要跟踪记录活动的日期、内容、目的要求、活动地点、持续时间、活动组织者、目标人群参与情况等。

（二）效果评价

效果评价是针对健康教育项目活动的作用和效果进行评估。根据干预变化的时效性，可分为近期、中期和远期效果评价。

1. 近期效果评价　近期效果评价主要是对知识、信念、态度的变化进行评估。主要指标有：卫生知识知晓率、卫生知识合格率、卫生知识平均分数、健康信念形成率等。

（1）卫生知识知晓率（正确率）=知晓某项卫生知识人数/被调查的总人数×100%

（2）卫生知识合格率=卫生知识测试（考核）达到合格标准的人数/被测试（考核）的总人数×100%

（3）卫生知识平均分数=被调查者卫生知识测试总分之和/被调查测试的总人数×100%

（4）健康信念（态度）形成率=形成某信念的人数/被调查者总人数×100%

2．中期效果评价　中期效果评价主要是指目标人群的行为改变，评价的指标如下：

（1）健康行为形成率=形成某种特点健康行为的人数/被调查的总人数×100%

（2）行为改变率=在一定时期内某项行为发生定向改变的人数/观察期开始时存有该行为的人数×100%

3．远期效果评价　远期效果评价是对健康教育项目计划实施后产生的远期效应进行评价。包括目标人群的健康状况、生活质量的变化。主要评价指标有：

（1）反映健康状况的指标：

1）生理指标：包括身高、体重、血压、血红蛋白、血清胆固醇等。

2）心理指标：包括人格测量指标（E．M．P．L量表）、智力测验指标（智商）、症状自评量表（SCL-90）等。

3）疾病与死亡指标：包括发病率、患病率、死亡率、病死率、婴儿死亡率、平均期望寿命等。

（2）反映生活质量的指标：包括生活质量指数（PQLI）、ASHA指数、功能状态量表（ADL）、生活质量量表（LSI）等。

（三）效果评价方案的设计

效果评价的基本原理是比较。效果评价的设计方案有多种，常用的较易组织实施的社区健康教育评价方案主要有两种。

1．不设对照组的前后测试（自身对照）：这是最简单的一种方案，是通过对目标人群自身在项项目实施干预前后的情况进行比较。基本步骤如下：

（1）设计问卷。

（2）确定抽样样本。

（3）干预前调查。

（4）实施干预。

（5）干预后调查。

（6）统计分析，比较结果，得出结论。

这种评价方案设计与操作简单，节省人力、物力，但由于没有设对照组，评价结果的真实性有可能受到诸多因素影响。因此，此方案较适合干预周期短的项目，如对培训工作的近期效果评价，包括健康教育培训班前后，对学员的知识、态度和技能方面变化的比较。

2．准实验设计　又称社会实验设计。具体方法是：选择一个具有代表性的社区作为干预组，实施健康教育项目干预；同时另选一个其主要特征与干预组相似的社区作为对照组。通过分别对干预组干预前后的变化和对照组同时期前后的变化，以及两组间变化量差异的比较，来评价社区健康教育项目的效果。基本步骤如下：

(1) 设计评价工具（问卷、量表等）。

(2) 选定干预组和对照组。

(3) 两组人群干预前调查。

(4) 干预组实施健康教育活动。

(5) 两组人群干预后调查。

(6) 统计分析，比较结果，做出结论。

该评价方案的优点在于通过与对照组的比较，可以排除时间因素、测量与观察因素等对评价结果正确性的影响，因而对健康教育的效果具有说服力。

第六节　社区健康教育与健康促进

一、社区的定义和类型

社区是指由一定数量，具有共同意愿，相同习俗和规范的社会群体结合而成的生活共同体。社区是人们从事生产和日常生活的基本环境，具有管理和制约作用，具有凝聚作用，社区健康是社区发展的重要目标之一。

按照经济结构、人口状况和生活方式多元化标准分类，我国现阶段社区可划分为城市社区、农村社区和乡镇社区三种类型。

二、社区健康教育与健康促进的概念

社区健康教育是指以社区为单位，以社区人群为教育对象，以促进居民健康为目标，有组织、有计划、有评价的健康教育活动。其目的是发动和引导社区人民树立健康意识，关心自身、家庭和社区的健康问题，积极参与社区健康教育活动，养成良好卫生行为和生活方式，以提高自我保健能力和群体健康水平。

社区健康促进是指通过健康教育和社会支持，改变个体和群体行为、生活方式和环境影响，降低社区的发病率和死亡率，提高社区人民的健康水平和生活质量。社区健康促进的两大构成要素是：健康教育及其他能促使行为和环境有益于健康改变的一切社会支持系统。

三、社区健康教育与健康促进策略

(一) 社区组织与动员

1. 开发领导，实现行政干预

(1) 争取社区各级领导的理解和支持。

(2) 政府组织建立社区健康教育与健康促进决策机构，联合社区卫生医疗、文教、新闻、企事业及群众团体等各有关部门共同组建社区健康促进委员会，统筹社区健康教育与健康促进工作的开展。

(3) 实行双轨管理　双轨（向）管理是指开展健康教育工作，一靠各级卫生行政部门的领导组织和业务指导，二有各级政府有关部门的协调和干预。

(4) 制订规章制度和地方法规是行政干预的有效形式

2．动员社会力量，建立健全组织网络　组织网络分为两种，第一，以健康教育专业机构和人员为骨干，以社区医疗部门为主体，充分利用城乡初级卫生保健体系，形成纵向网络。第二，动员社区各单位协同参加，形成社区健康教育与健康促进的横向网络。

3．依靠家庭力量，实施健康教育。

4、广泛动员群众，促使人人参与。

（二）开发利用社区资源

社区资源是指社区赖以生产和发展的物质和非物质资源。社区资源是开展社区健康教育与健康促进的能源和基础。除积极筹集资金，争取外援性技术、人力、经费、设施外，应以社区发展为动力，立足于挖掘社区内部的资源潜力。

1．人力资源　是指能为社区健康教育与健康促进提供志愿服务人员的数量和质量情况。

2．财力资源　是指能为社区健康教育与健康促进提供资金援助的数量情况。

3．物力资源　是指为社区提供实物和技术援助的资源情况。

4．信息资源　是指开展社区健康教育与健康促进所需要的健康信息。

（三）健康信息传播

传播作为一种信息过程，是社区健康教育与健康促进最基本的工作策略和干预方法。健康信息的传播是新信息（新观念、新知识、新的行为方式）在社区人群中被认识和被采纳的过程。传播策略的选择应依据以下原则进行：

1．根据社区特点选择传播策略　不同类型的社区有着本质的特征。社区健康教育应根据不同社区的特点和健康教育需求，确定重点目标人群，优选传播渠道与方法，实施健康教育与健康促进活动。

2．根据目标人群的特征选择教育内容　不同的目标人群面临的健康问题不同，对健康信息的需求也不同。要根据目标人群对健康信息的心理需求特点，确定传播策略，优选教育内容。

3．根据目标人群特征设计健康讯息　根据目标人群的文化水平、接受能力、民俗伦理等特点，设计形式多样、简明实用、通俗易懂的健康讯息。

（四）社会教育与培训

1．社会教育　系指学校教育以外的一切文化教育措施对社会人群的各种教育活动，是中国社区健康教育中普遍采用的一种干预策略。

社会教育的对象主要是成人群体。一般是通过组织学习小组、举办讲习班、专题讲座等形式来完成。通过有计划、有组织、有系统的教育活动，不仅提供知识信息，唤起人们的健康意识，而且，强调个人和家庭自我保健技能的培训和指导，使学习知识和行为改变密切配合。健康教育工作者在社会教育中承担着教学、指导、咨询和组织者的任务。

2．培训　是社会教育的一种特殊形式，它是对健康教育专兼职人员进行系统培养与训练的过程，是对社区健康教育人才进行能力建设的一种活动。培训具有系统性、专门性和实践性的特点，培训内容与特定的工作需要密切相关，其目的是提高学员执行健康教育工作任务的专业知识和技能水平。

四、城市社区健康教育与健康促进

（一）城市社区健康教育的基本内容

1. 社区常见疾病防治知识的宣传教育

（1）慢性非传染性疾病的社区防治：高血压、糖尿病、脑卒中等慢性非传染性疾病已成为我国城市居民重要的致死、致残原因，严重威胁人们的健康和生命。国内外慢性病控制的经验表明，最有效的方法是开展控制慢性病危险因素的健康教育与健康促进工作。慢性病防治的社区健康教育内容主要有：提倡健康的生活方式，控制危险因素；普及慢性病防治知识，提高自我保健能力；增强居民从医意识和提高对社区卫生服务的利用。

（2）提高警惕，防范新老传染病：随着国内外不同地区之间交往的快速增加以及城市人口拥挤等多种原因，出现了一些如艾滋病等新传染病，同时一些像结核等旧的传染病也死灰复燃，对居民的健康构成严重威胁，应加强对新老传染病的传染源、传播途径及防治方法的宣传教育。

（3）加强安全教育，防止意外伤害：当前，交通事故、自杀等是造成青少年死亡和病残的最常见的原因。因此，应积极教育居民日常要提高自我保护意识，防止意外事故的发生。

2. 家庭健康教育

（1）家庭饮食卫生与营养：包括膳食的合理搭配，食物的合理烹调，定时定量饮食，炊具、食具的简易消毒方法，不良饮食习惯对健康的影响以及常见食物中毒的预防知识等。

（2）家庭急救与护理：包括烧伤、烫伤、触电、跌伤等意外事故的简易处理方法，家庭中常用药物的保存与使用方法，以及血压计、体温表的正确使用方法等。

（3）居室环境卫生知识：包括居室环境的卫生要求；居室的合理布局，居室装修的卫生问题；居室采光照明的卫生要求及对健康的影响，冬季居室煤气中毒的预防等。

（4）生殖健康教育：包括计划生育、优生优育，妇幼保健、性生活知识等。

（5）家庭心理卫生教育：根据家庭在创立期、生育期、学龄期、创业期、空巢期等不同发展阶段及可能面临的问题，适时提供咨询与指导协助家庭成员正确解决面临的问题，保持家庭良好的人际关系、和睦的家庭气氛，促进家庭心理健康。

3. 创建健康城市（国家卫生城市）的宣传与动员　为了使城市拥有健康的人群，健康的环境，从而促进经济和社会的发展，我国自 1990 年起开展创建全国卫生城市和国家卫生城区的检查评价活动。开展健康城市的主要目的是增强社区的凝聚力和提高全民的健康意识，动员每一个人、每一个家庭和单位共同参与，才能移风易俗，改变城市卫生面貌。

4. 社会卫生公德与卫生法律法规教育　各级政府颁布的地方性城市卫生管理条例、方法、规定等，大力倡导良好的卫生道德，提倡良好的卫生行为。

（二）城市社区健康教育的主要形式与方法

1. 发展社区卫生服务中的健康教育　社区卫生服务中的健康教育主要通过如下途径：

（1）建立完善的个人、家庭健康档案。包括医疗保健记录、双向转诊记录、健康教育培训记录。

（2）对社区主要疾病的高危人群进行监测及有针对性地健康教育。

（3）为驻地社区单位（学校、工厂、机关等）开展定向健康教育服务。

（4）开展家庭病床健康教育。

2. 利用各种传播渠道，普及医学科学知识。

（1）积极争取当地报社、电台、电视台等新闻单位的支持和配合，向群众普及医学科学知识。

（2）建立固定的宣传阵地，如卫生宣传橱窗、宣传栏等，定期进行更换。

（3）组织文化、教育部门开展健康教育和全民健身活动。

（4）利用街道老年活动室、文化活动站开展健康教育活动与培训。

3. 开展“卫生科普一条街”活动。组织发动城市商业区的各行各业，根据行业特点，开展健康教育活动。

4. 结合城市爱国卫生运动和创建国家卫生城市，开展健康教育与健康促进活动。城市居民健康教育的普及率、自我保健水平和公共卫生道德水平的提高，是衡量城市爱国卫生工作和国家卫生城市的重要指标，因此，在部署、检查、总结、评比爱国卫生工作时，必须同时部署、检查、总结、评比健康教育工作。城市社区健康教育工作与爱国卫生工作和创建国家卫生城市工作有机地结合起来，对增进社区居民健康将具有明显的协同作用。

5. 建立健康教育示范小区，抓好典型，以点带面是健康教育常用的一种有效的工作方法。健康教育示范小区的成功建立，对整个城市社区的健康教育工作将具有重要的意义。

五、农村社区健康教育与健康促进

（一）农村健康教育与健康促进的基本内容

1. 农村常见疾病防治的宣传教育　由于农村的生活条件相对较差，群众文化水平相对较低，卫生知识和保健意识比较缺乏，因而各种疾病的发病率都比较高，病死率也高于城市居民，因此，宣传普及常见病、多发病的防治知识是农村健康教育的重要内容。

2. 移风易俗，改变不良卫生习惯　普及卫生知识，指导农民科学地安排衣食住行，合理地摄取营养，坚持有益于健康文体活动，逐步摒弃几千年来遗留下来的不良卫生习惯，建立起文明、科学、健康的生活方式。

3. 农村环境卫生与环境保护　不良的卫生环境是影响农民健康的重要影响因素，文明村镇建设及评比活动为农村开展健康教育与健康促进工作提供了一个重要依托，健康教育工作者在文明村镇的建设中，要加强卫生要求和卫生技术指导，重点抓好村宅建设卫生、饮水卫生、粪便的垃圾处理、消灭四害、保护环境、控制环境污染等方面的健康教育。

4. 健康观念与卫生法制教育　破除迷信思想，揭露封建迷信的危害性和封建迷信活动的欺骗性；宣传普及新的健康观和大卫生观念，动员农民积极参与初级卫生保健，合理利用卫生服务；宣传党的方针政策，开展卫生普法工作。

（二）农村社区健康教育的主要形式与方法

1. 深入开展“亿万农民健康教育行动”　为了亿万农民的健康，由卫生部、全国爱卫会、农业部、中宣部、国家广电总局、全国妇联、国务院扶贫办、教育部、共青团中央等九部委联合开展了“全国亿万农民健康促进行动”（原名为“全国九亿农民健康教育行动”，以下简称“行动”）目的是以大众传播与人际传播相结合的方式，大力普及基本卫生知识，倡导科学文明健康的生活方式，提高亿万农民健康素质，实现全面建设小康社会的奋斗目标。实践证明，行动的开展极大地提高了农村健康教育工作。

2. 开发利用农村传播媒介和渠道　我国农村地域广阔，各地生活条件和文化习俗千差万别。健康教育工作应做到因地制宜，除了广播、电视、录像、卫生宣传栏、街头标语等广泛覆盖的传播媒体外，还应采用多种具有农村特色，如有线广播、顺口溜、地方戏曲、农民技术学校、文化活动站、卫生科普赶集、利用传统的民族节日和文化体育活动等健康教育方法与手段。

3. 培训家庭保健员，开展“卫生科普进农家”活动　农村家庭主妇是家庭卫生和保健活动的主角，也是农村社会活动的积极参与者，通过农村妇联、计划生育管理网络，把农村家庭妇女组织起来，进行必要的卫生知识和行为指导，使其成为家庭中的保健员。我国一些地区还开展了卫生科普进农家活动，将健康教育材料发放到农民家里，促进了农村卫生状况由个人到家庭到邻里再到社区的转变。

4. 发挥乡村医生的作用，结合医疗保健工作开展健康教育　乡村医生利用应诊、治疗、家庭访视等机会，对患者和家属进行面对面的健康教育和及时的行为指导，是深受群众欢迎的健康教育形式。

5. 抓好城乡结合部——乡镇社区和流动人口的健康教育　根据社区自身特点，开展乡镇社区健康教育与健康促进，应注意以下要点：

(1) 乡镇社区是农村人口由农业向非农业转移的重要场所，乡镇企业工人和第三产业人员是社区人口的主体，流动人口占有相当大的比例，应将这些人群作为重点教育对象。

(2) 乡镇企业的迅速发展使乡镇社区形成以工业为主的产业结构，环境保护与安全生产防护应是乡镇健康教育的一项重要内容。

(3) 乡镇社区在沟通城乡联系，促进城乡物质、文化交流方面起着重要桥梁作用，应将乡镇社区做为健康教育的重点区域。

（刘秀荣）

第十三章　精神与心理卫生

第一节　心理与健康

一、心理健康的概念

心身健康涉及人的生理和心理的健康，前者属于原有医学范畴，而心理健康则是一个较新的概念。关于心理健康的概念有多种解释，但都大同小异。第三届国际心理卫生大会上对心理健康的观点是“所谓心理健康是指在身体、智能以及情感上与他人的心理健康不相矛盾的范围内，将个人心境发展成最佳的状态。”并作了进一步说明：①身体、智力、情绪十分协调；②适应环境，人际关系中彼此能忍让；③有幸福感；④在工作和职业中，能充分发挥自己的能力，过有效率的生活。《简明不列颠百科全书》的定义是：心理健康指个人心理在本身及环境条件许可内所能达到的最佳功能状态，不是指绝对的十全十美的状态。

简而言之，遇到任何障碍和困难问题，心理都不会失调，都能以社会上认可的行为加以克服。凡是具有这种耐性的状态，就可以说是心理的健康状态。

二、心理健康的标准

由于人类心理活动、行为方式的丰富多样性，以及心理健康问题的复杂性，难以做到整齐划一，很难找到一个严格的、准确无误的标准。美国心理学家马斯洛和密特尔曼提认为心理健康应该符合以下10条标准。一般来说，一个人在大部分时间里如果能够符合大部分要求，心理即处于健康状态。因此，我们可以根据这十条标准来衡量自己是否有健康的心理：

1. 有充分的自我安全感。
2. 能充分了解自己，并能恰如其分地估计自己的能力。
3. 生活目标和理想切合实际。
4. 能保持人格的完整与和谐。
5. 不脱离周围现实环境。
6. 善于从经验中学习。
7. 能保持良好的人际关系。
8. 能适度宣泄和控制情绪。
9. 在符合团队要求的前提下，能最大限度地发挥自己的个性。
10. 在不违背社会规范的前提下，能恰当满足个人的基本需要。

三、影响心理健康的因素

1. 遗传因素　遗传是个体心理健康发展的物质基础。据家谱分析、系统研究、孪生儿研究、收养或寄养家庭的研究等证明，遗传机制对人的行为和智力发展有重要作用。研究发现，精神病人亲属中精神疾病的患病率比一般人群要高得多，而且与病人血缘关系越近，患病率越高。某些疾病呈现明显的家族聚集性，如精神分裂症，若父母一方患有此病，其子女有16%要患病，若双亲均患有此病，其子女患此病的几率为40%～68%。再如情感性精神病，其家庭成员中的精神病患病率可高达10%～25%，超过一般家庭的10～25倍。对双生子的研究也发现，单卵孪生的同病率（即患同一种病的比率）一般比双卵孪生高4～6倍。

2. 性格因素　精神分裂症患者在发病前一向表现为胆怯、怕羞、怪癖、过敏、不爱交流、沉默、寡言或过于严谨。病前具有分裂样人格者占50%。躁狂抑郁症病人往往偏外向、热情开朗、喜欢交际，但他们情绪不稳定，顺利时欣喜若狂，遭遇挫折时则灰心丧气。强迫症患者个性特点表现为胆小怕事、办事过分细致、古板，力求一丝不苟，十全十美，优柔寡断等。由此可见，不良的个性特征是精神疾病发生的素质因素。

3. 社会心理因素　社会因素包括长期、慢性的因素及急性、突如其来的因素。慢性因素如学习和工作不适应，长时间工作学习压力大、任务重，人际关系紧张，居住条件差，家庭纠纷，婚姻恋爱问题处理不当等。在神经症、心因性精神障碍中，这些因素往往是发病的重要原因之一。

调查表明，精神疾病在社会经济地位低、居住环境不良、移民人群中更为多见，这可能是与这些人遭受的生活刺激多有关。这些心理社会因素在精神分裂症和情感性精神病的发病中有一定的作用，但并不能说明就是真正的病因。

4. 疾病　母亲的很多疾病，如风疹、麻疹、流感、梅毒、疱疹、高血压、巨细胞病毒、贫血等都可能影响到胎儿的发育，造成畸形或损害胎儿的神经系统，直接或间接地造成将来儿童的智力问题。孕妇营养不良对胎儿的生理和心理发育具有严重的负效应。某些疾病如癫痫、脑炎等，长期酗酒、颅脑损伤、化学物质造成的中毒等也会造成精神障碍的发生。

四、判断精神活动正常的标准

精神活动正常与异常之间没有绝对的界限，而且不同的历史时期对其认识和评价的标准也不太一样。“正常”和“异常”是一个相对的概念，不要绝对和孤立的理解。要结合当时所处的时代背景、社会文化等客观环境的具体情况来分析，不仅要看行为本身，还要看该行为出现的背景和前提。以下几点供参考：

1. 精神活动和社会环境协调　即行为应为所在社会文化所接受，没有明显离奇或出格的地方。

2. 自身精神活动的协调　即各种心理活动过程如思维、情感和行为之间应保持协调一致。

3. 性格具有相对稳定性　即所谓“江山易改、禀性难移”。如超出心理学的正常变异范畴，就要考虑是否精神异常。

第二节　常见精神疾病概述

“精神疾病”是指在各种生物学、心理学以及社会环境因素影响下，造成中枢神经系统功能失调，进而导致出现以认知、情感、意志和行为等各种精神活动异常为主要临床表现的一类疾病的总称，包括重性精神疾病（也称重性精神障碍，或称精神病：是指精神活动严重受损，导致对自身健康状况或者客观现实不能完整辨认，或者不能控制自身行为的精神疾病。）和其他精神疾病在内的各种类型的精神异常状态。主要病种分述如下：

一、精神分裂症

精神分裂症是一组病因未明的精神疾病，具有思维、感知和行为等多方面的障碍，以精神活动和环境不协调为主要特征。通常意识清晰，智能尚好，部分患者可出现认知功能的损害，多起病于青壮年，常缓慢起病，病程迁延，有慢性化倾向和衰退的可能，但部分病人可痊愈或基本痊愈。

本病临床病象多种多样，十分复杂。精神疾病症状学中的大部分症状，除明显智能障碍外，几乎均可见于本病。常见的几种亚型：

（一）偏执型（paranoid type）

本型发病年龄多在中年期，起病较为缓慢。病初敏感多疑，逐步发展成妄想观念。一般多表现为被害妄想，其他如嫉妒、物理影响、疑病或躯体改变等妄想也不少见。常伴有幻觉和怪异行为，其情感反应与妄想内容往往不协调。病程进展较为缓慢，精神衰退常不甚明显。

（二）青春型（hebephrenic type）

发病多在15～25岁，起病缓慢。此型以情感改变和联想障碍为突出表现。情感肤浅而不恰当，常伴以自笑，且变化莫测。思维凌乱，语句含混或呈破裂型思维。行为怪异，愚蠢、作态较为常见。妄想和幻觉呈片段形式，内容荒谬、离奇古怪。

（三）紧张型（catatonic type）

发病于青壮年，多为急性起病，以精神运动障碍为突出的表现。常表现为紧张性兴奋，突然暴发的行为异常：冲动、毁物、伤人、行动暴烈。此种兴奋状态可持续数日自行缓解，或转入紧张型抑制状态：表现违拗、木僵，严重者呈蜡样屈曲。不少病例可以缺乏紧张型兴奋阶段，一开始即出现木僵状态。本型常有自发性缓解，预后较好。

（四）单纯型（simple type）

发病于青少年，起病徐缓，以懒散、漫不经心、情感淡漠和意志缺乏为主要征象。随后病人对社会或集体生活日益缺乏兴趣，可终日沉思，无所事事，或无目的的外出游荡。一般无突出的幻觉、妄想症状。随着病程的进展精神衰退日益明显。

（五）未定型（undifferentiated type）

符合精神分裂症的诊断标准，但不符合上述各型的诊断标准。

（六）精神分裂症缓解期（精神分裂症缓解型）

确诊为分裂症，临床症状消失，自知力恢复正常水平，社会功能（生活自理能力、学习或工作能力、社会交往能力）恢复到病前水平至少已 2 个月。

（七）衰退期（其他病程类型）

符合分裂症诊断标准，一年来以精神衰退为主，并有社会功能严重受损，成为精神残疾。

（八）慢性（其他病程类型）

符合分裂症诊断标准，而且病程至少持续 2 年以上未愈。

二、持久性妄想性障碍

又称为偏执性精神病，是一类持续存在的以妄想状态为主要临床表现的重性精神疾病的统称（有 3 种形式：偏执状态、偏执狂、感应性精神病）。这类疾病患者的情感、行为与思维障碍相一致，且保持人格与智力相对完整，没有幻觉或精神分裂症的基本症状。

（一）偏执状态

患者的妄想内容多具有现实性，表现固定、精细而有系统。在病程的始终没有幻觉，好发于 30 岁以后。本病患者多存在着易产生敏感多疑与偏执倾向的病前个性特征。起病时多以急性精神创伤为诱发因素。在患病过程中，患者常因被害、夸大、嫉妒等妄想观念寻求保护，申诉或采取攻击性行为。在病程进展中，人格完整，不产生精神缺损。

（二）偏执狂

是一种极为罕见的慢性精神病。主要表现为缓慢发展的、具有严密逻辑结构的系统性妄想，不伴有幻觉，发病后逐渐形成夸大与被害妄想状态，并由此引发一系列反常行为。病程迁延经久不愈，但不发生人格衰退。

（三）感应性精神病

亦称为二联性精神病，为另一种偏执性精神病的表现形式，即一个病人产生具有被害妄想内容的疾病状态，后将同一状态传递至另一亲密的接触者，如夫妇、母女等，因此与后者共享同一妄想内容。如同一妄想内容传递并影响到另两个人，称三联性精神病。一般说来，被感应者常为亲属中的思维批判能力较弱者，当与患者分开一段时间后，被感应的妄想内容可减轻或消退。

三、分裂情感性精神障碍

本病发病年龄以 25～35 岁青壮年多见。女性多于男性。明显的躁狂或抑郁征像，同时具有明确的精神分裂症的一些症状。起病大多较急，病程间歇发作，缓解期情况良好。部分病人具有明显的精神分裂症、躁郁症或癫痫的家族史。

四、心境［情感］障碍

（一）躁狂发作

主要表现为心境高涨、兴高采烈，易激惹、激越，重症者可发生意识障碍，严重者出现妄想、幻觉等精神症状。即以情绪高涨或易激惹为主要特征，同时伴有精神运动性兴奋等症状。具体表现如下：

1. 语量显著增多。

2. 联想加快，意念飘忽，自称言语跟不上思维活动的速度，常可出现音联、意联等症状。

3. 自我评价高，常夸耀有巨大的财富、权力及声望等，可达妄想程度。

4. 注意力不能集中，或随境转移，做事有始无终、虎头蛇尾，终日百忙不定。

5. 自我感觉良好，常称头脑特别灵活，身体特别健康，精力特别充沛。

6. 睡眠需要减少，且不感疲乏。

7. 活动增多，好管闲事，热心助人，精神运动性兴奋。

8. 行为轻率，追求享乐，狂购狂买，随意挥霍，不顾后果。

9. 性欲明显亢进，体重下降，口干舌燥，以及有血压增高、脉搏增快、瞳孔扩大，便秘等交感神经活动亢进的症状。

（二）抑郁发作

主要表现为情绪低落，轻者闷闷不乐（属于轻性），重者悲痛欲绝，甚至发生木僵状态。严重者可出现妄想、幻觉等精神症状，某些患者表现焦虑与运动性激越比抑郁更严重，以心境低落为主要特征，同时伴有精神运动性抑制等症状。整个发作持续至少2周。一般情况下，轻度抑郁发作患者继续进行日常的工作和社交活动有一定的困难，但社会功能不会受太大的影响，中度抑郁患者通常能继续工作，但社交或家务活动相当困难。重度抑郁患者不能继续进行社交、工作或家务劳动。具体表现如下：

1. 心理方面的症状

（1）自责：患者反复思考自己的所谓过失或犯罪行为。

（2）绝望：患者感到前途暗淡，生活没有目标，活下去没有意义（厌世），几乎没有康复的希望。自杀的想法常萦绕于脑海，甚至变成自杀企图，出现自杀行为。

（3）抑郁情绪：忧伤、发愁、悲痛、哭泣，重者面无表情或表情沮丧。

2. 功能方面的症状

（1）社会生活、人和事方面的兴趣减低，包括对业余爱好、心爱物、配偶、朋友的兴趣减低。

（2）享受能力减低，如不能享受美餐、欣赏音乐等。

（3）工作学习能力的降低。

3. 躯体方面的症状 包括食欲、消化、体重、睡眠障碍和自主神经功能紊乱等症状。

（三）双相情感障碍

指以躁狂（或轻躁狂）发作与抑郁发作反复间歇交替或以循环发作性病程形式表现的一类心境障碍。

可分为两种主要的发作类型，

双相1型：躁狂发作明显且严重，主要因躁狂住院或接受院外治疗。

双相2型：抑郁发作明显且严重，主要因抑郁住院或接受院外治疗。

五、脑器质性疾病所致精神障碍

是原发于脑部的器质性疾病或损伤所引起的精神障碍，包括由脑变性病、脑部感染、脑外伤、脑血管病、脑肿瘤和癫痫等所引起的精神异常。这类疾病的组织结构改变，可以发生在脑实质、脑间质、脑膜、脑血管等不同部位，产生程度不同、范围大小不等、进展速度不一的器质性病变，从而成为引起各种精神症状的物质基础。

（一）阿尔茨海默病（Alzheimer’s disease，AD）

本病是发生在老年期及老年前期的以痴呆为主要临床表现的脑退行性疾病。多潜隐起病，病程进展缓慢。临床表现为持续进行性的记忆、智能障碍，伴有言语、视空间技能障碍及人格改变等。轻度的近事遗忘和性格改变是本病的早期症状，随后理解、判断、计算等智能活动全面下降，导致不能工作或操持家务，直至终日卧床不起，生活不能自理，口齿不清、语言杂乱。一般经5~10年可发展为严重痴呆，最后常因压疮（褥疮）、骨折、肺炎等并发症引起脏器衰竭而死亡。

人格改变和记忆障碍往往出现在疾病的早期，记忆障碍也是首发症状之一。智能障碍、视觉空间技能障碍、言语障碍、失认症状以面容认识不能最常见，睡眠障碍也是常见症状之一，部分病人在病程中可发生意识障碍，如意识模糊和谵妄状态，通常为躯体因素（如无症状性肺炎、前列腺肥大、泌尿系感染、外伤骨折、营养不良、镇静剂过量、电解质紊乱等）所诱发。疾病的晚期可出现抽搐发作，以及运动系统障碍，包括肌强直和肢体屈曲。

（二）血管性痴呆（vascular dementia，VD）

系指由于脑血管疾病引起，以痴呆为主要临床症状的疾病。急性或亚急性起病，阶梯式衰退，病情波动，如果侧支循环代偿良好，则症状可以减轻，具有局灶的神经系统症状和体征，高血压病史，以及伴发的心血管疾病。VD可以由于高血压脑血管疾病、多发的脑梗死、低血压、脑出血和炎性、感染性脑血管疾病引起。VD是老年人常见的痴呆原因，占痴呆综合征的8%~35%，最常见于50多岁以后起病，男性多于女性，病程进展后，常常死于心血管疾病或卒中发作。

早期神经症状可见头晕、头痛，眼底可有视网膜动脉硬化的征象。精神症状表现为易疲劳、注意力不易集中、工作效率降低、情绪不稳定或情感脆弱、失眠或睡眠过多、近记忆力下降，因而引起患者的继发性焦虑。当病情继续发展，精神和神经系统症状表现为：记忆力减退、智力减退、感知觉障碍、思维障碍、情感障碍、意识障碍、行为障碍。神经影像学检查可以有助于VD的诊断。CT可以显示梗塞灶和脑室周围局部缺血的变化。MRI比CT更优越，可以证实CT所未见的皮层下小梗塞灶和白质的缺血变化。

（三）其他原因引起的痴呆

引起痴呆的原因很多，临床上需结合病史、体检和实验室检查进行鉴别，根据痴呆的原因进行病种分类。为了疾病信息报告对疾病分类能方便填写，将不能归类于上述两种痴呆的情况，均放在此类病种中，其他原因引起的痴呆尚包括除阿尔茨海默病以外的其他几种脑病性疾病，如：匹克病（特点：起病老年前期，发病缓慢，多有家族史，脑叶萎缩，人格改变，进展性痴呆，CT、MRI可见额颞叶明显萎缩。）亨廷顿舞蹈病（特点：中年起病，有明显家族史，临床表现舞蹈征伴有进行性痴呆，CT、MRI可见尾状核萎缩、侧脑室扩大，病程长达10~30年以上。）帕金森病痴呆（本病并发痴呆者少见，只占该病3%~5%。特点：起病缓慢，以动作缓慢、肌强直、静止性震颤三联症在先，痴呆出现在后，病程长达4~10年以上。）等。

（四）癫痫所致精神障碍

癫痫性精神障碍是指一组原发性反复发作的脑异常放电所致的精神障碍。大致可分为发作性和持续性精神障碍两种。前者可表现为一定时间内的感觉、知觉、记忆、思维和精神运动性发作，情绪恶劣及短暂精神分裂症样发作；后者则表现为慢性精神分裂症样障碍、人格改变及智能障碍等。如癫痫是继发于其他疾病，则癫痫只是原发疾病的临床症状之一，例如脑血管病所致精神障碍。

在各次癫痫发作之间，也可能发生多种精神异常，主要有癫痫性精神病、智能障碍和性格改变等几种。

1. 癫痫性精神病　癫痫性精神病是一组较为持久的精神病状态，起病于癫痫发作10～20年后，精神病发作前癫痫发作次数大多减少或已停止发作。

2. 智能障碍　造成智能障碍的原因有遗传因素，如小儿先天性、遗传性疾病既引起癫痫，又引起智能障碍；引起癫痫的脑损害或癫痫所致继发性脑损害；智能障碍也可能是抗癫痫药本身所致的精神副作用。

3. 人格改变　长期、反复的癫痫发作，可以产生人格改变。其主要特征为：情感反应僵化、情绪不稳定、思维粘滞贫乏、行为的刻板性和冲动性。

五、颅脑损伤所致精神障碍

颅脑损伤所致精神障碍是颅脑受到直接或间接的外伤后，在脑组织损伤的基础上所产生的多种精神障碍的总称。

将颅脑损伤所致精神障碍按颅脑损伤后所出现的精神障碍，距离受伤时间的长短，分急性期精神障碍和慢性期精神障碍两大部分（本章只简述慢性精神障碍）。

慢性精神障碍特点：

1. 脑外伤性记忆障碍　严重的颅脑损伤患者在意识障碍恢复后不仅出现明显的近记忆力减退，而且还有定向力的障碍，错构、虚构、顺行性和逆行性遗忘（不是指脑外伤当时的顺行性和逆行性遗忘），表现为一种以记忆障碍（尤其是近记忆力减退）为突出临床表现的脑外伤性遗忘综合征。

2. 脑外伤性智能障碍　程度较严重、范围较广泛的颅脑外伤常常可以引起脑外伤性智能障碍，严重者可达痴呆程度，称为脑外伤性痴呆。

3. 脑外伤性人格改变　颅脑外伤后的人格改变在程度上可以有很大差别，有的改变非常显著，有的轻微到只有与患者很熟悉的人才能发现其颅脑外伤后有人格改变。

4. 脑外伤性癫痫所致精神障碍　脑外伤性癫痫属继发性癫痫。有早发和晚发两种，早发者癫痫出现在颅脑外伤后1～3个月内，晚发者出现在颅脑外伤后数年。

5. 脑外伤后综合征　脑震荡患者的脑震荡后综合征可能迁延不愈。类似脑震荡后综合征的症状发生在脑挫裂伤或颅内血肿等严重颅脑外伤之后者称为脑挫裂伤后综合征。

6. 脑外伤后精神病性症状群　部分颅脑外伤患者，在经过一段时间后出现了精神病性症状，如幻觉、妄想等精神分裂症样症状或躁狂、抑郁等情感障碍的症状表现。

六、使用精神活性物质引起的精神和行为障碍

包括药品（医疗用药与社会毒品）和其他化学物质，如酒饮料、烟草制品乃至有机物的滥用。从广义上理解为药品与其他化学物质的滥用。由于这些物质具有影响到人的心理功能的特点，故可引起精神和行为障碍（本文只简要介绍药物依赖和慢性酒精中毒所致的精神障碍）。

1. 药物依赖（Drug Dependence） 是药物成瘾规范化的医学用语。指带有强制性的渴求、追求与不能间断地使用某种、某些药物或物质。药物依赖是由成瘾物质与机体相作用而产生的精神与躯体状况，以强制性地使用药物或物质来取得特定的心理反应，并借此避免戒断综合征的折磨。前一种情况称为精神依赖性，后者称为躯体依赖性。

2. 慢性酒精中毒所致精神障碍 长期嗜酒会引起一系列躯体病症、心理障碍与社会功能损伤。

在心理障碍方面：常发生暴怒发作、焦虑、渴求饮酒、抑郁症、幻觉症或偏执症。

在社会生活方面：可出现驾车事故、家庭问题、婚姻问题、虐待子女、经济窘迫、涉法问题、职业功能下降乃至失业等。值得注意的是许多酒中毒者同时伴发若干精神病症。普遍公认酒中毒者的自杀率不但高于一般人群，而且远远高于其他精神障碍者。

主要症状：

（1）酒依赖：①强制性饮酒渴求；②滥用的时间间隔确定；③视饮酒高于一切活动；④酒耐受量不断提高；⑤用量不足时出现撤酒症状；⑥清晨空腹饮酒；⑦戒酒后反复重蹈覆辙。

（2）戒断综合征：强化纵酒多年后，一旦中断饮酒时，随血中乙醇含量的下降出现断酒的戒断症状。最早出现常见症状是手脚与躯干的粗大震颤，继而出现一些感知异常如视物变形，幻视或幻听。随之，在48小时出现意识障碍和激动不安并发展为震颤性谵妄，后者可伴随出现发热，出汗，心动过速，血压升高，瞳孔散大，肝功能障碍，脱水与电解质紊乱。震颤谵妄患者症状有昼轻夜重的特点，轻者病情延续3~4日后逐渐减轻，深睡后症状解除。

（3）酒中毒性幻觉症：在慢性酒精中毒中可出现幻觉症，以鲜明较持久的听幻觉为主。常为幻听的内容所烦恼，易产生继发性妄想以及情绪焦虑或激动。如不经治疗，病程易迁延而持续。

（4）酒中毒性遗忘性障碍：出现在长期大量酗酒后，由于体内硫胺素缺乏而导致脑部变性。早期出现共济失调，眼球震颤或动眼麻痹，同时呈现记忆障碍。这些表现称之为wernick病。病程进展后，可以发展为持久性记忆缺损，称之为Korsakoff精神病。

七、躯体疾病所致精神障碍

是指由各种躯体疾病，如感染、内脏器官疾病、内分泌障碍、营养代谢疾病等影响脑功能所致的精神障碍。本病的特点是精神症状的出现与躯体疾病的进展有时间上的联系；一般躯体疾病在先，精神症状发生在其后；精神症状常随基础疾病的缓解而改善，或因其加剧而恶化。常见引起精神障碍的躯体疾病如下：

躯体感染：如人类免疫缺陷病毒（HIV）感染、败血症、钩端螺旋体病、恶性疟疾等。

内脏器官疾病：如心血管疾病、肺脑综合征、肝脑综合征、肾性脑病等。

内分泌疾病：如甲状腺、脑垂体、肾上腺皮质、性腺等功能异常。

营养代谢疾病：如糖尿病、低血糖、急性间歇性血紫质病等。

结缔组织疾病：如系统性红斑狼疮、白塞病、硬皮症、多发性肌炎、结节性动脉周围炎等。

血液系统疾病：如白血病、缺铁性贫血、恶性贫血等。

八、精神发育迟滞

是指在智力发育期间（18 岁以前），由于各种有害因素导致的精神发育不全或智力迟滞，患者一般智力功能明显低于同龄水平，同时伴有适应行为的缺陷。部分患者可以伴发其他症状表现的精神障碍。根据患者智商（IQ）和适应行为情况，精神发育迟滞共分为 4 级：

（一）轻度

IQ 55～69，约占 85%。早年的发育与正常儿童相似或相差不大，直到入学后才被发现存在学习困难。此类儿童经过教育和训练，可以达到小学 6 年级水平，极少数儿童可以初中毕业。成年后，具有基本的生活自理能力、日常生活所需的语言交往能力、简单的阅读和应用写作能力、计算能力、能承担简单的家务劳动。通过职业教育和训练，可以从事简单的劳动（非技术工作），参与社会生活。在生活环境变化时需要他人的支持和帮助。大多数难以找到明确的生物学病因。

（二）中度

IQ 40～54，约占 10%。婴幼儿期发育可能已明显落后，多数在学龄前就能发现。上学以后表现显著的学习困难，大多数需要特殊教育，能达到小学 2～3 年级学业水平。词汇贫乏、理解力差、计算能力差，常缺乏抽象思维能力。个别智力残疾者通过训练可以具有一定的特殊能力。训练后可以生活自理，但终生都需要支持性服务。在适当的支持下，近半数可以在社区独立生活和从事简单工作，完全不能独立生活者占 20%。此类个体多数具有生物学病因。

（三）重度

IQ 25～39，约占 3%～4%。多由一种或多种生物学病因引起，常同时存在神经精神系统异常表现，如各种感觉、运动、构音、交流等异常。婴儿期即有显著的发育落后，生活自理训练困难，交往能力差，常终生需要密切监护和特别照顾。少数经过训练在监护下能从事极为简单的劳动。

（四）极重度

IQ 25 以下，约占 1%～2%。绝大多数可以找到生物学病因。患儿在认知、运动、交流等方面的功能广泛严重受损。在婴儿早期即可呈现感觉－运动功能障碍。常没有语言或仅能偶尔说单字，生活常不能自理，缺乏自我保护能力。终生需要密切监护和特别照顾。有些个体经过持久的康复训练能够自己进食和上厕所等。

九、神经症

旧称神经官能症，是一组以焦虑、恐惧，强迫、疑病症状，或神经衰弱症状群为主要表现的轻度精神障碍。发病前多有一定人格基础，起病常受心理社会（环境）因素影响。症状没有可证实的器质性病变作基础，并与病人的现实处境不相称，但病人对存在的症状感到痛苦和无能为力，自知力完整或基本完整，病程多迁延。各种神经症症状或其组合可见于感染、中毒、内脏、内分泌或代谢和器质性疾病，称神经症样综合征。

1. 焦虑症　又称焦虑性神经症，系以发作性或持续性的焦虑、紧张、惊恐不安为主要特征的神经症性障碍，并伴有自主神经症状和运动性不安等症状。

（1）广泛性焦虑症又称慢性焦虑症，表现与处境不相称的痛苦焦虑体验，精神运动性不安，伴有躯体不适感的自主神经功能障碍、睡眠障碍，警觉性增高。

（2）惊恐障碍（panic disorder，PD），又称急性焦虑症。急性发病，10 分钟达到高峰，一般发作不超过 1 小时。以反复出现强烈的惊恐发作（极度焦虑、恐惧），伴濒死感或失控感，以及严重的自主神经症状（如心悸、呼吸困难、四肢发抖、大汗淋漓等）为特点。发作持续几分钟或几小时，可自行终止。

2. 恐惧症（Phobia）即恐怖性神经症（phobic neurosis）　是以对某种特定的事物、境遇或与人交往时而怀有强烈的恐惧为主要临床相，且患者极力回避所害怕的事物或境遇，来解除焦虑、恐惧情绪为特征的一组神经症。

（1）单纯性恐惧症（simple phobia）：为常见类型。幼年起病，持续到成年。对特定事物的恐怖（如：小动物、黑暗、高处、刀剪、尖锐物体等）。包括动物恐怖和特异环境恐怖。

（2）广场恐惧症（agoraphobia）：可发生于任何年龄。女性多见。主要对特定的环境（如：公共场所、公共汽车站、火车站、商场等人多的环境）发生恐怖。

（3）社交恐惧症（social phobia）：指在社交场所感到害羞、局促不安、笨拙、迟钝等。可分为赤面恐怖、对视恐怖。

3. 强迫症（obsession）　是指一种以反复出现的强迫思维和（或）强迫动作或仪式为主要表现的神经症。特点是：

（1）病人是有意识的自我强迫和反强迫并存，二者强烈冲突使病人感到焦虑和痛苦。

（2）病人体验到观念或冲动系来源于自我，但违反自己意愿，虽极力抵抗却无法控制。

（3）病人也意识到强迫症状的异常性，既不是患者所期望的和所能接受的，但无法摆脱和自我控制。

（4）不管强迫思维或动作是多么生动和多么令人信服，但患者对症状有自知力。即认为它们是侵入性的、不合理的，甚至是不正常的、病态的，至少希望消除它们。

（5）病程迁延者可以仪式动作为主而精神痛苦减轻，但社会功能受损。

4. 躯体形式障碍　是一种以持久地担心或相信各种躯体症状的优势观念为特征的神经症。病人因这些症状反复就医，各种医学检查阴性和医生的解释，均不能打消其顾虑。即使有时存在某种躯体障碍，也不能解释所述症状的性质、程度，或其痛苦与优势观念。经常伴有焦虑或抑郁情绪。尽管症状的发生和持续与不愉快的生活事件、困难或冲突密切有关，但病人常否认心理因素的存在。

（1）躯体化障碍：主要表现多种多样、经常变化的躯体症状，症状可涉及身体的任何系统或器官，最重要的特点是应激引起的不快心情，以转化成躯体症状的方式出现。最常见的是胃肠道不适，异常的皮肤感觉，皮肤斑点，性及月经方面的主诉也很常见，常存在明显的抑郁和焦虑。常为慢性波动性病程。常伴有社会、人际及家庭行为方面长期存在的严重障碍，女性远多于男性，多在成年早期发病。

（2）未分化躯体形式障碍：如果病程短于 2 年，临床表现符合躯体化障碍或者不典型，均应诊断本型。

（3）躯体形式自主神经紊乱：是一种主要受自主神经支配的器官系统（如心血管、胃肠道、呼吸系统）发生了躯体障碍所致的神经症样综合征。

（4）疑病症：是一种以担心或相信患严重躯体疾病的持久性优势观念为主的神经症。

5．神经衰弱　是指以脑和躯体功能衰弱为主的神经症，以精神易兴奋和脑力易疲劳为主要特征，表现为紧张、易激惹、烦恼等情感症状，及肌肉紧张性疼痛和睡眠障碍等生理功能紊乱症状。

十、应激相关障碍（stress – related disorders）

指一组主要由心理、社会（环境）因素引起异常心理反应所导致的精神障碍，也称反应性精神障碍。

1．急性应激障碍　以急剧、严重的精神打击作为直接原因。在受刺激后立刻（1 小时之内）发病。表现有强烈情绪体验的精神运动性兴奋，行为有一定盲目性；或者为精神运动性抑制，甚至木僵。如果应激源被消除，症状往往历时短暂，一般在几小时至几周内症状消失，恢复后对病情可有部分或大部分遗忘，难以全面回忆。但预后良好，缓解完全。

急性应激障碍的另一种表现形式是急性应激性精神病，又称急性反应性精神病，是由相当强烈并持续一定时间的心理创伤性事件直接引起的精神病性障碍，临床以明显的妄想或严重的情绪障碍为主，症状内容与应激源密切相关，较易被人理解。急性或亚急性起病，经适当治疗，预后良好，一般在一个月内恢复正常，一般无人格缺陷。

2．创伤后应激障碍（PTSD）　也称延迟性应激障碍，指由异乎寻常的威胁性或灾难性心理创伤，导致延迟出现和长期持续的精神障碍。其精神障碍主要表现为：①反复重现创伤性体验；②自发性高度警觉状态；③持续回避对即往创伤环境或事件的回忆；④对创伤性经历的选择性遗忘；即对事件的某些重要方面失去记忆。

3．适应障碍　因较长时间存在应激源或困难处境，加上病人有一定的人格缺陷，产生以烦恼、抑郁等情感障碍为主，同时有适应不良的行为障碍或生理功能障碍，并使社会功能受损。病程往往较长，但一般不超过 6 个月。通常在应激性事件或生活改变发生后 1 个月内起病。随着时过境迁，刺激的消除或者经过调整形成了新的适应，精神障碍随之缓解。临床常见的几种类型：

（1）抑郁心境的适应性障碍：在成年人多见，临床表现以明显的抑郁心境为主，可见眼泪汪汪、无望感、沮丧等症状，但比重症抑郁轻。

（2）其他恶劣心境为主的适应障碍：除有抑郁情绪外，还可伴有焦虑、烦恼、紧张、愤怒等恶劣情绪。

（3）混合性焦虑抑郁反应：焦虑抑郁心情混合存在，但其程度比抑郁症和焦虑症轻。

（4）品行障碍为主的适应障碍：表现对他人权利的侵犯，不履行法律责任，违反社会公德；如逃学、毁坏公物、乱开汽车、打架和饮酒过量等。青少年多见。

（5）心境和品行混合性障碍为主的适应障碍：既有情绪异常，也有上述品行障碍表现，但诊断时要慎重。

十一、心理因素相关的生理障碍

指一组与心理社会因素有关的以进食、睡眠和性功能异常为主的精神障碍。

1．进食障碍　指以反常的摄食行为和情绪障碍为特征，伴有显著的体重改变和/或生理功能紊乱的一组综合征。主要包括神经性厌食、神经性贪食和神经性呕吐。

（1）神经性厌食：是指个体通过节食等手段，有意造成并维持体重明显低于正常标准为特征的进食障碍。此病多见于青少年女性，特征为故意限制饮食，使体重降至明显低于正常的标准，为此采取过度运动、引吐、导泻等方法以减轻体重。常有营养不良、代谢和内分泌紊乱，女性可出现闭经，男性可有性功能减退，青春期的病人性器官呈幼稚型。有的病人可有间隙发作的暴饮暴食。

（2）神经性贪食：是指发作性的、不可抗拒的摄食欲望和行为，一餐可摄入大量食物，食后以呕吐、导泻、利尿、禁食或过度运动等方法来抵消体重增加的进食障碍。

（3）神经性呕吐：指一组自发或故意诱发反复呕吐的精神障碍，呕吐物为刚吃进的食物，不伴有其他明显症状。其临床表现与神经性厌食有部分重叠，但神经性呕吐患者体重无明显减轻，体重保持在正常体重的80%以上，且无控制体重的动机和行为。

2．睡眠障碍　是指各种心理社会因素引起的非器质性睡眠与觉醒障碍。包括失眠症、嗜睡症和某些发作性睡眠异常情况。

（1）失眠症：是一种持续相当长时间的睡眠质和/或量令人不满意的状态。几乎以失眠为惟一的症状，包括难以入睡、睡眠不深、多梦、早醒，或醒后不易入睡，醒后不适感、疲乏，或白天困倦等。具有失眠和极度关注失眠结果的优势观念。

失眠每周3次，持续1个月以上，且对社会功能有损害或失眠引起显著的苦恼或精神活动效率低下。排除躯体疾病或精神症状导致的继发性失眠。

（2）嗜睡症：是指白天睡眠过多，这种睡眠过多并非由于睡眠不足或者药物、酒精、躯体疾病所致，也不是某种精神障碍的一部分。患者并无夜间睡眠时间减少，但白天睡眠过多；有时有睡眠发作，睡眠持续时间较长。

（3）睡行症：指一种在睡眠过程中起床在室内或户外行走或做一些简单活动的睡眠和清醒同时存在的意识改变状态。睡行症并非发生在梦中，主要见于眼快动睡眠的第三与第四期，还可伴有夜惊或遗尿。发作过程中突然唤醒可产生恐惧情绪，发作后通常无法回忆。多见于男孩。

3．性功能障碍（略）。

十二、人格障碍

是指人格特征明显偏离正常，使病人形成了一贯的反映个人生活风格和人际关系的异常行为模式。这种模式显著偏离特定的文化背景和一般认知方式（尤其在待人接物方面），明显影响其社会功能，造成对社会环境的适应不良，病人为此感到痛苦，并已具有临床意义。病人虽无智能障碍。但适应不良的行为模式难以矫正，仅少数病人在成年后程度上可有改善。通常开始与童年期或青少年期，并长时期持续发展至成年或终身。分型如下：

1. 偏执型人格障碍　极易猜疑为主要临床特征，但没有达到妄想的程度。倾向于社会隔离和情感疏远，回避介入集体，固执，喜好争辩，对挫折和遭遇过度敏感，对侮辱和伤害不能宽容，长期耿耿于怀，明显超过实际情况所需的好斗，对个人权利执意追求。易有病理性嫉妒，过分自负和自我中心的倾向等。

2. 分裂样人格障碍　以观念、行为和外貌装饰的奇特，情感冷漠及人际关系明显缺陷为特点，男性略多于女性。

3. 反社会型人格障碍　多发生于男性，其特征是经常发生于社会文化和规范相悖的行为。

4. 冲动性人格障碍　易与他人发生争吵和冲突，特别是在冲动行为受阻或受到批评时。有突发的愤怒和暴力倾向，对导致的冲动行为不能自控。对事物的计划和预见能力明显受损。不能坚持任何没有即刻奖励的行为。不稳定和反复无常的心境。自我形象、目的及内在偏好的紊乱和不确定。容易产生人际关系的紧张和不稳定，时常导致情感危机。经常出现自杀、自伤行为。

5. 表演性人格障碍　又称为癔症性人格障碍，其行为模式以过分寻求关注和渴望成为中心人物为主要特征。

6. 强迫型人格障碍　过分追求完美，做事刻板，缺乏热情和激情，缺乏幽默感。

7. 焦虑性人格障碍　一贯的自我敏感、不安全感及自卑感。对遭排斥和批评过分敏感。不断追求被人接受和受到欢迎。除非得到保证被他人接受和不会受到批评，否则拒绝与他人建立人际关系。惯于夸大生活中潜在的危险因素，达到回避某种活动的程度，但无恐惧性的问题。因稳定和安全的需要，生活方式受到限制。

8. 依赖性人格障碍　要求或让他人为自己生活中的重要方面承担责任；将自己的需要附属于所依赖的人，过分顺从他人意志；不愿意对所依赖的人提出即使是合理的要求；感到自己无助、无能，或缺乏精力；沉湎于被遗忘的恐惧之中，不断要求别人对此提出保证，独处时感到很难受；当与他人的亲密关系结束时，有被毁灭和无助的体验；经常把责任推给别人，以应对逆境。

十三、儿童和少年期精神障碍

1. 孤独症　孤独症是一种发生于儿童早期的广泛性发育障碍，是心理发育障碍病种之一。主要表现在与人交往、语言交流沟通、兴趣和行为方面的异常。社会交往方面的缺陷是孤独症儿童的核心症状，而且能严重影响儿童的感知、语言、情感、运动等多种功能的发展。发病年龄在三岁以内。大约有60%～70%的患儿伴有不同程度的智力发育落后，从而导致认知功能的缺陷，明显影响患儿的生活自理、社会适应的能力。

2. 儿童多动症　儿童多动症或称儿童多动综合征，是以活动过多，注意力不集中，冲动任性为主要特征的行为障碍。患儿虽然智力正常，但因上述3项主要症状，常导致学习困难。本病名称很多，有的称为轻微脑功能失调，注意缺陷障碍或注意缺陷多动障碍。

3. 抽动障碍 抽动是一种不随意的、突发、快速、重复、非节律性的单一或多部位肌肉运动或发声。运动和发声抽动都可分为简单和复杂两类，但界限不清。常见的简单运动抽动是眨眼、努嘴、摇头、耸肩，手或腿、脚动等；常见的复杂运动抽动是蹦、跳、打自己等。常见的简单发声抽动是清喉声、吸鼻声或吼叫声；复杂的发声抽动是重复言语、模仿言语、秽语等。各种形式的抽动均可在短时间受意志控制，在应激下加重，在睡眠时减轻或消失。根据发病年龄、临床表现、病程长短和是否伴有发声抽动分为以下3种基本类型：

(1) 短暂性抽动障碍：又称抽动症，是儿童时期常见的一种抽动类型，多见于学龄前和学龄早期儿童，以男孩多见。

(2) 慢性抽动障碍：又称慢性运动和发声抽动障碍。本病于儿童时期起病，具有运动抽动和发声抽动，但两者不同时存在为其特点。本症患者常表现单侧面肌抽动或眨眼，持续多年甚至终生。少数患者仅有慢性发声抽动，如清喉声、咳嗽声或吼叫声等。本症成年人较多，但可发生在儿童少年时期，若延误治疗可成为终身痼疾。

(3) Tourette综合征：起病于儿童时期，慢性进行性多部位的运动和发声抽动为特征的神经精神障碍，部分患儿伴有模仿言语和秽语，本病常与注意缺陷多动障碍、强迫症、情绪障碍以及攻击行为等共病。

第三节 社区精神疾病的防治

社区精神疾病防治工作主要是针对社区范围内的精神病患者进行管理、治疗、防复发及康复指导，以方便病人就医，使病人的病情缓解或维持在稳定的状态。工作内容包括对社区内的精神病人进行筛查登记，对在卡病人实行“四期管理”，定期随访，填写登记卡，按期填写工作报表和书写工作记录；其中对波动期和疾病期的病人要采取及时地干预措施（如进行应急处置、转诊等）。社区精神卫生防治医务人员应严格遵守社区精神卫生人员的工作规范、职责和有关的规章制度，对自己辖区内的精神病人做到“四清楚”（底数清、去向清、治疗情况清、精神状态清），按照社区卫生服务的管理要求完成本职工作。

一、精神疾病的三级预防

（一）一级预防

即预防疾病的发生，降低发病率。一级预防主要是针对病因已经明确的疾病，可以采取控制病源，切断传播途径和保护易感人群的措施加以预防。在精神疾患中中枢神经系统感染所致的精神障碍是由病毒、细菌或其他微生物等各种病原体侵犯脑组织所致。如病毒性脑炎、流行性脑炎、结核性脑炎和神经梅毒等。因病因明确，故可通过预防接种、给药、加强改善环境措施、防止交叉感染等方法加以预防。在工业生产及建筑业，有效地加强安全防护措施，可预防颅脑损伤所致的精神障碍及中毒性精神障碍的发生。在一般人群中，加强心理卫生或精神卫生知识方面的宣传及普及工作，提高人们的心理承受能力，可减少心因性疾患的发病率。目前对精神分裂症和双相情感障碍等病因不清的精神疾病还不能做到有效的一级预防，预防工作重点还是局限在普及精神卫生知识，开展优生优育方面的宣传教育，尤其对高危人群的家庭要及时开展遗传咨询工作。

（二）二级预防

通过缩短病程来降低精神疾病的现患病率。措施是对已经发现有精神疾患的病人要使他们能及时就医，经过有效治疗后，病情能尽快得到控制，争取达到精神症状全都消失、自知力恢复正常、社会功能也恢复到病前水平，即达到临床痊愈的目的。因此对神分裂症等发病机制迄今未明的精神疾病，在一级预防尚未能实施以前，预防工作的重点应放在早期发现、早期治疗、争取达到较好的疗效，及预防疾病复发等几个环节上。目前要做好精神疾病的二级预防，就应在社区建立精神疾病的防治机构，在人群中普及精神疾病的防治知识，消除对精神病人的歧视现象及不正确的看法，使病人能及早发现和早期得到治疗。

（三）三级预防

目标是通过预防疾病的并发症和开展积极的康复活动，以减轻慢性精神疾患造成的精神缺损。在各种精神疾病中，按疾病的严重程度来划分，尤以重性精神疾病对社会功能的影响最为严重，因为这类疾病普遍具有复发率高、慢性残疾率高的特点。例如：精神分裂症病人经过一段时间的治疗后，可以出现不同程度的好转，部分病人可以达到临床痊愈。但有相当数量的病人经过一个时期以后原有症状会再次复发；也有的病人虽然临床症状基本消失，但可遗留神经症症状，其工作、学习的能力有部分下降，或遗留孤僻、淡漠、退缩等个性改变或社会功能缺陷，如不经过适当治疗，经过长期发展，可逐渐出现精神缺损。此时病人表现情感淡漠、意志缺乏、脱离现实，终日退缩于一隅，严重时生活不能自理，生活起居均需人照顾，最严重者可形成精神衰退。

因此，对于已经存有社会功能缺陷的病人，应在坚持药物等治疗的基础上，鼓励他们积极参加各种精神康复活动，加强日常生活能力、学习劳动能力和社会交往能力的训练，争取使残疾对个人影响减少到最低的程度。精神康复是综合的、全程的、涉及病人家庭、亲友同事、医务人员、院内、社区、全社会等方方面面，其目的是通过精神康复，使精神疾病患者在心理上、社会功能和地位上、躯体和经济上恢复到病前最好的水平，减轻家庭和社会的负担。

二、防治康复原则

由于受传统观念的影响，人们对精神疾病、尤其是重性精神疾病患者还普遍存有惧怕的心理，目前在社区广泛开展对精神疾病的康复活动确实存在一定的难度。因此精神疾病的康复不同于其他几类残疾的康复，在防治康复工作中需要突出体现下列基本原则：即平等对待精神疾病患者，要以仁爱之心关心、理解他们，要体现社会公正的原则，消除偏见、反对歧视，要团结他们，要保证他们做人的尊严。防治康复原则可用下列几个词汇概括其含义：平等（equality）、社会公正（social justice）、团结（solidarity）、尊严（dignity）。

三、精神疾病防治康复工作的方针

（一）社会化

精神疾病的康复是一项复杂而又系统的工程，需要多部门和多学科的参与和合作，以社会化的手段建立并形成精神疾病的康复工作体系，才能搞好精神疾病的康复工作。因此这项工作的开展需要以各级政府为主导，卫生、民政、公安、财政、劳动与社会保障、教育、残联等相关部门共同协作，尚需要社会各界的广泛参与，充分利用社会资源，建立组织管理网络，逐步完善技术指导网络和康复治疗体系。

（二）综合性

将预防、治疗、康复工作结合在一起，促进精神疾病患者的康复。方法包括药物治疗、心理疏导、文体娱乐治疗、日常生活能力训练、社会适应能力训练、工疗、农疗、职业技能训练、社会服务等，为他们回归社会生活创造有利的条件。

（三）开放式

在社区要对重性精神疾病患者施行分期管理，定期访视，发现疾病期和波动期的患者要及时转诊或积极给予治疗，避免出现关锁与禁锢现象，使他们在尽可能不脱离社区家庭环境的情况下，得到有效的康复治疗。

四、精神疾病社区防治工作的内容

1. 在辖区开展重性精神疾病筛查，开展精神卫生咨询，为已确诊的重性精神疾病患者建立档案，对建档患者施行分期（稳定期、波动期、疾病期、慢性衰退期）管理。

2. 定期门诊　督促病人定期去精神科门诊复查，坚持服药治疗，防止病情复发。

3. 家庭访视　按要求对建档病人定期访视，做好随访记录，有条件的可开设家庭病床。

4. 开展健康教育　定期举办讲座，为病人及其家属讲解精神卫生方面的知识。

5. 参与监护小组的工作　监护小组由片警、民政干部、地段医生、残联协调员、病人家属、邻居等人员组成，有利于加强对有肇事肇祸倾向病人的管理。

6. 对社区精神病人工疗站、日间活动中心的工作进行技术指导　对参加活动的患者开展生活自理、学习劳动、社会交往能力的训练。

7. 信息管理　掌握建档病人的基本信息，对新发现、新发病、迁出、迁入、人户分离、死亡、走失、当年住院病人、免费用药病人等情况要如实登记，并按规定填写和上报各种报表，如季度报表、年度报表及重点病人管理报表等。

五、精神疾病的社区康复

是指启用和开发社区的资源，将残疾人及其家庭和社区视作为一个整体，对残疾人的康复和预防所采取的一切措施。

一切措施包括两个方面：

（一）针对残疾人而言

1. 减少残疾对自身的影响。

2. 鼓励残疾人的自立、自强。

3. 尽量地回归社会，深入到社会生活中去。

4. 达到较好的生活质量，并最大限度地施展和实现其抱负。

（二）针对环境而言

应包括社会大系统的各种措施及改进环境，保障以下权利。

1. 卫生服务及社会服务。

2. 教育、受教育及就业的机会。

3. 住房及交通设施。

4. 信息获得。

5. 社会生活、文化生活、体育、文娱设施。

6. 参与政治活动等方面的权利。

六、社区家庭康复的基本步骤和有关内容

（一）掌握患者的基本情况

了解患者的病史、病前个性特征、社会功能情况、家庭情况、目前的精神状态、基本的心理需求，睡眠进食情况、躯体状况、既往治疗情况等。从患者的日常言行中，捕捉精神症状的蛛丝马迹。

（二）坚持药物维持治疗

督促患者坚持服用医生所开的药物和药量，观察有无严重的不良反应。

（三）培养患者的就医意识

经常强化患者的就医意识和维持治疗的意识，督促患者家属定期带患者去医院门诊复查，与医生保持定期的接触。

（四）关心患者的工作、学习情况

对能坚持学习、工作者，家属要定期与其学校或单位联系。了解其学习、工作的状态，与人交往的情况，以便能及时发现可能出现的问题。

（五）安排家务劳动

不能外出工作者，应安排一般的家务劳动，如每日的室内卫生清洁、洗衣、购物、做饭等。

（六）培养良好的生活习惯

对社会功能缺陷较严重的患者，应与家属协商为患者制定作息时间表，对其每日的活动做出安排，逐渐养成良好的生活习惯。

（七）家属督促

家属应坚持按计划行事，督促及指导患者执行，不能放任自流，对安排患者自己做的事，如洗衣、饭菜准备、个人卫生、室内清洁等，家属不应代替去做。

（八）鼓励患者定期户外活动

对孤僻、懒散者，应鼓励他们坚持户外活动，如与家属散步，逛商场、游园、听讲座等，增加与外界的实际接触。

（九）培养兴趣爱好

如阅读书报、练字、养花、唱歌、下棋等，使其感到生活充实。

（十）生活技能训练要注意循序渐进

家庭生活技能训练，需从简单劳动开始，循序渐进。在制定计划时，有些内容需争取得到患者本人的认可，应本着适度、适用的原则。

（十一）鼓励参与外界工作

有能力工作者应鼓励参加工作，工作要量力而行。根据恢复程度选择适宜的工作，多数患者需降低标准，即使是非常简单的工作，也要动员其参与，争取让其行动起来，看到自己

的价值和康复的希望。

（十二）经常给予鼓励

对患者的微小进步，也应注意及时鼓励，激发其自觉性和参与的积极性。

第四节　社区精神卫生工作制度

一、社区精神卫生工作人员职责

1. 社区精神卫生防治工作人员负责本地区的社区精神卫生工作。按北京市社区精神卫生管理相关配套文件的规定对辖区登记在册病人进行管理。

2. 全面掌握本地区人口学基本资料，包括户籍人口数、常住人口数、流动人口数、户在人在数、户在人不在数等。

3. 全面掌握本地区精神病人的动态，做到每个病人有登记，变化有记录，规范使用各种表册卡片，做到底数清，动态明。

4. 新发现的病人要及时与病人及家属见面，及时为病人登记建卡，纳入统一管理。

5. 在节假日及重大政治活动期间与公安、民政、残联等部门密切配合，对重点精神病人提出治疗意见，加强随访和投药，与各部门共同做好病人监护工作。对肇事肇祸事件要及时上报区县精神卫生防治机构。

6. 开设精神科门诊，为精神病人就近就医提供方便条件，对病人做到及时发现、及时治疗、监护到位、康复措施落实。

7. 对精神病人按四期管理，进行定期或不定期的随访工作，按要求将数据及时录入计算机内存档。

8. 做好各种统计报表和资料的积累工作，积极撰写论文和稿件，并定期向区县精神卫生管理部门汇报工作开展的情况。

9. 定时参加区县精神卫生保健所例会，汇报工作，做好各项统计按时上报。

10. 参加区县或市组织的各项业务学习，或学术报告等，以不断提高业务水平。

11. 按上级有关部门要求实行社区精神病人信息化管理。

二、重性精神疾病患者社区档案管理制度

1. 对居住在本辖区的重性精神疾病患者均需建立健康档案。

2. 档案以社区为单位分组使用保管。

3. 新发病、新发现病人要随时建档，并上报区县精神卫生管理机构。

4. 迁入、迁出、死亡病人档案变动时均要将时间、地点、原因注明。

5. 档案资料要注意保存、经常核对，不可有漏登、重登或遗失。

6. 一切统计资料或数字均以档案总数为准，不得有错误或虚构。

三、随访制度

1. 凡本辖区登记在卡病人，均应定期或不定期随访，以掌握病人变动情况及加强分类管理。

2．随访方式　以入户访视为主，视具体情况也可包括电话随访、门诊、街头见面、或向居委会或家属/监护人了解情况，但要做好随访方式的分类统计及相应的记录。

3．随访时间　疾病期、波动期病人每月随访不少于一次。缓解期、慢性或衰退期病人每季度访视一次。

4．重点随访、不定期随访

（1）在接到出院病人的出院通知单后二周内随访，督促病人复查、服药。

（2）疾病期与波动期病人症状活跃、病人或家属/监护人拒绝治疗者，每月需掌握病人情况，查明拒治原因，动员接受治疗。

（3）重大时期前应对重点精神病人进行随访，提出治疗意见，配合公安部门及居委会解决治疗问题。

5．随访内容

（1）目前精神状态、服药情况。

（2）适应环境情况。

（3）监护人及监护情况。

（4）复核诊断治疗。

（5）预防复发。

（6）向监护人征求意见。

（7）随访详细记录。

6．按信息化管理要求完成有关工作。

四、登记、统计及相关资料保存制度

1．日常工作按要求进行登记，以便按时统计上报、存档查阅和总结工作之用。

2．档案登记及填写　包括一般资料和随访记录。

3．门诊工作登记　包括日期、初复诊、性别、疾病分类等。未建病历的临时就诊者（包括外区病人，非精神病人，可疑者等）也应有登记，除按门诊登记项目外，还应有症状、诊断、处理及病人住址等项目。

4．出诊登记　除包括一般资料外还应有用药记录，有无不良反应及处理措施、效果等。

5．对辖区内病人进行分类登记　包括人在户不在、户在人不在和户在人在的病人。登记项目应有诊断、病情、未管理原因，处理建议等。

6．其他登记项目　如参加培训、建监护小组、流行病学调查、组织病人及其家属的集体活动等工作，以及参与重大活动，如参加科研活动等均应有记录，并将资料妥善保管。

7．统计项目

（1）按季统计报表：主要是病人分类管理情况及卡片变动情况，药物维持治疗、疗效统计。

（2）按年统计报表：患病率、年发病率统计、疾病分类等。

8．注意事项及要求

（1）登记应及时（当日或次日）如实进行。项目完整、字迹清楚。

（2）所有统计应来自患者健康档案、各类登记本及相应的工作记录，各项数字统计应保证计算准确。所变动的增减数字要有文字说明解释其来源及去向，以保持统计数字的科学性、连续性、真实性。

(3) 各类统计表按时上报区县精神卫生保健所，并留底备案。

(4) 如患者档案变动，并已做过患病率统计或改变诊断，不属重性精神病范围，需在下次统计时更改。

(5) 患者档案与登记本的数字每季度校对一次，防止漏登，重登或卡片遗失。

(6) 报表日期：季报表应于下季度第一个月5日前报所在区县精神卫生保健所，年报表应于每年12月25日前报区县精神卫生保健所。

五、社区精神卫生管理工作制度

1. 社区精神卫生工作要认真按质控（绩效考核）标准进行工作。

2. 对辖区病人实行建档管理，建档数以有本市正式户籍人口中的病人为准。各种登记、统计、数字一律以卡片数为准进行处理，对人户分离的病人（包括非本市户籍的病人）要分类统计。

3. 精神卫生人员要主动、积极地参加本地区组织的精神卫生工作，按时参加例会，提出对辖区病人的康复、治疗建议。

4. 要掌握本地区监护网络名单，定期指导居委会监护小组对病人的监护工作，及时了解发现病情不稳定病人，采取相应对策，积极开展精神康复工作。

5. 加强动态管理，做到底数清、治疗清、去向清、精神状态清，及时掌握病人数量的动态变化。

6. 对病人实行四期管理，按要求进行随访。

7. 与本地区公安、残联、民政等部门密切配合，加强对重点病人管理和治疗工作，有问题及时上报。

8. 对“三无病人”要做到数字清，配合有关部门，为此类病人开展治疗。

六、肇事肇祸及关锁病人登记上报制度

1. 按要求上报重点病人（有肇事、肇祸行为及倾向病人）名单，如所管辖地区发生了精神病人肇事、肇祸事件后，在24小时内要将有关情况上报区县精神卫生保健所。

2. 按要求记录事件经过、处理结果，填写肇事肇祸登记表。

3. 发现所辖地区有关锁病人要及时上报区县精神卫生保健所。

4. 上报时按要求记录关锁原因及解决措施。

七、精神病人“四期管理”工作规范

1. 缓解期（精神症状消失、自知力恢复正常、社会功能恢复到病前水平，即已达到临床痊愈水平）病人每季度访视1次，主要对患者及其家属/监护人进行防复发方面的指导，介绍有关精神卫生方面的知识，并填写随访记录及做工作记录。

2. 波动期（年内多数时间病情稳定，但病情有时波动，每次波动均小于或不超过两周）对波动期病人每月随访不少于1次，要及时联系病人家属/监护人及其有关部门对病人

进行应急处置，对使用的药物进行及时调整，如病情严重应动员其家属送患者住院，或与有关部门联系其治疗事宜。辖区医生要及时填写随访记录及做工作记录。当病情恢复稳定后，再转入其他两期管理。

3. 疾病期（初次发病、或病情复犯长达1个月以上，精神症状活跃，以阳性症状为主，自知力缺失或不完整）病人每月访视不少于1次，填写随访记录，并做工作记录。此期病人在进行必要的应急处置后，应根据病人的病情动员家属/监护人将病人送住院治疗。

4. 慢衰期（病程长达2年以上未愈，主要以阴性精神症状为主，或伴有精神病的残留症状，自知力部分缺失或大部缺失，社会功能受损，但病情相对稳定）病人每季度访视1次，按规定书写相应记录。对此期病人主要是进行社会功能的训练（如生活自理、学习劳动或工作、社会交往方面的训练），同时要注意根据病人的病情对病人所服的药物进行调整，使病人的精神状态和社会功能有所改善。

八、贫困精神病人免费发药工作规范

1. 按照贫困精神病人免费发药工作程序，填写贫困精神病人免费服药记录单，内容包括：姓名、性别、年龄、家庭经济状况等一般资料，还包括简要病史、诊断、治疗建议，用药情况等。

2. 处方一式两份，一份与化验单等检查结果贴附在免费服药记录单后面存档，另一份交给药房专项保存。

3. 定期统计发药品种、费用、人次，上报区县精神卫生保健所。

4. 定期访视，为病人及其家属做康复指导和提出治疗方面的建议。

第五节　精神疾病防治与康复方面的法律条文（摘录）

《北京市精神卫生条例》在2006年12月8日北京市第十二届人民代表大会常务委员会第三十三次会议通过，本条例自2007年3月1日起施行。

第三条　本市精神卫生工作遵循属地管理原则，坚持预防为主、防治结合、重点干预、广泛覆盖、依法管理的方针，建立政府领导、部门合作、社会参与的工作机制。

第九条　本市建立以精神疾病预防控制机构为主体、医疗机构为骨干、社区为基础、家庭为依托的精神疾病预防控制体系。

第十一条　区、县精神疾病预防控制机构应当对重性精神疾病患者建立档案，并将重性精神疾病患者信息通报社区卫生服务机构和街道办事处、乡镇人民政府。街道办事处、乡镇人民政府应当及时了解本辖区重性精神疾病患者的情况，并与精神疾病预防控制机构建立患者信息沟通机制。区县精神疾病预防控制机构和社区卫生服务机构应当定期访视重性精神疾病患者。

居民委员会、村民委员会应当协助进行定期访视，并根据精神疾病患者的病情需要，协助其进行治疗。

第三十四条　本市逐步建立以社区康复为基础、家庭康复为依托、精神卫生机构提供专业技术指导的精神疾病康复体系。

第三十五条 区、县人民政府应当根据本辖区的实际需要，规划和建设社会福利性质的社区康复机构，为精神疾病患者提供康复服务。市和区、县民政、卫生等行政部门以及残联，应当在技术指导、资金投入等方面对社区康复机构给予支持。

第三十六条 社区康复机构应当安排精神疾病患者参加有利于康复的活动。有条件的社区康复机构，应当组织精神疾病患者从事职业康复活动，提高其生活自理能力和社会适应能力。鼓励企业将适合精神疾病患者生产的产品安排给社区康复机构生产。

第三十七条 精神卫生医疗机构应当安排适当的人员和场地，为住院治疗的精神疾病患者提供医疗康复服务；精神疾病患者的监护人或者近亲属应当协助住院治疗的精神疾病患者进行康复训练，使其恢复社会适应能力，协助其回归社会。

第三十八条 精神疾病患者的家庭成员应当营造有利于精神疾病患者康复的环境，协助其进行家庭治疗以及生活自理能力、社会适应能力等方面的康复训练。

第三十九条 精神疾病预防控制机构、精神卫生医疗机构和社区卫生服务机构，应当指导社区康复机构和精神疾病患者家庭开展精神疾病的康复治疗，向精神疾病患者或者其监护人、近亲属传授康复方法、普及康复知识。

（郭红利）

第十四章　口 腔 保 健

第一节　口腔健康流行病学调查

口腔健康状况调查是口腔流行病学中最常用的一种方法，就是在特定的时间内收集某人群患口腔疾病的频率、流行强度、分布及流行规律的资料，是一种横断面调查。通过调查可了解某人群的口腔健康状况，掌握口腔疾病的流行特征，揭示影响口腔疾病发生的因素，发现口腔疾病的流行趋势，为进一步开展口腔健康流行病学研究和制订口腔保健工作规划提供科学的依据。

一、调查目的

口腔健康调查有明确的目的性，应根据不同的目的确定不同的调查方法和选择不同的人群作为调查对象。口腔健康状况调查的目的有：

1. 查明口腔疾病在特定时间内的发生频率和分布特征及其流行规律。
2. 了解和分析影响口腔健康的有关因素。
3. 为探索病因，建立和验证病因假设提供依据。
4. 选择预防保健措施和评价预防保健措施的效果。
5. 估价治疗与人力需要。

二、调查项目

调查项目是调查涉及口腔健康状况的主要内容，这应根据调查目的来确定。一般可将调查项目分为3类，一类是直接口腔健康状况信息，口腔卫生状况等，这些项目将用于调查以后的统计分析。另一类是背景状况信息，如受检者姓名、性别、年龄、学校名、受检者编号等，这些项目用于统计分析和信息管理。还有一类为问卷调查项目，如与口腔健康有关的知识、态度、行为习惯与生活方式等。

选择调查项目必须慎重，应选择那些与调查目的有关的项目，保证把时间和精力集中在必要的调查。但也不能遗漏任何有关的项目，开展一次口腔流行病学调查常会花费大量人力物力财力，尤其开展大规模的口腔流行病学调查，常会涉及许多省市，动员很多人员参加，政府投入相当大的经费。这种调查常常难以在短期内重复，因此，一旦在设计时遗漏某些重要项目，将会失去很多有价值的信息，带来很难弥补的损失，因此在设计时须考虑周全。根据设计的不同调查内容，可将调查项目具体分为一般项目、健康状况项目和问卷调查项目。

（一）一般项目

包括受检者的一般情况，如：姓名、性别、年龄、职业、民族、籍贯、文化程度、经济状况、宗教信仰、出生地区、居住年限等信息，一般项目常常列入口腔流行病学调查表的第一部分，可通过询问或从户口本上获得。

（二）健康状况项目

包括各种口腔疾病，是口腔健康状况调查的主要内容，根据调查目的而定。最常用的调查项目如龋病、牙周病和牙列状况等。其他如氟牙症、釉质发育不全、口腔粘膜状况、颞颌关节状况等。

（三）问卷调查项目

除上述一般项目外，主要包括口腔卫生知识、态度与信念、行为与实践等方面的具体内容，如：个人口腔卫生、牙刷和牙膏的选择、刷牙习惯、饮食习惯、预防意识与就医行为等。

三、调查表格设计

口腔健康状况调查项目确定后，应根据具体调查项目设计调查表。根据不同的目的确定的调查项目应设计不同的调查表。本章节主要以 WHO 设计的标准口腔健康评价表为例作简单介绍。根据 WHO 出版的口腔健康调查基本方法（第 4 版 1997）中列出的调查项目有一般情况、临床评价、口腔粘膜、釉质发育不全、氟牙症、社区牙周指数、附着丧失、牙列状况和治疗需要、戴义齿情况、需义齿情况、牙颌异常、口腔保健需要等项目。

口腔分为 4 个象限，其次序按顺时针方向：右上 - 左上 - 左下 - 右下。每颗牙用两位阿拉伯数字表示，第 1 位数字表示所在象限。第 2 位数字表示牙位。乳恒牙的两位数标记法如下：

表 14 - 1　牙位标记

1（5）	上颌	2（6）
55 54 53 52 51		61 62 63 64 65
18 17 16 15 14 13 12 11		21 22 23 24 25 26 27 28
48 47 46 45 44 43 42 41		31 32 33 34 35 36 37 38
85 84 83 82 81		71 72 73 74 75
4（8）	下颌	3（7）

四、指数和标准

根据调查目的确定使用的指数和调查标准。调查标准的确定非常重要，标准不一致可导致所收集的资料缺乏可比性，因此在调查设计中首先要根据目的确定调查标准。

（一）龋病的调查标准

冠龋的诊断标准是：牙的窝沟或光滑面有底部发软的病损，釉质有潜在损害或沟壁软化者即诊断为龋。对于釉质上的白斑、着色的不平坦区、探针可插入的着色窝沟但底部不发软及中到重度氟牙症所造成的釉质上硬的凹陷，均不诊断为龋。

根龋的诊断标准是：用 CPI 探针在牙根面探及软的或皮革样的损害即为根龋。

（二）龋病常用指数

记录龋病患病状况常用的指数有龋失补指数、患龋率、龋病发病率和跟龋指数等。

1. 恒牙龋失补指数 恒牙龋失补指数是检查龋病时最常用的指数。恒牙龋失补数用龋(D)、失(M)、补(F)牙数(DMFT)或龋失补牙面数(DMFS)表示。“龋”指已龋坏尚未充填的牙,“失”指因龋丧失的牙,“补”指因龋已做充填的牙。

作为个别病人统计,DMF指数是指龋、失、补牙数或牙面数之和,而在某人群中的DMF指数为这个人群平均DMF牙数或牙面数,通常可称之为龋均(DMFT)或龋面均(DMFS)。

成年人因牙周病而失牙的几率较高,因而统计成年人龋失补牙数时有可能将因牙周病丧失的牙也计算在内。因此按照WHO的记录方法,检查30岁以上者不再区分是龋病还是牙周病导致的失牙,其失牙数按口腔内实际丧失牙数计。

2. 乳牙龋失补指数 乳牙龋失补指数指乳牙的龋(d)失(m)补(f)牙数(dmft)或龋失补牙面数(dmfs),龋补定义与恒牙龋相同,计算因龋丧失的牙数须与生理性脱落的乳牙区分,不应以患儿或家长的回忆为依据。WHO计算失牙的标准是:9岁以下的儿童,丧失了不该脱落的乳牙,如乳磨牙或乳尖牙,即为龋失。或用龋拔补牙数(deft)或龋拔补牙面数(defs)为乳牙龋指数。“拔”指因重度龋坏,临床无法治疗已拔除的乳牙。也可用龋补牙数(dft)或龋补牙面数(dfs)说明人群中乳牙的患龋情况。

表14-2 龋、失、补牙数和牙面数使用方法

	DMFT/dmft	DMFS/dmfs
一颗近远中面患龋的牙	D(d) =1	D(d) =2
一颗牙上一个牙面有充填物另一面有原发龋的牙	D(d) =1	D(d) =1 F(f) =1
一颗牙上同一个牙面上既有充填体又有原发龋的牙	D(d) =1	D(d) =1
可疑龋	不记分	不记分
一颗因龋丧失的牙	M(m) =1	后牙龋失M(m) =5 前牙龋失M(m) =4

3. 龋均(DMFT)和龋面均(DMFS) 龋均指受检查人群中每人口腔中平均龋、失、补牙数。龋面均指受检查人群中每人口腔中平均龋、失、补牙面数。计算公式如下:

$$龋均=\frac{龋、失、补牙数之和}{受检人数}$$

$$龋面均=\frac{龋、失、补牙面数之和}{受检人数}$$

龋均和龋面均都反映受检人群龋病的严重程度,但两者的敏感性不同。相比之下,龋面均较为敏感。

4. 患龋率 患龋率指在调查期间某一人群中患龋病的频率,常以百分数表示。患龋率主要用于龋病的流行病学研究，如比较和描述龋病的分布，探讨龋病的病因和流行因素等。计算公式如下：

$$患龋率=\frac{患龋病人数}{受检人数}\times 100\%$$

评价患龋状况时，必须参考龋病发病率，DMF 指数等才能做出较全面的评价。

5. 龋病发病率 龋病发病率通常是指至少在一年时间内，某人群新发生龋病的频率。与患龋率不同的是仅指在这个特定时期内，新龋发生的频率。计算公式如下：

$$龋病发病率=\frac{发生新龋的人数}{受检人数}\times 100\%$$

这一指标在口腔流行病学中应用最为广泛，例如估计龋病流行强度，描述龋病的分布特点，探讨疾病的发生因素，评价预防措施效果，以及前瞻性研究等。

6. 龋充填构成比 龋充填构成比是指一个人群的龋、失、补牙之和中已充填的龋所占的比重，常用百分数表示。又常被称为充填率。如果已充填牙存在继发龋，此牙面仍算作龋，不计为已充填的牙。龋充填构成比可用于反映地区口腔保健工作的水平，也可反映充填这些龋齿所需要的工作量。计算公式如下：

$$龋充填构成比=\frac{受检人群已充填牙数}{受检人群龋、失、补、牙数之和}\times 100\%$$

7. 根龋指数 根龋常发生在中老年人牙颈部，多见于牙龈退缩后，发生在牙根面的龋和因牙根面龋而作的充填。平时所用的患龋率和龋均难以表达牙龈退缩与根面龋的关系。Katz 于 20 世纪 80 年代提出根龋指数（RCI），将牙龈退缩引入其中。计算方法如下：

$$根龋指数（RCI）=\frac{根龋数}{牙龈退缩牙数}\times 100\%$$

根龋指数也就是根患龋率，其中根龋数包括患根龋的牙数和因根龋而充填的牙数。牙龈退缩数指牙龈退缩的牙数。

8. 无龋率 无龋率指全口牙列均无龋的人数占全部受检查人数的百分率。这里的无龋人数指根据明确的诊断标准，这些人口腔中没龋，没有因龋而拔除以及没有因龋而充填的牙。无龋率主要用来表示一个地区人群中某些年龄组的口腔健康水平和预防措施的成果。计算公式如下：

$$无龋率=\frac{该年龄组全口无龋的人数}{受检年龄组人数}\times 100\%$$

（三）牙周健康状况的指数和标准

流行病学调查常用的牙周健康状况指数有以下几种：

1. 简化口腔卫生指数 简化口腔卫生指数可以用于个人，但主要用于人群口腔卫生状况评价。

（1）检查方法：检查软垢以视诊为主，根据软垢面积按标准记分，当视诊困难时，可用镰形探针自牙切缘 1/3 处向内颈部轻刮，再根据软垢的面积按标准记分。检查牙石时，将探针插入牙远中面龈沟内，然后沿龈沟向近中移动，根据牙颈部牙石的量记分。将每个牙面软垢或牙石记分相加，即为个人简化口腔卫生指数。将个人简化口腔卫生指数相加，除以受检人数，即为人群简化口腔卫生指数。

（2）记分标准

软垢指数 DI（DI－s）

0＝牙面上无软垢

1＝软垢覆盖面积占牙面1/3以下

2＝软垢覆盖面积占牙面1/3与2/3之间

3＝软垢覆盖面积占牙面2/3以上

牙石指数 CI（CI－S）

0＝龈上、龈下无牙石

1＝龈上牙石覆盖面积占牙面1/3以下

2＝龈上牙石覆盖面积在牙面1/3与2/3之间，或牙颈部有散在龈下牙石

3＝龈上牙石覆盖面积占牙面2/3以上，或牙颈部有连续而厚的龈下牙石

2．菌斑指数（PLI） 菌斑指数：根据牙面菌斑的厚度记分而不根据菌斑覆盖面积记分。用于评价口腔卫生状况和衡量牙周病防治效果。

（1）检查方法：用视诊结合探针的方法检查，检查时用探针轻划牙面，根据菌斑的量和厚度记分。菌斑指数可检查全口牙面，也可检查选定的几颗牙。每颗牙检查4个牙面，即近中颊面、正中颊面、远中颊面以及舌面。每颗牙的记分为4个牙面记分之和除以4，个人记分为每颗牙记分之和除以受检牙数。

（2）记分标准

0＝龈缘区无菌斑

1＝龈缘区的牙面有薄的菌斑，但视诊不可见，若用探针尖的侧面可刮出菌斑

2＝在龈缘或邻面可见中等量菌斑

3＝龈沟内或龈缘区及邻面有大量软垢

3．改良菌斑指数

（1）检查方法：检查除第三磨牙以外的所有牙的唇舌面，也可以按照1959年Ranfjord提出的方法，只检查指定的6颗牙，即16、21、24、36、41、44，称为Ramfjord指数牙。先用菌斑染色剂使菌斑染色，再根据牙面菌斑面积记分。

（2）记分标准

0＝牙面无菌斑

1＝牙颈部龈缘处有散在的点状菌斑

2＝牙颈部菌斑宽度不超过1mm

3＝牙颈部菌斑覆盖宽度超过1mm，但在牙面1/3以下

4＝菌斑覆盖面积占牙面1/与2/3之间

5＝菌斑覆盖面积占牙面2/3以上

4．牙龈指数（GI） 牙龈指数：只观察牙龈情况，检查牙龈颜色和质的改变，以及出血倾向。

（1）检查方法：检查使用钝头牙周探针，结合视诊和探诊。检查全口或几颗选定的牙。须检查每颗牙周围的牙龈，将其周围牙龈分为近中唇（颊）乳头、正中唇（颊）缘、远中

唇（颊）乳头和舌侧龈缘。每颗牙的记分为 4 个牙面记分的平均值，每人记分为全部受检牙记分的平均值。

（2）记分标准

0 = 牙龈健康

1 = 牙龈轻度炎症：牙龈的色有轻度改变并轻度水肿，探诊不出血

2 = 牙龈中等炎症：牙龈色红，水肿光亮，探诊出血

3 = 牙龈严重炎症：牙龈明显红肿或有溃疡，并有自动出血倾向

对于群体牙龈炎的流行程度，可按以下表 14 - 3 估计：

表 14 - 3　群体牙龈炎流行程度

牙龈指数	牙龈炎流行程度
0	无流行
0.1 ~ 1.0	轻度流行
1.1 ~ 20	中度流行
2.1 ~ 3.0	重度流行

5．龈沟出血指数（SBI）　牙龈炎时，一般都有红肿现象，但龈沟出血则是牙龈炎活动期的表现。

（1）检查方法：检查用视诊和探诊相结合的方法，所用探针为钝头牙周探针，检查时除观察牙龈颜色和形状外，还须用牙周探针轻探龈沟，观察出血情况。检查龈沟出血指数前，一般不能检查菌斑指数，因染色剂使用后，会影响龈沟出血情况的辨别。

（2）记分标准

0 = 龈缘和龈乳头外观健康，轻探龈沟后不出血

1 = 龈缘和龈乳头呈轻度炎症，轻探龈沟后不出血

2 = 牙龈呈轻度炎症，有颜色改变，无肿胀或水肿，探诊后点状出血

3 = 牙龈呈中度炎症，有颜色改变和轻度水肿，探诊后出血，血溢在龈沟内

4 = 牙龈呈重度炎症，不但有色的改变，并且有明显肿胀，探诊后出血，血溢出龈沟

5 = 牙龈有色的改变，明显肿胀，有时有溃疡，探诊后出血或自动出血

6．社区牙周指数（CPI）　世界卫生组织推荐使用 CPI 指数推荐作为牙周病流行病学诊断标准，判断牙龈出血、牙石和牙周袋深度。这个指数操作简便，重复性好，适合于大规模的口腔流行病学调查。

（1）检查方法：社区牙周指数需借助特殊器械在规定的牙位上检查。

1）检查器械：使用世界卫生组织推荐的 CPI 牙周探针。

2）检查项目：CPI 检查内容为牙龈出血、牙石和牙周袋深度。

3）检查方法：以探诊为主，结合视诊。检查时将 CPI 探针轻缓地插入龈沟或牙周袋内，探针与牙长轴平行，紧贴牙根。沿龈沟从远中向近中移动，作上下短距离的颤动，以感

觉龈下牙石。同时查看牙龈出血情况，并根据探针上的刻度观察牙周袋深度。CPI 探针使用时所用的力不超过 20g，过分用力会引起病人疼痛，有时还会刺破牙龈。

4）检查指数牙：将口腔分为 6 个区段，即：

17 ~ 14	13 ~ 23	24 ~ 27
47 ~ 44	43 ~ 33	34 ~ 37

检查每个区段的指数牙，20 岁以上者需检查以下 10 颗指数牙的牙龈出血、牙石和牙周袋情况：

17　16	11	26　27
47　46	31	36　37

15 岁以上，20 岁以下者，为避免第二磨牙萌出过程中产生的假性牙周袋，只检查 6 颗指数牙：

16	11	26
46	31	36

15 岁以下者，因相同原因，也只检查以上 6 颗指数牙，并且只检查牙龈出血和牙石情况，不检查牙周袋深度。

WHO 规定，每个区段内必须有 2 颗或 2 颗以上功能牙，并且无拔牙指征，该区段才做检查。成年人的后牙区段，有时缺失一颗指数牙或有拔牙指征，则只检查另一颗指数牙。如果一个区段内的指数牙全部缺失或有拔牙指征时，则检查此区段内的所有其余牙，以最重情况记分。每颗指数牙的所有龈沟或牙周袋都须检查到。每个区段两颗功能牙检查结果，以最重情况记分。以 6 个区段中最高的记分作为个人 CPI 分值。

（2）记分标准

0 = 牙龈健康

1 = 牙龈炎，探诊后出血

2 = 牙石，探诊可发现牙石，但探针黑色部分全部露在龈袋外

3 = 早期牙周病，龈缘覆盖部分探针黑色部分，龈袋深度在 4 mm ~ 5mm

4 = 晚期牙周病，探针黑色部分被龈缘完全覆盖，牙周袋深度在6mm 或以上

X = 除外区段（少于两颗功能牙存在）

9 = 无法检查（不记录）

五、调查方法

（一）普查

普查是指在特定时间范围内，一般为 1 ~ 2 天或 1 ~ 2 周。对特定人群中的每一个成员进行的调查或检查，又称全面调查。

（二）抽样调查

为查明某病或某些疾病在某个国家或某个地区的现患情况或流行强度，多用抽样调查的方法。所谓抽样即从目标地区的总体人群中，按统计学随机抽样原则抽取几部分作为调查对象，这个程序称为抽样。被抽到的人群称为样本人群。抽样调查是用样本人群调查的结果，推断总体人群的现患情况。前提条件是抽取的数量足够大，调查的数据可靠，这种调查方法的优点为：省时间、省劳力和省经费，且所得资料同样具有代表性。抽样的方法有：

1. 单纯随机抽样　是最基本的抽样方法，也是其他抽样方法的基础。它是按一定方式以同等的概率抽样称单纯随机抽样。可以使用抽签的方式，也可以使用随机数字表来抽取样本。

2. 系统抽样　又称间隔抽样、机械抽样。将抽样对象按次序编号，先随机抽取第一个调查对象，然后再按一定间隔随机抽样。如一个学校有 1000 名学生，根据调查要求只需抽取 100 名学生作为调查对象，抽样比例为 10%。抽样可先对学生编号，可先在 1 ~ 10 号学生中随机抽取一个号，然后每隔 10 个编号抽取一个学生。

3. 分层抽样　先将总体按某种特征分成若干个“层”，即组别或类型等，再在每个层中用随机方式抽取调查对象，再将每个层所有抽取的调查对象合成一个样本，称分层抽样。常用的分层类别有年龄、性别、居住地、文化程度、经济条件等，将调查人群分成若干组。还可分成等比例（即按比例）和不等比例（即最优分配）两种分层随机抽样。

4. 整群抽样　是以整群为抽样单位，从总体中随机抽取若干群为调查单位，然后对每个群内所有对象进行检查。如：欲知道 20 所小学 10000 学生的患龋率，抽样比例定为 20%。由于学生太多，且分散在 20 所学校内，用单纯随机抽样的方法太麻烦，此时可随机抽取 4 所学校，再对抽中学校的全部学生进行调查，这样组织比较方便，适用于群间差异较小的调查单位。

5. 多级抽样　又称多阶段抽样。在进行大规模调查时，常把抽样过程分为几个阶段，每个阶段可采用单纯随机抽样，也可将以上各种方法结合起来使用。

6. 试点调查　又称预调查。为了在调查前初步了解被调查群体患病特点，制定调查计划，有时须先进行试点调查。WHO 推荐先对有代表性的 1 ~ 2 个年龄组少数人群进行调查，通常为 12 岁组，加另一个年龄组，以获得少量的参考资料，以便制定调查计划。

7. 捷径调查　捷径调查是 WH0 推荐的一种口腔健康调查方法。其目的是为了在较短时间内了解某群体口腔健康状况，并估计在该群体中开展口腔保健工作所需的人力、物力。由于只调查有代表性的指数年龄组的人群（例如 5 岁、12 岁、35 ~ 44 岁、65 ~ 74 岁），因

此这种方法经济实用，节省时间和人力。

口腔流行病学调查方法很多，在使用时我们应根据不同情况加以选择。

六、样本含量

样本含量大小会影响调查效果。含量过小则抽样误差大，不易获得能说明问题的结果。含量太大则造成浪费。样本含量的确定随所采用的流行病学方法类型不同而不同，依据调查对象的变异情况、患病率大小、要求的精确度和把握度大小而定。一般来说，调查对象变异大、患病率低、调查者对调查要求的精确度和把握度大，所需的样本含量就大，反之则小。现况调查样本含量估计常用以下公式：

$$N=\frac{t^2PQ}{d^2}$$

t=1.96，为方便起见设t值为2。d为允许误差，N为受检人数，P为某病预期现患率，Q=1-P，当允许误差d=0.1P时，则

$$N=\frac{(2)^2PQ}{(0.1P)^2}=\frac{4PQ}{0.01P}=400\times\frac{Q}{P}$$

$$N=K\times Q/P$$

K值是根据研究项目的允许误差大小而确定，当允许误差为10%（0.1P）时，K=400，当允许误差为15%（0.15P）时，K=178，当允许误差为20%（0.2P）时，K=100。根据不同的允许误差和预期现患率计算出需要的样本含量。

标准一致性试验也就是可靠度的检验，包括检查者本身可靠度检验和检查者之间可靠度检验。有多种方法可以用来评估检查者之间与检查者本身的一致性。最常用来评估检查者之间一致性的方法为Kappa统计法。

具体做法是：选15~20名受检者，由检查者及1名参考检查者对受检者各做一次口腔检查，检查者于隔日上午再做一次检查，然后每个检查者的检查结果按相同牙位与参考检查者比较，观察检查者之间技术误差大小，检查者两次检查结果比较，观察本身诊断误差大小（见表14-4和表14-54）。

表14-4　Kappa值计算表

	参考检查者		
	正常	龋	合计
正常	A	c	a+c
龋	B	d	b+d
合计	a+b	c+d	a+b+c+d (N)

a=两名检查者都认为是正常的牙数

b=参考检查者认为是正常而检查者认为是龋的牙数

c=参考检查者认为是龋而检查者认为是正常的牙数

d = 两名检查者认为是龋的牙数

公式：$K=\frac{P_0-P_e}{1-P_e}$　　$P_e=\frac{(a+c)\times(a+b)+(b+d)\times(c+d)}{(a+b+c+d)^2}$

P_0 = 两名检查者观察一致的比例，即（a + d）/N

P_e = 预期偶然出现一致的比例

表 14 – 5　Kappa 值的大小与可靠度的关系

Kappa 值	可靠度
0.40 以下	不合格
0.41 ~0.60	中等
0.61 ~0.80	优
0.81 ~10	完全可靠

七、资料整理和分析

（一）资料整理

口腔流行病学的现场调查工作结束后，常会得到大量的数据资料，在这些资料中有许多数据需要进行统计学处理和分析，工作量极大。为了保证资料的完整性和准确性，就必须在统计分析前对收集到的资料进行认真细致的整理。整理工作一般分三步：

1. 核对　首先是对所有数据进行认真核对。资料收集以后，对调查表中的每一个项目都要仔细检查，一般项目中的性别、年龄、职业是否相符，口腔健康状况项目中是否有缺漏，有无不符合逻辑的错误，如在龋病检查中，明明在牙列状况一栏中某一个记录为“已填充牙有龋”，但在下面的治疗需要栏中却记录为“不需治疗”。这些差错在流行病学调查的资料中常会看到，一经发现，需要及时纠正，以保证分析的结果不致发生偏差。

2. 分组　资料核对无误后，接下来的工作就是分组。分组就是把调查资料按照一定的特性或程度进行归类。常按不同地区及不同人群的特征，如性别、年龄、城乡、种族等分组。也可按照某种疾病的患病严重程度进行分组，常见的如按患龋牙数或牙周袋深浅分组。分组是口腔流行病学调查中进行统计分析的关键一步，在“同质”条件下进行恰当的分组可以正确反映疾病的流行特征，提示各种影响流行的因素，并能建立病因假设，而不恰当的分组可能会掩盖许多有用的信息。例如：口腔疾病常与年龄有很密切的关系，随着年龄变化，患病率也会随之而改变，如果我们在对调查资料进行分组时没有按年龄分组，就难以看出年龄可能对疾病的影响。另外，在对连续性变量进行分组时还必须考虑到变量分界点的选择，应按照习惯的分界点或国际上普遍使用的分界点作为分组标志，这样可以对统计的数据进行相互比较。例如，当我们对某一调查资料按年龄分组时，如果国际上普遍以每 10 岁为一组，而我们却以每 5 岁为一组，结果相互之间就难以比较。

3. 整理　资料分组后，就可以清点每组中的频数。人工整理时，可用计数法，将每一组中的频数相加。人工整理花时多，且误差大，尤其是在进行大规模的口腔流行病学调查时，变量多达几千万或更多，资料整理十分困难，因此，在有条件的地方可以使用计算机整理。计算机整理可以借助各种数据库软件，如 SPSS、FoxPro、dbaseⅢ、Epi info 等。

（二）资料统计和分析　可借助各种计算机统计软件进行，如 SPSS、SAS 等。

第二节　口腔健康教育

口腔健康教育是一个告知、动员与帮助人们采纳与保持口腔保健实践与生活方式的过程，其目的是使人们认识到并能终生保持口腔健康。它是以教育的手段促使人们主动采取有利于口腔健康的行为，并倡导所需的环境改变以便推动这一目标的实现，指导专业人员培训与研究也是基于这个目标。

一、口腔健康教育的原则

口腔健康教育既有自然科学的属性，也有社会科学的特点。应把握其思想性、群众性、艺术性和实用性的原则。其具体体现在以下 3 方面：

（一）口腔健康教育应纳入健康教育之中

口腔是全身的一个组成部分，口腔健康教育同样也应纳入健康教育之中。

目前由于我国口腔医务工作者缺乏，急需增加公众的口腔健康知识，以便提高他们自身口腔保健的责任感，逐渐摆脱牙疼才就医的被动局面，为从单纯治疗型向综合保健型转变打下基础。因此，在国家或地方的健康目标中，都应包括口腔保健项目。

国家或地方综合性的保健规划中，都应明确规定口腔保健项目。例如，学校的保健项目和健康教育应有口腔保健内容，要有考核要求。应特别重视对学生进行口腔健康教育，因为他们正处在长身体的时期，学校也担负着建立学生健康行为的重任。学校是预防口腔疾病、增进口腔健康的最基本场所。并能真正体现口腔健康教育的群众性。

每一项口腔医疗和保健服务都应包括口腔健康教育，例如，在学校中开展集体刷牙，应该配合有关刷牙的教育。如刷牙的目的，含氟牙膏与保健牙刷的使用，有效的清除牙菌斑的方法等；为了使学生们理解，通过菌斑染色后的自我检查；可以加深认识，提高教育效果。如果没有相应的口腔健康教育项目，则口腔保健项目较难持久与深化。其他如窝沟封闭、含氟漱口液、服用氟片等都应有相应的口腔健康教育内容。

口腔健康教育还应是临床医疗服务的组成部分。由于病人渴望得到与自身有关的保健知识，加上对医务人员的高度信任，口腔健康教育一般都能收到满意的效果。所以医生在进行检查、诊断、治疗与康复过程中都应尽可能地针对病情进行必要的健康教育。

对制定口腔保健有关规定、制度或项目的人员和执行人员都应进行健康教育，使他们能积极地参加和介入有关预防措施。

（二）对口腔健康教育材料的要求

材料内容应有准确性、知识性，应体现最新科学成果，对人群与疾病应有较强的针对性，特别是在借助大众传播媒介传播口腔健康知识时，更应慎重，防止不准确的信息误传。在组织大型口腔健康教育活动中，更应重视教育材料的科学性、准确性与知识性。防止与整个活动主题相违背的内容。

对口腔健康教育材料的设计，还应有趣味性、思想性与艺术性。同时要适合年龄组的社会心理与需求。另外，教育材料还应从社会文明、民族自尊、培养一代新人的高度出发，赋以深刻的思想性。教育材料应从正面引导，防止单纯恐吓式的教育。口腔健康教育材料也应从公众要求美、健康、长寿的角度出发，表现出文（通俗易懂）、情（感情）、理（道理）三结合的艺术，易于被公众接受的科学知识。

（三）口腔教育应因地制宜

口腔健康教育指导应符合当地文化、教育、经济发展状况与患病情况，只有如此方能将有限的资源分配到优先应解决的健康问题上来，也能使口腔健康教育做到实用可行。

二、口腔健康教育的任务

口腔健康教育是口腔公共卫生工作的基础，是推行口腔预防措施、实现自我口腔保健、建设精神文明所必需的。

1. 提高社会人群口腔预防保健的知识水平，破除不卫生、不文明的旧观念，建立口腔健康行为，不断提高生活质量，促进全民族的口腔健康。

2. 深化口腔健康教育内容，扩大教育面。增加卫生、医疗人员的口腔预防知识，强化口腔健康教育意识，提高口腔健康教育的能力。

3. 引起社会各方人员对口腔健康问题的关注，为寻求口腔预防保健资源做准备。

4. 争取各级行政领导与卫生行政领导的支持，以便合理分配有限的资源。制定方针、政策，推动防治方案顺利进行。

5. 传递最新的科学信息，积极参加新的口腔保健措施的应用与推广。

三、口腔健康教育的方法

健康教育不仅仅传播信息，还要考虑影响健康行为的心理、社会和文化因素，传统的观念与习惯，个人或群体对口腔健康的要求、兴趣等，以确定首先进行的口腔保健内容与相应的教育方式。一般采取 4 种教育方法。

（一）个别交谈

就口腔健康问题与预防保健问题与患者、领导、家长、居委会成员、保健人员进行交谈、讨论。由于此方式是双向的信息交流，交谈的针对性强，讲座讨论比较深入，效果好。例如，患者就医时的随诊教育，不只是医生单向传授知识，而是有问有答交流。

（二）组织小型讨论会

如座谈会、专家讨论会、专题讨论会等。参加者除卫生专业人员、决策者之外，应广泛吸收不同阶层的群众。各种小型讨论会既是很好的教育方式，也是调查研究的方式。

（三）借助大众传播渠道

如报刊、杂志、电视、电影、广播、街头挂图与橱窗等传播新的口腔保健信息，反复强化公众已有的口腔卫生知识，干预不健康的行为。大众传播渠道其优点是覆盖面大，能较快地吸引公众注意力，使之集中到有待解决的口腔健康问题上来。

（四）组织社区活动

如街道居民区、乡村和社会团体与单位（工厂、学校、机关）的活动. 主要使人们提高对口腔健康的认识，引起兴趣，产生强烈的口腔健康愿望，以便寻找口腔健康教育的资源。通常是帮助进行口腔健康调查，了解对口腔健康的需求，为制定计划打下基础，在制定计划过程中有意识地对不同层次的人进行教育，以增强目标人群对实施教育计划的责任感。

每种方法都有其优缺点，且不能互相取代。在不同的情况下选择不同的方法，才能收到较好的效果。单纯机械地选择教育方法去追求教育效果是行不通的，重要的是教育者对受教育者的真诚关怀。

四、口腔健康教育计划

口腔健康教育应具有较强的计划性和目的性，并监测与评价执行情况，如果在进行口腔卫生宣传时单纯把口腔卫生信息灌输给公众，追求灌输量与涉及人口数，无效果评价，也未考虑人群原有的信念、态度与价值观，这是一种尚不完善的教育，带有随意性与盲目性。

（一）口腔健康目标

目标是计划预定时间内可以实现的、也可以衡量的尺度，它的制定是建立在大量的调查研究基础上的。口腔健康目标一般包括改进健康状况的目标，减少危险因素的目标，改进服务与防护的目标和提高公众及专业人员认识的目标，对保证目标实现的措施为策略，不应列入目标的内容，对无法测量的状况也不列入目标，例如，将刷牙率定为目标是不恰当的，应提“有效刷牙率”或“有效的口腔卫生”，用口腔卫生指数或菌斑指数等来衡量有效与否，这就增加了该目标的科学性和可监测性。

目标是计划的核心，目标制定之后就应重视对各级卫生行政领导、各级卫生保健人员、口腔医务人员进行目标教育。因为口腔健康目标是计划管理和决策的基础，是各类卫生医务人员共同努力的方向，是各方人员协同一致达到预期效果的动力，同时也是我们对有限的资源进行合理分配的依据与最终评价成效的标准。

口腔健康目标包括口腔健康教育目标，在制定目标时，应准确地包括 4 个基本内容，即特定人群、具体指向、可被衡量的尺度和目标预期实现的时间。

口腔健康目标制定后，一般要规划达到目标的措施，例如美国 2010 年人民口腔健康的措施主要是：含氟牙膏刷牙、窝沟封闭、调节自来水含氟浓度与合理饮食 4 项。根据口腔健康的措施，制定相应的口腔健康教育目标与项目。

（二）口腔健康教育计划的设计

口腔健康教育是口腔保健计划的组成部分，它对口腔保健计划的实施起到推动作用与加强作用。计划实施是为了保证目标的实现，因此设计要全面、严谨。设计时要考虑以下 6 个步骤。

1．确定有待解决的问题　目标人群存在的口腔健康问题，年龄、性别、受教育程度、经济水平以及他们的口腔健康知识、信念、态度与行为的情况，所能提供的口腔保健服务的状况与群体本身对口腔健康的要求与迫切程度。

2．确定目标　例如，把提高目标人群预防口腔疾病的知识作为目标，以美国 2000 年口腔健康目标为例，到 2000 年 95% 的儿童与成年人懂得口腔疾病的一级预防方法。

3．评估本目标实施的条件　如资金、设备、专业人员，同时还应考虑目标人群原有的口腔卫生知识水平、要求程度、领导者及现行政策对本项目的支持程度。

4．确定内容与选择方法　围绕目标人群口腔健康问题的严重程度、客观可能提供的条件、人群主观的要求等因素综合考虑。自我口腔保健应是项目内容的主要部分。

5. 充分估计执行中的困难。

6. 评估效果 对计划做必要的调整与修改。

以上6个步骤不一定按顺序进行，综合考虑，但要防止遗漏。

（三）口腔健康教育的评价

评价是科学管理的重要措施，是项目成败的关键，应贯穿在项目的全过程，对口腔健康教育的评价有三方面，即是否完成了项目所提出的目标，项目的设计与执行是否合理有效，以及项目的投入与效益（社会效益与经济效益）。作为评价的先决条件是收集、分析与整理行为流行病学的基线资料。

对口腔健康知识、信念、行为的评价，从以下5个方面考虑。

1. 口腔健康意识的变化 口腔健康意识是人们对有关口腔健康问题的一种思维、感觉和心理上的综合反应，一般体现在对口腔健康问题察觉后的反应，如对项目的需求、对某项口腔保健的需求、对口腔健康教育资料的需求、对口腔健康知识的需求等方面的变化。

2. 口腔健康知识的变化 口腔健康知识是促进行为改变不可缺少的因素，是对口腔健康信息学习的过程，而知识是行为的基础与动力。可采取配对式、选择式、判断式的问卷来了解目标人群掌握知识的程度。

3. 对口腔健康问题所持态度的变化 态度是行为改变的准备状态，是对人、对事、对物的心理与感情倾向，态度的固有性质是对人、对事、对物的评价，因此常用语义区分量表法、选一对反义词来判断，多用“喜欢、不喜欢”，“热爱、不热爱”，“相信、不相信”。例如，用牙科审美指数来调查人们对错合畸形的态度，就属于这种方法。这种方法可以对口腔健康教育项目、预防措施、口腔健康教育者的工作等做出评价、观察群体态度的变化。

4. 口腔健康行为的变化 行为是对知道并相信的东西付诸行动，如个人有效的口腔卫生行为、就医行为、口腔疾病治疗之后的继续自我保健行为、选用预防措施的行为等，观察与调查项目实施前后的变化。

观察行为的变化，一般多采用选择式、填空式、答题式的问卷进行调查，设计问卷时应注意准确性，以免统计分析时造成困难。

5. 社会环境变化主要指口腔卫生方针、政策的变化 例如：口腔健康教育计划被主管行政部门认可，并以指令性文件要求实施如“全国学生龋病、牙周疾病的防治方案”；市场上提供了可供选择的符合卫生标准的口腔保健用品；医疗服务单位增加了口腔预防保健的服务等。社会环境变化在短期内不易显效，需要长期、连续扩大口腔健康教育的影响方能显效。

以上5个方面是评价的主要内容。评价方式有口腔健康教育者自我评价、目标人群评价、知情人评价等。以上评价是对教育效果的评价。

第三节 龋病预防

龋病是口腔常见病，多发病之一，它是在多因素作用下的一种慢性感染性疾病，是由口腔常在菌引起的内源性感染性疾病。

一、龋病的病因

龋病的主要病因：牙齿、细菌、食物、时间等4因素。近20年来人们继续通过病理、微生物、分子生物、分子遗传学的先进技术对四因素的纵深研究，使人们对龋发病机制有了更深入、更丰富的认识。随着预防医学及生态学的发展，使人们又认识到社会环境及人的行为因素同样也影响着龋病的发生发展。

（一）牙齿因素

牙本身对龋发生存在着有利和不利的条件。牙齿易发生龋的条件：解剖结构与牙排列关系：牙冠的裂隙、窝沟及异常发育沟，牙列中牙与牙之间的接触面、拥挤牙与重叠牙之间的牙面等，这些都是不易清洁的菌斑滞留区，也是龋的好发部位。牙体组织：釉质发育不全、牙根外露等，无釉质保护的部位，抗酸蚀能力差，易患龋。釉质因钙、磷、氟、锌、铅含量相对较多，水含量少，碳酸盐浓度低，其抗溶解能力强，所以釉质早期脱钙的特点是表面下层脱钙。不同部位的牙釉质其厚度和成分有差异，窝沟深处釉质层薄，蛋白含量多，钙、磷比其他部位含量低，故抗脱钙能力差。

根面龋实际是牙骨质龋，牙骨质钙化程度最低，碳酸盐和镁含量比釉质多，渗透性比釉质大，又含有胶原蛋白，因此龋发生早期牙骨质层易溶解。随唾液浸泡，骨质矿化不断加强，质地渐渐硬化。因此，促进牙骨质再矿化，是防止根面龋的有效措施。

（二）细菌因素

在龋病发生的过程中，细菌是多因素中的主要生物因素。在正常的口腔生理活动中，细菌与牙体之间保持着平衡状态，当某些因素使有关致病菌发生异常的生态变化，就会出现平衡失调。失控的细菌毒素使牙体出现慢性病理性损害，而产生牙体破坏性疾病。

（三）饮食因素

食物既是人体营养的主要来源，也是口腔微生物进行合成分解代谢的能源。部分食物成分又是致龋菌产生毒力因子的物质基础。

食物种类与龋的关系：蔗糖　在确定致龋菌的过程中，同时也证实了蔗糖与致龋菌的关系。既蔗糖是食物因素中有利于龋发生的重要因素。

蛋白和脂肪类食物　蛋白类食物中蛋白可以使菌斑pH升高，有利于磷酸钙饱和及再矿化。它可结合钙，在菌斑及唾液中形成钙的储备；在牙釉质基质形成时期，缺乏蛋白而使釉质形成缺陷，而降低抗龋能力。

微量元素　食物中氟、钙、磷酸盐是牙再矿化的原料。一定量的氟可以促进再矿化，增加羟基磷灰石的抗酸力及抗细菌的附着作用。镁可促使釉质发育完善，锌可以阻止致龋菌附着，镉、钼可以增加抗酸能力。

与龋有直接关系的饮食方式是蔗糖摄入，糖在口腔内停留次数增加，脱钙的危险增加。因此，在日常生活中，对含蔗糖、葡萄糖等含糖饮料同样需要限定饮用次数。

在牙发育期间，营养缺乏，使牙体形态结构发育及萌出时间受到干扰。胚胎期，母体营养状况可直接影响乳牙的发育。婴儿出生后，出现营养不良及全身各种疾病都能使钙及维生素A、D及微量元素摄取不足，从而导致恒牙发育缺陷如：釉质发育不全、钙化不良等。

（四）时间因素

龋病是慢性硬组织破坏性疾病，它与其他慢性疾病一样，有一定的时间因素。作为致龋因素，时间含义包括：致龋菌斑在牙体滞留的时间；菌斑内酸性产物持续的时间；菌斑及唾液环境低于临界 pH 值所持续时间。以上因素的持续时间越长，龋病发生危险性越大。

从上述各因素提示我们，控制菌斑、增加牙齿抗龋能力，建立合理的膳食饮食习惯，养成良好的口腔卫生习惯，及时采取有效防龋措施是减少人群龋发生率有效途径。

二、易感人群的检测

易感人群顾名思义是指容易发生感染的人群。龋病的易感人群包括：人群龋发病率明显高于一般人群，并存在共同的易感因素，也就是可能导致龋病发生的危险因素。因此，易感人群也称“高危人群”。

龋病的易感因素包括：致龋菌在口腔内的数量及在牙体聚集滞留的时间；牙齿抗龋能力低，如唾液、牙齿等抗龋机制下降；人群口腔卫生状态不佳；不合理的膳食结构等。

从上述易感因素看，龋病易感人群的检测应在人群防龋项目中有计划地定期进行，包括：常规的及辅助的检测，以便针对高危人群采取有效预防措施。

三、龋病的预防措施和方法

（一）龋病的三级预防

一级预防：　促进口腔健康　普及口腔健康教育，制定营养摄取计划，定期口腔检查。实行特殊防护措施，合理使用各种氟化物防龋措施，及时进行窝沟封闭。

二级预防：早期诊断，包括定期检查，X 线片等辅助诊断，在检查诊断基础上做早期充填等治疗。

三级预防：防止龋的并发症　对龋病引起的牙髓及根尖周病的病牙进行牙体牙髓治疗以保存自然牙列，阻止炎症向牙槽骨、颌骨深部扩展，对于严重破坏的残冠残根应拔除，防止牙槽脓肿及颌面化脓感染及全身感染。高危及易感人群的特殊防护　建立对高危人群的长期专项管理制度，并由专人负责管理。对高危人群进行调查、筛选，包括口腔常规检查及辅助检查、龋活性试验等登记建卡，具体分析致龋的危险因素，提供具体预防对策。采取有效的防龋措施，特别是对致龋的主要危险因素，要制定一套完善的防治措施。

（二）龋病预防方法

龋病是一种多因素疾病，其防治方法是阻断多种因素的作用。由于多学科的发展，使防龋方法的研究不断深入，不断丰富。下面从控制菌斑，提高宿主抗龋能力等方面，介绍一些防龋方法。

牙菌斑的控制：细菌是致龋的主要因素，而防龋的关键环节是控制菌斑。控制菌斑包括控制菌斑数量、滞留时间、致龋菌的毒性作用。具体方法如下：

1．机械法清除菌斑　机械清除菌斑的方法是指用牙刷、牙膏、牙线、牙间清洁器等保健用品，清除口腔内牙菌斑。现在这些用品的种类不断翻新，作用不断完善。

2．生物学方法

（1）抗菌剂：由于人工合成的抗菌剂存在耐药性及毒副作用问题，所以使用渐渐减少。

而天然植物抗菌剂毒副作用相对较少，正在广泛开展应用研究，如厚朴、五倍子、金银花、血根草、大黄、黄芩、甘草等加到漱口剂或牙膏中使用，有减少菌斑滞留作用。

（2）抗附着剂：这类抗附着剂有抑制吸附及解吸附作用。如抑制菌斑粘多糖形成，阻止细菌对牙面附着，使已附着的菌斑（粘多糖）解脱。

（3）酶类：酶类抗附着物质有非特异性蛋白水解酶，主要是破坏细菌表面蛋白，阻止致龋菌在牙体附着。

3. 化学方法　洗必泰（又名氯乙定），有二价阳离子活性，对细菌表面有亲和力，对革兰阳性、阴性菌均有强的抑菌作用，对变形链球菌、放线菌作用显著。因它可以和获得膜蛋白的酸根结合，滞留于牙表面，阻止附着。防龋制品有漱口剂、牙膏、防龋涂漆及缓释装置等。由于它是强抗菌剂，还有使舌背及牙着色的问题，因而使用范围受到限制。

4. 糖代用品　蔗糖的致龋性最强，但从营养及经济上考虑，目前还没有一种糖代用品可以完全替代蔗糖。现有的糖代用品，只能起到限制蔗糖食用的辅助作用。如山梨醇、甘露醇、木糖醇等可使致龋菌的葡聚糖产生减少。目前已广泛使用木糖醇防龋。甜菊糖经研究证明，它除替代蔗糖作用外，本身还有抑菌作用，但未能广泛采用；不足之处是甜味中含中药苦味，不易被人接受，它是一种强甜味剂，比蔗糖用量少，甜度高 20 倍。推广使用有待于提纯工艺的改进。

另外已作为防龋产品的果脯糖，尚不被更多的人认识。但它已从实验室、动物实验、临床效果得到验证，有很好的防龋作用。

5. 氟防龋　在工业发达的国家，应用氟化物防龋已有半个世纪的实践经验。其中主要是公共饮水氟化措施，其次是含氟牙膏的广泛使用。另外一些国家和地区提出了氟片、氟凝胶、含氟漱口剂、含氟食品的使用。所以氟防龋的效果是肯定的，是普及防龋的有效方法。局部使用氟化物，含氟牙膏是简便易行，适合人们使用方法。

含氟泡沫是一种富含氟离子的泡沫，用于增强牙齿抗酸力，促进再矿化，预防易感儿童、老人以及放射治疗病人的龋病。由于含有泡沫所以使用量及病人的暴露量少，所以安全。操作方法简便易行，用软质塑料托盘装入含氟泡沫放入上下牙列，嘱其轻咬使泡沫布满牙面及牙间隙，在口内保留 2～3 分钟后取出，拭去残留泡沫，半小时不漱口和进食。含氟泡沫每年至少应使用两次。应由口腔专业人员在临床上操作使用。

6. 窝沟封闭　窝沟封闭是预防龋齿的有效方法。窝沟封闭又称点隙裂沟封闭是指不去除牙体组织，在咀嚼面、颊面或舌面的点隙裂沟涂布一层粘结性树脂，保护牙釉质不受细菌及代谢产物侵蚀，达到预防龋病发生的一种有效防龋方法。窝沟封闭使用的高分子材料，称为窝沟封闭剂。

当牙面的窝沟被封闭之后，原来存在于窝沟中的细菌的营养来源被断绝，这一方面起到了预防龋病发生的作用，另一方面窝沟封闭也能阻止已存在早期龋损的发展，因此在早期龋损尚未成洞之前用于治疗。窝沟封闭在提供有效、高质量的龋病预防措施中起到了非常重要的作用。

我国第二次全国口腔健康流行病学调查资料显示，12 岁年龄组窝沟龋占全部龋齿的 90% 以上，北京市为 92%，说明了我国儿童的窝沟龋预防十分重要。

窝沟封闭的适应证与非适应证：决定是否采用窝沟封闭防龋涉及很多因素，其中最重要的是窝沟的外形和评价。

（1）窝沟封闭的适应证：

1）窝沟深，特别是可以插入或卡住探针（包括可疑龋）。

2）病人其他牙，特别对侧同名牙患龋或有患龋倾向。

牙萌出后达到合平面即适宜作窝沟封闭，一般是萌出后4年之内。乳磨牙在3~4岁，第一恒磨牙在6~7岁，第二恒磨牙在11~13岁为最适宜封闭的年龄。釉质发育不全，窝沟点隙有初期龋损，有充填物但存在未作封闭的窝沟。可根据具体情况决定是否作封闭。总之，封闭的最佳时机是牙齿完全萌出，龋齿尚未发生的时候。

（2）窝沟封闭的非适应证：

1）面无深的沟裂点隙、自洁作用好。

2）患较多邻面龋损者。

3）病人不合作，不能配合正常操作。

4）牙齿尚未完全萌出，被牙龈覆盖。

（3）操作方法与步骤：

窝沟封闭的操作可分为清洁牙面、酸蚀、冲洗和干燥、涂布封闭剂、固化、检查六个步骤。封闭是否成功，完全依赖于每一个步骤的认真操作，这是封闭剂完整保留的关键。

1）清洁牙面：酸蚀与封闭前首先应对牙面，特别是窝沟作彻底清洁，方法是在低速手机上装好锥形小毛刷或橡皮杯，蘸上适量清洁剂刷洗牙面（也可采用干刷）。清洁剂可以用浮石粉或不含氟牙膏，要注意不使用含有油质的清洁剂或过细磨料。彻底冲洗牙面后应冲洗漱口，去除清洁剂白陶土等，再用尖锐探针清除窝沟中残余的清洁剂。

如果有条件，最好在放大装置（4倍）下检查窝沟情况，对于沟裂有可疑龋的，可以采用空气喷磨法，或最小号球钻和金刚砂钻磨除龋坏牙釉质。

2）酸蚀：清洁牙面后即用棉纱球隔湿，将牙面吹干后用细毛刷、小棉球或小海绵块蘸上酸蚀剂放在要封闭的牙面上。酸蚀剂可为磷酸液或含磷酸的凝胶，酸蚀面积应为接受封闭的范围，一般为牙尖斜面2/3。一般认为凝胶使酸蚀区固定在某一部位较好。两种类型都应轻轻搅拌，以保证酸蚀的牙釉质表面接触到新鲜的酸。

恒牙酸蚀的时间一般为20~30秒，乳牙酸蚀60秒。注意酸蚀过程中不要擦拭酸蚀牙面，因为这会破坏被酸蚀的牙釉面，降低粘结力。放置酸蚀剂时要注意酸的用量适当，不要溢出到口腔软组织，还要注意避免产生气泡。

3）冲洗和干燥：酸蚀后用蒸馏水彻底冲洗，通常用水枪或注射器加压冲洗牙面10~15秒，边冲洗边用排唾器吸干，去除牙釉质表面的酸蚀剂和反应产物。如用含磷酸的凝胶酸蚀，冲洗时间应加倍。冲洗后立即交换干棉卷隔湿，随后用无油无水的压缩空气吹干牙面约15秒，也可采用挥发性强的溶剂如无水酒精、乙醚辅助干燥。封闭前保持牙面干燥，不被唾液污染是封闭成功的关键。有学者比较了使用压缩空气与使用洗耳球热空气干燥牙面对封闭剂脱落率的影响。结果表明压缩空气干燥牙面较洗耳球热空气干燥牙面，封闭剂完全脱落率低，特别对于不易操作的上颌磨牙影响更加明显，而对于能直视、易操作的下颌磨牙，使用洗耳球热空气干燥牙面也能达到较好的效果。

实践证明，使用棉卷可做到很好的隔湿，其他还可采用专门提供的三角形吸湿纸板或橡皮障等。隔湿在很大程度上，也依靠病人的高度的合作。

酸蚀牙面干燥后呈白色雾状外观，如果酸蚀后的牙釉质没有这种现象，应重复酸蚀。操作中要确保酸蚀牙面不被唾液污染，如果发生唾液污染，则应再冲洗牙面，彻底干燥后重复酸蚀 60 秒。

4）涂布封闭剂：采用自凝封闭剂时，每次封闭前要取等量 A、B 组分（分别含有引发剂和促进剂）调拌混匀。调拌时要注意掌握速度以免产生气泡，影响固化质量。自凝封闭剂固化时间一般为 1～2 分钟，通常调拌 10～15 秒，完全混匀后在 45 秒内即应涂布，此后自凝封闭剂进入初凝阶段，粘度增大，流动性降低，故调拌涂布要掌握好时机，在初凝阶段前完成。涂布后不要再污染和搅动。

光固封闭剂不需调拌，直接取出涂布在牙面上，如连续封闭多个牙，注意不宜取量过多，因为光固封闭剂在自然光下也会逐渐凝固。

涂布方法：用细刷笔，小海绵或制造厂家的专用供应器，将封闭材料涂布在酸蚀牙面上。注意使封闭剂渗入窝沟，使窝沟内的空气排出，并放置适量的封闭材料以覆盖全部酸蚀面。在不影响咬合的情况下尽可能有一定的厚度，有时可能会有高点，但 2～3 天后就可被磨去。如果涂层太薄就会缺乏足够的抗压强度，容易被咬碎。

5）固化：自凝封闭剂涂布后 1～2 分钟即可自行固化。光固封闭剂涂布后，立即用可见光源照射。照射距离约离牙尖 1mm，照射时间要根据采用的产品类型与可见光源性能决定，一般为 20～40 秒。照射的部位要大于封闭剂涂布的部位。完成后漱口和用棉卷将表面的氧化物去除。

6）检查：封闭剂固化后，用探针进行全面检查，了解固化程度，粘结情况，有无气泡存在，寻找遗漏或未封闭的窝沟并重新封闭，观察有无过多封闭材料和是否需要去除，如发现问题及时处理。如果封闭剂没有填料可不调合，如使用含有填料的封闭剂，又咬合过高，应调整咬合。封闭后还应定期（三个月、半年或一年）复查，观察封闭剂保留情况，脱落时应重作封闭。

对已完成封闭的儿童应做好记录，以便复查。

第四节　牙周病预防

牙周病是成人口腔最常见的疾病之一，在世界大多数人口中广泛流行。其发病的原因与影响因素及其间相互作用的关系十分复杂。牙周病的发生、发展或停止是牙周微生物与宿主免疫炎症反应在先天、后天及环境因素的影响下，交互作用的结果，因此认为牙周病是多因素疾病。同时，它又是冠心病，低出生体重婴儿的一种危险因素。宿主免疫反应虽在早期有保护性作用，但生长期疾病发展过程中却又造成牙周组织的严重破坏作用，一旦牙周炎发展，即引起牙周附着丧失。

总之，由于牙周病的发生是宿主和细菌的生态失调的结果，因此，控制菌斑和保护牙周生态环境已成为牙周病防治的重要内容。

一、牙周病病因

1．牙菌斑　存在于龈上、龈下的牙菌斑是引起牙周病的始动因素。牙菌斑的分类及特点

一般将龈上、龈下两个不同生态区域的菌斑分别称作龈上菌斑和龈下菌斑。

龈上菌斑与龋病关系较密切；颈缘菌斑和邻面菌斑与龈炎关系密切。龈上菌斑的细菌成分主要是革兰阳性球菌和丝状菌。

龈下菌斑与牙周组织的破坏关系最为密切。主要为革兰阳性球菌、丝状菌及少数革兰阴性短杆菌。非附着菌斑是位于附着菌斑表面的、松散而无一定排列结构的细菌群，主要为革兰阴性细菌、螺旋体和有鞭毛的细菌。

虽然菌斑是牙周病的始动因素，但少量菌斑在机体的防御机能控制之下，维持能动的生态平衡，仍可保持牙周组织的健康。

即使细菌本身尚未直接侵入到牙周组织，它的抗原性成分、酶、毒素和许多代谢产物也可直接毒害组织细胞或破坏细胞间质以及引发宿主的炎性反应和免疫反应，造成组织损伤，还能抑制宿主的防御功能。

2．局部促进因素　除菌斑微生物外，还有一些局部因素例如牙石、创伤殆食物嵌塞、不良习惯、不良修复体、错殆畸形等，对牙周病的发生和发展起到促进作用。

牙石：是沉积在牙面上的以菌斑为基质的已矿化或正在矿化的钙酸晶体。牙石可按沉积部位分为龈上牙石和龈下牙石。牙石与牙周病的关系非常密切。牙石的存在为菌斑的附着提供了良好的部位。菌斑和坚硬粗糙的牙石刺激牙龈，引起龈炎。龈下牙石不断加深牙周袋；牙周袋又为菌斑的沉积提供了特定的环境，并为牙石的沉积提供矿物质，进而促进菌斑矿化。牙石的存在使日常口腔卫生措施的效果不佳，促使更多的菌斑形成；牙石本身还容易吸附细菌的毒素，增加对牙龈的刺激。因此，牙石是牙周病的重要促进因素，在牙周病的预防和治疗中应首先彻底清除牙石。

食物嵌塞：在咀嚼过程中，食物被咬合压力楔入相邻两牙的牙间隙内，称为食物嵌塞。根据食物嵌塞的方式，可分为垂直型食物嵌塞和水平型食物嵌塞。食物嵌塞是导致局部牙周组织破坏最常见的原因，由于嵌塞的机械作用和细菌的定植，除引起牙周组织的炎症外，还可引起牙龈退缩、邻面龋、牙槽骨吸收和口臭等。

创伤：牙周组织的健康有赖于功能咬合力的刺激，当咬合力超过牙周组织对功能的适应能力时，即发生牙周组织的损伤。

不良习惯：不良习惯如吸烟等在牙周病的发生发展中是一个重要促进因素。

吸烟是牙周病的主要危险因素之一。吸烟对牙周组织的影响是多方面的：①香烟的烟雾和香烟燃烧时产生的热量对牙龈组织来说是一种特殊的局部刺激因素，能使牙龈呈慢性炎症状态；②吸烟者牙面出现焦油沉积物，使牙石易于沉积、菌斑形成速度增高，口腔卫生状况较差，影响牙周组织的健康，龈炎和牙周炎患病率高于不吸烟者；③吸烟者牙槽骨丧失较不吸烟者为多；④吸烟导致的免疫学改变能降低牙周组织对感染的抵抗力。

磨牙症和紧咬牙均能导致牙的过度磨损，加重牙周组织的负荷，造成食物嵌塞，或加重已有的牙周病。

其他口腔不良习惯，如咬硬物，吐舌、口呼吸等均可对唇、颊、牙周膜、牙体和𬌗关系造成一定的影响。

不良修复体：邻面充填体的悬突，修复体边缘不密合，活动义齿卡环的位置不当、正畸治疗中矫治器佩戴不当等，不但直接压迫和刺激牙龈组织，而且修复体不易清洁，造成食物碎屑和菌斑大量堆积，引起牙周组织的炎症。

错𬌗畸形：牙的错位、扭转、过长或萌出不足等，均有利于菌斑堆积，或形成创伤𬌗、食物嵌塞等，促使牙周炎发生。各类错𬌗畸形中，有的使清除菌斑困难，有的则直接对牙周组织产生损伤，导致牙周病发生。

3. 全身影响因素　全身因素作为牙周病的危险因素可降低或改变牙周组织对外来致病因素的抵抗力，增进宿主对细菌及其产物致病的易感性，促进牙周病的发生和发展。

内分泌因素：内分泌功能紊乱严重的影响着牙周病的发生和发展。雌激素可使牙龈上皮过度角化，刺激骨形成和纤维组织形成；雌激素缺乏可致龈上皮萎缩，牙槽骨疏松，牙骨质沉积减少。在青春期、月经期或妊娠期的内分泌变化可改变牙周组织对病原刺激因素的反应性，加重牙龈的炎症变化。

牙周病的破坏性炎症过程与糖尿病密切相互关联。流行病学与生物研究已得出结论，由于糖尿病人的高度葡萄糖基化作用的增强可导致微血管并发症，是引发眼病、肾病与神经病的共同因素。

肾上腺皮质激素、甲状腺激素、甲状旁腺激素等分泌过多或不足也可能增加牙周病的严重性。

遗传因素：遗传因素属于牙周病先天的、不可控制的危险因素。然而它并不直接引起牙周病，而是使病人较易感，较早发或加重牙周病理过程。

菌斑与疾病之间的关系并不是菌斑越多，细菌越多，炎症就越多，疾病就越重。总的来说，牙周病不属于遗传性疾病。但在某些类型的牙周病如青少年牙周炎，患者往往有家族史。

营养因素：良好的营养有助于维护健康的牙周组织抵抗细菌的感染。动物实验证明，蛋白质缺乏可引起牙龈、牙周膜结缔组织变性，牙槽骨疏松。维生素 C 缺乏可出现牙槽骨疏松、牙龈出血、牙松动。维生素 D 和钙、磷缺乏或不平衡可引起牙槽骨疏松，骨质钙化不良。

宿主的免疫炎症反应：牙周病的主要类型是细菌的感染，炎症和免疫反应参与消除菌斑抗原，主要起保护作用。但由于反应的复杂性和反应过程中产生的各种生活物质的非特异性破坏作用，不可避免地会引起组织的损伤和破坏。在某些类型的牙周病中免疫反应占有主要的地位，如青少年牙周炎。

细胞免疫反应在牙周病中起一定的作用。最初，宿主反应是保护性的，主要防止细菌入侵深层牙周组织。但 T 淋巴细胞在杀灭细菌时不可避免地会引起宿主组织的损伤。

二、牙周病的预防

牙周病的预防非常重要，其主要目的是消除致病的始动因子及促进疾病发展的危险因素。

预防牙周病从以下几方面着手：①以健康教育为基础，增强人群牙周病预防的意识，提高自我口腔保健和维护牙周健康的能力；②养成良好的口腔卫生习惯，去除致病微生物，使牙周支持组织免遭破坏；③提高宿主的防御能力，保持健康的生理和心理状态；④维持牙周治疗的疗效。

实践表明，在定期作口腔保健治疗的基础上，进行日常自我菌斑控制是预防牙周病发生和控制其发展的最有效方法。重点做好以下三级预防

（一）一级预防

一级预防是指在牙周组织受到损害之前防止致病因素的侵袭，或致病因素已侵袭到牙周组织，但尚未引起牙周病损之前立即将其去除。一级预防旨在减少人群中牙周病新病例的发生，主要是对大众进行口腔健康教育和指导，最终达到清除菌斑和其他有害刺激因子的目的，帮助人们建立良好的口腔卫生习惯，掌握正确的刷牙方法，同时提高宿主的抗病能力。

（二）二级预防

二级预防旨在早期发现、早期诊断、早期治疗，减轻已发生的牙周病的严重程度，控制其发展。对局限于牙龈的病变，及时采取专业性洁治，去除菌斑和牙石，控制其进一步发展。采用X线检查法定期追踪观察牙槽骨情况，根据情况采取适当的治疗，如洁治、根面平整或手术治疗等。去除促进牙周病发展的刺激因素，如去除不良修复体、治疗食物嵌塞、充填邻面龋损等，牙周组织的健康状况可得到显著改善。二级预防的效果是在一级预防基础上取得的，其长期效果与患者是否能长期坚持各种预防措施有关。

（三）三级预防

三级预防旨在用各种药物和牙周手术方法最大限度地治愈牙周组织病损，防止功能障碍，以义齿修复失牙，重建功能，并通过随访、精神疗法和口腔健康的维护，维持其疗效，预防复发。同时，还应治疗相关的全身性疾病，如糖尿病、血液病、营养缺乏症，增强牙周组织的抵抗力。

总之，疾病的预防需要健康教育、卫生宣传和具体预防措施相结合，但是其效果更有赖于患者对家庭防护措施的坚持和正确实施。

三、社区牙周保健

世界卫生组织与国际牙科联盟提出了社区牙周保健发展模式，社区牙周保健不可能包罗万象，但可以按重点把牙周保健分成几种不同类型。这个模式把社区牙周保健分成4级水平，加上基本急诊保健。

所有社区都需要急诊服务。原则上，一般口腔与医疗急诊保健设施也可提供牙周急诊保健。急诊治疗的主要目的是缓解疼痛，常用的措施是龈下刮治，切开引流，药物治疗与拔牙，一般可根据社区服务条件，提供治疗选择。

一级水平：社区一级水平是开展以增强牙周健康意识，提高自我保健信息为目的的社区教育项目。应很好计划，所供信息应清楚，无矛盾，定期强化，所用媒体应能覆盖大多数人群，应协调社区各有关部门参与，包括促进自我评估与自我保健。自我保健始于个人能对自己的口腔组织状态作出自我评估，如牙龈组织出血的原因及消除的方法。

口腔卫生指导的主要目的是通过减少牙菌斑水平控制牙龈出血，减少破坏性牙周炎的患

病率与严重程度，牙周健康与全身健康的联系，口腔保健应成为每日常规保健的一部分。

二级水平：社区二级水平是帮助自我保健，即帮助个人达到清洁口腔的目的：用机械方法和化学方法清除牙菌斑和牙结石。

三级水平：社区三级水平是中度牙周问题的保健包括 1，2 级水平，加监督、筛选与治疗。

监督：建立和采用监督体制，监测健康与疾病的趋势。

筛选：确定需进一步检查和专业干预的个人与特殊人群，筛选可增强意识，联系与强化自我评估与自我保健项目，牙周筛选方法用 CPITN 定期检查。

治疗：去除龈下菌斑与牙结石，是进一步治疗的基础。

四级水平：社区四级水平是复杂牙周保健包括 1，2，3 级加复杂牙周保健，复杂治疗的指针是 6mm 或 6mm 以上的牙周袋，包括根面平整的各种牙周手术，重点为年轻年龄组。

四、菌斑控制

菌斑是牙周病的主要病因刺激物，而且除去之后几小时内还会不断地在牙面重新形成，因此，必须坚持每天彻底地清除菌斑，才能预防牙周病的发生。对于已患有牙周病者，除了在治疗过程中彻底清除牙面的菌斑、牙石外，还必须掌握自我菌斑控制的方法，才能保证牙周病治疗的顺利进行以及维持疗效、防止复发。

要达到菌斑控制的目的，必须掌握对菌斑的临床评估方法，以了解牙面的不洁状态，检查评价菌斑控制程度，才能彻底地去除菌斑以及准确评价菌斑控制的效果。

1. 显示菌斑　菌斑是无色、柔软的物质，粘附于牙面，肉眼不易辨认，可借助菌斑显示剂，使菌斑染色。菌斑显示剂大多由染料制成，剂型有溶液和片剂两类。液体菌斑显示剂的使用方法是将蘸有显示剂的小棉球涂布牙面，滞留一分钟后漱口，无菌斑处显示剂被冲掉，有菌斑处显示剂不易冲掉而着色。使用片剂可嘱患者将药片放入口中左右侧共咀嚼 1 分钟，再用舌舔至牙的颊舌面，然后漱口，菌斑就可被染色。

2. 菌斑控制的临床评估　菌斑的有效控制是医生和患者之间相互协作的结果，但在更大程度上依赖患者自身的积极行动，而调动患者自我口腔保健积极性的动力是让他们亲眼看到口腔致病因素的存在并去除之。

医生可用菌斑显示剂检查、记录菌斑控制的程度，并将菌斑控制结果反馈给患者，以鼓励、督促患者加强菌斑控制的实践。

3. 机械性措施　刷牙或使用牙线、牙签，洁治等机械方法是去除牙菌斑、清洁牙、保持口腔卫生的重要措施。一般漱口大多是利用水在口内流动的冲击力去除滞留的食物残屑，能暂时减少口腔微生物的数量，使口腔保持提供清新，但漱口的力量不足以去除牙菌斑

（1）刷牙：刷牙是每个人日常的自我口腔保健措施，是机械性去除菌斑和白垢最常用的有效方法。刷牙还能起到按摩牙龈、增进牙龈组织的血液循环、促进龈上皮角化的作用，从而提高牙龈对有害刺激因子的抵抗力，增强牙周组织的防御能力，维护牙龈健康。很多研究提示，每天坚持正确方法刷牙，可减少牙龈炎的发生。国内有实验表明，儿童在停止刷牙后 7 天即发生了牙龈炎，说明刷牙是预防牙周病的有效口腔卫生措施。

刷牙虽然是维护口腔卫生的有效方法，但有报导单纯的刷牙平均只能清除菌斑的 50%

左右，特别是难以消除邻面菌斑。因此，除了刷牙外，还需要采用一些特殊的牙间清洁器，如牙线、牙签、牙间刷等帮助去除牙间隙的菌斑及白垢。

（2）牙线：牙线可用棉、麻、丝、尼龙或涤纶制成，不宜过粗或太细。有含蜡或不含蜡，也有含香料或含氟牙线。含蜡牙线一般用来去除牙间隙的食物残渣和软垢，但不易去净菌斑。不含蜡牙线上有细小纤维与牙面接触，有利于去除牙菌斑。也有研究表明，含蜡和不含蜡牙线在去除菌斑方面没有显著性差异。牙周病患者使用牙线之前，应首先进行龈上洁治和根面平整，如邻面充填体有悬突存在应磨光，使之与牙齿的解剖外形一致，以免钩住牙线使牙线磨损而容易拉断。

取一段长约20~25cm的牙线，将线的两端合拢打结形成一个线圈。或取一段约30~40cm长的牙线，将其两端各绕在左右手的中指上。清洁右上后牙时，用右手拇指及左手食指掌面绷紧牙线，然后将牙线通过接触点，拇指在牙的颊侧协助将面颊牵开。清洁左上后牙时转为左手拇指及右手食指执线，方法同上。清洁所有下牙时可由两手食指执线，将牙线轻轻通过接触点。两指间牙线长度约为1~1.5cm。牙线通过接触点，手指轻轻加力，使牙线到达接触点以下的牙面并进入龈沟底以清洁龈沟区。应注意不要用力过大以免损伤牙周组织。如果接触点较紧不易通过，可牵动牙线在接触点以上作水平向拉锯式动作，逐渐通过接触点。将牙线贴紧牙颈部牙面并包绕牙面使牙线与牙面接触面积较大，然后上下牵动，刮除邻面菌斑及软垢。每一个牙面要上下剔刮4~6次，直至牙面清洁为止。再以上述同样的方法进行另一牙面的清洁。将牙线从咬合面方向取出，再次依上法进入相邻牙间隙逐个将全口牙齿的邻面菌斑彻底刮除。注意勿遗漏最后一个牙的远中面，且每处理完一个区段的牙后，以清水漱口，漱去被刮下的菌斑。如果手指执线不便，可用持线柄固定牙线后，通过接触点，清洁邻面。

（3）牙签：在牙龈乳头退缩或牙周治疗后牙间隙增大时，可用牙签来清洁邻面和根分叉区。常用的牙签有木质和塑料的。木质牙签要有足够的硬度和韧性，避免折断；表面要光滑，没有毛刺，以免刺伤牙龈；横断面以扁圆形或三角形为佳。塑料牙签则根据牙间隙和龈乳头的解剖形态，设计成匕首形，尖端和刀口圆钝且薄，易于进入牙间隙。

使用方法：将牙签以45°角进入牙间隙，牙签尖端指向殆面，侧面紧贴邻面牙颈部，向殆方剔起或作颊舌向穿刺动作，清除邻面菌斑和嵌塞的食物，并磨光牙面，然后漱口。

注意事项：①勿将牙签压入健康的牙龈乳头区，以免形成人为的牙间隙；②使用牙签时动作要轻，以防损伤龈乳头或刺伤龈沟底，破坏上皮附着。

（4）牙间刷及橡胶按摩器：牙间刷适用于龈乳头丧失的邻间区，以及暴露的根分叉区和排列不整齐的牙邻面。特别是对去除颈部和根面上附着的菌斑比牙线和牙签更有效，使用起来比牙线方便。牙间刷分刷毛和持柄两部分。刷毛插在持柄上，可经常更换。

持柄和刷毛和形状大小不等，刷毛有瓶刷式和锥形的单撮毛式。

橡胶按摩器由锥体橡胶及金属或塑料柄构成，或将锥体形橡胶装置在牙刷柄的末端则使用更加方便。橡胶按摩器的主要作用是按摩牙龈，增强血液循环和上皮组织的角化程度，同时可通过橡胶的机械作用去除邻面颈部的牙菌斑，以维护牙周组织的健康。使用时将橡胶末端置入牙间隙按摩牙龈组织，并去除龈沟及邻面菌斑。

（5）龈上洁治术和根面平整术：属于由专业人员进行操作的非手术治疗范畴。由专业人员用机械方法帮助去除菌斑、软垢、牙石等局部刺激因子，恢复牙周组织健康。

龈上洁治术　使用龈上洁治器械去除龈上牙石和菌斑，并磨光牙面，是防止菌斑和牙石再沉积，防治牙周病的措施。

根据所用的器械不同，龈上洁治术分为手用器械洁治法和超声波洁牙机洁治法。

手用器械洁治法　全口洁治时，应有计划地分区进行，一般可先用镰形洁治器从上颌或下颌某一侧最后一个牙的远中面开始，按顺序逐牙进行洁治，直到对侧最后一个牙。然后再调整椅位和头靠，进行下颌或上颌牙的洁治。术者体位最好在做完一组牙的某一侧后再进行调整。

洁治时以改良握笔法持洁治器，以被洁治牙附近的牙面作为支点，将洁治器的刃口放在牙石的下方，以有力的动作向𬌗面方向将牙石整块从牙面刮除。

超声波洁治法　是利用超声波洁牙机高效去除牙石的一种方法，尤其对去除龈上大块牙石有省时省力的优点。

使用超声波洁牙机时，将工作头以15°角轻轻与牙石接触，利用工作头顶端的超声振动波击碎牙石。对厚而硬的牙石，使用大功率可达到快速碎石的目的；对于牙面残留的细小牙石或烟斑，使用中小功率以短垂直来回或短水平来回移动的手法清除之。

超声洁治不宜用于放置心脏起搏器的患者，不宜用于肝炎、肺结核艾滋病等传染性疾病者。

对于牙龈炎患者，每6～12个月作一次洁治，可有效地维护牙周健康。

根面平整术　是用比较精细的龈下刮治器刮除位于牙周袋内根面上的牙石和菌斑，并刮除牙根表面感染和病变的牙骨质，使根面光滑平整，具备形成牙周新附着所需要的生物学条件。

一般用锄形器刮除大块龈下石，再用匙形器去除较小牙石和刮除病变牙骨质。使根面光滑而坚硬。由于根面平整术是在牙周袋内进行，要求术者动作精确、轻柔，既要彻底去除牙石，又要减轻对软组织的损伤。

洁治于根面平整术不应用于健康牙周部位，以免导致牙周附着丧失。另外，机械清创也有其局限性，如不能消除牙周袋，恢复牙周软硬组织的正常生理结构等。

4. 药物方法　在机械性控制菌斑的基础上，配合药物可有效地控制菌斑，达到预防和治疗牙周病的目的。药物必须依靠一些载体，如含漱剂、牙膏、口香糖、牙周袋冲洗液、缓释装置等才能被传递到牙周局部，起到控制菌斑的作用。

作为控制菌斑的药物应具有以下特点：①能杀灭菌斑微生物或抑制其生长繁殖，对特异性致病菌有效；②性质稳定，不受口腔和菌斑中其他成分的影响；③快速杀灭微生物，不引起细菌的耐药性；④对口腔组织和全身均无有害副作用或副作用少，不引起机体的变态反应。下面介绍几种

常用的控制菌斑药物：

洗必泰又称氯己定，化学名称为双氯苯双胍己烷，系二价阳离子表面活性剂，常以葡萄糖酸洗必泰的形式使用。

洗必泰抗菌斑的作用机制是：①减少了唾液中能吸附到牙面上的细菌数：洗必泰吸附到细菌表面，与细菌细胞壁的阴离子作用，增加了细胞壁的通透性，从而使洗必泰容

易进入细胞内，使胞浆沉淀而杀灭细菌，因此吸附到牙面上的细菌数减少；②洗必泰与唾液酸性糖蛋白的酸性基团结合，从而封闭唾液糖蛋白的酸性基团，使唾液糖蛋白对牙面的吸附能力减弱，抑制获得性膜和菌斑的形成；③洗必泰与牙面釉质结合，覆盖了牙面，因而阻碍了唾液细菌对牙面的吸附；④洗必泰与 Ca^{2+} 竞争，而取代 Ca^{2+} 与唾液中凝集细菌的酸性凝集因子作用，并使之沉淀，从而改变了菌斑细菌的内聚力，抑制了细菌的聚积和对牙面的吸附。

洗必泰：主要用于局部含漱，涂擦和冲洗，也可用含洗必泰的凝胶或牙膏刷牙以及用洗必泰涂料封闭窝沟。

洗必泰能较好地抑制龈上菌斑形成和控制龈炎平均达到60%。使用0.12%或0.2%洗必泰液含漱，每天2次，每次10ml，每次1分钟，可抑制菌斑形成达45%~61%，牙龈炎可减少27%~67%。

洗必泰的副作用表现在：①使牙、修复体或舌背上发生染色，特别是树脂类修复体的周围和牙面龈1/3处，易染成棕黄色；染色沉积在牙表面，不透入牙内，可通过打磨、刷牙或其他机械方法去除；②洗必泰味苦，必须在其中加入调味剂；③对口腔粘膜有轻度的刺激作用。很多实验表明洗必泰对人和动物毒性很低，用于口腔局部是安全的。除了抗菌斑与牙龈炎外，还可用于口内手术之后，预防根面龋及龈下冲洗剂。当与氟化亚锡一起用于预防项目时，应在用洗必泰液含漱后半至1小时再用氟化物，以防止作用相互抵消。

替硝唑：替硝唑（tinidazole）为甲硝唑的同类药物，二者具有相似的抗菌谱，但化学结构稍有不同，故抗厌氧菌活性增强，半衰期延长，不良反应减少。有实验表明在用替硝唑含片治疗成人牙周炎时，其抑制革兰阳性厌氧菌作用强于甲硝唑。

螺旋霉素对革兰阳性菌的抑制力较强，对革兰阴性菌也有一定的抑制作用。能有效地控制变链菌、粘性放线菌、产黑色素类杆菌及螺旋体。药理检验表明，服药后龈沟液中浓度较血液中浓度高于10倍。

5%卡那霉素糊剂局部涂擦可减少菌斑的堆积。此外，青霉素、万古霉素对龈下菌斑也有抑制作用。

虽然某些抗生素对牙周病的治疗有较好的疗效，但是，使用抗生素作为控制菌斑预防牙周病的方法是不适宜的。长期使用可抑制口腔中正常菌群而导致菌群失调，并且可能产生耐药菌株。此外，还有药物相互作用的问题。

四、控制相关局部因素

去除与牙周病关系密切的不良因素，是预防牙周病不可缺少的有效措施

（一）改善食物嵌塞

由于引起食物嵌塞的原因是多方面的，因此只有明确造成食物嵌塞的原因，才能采取相应的方法，及时矫治食物嵌塞。用选磨法矫治部分垂直食物嵌塞。对于牙面的重度磨损或不均匀磨损，可通过选磨法重建食物溢出沟，恢复牙的生理外形，调整边缘嵴，恢复外展隙，来防止食物嵌塞。也可重新制作引起食物嵌塞的修复体，并矫治牙列不齐等。对于水平食物嵌塞，可考虑作食物嵌塞矫治器，或用牙线、牙签剔除嵌塞的食物。

（二）调整咬合关系

咬合创伤虽然不是引起牙周炎的直接原因，但它能加重和加速牙周炎的破坏进程，妨碍牙周组织的修复。调整咬合关系是通过磨改牙外形、牙体和牙列修复、正畸方法使牙移动、正颌外科手术以至拔牙等，消除早接触，消除干扰，建立起有利于牙周组织的功能性咬合关系，减少对牙周组织的创伤，促进牙周组织的修复和症状及功能的改善。

调整咬合一般适用于那些咬合关系错乱或早接触而引起了咬合创伤的病理改变者。调整咬合关系一般在控制了龈炎和牙周炎之后进行。因为在炎症期有些牙有移位，而炎症消退后，患牙又有轻度的复位，此时调整咬合关系更准确些。

（三）破除不良习惯

吸烟对牙周健康的影响是一个普遍问题，应引起广泛关注。如广泛宣传戒烟，改革烟草生产工艺，减少烟气中的有害成分；加强口腔卫生保健措施，改善吸烟者的口腔卫生状况，减少和消除吸烟对牙周组织造成的危害。有试验表明，在口腔健康教育中加入戒烟内容是减少患者吸烟、保护牙周健康的有效辅助措施。

除去引起磨牙症的致病因素，制作殆垫矫治顽固性磨牙症，并定期复查。对人群进行口腔健康教育，让他们了解吸烟及不良的口腔习惯对牙周组织造成的损伤，自觉地破除不良习惯，维护牙周健康。

（四）预防、矫治错殆畸形

错殆可造成菌斑滞留，咬合力不平衡，导致牙周组织损伤的发生和发展。因此，对错殆畸形进行预防和矫治是治疗和预防牙周病所必要的手段。

预防错殆畸形包括：①宣传教育，提高母亲的预防意识；②给予儿童有利于颌面部组织正常生长发育的食物；③预防和治疗龋病，保持乳牙牙体完整；④及时处理乳恒牙替换障碍；⑤处理多生牙、先天缺牙；⑥及时纠正口腔不良习惯。矫治已经发生的各种错殆畸形，如牙错位、牙列拥挤、反咬合、深覆颌、锁颌等。

在正畸治疗中应注意：①设计和用力要恰当，避免对牙周造成创伤；②矫治器位置安置适当，以免损伤牙龈；③随时观察矫治牙的动度，如出现咬合创伤，立即纠正；④矫治过程中实施严格的菌斑控制措施，以减少牙周病的发生。

（五）制作良好的修复体

制作精良合理的修复体及其重新恢复的功能性刺激是维持牙周健康必不可少的基础。为了增进牙周的健康，在修复体制作过程中应注意：固定修复体的边缘应放在适当的位置；修复体的邻接面和殆面应有良好的外形和接角区和接触点，避免食物嵌塞；桥体、卡环、基托的设计制作要尽可能减少菌斑和食物残渣的堆积，便于自洁。

在修复牙体缺损时，牙邻面的银汞合金或复合树脂充填悬突粗糙不平，易沉积菌斑，注意恢复接触点，避免引起食物嵌塞。同时充填悬突还压迫牙龈，刺激牙龈，引起牙龈炎症，并可进一步造成牙周组织损伤。因此，可用金刚石针磨除充填悬突，然后用细砂纸磨光邻面，或去除充填物重新充填。

五、提高宿主抵抗力

全身因素关系到牙周组织对局部刺激因素的反应，影响着牙周组织破坏的严重程度和修复能力。因此，牙周病的预防不仅要消除和控制局部刺激因素，还需要提高机体的抵抗力。

合理的营养可促进牙周结缔组织的代谢和生理性修复。因此经常补充富含蛋白质，维生素A、D、C及钙和磷的营养物质，可增强牙周组织对致病因子的抵抗力和免疫力。

积极治疗和控制与牙周病发生有关的全身性疾病，如内分泌紊乱、糖尿病、营养代谢性疾病、血液病及遗传性疾病。

加强对高危人群的监测。青春期和妊娠期是牙周病特别是牙龈炎发生的高危期，除了积极调整内分泌平衡外，特别要注意对高危人群的专业性口腔卫生护理，定期口腔检查，进行常规的牙周冲洗和洁治。同时加强个人的家庭口腔卫生护理，免于细菌及其毒性物质对牙龈组织的侵袭。

综上所述，牙周病的预防必须采取自我口腔保健与专业性防治相结合的综合性措施，才能消除引起牙周病的始动因子——菌斑微生物及其毒性物质，控制其他局部因素对牙周组织的影响，提高宿主的抗病能力，降低牙周组织对疾病的易感性。牙周病是一种慢性感染疾病，为了保证治疗后牙周组织迅速恢复健康，并防止复发，治疗后的维护和牙周病的预防同样重要。最好的牙周维护治疗期为每3个月一次。一般在牙周治疗完成后3个月即开始复查，详细了解患者的全身情况和牙周局部状况，有无新的问题发生；仔细检查龈组织的情况，龈沟深度，有无牙龈出血，骨质的修复动态，牙松动度，菌斑控制的情况。有目的地针对具体情况进行口腔卫生指导，要求患者继续进行个人口腔卫生护理，彻底消除牙菌斑，定期作龈上洁治和根面平整，消除菌斑和牙石，维持健康、卫生的口腔生态环境，使愈合或正在愈合的牙周组织免受细菌的再侵袭，防止牙周附着再丧失，使受损的牙周组织康复，长期处于健康状态。

第五节　社区口腔保健与项目管理

世界卫生组织全球口腔资料库汇集了最近几十年来各国口腔健康流行病学资料。分析这些资料，显示出两种明显不同的发展趋势。一种是在许多高度工业化国家，近20年来，由于突出了预防为重点的大众口腔健康项目，人群口腔健康状况有了明显改善，儿童龋病患病率呈现明显的下降趋势。牙周疾病状况也趋于稳定或者患病率也正在下降；另一方面，在许多发展中国家和地区，尤其是那些至今尚未开展口腔预防项目的社区，口腔健康状况日趋下降，龋病患病率呈现明显的上升趋势，牙周疾病也十分严重。

国内外的社会科学实践都已证明，为了进一步推进未来社区口腔保健工作的发展，普遍提高人民大众的口腔健康水平，必须通过有组织、有计划的开发口腔健康项目，才能逐步实现。因此，不论国家或地区穷富，口腔保健人力，机构与设施多少，因地制宜开展口腔健康项目都是社区口腔卫生保健不可缺少的途径。

一个口腔健康项目的成功在于有效管理，项目管理首先要有一个明确规定的目标，即在一定的时间周期内，通过领导，专业人员与群众的共同努力，使社区每个成员都能享有一定的口腔卫生保健，口腔卫生状况能普遍得到改善，口腔健康水平能逐步得到提高。依据现时中国的国情状况，第一步首先是实现人人享有初级口腔卫生保健的目标。

一、社区口腔保健

（一）社区与社区口腔医学

社区应该是一种功能相互联系在一起的人类社会群体，它们在某一特定时期生活在某一特定地区，处于相同的社会结构中，具有基本上一致的文化传统和价值观念，共同感觉到自己是一个具有相对独立和一定自治性的社会实体。社区口腔医学已在许多国家的大学牙学院内作为一门独立的学科建制而被命名，取代了预防牙医学这个较为传统的名称。当然，也有不少仍然保持着这个学科名称，但显然在其内容上也向社区领域扩展了。从涉及的范畴考虑，社区口腔医学可视作为社会口腔医学的一个主要组成部分。开设这门课程的主要目的是增强新一代口腔专业人员为社区大众服务的意识，不仅具有临床工作的技能，而且具有社会工作的技能。社区口腔医学是确定和解决有关社区人群口腔健康问题的一门科学和艺术的结合。它立足于任何一个具体的社区，通常采用社会学调查，口腔健康流行病学调查和统计学方法等对社区人群的口腔健康状况及其相关问题作出社会诊断，并通过预防策略与措施的选择和确定以及有效的管理程序，开展社区口腔保健活动，提供社区口腔保健服务以及开发社区口腔保健项目，满足社区群众的口腔保健需求，保持并改善一个具体社区的总体口腔健康状况。

（二）社区口腔保健

社区口腔卫生保健是以一定社区人群的口腔健康状况改善与提高为目标，以生物心理社会三维结构的医学模式概念为基础，以社区的社会经济与文化为背景，从社区的实际需要与可能出发，以三级医疗保健网为依托，以初级卫生保健为基本途径，以社区群体预防为主要策略，建立并逐步发展县、乡、村或区、街道、居委会，或与之相应的三级口腔卫生保健网，并通过社区试点研究，建立、发展和完善一个社区的口腔卫生保健服务提供系统，实现社区人人享有最基本的口腔卫生保健目标。

（三）社区口腔保健模式

模式一般是对所研究的某个实体或某个系统进行抽样说明，模仿与表达的一种手段。社区保健模式是一项卫生服务研究项目。发展社区口腔保健模式是对卫生保健体制进行的一项研究，其目的是在人员和资源都缺乏的发展中国家和地区，寻找适当的方式提供口腔保健服务，包括对多种培训与多种提供服务方式的可行性与适当性进行评价。

社区口腔保健模式，以完整的健康概念作指导，形成一定的社区口腔健康目标和个人口腔健康目标，以自我口腔保健为基础，初级卫生保健为途径，并以它的支持系统为后盾；采用口腔健康状况干预指数作为标准，形成社区口腔健康目标管理，建立合理的培训系统与计划，采用模拟培训方法，培训各类服务人员，为社区所有成员提供预防保健服务，并对已患病者提供适当治疗，使疾病停止于早期阶段，防止口腔功能丧失；改变传统的基本治疗方法，尽可能提供非侵入性保健；必须能影响人们的生活方式，促进并保持口腔健康，预防和控制口腔疾病。因此，在任何情况下，预防项目必须成为重点，只有在预防项目不成功时，才采用修复与医疗保健措施，尽可能减少功能丧失。

二、初级口腔卫生保健

初级卫生保健并不是一个全新的概念。它是经过总结过去的各种卫生保健方法，并吸收了一些新的经验而逐渐形成的。我国农村卫生工作的实践经验对发展初级卫生保健的概念起到了重要影响。著名的“阿拉木图宣言”对初级卫生保健概念作了精辟的阐述。它明确指出“初级卫生保健是建立在实际可行，科学上可靠，社会上能接受的方法和技术的基础之上的一种基本卫生保健。是在自力更生与自决精神指导下，通过人们的全面参与，使社会、个人与家庭都能普遍得到，其费用又能为社会和国家所承担，并能维持其发展的一种卫生保健。

初级卫生保健集中体现了5项基本原则，它们是：平等分配；社会参与；多方合作；适宜技术：初级口腔卫生保健是在实际可行，科学上证明可靠，为社会与群众所要求和接受，在个人积极参加和社会参与的基础上，以自我保健贯穿于其发展的各个阶段，通过社区卫生工作者或口腔卫生工作者的实践，提供最基本的口腔卫生保健服务，使全体社区成员都能享有的一种基本卫生保健。大分初级卫生口腔保健的最基本的内容与初级基本卫生保健的基本内容是密切相关的，在具体做法上是可以结合为一体的不同水平的初级口腔卫生保健：虽然初级口腔卫生保健有其最基本的内容，但并不一定都在同一水平上，而是可以根据不同国家和地区的不同社会经济发展水平，不同的资源状况，与基本发病状况以及群众的需求程度而变通的。根据目前我国各地区的不同情况，大致可以把初级口腔卫生保健分为3个层次。尽管如此，初级口腔卫生保健的限度是显而易见的，它不能独立存在，或者说不能孤立地开展活动，只能是整个国家卫生与社区系统的一部分。初级口腔卫生保健的成功与否，不仅要看它是否建立，已存在或者已在行使其职能，还要看整个卫生系统其他机构，包括口腔卫生保健系统，也就是上级行政与技术部门对它的支持是否充分和足够，是否能较好地解决初级口腔卫生保健所无力解决的较为复杂的问题。因为至少一部分群众的口腔健康状况恶化，疾病比较严重，需要比较复杂的口腔医疗和康复保健。

三、口腔保健项目的成本效果评价

口腔公共卫生的两个主要目标是预防或控制口腔疾病以及通过有组织的社会努力促进口腔健康。按照这些目标开展的社会或国家项目就是公共卫生项目。这些项目的大多数是由公用经费资助的。在决定如何使用这些公用经费来实施或促进口腔卫生保健项目之前，主管者应首先通过分析，判定项目预期的健康效果与社会效益，并与其成本作比较是否值得进行。

对口腔公共卫生管理者来说，成本效果分析比成本效益分析更能恰当地用来决定实施哪个防龋项目。成本效果分析用于处理全身与局部应用氟化物，这一方法适用于没有经过经济学培训的口腔保健人员能相当敏感地为决策提供有用的指导。

窝沟封闭的成本是否合算，很难直接回答，问题取决于价值。封闭每颗牙的咬合面窝沟比有选择性的封闭要贵得多。从流行病学资料得知，第一恒磨牙在萌出后不久最易发生龋，为封闭的主要对象，成本核算。据研究报告，第一恒磨牙萌出之后1年内窝沟部位发生龋坏的机会是50%，2年内是80%，3年内是90%。因此，窝沟封闭应作为预防年轻恒牙龋齿的首选方法，但在实施过程中要严格掌握适应证，严格遵守操作常规。

从氟化物防龋项目的成本效果分析中可以得出以下几点结论：

1. 在公共卫生项目中，一种预防方法获益较少，但较多的人可受益，通常比获益较大，仅少数人受益更可取。

2. 由专业人员局部应用的氟化物项目通常最适合用于有大量专业人员及广泛开展学校口腔保健服务的那些国家和地区。

3. 单一的预防方法不能作出完全适当的分析，而一定的联合预防方法，可产生附加的效果。

4. 各种氟化物的摄取与窝沟封闭方法的联合比单纯应用任何一种方法效果更好。

5. 比较昂贵又能提供最大防龋效果的方法，只有在经费与人力有保障时才可予以考虑。

6. 成本－效果分析不能做到完全准确有效，其准确度约为60%。

（韩永成）

第十五章 眼科常见病防治

第一节 防盲治盲与社区眼保健服务

一、视觉2020简介

“视觉2020——享有看得见的权利”，简称“视觉2020”，是一项由世界卫生组织（WHO）和国际防盲协会（IAPB）在全球范围内联合发起的消除可防治盲的行动。许多致力于防盲的国际机构也积极参与其中。“视觉2020”的目标是到2020年，在全世界范围内消灭可避免盲。1999年9月在第六届国际防盲大会上，我国卫生部部长代表中国政府签署了视觉2020全球宣言，庄严承诺我国2020年消灭可避免盲。消灭可避免盲是指到2020年以下5个疾病的90%在全球消灭：

（一）白内障

估计全世界共有白内障盲人2000万，我国有400～600万白内障盲人。

（二）沙眼

在我国1987年的全国性流调中发现致盲的第三位便是沙眼（10.87%），1999年11月卫生部与WHO合作在云南昆明举办了“沙眼控制研讨会”，该会指出中国内翻倒睫是沙眼性致盲的主要危险因素，可能约有600万倒睫患者需要手术并认为是我国防治沙眼的首要问题。

（三）盘尾丝虫病

即河盲，在非洲流行，目前我国无此病。

（四）儿童盲

主要是维生素A缺乏症，新生儿结膜炎，儿童眼外伤，先天性白内障及早产儿视网膜病变等。

（五）屈光不正与低视力

我国低视力患者约为600或700万，需要低视力保健与康复者可能有200万左右，而真正得到保健与康复的比例很低。

2006年在世界卫生组织总部召开了“2006～2011年视觉2020战略规划会议”，此次会议的主要目的是为了更新和调整自1999年以来在全球实施的视觉2020的战略目标。会议探讨了自全球主要盲情的以及致盲原因的变化情况，并建议我国根据实际情况将糖尿病视网膜病变、青光眼和老年性黄斑变性加入到视觉2020的规划中去。

二、盲与低视力的流行病学

（一）盲与低视力的概念

目前我们仍使用1973年世界卫生组织（WHO）的盲及低视力诊断标准，简述为双眼中好眼最佳矫正视力低于0.3而等于或优于0.05为低视力，而双眼中好眼最佳矫正视力<0.05为盲。如果 中心视力好，但视野小，以注视点为中心，视野半径 <10°为盲。

（二）盲与低视力的流行病学

我国约有盲人560万，低视力750万，但更应引起重视的是估计在我国每年会出现新盲人45万，低视力135万，如果不采取有力措施，则到2020年我国视力残疾人数将为目前的4倍。综上述，视力损害乃是我国的严重的公共卫生问题。

1987年全国的残疾人调查结果显示，盲率为0.43%，低视力率为0.58%，在此次流行病学调查中盲的患者主要病因依次为：白内障占41.06%；角膜病占15.38%；沙眼占10.87%；青光眼占8.80%。低视力患者的主要病因依次为：白内障49.83%，青光眼占21.34%；屈光不正/弱视 14.98%，沙眼 9.55%，角膜病 8.45%，视网膜脉络膜病变6.16%及先天性遗传性眼病3.69%等。从年龄段划分，14岁以下儿童盲及低视力的主要病因为先天性遗传性眼病，如：先天性白内障、先天性小眼球小角膜、白化病、视神经萎缩等；60岁以上老年人盲及低视力的主要病因：白内障、青光眼、高度近视、老年黄斑变性、糖网病变等。

在视力残疾患者中可能80%患者可以通过手术及屈光矫正得以恢复或提高视力，20%的患者需要低视力保健，需应用助视器及视觉康复等。

三、社区眼保健服务

“视觉2020”行动的提出是基于“社区参与”这一理念，其长期的战略目标是通过消除可防治盲的行动，在世界各地建立综合性的、可持续发展的眼病防治体系，以最大程度地保障视力，进而提高生活质量。以视觉2020为目标，结合我国的实际情况，为了加强眼卫生保健促进，把我国的防盲治盲工作及低视力保健与康复工作推向一个新的阶段，国家防盲规划将初级眼保健纳入到初级卫生保健。初级眼保健是初级卫生保健的一部分，“初级”不是最简单，而是“最基本的”、“最重要的”和“最基层的”含义。社区眼保健服务既初级眼保健服务。目前政府正在落实“人人享有卫生保健”卫生政策，在城市和农村中的每一位居民都应该得到最基本的卫生保健服务。目前在我国实行三级医疗卫生网，三级医疗保健网是运用最经济的医疗人力、物力资源、为最大多数的居民提供最适宜、最及时卫生保健服务的一种体制。不但对发展中国家有实用意义，许多发达国家也在推广这一经验。社区卫生服务站或村卫生室乡卫生院构成网底，承担最基本的医疗服务。初级眼保健工作者承担眼保健卫生宣传，查盲报盲，常见眼病的防治，发现视力下降或有可疑眼病，并负责及时转诊到上一级医疗机构。

第二节 眼表疾病

一、流行性出血性结膜炎

流行性出血性结膜炎是一种暴发流行的眼部传染病，多暴发于夏秋季节，俗称“红眼病”。

病因：病原体为肠道病毒70型和柯萨奇A24病毒。病人常有游泳、用公用毛巾浴巾或接触红眼病病人的病史。

临床表现：起病迅速，潜伏期短，约在24小时内发病，病人双眼发病。眼部症状有：明显眼磨痛、怕光、异物感、流泪等。眼睑结膜红肿、睑结膜明显滤泡增生。球结膜常有广泛的点、片状出血。耳前淋巴结肿大。一过性的细小点状角膜上皮炎。病程持续10天左右，不治疗也可以自己痊愈，但是侵犯到角膜的病人应该积极治疗。

预防：本病传染性极强，易流行。病人接触过的物品应严格消毒和隔离。避免交叉感染。

治疗：立即与正常人生活隔离，以局部药物治疗为主，病情严重者配合全身抗病毒治疗。

二、沙眼

（一）筛查标准

沙眼是由沙眼衣原体引起的一种慢性传染性结膜角膜炎。根据世界卫生组织沙眼简化分期标准，沙眼可分为5期，即TF、TI、TS、TT、CO。

TF，沙眼性炎症一滤泡期：在上睑结膜上有5个或以上的滤泡，滤泡直径不小于0.5mm。

TI，沙眼性炎症一剧烈期：上睑结膜水肿肥厚，弥漫性浸润，血管模糊区>50%（或写为“半数以上血管模糊不清”）。

TS，沙眼性瘢痕：睑结膜出现亮白色线状、条带状瘢痕。睑结膜有瘢痕形成，表明曾患过沙眼。

TT，沙眼性倒睫：睑缘至少有一根倒睫摩擦角膜，或近期有拔倒睫毛史。

CO，角膜混浊：由于倒睫对角膜的磨损所致。角膜混浊侵及瞳孔区，且视力<0.3。

其中，TF、TI是活动期沙眼，应给予治疗；TS是患过沙眼的依据；TT有潜在的致盲危险，需作眼睑校正手术；CO已产生明显的视力丧失。

（二）检查方法

沙眼检查主要是观察上睑结膜的改变。检查应在晴天良好自然光线下进行，必要时增加人工照明。检查者应熟练翻转上睑，具体操作方法如下：嘱被检查者向下看，用拇指和食指捏住上睑缘皮肤，使上眼睑与眼球分开，然后轻柔地将上睑向下向前翻转，并将翻转后的上睑用拇指固定于眶上缘，观察之。

为避免在检查过程中交叉感染，检查前检查者均应用氯制剂浸泡双手消毒。

（三）沙眼的预防与治疗

世界卫生组织（WHO）提出了有效的控制沙眼的4个要素，即SAFE战略。SAFE由四个英文字头组成，S = surgery 手术，A = antibiotics 抗生素，F = facial cleanliness 洁面，E = environmental improvements 改善环境。具体内容如下：

1. S——手术矫正沙眼性倒睫　用双层睑板旋转内翻矫正术使摩擦角膜的倒睫向外翻转，可防止睫毛摩擦角膜进而引起进一步丧失视力，这是有效的预防沙眼性盲的“最后机会”，并且是最急需采取的行动。治疗倒睫有各种可能的措施，包括如下：

（1）拔除睫毛：这是一种简单而价廉的方法，如果因某些原因而不能进行倒睫手术，这是一种有效的治疗措施。

（2）电解毛囊：这是一种相对简单但需要合适设备的方法，一个2年随访的报告指出，对轻度倒睫，其成功率约25%。

（3）冷冻拔除睫毛：同电解毛囊一样，也需要合适的设备并要学习应用冷冻的技术，引起眼睑皮肤的脱色素，其成功率与电解毛囊相似。

（4）倒睫手术：手术矫正倒睫是预防沙眼性盲的“最后机会”，并且是最急需采取的行动。有许多不同的手术方式来矫正倒睫，但有一种手术叫双层睑板旋转术，该手术操作简单，矫正成功率高。

根据以上信息，对倒睫最好的治疗以手术为佳。拔除睫毛只能短期有效，电解毛囊和冷冻拔除术成功率比较低。

2. A——抗菌素治疗活动性沙眼感染人群　定期检查和治疗活动性沙眼患者是很重要的。抗菌素治疗活动性沙眼感染人群是相当重要的，自从20世纪50年代早期，沙眼的治疗主要依靠长期局部使用四环素。沙眼衣原体对一些抗生素包括磺胺类药物、红霉素和四环素敏感。四环素眼膏因其价格低效果可靠，因此得到广泛使用。四环素在短期降低炎症性沙眼的患病率和严重性是有效的，但这种治疗被认为是抑制性的，而不是治愈性的，故需长期使用才能加强其疗效。1%四环素眼膏，每日2次，共计6个月。或间断治疗，2次/日，连续5天/月。或1次/日，连续10天/月，至少连续用药6个月/年。个体局部使用四环素将导致沙眼衣原体感染的消失和继发性细菌感染的降低。这将短期降低现存的和严重的眼部感染，而眼外的衣原体感染并没有受到影响，眼部会发生自身的再感染。此外，如果在一个经过抗生素治疗的社区内，不是所有的感染的人得到有效的治疗，则衣原体的传播会重新开始。对于流行地区应采取群体治疗和家庭治疗，即对活动性沙眼的患者群体或个体/家庭局部抗生素治疗，对于严重患者应附加全身抗生素治疗，最初使用磺胺，但后来被四环素、土霉素或强力霉素所取代。口服四环素：250mg，每天4次，共3周。或强力霉素100mg，每天1次，共3周。对于儿童或孕妇推荐使用红霉素250mg，每天4次，共3周。最近在冈比亚、埃及和沙特阿拉伯的研究显示，成人一次性口服1克阿奇霉素对治疗沙眼衣原体病有良好的疗效。

3. F——洗面和清洁眼部　预防沙眼是一个重要的公共卫生问题，又由于沙眼衣原体常附着在患者眼睛的分泌物中，任何与此分泌物接触的情况均可造成沙眼传播感染的机会，因此，加强卫生宣传教育，普及卫生知识，培养良好卫生习惯，保持面部清洁，不用手揉眼，手巾、手帕要勤洗、晒干；同时要注意毛巾和脸盆专人专用，加强理发室、浴室、旅馆等服务行业的卫生管理，严格毛巾、脸盆等消毒制度，以防沙眼微生物相互传播。

4. E——环境的改善（水和卫生） 改进水的供应、卫生和居住环境（包括垃圾的处理、消灭苍蝇、睡眠区的分隔与通风），托儿所、学校、工厂等集体单位睡眠区应进行分隔和通风，合理处理垃圾，改善厕所环境，减少或消灭苍蝇，并要注意水源清洁，以阻断沙眼传播的途径，这是控制沙眼中需长期进行的工作。

三、维生素A缺乏症

维生素A缺乏症是体内维生素A缺乏所致的、严重危害儿童健康的营养不良性疾病。

（一）眼部表现

维生素A缺乏症的眼部表现为角结膜干燥、角膜软化和夜盲。干眼症是维生素A缺乏的一种眼部改变。干燥是指结膜和角膜的上皮。结膜干燥提示维生素A轻度缺乏，而角膜出现干燥时，则表示维生素A已严重不足。出现角膜干燥的儿童同时也伴有系统性疾病，如腹泻、肺炎或麻疹。

角膜软化症是维生素A缺乏最严重的眼部表现。结膜外观粗糙、干燥；颞侧球结膜出现毕托（Bitot's）斑，多为双侧，呈白色泡沫状，轻度隆起，覆盖在干燥的结膜之上，这是慢性维生素A缺乏的特征性表现。干燥使角膜失去明亮光泽，手电反光也显得弥散、暗淡，角膜组织软化、溶解、甚至穿孔，产生永久性失明。干燥和软化的角膜容易发生细菌、单孢病毒、麻疹病毒和真菌感染，引起角膜溃疡、穿孔，形成粘连性角膜白斑，或角膜葡萄肿或眼球萎缩而失明。检眼镜下难以发现视网膜病变，但夜盲史提示维生素A缺乏的视网膜病变是存在的，毛发变细变黄、体重减轻，皮肤干燥脱屑都是全身性营养不良的体征。由于伴发着严重的营养不良，50%以上的角膜软化症患儿死亡。

（二）治疗和预防

可以说角膜软化症和角膜干燥既是眼科急症，也是内科急症。对于已发生角膜软化症的患儿应收入院治疗，充分补充营养对于挽救生命是非常重要的。维生素A缺乏症不是一个孤立的疾病，而是和许多社会及饮食因素有关。解决这一社会性问题需要政府、营养学家、眼保健工作者及卫生工作规划者的共同努力。我国膳食中维生素A的主要来源是胡萝卜素，但胡萝卜素在体内利用率低，其生理效价仅相当于维生素A的1/6。因此应注意饮食结构的合理性，大力提倡母乳喂养；尽量补充富含维生素A及维生素A元的食品，饮食中充足的脂肪和蛋白质可促进维生素A的吸收和利用。哺乳期母亲分娩时或其后2个月内口服一次200 000 IU维生素A，可提高乳汁中维生素A的含量，保护婴儿。非母乳喂养的婴儿，应考虑补充50 000 IU维生素A。6～12个月婴儿及体重低于8 kg的任何年龄儿童，每3～6个月口服一次100 000 IU维生素A，2～5岁儿童每3～6个月口服一次200 000 IU维生素A。

四、角膜炎

病毒性角膜炎、真菌性角膜炎、细菌性角膜炎最为常见。

（一）病毒性角膜炎

临床上患者有如异物进眼睛的感觉，和流泪、怕光等刺激症状。视力下降、不同程度和不同形态的角膜混浊。角膜中央出现灰白色盘状水肿浸润，角膜基质炎溃疡坏死，少数病人会发生角膜穿孔，前房消失，很容易继发细菌感染，如不及时治疗，会造成眼内炎。

（二）真菌性角膜炎

尤其是农作物引起的外伤是常见的原因，在农业作物的种植收割季节，麦芒、稻壳、树叶、树枝和草叶多见。因为，植物的枝叶上带有真菌，随损伤的过程进入角膜，造成感染。病原体包括镰刀菌属、念珠菌属、曲霉菌属、青霉菌属及酵母菌属等。临床表现：起病缓慢，病程长，植物枝叶损伤后1～2周自觉症状仅有眼睛进异物的感觉或轻度的眼红、流泪、怕光等刺激症状。突出的特点是症状轻而体征严重。用抗细菌的抗生素无效，用皮质类固醇激素病情可迅速加重。角膜溃疡灶呈灰白色，欠光泽，表面干燥而粗糙、微隆起。溃疡周围有浅沟，有时可见小的病灶，常有粘稠的前房积脓。

（三）细菌性角膜炎

潜伏期很短，病人突然感到有眼剧痛、视力迅速下降，眼睑红肿、结膜充血水肿。角膜出现浸润点，呈灰白色，约1～2mm，微隆起，有粘性坏死。周围有一圈较宽的暗灰色水肿区，浸润点很快形成黄白色溃疡，半透明、油脂状，角膜溃疡表面可以见到带黄绿色的脓性分泌物。前房积有大量黄白色脓液。如果不能及时诊断治疗，往往在1～2天内，角膜的坏死组织不断脱落引起角膜穿孔，进一步发展为眼内炎或全眼球炎而丧失眼球。

第三节　白　内　障

一、病因

晶状体混浊称为白内障。白内障是最常见的致盲性眼病，人类的白内障大多发生在老年人，主要的发病原因是由于老年性因素，同时见于以下原因：

1. 外伤可引起白内障

眼球穿孔异物进入晶状体，或没有穿孔的眼部挫伤都可以引起白内障。外伤是继发性白内障的一个重要原因。

2. 眼内炎症也可以引起白内障，如葡萄膜炎。

3. 代谢性因素　最常见的如糖尿病，与白内障的早期发病有关。

4. 其他眼内疾病包括　视网膜脱离，偶尔眼内肿瘤（黑色素瘤和视网膜母细胞瘤）也能引起白内障。

5. 儿童中偶尔见到的先天性白内障可以发生在出生前或出生后。家族遗传因素也可使儿童早期发生白内障。

6. 过度暴露于阳光下（阳光中的紫外光）可能是白内障在热带国家中多发的原因之一。

7. 在发展中国家，营养不良对某些人来说也可能是白内障早发的一个原因。

8. 近来的研究表明，幼年反复的急性腹泻可导致白内障的发生。

9. 某些常用药，尤其是眼部或全身长期应用皮质类固醇，都能导致白内障。

二、分类

白内障可按不同方法进行分类：

（一）按病因

分为老年性、外伤性、并发性、代谢性、中毒性、辐射性、发育性和后发性等白内障。

（二）按发病时间

分为先天性和后天获得性白内障等。

（三）按晶状体混浊形态

分为点状白内障、冠状白内障和板层白内障等。

（四）按晶状体混浊部位

分为皮质性、核性和囊膜下白内障等。

三、临床表现

（一）症状

缓慢渐进性视力下降，通常经过数月或数年，累及单眼或双眼。可有眩光、色觉减退及近视程度增加，这些症状取决于晶状体混浊的位置和密度。

（二）主要体征

透明的晶状体出现混浊。

（三）次要体征

眼底镜检查见眼底视网膜模糊，红色反光暗淡，后部照明法下可见核硬化或有皮质楔形改变。如白内障完全成熟则前部皮质混浊充分，完全遮挡了晶状体后部，眼底检查可无红光反射。

过熟期白内障：成熟期白内障经过数年后，皮质纤维分解变成乳汁状，晶状体核下沉，晶状体体积缩小，对虹膜的支持力减弱，可见虹膜震颤现象，乳化状的晶状体皮质进入前房，可刺激产生晶状体源性葡萄膜炎；若皮质被巨噬细胞吞噬，堵塞房角可产生晶状体溶解性青光眼。过熟期白内障的晶状体悬韧带发生退行性改变，容易断裂，进而发生晶状体脱位。

四、治疗

白内障的药物治疗主要有两条途径：利用药物溶解白内障或利用药物控制白内障的发生和发展。虽然多年来寻找有效药物预防和延缓老年性白内障的发生和发展，但目前尚无疗效肯定的药物。

白内障的手术治疗是目前治疗白内障的有效手段。手术基本方式是摘除混浊的晶状体联合人工晶状体植入。人工晶状体植入，通常在白内障囊外摘除术后同期进行，也可二期植入。白内障手术可能发生各种术后并发症。术后经常检查术眼及时发现并发症很有必要。

第四节　青　光　眼

一、病因

当眼球内的压力（眼压）超越了眼球内部组织，特别是视神经所能承受的限度，引起视神经萎缩和视野缺损时，称为青光眼。

青光眼性视力损害是不可逆的，药物和手术治疗都不能挽回视力。视力的丧失首先出现在视野的周边部，如果疾病未得到控制，便会发展累及到中心视野。晚期才出现中心视力丧失。青光眼患者中心视力可以很好，但视野却很狭小。

二、青光眼分类：

原发性青光眼
- 原发性闭角型青光眼
- 原发性开角型青光眼

继发性青光眼

先天性青光眼
- 婴幼儿型青光眼
- 青少年型青光眼
- 合并其他眼部或全身发育异常的先天性青光眼

三、临床表现

青光眼症状：急性发作时，患眼红、痛，视力急剧下降，同时伴有半侧头痛、恶心、呕吐。50 岁以上女性多见。

青光眼体征：急性发作时眼压明显升高（50mmHg 以上，角膜雾状水肿，双眼浅前房，瞳孔中度散大、固定、房角关闭。其他体征结膜混合充血。视野缺损。

鉴别诊断：要注意和急性虹膜睫状体炎鉴别。后者多发生于青壮年，常累及双眼，常反复发作。虹膜睫状体炎时瞳孔缩小，前房不浅，眼压往往偏低，这和急性闭角型青光眼发作时的前房变浅，瞳孔散大和眼压升高形成鲜明对照。

四、急性闭角型青光眼急性发作的急诊处理

1. 缩瞳治疗　2% 的毛果云香碱眼药水，每 5 分钟点一次直至瞳孔缩小。

2. 碳酸苷酶受抑制剂　口服醋氮酰胺 500mg。

3. 高渗剂　在排除了全身使用禁忌证后，50% 甘油口服，用量为 1 ~ 2g/Kg 体重；20% 甘露醇 250 ~ 500ml（50 ~ 100g）1 ~ 2g/kg 体重。

4. β－受体阻滞剂　0. 5% 噻吗酰胺类局部应用。

5. 眼球按摩。

6. 球后注射 4% 普鲁卡因止痛。

五、青光眼的手术或激光治疗

先天性青光眼一旦诊断明确即应立即手术。药物不能控制的青光眼须手术治疗。社区对于这类青光眼患者应往上级医院转诊。

第五节　主要常见致盲性眼底疾病

一、视网膜中央动脉阻塞（CRAO）

症状与体征单眼无痛性急剧的严重视力下降。患者可在数秒内视力降至数指或手动，发病前可有一过性黑蒙病史。后极部视网膜浅层混浊或变白，黄斑中心凹呈樱桃红点。瞳孔传入缺陷，视网膜动脉变细，小动脉的血柱呈节段状；

治疗①立刻进行指压眼球按摩；②扩张血管药物：亚硝酸异戊酯吸入或硝酸甘油片舌下含服；③球后注射妥拉苏林12.5～25mg；④烟酸40～60mg或葛根素400mg加入5%葡萄糖或生理盐水中静脉滴注，每日1次，连续3天；⑤吸氧：吸入95%的氧气和5%二氧化碳混合气体，每小时1次，每次10分钟；⑥前房穿刺，降低眼压；⑦口服乙酰唑胺或0.5%噻吗洛尔药水点眼；⑧其他用药：根据病因加用消炎、皮质类固醇激素或维生素类药物。

二、视网膜中央静脉阻塞（CRVO）症状

（一）症状与体征

无痛性视力下降，通常单侧。视网膜静脉迂曲、扩张，全视网膜上散在的火焰状、片状出血。视盘、视网膜（可能累及黄斑区）水肿，视网膜上散在分布棉絮状斑，视盘、视网膜或虹膜出现新生血管。

（二）治疗

1. 应用活血化瘀的中药，改善局部循环、促进出血吸收。

2. 对于病因中有炎症因素者，可用皮质糖皮质激素激素；小剂量阿司匹林可长期应用；在疾病的恢复期，可用碘剂促吸收；根据患者的全身情况，必要时辅助用口服的扩血管和维生素类药物。

3. 治疗伴随的内科病变。

4. 任何一只眼，如果眼压升高>2.67kPa（20mmHg），降眼压。

5. 如果虹膜、视网膜或视神经出现新生血管，立即行全视网膜光凝（RPP）。对于没有随防条件的缺血性视网膜中央静脉阻塞患者，可考虑行预防性的PRP治疗，如果后极部的视网膜出血多且浓密，先做周边部的视网膜光凝。

（三）转诊

对于需要激光治疗或继发青光眼的患者社区应往上级医院转诊。

三、老年性黄斑变性（age – related macular degeneration，ARMD）

有两种类型：非渗出型（干性）和渗出型（湿性）。两种类型几乎总是发生在50岁以上的病人。

（一）非渗出型（干性）ARMD症状

中心视力进行性下降，Amsler方格表视野缺损；也可无症状。黄斑区玻璃膜疣，视网膜色素增殖和色素上皮（RPE）萎缩，几乎总是双眼发病。视网膜和脉络膜毛细血管萎缩融合（如地图状萎缩），营养不良性钙化。

（二）渗出型（湿性）ARMD症状

视物时直线或边缘扭曲，视力迅速下降，中心或周边视野出现暗点。玻璃膜疣合并脉络膜（视网膜下）新生血管膜（CNVM：视网膜下灰绿色膜）。视网膜下出血、渗出、色素环，视网膜下纤维化（盘状瘢痕），视网膜或玻璃体积血。可以同时伴有非渗出型体征。

四、黄斑裂孔

（一）症状

视力下降，典型的全层裂孔视力一般在0.1左右，非全层裂孔的视力较好，有时伴有视物变形。中、老年妇女发病更为常见。

（二）体征

在黄斑中心出现一圆形红色斑，常常为1/3～2/3视盘直径大小，周围环绕灰色晕轮（视网膜脱离的边缘）。

（三）病因

1. 特发性　一般认为与玻璃体的牵拉有关。
2. 外伤性。
3. 继发性　常由黄斑囊样水肿、黄斑囊样变性演化而来。

五、视网膜脱离

症状眼前闪光，漂浮物，视野上方出现帘幕或阴影遮挡；视物变形，周边或中心视力下降，或二者兼有。

体征可见前玻璃体中出现色素细胞，玻璃体积血，玻璃体后脱离，患眼的眼压常常比对侧眼低，有时有固定性视网膜皱褶，视网膜高起合并视网膜裂孔。

治疗：1%阿托品眼水散瞳，减少活动，尽早手术。

六、高血压性视网膜病变症状

可出现视力下降，但常无症状。病因①原发性高血压：病因不明。②继发性高血压：先兆子痫/子痫，嗜铬细胞瘤，肾病，肾上腺疾病或主动脉狭窄。

（一）检查

①病史：有无高血压、糖尿病，或眼附属器接受放射治疗的病史；②详细的眼科检查，特别是散瞳检查眼底；③检查血压；④将病人转给内科医生或医院的急诊室。病情的紧急程

度取决于血压的高低及是否有症状。一般来说，舒张压在 14.7/16.0kPa（110～120mmHg）或有胸痛、呼吸困难、头痛、精神症状出现，或视物模糊合并视盘肿胀时，需要立即进行内科检查。

（二）治疗

控制高血压和糖尿病为主。要戒烟。

（三）随访 最初每 2～3 个月复查一次，随后每 6～12 个月检查一次。

七、糖尿病糖尿病视网膜病变：

（一）临床表现与分期

糖尿病的病程早期就可因视网膜循环障碍，造成一些毛细血管无灌注区的局限性视网膜缺氧症。我国现行糖尿病视网膜病变分期是 1987 年中华医学会眼科学会通过的。从眼底改变可分下列两型（表 15－1）：

表 15－1 糖尿病视网膜病变分型、期的标准

分型	分期	视 网 膜 病 变	
单	Ⅰ	有微动脉瘤和或并有小出血点	（+）较少，易数
			（++）较多，不易数
纯	Ⅱ	有黄白色“硬性渗出”或并有出血	（+）较少，易数
			（++）较多，不易数
型	Ⅲ	有白色棉絮状“软性渗出”或并有出血	（+）较少，易数
			（++）较多，不易数
增	Ⅳ	眼底有新生血管或并有玻璃体出血	
殖	Ⅴ	眼底有新生血管和纤维增殖	
型	Ⅵ	眼底有新生血管和纤维增殖，并发视网膜脱离	

在新生血管增殖膜中可有静脉串珠或袢状改变，也可并有虹膜和房角新生血管，黄斑水肿可出现在任何阶段。

（二）眼部并发症

随着胰岛素的普遍和成功地应用，糖尿病患者存活率升高，糖尿病性视网膜病变所致的视力残疾或致盲也随之增加。糖尿病引起的眼部主要并发症如下：

1. 糖尿病性白内障。
2. 屈光不正 晶体变凸，增加其屈光度，患者可突发近视，或原有老视症状减轻。
3. 虹膜睫状体炎
4. 眼球运动神经麻痹，引起复视或眼球运动障碍
5. 糖尿病性视网膜病变
6. 虹膜红变与新生血管性青光眼

（三）治疗

1. 控制血糖 目前多采用口服降糖药和胰岛素注射控制糖尿病，糖尿病，严格控制血糖，降低血脂。阿司匹林和导升明（doxium）可降低血液粘稠度和血小板凝聚，并减少视网膜血管渗漏。

2. 眼部治疗 在控制血糖的同时针对眼部病变给予药物治疗；对于增殖前期和增殖期的糖尿病糖尿病视网膜病变需激光光凝治疗即用激光作视网膜光凝或玻璃体切割手术。

八、视神经病

视神经病通常伴有视功能减退，包括色觉、形觉和视野的改变。常见的视神经病有视盘水肿、视神经炎、缺血性视神经病变和视神经萎缩。

（一）视乳头水肿

双眼视乳头水肿，无辨色力减退，无视力下降，眼球转动时无疼痛，无玻璃体内细胞，无静脉搏动，视野改变为生理盲点扩大。

早期视力正常，有时可发生一过性黑蒙，如病程持续，视力逐渐减退，甚至完全丧失。眼底检查双侧视乳头肿胀、充血，早期视乳头肿胀可能不对称，边界模糊，往往遮蔽血管，神经纤维层也经常受累。视乳头或视乳头周视网膜出血，常为火焰状，视网膜静脉搏动消失（20%的正常人中无静脉搏动）；静脉扩张、迂曲；A∶V＝2∶4～2∶5；瞳孔大小、对光反应及色觉正常；视野检查有生理盲点扩大。慢性视乳头水肿发展至视神经萎缩时，出血及棉絮状渗出消散，视乳头周神经胶质增生和视乳头周血管狭窄，可有视乳头血管睫状静脉吻合支，视野有中心视力丧失以及周边视野缩窄，特别是鼻下方。

颅内压增高也可引起单侧或双侧的第Ⅵ脑神经麻痹。

治疗 针对颅内压增高的原因进行治疗。

（二）视神经炎

发病时视力急剧下降，短期内可失明，发病一周后最严重。病情可轻可重。常为单侧，也可为双侧。年龄18～45岁。早期有前额疼痛及眼球运动时牵引痛。视野出现中心暗点和向心性缩窄，可有色觉障碍，瞳孔往往散大，对光反应迟钝或消失。患眼痊愈后可以复发并累及双眼。球内段视神经的炎症又称视乳头炎。球后的眶内段和颅内段视神经炎症称为球后视神经炎。眼底改变 视乳头水肿，伴或不伴视乳头周围火焰状出血。常见于儿童及青年。球后视神经炎为正常视乳头，常见于成人。

（三）缺血性视神经病变

视力骤然丧失，眼球运动时无疼痛，视乳头水肿呈白色，视野缺损最常见为下方。又称前部缺血性视神经病变（AION），是供应视乳头的后短睫状动脉阻塞引起视乳头的急性缺血性改变。突发的无痛性的中等度视力丧失，一眼发病后另眼在数周或数年后发病。好发于中年以上的患者。无眼球转动痛或胀痛。轻度视乳头水肿，边界模糊，有局限性苍白的区域，视乳头旁有小片状出血。水肿消退后可有节段性或弥漫性视神经萎缩。双眼先后发病可见一眼视乳头水肿，另一眼视神经萎缩。

（四）视神经萎缩

视神经萎缩患者有不同程度的中心势力减退或丧失及视野缺损。视乳头境界清楚，表面毛细血管减少或丧失，视盘颜色浅淡。

（五）家族性遗传性视神经病变（Leber 视神经病变）症状

一眼视力快速进行性下降，另一眼于数天至数月后发病，无疼痛。常发生于 15～30 岁男性，不常见于同龄女性。诊断步骤有家族史可以确诊。

（六）中毒性或代谢性视神经病变：进行性无痛性双侧视力丧失，可能继发于酒精中毒，营养不良，各种毒素如乙胺丁醇、氯喹、异烟肼、氯磺丙脲，重金属，贫血及其他。

第六节　眼　外　伤

眼外伤是造成单眼盲的主要原因，但爆炸伤和烧伤多引起双眼盲。正确的诊断和及时的治疗是防止眼外伤致盲的关键。眼外伤一旦发生，即使程度较轻，也可能留有后遗症，表面看起来很小的眼部损伤，如角膜擦伤、角膜表面异物，如果处理不当，也会继发感染导致严重的病变，极大影响视力甚至致盲；在治疗过程中，病情可能千变万化，因此眼外伤要作为眼科急症给予准确及时的处理。首诊医务人员无法处理的眼外伤患者应立即转诊，如眼球挫伤与视神经挫伤、眼球穿通伤等更可致眼球多种重度损伤甚至失明，应立即转诊。

一、眼球浅层损伤

①局部滴抗生素眼药水；②涂抗生素眼药膏，每晚 1 次或每日 2 次；③涂眼膏后用消毒纱布眼垫遮盖或绷带包扎，利于上皮生长。

二、角膜异物

角膜异物就是铁屑、砂粒、谷壳等异物落到角膜上，是最常见的一种眼外伤。角膜有浅层异物时，常有畏光、疼痛、流泪、眼睑痉挛、异物感等刺激症状。同时有结膜或睫状充血。异物位于角膜深层时，刺激症状轻微。预防应增强防护意识，改善劳动条件，加强防护措施，用防护罩、戴防护镜。自救：没有刺入角膜组织而存留在角膜表面的异物常可被泪水冲出，也可用眼药水或清水冲出，不可揉擦眼球。治疗：行表麻下异物取出术。

三、热烧伤

眼热烧伤常为面部和全身热烧伤的一部分。受伤轻重取决于致伤物的大小、温度及接触时间。

临床表现①眼睑皮肤烧伤：分为三度。一度伤及眼睑表皮，皮肤发红、水肿，二度伤及表皮和部分真皮，局部充血水肿，出现浆液性水泡，三度烧伤累及全层皮肤，严重时肌肉和睑板组织也受累；②角膜烧伤：可有疼痛、畏光、流泪、视力减退等症状，角膜灰白、混浊、坏死、穿孔，虹膜脱出，治疗后形成角膜瘢痕或角膜葡萄肿，可发生睑球粘连；③结膜和巩膜烧伤：结膜烧伤轻者表现为充血，可自愈；中度烧伤可有结膜水肿、充血，治疗后可恢复；重度烧伤者结膜发生凝固性坏死，巩膜也发生坏死。

急救处理：使伤者迅速离开热源，除去致伤物，用自来水或生理盐水冲洗以降低致伤物的温度。

治疗：全身防止休克和预防感染。眼部止痛，清除表面坏死组织，预防和控制感染，促进愈合，防止睑球粘连。

四、化学烧伤

常见酸、碱烧伤，以石灰为最多工业：化工行业较多，如酸、碱等。农业：化肥、农药、敌敌畏等。实验室意外：化学试剂的爆炸、喷洒、迸溅等。日常生活意外事件：石灰、脚气水、食品干燥剂等。化学武器：催泪弹。化学物质的溶液有两种极性，即脂溶性和水溶性。角膜和结膜上皮是嗜脂性的，角膜实质层是嗜水性的。

（一）酸烧伤的特点

酸性溶液属于水溶性，不溶于脂肪，酸性物质使组织蛋白质凝固变性，具有屏障作用，使酸性溶液不易透过结膜和角膜上皮，故向眼内透入较慢，一般为非进行性。酸烧伤一般较碱性烧伤要轻。高浓度酸烧伤也可产生严重后果。常见的致伤物有硫酸、硝酸、盐酸、醋酸、石炭酸、三氯醋酸。

（二）碱烧伤的特点

碱溶于水，也溶于脂肪。碱性物质和组织中的脂肪起皂化作用，与蛋白质结合，形成可溶性蛋白，使角膜混浊，组织溶解坏死并继续渗透，向周围和深层扩展，甚至溃疡穿孔。常见的致伤物有石灰、氨、氢氧化钠、水泥。氨水烧伤预后最差，石灰烧伤最轻。

（三）临床表现

畏光、流泪、疼痛、眼睑痉挛、刺激症状重，视力减退。轻者表现为球结膜充血和结膜上皮点状剥脱，重者球结膜高度水肿、苍白、缺血，角膜上皮大片脱落，呈瓷白色，前房可见渗出，可继发青光眼。伤后1~3周可能发生角膜融解、坏死而穿孔，晚期可形成睑球粘连或眼球萎缩。

（四）化学烧伤的治疗原则

迅速彻底地清除化学物质，止痛，防止感染，促进组织早期愈合，预防睑球粘连等并发症。

（五）急救处理

尽快冲洗，用自来水、生理盐水、硼酸水，就地取材用河水、池水等。碱性烧伤的患者如球结膜显著水肿，可作球结膜放射切开，结膜下冲洗。严重的碱性烧伤冲洗后应尽快作前房穿刺冲洗，使房水更新。

（六）一般治疗

急救处理后，应予镇痛、抗炎、预防感染、促进愈合、预防睑球粘连等综合治疗。局部点眼、结膜下注射及全身应用抗生素。受伤早期用5~7天皮质类固醇。阿托品散瞳，防止虹睫炎。结膜下注射自家血和血管扩张剂。碱性烧伤注射维生素C。结膜囊涂大量眼膏防止睑球粘连。

（七）手术治疗

多于后期病情稳定后酌情对角膜白斑、睑球粘连等进行手术治疗。

第七节　助视器与视觉康复

低视力患者是指利用手术、药物治疗或配戴普通眼镜进行屈光矫正而无法改善的视功能障碍者，他们需要低视力保健，需应用助视器及视觉康复等。

助视器的定义：凡是能提高低视力患者视力、改善患者活动能力的任何一种装置或设备均称助视器。助视器与助听器相似，助听器能使听力差的人听到他原来听不到的声音，助视器能使低视力患者看清楚他原来看不到的或看不清的东西。

助视器分为两大类即光学助视器与非光学助视器。光学助视器又分近用与远用。

一、远用助视器

实际上就是各种类型的望远镜，双筒眼镜式望远镜或单筒式望远镜。主要用于室内看黑板，电视，舞台表演，商店货品，室外可看远处景物、路标、路牌、车号、体育比赛等。

二、近用助视器

(一) 眼镜助视器

常用为半月形眼镜助视器，实质是一种正透镜，屈光度一般从 +6D ~ +40D （国内)，最常用的是 +12D ~ +24D，放大倍数为 3 ~6 倍。主要优点是美观、放大倍数恒定，双手可自由活动。主要缺点是阅读或操作距离近，高倍数更为明显。放大倍数高时例 +12D 以上则难以保持双眼单视。

(二) 近用望远镜

可在望远镜上加阅读帽，或其他类型的近用望远镜，这种助视器的主要优点是工作距离远一些，缺点是视野较小。

1. 手持放大镜　这是最常见常用的一类助视器，放大倍数常用 1 ~6 倍。优点是使用方便，价格便宜，容易买到，缺点是：占用一只手、视野小（尤其是高倍）并不能双眼单视。

2. 立式放大镜　优点：有比较正常的阅读距离，在老人小儿使用时比手持放大镜应用方便一些。

3. 闭路电视助视器　主要应用于视力极差者，或应用于低视力儿童教学。

三、非光学助视器

不是通过光学作用，而是通过改善周围环境状况来增强视功能的设备与装置，称为非光学助视器。

1. 照明　由于眼病不同所需照明的强弱不同，例如白化病，先天性无虹膜常需较弱照明，但一般低视力患者，尤其老年人常需较强照明。

2. 控制反光　如在阅读时可用“阅读裂口器”可控制白纸的反光。

3. 控制光线传递　使外界光线不直接射入眼内而引起眩光使视力下降，如大檐帽。

4. 加强对比度。

5. 大字印刷品。

总之，在视力受损的情况下，生活、学习、工作受到影响，精神负担加重，生活质量会大大下降，医生、康复工作者和亲友要加强对低视力患者的服务意识，利用各种方法，使其视力得到改善，并开展心理咨询，使低视力患者得到全面康复，以提高他们的生活质量。

（胡爱莲）

第十六章　相关公共卫生问题

第一节　饮用水卫生

一、饮用水的卫生学意义

水构成了人体重要的组成部分，水约占成人人体重量的65%、儿童人体重量的80%。水是人体维持正常生理活动的重要介质，人体内的一切生理和生化活动如体温调节、营养物输送及代谢产物排泄等都需要在水的参与下完成。正常情况下人体所需的水分由饮水、食物以及糖、脂肪、蛋白质等物质在体内氧化所产生的水提供，成人每日正常生理需水量约为2～3L，其中通过饮水摄入的水量约占1/2，人体需水量随着年龄、气候、劳动强度和生活习惯等而异。当每日水分的摄入量不足时，在一定范围内，人体可通过调节机制减少水分的排出量，但严重不足时，就会影响正常的生理功能。当体内水分减少到体重的2%以上时，即可因脱水影响物质代谢；脱水达体重的7%～14%时，就会出现严重症状；达15%以上时，将危及生命。

水不但为人的生理功能所需，还与人们的日常生活密切相关，水在保持个人卫生、改善生活居住环境和促进人体健康等方面起着重要的作用。目前人均日用水量已作为国际上衡量一个国家经济发展和生活水平的重要指标。发达国家，城市居民人均日用水量在500L以上，最高达800L；发展中国家，城市居民人均日供水量在200L左右。我国是一个水资源贫乏的国家，已被联合国列为13个贫水国家之一，1996年统计的资料表明，我国600多座城市中，有300多座不同程度缺水，其中严重缺水的有108个。

满足生理及生活需要的同时，人们可以通过饮水将水中含有的各种有益和有害物质带人体内，对健康产生重要的影响。如体内所需的营养成分，特别是无机盐类和微量元素，可随水的摄入进入机体，给人体健康带来益处；但随水摄入某些致病微生物或有害的化学物质后，将会引发影响人体健康的水性疾病，如介水传染病、公害病及生物地球化学性疾病（又称地方病）等。由于我国经济的快速发展和治污工作相对的滞后，全国很多河流及地表水和地下水受到了不同程度的污染，饮用水的安全受到了威胁。因此，鉴于饮用水与健康和生活关系密切，供给量足质佳的饮用水对防止疾病的发生，促进人体健康以及维持和提高人民生活卫生水平都具有重要意义。

二、饮用水与健康

（一）饮用水污染与疾病

1. 介水传染病　介水传染病（water－borne communicable diseases）指通过饮用或接触受病原体污染的水，或食用被污染水污染的食物而传播的疾病，又称水性传染病。引起介水传染病的病原体主要有三类：①细菌，如伤寒与副伤寒杆菌、霍乱弧菌、痢疾杆菌、致病性大肠杆菌和嗜肺军团菌等；②病毒，如甲型肝炎病毒、脊髓灰质炎病毒、柯萨奇病毒和腺病毒等；③原虫，如贾第氏虫、溶组织阿米巴原虫和血吸虫等。

介水传染病的发生主要有以下3方面的原因：①忽视了水源的卫生防护，导致生活饮用水水源被含有病原体的粪便或生活污水污染；②对水的净化和消毒不完善，有的饮用水甚至未经必须的净化和消毒，即供给居民使用；③处理后的水在输配或贮水过程中重新被病原体污染，如管道渗漏、停水后出现负压等。

介水传染病流行特点表现为：①呈暴发流行，短期内突然出现大量病人，且发病日期集中在同一潜伏期内；②病例分布与供水范围一致，大多数的患者都有饮用或接触同一水源的历史；③一旦对污染源采取治理措施后，疾病的流行能迅速得到控制。

介水传染病发生的范围和发病率的高低，与水源种类、供水范围、水被污染的程度和频率、病原体种类、居民卫生习惯、饮用水净化和消毒设施等密切相关。因为饮用同一水源的人较多，介水传染病一旦发生，危害极大。在我国37种法定传染病中，涉及介水传染病有8种：霍乱、病毒性肝炎、脊髓灰质炎、阿米巴痢疾、伤寒与副伤寒、钩端螺旋体病、血吸虫病和感染性腹泻病。2006年上报法定传染病发病人数4 608 910人，其中涉及介水传播疾病发病人数1 277 980，占27.7%，其中又以其他感染性腹泻和细菌性及阿米巴痢疾的发病人数最多。

2. 生物地球化学性疾病　由于地理地质原因，地壳表面一些化学元素分布不均衡，致使一些地区的土壤和水中某些元素含量过高或过少，居民通过饮水和食物等途径摄入的这些元素过多或过少，而引起某些特异性疾病，称为生物地球化学性疾病（biogeochemical disease）。生物地球化学性疾病的判断通常依据下列条件：①疾病的发生有明显的地区性；②疾病的发生与地质中某些化学元素之间存在明显的剂量-反应关系；③上述相关性可用现代医学理论加以解释。我国常见的生物地球化学性疾病有地方性氟中毒、碘缺乏病和地方性砷中毒等，此外，克山病、大骨节病等虽然病因尚未完全肯定，但有明显的地区性，也列入该病的范畴。

影响生物地球化学性疾病流行主要因素：①营养条件，如在发病区通过改善人们的生活条件和营养状况，可降低流行强度。研究表明，蛋白质摄入量的增加，可拮抗氟和砷等外来化学物质的毒性；维生素C有促进氟的排泄，拮抗氟对羟化酶的毒性，可促进体内胶原蛋白的合成；膳食中的多种维生素以及钙、磷、铁和锌等元素对调节机体代谢、提高抗病能力均有良好的促进作用；②生活习惯，以往发病区主要为饮水型，在相继发现贵州、四川等12个省的150个县出现燃煤型氟中毒和砷中毒，以及西藏、内蒙等少数民族地区的饮砖茶型氟中毒后，人们意识到生活习惯的影响；③多种元素的联合作用，如某些地方性氟中毒流行的山区，同时存在碘缺乏病；碘缺乏病流行的病区，同时出现与硒缺乏有关的大骨节病和克山病。研究资料表明，低硒与低碘之间有一定的协同作用，可使碘缺乏病流行强调加重；在碘或硒水平过低的地区，若同时存在高氟时，可使人群较早出现氟中毒症状，其机制是环境卫生研究领域今后的课题。

以下介绍常见的几种与饮水有关的生物地球化学性疾病。

（1）地方性氟中毒（endemic fluorosis）：（详见第九章第三节）

（2）碘缺乏病（iodine deficiency disorders，IDD）：（详见第九章常见防制第二节）

（3）地方性砷中毒（endemic arseniasis）：长期饮用含砷过高的天然水，一些地区由于高砷煤的开采，并用敞炉燃煤，使当地土壤、水、空气和烘干的食物中含砷量增高，导致人群摄入过量砷而引发的一种疾病。

主要表现为末梢神经炎、皮肤色素沉着、手掌和脚掌皮肤高度角化以及皮肤癌。由于砷进入机体后引起四肢（特别是下肢）血管神经紊乱，使肢体血管痉挛，最后完全阻塞，导致皮肤变黑坏死，因此该病又称黑脚病。有关该病机理的研究目前集中在砷对酶活性的抑制、代谢相关酶多肽性、DNA 损伤修复和甲基化、导致细胞凋亡等方面。

在我国饮水型地方性砷中毒主要分布在 8 个省市（内蒙古、山西、新疆、吉林、宁夏、青海、安徽和北京），受影响人口2 343 238人，查出砷中毒1 076人，内蒙古和山西为我国饮水型地方性砷中毒重病区，其饮水含砷浓度最高。

预防饮水性砷中毒的有效措施是改换水源或者饮水除砷。

3. 化学性污染中毒

据 WHO 报道，现查明全世界水体中可检查出 2 221 种化学物质，其中有害的有机污染物 765 种，经鉴定其中确认为致癌物 20 种、可疑致癌物 23 种、致突变物 56 种、促癌剂 18 种。化学性污染中毒而引发的健康问题与微生物不同，除受到大量意外污染引起的急性中毒外，主要特点为慢性和远期危害（致突变、致癌和致畸）。引起化学性污染的主要途径是：污水不经处理任意排放；工业废物任意堆放；生产过程中的跑、冒、滴、漏以及生活污水和农药等不合理的排放。

目前饮用水因化学性物质污染而引起的中毒事件时有发生，2005 年 11 月 13 日由于吉林市中石油吉化公司爆炸而造成松花江水体硝基苯污染，导致哈尔滨市停水 4 天。松花江水污染事件尚未平息，广东北江流域又发生因企业违反超标排放金属镉，导致北江下游三城市饮用水受到污染，部分城市自来水停止供应。造成饮用水化学性污染的物质很多，本文仅根据常见物质介绍下列几种。

（1）氰化物：水源中的氰化物主要来源于炼焦、电镀、选矿、化工及合成纤维等生产中废水。氰化物急性中毒的临床表现主要为中枢神经系统的缺氧症状和体征。分 4 期即前驱期、呼吸困难期、惊厥期和麻痹期。慢性中毒主要表现为神经衰弱综合征、运动肌的酸痛和活动障碍等，氰化物在体内酶的作用下可转化成硫氰酸盐，后者有促甲状腺素的作用，因而可引起甲状腺肿。

（2）铬：水源中的铬主要来源于电镀、冶金、化工制药、机电、制革、颜料等工业排放的废水。经口摄入的含铬量高的水可引起口腔炎、胃肠道烧灼、肾炎和继发性贫血，可出现恶心、呕吐、腹痛、便血；同时可伴有头痛、烦躁不安、呼吸急促、口唇和指甲发紫，少尿或无尿等症状。严重者出现休克、发绀、呼吸困难，还会发生急性肾功能衰竭等。

（3）硝酸盐：水源中的硝酸盐除了来自地层外，主要有：生活污水和工业废水；施肥后的径流和渗透；大气中的硝酸盐沉降；土壤中有机物的生物降解等。

硝酸盐在胃肠道细菌的作用下，可还原成亚硝酸盐，后者可与血红蛋白结合形成高铁血红蛋白，造成缺氧。婴儿特别三个月以下的婴儿对硝酸盐特别敏感，易患高铁血红蛋白症。当血中 10% 左右的血红蛋白转变为高铁血红蛋白时，婴儿即可出现发绀等缺氧症状。此外，亚硝酸盐还可与仲胺等形成亚硝胺，后者与食道癌的发病有关。目前，我国某些地下水源中硝酸盐的含量有增高趋势，应引起人们的关注。

（二）饮用水中其他与健康相关的问题

1. 氯化消毒副产物 饮用水氯化消毒副产物系指饮用水在加氯消毒过程中所产生的一系列物质。饮水消毒的目的是为了消灭水中病原微生物，防止介水传染病发生，主要的消毒剂为液氯或漂白粉，但是随后人们发现，加氯后的水会产生一些新的化合物，这些物质主要包括三卤甲烷类、卤代乙酸类、水合氯醛、氯代酚、氯代酮、氯化苦、氯化氰、甲醛、卤乙腈、卤代羟基呋喃等，它们的产生与水体中前体物、温度、加氯量等因素有关。常见的氯化消毒副产物是三卤甲烷类和卤代乙酸类化合物，如氯仿、溴仿、二氯乙酸和三氯乙酸等。它们中很多在动物实验中具有致突变性和/或致癌性，有的有致畸和/或神经毒作用。

关于氯化饮用水与人群癌症关系，国外曾进行过多次流行病学调查，多数结论认为饮用氯化水与某些癌症发病率增加有关；在长期饮用氯化自来水的地区，其膀胱癌和直肠癌的发病率较对照高。此外有研究提示：饮用氯化水可以导致脂肪代谢改变，并对生殖有影响，例如新生儿体重减轻，早熟和胎儿生长延迟等。从保护人群健康出发，通过改变消毒剂、净化水源以及采用深度处理等措施尽量降低氯化副产物的产生。

2. 藻类及其代谢产物 富营养化后的水体，使浮游藻类大量繁殖，水面上可呈现绿色、红色和棕色等，这种现象在湖泊中称为“水华”，在海湾称为“赤潮”。藻类的主要类型有蓝藻、绿藻、硅藻和甲藻等，藻类在代谢或藻体破裂后会向水体排放藻毒素，其中蓝藻是主要的产毒门类，目前已知产毒种属约40多种。按作用方式可将这些毒素分为肝毒素（如微囊藻毒素）、神经毒素（如类毒素）和脂多糖毒素，其中微囊藻毒素和类毒素均由蓝藻产生。研究发现微囊藻毒素可以特异性地抑制蛋白磷酸酶活性，有致癌启动作用，流行病调查的结果发现微囊藻毒素与肝癌相关，为促癌剂。

水体藻类繁殖的结果除产生影响人体健康的毒素外，将会恶化水的感官性状，使水中散发出腥臭；降低水中的溶解氧含量，致使水体自净能力减弱、水生生态破坏；同时增加制水成本。1995年加拿大市政供水以及池塘处理后水中有68%检出微囊藻毒素-LR，我国一些水源水的调查显示，微囊藻毒素-LR在<0.02-35.3μg/L。有关世界范围内毒藻种类和分布、体内代谢及降解机制、与其他物质联合致癌作用、净化工艺和藻毒素安全评价体系乃是今后关注的课题。

3. 内分泌干扰物 环境内分泌干扰物（environmental endocrine disruptors，EEDs）是指存在于环境中，对体内激素产生影响，干扰机体内正常内分泌物质的合成与代谢、激活或抑制内分泌系统功能的外源性化合物。目前初步证实的该类物质已达数百种，许多内分泌干扰物排放到水环境中，导致饮水内分泌干扰物污染，如邻苯二甲酸酯类、壬基苯酚、双苯酚、苯并[a]芘、有机锡、六六六和金属镉等，其中邻苯二甲酸酯和壬基苯酚在我国污染较为突出。

4. 硬度 水中硬度（hardness of water）是指水中钙、镁等阳离子量的含量，常以碳酸钙的量表示。高硬度的水使茶水变味、洗衣消耗肥皂并影响衣服的柔软性、锅炉结垢和管路结垢。人们最关注的问题是水中硬度与心血管疾病的关系，自1960年Schroeder提出饮水硬度与心血管疾病死亡率呈负相关后，一些国家相继调查得出了类似结论，认为软水是心血管疾病的危险因素。但同时也有一些调查得出了相反的结论。饮用硬度过高的水，对健康也有不利影响，如居民由低硬度地区搬迁到高硬度地区后，会因一时的不适应，出现的胃肠道功能紊乱症状。另外，动物实验和现场调查结果发现，硬水对泌尿系统结石的形成可能有促进作用。

5. 高层建筑二次供水　高层建筑二次供水又称高层建筑二次加压供水，是指供水单位将来自集中式供水或自备水源的生活饮用水，贮存于水箱或贮水池中，再通过机械加压或凭借高层建筑形成的自然压差，二次输送至水站或用户的供水系统。常常发生二次供水污染事件，其原因主要是贮水箱（池）设计不当，形成死水，致使杂质沉淀，微生物繁殖，细菌学质量下降，同时滋生藻类及摇蚊等；水箱管道壁腐蚀、结垢、沉积物沉积，造成对水质污染；防腐涂料不符合要求，防腐衬里渗出物的溶出，涂料材料的脱落，致使某些元素含量增高，水质恶化；溢水管与污水管相连，无逆止阀，引起倒流，水质受到外来物质二次污染等。二次供水水质污染对健康的影响，取决于污染物的性质，生物性污染通常引起介水肠道传染病如腹泻、痢疾等；而水箱材质不佳如铅、砷、镉、铁等含量过多往往可导致慢性危害。

6. 管网水　由于我国大城市的输配水主管道，许多是在20世纪50、60年代装配的，经过半个世纪的氧化和腐蚀，使得管道内壁不断增厚，过水断面面积不断减小，在降低输水能力的同时，加重对水的污染，并且管网泄漏率达20%以上。全国35个城市的一项调查结果显示，出厂水经管网输送到用户自来水龙头，自来水水质合格率下降20%左右。某水务公司2000年1月至2002年9月受理的210起用户水质投诉记录中，因自来水管网引发的问题近50%。龙头水的安全问题与人们的健康最为密切，关注管网水的安全是非常必要的。

7. 涉水产品　涉水产品为涉及饮用水卫生安全产品的简称，是指在饮用水生产和供水过程中与水接触的连接止水材料、塑料及有机合成管材、管件、储水器、防护涂料、水处理剂、除垢剂、水质处理器以及其他新材料。按照产品功能可以分为：输配水设备、防护涂料、化学处理剂、水质处理器和饮水消毒器五类。对市售的涉水产品目前实行行政许可的方式。由于涉水产品本身含有害物质，在与水接触过程中可能会溶解到水中，造成饮用水的二次污染，因此，必须保证涉水产品的卫生安全。此外，对于部分涉水产品（如水处理剂、水处理器等）要有净化水或去除水中有害物质的功能。

不同的涉水产品由于其材料和功能的不同，会带来不同的卫生问题。水质处理器，如一般净水器、矿化水器、纯水器和特殊净水器（除铁、除锰、除氟和除砷等净水器），与水接触的部分包括过滤材料和储水或输水部件，其中过滤材料带来的安全隐患最大，如活性炭，尽管它对水中有机物有很强的吸附作用，但是作用一段时间后，如果不及时更换滤芯，就会造成活性炭上细菌繁殖，导致饮水中微生物污染；软水器可以有效的降低水中的硬度，改善水的感官印象，但是通常使用的钠型树脂，对于水中硬度超过450mg/L（以碳酸钙计）的水质，使用该设备后就会造成水中钠含量超标；KDF为铜锌合金粒，它可以有抑菌效果，同时还可以降低水中重金属，但是由于工艺问题往往造成净化后水中锌不合格。输配水设备常见的产品有水箱和管材，不锈钢水箱由于生产厂家选材的问题，使水箱水中金属离子超标（如镍、铅等）；组合水箱由于胶条的质量，造成水中有机物污染；聚氯乙烯（PVC）管材，可以溶出氯乙烯单体，聚氯乙烯树脂无毒，但是氯乙烯单位具有致癌性。水处理剂类的产品，尤其是用于自来水常规处理的铁盐和铝盐絮凝剂，若使用回收废料及工业再生材料，或由于生产工艺等问题，就会将一些有害物质如砷、镉、铬、铅等带入水中。饮水消毒器包括臭氧、氯和二氧化氯消毒器，该类产品中卫生问题较大的是二氧化氯消毒器，特别是复合型产品，需要在一定温度和酸性条件下，将氯酸盐转化成二氧化氯和氯，但是工艺条件控制不好，将使转化率降低，水中氯酸盐含量超标（限值为0.7mg/L），氯酸盐可引起红细胞改变。

三、生活饮用水卫生标准

人离不开水，安全饮水关系到所有人，我国是一个拥有13亿人口发展中国家，制定生活饮用水相关的卫生标准，做好饮用水卫生安全工作，责任重大。

（一）生活饮用水卫生标准的地位及法律效力

1. 生活饮用水卫生标准的地位　与生活饮用水有关的所有卫生标准都是从保护人群健康和保证人类生活质量为出发点，对饮用水中与人群健康相关的各种因素，以法律形式作出的量值规定，以及为实现量值所作的相关行为规范的规定，经国家有关部门批准，并以一定形式发布的法定标准。量值规定即为保证饮水和相关产品不影响人们的健康和生活质量，规定的法定量的限值，如水质标准、产品标准。行为规范即为保证饮水和产品各项指标达到法定量的限值，对供水单位、生产单位（材料、工艺、人员等卫生要求）的法定规范，以及法定的检验和评价方法。实施该类标准的重要性在于从法律上保证饮水安全，保障人群健康和生活质量；为供水单位和生产单位提供依据；是卫生行政部门和卫生监督部门执法的依据；是各级CDC监测和评价的依据。

2. 生活饮用水卫生标准的法律效力　《中华人民共和国标准化法》（1989.4.1施行）中第七条将保障人体健康的标准规定为强制性标准，第十四条规定“强制性标准，必须执行”。《中华人民共和国传染病法防治法》（2004.12.1施行）第二十九条规定“用于传染病防治的消毒产品、饮用水供水单位供应的饮用水和涉及饮用水卫生安全的产品，应当符合国家卫生标准和卫生规范”，同时规定了相应的法律责任。《生活饮用水卫生监督管理办法》（1997.1.1施行）第六条规定“供水单位供应的饮用水必须符合国家生活饮用水卫生标准”；同时规定了相应的法律责任。《中华人民共和国刑法》（1997.10.1实施）规定了就引起甲类传染病传播的供水单位的处罚办法。可见，生活饮用水卫生标准及规范已被列入国家法律、法规的有关条款，具有法律效力。

（二）生活饮用水相关卫生标准

针对水的管理及监督，我国一些部门出台了相应的标准或规范，本文仅涉及与饮用水有关的标准，并从水源到龙头水将目前标准分为三类。

1. 水源水标准　涉及水源水标准主要有两个，《地表水环境质量标准》GB3838－2002和《地下水质量标准》GB/T14848－93。

《地表水环境质量标准》于2002年4月28日由国家环境保护总局和国家质检总局批准发布，2002年6月1日实施，为第三次修订。标准分为：基本项目（24项），集中式饮用水地表水源地补充项目（5项）和待定项目（80项），其中基本项目中将水源分为Ⅰ－Ⅴ类。

《地下水质量标准》于1993年12月30日由地质矿产部和国家质检总局批准发布，1994

年10月1日实施。涉及指标39项，将地下水质量划分为Ⅰ－Ⅴ类。

2. 饮用水标准　涉及饮用水标准主要有：《生活饮用水卫生标准》、“农村实施《生活饮用水卫生标准》准则”、《城市供水水质标准》、《瓶装饮用纯净水卫生标准》、《饮用天然矿泉水》和《饮用净水水质标准》。

《生活饮用水卫生标准》GB5749－2006为国家强制性标准，将在下面进行介绍。考虑到农村经济发展的不平衡，针对农村饮用水，1991年5月3日全国爱卫会和卫生部颁布了“农村实施《生活饮用水卫生标准》准则”，并于同年7月1日实施，该准则共20项指标，以《生活饮用水卫生标准》GB5749－85作为目标，将水质分为三级，一级即为GB5749－85中的目标值。《城市供水水质标准》CJ/T206－2005是针对城市饮用水由建设部颁布的行标，共计101项限制指标。

随着人们生活水平不断提高，对水的要求也在提高，针对市场出现的深度处理的纯水及具有营养价值的矿泉水等。卫生部发布的《瓶装饮用纯净水卫生标准》GB17324－2003旨在以符合生活饮用水卫生标准的水基础上，进行深度处理后获得的纯净水，除水分子外基本不含任何物质。针对人们一直讨论和担忧纯水是否宜长期饮用的话题，建设部制定了《饮用净水水质标准》CJ94－2005，旨在通过深度处理，去除有害物质，保留人体需要的元素。此外，出台了《饮用天然矿泉水》GB8538－1995，标准中除必须的安全指标外，还规定了矿泉水9项指标。

3. 涉水产品卫生标准　目前涉水产品卫生标准主要包括：《生活饮用水输配水设备及防护材料的安全评价标准》GB/T17219－1998，《饮用水化学处理剂卫生安全性评价》GB/T17218－1998，《生活饮用水水质处理器卫生安全与功能评价规范》2001，上述标准及规范均由卫生部提出。随着市场产品不断变化和行业对评审工作的不断完善，2001年卫生部对GB/T17219－1998和GB/T17218－1998两个标准进行了修订，出台了对应的两个规范；2005年8月针对饮水消毒设备出台了《生活饮用水消毒剂和消毒设备卫生安全性评价》（试行）。

（三）《生活饮用水卫生标准》GB5749－2006

该标准是对1985年标准的修订，由卫生部和国家标准化管理委员会于2006年12月29日颁布，2007年7月1日实施，是针对生活饮用水出台的一部强制性国家标准。标准对饮用水水质以及与其相关的水源水、集中式供水单位、二次供水单位、涉水产品以及水质检验方法提出了卫生要求和规定，同时出台《生活饮用水标准检验方法》GB/T5750.1～5750.13－2006。

1. 规范性引用文件　标准中要求水源水、管理单位及涉水产品要符合相应的标准和规范。

2. 对水质的要求及监测指标　标准对水质的要求是：水中不得含有病原微生物、化学物质和放射性物质不得危害人体健康、感官性状良好。

标准共涉及监测指标106项（由85年35项增至106项），分别包括生物学指标（6项）、消毒剂指标（4项）、毒理学指标（74项）、感官性状和一般理化指标（20项）和放射性指标（2项）。考虑到全国各地水质的多样性并同时考虑标准执行中的可行性，将106项指标分为常规指标（42项）和非常规指标（64项），常规指标是指能反映水质基本状况的指标，检出率较高；非常规指标是指根据地区、时间或特殊情况需要的指标。常规指标一般水样均需检测，而非常规指标是根据当地具体情况确定，但是两者均属强制性的指标。此外，考虑到我国农村水质的实际情况，本标准又提出了适用于农村小型集中式供水和分散式供水部分放宽限值要求。

3.《生活饮用水卫生标准》GB5749－2006的特点　新修订的标准有4个特点：第一，加强了对水质有机物、微生物和水质消毒等方面的要求。与原标准比，有机物指标增加了74项，微生物增加了4项，消毒剂指标增加了3项。第二，实现饮用水标准与国际接轨。在修订过程中充分参考了WHO、欧盟、美国、俄罗斯和日本等国的饮水标准，即考虑国情同时又考虑与国际接轨。第三，统筹考虑城乡饮水卫生问题。该标准适用于城乡各类供水，但从实际出发考虑城乡差距，提出部分放宽指标。第四，与其他标准协调一致。本标准引用了8个与本内容相关的技术文件，使其内容与现有要求协调一致。

（四）国外相关饮用水卫生标准

目前具有国际权威性的饮用水标准主要有3部：WHO的《饮用水水质准则》、欧盟的《饮用水水质指令》和美国EPA的《国家饮用水水质标准》。WHO的《饮用水水质准则》自1958年发布至2004年已是第3版，全文共分三卷，涉及135个指标。欧盟的《饮用水水质指令》（98/83/EC）发布于1980年，1998年11月通过了最新的指令，涉及48项指标且要求较高。美国最早饮用水标准颁布于1914年，只有2个细菌学指标，随后不断修订，截至2004年该标准涉及102项指标，增加了大量有机物指标，标准中含一级强制性指标和二级非强制性指标。

四、饮水污染事故调查和处理

（一）污染物的来源

水质污染可根据污染物类型分为物理性、生物性和化学性3类。

1. 物理性污染　物理性污染主要指水中一些非溶解性的固体悬浮物，如粘土、泥沙等。物理性污染会影响水的感官性状。

2. 生物性污染　生物性污染是指水体受到细菌、霉菌、藻类和酵母菌等微生物、病毒、热源、各种浮游生物、寄生虫和虫卵的污染。生物性污染对人类的危害极大，如霍乱、伤寒和甲型肝炎等。此外，由于吃了受污染的水或食物而致使人体寄生虫病目前也十分常见。

3. 化学性污染　化学性污染又分为无机物和有机物污染两种。由于工业废水、废气和废渣排放导致水体受到无机物污染常见的有汞、镉、铬、铅、氰化物和亚硝酸盐等，它们可以使人中毒、患病，如骨痛病、水俣病等。有机物污染物如农药、除草剂、合成洗涤剂、有机溶剂以及各种有机物质，许多有机物具有致癌、致畸和致突变功能。此外，复合污染也引起了人们的关注，有学者指出，一些原本对受体雌激素效应微弱的狄试剂、硫丹和毒杀芬等同时出现后，使其毒性提高100倍。

（二）污染事故的调查和处理

1. 饮用水污染事件的认定原则包括　饮用水物理感官性状发生变化，如饮用水混浊、不透明、产生异臭、异色、异味等；饮用者有共同的症状反应；污染原因的确定，水质检验的证实和流行病学调查证实4个方面。

2．污染事故调查处理的目的　通过调查污染原因、污染范围及其对居民健康的损害，提出控制处理措施，保护环境和居民健康。

3．污染事故调查内容包括　污染物来源；污染物主要特性和污染物波及范围及其暴露人群，其中包括暴露人群中损害健康的病征、病种、数量、分布等。

4．污染事故的调查程序及控制措施

（1）接到污染事故报告后应做好报告记录，包括报告人、联系电话，事故发生的详细地点、责任单位、负责人及其通讯方式。根据报告的基本情况，初步判断污染物的性质（生物性、化学性），污染物种类及影响范围，有针对性进行准备，带上采样容器、调查表等及时赶赴现场（接到报告后一般在4小时内到现场）。发生疾病暴发应以最快的方式逐级上报。

（2）控制和保护现场。要求受污染单位保护和控制现场，停止供应被污染水，采取临时供水措施。

（3）访问用户和受害者，核实诊断。了解发生污染的全过程，如有病人应了解症状，统计发病人数，了解第一个发病人的情况及所有病人的分布，初步提出致病因素，了解饮水水质变化情况，初步确定污染物性质（化学性、生物性或混合性）及污染范围。

（4）向有关单位了解供水方式及供水管线分布，确定此次污染物来源。

（5）进行初步分析，提出应急处理措施，切断污染来源和污染途径。

（6）取样检验，根据供水方式及污染范围确定采样位置和件数，采样要有代表性，同时取未受污染水作对照。

（7）清洗并消毒供水设施和管网，从用户管网末梢水龙头大量放水。

（8）诊治病人，进行预防性投药，防止发生续发病例。

（9）水质检验合格后方可恢复供水。

（10）污染事故处理结束后及时写出调查报告，总结经验教训。

第二节　居室环境污染的预防与控制

一、居室环境质量与公众健康息息相关

居室空气污染物种类多，污染广泛，影响因素也很复杂，对人体健康造成的危害也是多方面的，其主要原因如下。

1．居室环境是人们接触最频繁、最密切的外环境之一。人们约有80%以上的时间是在室内度过的，与室内空气污染物的接触时间多于室外。因此，室内空气质量的优劣能够直接关系到每个人的健康。尤其是老、弱、病、残、孕、幼等弱势群体，在室内活动的时间越长，室内空气的质量对他们健康影响越为明显。

2．居室污染物的来源和种类日趋增多。由于人们生活水平的提高，家用燃料的消耗量、食用油的使用量、烹调菜肴的种类和数量等都在不断增加；随着化工产品的增多，大量的能够挥发有害物质的各种建筑材料、装饰材料、人造板家具等民用化工产品进入室内。因此，人们在室内接触有害物质的种类和数量比以往明显增多，至今已发现室内空气污染物约有

300多种。

3. 建筑物密闭程度的增加，使得室内污染物不易扩散，增加了室内人群与污染物的接触机会。随着世界能源的日趋紧张，包括发达国家在内的许多国家都十分重视节约能源。许多建筑物都被设计和建造的非常密闭，以防室外的过冷或过热空气影响了室内的适宜温度。使用空调的房间也尽量减少新风量的进入以节省耗电量。因此，严重影响了室内的通风换气，室内污染物不能及时排出室外，在室内造成大量聚积，而室外的氧气也不能正常地进入室内，造成室内氧气含量偏低，这些都会严重影响室内人群的健康。

二、居室空气污染的来源和特点

（一）居室空气污染的来源

1. 室外来源

（1）大气：大气中很多污染物可通过门窗、孔隙或其他管道缝隙等途径进入室内。主要污染物有SO_2、NO_X、氯气、烟雾、油雾、氨、硫化氢、花粉等。这类污染物主要来自工业企业、交通运输工具、花木树丛以及住宅周围的各种小锅炉、小煤炉、垃圾堆、臭水坑等。

（2）房基地：一些房基地的地层中含有某些可逸出或挥发性有害物质，这些有害物可通过地基的缝隙逸入室内。其来源主要有三类：①地层中固有的，例如氡及其子体；②地基在建房前已遭受工农业生产废弃物的污染而没有得到彻底清理即盖建房屋，例如某些农药、化工染料、汞等；③该房屋原已受污染，原使用者迁出后未予彻底清理，使后迁入者遭受危害。

（3）质量不合格的生活用水：这类用水往往用于室内淋浴、冷却空调、加湿空气等方面，以喷雾形式进入室内。导致水中一些致病菌或化学有毒物质随水雾喷入室内空气中，如军团菌、苯、机油等。

（4）人为带进室内：如人为的将工作服带入家中，使工作环境中的污染物转入居室内。例如苯、铅、石棉等。

（5）从邻居家传来：如在院内拍打含有铍尘的工作服，能引起“邻居铍肺”。又如某仓库使用磷化氢熏蒸杀虫，造成隔壁邻居数人中毒，其中2人死亡。再如由于楼房内的厨房排烟道受堵，下层厨房排出的烟气可随排烟道进入上层住户的厨房内，造成上层住户急性CO中毒。

2. 室内来源

（1）人体排出：人体内大量代谢废弃物，主要通过呼出气、大小便、汗液等

排出体外。人的呼出气中主要含有CO_2、水蒸气以及一些氨类化合物等内源性气态物质。此外，人们呼出的气体中还含有CO、甲醇、乙醇、苯、甲苯、苯胺、二硫化碳、二甲胺、乙醚、氯仿、硫化氢、砷化氢等数十种有害物质，其中有些是外来物的原形，有些则是外来物在体内代谢的气态产物，如甲醛的氧化物甲酸。

呼吸道传染病患者和带菌者通过咳嗽、喷嚏、谈话等活动，可将其病原体随飞沫喷出，污染室内空气。例如流感病毒、结核杆菌、链球菌等。

（2）燃烧或加热而生成的气体：主要指各种燃料、烟草、垃圾的燃烧以及烹调油的加热。这些燃烧产物和烹调油烟，都是经过高温反应而产生的。不同的燃烧物、或相同种类但

品种或产地不同，其燃烧产物的成分会有很大差别。燃烧条件不同，成分也有差别。

（3）由各种化工产品中释放而出的气体：这类化工产品包括建筑材料、装饰材料、化妆品、粘合剂、空气消毒剂、杀虫剂等等。这类产品由于原材料本身成分中含有某些有害物质（例如氡的母元素——镭）或在生产过程中加入了某些挥发性有机物（例如苯、甲醛），使得生产出来的成品中已含有这类物质。随着产品进入室内后，这些物质即可从产品中释放出来，污染室内空气。例如发胶中的氟利昂、粘合剂中的甲醛等。

（4）室内生物性污染：由于建筑物的密闭，使室内小气候更加稳定，温度更适宜，湿度更湿润，通风极差，这种密闭环境很容易滋生尘螨、真菌等生物性变态反应原，还能促使生物性有机物（例如农副产品、秸秆柴草、生活污水、有机垃圾等）在微生物作用下产生很多有害气体，常见的有 CO_2、NH_3、H_2S 等。

（5）家用电器的电磁辐射：近年来，电视机、组合音响、微波炉、电热毯等多种家用电器进入室内，导致人们接触电磁辐射的机会增多。由此产生的健康影响已开始在国内外进行研究。最令人关注的是认为微波能引起畸胎和肿瘤；电热毯能引起孕妇早期流产和男性精子畸形。

（6）光电反应产物：如紫外线灯照射产生臭氧等。

室内空气污染物的浓度受污染物的产生量和降解量、排放室外的量、室外污染物进入量制约，室内污染物的聚积量可概括表示为：室内污染物聚积量＝室外进入量＋室内产生量－排出室外量－室内消耗量

（二）居室空气污染的特点

居室内空气污染来源多、成分复杂，现将我国目前存在的具有特征性和影响深远的室内空气污染的主要特点归纳如下：

1. 室外污染物对室内空气的污染　这类污染物在室内一般都比室外空气中浓度有较大衰减。例如室外大气中最常见的二氧化硫极易为各种建筑物表面的石灰、墙纸等材料所吸附；悬浮颗粒物进入室内过程中，通过门或纱窗时被阻挡了一部分，进入室内后又被墙壁吸附去一部分，因此它们在室内的浓度都低于室外。

2. 室内外存在同类污染物对室内空气的污染　该污染物的浓度往往是室内高于室外。我国现阶段，除少数地区外，用煤炉的家庭仍十分普遍，室内空气中的二氧化硫、二氧化氮、颗粒物质、苯并（α）芘、一氧化碳等浓度均高于室外。尤其是做饭和取暖都用煤炉的家庭，室内一氧化碳的浓度可达 $10 \sim 20mg/m^3$，通风不良时，甚至高达 $50 \sim 100mg/m^3$。

3. 吸烟对室内空气的污染　香烟在燃烧过程中，局部温度可高达 900～1000℃，产生大量有害化学物质，烟雾中 90% 为气体，主要有氮、二氧化碳、一氧化碳、氰化物、挥发性亚硝胺、烃类、氨、挥发性硫化物、酚类等；另外 8% 为颗粒物，主要有烟焦油和烟碱（尼古丁）；还有镉、放射性氡、铅等有害物质。吸烟已成为家中室内空气污染不可忽视的重要因素。WHO 指出：到 2020 年，吸烟将成为人类头号杀手，全球由于吸烟引起的死亡人数将达到每年千万人以上。据估计，我国现有 1/4 的人口，即 3.2 亿人在吸烟，每年要抽掉香烟的数目是全世界每年香烟消耗量的 1/3。我国成年男性中 2/3 的人在吸烟。我国是吸烟人数最多的国家，吸烟引起的室内空气污染已成为我国的一个严重公害问题。

4. 建筑材料和装饰物品对室内空气的污染　建筑材料和装饰物品中含有大量有机污染

物及放射性污染物，对人体危害极大。特别是很多用于室内建筑和装饰的原材料在加工生产过程中，要加入各种助剂，其中很多助剂具有挥发性，如甲醛、苯、二甲苯、三氯乙烯、三氯甲烷、二异氰酸、甲苯酯、萘等，在室内会释放出来污染空气。当前，甲醛等挥发性有机物和氡及其子体引起室内空气污染问题已成为国内外学者普遍关注的热点。

5. 空调引起的室内空气污染　人工空气调节简称空调，可分为封闭式、直流式和混合式三种空调系统。空调创造了使人感到舒适的空气环境，但突出的卫生问题是：在设计安装、运行各环节中，一旦发生问题，很易引起室内新鲜空气量不足；从采风口可进入室外环境中的污染物；存在于室内的致病因素不易排除；过滤器失效可导致室内空气严重污染；气流不合理而形成局部死角；以及冷却水中军团菌通过空气传播等。

三、居室空气主要污染物的种类、来源及危害

居室内空气污染物可分为：化学性、物理性、生物性和放射性污染4大类，这四类污染物相互之间往往相互有关、共同存在，如在烹调过程中，即可产生化学性污染物，同时使室内温度升高或产生电磁波引起物理性污染。日常生活中常见的化学性污染物有：一氧化碳、二氧化碳、二氧化氮、二氧化硫、可吸入颗粒物、甲醛和TVOC；物理性污染物：噪声和非电离辐射；生物性污染物：尘螨、真菌；放射性污染物主要是氡。本文就常见的一些污染物及其来源和对健康的危害归纳在表16－1中。

表16－1　常见室内空气污染物和污染源及其危害

污染物	污染物来源	健康危害	限值或标准*
二氧化碳	燃料燃烧、吸烟、人体自身代谢活动等	呼吸中枢、全身	0.1%（日平均值）
一氧化碳	燃料燃烧、吸烟等	中枢神经、心血管系统、全身	10mg/m³（1小时均值）
二氧化氮	燃料的高温燃烧、吸烟以及室外空气污染的渗入等	呼吸道、全身	0.24 mg/m³（1小时均值）
二氧化硫	含硫燃料燃烧、吸烟等	粘膜刺激、呼吸道影响、致敏、促癌等	0.50 mg/m³（1小时均值）
可吸入颗粒物	木材和煤球燃烧、吸烟等以及室外空气污染和渗入	粘膜刺激、呼吸道影响等	0.15 mg/m³（日平均值）
甲醛	燃料燃烧、吸烟、建筑装修材料、家用化工产品等	嗅觉、皮肤、粘膜刺激、呼吸道刺激、全身	0.10 mg/m³（1小时均值）
TVOC	建筑材料、装饰材料、家用有机化工产品、燃料燃烧、油烟、吸烟等	嗅觉、刺痛感、粘膜刺激、过敏、呼吸道症状、神经毒性作用、全身	0.60 mg/m³（8小时均值）
微生物	气悬灰尘中的尘螨、真菌、花粉及人和动物皮、毛、屑等	过敏、呼吸道症状等	—
氡（^{222}Rn）	房屋地基及建筑材料等	肺癌等	400Bq/m³

*：室内空气质量标准（GB/T18883－2002）

四、目前值得关注的居室污染物对健康影响的问题

(一) 建筑材料和装饰物品释放的污染物及对健康影响

建筑材料大致有基本建筑材料和装饰材料之分，二者又是很难严格区分。基本建筑材料主要是指建筑物的基础材料、承重材料，例如地基、地面、墙壁、隔板、屋顶、天花板等所用的材料。通常有砖瓦、水泥、预制板、隔热材料等。装饰材料主要是指用于基本建筑材料表面的材料，起到保护、防护或美化等作用。例如石灰浆、涂料、塑料壁纸、地板革、地板砖、地板蜡、隔音板等。装饰物品主要是指各种家具、地毯、挂毯、塑料盆景等陈列和展示在室内的物件。

1. 甲醛　甲醛是无色、具有强烈气味的刺激性气体。气体比重1.06，略重于空气。易溶于水，其35%～40%的水溶液通称福尔马林。甲醛是一种挥发性有机化合物，污染源很多，污染浓度也较高，是室内的主要污染物之一。

室内甲醛有多种来源，可来自室外的工业废气、汽车尾气、光化学烟雾等等；室内来源主要有两个方面，一是来自燃料和烟叶的不完全燃烧，二是来自建筑材料、装饰物品及生活用品等化工产品。还可来自化妆品、清洁剂、杀虫剂、消毒剂、防腐剂、印刷油墨、纸张、纺织纤维等多种化工轻工产品。甲醛还是人体内正常代谢产物之一。即是内生性物质（蛋白质、氨基酸等正常营养成分代谢产生），也是许多外源性化学物质进入体内后的代谢分解产物。甲醛在体内能很快代谢成甲酸，从呼出气和尿中排出。

甲醛在工业上的用途主要是作为生产树脂的重要原料，例如脲醛树脂、三聚氰胺甲醛树脂、酚醛树脂等，这些树脂主要用作粘合剂。各种人造板（刨花板、纤维板、胶合板等）中由于使用了粘合剂，因而可含有甲醛。新式家具的制作，墙面、地面的装饰铺设，都要使用粘合剂。因此，凡是大量使用粘合剂的环节，总会有甲醛释放。此外，某些化纤地毯、塑料地板砖、油漆涂料等也含有一定量的甲醛。

甲醛在室内的浓度变化，主要与污染源的释放量和释放规律有关；也与使用期限、室内温度、湿度以及通风程度等因素有关。其中，温度和通风的影响最重要。70年代以来，美国、前西德、荷兰、瑞典、丹麦等国家对室内甲醛污染开展了大量的调查研究。发现使用由脲醛树脂制成的脲——甲醛泡沫树脂隔热材料（UFFI）的室内甲醛一般可达3.35mg/m^3，有时可达13.4mg/m^3。使用装饰物的室内，峰值也可达2.3 mg/m^{3}以上。我国大宾馆新装修后，峰值可达0.85 mg/m^{3}左右，使用一段时间后可降至0.08 mg/m^{3}以下。一般住宅在新装饰后的峰值约在0.2 mg/m^{3}左右，个别可达0.87 mg/m^3，使用一段时间后可降至0.04 mg/m^{3}以下。在北京和杭州分别对居室内空气进行抽样检测显示：甲醛浓度超标的分别达到73.3%和79.1%。厨房在使用煤炉和液化石油气时，甲醛可达0.4 mg/m^{3}以上。

甲醛对室内暴露者的健康影响主要是嗅到异味、刺激眼和呼吸道粘膜、产生变态反应、免疫功能异常、肝损伤、肺损伤、中枢神经系统受影响，还可损伤细胞内的遗传物质。其中最敏感的是嗅觉和刺激。通常，人的甲醛嗅觉阈为0.06～0.07 mg/m^3，但个体差异很大。人体受甲醛刺激的敏感部位是眼睛、咽喉、气管及支气管、皮肤等。主要能引起眼红、眼痒、流泪、咽喉干燥发痒、喷嚏、咳嗽、气喘、声音嘶哑、胸部发闷、皮肤干燥发痒、皮炎等。美国于1978～1979年在威斯康星州调查100幢住宅，甲醛浓度为0.131～4.93 mg/m^3。

在261名居民中，经常出现上述刺激症状，多数人在离开该住宅后，症状即能消退。甲醛引起的变态反应主要是过敏性皮炎、哮喘。暴露量大的可产生急性过敏性紫癜。还有报道，长期接触1.34 mg/m^3 甲醛，能出现神经衰弱症状，如记忆力减退、嗜睡等，严重者可出现急性精神抑郁症。甲醛对肺部的长远影响，主要表现在肺功能方面的呼气性功能降低。遗传毒性方面，主要发现甲醛能引起哺乳动物细胞株的基因突变、DNA单链断裂、DNA链内交联和DNA与蛋白质交联，抑制DNA损伤的修复，影响DNA合成和转录，还能损伤染色体。

许多国家（日本、荷兰、瑞典、前西德等）均已制定出了室内甲醛的卫生标准为0.1ppm，相当于0.134 mg/m^3。我国公共场所卫生标准中，甲醛定为0.13 mg/m^3；居室内甲醛最高容许浓度为0.08 mg/m^3。

降低室内甲醛浓度的措施，主要有以下几个方面：

（1）改革生产工艺过程，减少甲醛使用量，使产品中甲醛含量降低。

（2）产品先放置在特制的烘烤室内，予以40℃烘烤，加速甲醛的释放后，再投入市场。或将产品放置在空旷处，待甲醛大量释放后，再投入市场。

（3）加强室内的通风换气。

2. 挥发性有机化合物　挥发性有机化合物（VOC_S）是一类重要的室内空气污染物，目前已鉴定出307种之多。它们各自的浓度往往不高，但若干种VOC_S共同存在于室内时，其联合作用不可忽视。由于它们单独的浓度低但种类多，故总称为VOC_S，一般不予以逐个分别表示。以TVOC表示其总量。

VOC_S中除醛类外，常见的有苯、甲苯、二甲苯、三氯乙烯、三氯甲烷、萘、二异氰酸酯类等。室内VOC_S主要来源于家用化学物品的释放，例如某些人造革沙发能释放出二异氰酸甲苯酯（TDI）。家用化学物品大致可分为两类：一类是家用化学品，包括洗涤产品（合成洗涤剂、漂白剂、柔顺剂等）、清洁产品（厨房器具清洁剂、地毯清洁剂、厕所清洁剂、玻璃陶瓷清洁剂、去污粉等）、染料脱色剂、抛光产品（家具擦光剂、地板擦光剂等）、化妆品（洗发香波、口红、香水等）、粘合剂类（胶水、腻子、密封剂及各种胶粘剂等）、涂料（油漆、清漆、溶剂及各种涂料）、皮毛和皮革保护剂、家用气溶胶（喷雾发胶、喷雾卫生杀虫剂、空气清新剂等）、家用农药和化肥（家用农药、杀虫剂、杀鼠剂等）、医药品、其他（染料、蜡烛、除臭剂、消毒剂等）；另一类是可能释放有害化学物质的家庭用品，包括衣物类（内衣、睡衣、尿布、手套等）、身边物品（皮带、提包、表带、装饰品、鞋等）、室内装饰材料（壁纸、壁布、地板革、人造地毯、纯毛地毯等）、其他（卧具、床上用品、窗帘、文具、玩具、聚氯乙烯或橡胶手套等）。总体来看，地板材料，包括尼龙地毯、漆布、橡胶地板、PVCA地板、乙烯地板等释放的VOC主要为烷烃/环烷烃、芳香烃、烯烃、醇、酚、醛、酮、萜烯。而苯乙烯丁二烯橡胶衬底的地毯是4-苯基-环已烯和苯乙烯的来源。此外，苯类等环烃化合物还可来自燃料和烟叶的燃烧。当燃烧温度超过200℃时，直链烃可发生环化而形成环烃化合物。总之，VOC的来源是多方面的，除吸烟和使用家庭燃料外，广泛应用和贮存家用化学品和住宅装饰材料以及能释放有机物的家庭用品都是重要的污染源。表16-2为经气相色谱质谱（GC/MS）从家用化学品中鉴定出的有机化合物。

表 16-2 材料中鉴定出的有机化合物

材料/产品	释放出的主要有机化合物
腻子胶	丁酮、丙酸丁酯、2-丁氧基乙醇、丁醇、苯、甲苯
地板胶（水基）	壬烷、癸烷、十一碳烷、二甲基辛烷、2-甲基壬烷、二甲基苯
刨花胶合板	甲醛、丙酮、乙醛、丙醇、丁酮、苯甲醛、苯
蛀虫晶	对-二氧苯
地板蜡	壬烷、癸烷、十一碳烷、二甲基辛烷、三甲基环已烷、乙基甲基苯
木着色剂	壬烷、癸烷、十一碳烷、甲基辛烷、二甲基壬烷、三甲基苯
乳胶涂料	2-丙醇、丁酮、乙基苯、丙苯、1，1-羟基双丁烷、丙酸丁酯、甲苯
家具亮漆	三甲基戊烷、二甲基己烷、三甲基己烷、三甲基庚烷、乙基苯、1，8-萜二烯
聚氨酯地板抛光剂	壬烷、癸烷、十一碳烷、丁酮、乙基苯、二甲基苯
室内空气清新剂	壬烷、癸烷、十一碳烷、乙基庚烷、1，8-萜二烯、取代的芳香化合物（香料）

目前认为 VOC_S 有嗅味，有一定刺激作用；能引起机体免疫水平失调；影响中枢神经系统功能，出现头晕、头痛、嗜睡、无力、胸闷、食欲不振、恶心等，甚至可损伤肝脏和造血系统，并可引起变态反应等。现场流行病学调查发现，TVOC 浓度小于 0.2 mg/m^3 时不会引起刺激反应；而大于 3 mg/m^3 时就会出现某些症状；3~25 mg/m^3 可导致头痛和其他弱神经毒性作用；大于 25 mg/m^3 时呈现毒性反应。通常情况下，室内 TVOC 浓度大约为数百 $\mu g/m^3$，一般低于 400 $\mu g/m^3$，我国室内空气卫生标准 GB18883-2002 规定 TVOC 8 小时均值是不得超过 0.6 mg/m^3。

“不良建筑物综合征”（sick building syndrome，SBS）亦称病态建筑物综合征，是指某些建筑物内由于空气污染、空气交换率很低，一直在该建筑物内活动的人群产生了一系列自觉症状（非特异性症状），而离开该建筑物后，症状即可消退。这种建筑物被称为不良或病态建筑物，这一系列症状称为“不良（病态）建筑物综合征”。SBS 的主要症状表现为：眼、鼻、咽、喉部位有刺激感，头痛，易疲劳，呼吸困难，皮肤刺激，嗜睡，哮喘等非特异症状。

“与建筑物有关的疾病”（building related illness，BRI）是指由于建筑物内的有害因素引起的疾病。这类疾病的确认，要求必须具有因果关系的确凿科学依据。必须证实其病因确实存在于建筑物内，必须除外其他暴露因素（例如职业暴露、大气污染等）的干扰，必须经过临床确诊为疾病。这类疾病的患者离开病因后，并称不能立即终止，需经过一个治疗和康复的过程。如军团病、室内变态反应原引起的过敏性皮炎、过敏性哮喘、氡引起的肺癌等。

SBS 与 BRI 的不同点。BRI 是室内病因已查实，疾病已被临床确诊，患者离开该建筑物后病情不会很快消退；而 SBS 是暴露者出现的一系列自觉症状，其原因尚不十分确定，离开该建筑物后，暴露的症状能很快消退。

（二）燃用煤气、液化石油气及其他液体燃料造成的室内空气污染及其对健康的影响随着能源工业技术的发展，并适应环境保护的需要，我国的一些大、中城市，家庭做饭、取暖一开始广泛使用煤气、液化石油气等气体燃料和煤油、汽油等液体燃料。

目前，家用的气体燃料主要包括煤气、液化石油气和天然气，一般通称为城市煤气。煤气的大致组成，一氧化碳约45%，氢气50%，二氧化碳5%，以及少量的氮气和甲烷等。液化石油气（liquified petroleum gas，LPG）是从石油开采和石油加工过程中取得的，主要组分是丙烷、丙烯、丁烷和丁烯等石油系轻烃类，在常温、常压下呈气态，但加压或冷却后很容易液化。天然气是多种气体的混合物，主要为甲烷（80%～95%）。国外的研究表明，气体、液体燃料燃烧生成的主要室内污染物是二氧化氮和一氧化碳。

1. 二氧化氮　气体燃料燃烧是居室内 NO_2 的主要来源。这可能是高温火焰下空气中氮气氧化的结果。研究表明，气体炉灶使室内 NO_2 的浓度超出室外水平，厨房的 NO_2 的浓度比卧室高。另外，室内 NO_2 浓度还表现出明显的季节性分布，在秋、冬季节较高。室内 NO_2 对人体健康的影响：

（1）对上呼吸道的刺激作用，NO_2 是刺激性气体，在 4.1～12.3 mg/m^3（1～3ppm）时即可嗅出，20.6 mg/m^3（5ppm）时吸入 10min 可引起人呼吸道阻力增加，53.4 mg/m^3（13ppm）时鼻腔和呼吸道粘膜出现明显的刺激反应，可引起咳嗽及喉头、胸部的烧灼感，在 411～617 mg/m^3（100～150ppm）下暴露 30～60min，可以发生喉头水肿，继而导致呼吸道阻塞，出现呼吸困难、发绀等症状，甚至因窒息而死亡。由于 NO_2 较难溶于水，所以对于上呼吸道及眼结膜的刺激作用较小，而主要作用于深部呼吸道、细支气管及肺泡。当他通过比较烦躁的气管和支气管而到达肺泡时，缓慢地溶于肺泡表面的水分中，形成亚硝酸和硝酸，对肺组织产生强烈的刺激作用和腐蚀作用，导致肺毛细血管壁通透性发生改变，使大量的血浆蛋白从血管中渗出，造成血管内胶体渗透压下降，过多的液体流入组织间隙而引起肺水肿，其作用的大小取决于接触时间长短和浓度大小。

（2）对血液影响，进入血液的亚硝酸和硝酸可以逐步与碱结合生成亚硝酸盐和硝酸盐，亚硝酸盐可使低铁血红蛋白变成高铁血红蛋白继而导致组织缺氧。

（3）促癌作用　动物实验表明 NO_2 具有促癌作用。

（4）NO_2 与其他污染物的联合作用　NO_2 与 SO_2 共存时，对健康成人肺功能的影响具有相加作用；NO_2 与 O_3 共存时，可产生协同作用；NO_2 与烃类共存时，在强烈日光照射下，可发生光化学反应，生成一系列光化学氧化物。

我国室内空气卫生标准 GB18883－2002 规定 NO_2 的标准是不得超过 0.24 mg/m^3（1 小时均值）。

2. 一氧化碳　一氧化碳是由含碳物质不完全燃烧而产生的一种有毒气体，无色、无臭、无味、无刺激性的略轻于空气，几乎不溶于水的一种窒息性气体。外环境 CO 主要来源于工业排放、汽车尾气、民用生活炉灶排放等；室内环境 CO 主要来源于人群吸烟、冬季燃煤取暖及烹饪等。CO 吸入时不为人们所觉察，它对人体的主要危害是引起组织缺氧，导致急性或慢性中毒甚至死亡。CO 随空气吸入人体，经肺泡进入血液循环，与血液中的血红蛋白（Hb）结合成碳氧血红蛋白（HbCO），其结合力比 O_2 与 Hb 的结合力大 200～300 倍，且 HbCO 的解离速度只是氧合血红蛋白（HbO_2）的 1/3600。因此 CO 与 Hb 结合成 HbCO，不仅减少了血红蛋白携带氧的能力，而且抑制和减缓了 HbO_2 的解析与氧的释放。

CO是一种非蓄积性毒物，它对人体的危害主要取决于空气中CO浓度、血液中HbCO饱和度、以及接触时间和肺通气量等。CO中毒症状与血液中HbCO的浓度有密切关系，HbCO含量在5%或5%以下时，视觉敏感度降低，行为和工作能力受到影响；7%时发生轻度头痛；12%时中度头痛、眩晕；25%时严重头痛、眩晕；45%～60%时除上述症状外，还发生恶心、意识模糊、昏迷；90%时死亡。长时间接触低浓度CO，是否会造成慢性中毒，至今尚有争论，但近年来动物实验及流行病学调查都证明长期暴露于低浓度的CO会对健康产生危害，特别是对神经系统和心血管系统有一定损害。CO可经胎盘弥散进入胎儿体内，作用于后代。孕妇若患急性的CO中毒，幸存后其胎儿可以致死或于出生后遗留神经障碍。

世界卫生组织（WHO）提出2.5%～3%HbCO为一般居民暴露极限值，即在此浓度下不会出现不良的主观感觉及病理改变，为了防止HbCO量超过2.5%～3%，对于非吸烟提出了暴露条件的指标，如下表16－3。

表16－3 非吸烟人群暴露条件指标

一氧化碳浓度	时间
125mg/m^3（100ppm）	不得超过15min
62.5mg/m^3（50ppm）	不得超过30min
31mg/m^3（25ppm）	不得超过1h
16mg/m^3（13ppm）	时间超过1h
12.5mg/m^3（10ppm）	暴露时间为8～24h

我国室内空气卫生标准GB18883－2002规定CO的标准是不得超过10 mg/m^3（1小时均值）。

（三）人工空气调节可能造成的空气污染状况及对健康的影响

根据建筑物和房间的不同要求，采用不同形式的空气调节装置，从而能同时控制室内的温度、相对湿度、通风量、空气洁净度、气流的运动和室内噪声声级。空气调节装置按空气处理设备的设置情况，可分为集中系统、半集中系统、全分散系统；按空气调节系统处理的空气来源，可分为封闭式系统、直流式系统和混合式系统。

空调系统造成室内空气污染的途径有：①新鲜空气不足，如采用封闭式空调系统时，因无室外新鲜空气（新风）补充，全部为再循环空气，此时在被调节房间如有人长时间停留、活动、工作或存在其他污染源，可导致室内一氧化碳、二氧化碳、可吸入颗粒物（IP）、挥发性有机化合物浓度增加和空气氟离子浓度减少；②空调系统新风采集口受到污染 空调系统新风采集口如果设置不当，可收到来自室外环境的干扰和污染，如工业企业排放的废气、公共建筑和场所排气口及机动车尾气排放等，尽管空调系统设有过滤器，但对上述污染源排放的硫氧化物、氮氧化物、多环芳烃、苯及其衍生物等有害物质并无消除作用；③过滤器失效 空调系统过滤器是供净化含尘空气的主要部件，可分为金属网格浸油过滤器、干式纤维过滤器和静电过滤器。可由于设计和运行管理失当，当过滤风速过大可将附着的灰尘吹进系统或非自动清洗的过滤器长久使用后，灰尘越积越多，过滤器阻力加大，有可能使气流冲破滤料，使过滤器丧失过滤能力，不仅本身形成一污染源，外环境尘粒污染物和回风中的可吸入颗粒物均可经空调系统在室内形成高浓度。当回风中存在细菌、病毒时，更是导致严重室内空气污染的潜在危险；④气流组织不合理　空调房间由于气流组织不合理导致气溶胶类污染物（微粒、细菌、病毒）在局部死角滞留、积累，形成室内空气污染；⑤水致空气污染　空调系统冷却水中可能存在一种嗜肺军团菌，大型建筑物的冷却水塔和冷、热水分布系统往往是军团菌气溶胶的来源，并通过空气传播开来。

1．空调综合征（air condition syndrome）　又称为“大楼综合征”，引起的原因是多方面的，在炎热的夏季、严寒的冬季、甚至舒适的过渡季节，门窗紧闭，人们自觉或不自觉地把自已关在空调房间内，并开始抱怨空气质量不好，继而出现疲乏、头痛、胸闷、恶心、甚至呼吸困难与嗜睡等症状。对发生“空调综合征”的房间空气质量监测表明，一氧化碳、二氧化碳、可吸入颗粒物等有害物质呈高浓度，大大超过国家规定的居住区大气中有害物最高容许浓度。

此外，常规设计的空气调节系统不能保证被调节房间空气中具有足够数量的负离子，也是产生空调综合征的原因。空气正负离子对于人体健康产生的影响，由于它们各自所带的电荷不同而存在着差异。一般来说，负离子对人体健康有利，能够起到镇静、催眠、镇痛、降低血压等作用；而正离子则相反，会引起失眠、头痛、烦躁、血压上升等不良反应。空调房间，甚至超净工作间，虽然恒温、恒湿、清洁，换气量也足够，但人们常常感到头昏脑涨、容易疲倦，胸闷气郁，毫无舒适感，也被认为是由于这类房间缺少空气负离子所致。

2．军团菌病（详见第三章，第四节）

五、改善居室环境质量的措施

居室内有害物质及影响因素很多，因此应针对其各自的特点，因地制宜，采取相应的措施，确保居室内有一个良好的卫生环境。为改善居室环境质量，通常应注意以下几个方面：

1．建房初期应合理规划，选择无污染地段进行建房；对已被污染的地面或土壤，应进行彻底清理后在进行施工；建筑物的设计应充分考虑居室的日照、采光和通风等内容。

2．居室装修时应选择符合国家标准的建筑装饰装修材料；新装修的房间应放置一段时间，在此期间应注意定时通风，待挥发性物质充分排出室外后再入住。

3．平时应保持室内整洁；经常注意室内换气通风，保持空气新鲜；设有空调装置的居室，应保持空调使用后能进入一定的新风量，空调过滤装置应定期清洗或更换，及时维修，以保证其效率。

4．改变能源结构，尽量使用天然气和液化石油气作为燃料，减少燃煤带来的不利影响；同时合理选用炉具、灶具以及提高抽油烟机的排烟效果。

5．购买和使用家用电器时，应充分了解电器的性能，正确掌握使用方法，杜绝不正确的操作带来的伤害。

6. 加强对居民卫生宣传教育，强化卫生意识，纠正个人不良卫生习惯，提倡不吸烟或限制居室吸烟范围；坚持合理的清扫卫生制度，养成清洁的卫生习惯。

（张 永 盛 欣 魏建荣）

第三节 膳食营养与饮食卫生

一、膳食营养

人体从外界环境中摄入食物来满足自身的生理需要以维持生存。人摄入的所有食物，包括一日三餐、零食、茶点小吃、水和饮料等，统称为膳食。人体依靠消化、吸收和利用膳食中的营养物质维持生命和繁衍后代。当膳食中的营养物质能够满足人体需要同时又不过剩时，人体就能够维持健康；而当膳食中的营养物质缺乏或者过剩时，人体健康就会受到损害。

因此，膳食是人类生存的物质基础，是人类在整个生命进程中维持生命和保持健康的重要因素。良好的膳食结构和生活方式，可以预防和控制疾病，促进健康。相反，营养缺乏和营养过剩都会带来相应的健康问题，甚至威胁生命。

膳食的摄取是每个人每一天都要面对多次的选择，科学指导广大人民群众选择有益健康的膳食是每一个社区保健医师的工作职责。

（一）膳食、食物与营养

1. 人类的膳食、食物和食物中的营养素 人类的膳食由多种多样的食物构成，大致可以分为以下5大类：粮谷类、蔬菜和水果、鱼禽蛋肉类、牛奶和豆类、油脂和精制糖等纯能量食物。每一类食物又有许许多多不同的品种：如粮谷类中就有大米、小米、小麦、燕麦、玉米、荞麦、高粱等等。

食物中能够被人体消化吸收利用的物质是营养素，营养素能够给人体提供生理活动和体力活动所需要的能量、提供构成人体细胞组织不断更新和生长发育所需要的材料、提供调节人体的生理活动并使人体物质代谢协调进行所需要的物质。

人体从食物中获取的营养素是人体维持生命与健康的必需营养物质，主要的营养素有6大类，它们是：蛋白质、脂肪、碳水化合物、矿物质、维生素和水。在上述6大类营养素中，有些营养素的需要量较大，所以称为宏量营养素：例如蛋白质、脂肪、碳水化合物；而那些需要量较小的则称为微量营养素：例如维生素和矿物质。

2. 营养素的重要功能和缺乏的表现 膳食营养素的功能主要是：供给人体能量；构建与修复人体组织器官、调节人体正常生理活动。

（1）能量营养素：人体在生命活动中需要能量，人体需要的能量来源于膳食中的能量营养素。能够在人体内氧化分解释放出能量以维持人的体温、供应生理活动和身体活动所需要的营养素是能量营养素。能量营养素有蛋白质、脂肪和碳水化合物。

不同的能量营养素在人体内氧化分解产生能量的不同，这是因为它们的能量系数不同。脂肪的能量系数最高，1克脂肪在体内氧化产生的能量为9.0kcal，1克蛋白质在体内氧化产生的能量为4.0kcal，1克碳水化合物在体内氧化产生的能量也是4.0kcal。

3种能量营养素在人体内除了提供能量外，都还具有各自特殊的生理功能并且彼此相互影响：如碳水化合物与脂肪的相互转化、碳水化合物与脂肪对蛋白质的节约作用等。所以三种能量营养素在总能量供给中应有适宜的比例：蛋白质占12%～15%、脂肪占20%～30%、碳水化物占55%～65%。

能量营养素普遍存在于各种食物中。粮谷类食物和薯类食物碳水化合物的含量较多，是膳食能量最经济最重要的来源；动物性食物含有较高的蛋白质和脂肪；蔬菜和水果一般能量较低。

能量营养素不足和过剩都会影响健康：前者使人体力下降、工作效率差、对疾病的抵抗能力降低，甚至影响生长发育和胎儿的生长；后者造成肥胖，导致多种慢性疾病如糖尿病、心脑血管疾病、癌症等的患病率明显升高。

（2）蛋白质：蛋白质是自然界动植物组织中存在的一大类有机化合物，是一切生命的物质基础，是人体最重要的营养素之一。

蛋白质的基本组成单位是氨基酸，氨基酸有二十余种，不同的氨基酸品种、数量和排列顺序组成了不同的蛋白质。人体需要而且又不能自身合成（或合成速度不能满足需要）的氨基酸叫做必需氨基酸。食物蛋白质所含有的氨基酸模式与人体蛋白质氨基酸模式越接近，其营养价值越高，例如动物性食物和大豆中的蛋白质。而植物性食物中的蛋白质往往缺乏某种或数种必需氨基酸导致营养价值降低。可以利用蛋白质的互补作用提高膳食蛋白质的营养价值，即将两种或两种以上的谷类和豆类食物混合食用，达到不同食物间相互补充其必需氨基酸不足、大大提高营养价值的作用。

蛋白质的生理功能主要是：构成人体组织器官的重要成分；供给人体能量；调节生理活动，如酶蛋白促进消化吸收、血红蛋白的携氧功能、血清蛋白的维持体液平衡作用、胰岛素、甲状腺素等。

蛋白质缺乏的主要表现是成年人的消瘦、体力和抗病能力低下、甚至水肿；孩子的生长发育迟缓、虚弱、表情淡漠、易感染等。蛋白质摄入过多，尤其是动物性蛋白质摄入过多也会对人体带来健康危害，不仅仅是肾脏负担的加重，还可加速骨钙的丢失。

（3）脂肪：营养学上的脂肪包括了脂肪（甘油三酯）和类脂（磷脂、糖脂、类固醇和固醇）两部分，是人体必需的一类营养素，也是人体的重要组成部分。

构成脂肪的脂肪酸有许多种，因其碳链的长短不同和碳链中不饱和双键的数目不同而分为长链脂肪酸（14碳以上）、中链脂肪酸（8～12碳）、短链脂肪酸（6碳以下）和饱和脂肪酸（不含不饱和双键）、单不饱和脂肪酸（只含有一个不饱和双键）、多不饱和脂肪酸（含有两个以上不饱和双键）。有些脂肪酸是人体必须从食物中获得的，也是人体健康所必需的，称之为必需脂肪酸，例如亚油酸。

脂肪的生理功能主要是：供给和储存能量；人体重要的构成成分；提供和促进脂溶性维生素的吸收；供给必需脂肪酸和固醇类营养物质。

脂肪缺乏的健康危害主要表现在必需脂肪酸的缺乏引起的生长迟缓、生殖障碍等方面。而脂肪摄入过多导致的肥胖、心脑血管疾病、高血压和癌症等慢性病患病率升高的问题已经引起重视。

（4）碳水化合物：碳水化合物也称为糖类，是由碳、氢、氧3种元素组成的一类化合物。可分为以下几类：单糖、双糖、寡糖和多糖。食物中能够被人体吸收利用的碳水化合物是单糖、双糖、多糖中的糖原和淀粉。而非淀粉多糖统称为膳食纤维，有可溶性纤维和不溶性纤维之分，其营养作用和健康作用日益得到重视和证实。

碳水化合物的主要生理功能是：提供和储存能量，不仅是最经济的能量来源，同时也是脑细胞能够直接利用的能量。是构成人体组织的重要物质。有节约蛋白质和抗生酮作用。膳食纤维的健康作用。

除了温饱问题尚未解决的地区和不科学的节食，碳水化合物的缺乏不常见。

（5）维生素：维生素是维持生命活动所必需的一类微量低分子有机化合物，即不提供能量，也不构成人体组织器官，但是维生素在人体内承担着非常重要的调节功能：调节能量代谢和物质代谢。维生素种类很多，其共同的特点是一定要从膳食中获取，虽然需要量很少，但如果获取不足就会发生缺乏症状，危害健康。按照其溶解性分为脂溶性维生素（维生素 A、D、K、E）和水溶性维生素（B 族维生素、维生素 C、叶酸、生物碱等）。

重要的维生素的生理功能和缺乏表现见表 16 – 4

表 16 – 4　重要的维生素功能和缺乏表现

维生素	主要生理功能	缺乏症状
维生素 A	构成视觉细胞内的感光物质	夜盲症、干眼病等
	维持上皮组织的完整	皮肤粗躁、毛囊角化等
	骨骼发育及免疫功能等	抵抗力低下等
维生素 B_1（硫胺素）	参与能量代谢等重要的生化反应	肌肉无力、厌食、水肿、心脏变大、脚气病（非脚癣）、全身性神经系统代谢紊乱
维生素 B_2（核黄素）	参与生物氧化与能量等	口角糜烂、唇炎、舌炎、阴囊皮肤病变等
维生素 D	调节钙代谢	佝偻病、骨质疏松症等
维生素 C	促进胶原的合成维持血管的正常抗氧化等	牙龈肿胀出血、伤口愈合迟缓、坏血病等

（6）矿物质：人体组织中含有的各种元素有 20 多种，在这些元素中，除了碳、氢、氧、氮组成有机化合物外，其余的统称为矿物质。含量大于人体重万分之一的矿物质是常量元素，有钙、磷、钠、钾、镁、氯、硫 7 种；含量小于人体万分之一的矿物质是微量元素，有铁、锌、铜、碘、钴、铬、钼、硒等。

矿物质的生理功能主要是：构成人体组织的重要成分；调节细胞的通透性和维持神经肌肉的兴奋性；同时很多种微量元素还是组成激素、维生素和酶的组成成分。

主要矿物质的生理功能和缺乏表现见表 16 – 5

表 16－5 主要矿物质的生理功能和缺乏表现

元素名称	主要生理功能	主要缺乏症状
钙	构成骨骼和牙齿的重要成分	佝偻病、骨软化、骨质疏松症
	维持神经肌肉的兴奋性	肌肉痉挛等
铁	组成血红蛋白	贫血、疲惫、生长发育缓慢、儿童认知能力下降等
碘	甲状腺素的组成成分	甲状腺肿大、呆小病等
锌	参与多种代谢促进生长发育等	生长发育迟缓、异食癖、免疫低下、性功能受损等
硒	抗氧化、抗肿瘤	克山病、大骨节病
	保护心血管和心肌健康	
	重金属解毒作用等	

3．膳食的营养作用——合理膳食是健康的最基本保障

人体的健康和寿命既受到先天遗传因素的影响，更和个人的生活方式密切相关。膳食营养为人体健康提供了重要的物质保证，是人体健康的基石。

中国居民的传统膳食以植物性食物为主，谷类、薯类和蔬菜的摄入量较高，鱼肉蛋奶等动物性食品的摄入量比较低，大豆和豆制品的摄入量也较低，是以植物性食物为主的膳食结构。以植物性食物为主的膳食结构的膳食能量基本可以满足人体的需要，但蛋白质、脂肪的摄入量较低，来自于动物性食物的营养素如铁、钙、维生素 A 摄入不足。营养缺乏症是植物性食物为主的膳食结构常见的营养问题。

随着经济的发展和人民生活水平的提高、食物的供应充足和丰富，中国居民，尤其是城市居民的膳食结构发生了巨大的变化：粮谷类食品的摄入量大幅度下降、动物性食品的摄入量大幅度上升，高能量、高脂肪的食物摄入量增加。同时，体力活动日益减少。因此，中国居民（特别是城市居民）的营养问题突出了双重性：营养缺乏症与营养过剩同时存在，肥胖、糖尿病、高血脂、癌症等慢性疾病的患病率不断升高。

大量营养与健康关系的研究结果证明，食物的合理搭配——平衡膳食能够保证营养平衡和促进健康。平衡膳食要由多种食物组成：粮谷类和薯类、蔬菜和水果、大豆及其制品、鱼肉蛋奶等动物性食品、油脂和糖等纯热能食品。这是因为每一类食品所含有的营养成分不同一种类和数量上都有所不同。除母乳外，任何一种天然食物都不能提供人体所需要的全部营养素。膳食的营养作用是膳食中的各种营养素共同发挥的，用天然食物合理搭配出来的膳食完全可以满足人体的营养需要，同时还可以避免脂溶性维生素和某些矿物质过多造成的中毒危险。

《中国居民膳食指南》和中国居民平衡膳食宝塔（图 16－1）为我们提出了营养上比较理想的膳食模式。是人们日常生活中应该遵循的膳食选择原则。

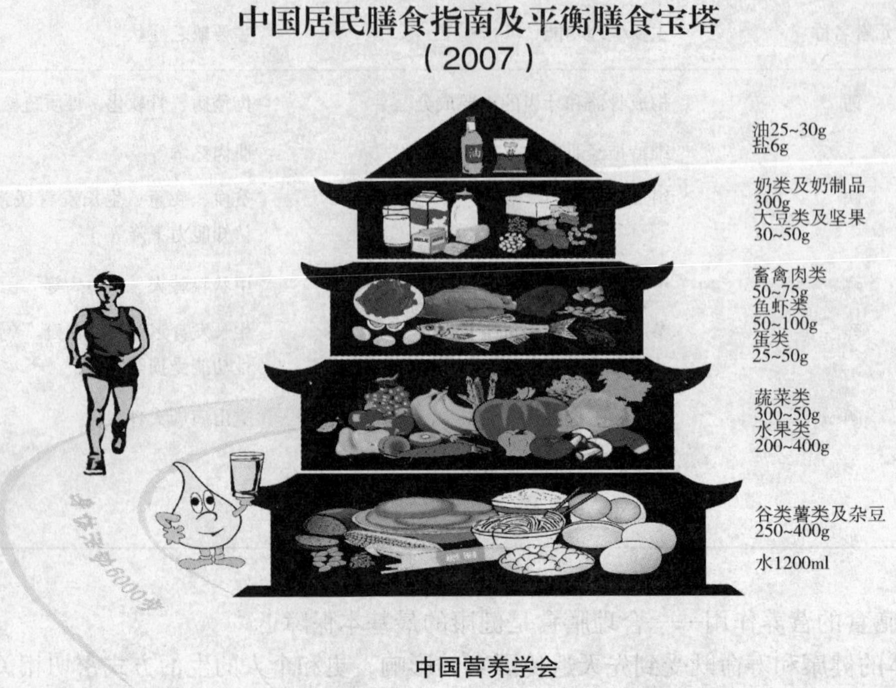
中国居民膳食指南及平衡膳食宝塔
（2007）
油25~30g
盐6g
奶类及奶制品
300g
大豆类及坚果
30~50g
畜禽肉类
50~75g
鱼虾类
50~100g
蛋类
25~50g
蔬菜类
300~50g
水果类
200~400g
谷类薯类及杂豆
250~400g
水1200ml
中国营养学会

图 16－1　中国居民平衡膳食宝塔

中国营养学会提出的“中国居民平衡膳食宝塔”，为健康成年人提出了平衡膳食的食物模式。

谷类、薯类及杂豆：谷类食物是我国居民传统膳食的主体，一般成年人以每天摄入 250～400g 为宜。要注意粗细粮搭配，经常吃粗粮、杂粮。最好每天吃 50～100g 的粗粮或全谷类食物，并注意增加薯类的摄入。

蔬菜、水果：是平衡膳食的重要组成部分。建议成年人每天吃蔬菜 300～500g，最好能有一半是深色蔬菜，水果 200～400g。

动物性食物（鱼、禽和瘦肉）：是优质蛋白质、脂类、脂溶性维生素、B 族维生素和矿物质的良好来源，也是平衡膳食的重要组成部分。成人每天推荐食用量为：鱼虾类 50～100g，蛋类 25～50g，畜禽肉类 50～75g。

奶类、大豆类：建议每人每天饮 1～2 杯奶（200～400g），摄入 30～50 克大豆。饮奶量较多、有高血脂或超重、肥胖倾向者应选择低脂、脱脂奶及其制品。

食用油：为防止脂肪摄入过多，建议每人每天烹调用油摄入量不超过 25g。

食盐：每人每日摄入量应控制在 6g 以下。

（二）膳食营养与疾病的预防

膳食营养与人体的健康和疾病的预防关系非常密切：如营养缺乏导致身体的各项生理功能下降、对致病因子的抵抗能力下降、营养缺乏症等；又如营养过剩造成的肥胖、高血脂症与心脑血管动脉硬化等疾病、糖尿病的患病率升高。20 世纪的前 50 年，营养科学以研究营养缺乏病、制定人体营养需要量为主，下半世纪则开始转向如何预防因营养过剩导致的慢性非传染性疾病。

用平衡膳食取代不合理的膳食，改善营养状况，不但能够预防疾病的发生，还能够控制和减缓疾病的发展，达到提高生活质量的目的。

1. 营养与免疫系统　免疫力是人体对疾病的抵御能力，是人体对各种致病因子（包括外源性的和内源性的）作出的应答反应。免疫力的正常与否直接关系着人体的健康状态。

免疫系统由免疫器官、免疫细胞和免疫因子组成，包括骨髓、胸腺、淋巴结、脾脏、外周淋巴组织、血液和淋巴液中的部分细胞、抗体等。免疫系统需要多种营养素和充足的能量建造和维持正常工作，其中比较重要的有蛋白质、能量、维生素 A、维生素 C 和微量元素锌、硒等。

营养缺乏时，尤其是蛋白质和能量缺乏时，人体的免疫系统面临双重的威胁：致病因子对免疫系统的破坏和没有修复、生产免疫蛋白与免疫细胞的原料。而营养过剩时，体内有大量的脂肪、过氧化物、代谢产物等内源性致病因子需要清除，免疫系统的免疫监视和免疫自稳工作量大大增加，致使免疫系统负荷过重，无法完成。

另外，在某些食物中还存在着一些具有调节免疫功能的生物活性物质，如皂甙、黄酮、多糖等，适当的食用可以起到免疫调节的作用。

2. 膳食营养与慢性疾病的预防　有科学证据证实与营养关系密切的慢性病有肥胖、高血压、心血管疾病、脑血管疾病、糖尿病、癌症、痛风等。这些慢性疾病可以通过控制饮食预防、控制疾病的进展、减少并发症的发生。

（1）肥胖症：肥胖不单纯是一种现象，而且是一种疾病。分为单纯性肥胖和继发性肥胖。许多慢性疾病都与肥胖有关：糖尿病、胆囊疾病、血脂异常、冠心病、高血压、脂肪肝、痛风等等。

肥胖按照体质指数的数值判断并分类，世界卫生组织的判定标准是体质指数在 25.0～29.9 的为超重；大于 30 则为肥胖。

体质指数的计算公式为：体质指数＝体重（千克）/身高（米）的平方

肥胖的形成主要是长期能量摄入过高和身体活动量少，造成体脂肪堆积，占体重的百分比过高。

预防和控制肥胖症的原则是控制总能量摄入；限制脂肪的摄入；适量摄入碳水化合物并适量增加蔬菜和水果；同时增加体力活动。

（2）糖尿病：糖尿病是糖、蛋白质及脂类代谢紊乱的一种综合征，典型症状是“三多一少”。但相当一部分人血糖升高，没有明显症状。糖尿病的并发症是致死和致残的主要原因。在用药物治疗的基础上合理安排患者的饮食能辅助治疗、减少并发症的发生发展。

糖尿病的饮食原则是：控制总能量以保持适宜体重（正常体重或略低为宜）；控制脂肪的摄入（膳食脂肪提供的能量应低于 25%）；供给适量的碳水化合物和充足的膳食纤维（重视选择血糖生成指数低的食物）；供给充足的蛋白质和多食蔬菜等。

（3）血脂异常：血脂异常是冠心病、脑卒中等疾病的危险因素。血脂主要包括甘油三酯、胆固醇。血液中的甘油三酯主要来源于食物中的脂肪；胆固醇则来源于食物和体内合成两个方面。

常见的血脂异常是高脂血症：高胆固醇血症、高甘油三酯血症、低高密度脂蛋白血症和混合性高脂血症。

高脂血症的饮食原则是：低能量、低胆固醇、低脂肪、低糖和高膳食纤维。

(4) 癌症：改变膳食结构可以预防1/3的癌症，尤其是肠癌和乳癌。

世界癌症研究基金会的饮食防癌建议是：

在正常体重范围内尽可能地瘦。将从事积极的身体活动作为日常生活的一部分。限制摄入高能量密度的食物（尤其是高糖、或低纤维、或高脂肪的加工食品。）避免含糖饮料。多吃各种蔬菜、水果、全谷和豆类。限制红肉（猪肉、牛肉、羊肉）摄入，避免加工的肉制品。限制含酒精饮料。限制盐腌食品或用盐加工的食品。避免发霉的谷类或豆类。通过膳食本身满足营养需要。不推荐使用膳食补充剂预防癌症。

(5) 高尿酸血症和痛风：痛风是嘌呤代谢紊乱引起的疾病，嘌呤代谢的产物尿酸在血液中积聚引起高尿酸血症；尿酸钠结晶的聚集物沉积在关节内和关节周围引起痛风。

痛风素有富贵病之称，高嘌呤饮食、酗酒、肥胖等均可导致高尿酸血症和痛风。

痛风患者的饮食原则是：限制总能量的摄入防止肥胖；避免饮酒；选用低嘌呤食物。

(三) 社区营养

社区营养是公共营养的重要组成部分。是从社会角度研究人类营养问题的理论、实践和方法。社区营养是营养学在社会全体人群中的应用与实践：以社区人群营养状况为基础，研究社区人群营养状况以及造成和决定营养问题的原因和条件，最终有针对性地提出解决营养问题的措施。

1. 社区营养的工作内容　影响社区人群营养状况的因素非常多，因此社区营养研究的领域也就非常的广泛。有营养科学方面的，如人群的营养素供给量、营养状况评价、人群食物结构等；也有社会科学方面的，如社会经济学、食物与经济、饮食文化、营养健康教育、法制与行政干预等。

社区营养的主要工作内容有：膳食营养素参考摄入量的制、修订；居民膳食指南的制、修订；人群营养调查与营养监测；营养的健康教育与健康促进；制定有关食物营养的政策法规，落实营养措施及改善营养状况等。

2. 社区营养的特点　社区营养的特点是：社会性、宏观性、实践性和多学科性。

(1) 社会性：对人群营养状况的了解、阐述和解决都离不开社会和人群的参与，特别是提出改善人群营养状况措施和实施，必须要考虑到和涉及营养领域外的经济发展、农业发展等社会政治经济方面。

(2) 宏观性：研究整体人群的所有营养问题就必须宏观地看待人群的营养问题。

(3) 实践性：要使人群真正得到营养状况的改善，必须从实践中找出人群普遍存在的营养问题，并提出可操作，可实践的解决措施和方法。

(4) 公共营养的多学科性：从多方面去分析产生和决定人群营养问题的条件，不仅仅是人群的膳食、饮食习惯、食物供应，还有经济条件、农业生产甚至文化和宗教信仰等等，涉及的学科不仅仅是营养学、医学，还有基因学、人类学、社会学、经济学甚至政治学。

3．中国膳食营养素参考摄入量（DRIs）

（1）膳食营养素参考摄入量是营养学家们根据有关营养素需要量的科学知识提出的衡量各类人群膳食营养素摄入数量的适宜尺度，是我们评价膳食营养素供给数量的依据，也是帮助个体和人群制定膳食计划的工具。

中国营养学会研究了最近十年来膳食营养素参考摄入量领域的新进展，于2000年10月出版了《中国居民膳食营养素参考摄入量——Chinese DRIs》。

（2）膳食营养素参考摄入量（DRIs）的主要内容：膳食营养素参考摄入量（DRIs）是营养学家为帮助人们（个体和人群）安全地摄入各种营养素，避免可能产生的营养素缺乏或营养素过多的危害，根据有关营养素需要量的知识提出的一组每日平均膳食营养素摄入量的参考值。

膳食营养素参考摄入量（DRIs）是在膳食营养素推荐量（RDAs）的基础上发展起来的。它包括了由4个内容组成的一组数值：平均需要量、推荐摄入量、适宜摄入量和可耐受最高摄入量。

平均需要量（EAR）：根据个体需要量的研究资料计算得到的群体中各个体需要量的平均值。平均需要量只能够满足群体中50%成员的需要，而另外的50%成员则不能满足。平均需要量是制定推荐需要量的基础。

推荐摄入量（RNI）：推荐摄入量相当于传统使用的“每日膳食营养素推荐量（RDAs）”，是以平均需要量为基础用统计学的方法制定出来的。推荐摄入量能够满足群体中97%～98%成员的需要。其主要用途是作为个体每日该营养素的目标值。推荐给健康个体膳食营养素摄入的目标而不是评价标准．推荐摄入量能在高水平上满足营养需要量，既满足健康需要又有健康储备。

适宜摄入量（AI）：通过观察或实验获得的健康人群某种营养素的摄入量．有些营养素的个体需要量资料缺乏，无法计算出平均需要量，因此也就无法制定出推荐摄入量。这些营养素的摄入量数值是通过健康人群摄入量的观察或实验获得的。适宜摄入量的准确性低于推荐摄入量。可作为个体营养素摄入目标和限制过多摄入的标准。

可耐受最高摄入量（UL）：平均每日可以摄入该营养素的最高量，是日常摄入量的高限。由于营养素和各种化学成分一样，摄入过量时有可能产生不良作用。可耐受最高摄入量是基于危害确认和剂量反应评估制定的安全上限．当摄入量超过可耐受最高摄入量进一步增加时，发生毒副作用的危险性增加．对健康的损害危险性也在增加。

（3）膳食营养素参考摄入量（DRIs）的应用：膳食营养素参考摄入量（DRIs）主要应用于以下两个方面：评价膳食营养质量与计划设计合理营养的膳食。前者作为衡量的尺度，后者则作为设计的目标。

1）评价膳食质量：用膳食营养素参考摄入量（DRIs）作评价膳食营养质量的一个尺度，可以衡量人们从膳食中摄入的营养素是否适宜。这个尺度可以用于评价个体，也可以用于评价群体。中国居民膳食营养素参考摄入量（DRIs）是一组数值指标，在评价个体和群体时应根据需要选择不同的膳食参考摄入量中不同的数值指标。

2）设计合理膳食：合理膳食是既能满足健康需要，营养充足而又不过量的的膳食。设计膳食的目的就是使膳食中的营养素达到或接近其推荐摄入量或者适宜摄入量。设计合理膳食需要在确定营养素摄入目标后，制定食物消费计划。

4. 社区营养调查　社区营养调查的目的是发现社区居民中普遍存在的营养问题并提出解决措施。营养调查的工作内容有4个部分：膳食调查、体格测量、营养缺乏症的临床检查、营养状况实验室检测。

（1）膳食调查与常用的膳食调查方法简介：膳食调查既是营养调查的基本组成部分，本身又是独立的内容。常用的膳食调查方法有记录法（包括食物的称重记录和消费记账记录）和询问法。每种方法都有各自的优缺点。

称重法：用称量工具对调查对象（一个单位或家庭或个人均可作为一个调查对象）一日三餐和所有零食的食物量进行称重或估计，调查时间一般为3～5天，从而了解被调查对象当前食物的消耗情况。称重法的优点是能获得较为准确的食物摄入量，也能看出一日三餐的食物分配情况，缺点是对调查者的技术技巧和调查对象合作配合要求较高，同时花费的人力和时间多。

记账法：是膳食调查最早和最常用的方法。调查者通过记录一定时间内的食物消耗总量和就餐人数的账目，计算出每人每天各种食物摄入量。该方法的记录可以是调查者，也可以是调查对象自己。纪录的主要内容有：食物的消耗量——包括食物详细的库存量、购入量、废弃量、节余量等；每一餐就餐的人数及人们的性别、年龄、生理状况和劳动强度等。这种方法的优点是操作简单，费用低，人力少。缺点是难以分析个体的膳食摄入量。

膳食回顾法：此种方法是询问法中最常用的，用问答的方式来回顾性的了解调查对象一定时间内摄入的所有食物和量化估计，受应答者的记忆能力影响很大，结果欠准确。

食物频率法：估计被调查者在指定的一段时间内吃某种食物的频率的一种方法。以问卷的形式进行膳食调查。问卷包括两方面，食物名单和食物的频率。该方法的优点使能够迅速得到日常食物摄入种类和摄入量，反映长期营养摄取模式。缺点是食物摄取量的估计误差大，准确性差。

化学分析法：在实验室中测定调查对象一日内全部食物的营养成分，准确的获得膳食中各种营养素的数量。最准确的是双份饭法，制作相同的双份饭菜，一份供食用、一份做检验样品。优点是最可靠准确得到食物中各种营养素的实际摄入量，缺点是操作复杂，代价高。

（2）体格测量：人体测量资料可以作为营养状况的综合观察指标，因为从身体的形态和人体测量资料能够反映出营养状况，体格的大小和生长速度是营养状况的灵敏指标，能比较好的反映营养状况。特别是学龄前儿童的体测结果，常被用来评价一个地区人群的营养状况。不同的年龄组选用不同的体格测量指标。

常用的体格测量指标有身高（身长）、体重、上臂围、头围、皮褶厚度、腰围、臀围、坐高、胸围、膝高等，可根据不同的调查需要选择。

体质指数（BMI）：体质指数是评价18岁以上成人群体营养状况的常用指标。它不仅对反映体型胖瘦程度较为敏感，而且与皮褶厚度、上臂围等营养状况指标的相关性也较高。

体质指数的计算公式：体质指数（BMI）＝体重（kg）／〔身高（m）〕^{2}

世界卫生组织对成年人 BMI 的划分：< 18.5 为低体重（营养不足），18.5 ~ 24.9 为正常，≥25.0 为超重，25.0 ~ 29.9 为肥胖前状态，30.0 ~ 34.9 为一级肥胖，35.0 ~ 39.9 为二级肥胖，≥40.0 为三级肥胖。

国际生命科学学会中国办事处中国肥胖问题工作组提出对中国成人判断超重和肥胖的界限值：BMI < 18.5 为体重过低，18.5 ~ 23.9 为体重正常，24.0 ~ 27.9 为超重，≥28.0 为肥偶

(3) 营养缺乏病的临床检查：营养缺乏病是由于长期缺乏某一种营养素或几种营养素引起的一系列临床症状。发病原因大致有：膳食营养素摄入不足，消化吸收障碍，机体代谢障碍，需要量增加和疾病因素等。营养缺乏病的症状和体征比较复杂，首先因为轻度的营养缺乏病很不典型，第二是因为有些营养缺乏病的症状和体征不是特异性的，其他因素也可以引起。所以，在营养缺乏病的临床检查时要特别注意的问题一是仔细，不要有遗漏；二是注意鉴别诊断；三是查体时应全面记录。

(4) 营养状况实验室检测：营养状况的实验室检测是借助生化等实验手段检测人体血液、尿液、毛发等生物样品，可以发现临床症状出现以前的营养素缺乏，营养素储备水平低下或营养过剩等营养问题。营养状况实验室检测项目根据需要决定。如血中的总蛋白质、清蛋白、总胆固醇、高密度脂蛋白胆固醇、低密度脂蛋白胆固醇、极低密度脂蛋白、总甘油三酯、葡萄糖、胰岛素和胰高血糖素、血红蛋白；尿中的尿糖、维生素 B1、尿核黄素等。

5. 营养教育与健康促进　营养教育与健康促进是改善营养状况的重要措施和有效手段。通过营养知识的传播和行为干预，帮助社区居民树立健康意识，不断提高对营养与健康的认识水平，掌握营养知识并自觉地付诸行动，消除或减少不利于健康的膳食影响因素，达到改善营养状况、预防营养性疾病的发生、促进健康的最终目的。

二、食品安全与饮食卫生

"民以食为天"，"食以洁为先"，再没有比食品安全更让人们关注的问题了—因为没有一个人能离开食品生存、生活；而人们在享受美味食品的时候，绝不想让食品中掺杂半点有毒有害物质，危害他们的健康、危及他们的子孙后代。

食品安全的定义是（世界卫生组织，1984）："生产、加工、储存、分配和制作食品过程确保食品安全可靠、有益于健康并且适合人消费的种种必要条件和措施"。而对食品安全（世界卫生组织，1996）的解释则是："对食品按其原定用途进行制作和/或食用不会使消费者受害的一种担保"。食品是人类赖以生存的物质基础，而食品安全就是人类健康的重要保证。

（一）食品污染及其预防

食品本身一般不含有有毒有害物质或含量极少，但是食品从种植、养殖到生产、加工、储存、运输、销售、烹调直至餐桌的整个过程中的每个环节都有可能受到有毒有害物质的污染，导致食品的不安全。

食品污染的概念：外来的有毒有害物质在食品生产的各个环节中进入食品，并随食品进

入人体，对人体健康造成损害，例如急性食物中毒与食源性疾患；致癌、致畸、致突变等。

食品的不安全主要是食品受到了各种各样的污染。食品污染是全世界的问题，并没有因为科技的进步和经济的发达而减少。相反，科技的发展，可以使人们发现的更多，例如英国的疯牛病（牛海绵状脑病）与人的克－雅氏病；比利时的二恶英（人类一类致癌物、具有严重的生殖毒性、免疫毒性和内分泌毒性）。

1. 食品污染物的分类　人类社会的发展和科学的进步，使人类的食品生产与消费活动发生了巨大的变化：大规模的农业生产所使用的化肥和农药、工业生产产生的环境污染物污染了土壤、空气和水、食用动物（畜、禽、鱼等）和动物产品（鸡蛋、牛奶等）饲养中使用的饲料添加剂和兽药、食品加工中使用的各种食品添加剂等等，都可能对食品造成污染，使人类食品的安全受到威胁。

食品污染物的种类主要是3类：

生物性污染（微生物、寄生虫和昆虫等）；

化学性污染（工业废弃物、环境污染物、农药化肥等）；

物理性污染（非食品杂物的混入、放射性物质的污染等）。

2. 食品的微生物污染　食品的微生物污染是食品生物性污染中最常见的一种。食品中的污染物为细菌及细菌毒素、霉菌及霉菌毒素。食品微生物污染的主要健康危害是造成食物中毒和人畜共患传染病，霉菌毒素还能导致癌症的发生。

食品的微生物污染不仅降低了食品的卫生质量、导致健康危害，还造成食品的腐败变质，使食品丧失食用价值、造成巨大的经济损失。

（1）不同的食品微生物污染物对人体的致病能力不同，可分为直接致病微生物、条件致病微生物和非致病性微生物。

1）直接致病微生物：包括致病性细菌、人畜共患传染病病原菌和病毒、产毒霉菌和霉菌毒素等。直接致病微生物能直接对人体致病并造成健康危害。如痢疾杆菌、沙门菌、口蹄疫病毒和黄曲霉等霉菌产生的黄曲霉毒素等。

2）条件致病微生物，又称为相对致病微生物：在通常条件下不致病，在一定（特殊）条件下才有致病能力的微生物。如蜡样芽孢杆菌等。

3）非致病性微生物：包括非致病菌、不产毒霉菌、酵母等。非致病性微生物虽然对人体无害，但能引起食品腐败变质。

（2）食品的细菌污染

1）大多数食品微生物污染是食品的细菌污染。常见的食品细菌有假单胞菌属、微球菌属和葡萄球菌属、芽胞杆菌属、弧菌属和黄杆菌属、嗜盐杆菌属和嗜盐球菌属、乳杆菌属。

2）常用食品细菌污染的检验指标及卫生学意义：菌落总数：在被检样品的单位重量（g）、容积（ml）或表面积（cm^2）内所含能在严格规定条件下（培养基及其pH值、培养温度与时间、计数方法等）培养，所生成的细菌菌落总数，以菌落形成单位cfu表示。

菌落总数的卫生学意义主要是作为食品清洁程度的标志，用于监督食品的清洁状态；同时也可用于预测食品耐贮藏的期限。

大肠菌群：大肠菌群是包括肠杆菌的埃希菌属、柠檬酸杆菌属、肠杆菌属和克雷伯菌属等的一组细菌。它们均来自人和温血动物的肠道，需氧和兼性厌氧，不形成芽胞，在35℃～37℃下能发酵乳糖产酸产气的革兰阴性杆菌。食品中大肠菌群的数量是采用相当于100g或100ml食品的最近似数来表示（MPN）。

大肠菌群的卫生学意义：由于大肠菌群直接来自人与温血动物的粪便，因此将其作为食品受到粪便污染的标志和食品可能受到肠道致病菌污染的指示菌。

致病菌：可以使人发生疾病的细菌。食品中不得检出。

（3）食品的霉菌及霉菌毒素污染：霉菌是真菌的一部分，霉菌的菌丝体发达而又没有子实体。霉菌污染食品不仅可以使食品发霉、降低营养价值和丧失食用价值，还由于有些霉菌产生毒素可以引起食物中毒和远期危害。

1）影响霉菌在食物中生长和产毒的条件主要有食品的水分含量、环境的温湿度以及通风情况等。

2）常用霉菌污染的检验指标：霉菌计数、霉菌菌相。

霉菌计数是单位重量或体积的食品中霉菌的总数。

霉菌菌相是共存于食品中的霉菌种类及其相对数量的构成。

3. 食品的腐败变质　食品的腐败变质是指食品在一定环境因素影响下，主要由微生物的作用而引起食品成分和感官性状发生改变、降低或失去食用价值的一切变化。例如粮食的发霉、蔬菜水果的腐烂、肉类的腐臭等。

（1）食品腐败变质的原因和条件：食品本身的组成和性质，如营养成分组成、水分、pH值、渗透压等；环境因素，如温度、湿度、阳光紫外线、氧气等；微生物（主要是细菌、酵母菌和霉菌）的作用。

（2）食品腐败变质的鉴定：食品腐败变质的实质就是食品的营养成分在微生物的作用下分解。食品腐败变质发生的感官变化是食品的色香味形改变得让人无法接受：如蛋白质分解为氨基酸，进而分解成组胺、尸胺、腐胺等恶臭的物质；脂肪酸败产生酮和酮酸、醛等有"哈喇味"的羟基化合物；碳水化合物发酵分解，酸度升高等。

食品腐败变质的鉴定从感官、物理、化学和微生物4个方面进行。

4. 防止食品腐败变质的主要措施　防止食品腐败变质的主要措施是针对食品腐败变质的原因和条件采取的控制措施，一是对食品本身进行加工处理，改变食品的温度、水分、渗透压等；二是将食品中的微生物杀灭或降低其生长繁殖的能力；三是改变保存食品的环境；从而达到延长食品可供食用的期限—保存期延长的目的。

常用的食品保存方法有：

（1）低温保存——冷藏和冷冻。

（2）高温杀菌后保存。

（3）脱水与干燥保存。

（4）食品腌渍和烟熏保存。

（5）辐照灭菌后保存。

5. 食品的化学污染及其预防　食品的化学污染是食品被有毒有害的化学物质污染造成的。食品的化学污染物种类繁多，来源复杂。主要有来自生产、生活和环境中的污染物（如农药、有害重金属等）；食品生产使用的工具、容器、包装材料中的溶出物等；食品生产中不当使用的食品添加剂；还有在食品加工储存过程中产生的有害物质（如丙烯酰胺等）。

常见的化学污染物及其预防措施：

（1）农药："农药是用于预防、消灭或者控制危害农业、林业的病、虫、草和其他有害生物以及有目的地调节植物、昆虫生长的化学合成或者来源于生物、其他天然物质的一种物质或者几种物质的混合物及其制剂。"——国务院《农药管理条例》。目前我国使用的农药有上千种之多，其用途有杀虫、杀菌、除草、杀螨、杀鼠、落叶、植物生长调节等。使用最多的是杀虫剂、杀菌剂和除草剂。

农药污染食品可以通过多种途径：直接污染和通过环境污染是最主要的两种。食品中常见的农药污染是有机磷农药、拟除虫菊酯类农药和氨基甲酸酯类农药。

预防农药污染的主要措施：加强农药使用的管理；安全正确使用农药；严格控制食品中的农药残留量；研制农药新品种。

（2）有害金属：有一些金属在较低摄入量时就会对人体产生明显的毒性作用，如铅、砷、汞、镉；还有许多金属摄入过量时也会对人体产生较大的毒性作用。因此，食品中含有过量的有害金属会对健康造成危害。

食品中有害金属的来源主要是某些地区特殊的自然环境、环境污染（工业三废）和食品生产、储运等过程中使用的机械管道、容器和添加剂等。

有害金属对人体的危害以慢性中毒和远期效应为主，这是因为有害金属进入人体后排出缓慢，导致蓄积中毒。

预防有害金属污染食品的主要措施：消除污染源——治理环境污染；制定食品中有害金属限量标准并严格执行之；正确选择食品加工包装等的原材料和食品添加剂等。

（二）食源性疾病与食物中毒及其预防

食源性疾病是因摄入食物或饮水而引起的感染性或中毒性疾病。全世界每年有数十亿人患食源性疾病。

1. 食源性疾病与食物中毒　WHO 为食源性疾病定义为："食源性疾病是指通过摄食进入人体内的各种致病因子引起的、通常具有感染性或中毒性质的一类疾病。"

（1）食源性疾病的基本要素：致病因子（病原体）由食物带入人体；食物是疾病传播的媒介；疾病的临床特征为急性中毒或感染性表现。

（2）食源性疾病的病原体可概括为生物性、化学性和放射性 3 大类。常见的是前两类。

生物性病原体：细菌及其毒素、霉菌及其毒素、寄生虫及其虫卵、病毒、有毒的生物性食品（有毒动植物）。

化学性病原体：有毒金属、农药等。

（3）食源性疾病包括了食物中毒、食源性肠道传染病、食源性寄生虫病、食源性变态反应性疾病等等。

2. 食物中毒　食物中毒是食源性疾病中最多见的一种。是指摄入了含有生物性、化学性有毒有害物质的食品或把有毒有害物质当作食品摄入后所出现的非传染性（不属传染病）的急性、亚急性疾病。

（1）中毒食品：引起食物中毒的食品为中毒食品，中毒食品含有有毒有害物质，其有害物质包括生物性的（细菌及其毒素、真菌及其毒素）、化学性的和有毒动植物。

中毒食品有被致病菌和/或毒素污染的食品、被有毒有害化学品污染的食品、外观与食物相似而本身含有有毒有害成分的物质（如毒蘑菇）、本身含有有毒物质而加工烹调不当未能将毒物去除的食品（如扁豆）、由于储存不当在储存过程中产生有毒物质的食品（如发芽土豆）。

（2）食物中毒的发病特点：食物中毒发生的主要原因各不相同，但发病具有以下共同特点。

①潜伏期短，发病急剧，短时间内可能有多人同时或相继发病；②发病与进食食物有关，病人均在相近时间内食用过同一种食物 ，未食者不发病。停止该食品食用后发病很快停止；③同一起食物中毒的病人临床症状基本相同，大多数食物中毒以恶心、呕吐、腹痛、腹泻等胃肠道症状为主；④无人与人之间的直接传染。

（3）食物中毒的分类：食物中毒一般按照造成中毒的病原物分为五类。

细菌性食物中毒、真菌及其真菌毒素食物中毒、动物性食物中毒、有物食物中毒、和化学性食物中毒。

（4）食物中毒的流行病学特点：①发病的季节性特点：细菌性食物中毒在高温高湿季节高发；②引起食物中毒的食品以动物性食品（肉和肉制品）多见；③食物中毒的病原物以细菌最多，其次是化学物质。

3．常见食物中毒及预防措施　由于食物中毒是摄入了含有生物性、化学性有毒有害物质的食品或把有毒有害物质当作食品摄入后所出现的非传染性（不属传染病）的急性、亚急性疾病，因此，食物中毒的预防就是一要严格控制食品生产、加工、制备等过程中的各个环节，防止各种污染物对食品造成污染；二要保证食品安全的储藏。

（1）WHO 推荐的食品安全制备原则是预防食物中毒的良好规范。

1）保持清洁：拿食品前要洗手，准备食品期间经常还要洗手。便后洗手。清洗和消毒用于准备食品的所有场所和设备。避免虫、鼠及其他动物进入厨房、接近食物。

2）生熟分开：生的肉、禽和海产食品要与其他食物分开存放。处理生的食物要有专用的设备和用具，例如刀具和切菜板。使用器皿储存食物以避免生熟食物互相接触。

3）做熟：食物要彻底做熟，尤其是肉、禽、蛋和海产品。汤、煲等食物要煮开，以确保食物中的温度达到70℃。最好使用温度计监测加热温度。熟食再次加热要彻底。

4）保持食物的安全温度：熟食在室温下不得存放 2 小时以上。所有熟食和易腐烂的食物应及时冷藏（最好在5℃以下）。即使在冰箱中也不能过久储存食物。

5）使用安全的水和原料：食用安全的水，或在使用前进行处理以保安全。挑选新鲜和有益健康的食物。选择经过安全加工的食物，例如经过低热消毒的牛奶。水果和蔬菜要洗干净，尤其是生食的果蔬。不吃超过保质期的食物。

（2）细菌性食物中毒：细菌性食物中毒是食物中毒中最常见的一类，是指由于吃了含有大量活的致病菌或其毒素而引起的中毒。其中毒机制包括感染型、毒素型和混合型。

细菌性食物中毒具有明显的季节性：夏秋季（5～10 月）高发。造成细菌性食物中毒的食物以动物性食品为主，植物性食品主要是剩生米饭、自制发酵食品等。一般来讲，细菌性食物中毒病程短、恢复快、预后好。

细菌性食物中毒发生原因和条件是①细菌污染了食品；②被污染的食品在适宜的温度和湿度下放置导致细菌大量繁殖并产生毒素；③食用前未彻底加热，没有将食品中的细菌杀灭或破坏毒素。

常见的细菌性食物中毒有：沙门菌食物中毒、葡萄球菌食物中毒、副溶血性弧菌食物中毒等。

沙门菌食物中毒的特点：中毒食品多为动物性食品，主要是肉类，夏秋季为主要发病季节。潜伏期一般4～48小时，临床症状以全身感染引起的发热和急性胃肠炎为主：恶心、呕吐、腹痛、腹泻（水样便，数次至数十次不等）、体温较高（38～40℃），病程一般3～5天。

葡萄球菌食物中毒的特点：中毒食品主要是奶和奶制品、蛋和蛋制品等动物性食品，夏秋季节高发。潜伏期短，1～6小时，剧烈呕吐和恶心、上腹部疼痛为主，腹泻较轻，体温一般正常。病程一般1～2天。

副溶血性弧菌食物中毒的特点：中毒食品主要是海产品和腌制品。潜伏期一般为11～18小时，上腹脐周阵发性绞痛、腹泻（少量病人出现洗肉水样便，几次到几十次/日），体温升高，失水过多者可引起虚脱和休克。病程一般1－3日。

（3）化学性食物中毒：化学性食物中毒食品主要有：被有毒有害的化学物质污染了的食品、将有毒有害的化学物质误认为食品食用等。化学性食物中毒发病急、病情重、病死率高、威胁大。化学性食物中毒的预防最重要的是不要误食。

亚硝酸盐食物中毒的特点：误将亚硝酸盐当作食盐食用的最多见，其次为肉制品中过量使用。由于亚硝酸盐使血液中的血红蛋白丧失输送氧的能力，造成组织缺氧，出现头晕头痛、乏力胸闷、心悸恶心和口唇指甲甚至全身皮肤粘膜青紫等症状，严重者可因呼吸衰竭死亡。亚硝酸盐中毒发病急剧，误食亚硝酸盐大量者10～15分钟就可发病。抢救亚硝酸盐中毒的特效解毒药为美蓝（亚甲蓝）。

有机磷农药中毒：有机磷农药是目前使用量较大的一类农药，污染食品的机会较多，尤其是滥用或误食造成的中毒。潜伏期短，多在2小时内发病（视食入量的多少）。主要症状为恶心呕吐、头痛出汗、流涎、肌肉震颤、瞳孔缩小，继而呼吸困难昏迷等。病死率高。抢救的特效药物为阿托品和胆碱酯酶复能剂（解磷定、氯磷定）。

（4）有毒动植物食物中毒：有毒动植物食物中毒既有误食的（如毒蘑菇），也有冒死尝鲜的（象河豚），还有烹调加工不当的（例如扁豆）。

河豚中毒：新鲜的河豚鱼肉一般含毒素较少或不含毒素，肝脏和卵巢等内脏毒素含量最高。河豚毒素毒性强、发病急速而剧烈，潜伏期一般只有10～180分钟。主要症状是从感觉障碍开始到神经麻痹、瘫痪。预后不良，致死时间最短的只有90分钟，40%～60%中毒者在4～6小时内死亡。目前尚无特效解毒药。

扁豆中毒：扁豆中毒以秋季多发。主要是扁豆中含有红细胞凝集素，烹调加热时间不够长未能将其完全破坏造成的，因此多数扁豆中毒是炒扁豆、凉拌扁豆等色泽鲜绿、口感脆嫩的菜肴。扁豆中毒的潜伏期为2－4小时，以胃部不适、恶心、呕吐和腹痛为主要症状，少数病人头晕、头痛、胸闷、出汗等。大多数中毒者在24小时内自愈。

（三）食物中毒的调查处理

食物中毒是突发公共卫生事件，需要刻不容缓的救治病人、控制可疑中毒食品、迅速查明发生原因并采取应急措施以保证人民群众的健康和社会的稳定。

1．食物中毒的现场处理　食物中毒事件是突发公共卫生事件，现场的处理非常重要。

（1）积极救治病人：停止食用可疑食品、用催吐、洗胃、导泻等方法减少毒物的继续吸收和促进毒物的排泄；对症治疗；特效解毒药物的使用等，采集中毒者的呕吐物、排泄物、血液、尿液等样本，以备送检。

（2）控制可疑中毒食物，避免食物中毒的范围继续扩大。当食物中毒的原因尚未查明时，必须先将可疑中毒食物严格控制起来，不要让人们继续食用，同时也为检验保存食品样品。

（3）及时开展调查，尽快查明中毒人数、中毒的临床症状、中毒食品、中毒食品中的致病因素及致病因素的来源、食物中毒的发病原因等。

（4）及时上报卫生行政部门。

（5）在卫生行政部门和卫生监督部门的指导下，对中毒现场采取相应的消毒处理等。

2．食物中毒的报告、登记和调查

（1）接到食物中毒或可疑食物中毒报告时，预防保健工作者首先要做好疫情记录，详细登记并及时向卫生行政部门报告。

记录和登记的主要内容有：食物中毒或可疑食物中毒发生的单位、时间（日、时、分）、地点、发病人数、病人的临床症状、病人的就诊地点及临床诊断治疗情况、可疑中毒食品及进食可疑中毒食品的人数以及进食的时间等。

（2）食物中毒的报告制度：食物中毒法定的报告单位不仅有发生食物中毒的单位，还有接受治疗中毒病人的医疗卫生机构。因此，当有可疑食物中毒病人就诊时，一定要及时上报给卫生行政部门。

（3）配合卫生行政部门、卫生监督部门和疾病预防控制部门进行食物中毒的现场卫生学和流行病学调查。

食物中毒的调查有以下主要内容：①对中毒病人和同餐进食者的调查；②对可疑中毒食品加工现场的卫生学调查。

对中毒病人和同餐进食者的调查重点是：发病前的进食情况（24－48小时甚至更长）、发病时间、主要症状和体征、呕吐物和排泄物的性状等。通过调查分析出可疑食物中毒的就餐时间和总就餐人数；发病人数；发病者共同就餐的食品（可疑食品）；大致的潜伏期和临床症状的共同点；用药和治疗的效果等。

对可疑中毒食品加工现场的卫生学调查的重点是：原料和辅料的来源及储藏条件；食品加工烹调的方法；食品存放方式及存放温度、时间；剩余食品再加热情况；食品加工人员的健康和卫生情况等。

3．食物中毒样品的采集

（1）食品中毒样品的采集原则是及时、全面。应尽最大努力收集中毒现场的剩余可疑食物、盛放过可疑食物的食品容器（可作涂抹采样）、加工过可疑食品的公用具（可作涂抹采样）和病人的排泄物（大小便、呕吐物）。

（2）食物中毒的采样方法：采用无菌操作的方法采集样品（表16－6）。

（3）食物中毒采集的样品应及时冷藏保存，并在冷藏条件下及时送检（表 16－7、16－8）。

表 16－6　食物中毒采样必备的物品

种　类	主要物品
采样工具	酒精灯、75%酒精、火柴、记号笔、剪子、刀子、注射器、消毒棉签、镊子、小勺、夹子、肛拭子等
采样容器	灭菌广口瓶、灭菌塑料袋、灭菌生理盐水试管、便盒等
登记用品	样品登记表、样品标签、笔等
个人防护用品	工作服、口罩、帽子、手套等
运输冷藏	冰袋、冰桶等

表 16－7　常见食物中毒需要采集的样品

样品种类	采集样品	采样方法
食品	剩余食品、半成品、原料等	无菌操作
食品容器及加工用具	盆、碗、盘子、刀、案板	涂抹、涮洗
病人的排泄物	粪便、尿液、呕吐物等	肛拭子等
食品加工人员	手及皮肤的感染病灶	涂抹
	粪便	留便盒等
	鼻咽部	棉拭子等

表 16－8　食物中毒样品的数量要求

样品种类	样品数量
固体食品	200～500g
液体食品	200～500ml
粪便	2g（2ml）
呕吐物	50～200g（ml）
血液	不少于 3ml
尿液	30～50ml（清洁中段尿）

（徐　筠）

第四节 职 业 卫 生

一、职业卫生与职业病的基本概念

（一）职业卫生与职业医学

职业卫生与职业医学是预防医学的一个分支学科，主要任务是识别、评价、预测和控制不良劳动环境条件对职业人群健康的影响，根据劳动条件对劳动者健康的影响，提出改善劳动条件，预防、控制和消除职业病危害措施，以达到防治职业病的目的。此外，对受到职业病危害因素损害或存在潜在健康危险的个体进行早期检测、诊断、治疗和康复处理。

职业卫生主要以人群和作业环境为对象，旨在创造安全、卫生和高效的作业环境，提高职业生命质量，保护劳动者的健康，促进国民经济可持续发展。

职业医学是以劳动者个体为主要对象，研究对受到职业危害因素损害或存在潜在健康危险的个体进行早期监测、诊断、治疗和康复处理。

（二）职业性疾病

当职业病危害因素作用于人体的强度与时间超过一定限度时，人体不能代偿其所造成的功能性或器质性病理改变，从而出现相应的临床征象，影响劳动能力和劳动者的生活质量，这类疾病通称职业性疾病。职业性疾病包括职业病、工作相关疾病和职业性外伤。

1. 职业病　职业病是指劳动者在职业活动中，因接触粉尘、放射性物质和其他有毒、有害物质而引起的疾病。它只是诸多因素引起人体疾病的一种，而且发病原因是特定的（具有特异性）。法定职业病是指，由省级卫生部门认可的具有职业病诊断权的医疗机构，按照规定的诊断标准和诊断程序所诊断的职业性疾病，一旦诊断为法定职业病，其患者应享受国家规定的工伤保险待遇。

（1）职业病的发病条件：①危害因素的性质：危害因素的理化性质和作用部位与发生职业病密切相关。如汽油和二硫化碳具有明显的脂溶性，对神经组织有亲和作用，接触后首先损害神经系统；②危害因素作用于人体的剂量或强度：化学和物理因素对人体的危害，都与接触剂量（浓度或强度）有关；③人体的健康状况：人体对毒物的防御能力是多方面的，如果人体的抵抗力降低或有器质性疾患等，就容易遭受职业危害，或使原有疾病加重。

（2）职业病的特点：职业病的病因明确；职业病的表现多样性；职业病的发病存在个体差异；早期发现和早期诊断，采取必要的干预措施，预后较好；大多数职业病，缺乏特效治疗，重点应在保护作业人群健康的预防措施。

我国 2002 年 4 月 18 日公布的卫法监发【2002】108 号文《职业病目录》中所列的十大类 115 种疾病。其中：①尘肺 13 种；②职业性放射性疾病 11 种；③职业中毒 56 种；④物理因素职业病 5 种；⑤职业性传染病 3 种；⑥ 职业性皮肤病 8 种；⑦ 职业性眼病 3 种；⑧职业性耳鼻喉疾病 3 种；⑨ 职业性肿瘤 8 种；⑩ 其他职业病 5 种。

2. 工作相关疾病　因从事某一职业或工作而引起的疾病，但这些引起疾病的因素可能是直接引发疾病的病因，也可能是疾病的诱发因素或促进因素，但这些疾病都未列入职业病范围，因而不能享受工伤保险待遇，例如许多站立作业等强迫体位引起下肢静脉曲张，计算机视屏作业引起的颈、肩、腕综合征等。

3. 职业性外伤（工伤） 在生产劳动过程中由于意外事故而发生的外伤。

（三）职业接触限值（OEL）

职业接触限值是职业病危害因素的接触限制量值，指劳动者在职业活动过程中长期反复接触对机体不引起急性或慢性有害健康影响的容许接触水平。化学因素的职业接触限值可分为时间加权平均容许浓度、最高容许浓度和短时间接触容许浓度三类。

1. 时间加权平均容许浓度（PC－TWA）：指以时间为权数规定的 8 小时工作日的平均容许接触水平。

2. 最高容许浓度（MAC）：指工作地点、在一个工作日内、任何时间均不应超过的有毒化学物质的浓度。

3. 短时间接触容许浓度（PC－STEL）：指一个工作日内，任何一次接触不得超过的 15 分钟时间加权平均的容许接触水平。

二、常见职业病危害因素

（一）职业病危害

职业病危害是指对从事职业活动的劳动者可能导致职业病的各种危害。职业病危害因素包括：职业活动中存在的各种有害的化学、物理、生物因素以及在作业过程中产生的其他职业有害因素。

（二）职业病危害因素

职业活动中存在的各种对人体健康有害的化学、物理、生物因素，以及在作业过程中产生的其他有害因素。在一定条件下，职业病危害因素直接或间接作用于人体的不同器官或组织，损害劳动者健康，引起疾病或功能损害。

1. 生产过程中的有毒有害因素

（1）化学物质：①金属、类金属：铅及其化合物、汞及其化合物、锰及其化合物、砷及其化合物等；②有机溶剂：苯系化合物、汽油、四氯化碳、三氯乙烯、正已烷、甲醇、二甲基甲酰胺等；③刺激性气体：氯气、氨气、二氧化硫、光气、氮氧化物、甲醛等；④窒息性气体：一氧化碳、二氧化碳、硫化氢、甲烷、氰及其化合物等；⑤苯的氨基和硝基化合物：苯胺、三硝基甲苯等；⑥ 酚类：苯酚、甲酚、五氯酚等；⑦高分子化合物：氯乙烯、氯丙烯、氯丁二烯、苯乙烯、丙烯酰胺等；⑧农药类：有机磷类、氨基甲酸酯类、杀虫脒、拟除虫菊酯类、除草剂、杀鼠剂等；⑨染料，等等。

（2）物理因素：包括异常气象条件、异常气压、噪声、振动、电离辐射、非电离辐射等。

（3）生物因素：如炭疽杆菌、森林脑炎病毒、布氏杆菌等传染性病原微生物。

（4）粉尘：如矽尘、煤尘、石墨尘、炭黑尘、石棉尘、滑石尘、水泥尘、云母尘、陶瓷尘、铝尘、电焊烟尘、铸造粉尘等。

2. 劳动过程中的有害因素 主要包括劳动组织和劳动作息制度不合理、劳动强度过大、过度精神或心理紧张、工作节奏的变动（换班和夜班工作）、长时间处于不良体位、使用不合理的劳动工具、劳动时个别器官或系统过度紧张等。

3. 生产环境中的有害因素　包括自然环境因素、厂房建筑或机器布局不合理、来自其他生产过程散发的有害因素造成的生产环境污染等。

（三）职业病危害因素在生产过程中存在的形态

1. 固态　如氰化钠，对硝基氯苯。

2. 液态　如有机溶剂（苯、汽油、二硫化碳等）。

3. 气态　如硫化氢、二氯化硫、氯化氢、氮氧化物等。

4. 蒸气　固体升华、液体蒸发或挥发时形成的蒸气。凡沸点低的，蒸气压大的物质都易形成蒸气。对液态物质进行加热、搅拌喷雾、通气及超声处理时可加速发挥。

5. 粉尘　能较长时间悬浮在空气中的固体微粒，其粒子大小多在0.1－10微米。

6. 烟（尘）　悬浮在空气中直径小于0.1微米的固体微粒。如熔炼铅时产生的铅烟；熔铜铸铜时产生的氧化锌烟；有机物燃烧时的烟等。

7. 雾　为悬浮在空气中液体微粒。多由于蒸气冷凝或液体喷洒而形成。

（四）职业病危害因素进入机体的途径

1. 呼吸道　粉尘、气体、蒸气、气溶胶状态的化学物质主要是通过呼吸道进入体内。

2. 皮肤　经皮进入体内的途径有两种，一是通过皮肤到达真皮进入血循环，一是通过汗腺或毛囊、皮脂腺进入。

3. 消化道　经口通过消化道进入体内。经消化道导致职业中毒少见。

（五）其他影响因素

除职业病危害因素外，其他一些影响因素在造成职业危害过程中起着一定的作用，如毒物的化学结构和理化特性、多种毒物的联合作用、工作场所气象条件、劳动强度和个体易感性等。

（郑河新）

三、常见职业病危害因素对人体的影响

（一）粉尘

粉尘是指能较长时间漂浮于空气中的固体微粒。生产性粉尘是指在职业活动中产生的、能较长时间漂浮于生产环境中的固体微粒。生产性粉尘的特点，一是许多生产性粉尘具有生物学作用，吸入后能给暴露者健康造成有害的影响；二是生产性粉尘广泛存在，受危害的人群数相当庞大；三是生产性粉尘是由呼吸道侵入人体，侵入途径难以控制。

1. 生产性粉尘的分类　根据化学性质分为无机粉尘和有机粉尘二大类。

（1）无机粉尘：主要是矿物粉尘，金属性粉尘如铁、锰、铝等粉尘和人工无机粉尘。矿物粉尘包括石英、石棉、滑石、煤等，人工无机粉尘如金刚砂、水泥、玻璃等。

（2）有机粉尘：包括植物性粉尘，动物性粉尘，人工有机粉尘。

（3）混合粉尘：以上各类粉尘混合存在，这种粉尘在生产中最多见。

2. 生产性粉尘对健康的影响

（1）呼吸系统疾病：主要表现为①肺尘埃沉着症（尘肺病）：由于在职业活动中长期吸入生产性粉尘并在肺内潴留而引起的以肺组织弥漫性纤维化为主的全身性疾病；②粉尘沉着症：吸入某些惰性金属粉尘如铁、锡、钡等，沉积于肺组织中，呈现一般异物反应，并可继

发纤维性改变，对健康无明显危害；③有机粉尘引起的肺部病变：如棉尘病、变态反应性肺泡炎、过敏性肺炎、气管哮喘以及非特异性慢性阻塞性肺病等；④呼吸系统肿瘤：石棉、放射性矿物、镍、铬、砷等粉尘可引起肺部肿瘤；⑤粉尘性支气管炎、肺炎、支气管哮喘等。

（2）对皮肤、粘膜、上呼吸道的刺激作用：吸入的粉尘首先进入呼吸道，刺激呼吸道粘膜，引起鼻炎、咽炎、喉炎。粉尘可堵塞皮脂腺，使皮肤干燥，或继发感染形成粉刺、毛囊炎等。金属粉尘可引起角膜损伤、浑浊。沥青粉尘可引起光感性皮炎。

（3）中毒作用：吸入铅、锰、砷等金属性粉尘，可引起全身中毒。

3．尘肺病主要临床表现

（1）症状体征：早期无明显自觉症状，随着病情进展或合并感染时，可出现胸闷、气短、胸痛、咳嗽、咳痰等。

（2）X线胸片：诊断尘肺病的重要依据。主要表现为①圆形小阴影：接触游离二氧化硅含量较高的粉尘所致，呈圆形或类圆形，边缘整齐或不齐，直径小于10mm；②不规则形小阴影：接触游离二氧化硅含量较低的粉尘所致，表现为粗细、长短、形态不一的致密阴影，呈网状或蜂窝状；③大阴影：晚期硅沉着病（矽肺）的表现，长径大于10mm，呈长条形、圆形、不规则形等。多在两肺上区出现，常呈八字状；④胸膜改变：胸膜粘连增厚，膈角变钝或消失，晚期膈面粗糙等；⑤肺门和肺纹理改变：肺门阴影扩大，密度增高，肺淋巴结增大，肺纹理增多、增粗等；⑥ 肺气肿改变。

（3）肺功能检查：肺活量减低，第一秒钟用力呼气容积减少，残气量增高，弥散功能障碍等。

（4）并发症：肺结核、感染、气胸、肺心病等。

（二）职业中毒

在生产过程中由于接触生产性化学物质所致的疾病状态，称为职业中毒。

1．职业中毒的临床类型

（1）急性中毒：指一次或短时间内接触高浓度毒物所引起的中毒，最常见的有窒息性气体、刺激性气体、有机溶剂等。

（2）慢性中毒：指长期低浓度接触毒物所引起的中毒，如慢性汞中毒、慢性苯中毒、慢性锰中毒等。

（3）亚急性中毒：发病介于急性和慢性之间。

2．职业中毒的临床表现　由于生产性毒物的接触剂量、其毒作用特点，职业中毒的临床表现可多种多样，可累及全身各个系统和器官；同一种毒物可累及不同的靶器官，不同的毒物亦可损害同一靶器官而出现类似的临床表现。因此，应充分掌握职业中毒的临床特点，做到正确诊断和治疗。

（1）神经系统：常见的生产性毒物有金属、类金属及其化合物，窒息性气体，有机溶剂，有机磷农药等。表现为神经衰弱综合征、精神障碍、感觉和运动神经障碍，及张力增高、震颤麻痹，严重者可引起中毒性脑病和脑水肿。

（2）呼吸系统：吸入刺激性气体，可引起气管炎、支气管炎、化学性肺炎、化学性肺水肿及成人呼吸窘迫综合征；二异氰酸甲苯酯等可诱发过敏性哮喘；砷、氯甲醚、铬等可致呼吸道肿瘤；吸入汽油可引起吸入性肺炎，等等。

（3）血液系统：铅可引起低色素性贫血，砷化氢可引起急性溶血，苯的氨基、硝基化合物可导致高铁血红蛋白血症，苯可引起白细胞减少、血小板减少、再生障碍性贫血、白血病等等。

（4）消化系统：汞及其化合物、铅及其化合物、磷及其化合物、砷及其化合物、四氯化碳、氯仿、砷化氢、三硝基甲苯等，表现为口腔炎、胃肠炎、腹绞痛、中毒性肝病等。

（5）循环系统：金属、类金属、硫化氢、氟利昂、窒息性气体等，表现为急、慢性心肌损害、心律失常、房室传导阻滞、心肌病、血压异常、冠状动脉粥样硬化等。

（6）泌尿系统：重金属、四氯化碳、砷化氢、芳香胺、杀虫脒等，可引起肾功能衰竭、中毒性肾病、化学性膀胱炎、泌尿系肿瘤等。

（7）眼部损害：酸、碱性物质、氧化剂、刺激性物质、有机溶剂和表面活性剂、甲醇、三硝基甲苯、二硫化碳等可引起化学性结膜角膜炎、角膜溃疡、眼睑灼伤、眼球灼伤，视神经炎、视神经萎缩，晶状体混浊、白内障和继发青光眼等。

（8）耳鼻喉疾病：刺激性气体、酸性物质、粉尘、金属烟尘、一氧化碳等，主要表现为鼻炎、咽炎、耳道炎症、神经性耳病等。

（9）皮肤损害：酸、碱、有机溶剂、沥青、煤焦油、矿物油质、卤代芳烃化合物、石油等，主要表现为接触性皮炎、光敏性皮炎、职业性痤疮、皮肤黑变病、皮肤溃疡、职业性疣赘、皮肤角化过度和皲裂、皮肤肿瘤等。

（10）其他　氟化物可引起氟骨病，吸入氧化锌、氧化铜、氧化镉等金属烟尘可引起金属烟热等。

3．常见化学物质中毒

（1）金属、类金属：金属是指原子结构外层电子数较少、易放出电子形成带正电的阳离子的一类元素，按理化特性可分为重金属、轻金属和类金属。

1）铅及其无机化合物中毒：铅是柔软的灰白色金属，加热至400～500℃时，即有大量铅蒸气逸出，在空气中迅速氧化成氧化亚铅（Pb_2O），凝集为烟尘，随着熔铅温度的升高，可进一步氧化为氧化铅（PbO）、三氧化二铅（Pb_2O_3）、四氧化三铅（Pb_3O_4）。

常见的职业性铅接触行业有铅矿的开采与冶炼、蓄电池制造、印刷行业的铸字和浇版、电缆包铅、机械工业铅浴热处理、自来水管道、电工仪表元件焊接、火车和汽车的轴承制造、军火工业的子弹制造和X线、原子辐射防护材料等。

职业性接触铅及其无机化合物侵入途径主要是呼吸道，其次是消化道，完整的皮肤不能吸收。

职业性铅中毒多为长期低浓度接触引起的慢性中毒，临床上有神经、消化、血液和其他系统的综合症状。轻度中毒主要表现为神经衰弱综合征、腹部隐痛、腹胀、便秘等。中度中毒表现为腹绞痛，多在脐周，呈持续性痛阵发性加重，发作时疼痛难忍，面色苍白，全身出冷汗；低色素正常红细胞型贫血；肢端麻木和四肢末端呈手套袜子型感觉障碍等。重度中毒表现为肌无力和肌肉麻痹；头痛、恶心、呕吐、高热、烦躁、抽搐、嗜睡、精神障碍和昏迷等中毒性脑病症状。

实验室检查：血铅≥1.9μmol/L（0.4mg/L、400μg/L）；尿铅≥0.34μmol/L（0.07mg/L、70μg/L）；红细胞锌原卟啉（ZPP）≥2.91μmol/L（13.0μg/gHb）；尿δ－氨基－r－酮

戊酸≥61.0μmol/L（8mg/L、8000μg/L）。

2）汞及其无机化合物中毒：汞是常温下以液体状态存在的金属，色银白，又称水银。

职业性汞接触常见于氯碱行业中用汞电极法电解食盐制造氯气，有机合成工业中用金属汞作触媒；含汞化合物制造，如甘汞、升汞等制造过程；仪表行业中如温度计、血压计在制造、校验、维修中使用汞；电气行业，许多电气器材（太阳灯、荧光灯、整流器）生产或维修需要汞；冶金行业中用"火法"冶炼汞，汞矿石在焙烧过程中可分解出汞蒸汽；牙医配制使用银汞剂作补牙材料也有接触汞的机会。

金属汞主要以蒸气形式经呼吸道侵入体内，完整的皮肤基本上不吸收；汞的无机化合物主要侵入途径是消化道。

急性中毒由于短期内吸入高浓度汞蒸气引起，轻度中毒可出现发热，头晕，头痛，震颤等全身症状，以及口腔－牙龈炎及胃肠炎、急性化学性支气管炎，尿汞增高等；中度中毒可出现化学性支气管肺炎或肺水肿，尿蛋白、管型等肾病综合征表现；重度中毒表现为急性肾功能衰竭、癫痫样发作和精神障碍。

慢性中毒由于长期低浓度接触汞蒸气引起，轻度中毒表现为神经衰弱综合征、口腔－牙龈炎，眼睑、舌或手指震颤，尿汞增高等；中度中毒表现为精神情绪障碍、眼睑、舌、手指粗大震颤、肾脏损害等；重度中毒表现为小脑共济失调、精神障碍等。

3）锰及其无机化合物中毒：锰是一种灰白色、硬脆、有光泽的金属。

职业接触多见于锰矿开采加工、锰铁冶炼、电焊条制造与使用，电池生产，染料合成等行业。电子业生产软磁铁氧体中可接触四氧化三锰。作业环境中的锰主要以粉尘或烟尘的形式存在。

职业性接触锰尘、锰烟吸收的主要途径为呼吸道，经消化道吸收很慢，而且很不完全，经皮肤吸收更少。

职业性长期接触锰的烟尘可引起慢性锰中毒，发病潜伏期一般较长，可达10年甚至更长，脱离接触后亦可发病。锰中毒是以神经系统改变为主的疾病，轻度中毒表现为头晕、头痛、容易疲乏、睡眠障碍、健忘等神经衰弱综合征，以及肢体疼痛、下肢无力和沉重感等症状；多汗、心悸等自主神经功能紊乱的表现；肌张力增高，手指有明显震颤，腱反射亢进；并有容易兴奋、情绪不稳定、对周围事物缺乏兴趣等精神情绪改变。尿锰或发锰超过本地区正常值上限。重度中毒表现为帕金森氏综合征，出现四肢肌张力增高，伴有静止性震颤，可引发出齿轮样强直；并可出现对指或轮替试验不灵活、不准确，闭目难立征阳性，言语障碍，或步态异常、后退困难等运动障碍。中毒性精神病主要表现为显著的精神情绪改变，如感情淡漠、反应迟钝、不自主哭笑、强迫观念、冲动行为等。

4）砷中毒：砷有灰、黄、黑三种同素异构体，具金属性，质脆而硬。

职业接触砷的行业主要有：冶炼和焙烧雄黄矿石和其他含砷的金属矿石（如铅、铜、钨、锌等矿石）、处理烟道和矿渣、维修燃烧炉等；制备砷化镓等半导体原料；与铅、铜等金属制造砷合金；制造和应用含砷化合物如：含砷农药、含砷药物（抗癌药）、含砷的防腐剂（砷酸）、除草剂（亚砷酸钠）、含砷颜料（巴黎绿）等。因污染水源、食物可发生急、慢性砷中毒。

职业中毒主要由呼吸道吸入所致，经皮吸收较慢。非职业中毒主要为口服中毒，砷化合物肠道吸收率很高。

急性中毒主要为口服砷化物引起，常表现为“急性胃肠炎型”，轻者出现恶心、呕吐、腹痛、腹泻等；重者吐泻剧烈，可引起脱水、电解质紊乱等；严重者出现休克、肾功能衰竭。部分重度患者在中毒后短时间内发生急性中毒性脑病，出现兴奋、躁动、谵妄、抽搐、昏迷、尿失禁。大量口服中毒者可因中毒性心肌损害于数小时内突然死亡。部分患者在中毒后1~3周缓解恢复期可出现迟发性神经病，出现不同程度的“感觉型”或“感觉运动型”多发性神经病的表现，常见为四肢远端对称性“手套”“袜套”样感觉减退，伴肌力减退。

慢性中毒由于长期接触砷化合物引起，轻度中毒表现为头痛、头晕、失眠、多梦、乏力、消化不良、消瘦、肝区不适等症状；发砷超过当地正常参考值；皮肤角化过度，或躯干部及四肢出现弥漫的黑色或棕褐色的色素沉着和色素脱失斑；以及肝脏损伤、周围神经病。重度中毒主要表现为肝硬化，周围神经病伴肢体运动障碍或肢体瘫痪，皮肤癌。

（2）窒息性气体：窒息性气体是以气态形式侵入机体，直接阻碍氧的供给、摄取、运输和利用，导致人体缺氧而窒息的气体。根据对人体的作用不同，可分为两类，一类称为单纯性窒息性气体，其本身无毒，由于这些气体的存在对氧气的排斥，而造成机体缺氧，如氮气、甲烷、二氧化碳等；另一类称为化学性窒息性气体，其主要危害是对血液或组织产生特殊的化学作用，使氧的运送和组织利用氧的功能发生障碍，造成组织缺氧，如硫化氢、一氧化碳、氰化物等。

1）一氧化碳中毒：凡含碳的物质燃烧不完全时，都可产生一氧化碳气体。一氧化碳为无色、无臭、无味、无刺激性的气体，比空气轻。

一氧化碳通过呼吸道吸收，可迅速弥散穿透肺泡、毛细血管或胎盘壁，其中80%~90%与血红蛋白进行可逆性结合，形成碳氧血红蛋白（COHb），影响血红蛋白的携氧能力，致使人体缺氧。

短时高浓度接触一氧化碳可引起急性中毒，临床上以急性脑缺氧的症状与体征为主要表现，轻度中毒表现为剧烈的头痛、头昏、四肢无力、恶心、呕吐；轻度至中度意识障碍，但无昏迷；血液碳氧血红蛋白浓度高于10%。中度中毒表现为浅至中度昏迷，经抢救后恢复；血液碳氧血红蛋白浓度可高于30%。重度中毒表现为深昏迷或去大脑皮层状态；并有脑水肿、休克或严重的心肌损害、肺水肿、呼吸衰竭、上消化道出血、脑局灶损害如锥体系或锥体外系损害等体征；碳氧血红蛋白浓度可高于50%。部分急性一氧化碳中毒患者意识障碍恢复后，经过2~60天的“假愈期”，又出现精神及意识障碍呈痴呆状态，谵妄状态或去大脑皮层状态；或锥体外系神经障碍出现帕金森氏综合征的表现，锥体系神经损害（如偏瘫、病理反射阳性或小便失禁等）；大脑皮层局灶性功能障碍如失语、失明等，或出现继发性癫痫；头部CT检查可发现脑部有病理性密度减低区，脑电图检查可发现中度及高度异常等；称为急性一氧化碳中毒迟发脑病。

长期接触低浓度一氧化碳可出现头晕、头痛、耳鸣、乏力、睡眠障碍、记忆力减退等脑衰弱综合征的症状，神经行为学测试可发现异常，多于脱离一氧化碳接触后即可恢复。

2）硫化氢中毒：硫化氢具有臭鸡蛋味，蒸气比重比空气重，易沉积于底部空间。硫化氢是一种强烈的神经毒物，对粘膜有明显的刺激作用。极高浓度时可发生“电击样”死亡。

职业接触常见的有化学工业生产有机磷农药、橡胶硫化和化肥，纺织工业的人造丝生产，石油工业含硫石油的开采，制革工业如制皮毛时用硫化钠脱毛，酿酒工业，造纸工业，甜菜制糖工业，金属冶炼工业如中提铜、镍、钴冶炼等。此外开挖煤矿和整治沼泽地、沟渠、水井、下水道、沼气池、隧道及其清除垃圾、污物、粪便等作业都有接触硫化氢的机会。

硫化氢是一种窒息性、刺激性的气体，属剧毒类物质，主要经呼吸道吸收中毒。

急性硫化氢中毒后能累及中枢神经系统、呼吸系统、心脏和肝脏等多器官损害的全身性疾病，中毒早期可出现以明显的脑和（或）呼吸系统损害为主的临床表现。轻度中毒表现为明显的头痛、头晕、乏力等症状，并出现轻度至中度意识障碍，急性气管—支气管炎或支气管周围炎。中度中毒表现为浅至中度昏迷；急性支气管肺炎。重度中毒表现为深昏迷或呈植物状态，肺水肿，多脏器衰竭等，甚至猝死。部分中度以上硫化氢中毒患者可出现弥漫性心肌损害，有时临床症状并不明显，仅以心电图表现异常及心肌酶谱增高为主；但严重者出现类似心肌梗死样表现。

3）氰化物中毒：氰化氢在常温、常压下为无色透明液体，其蒸气略带杏仁样气味，其水溶液称为氢氰酸。

职业接触常见于氢氰酸生产，制造其他氰化物、药物、塑料、有机玻璃、活性染料；用于电镀、金属表面渗碳及摄影；提炼贵重金属；制造含腈类物质的原料。

氰化氢属剧毒类物质，主要经呼吸道进入人体，氢氰酸液体可经皮肤吸收。

短时接触高浓度氰化氢可引起急性中毒，轻度中毒表现为眼及上呼吸道粘膜刺激症状，乏力、头痛、头晕、口唇及咽部麻木，皮肤和粘膜红润，及恶心、呕吐、震颤等，呼吸和脉搏加快。重度中毒表现为意识丧失、呼吸困难，惊厥，瞳孔散大，皮肤和粘膜鲜红色，因呼吸中枢麻痹和心跳停止而死亡。极高浓度接触可猝死。

长期接触低浓度氰化氢可引起皮肤粘膜刺激症状、类神经症及自主神经功能紊乱等。

（3）刺激性气体：刺激性气体共同的特点是对人体皮肤粘膜具有刺激作用，根据其水溶性大小分为两类，一类是水溶性大的刺激性气体，其对人体作用特点是眼膜或呼吸道粘膜接触后，立即出现局部刺激症状，重度中毒可引起肺水肿，如氨、氯、氯化氢、二氧化硫等；另一类是水溶性较小的刺激性气体，其特点是对上呼吸道刺激性小，吸入后不易察觉，进入呼吸道深部后逐渐与水分子作用，对肺脏产生刺激和腐蚀作用，引起肺水肿，如氮氧化物、光气等。

1）氯气中毒：氯气常温下为黄绿色、具有强烈异臭的刺激性气体。

氯由电解食盐产生，广泛应用于多种工业。用于制造漂白剂、消毒剂、溶剂、农药、合成纤维、塑料及其他氯化物等，在基本化学原料制造业、有机化工原料制造业、化学试剂制造业、合成橡胶制造业、日用化学产品制造业、有色金属冶炼业，以及制药业、印染工业、造纸业、皮革业等大量应用，还有医院、游泳池、自来水的消毒等方面，都要用到氯气。

氯气由呼吸道进入人体，主要作用于支气管、细支气管和肺泡。氯气的损害作用由次氯酸和盐酸所致，尤其次氯酸有明显的生物学活性。

短时高浓度接触可引起急性中毒，轻度中毒表现为呛咳、可有少量痰、胸闷，两肺有散在性干、湿啰音或哮鸣音，胸部 X 线表现可无异常或可见下肺野有肺纹理增多、增粗、延伸、边缘模糊。中度中毒表现为呛咳、咯痰、气急、胸闷等，可伴有轻度紫绀；两肺有干、湿性啰音；胸部 X 线常见两肺下部内带沿肺纹理分布呈不规则点状或小斑片状边界模糊、部分密集或相互融合的致密阴影等局限性肺泡性肺水肿或间质性肺水肿表现。个别有哮喘样发作，表现为呼气尤为困难，有紫绀、胸闷；两肺弥漫性哮鸣音等。重度中毒表现为弥漫性肺泡性肺水肿或中央性肺水肿，急性呼吸窘迫综合征（ARDS），严重窒息或出现气胸、纵隔气肿等严重并发症。

长期接触一定浓度的氯气可引起上呼吸道、眼结膜、皮肤的刺激症状，慢性咽炎、慢性支气管炎、支气管哮喘和肺气肿的发病率增高。接触者可有头昏、乏力等神经衰弱症状，可出现胃肠功能紊乱症状，以及牙齿酸蚀现象。皮肤暴露部位可发生痤疮样皮疹或疱疹。

2）氨中毒：氨是一种常温常压下具有辛辣刺激性臭味的无色气体，属低毒类。

氨气用于制造多种化肥，如尿素、硫铵、碳酸氢铵等；液氨直接制成氨水，作为农业肥料。氨可用于制药、制碱、鞣皮，用于染料、塑料、树脂、炸药、造纸、化学试剂、合成纤维等各种有机化学工业，还可用作冷冻剂和石油精炼、炼钢等工业。新建房屋时大量使用氨作为防冻液时，也有可能释放氨气。

短时高浓度接触可引起急性中毒，轻度中毒表现为流泪、咽痛、声音嘶哑、咳嗽、咳痰，轻度喉水肿，肺部干性啰音，胸部 X 线影像检查显示肺纹理增强。中度中毒表现为声音嘶哑、胸闷、呼吸困难、剧烈咳嗽、有时有血丝痰，中度喉水肿，呼吸频速、轻度发绀、肺部出现干、湿啰音；胸部 X 射线影像检查显示肺纹理增多、紊乱，边缘模糊的散在的斑片状阴影；血气分析常呈现轻度至中度低氧血症。重度中毒表现为剧烈咳嗽、咳大量粉红色泡沫痰、胸闷、气急、心悸，重度喉水肿，呼吸困难、明显发绀、双肺满布干湿啰音；胸部 X 线影像检查显示两肺野有大小不等边缘模糊的斑片状或云絮状阴影，可融合成大片状或蝶状阴影；血气分析呈现重度低氧血症；严重者出现急性呼吸窘迫综合征（ARDS），或并发较重气胸或纵隔气肿，甚至窒息。

眼或皮肤灼伤：眼结膜充血水肿、角膜溃疡、晶体混浊，甚至角膜穿孔。临床表现为眼部灼痛、视物模糊，严重者失明。皮肤灼伤，临床以颜面、颈部、腹股沟等潮湿部位多见，且创面往往较深，易感染。

长期接触可有慢性鼻炎、咽喉炎、气管炎等发病率高。

3）氮氧化物中毒：氮氧化物是氮和氧的化合物的总称，包括氧化亚氮（又称笑气）、一氧化氮、二氧化氮、三氧化二氮、四氧化二氮、五氧化二氮等。

职业接触主要见于制造硝酸、硝基化合物，或使用硝酸浸洗器件时可有氮氧化物产生；苯胺的重氮化过程、硝基炸药爆炸、含氮物质燃烧、火箭推进和卫星发射所产生的气体含有大量氮氧化物；焊接、气割及硝酸盐在高温时会产生氮氧化物；厨房燃料燃烧废气及汽车的尾气中均含有氮氧化物。

急性氮氧化物中毒是以呼吸系统急性损害为主的全身性疾病。轻度中毒表现为胸闷，咳嗽等症状，肺部有散在干啰音；胸部 X 线表现肺纹理增强，可伴边缘模糊。中度中毒表现为胸闷加重，咳嗽加剧，呼吸困难，咳痰或咯血丝痰等症状，体征有轻度发绀，两肺可闻及干、湿性啰音；胸部 X 线征象为肺野透亮度减低，肺纹理增多、紊乱、模糊呈网状阴影，或斑片状阴影，边缘模糊；血气分析呈轻度至中度低氧血症。重度中毒表现为明显的呼吸困难，剧烈咳嗽，咳大量白色或粉红色泡沫痰，明显发绀，两肺满布湿性啰音；胸部 X 线征象为两肺野有大小不等、边缘模糊的斑片状或云絮状阴影，有的可融合成大片状阴影；血气分析常呈重度低氧血症；严重者出现急性呼吸窘迫综合征，并发较重程度的气胸或纵隔气肿，甚至窒息。

长期低浓度接触氮氧化物，慢性咽炎、支气管炎和肺气肿的发病率明显高于正常人群。

(4) 有机溶剂：有机溶剂是指一类能溶解油脂、蜡、树脂、橡胶和染料等物质的有机化合物。种类繁多，用途广泛。在常温下易挥发。有机溶剂对人体的危害主要表现为神经毒性作用、皮肤及粘膜刺激作用，有些有机溶剂对肝、肾及造血系统等可产生毒性作用。

1）苯中毒：苯为无色透明有芳香味的液体，挥发性强。

苯在工业中用途极广，主要用作化工原料、溶剂及清洗剂。

急性中毒：短期内吸入高浓度苯蒸气引起，轻度中毒表现为头晕、头痛、恶心、呕吐、兴奋、步态蹒跚等酒醉样状态，可伴有粘膜刺激症状。重度中毒表现为烦躁不安、意识模糊、昏迷、抽搐、血压下降，甚至呼吸和循环衰竭。

慢性中毒：长期低浓度或较高浓度接触苯蒸气引起，轻度中毒多数患者有头昏、头痛、乏力、健忘、失眠等神经衰弱症状，血常规检查发现白细胞计数持续减低或中性粒细胞减少。中度中毒表现为明显的全身无力、头晕、心悸等症状，并有易感染和出血倾向，如牙龈出血、皮下出血、月经量过多等；血常规检查白细胞计数持续减低或中性粒细胞减少，伴血小板计数减低。重度中毒表现为全血细胞减少症、再生障碍性贫血、骨髓增生异常综合征、白血病。

2）正己烷中毒：正己烷为微有异臭的液体，易挥发，不溶于水，溶于乙醚和醇类。

正己烷是重要的工业有机溶剂，常用作清洁去污剂用于彩色印刷机、五金电子元件的清洁去污；脱脂和植物油萃取；粘胶配制用于制鞋、制球；油漆的稀释剂等。

正己烷主要经呼吸道进入人体，也可经胃肠道吸收，皮肤吸收相对较差。

急性吸入中毒：短时高浓度接触可引起眼、呼吸道刺激症状，表现为恶心、头痛、咽部刺激、眩晕、乏力、胸闷等，以及中枢神经系统麻醉症状，甚至意识不清，严重者可发生化学性肺炎和肺水肿。

口服中毒可出现恶心、呕吐等消化道刺激症状，并可出现呼吸道刺激症状，人摄入 50 克可致死。溅入眼内可引起结膜刺激症状。

慢性中毒：长期接触正己烷出现以多发性周围神经损害为主的临床表现。轻度中毒表现为肢体远端麻木、疼痛，下肢沉重感，可伴有手足发凉多汗；食欲减退、体重减轻、头昏、头痛等；肢体远端出现对称性分布的痛觉、触觉或音叉振动觉障碍，同时伴有跟腱反射减弱；神经－肌电图显示有肯定的神经源性损害。中度中毒表现为跟腱反射消失，下肢肌力 4 度，神经－肌电图显示神经源性损害，并有较多的自发性失神经电位。重度中毒表现为下肢肌力 3 度或以下，四肢远端肌肉明显萎缩，并影响运动功能。

3）三氯乙烯中毒：三氯乙烯为无色液体，气味似氯仿。

工业上主要用于金属表面的去油污、干洗衣物、植物和矿物油的提取、制备药物、农药杀虫剂、有机合成以及溶解油脂、橡胶、树脂和生物碱、蜡等。三氯乙烯曾经被用作全身麻醉剂。

职业性接触三氯乙烯的主要途径是经呼吸道吸入和皮肤侵入。

急性中毒：接触高浓度三氯乙烯蒸气或液体所引起的以神经系统改变为主的全身性疾病，心、肝、肾等脏器亦可累及。轻度中毒表现为眩晕、头痛、恶心、呕吐、倦怠、酩酊感、易激动、步态不稳、嗜睡等。重度中毒者可出现意识浑浊、幻觉、谵妄、抽搐、昏迷和呼吸抑制等，少数可伴有肝、肾损害。在极高浓度下患者常迅速昏迷。

经皮肤吸收中毒者，起病多呈亚急性，表现为头晕、头痛、乏力、恶心、食欲不振等症状，在接触3~4周左右皮肤可出现红斑、丘疹、水疱等。皮损一般先出现在双上肢，经数天后向躯干和双下肢蔓延，少数甚至发展为全身大疱性表皮坏死松解症，常伴严重肝、肾损害。

慢性影响：长期接触三氯乙烯可出现头晕、头痛、乏力、恶心、食欲不振、记忆力减退、睡眠障碍、情绪不稳、判断力下降和共济失调等症状。

（5）高分子化合物：又称聚合物或共聚物，是由一种或几种单体经聚合或缩聚而成。高分子化合物本身无毒或低毒，在加工及使用过程中可释放出游离单体，对机体可产生危害。

1）氯乙烯中毒：氯乙烯是生产聚氯乙烯的单体，也可与醋酸乙烯或丙烯腈制成共聚体，用作绝缘体、粘合剂、涂料、纺制合成纤维等，还可作为化学中间体或溶剂。制造聚氯乙烯生产过程中，以离心、干燥、清洗等工序或抢修聚合釜时，接触氯乙烯单体量最多。

氯乙烯蒸气经呼吸道进入体内，液体可经皮肤吸收。

急性中毒：短时间内吸入高浓度氯乙烯气体主要表现为对中枢神经系统的麻醉作用。轻度中毒表现为麻醉前期症状，有眩晕、头痛、无力、恶心、胸闷、嗜睡、步态蹒跚等症状，并可出现心率缓慢、血压降低等体征；如及时脱离现场，吸新鲜空气，即可恢复。重度中毒表现为意识障碍，甚至昏迷、抽搐、躁动、血压下降等，可因呼吸、循环衰竭而死亡。

慢性中毒：长期接触氯乙烯对人体各系统均有不同程度的影响。轻度中毒表现为头晕、头痛、乏力、睡眠障碍等症状，恶心、食欲不振、肝区胀痛、肝脏肿大、肝功能试验轻度异常等，指端动脉痉挛（雷诺症）。中度中毒主要表现为肝脏进行性肿大、脾脏肿大、肝功能试验持续异常和肢端溶骨症。重度中毒表现为肝硬化。氯乙烯是被确定的化学致癌物质，主要引起肝血管肉瘤。

2）丙烯腈中毒：丙烯腈常温常压下为无色易燃易挥发的液体，带有吡啶样特殊气味，具有轻微刺激性。

在丙烯腈的合成，制造合成树脂、合成橡胶、合成纤维、丙烯酸酯的生产中均有可能接触丙烯腈。

丙烯腈可经呼吸道、消化道和完整皮肤吸收。

短时高浓度接触可引起急性中毒，轻度中毒表现为头痛、头昏，上腹部不适、恶心、呕吐、手足麻木、胸闷、呼吸困难、腱反射亢进，嗜睡状态或意识模糊，可有血清转氨酶升高、心电图或心肌酶谱异常。重度中毒表现为癫痫大发作样抽搐、昏迷，肺水肿。

（6）农药：农药是指用于控制和消灭农作物的病、虫、草、鼠害以及调节植物生长的各种药物。

1）有机磷类农药中毒　有机磷类杀虫剂绝大多数为油状液体，呈淡黄色至棕色，易挥发，有大蒜样臭味，微溶于水，易溶于有机溶剂，对光、热、氧及在酸性溶液中较稳定，遇碱易分解。大多数毒性为高度或剧毒类。有机磷农药在生产、运输、销售、贮存过程及使用不慎、保管不当均可引起中毒。

有机磷农药可经皮肤、呼吸道、消化道吸收。短时间内接触大量有机磷杀虫剂后，可引起以神经系统损害为主的全身性疾病，临床表现为胆碱能兴奋或危象、病期后可能发生中间期肌无力和迟发性多发性神经病三类综合征。轻度中毒出现较明显的毒蕈碱样自主神经和中枢神经系统症状，如头晕、头痛、乏力、恶心、呕吐、多汗、胸闷、视物模糊、瞳孔缩小等，全血或红细胞胆碱酯酶活性一般在50% ~70%。中度中毒在轻度中毒基础上出现肌束震颤等烟碱样表现，全血或红细胞胆碱酯酶活性一般在30% ~50%。重度中毒出现肺水肿、昏迷、呼吸衰竭、脑水肿等，全血或红细胞胆碱酯酶活性一般在30%以下。

中间期肌无力综合征：有机磷重度或中度中毒后1~4天，患者出现以肢体近端肌肉、屈颈肌、脑神经运动支支配的肌肉和呼吸肌无力为主的临床表现。

迟发性多发性神经病：部分有机磷急性中毒后2~8周，表现为肢体远端肌肉麻痹和感觉障碍。患者出现四肢远端，特别是下肢麻木、刺痛、腓肠肌疼痛及活动困难，严重者呈足下垂及腕下垂，并有远端肌肉萎缩。

2）氨基甲酸酯类农药中毒：氨基甲酸酯类农药大多数为白色结晶，无特殊气味，难溶于水，易溶于有机溶剂，在酸性环境下稳定，遇碱易分解。多数为中等毒性，个别品种为高毒性。氨基甲酸酯类农药是继有机磷酸酯类农药发展起来的合成药，一般易分解，在环境中无长期残留，能抑制胆碱酯酶，毒性较有机磷低。

氨基甲酸酯类农药可经皮肤、呼吸道、消化道吸收。短时间内接触氨基甲酸酯类农药后，因胆碱酯酶活性下降而引起的以毒蕈碱样、烟碱样和中枢神经系统症状为主的全身性疾病。轻度中毒出现毒蕈碱样和中枢神经系统症状，如头晕、头痛、乏力、视物模糊、恶心、呕吐、流涎、多汗、瞳孔缩小等，可伴有肌束震颤等烟碱样症状，一般在24h以内恢复正常，全血胆碱酯酶活性在70%以下。重度中毒可出现肺水肿、昏迷或脑水肿；全血胆碱酯酶活性一般在30%以下。

3）拟除虫菊酯类农药中毒：拟除虫菊酯类杀虫剂是仿效天然除虫菊化学结构的合成农药，有杀虫谱广、药效高、对哺乳类动物毒性较低、环境中残留时间较短等特点。本类农药大多数为粘稠油状液体，呈黄色或黄褐色，难溶于水，易溶于有机溶剂，不易挥发，酸性溶液中性质稳定，遇碱易分解。毒性中等或低毒。

拟除虫菊酯类农药可经皮肤和呼吸道吸收。短期内接触较大量的拟除虫菊酯杀虫剂，引起以神经系统兴奋性异常为主要表现的全身性疾病。轻度中毒出现明显的全身症状包括头痛、头晕、乏力、食欲不振及恶心、呕吐，并有精神萎靡、口腔分泌物增多，可伴眼、鼻粘膜刺激症状，或出现肌束震颤。重度中毒表现为阵发性抽搐、重度意识障碍和肺水肿。

（三）物理性有害因素

在生产和工作环境中与劳动者健康密切相关的物理性因素包括气象条件，如气温、气湿、气流、气压等；噪声和振动；电离辐射，如X－射线、γ－射线；非电离辐射，如紫外线、可见光、红外线、激光、微波和高频电磁场等。

1. 物理性有害因素所致疾病

(1) 高温可致中暑。

（2）高气压可致减压病。

（3）低气压可致高原病和航空病。

（4）局部振动可致手传振动病。

（5）噪声可致听力损伤或噪声聋。

（6）射线可致职业性白内障（放射性白内障）。

（7）紫外线可致电光性眼炎。

（8）高温、高湿可致矿工井下工人滑囊炎；等。

2. 高温　在高温并伴有强热辐射或高温、高湿环境下进行生产劳动称为高温作业，这种高温环境称为高温作业环境。

（1）高温作业按气象条件特点分为3个基本类型：①高温、强热辐射作业（干热环境）：环境特点是气温高、热辐射强度大、相对湿度较低，如冶金工业的炼焦、炼钢、铸造、锻造等车间，陶瓷、搪瓷、玻璃、砖瓦等的窑炉车间；②高温、高湿作业（湿热环境）：环境特点是气温、气湿高，热辐射强度不大，如印染、缫丝、造纸等车间及深井煤矿等；③夏季露天作业：夏季从事农业、建筑、搬运、野外勘探及军训、体育竞赛等。

（2）高温对人体的影响：高温对人体健康的影响主要为长期在高温环境中，受到高气温和热辐射的影响，机体因热平衡和水盐代谢紊乱等而导致中枢神经系统和心血管系统障碍，主要表现为心率加快、血压升高、消化功能及水盐代谢紊乱；并可出现蛋白尿、管型尿，尿素氮升高，严重者可出现急性肾功能衰竭。

（3）高温中暑的临床表现：①中暑先兆：在高温作业场所劳动一定时间后，出现头昏、头痛、口渴、多汗、全身疲乏、心悸、注意力不集中、动作不协调等症状，体温正常或略有升高；②轻症中暑：除中暑先兆的症状加重外，出现面色潮红、大量出汗、脉搏快速等表现，体温升高至38.5℃以上；③重症中暑：可分为热射病、热痉挛和热衰竭三型，也可出现混合型。

热射病（包括日射病）：亦称中暑性高热，其特点是在高温环境中突然发病，体温高达40℃以上，疾病早期大量出汗，继之“无汗”，可伴有皮肤干热及不同程度的意识障碍等。

热痉挛：主要表现为明显的肌痉挛，伴有收缩痛。好发于活动较多的四肢肌肉及腹肌等，尤以腓肠肌为著。常呈对称性。时而发作，时而缓解。患者意识清，体温一般正常。

热衰竭：起病迅速，主要临床表现为头昏、头痛、多汗、口渴、恶心、呕吐，继而皮肤湿冷、血压下降、心律紊乱、轻度脱水，体温稍高或正常。

3. 噪声

（1）噪声定义：噪声是各种不同频率和强度的声波无规律的杂乱组合产生的声音。生产性噪声是指在生产过程中产生的频率和强度没有规律、听起来使人感到厌烦的声音。生产性噪声又根据产生源不同分为机械性噪声、流体动力性噪声、电磁性噪声，根据持续时间不同分为连续性噪声和间断性噪声，根据声压状态不同分为稳态噪声和脉冲噪声。

（2）职业接触：主要见于机械加工业，如锻压、冲压、铆接、焊接等；金属切割，纺织业，木材加工业，矿山和筑路隧道凿岩，冶金行业矿石破碎，建筑业混凝土搅拌以及交通制造业等。

（3）对人体的影响：长期接触一定强度的噪声可对人体产生不良影响，主要表现为：

①听觉系统：主要表现在听觉下降、阈值升高、语言接受和信号辨别力差，严重时可造成听力损伤或耳聋。急性听力损伤：指受一次强噪声刺激所造成的听力损伤，多因爆炸、火器发射或其他突发的巨响引起。由爆炸、火器发射引起的听力损伤，习称爆震性聋，这种噪声强度峰值常达140分贝，同时伴有冲击波的作用，可导致鼓室及内耳出血，同时发生鼓膜破裂。患者受震后，除耳聋外，常伴有剧烈的耳鸣、耳痛、甚至眩晕。慢性听力损伤：较长时间接触一定强度噪声引起的永久性听力损失（即噪声性听力损伤或噪声性耳聋）。早期听力曲线在3000~6000Hz处出现“V”形下陷，工人无明显的自觉症状；随着接触噪声时间的增加，听力下降进一步发展，工人除有耳鸣或耳痛感觉外，对日常交谈无明显影响。当听力损失累及500、1000、2000Hz等语言频段，则日常交谈的能力受到影响，出现耳聋现象；②神经系统：出现头昏、头痛、烦躁、易疲倦、心悸、睡眠障碍，反应迟缓及工作效率降低等表现；③心血管系统：出现血压不稳或增高，心跳加快或减慢，心律不齐等表现。心电图检查异常，常呈现缺血型改变；④血液系统：白细胞计数增高；长期噪声暴露，中性粒细胞和嗜酸性粒细胞减少，而淋巴细胞相对增加；⑤噪声可对消化系统、前庭功能、内分泌及免疫功能产生不良影响。

4．非电离辐射　非电离辐射系指紫外线、可见光、红外线、激光、射频辐射（微波、高频电磁场）等，它们都属于电磁辐射频谱中的特定波段。由于这类辐射不足以导致组织电离故称为非电离辐射。

（1）紫外线：一般将波长200~400nm的电磁波称为紫外辐射，亦称紫外线。

1）职业接触：生产环境中，凡是物体温度达1200℃以上时，辐射光谱中即可出现紫外线。主要职业接触有电焊、乙炔焊接、切割，从事碳弧灯和水银灯制版或摄影、高压电灯检修、紫外线灯消毒等工作，亦可受到过量的紫外线照射。

2）对人体的影响：对皮肤的损伤：不同波长的紫外线为不同深度的皮肤组织所吸收。波长小于220nm的紫外线，几乎全部被角化层吸收。波长297nm的紫外线对皮肤作用最强，可引起红斑反应。如遭受过强紫外线照射，可发生弥漫性红斑，有痒感或烧灼感，并可形成小水泡和水肿。

对眼睛的损伤：波长在250~320nm的紫外线可引起急性角结膜炎，常因电弧光引起，又称为电光性眼炎。表现为轻度眼部不适，如眼干、眼胀、异物感及灼热感等，睑裂部球结膜轻度充血，角膜上皮轻度水肿，荧光素染色阴性；重者出现眼部异物感、灼热感加重，并出现剧痛，畏光，流泪，眼睑痉挛；角膜上皮脱落，荧光素染色阳性，结膜充血或伴有球结膜水肿。多数病例有短期视力减退。长期遭受紫外线照射，可引起慢性睑缘炎。

在高山、雪地、沙漠、海面等炫目耀眼的环境下工作者，因长期接受日光中大量反射的紫外线，可引起类似电光性眼炎的症状。

（2）微波：微波是指电磁振荡频率为300MHz（兆赫）~300GHz之间，波长小于1m的电磁波。微波分为脉冲波和连续波，以脉冲调制的微波简称为脉冲波，不用脉冲调制的连续振荡的微波简称连续波。

1）职业接触：微波应用广泛，其中脉冲微波主要用于雷达导航、探测、通讯、电视等；连续微波主要用于工业、包括木材、药材、皮革加工或干燥，理疗或科学研究等。

2）对人体的影响：急性微波辐射损害：过量的微波辐射可对人体造成急性损害，一般由事故所致。可出现头痛、恶心、眩晕、激动、彻夜失眠及辐射局部烧灼感等症状；体征可有血压、心率和体温的大幅度波动，心律失常、视力下降、皮疹等。实验室检查可见白细胞、血小板下降。但经过数天、数周休息后，上述症状和体征可逐渐消失。

慢性微波辐射影响：可出现头昏、乏力、睡眠障碍、多梦、记忆力减退等神经衰弱综合征，常伴有多汗、脱发、易激动，男性性功能减退，女性月经周期紊乱；白细胞总数有下降趋势，少数伴血小板减少，脱离后可恢复；可发生晶状体点状或片状混浊，偶有白内障。早期血压偏高，长期接触多见血压偏低；心电图检查发现窦性心动过缓或心律不齐，T 波平坦或倒置或 ST 段低平。

（四）电离辐射

电离辐射是指运动中的粒子或电磁波，具有足够的能量的辐射，能在物质中产生离子。电离辐射包括：X 线、γ 线、中子、电子束及各类放射性核素。

1. 放射性疾病　是指电离辐射所致损伤或疾病的总称。由于电离辐射作用，在人体组织细胞内发生电离，引起生物化学改变，导致急性或慢性损伤。来源于体外照射的称外照射放射病，来源于体内放射性核素引起的称为内照射病。

2. 职业接触　主要见于石油和天然气开采业，有色金属矿采选业，稀有金属冶炼业，有机化工原料及产品制造业，医药工业，辐射医学，射线探伤业，核燃料工业，辐射加工业，辐射应用业，国防工业，放射性废物储存和处置业等。

3. 放射性疾病的临床表现

（1）外照射急性放射病：是指人体一次或短时间内分次受到大剂量 X 射线、γ 射线、中子流等照射引起的全身性疾病。表现为：①骨髓型急性放射病（又称造血型急性放射病）：表现为神经系统和消化系统症状，出血倾向、脱发、发热，白细胞计数、血小板计数减低，贫血等，严重者出现衰竭状态；②肠型急性放射病：表现为顽固的呕吐和腹泻，重者 3～4 天内死亡；③脑型急性放射病：以中枢神经系统障碍为主要表现。

（2）外照射亚急性放射病：是指人体较长时间（数周至数月）内受到较大剂量 X 射线、γ 射线、中子流等照射引起的全身性疾病，主要表现为不同程度的造血功能损伤。

（3）外照射慢性放射病：是指人体较长时间连续或间断受到超过职业接触限值的照射引起的全身性疾病，出现无力型神经衰弱综合征，自主神经功能紊乱，出血倾向如皮肤粘膜出血，甲状腺、肾上腺功能减退、内分泌功能紊乱，性功能减退等，白细胞计数减少、血小板计数减少，淋巴细胞染色体畸变率和微核率增高，眼晶体后囊皮质下混浊等。

（4）放射性皮肤病：急性皮肤损伤表现为皮肤瘙痒、烧灼感、疼痛、水肿或水疱呈棕褐色、溃疡、组织坏死等。慢性皮肤损伤由于小剂量长期照射引起皮肤萎缩、皮脂腺及汗腺分泌减少，毛发脱落、稀疏，伴不同程度的色素沉着和色素减退斑，萎缩皮肤上出现溃疡、剧痛、溃疡持久难愈；在皮肤溃疡基础上可发生皮肤癌变。

（5）电离辐射诱发肿瘤：大量的流行病学调查结果显示接触放射性物质可诱发人体恶性肿瘤，但未发现特异性的临床表现。

（五）职业性皮肤病

在职业活动中由于接触化学、物理、生物等职业危害因素而引起的皮肤及其附属器官的病变为职业性皮肤病。

1. 病因

（1）化学因素：是引起职业性皮肤病的主要原因，按作用机制可分为原发性刺激物，如酸碱、有机溶剂等；皮肤致敏物，如金属盐类、合成树脂、橡胶化合物、染料、药物、植物等；光敏感物，如焦油、某些药物和植物等。

（2）物理因素：如高温引起皮肤灼伤，高湿引起皮肤糜烂，干燥引起皮肤皲裂，紫外线引起电光性皮炎等。

（3）生物因素：如皮肤炭疽、类丹毒、螨疹等。

（4）机械刺激：可引起皮肤瘙痒、刺痛、损伤、水疱及胼胝等。

2. 临床表现类型

（1）职业性皮炎：①接触性皮炎：由于直接或间接接触刺激物和（或）变应原引起的刺激性和（或）变应性接触性皮炎；②光接触性皮炎：接触光敏物并受到日光或人工紫外线光源照射引起的光毒性或光变应性接触性皮炎；③电光性皮炎：接触人工紫外线光源（电焊等）引起的急性皮炎；④放射性皮炎：由电离辐射引起的急、慢性皮炎和皮肤粘膜溃疡；⑤药疹样皮炎：接触三氯乙烯等化学物后引起的皮肤、粘膜炎性反应，严重时伴发热和内脏病变。

（2）职业性皮肤色素变化：①职业性黑变病：长期接触煤焦油及矿物油，橡胶成品及其添加剂，某些颜（染）料及其中间体等引起的慢性皮肤色素沉着；②职业性白斑：长期接触苯基酚或烷基酚类化合物引起的皮肤色素脱失斑。

（3）职业性痤疮：接触煤焦油、页岩油、天然石油及其高沸点分馏产品与沥青等引起的油痤疮；接触某些卤代芳烃、多氯酚及聚氯乙烯热解物等引起的氯痤疮。

（4）职业性皮肤溃疡：接触六价铬、可溶性铍盐等化合物引起的“鸟眼型溃疡”。

（5）职业性感染性皮肤病：接触某些细菌、病毒等微生物引起的皮肤炭疽、类丹毒、挤奶员结节等职业性皮肤损害。

（6）职业性疣赘：长期接触沥青、煤焦油、页岩油及高沸点馏分矿物油等，在接触部位引起的扁平疣样、寻常疣样及乳头瘤样皮损，以及接触石棉引起的石棉疣。

（7）职业性角化过度、破裂：接触有机溶剂和碱性物质以及机械性摩擦等引起的皮肤粗糙、增厚与裂隙。

（8）职业性痒疹：由螨、尾蚴等生物性因素引起的丘疹性荨麻疹样损害。

（9）职业性浸渍、糜烂：长期浸水作业引起的皮肤乳白色肿胀、起皱与糜烂。

（10）职业性毛发改变：矿物油、沥青等引起的毳毛折断或增生等毛发异常。

（11）职业性指甲改变：长期接触碱类物质、矿物油及物理因素等引起的平甲、匙甲、甲剥离等甲损害。

（12）其他皮肤损害：与职业接触有明确因果关系的其他职业性皮肤病，如接触玻璃纤维、铜屑以及多种化学物的粉尘或气体引起的皮肤瘙痒症；接触乳胶手套、氯丙嗪、林丹、生漆等引起的接触性荨麻疹；接触煤焦沥青、煤焦油、页岩油、无机砷和电离辐射等引起的鳞状细胞癌、基底细胞癌等皮肤肿瘤。

（六）职业性肿瘤

生产环境中的致癌因素是造成劳动者癌症超量发病的原因，在生产过程中长期接触焦炉烟气、无机砷、氯甲醚、铬酸盐（制造）、石棉、联苯胺、苯、氯乙烯等有可能诱发特定恶性肿瘤。

职业病诊断标准中明确规定的职业性肿瘤共10种，包括石棉所致肺癌、间皮瘤，联苯胺所致膀胱癌，苯所致白血病，氯甲醚所致肺癌，砷所致肺癌、皮肤癌，氯乙烯所致肝血管肉瘤，焦炉工人肺癌，铬酸盐制造业工人肺癌。

职业性肿瘤诊断有明确的要求，首先，肿瘤必须是原发性肿瘤；其次，肿瘤的发生部位与所接触致癌物的特定靶器官一致；第三，经细胞病理或组织病理检查，或临床影像检查，或腔内镜检查等确诊；第四，有明确的职业性致癌物接触史，其中接触致癌物的年限、肿瘤发病潜隐期应符合诊断细则的相关规定，同时结合工作场所有关致癌物接触状况综合判断。

（周伟民）

四、职业病的预防与控制原则

职业病是一种人为的疾病，它的发病率和患病率的高低，直接取决于作业场所的防护水平和个人防护。职业病的防治工作，首先是职业卫生技术服务和职业卫生监督管理，其次是支持性科学研究、人力资源开发和健康教育，第三是应遵循的三级预防原则。

（一）三级预防原则

一级预防：又称病因预防，即从根本上使劳动者不接触或少接触职业病危害因素，如对建设项目进行职业病危害预评价和控制效果评价，严格项目的竣工验收程序，从源头上控制职业病危害；已存在职业病危害的企事业单位应从改革生产工艺，改进生产过程，加强工程技术防护措施等方面使职业病危害因素达到国家卫生标准。另外，对作业人群中的易感者应定出就业禁忌证，通过上岗前职业性健康检查进行筛查。此外对职工进行职业卫生宣传培训和安全操作规程教育也是一级预防的重要内容。

二级预防：在一级预防达不到要求，职业病危害因素可能损害劳动者健康时，应采取早期发现、早期治疗、早期调离等一系列预防措施，主要工作是定期进行工作场所职业病危害因素检测及定期职业性健康检查。

三级预防：对职业病患者应积极进行治疗和康复，控制病程进展。对已遭受职业损害的疑似患者应调离岗位，综合治疗，尽早作出诊断。同时，对发生职业病工作环境和工艺过程进行整改。

（二）预防控制措施

1. 开展技术革新，消除职业危害，改善劳动条件

（1）减少职业危害，以无毒物质代替有毒物质、低毒物质代替高毒物质。

（2）改善作业方式，采用机械化、自动化，做到远距离操作，定期到现场巡检，减少接触职业危害的机会。

（3）有毒有害作业场所采用密闭作业或加强排毒通风措施，减少接触机会。

（4）做到有害作业与无害作业隔离，如屏蔽室、隔声室，减小有害作业的范围。

（5）加强仪器设备的维护检修，防止跑、冒、滴、漏。

（6）搞好工作场所的环境卫生，消除有害物质的二次污染。

2. 加强个人卫生保健措施，积极预防职业病

（1）合理使用有效的个人防护用品，如防尘、防毒口罩，耳塞等。

（2）注意个人卫生，合理安排劳动和休息，注意劳逸结合。

（3）不在作业场所吸烟、进食和饮水。

（4）加强身体锻炼，做到禁烟限酒，养成良好的生活习惯。

3. 开展健康教育，宣传和普及职业病防护知识，宣传常见病、多发病防治知识，提高用人单位领导和劳动者的防病意识，提高对改善劳动条件和控制职业危害重要性的认识，积极预防职业病的发生。

4. 定期对作业场所职业危害因素进行监测，及时了解有害因素产生、扩散、变化规律，评价防护设施的效果，为预防职业危害、采取有效措施提供依据。

5. 对劳动者进行上岗前、在岗期间、离岗时的职业健康检查，及时发现职业禁忌、早期发现职业病人或遭受职业危害的劳动者，做到及时处理，防止职业危害的发展，为制定预防对策提供依据。

（三）女工的职业保护

为了维护女职工的合法权益，减少和解决女职工在劳动和工作中因生理特点造成的特殊困难，保护女职工的健康，国务院于1988年颁布了《女职工劳动保护规定》。由此可见，女性的生理特点和繁衍后代的特殊性，保护劳动妇女的健康，对优生优育，提高人口素质，促进社会经济的发展有着重要意义。

1. 职业危害对女性健康的特殊影响

（1）对月经期的影响：铅、汞、镉、铬、苯、甲苯、二硫化碳、氯仿、二甲基甲酰胺、已内酰胺、甲醛、汽油、氟、氯丁二烯、激素、抗癌药、强噪声（超过90分贝）、振动等，月经异常发生率明显增高。

（2）对妊娠期的影响：铅、二硫化碳、苯系化合物、氯丁二烯、抗癌药、强噪声、振动等，自发流产发生率增高。

（3）对哺乳期的影响：铅、汞、有机汞、苯、二硫化碳、多氯联苯、氟、溴、三硝基甲苯、有机氯等，由于可自母乳排出，成为婴儿接触毒物的主要来源。

2. 职业危害因素对子代的影响

（1）先天性缺陷：苯系化合物、汞、二硫化碳、一氧化碳、氯乙烯、有机氯农药、有机汞农药、敌枯双等危害因素可导致子代先天性缺陷发生率增高。

（2）孕期接触铅、汞、苯系化合物、氯丁二烯、强噪声、全身振动等，可使出生低体重儿发生率增高或智商平均值低于正常对照组。

3. 女职工的职业保护，重点是经期、孕期及哺乳期的保护

（1）经期的职业保护：①不应从事繁重的体力劳动，若从事重体力劳动，可引起月经紊乱，月经量过多，经期延长，腰腹疼痛等；②不要在寒冷环境（包括水中作业）中工作；③不适合高空作业，一方面不易保证经期卫生，另一方面经期因注意力不集中，而引起差错；④建立合乎卫生要求的女工卫生室；⑤开展经期卫生的指导、宣传，预防感染。

（2）孕期的职业保护：①怀孕后第18～60天是胎儿致畸敏感期，高峰在孕后30天左右，所以要早期发现妊娠，早期采取预防措施；②及早调离超过卫生标准的有毒作业岗位和接触放射线及强烈全身振动的岗位；③适当调整劳动强度，孕早期妊娠呕吐和孕后期行动不

便、尿频、下肢肿胀等均影响作业能力；④调离不良劳动姿势岗位，如长期站立、连续巡回、经常弯腰、攀高等，以防流产、早产；⑤预防其他疾病，如防止感冒等对胎儿发育不利的疾病。

（3）哺乳期的职业保护：①调离接触有毒物质作业环境，以保证母乳质量。目前已知许多毒物可通过乳汁排出，如铅，锰、汞、镉、铍、砷、二硫化碳等，婴儿尚未成熟的代谢系统不可能应付毒物的侵害，必然要影响发育成长；有些毒物还可影响乳汁分泌，如苯、氟等可使乳汁分泌减少，还可使某些营养素缺少；一些毒物使乳汁具有特殊气味，婴儿出现拒乳现象；②避免过度紧张及劳动强度大的劳动，由于紧张和劳累，可使乳汁分泌减少。另外，要尽量照顾不参加夜班作业，设立女工哺乳室，保证哺乳卫生。

（四）急性职业中毒的救治

1. 急性职业中毒事故的特点

（1）事故性：常发生在意外事故时，如设备的跑、冒、滴、漏或其他意外事故等，导致生产工人在短时间内接触较高浓度的毒物，引起急性中毒。

（2）群体性：急性中毒往往是群体发病，只是中毒程度轻重不一。

（3）复杂性：急性中毒发病突然，中毒表现与接触毒物种类、浓度、接触时间有相关性，但临床表现常呈现复杂性，有吸入中毒、外伤、灼伤以及眼、耳鼻喉等损伤，危重病人可出现多脏器的损害。例如刺激性气体吸入中毒可表现为化学性气管炎、支气管周围炎、肺炎，重者出现肺水肿，严重者可致成人呼吸窘迫综合征；重症患者因持续低氧血症，可出现心、脑、肾、肝等多脏器损害。

（4）特异性：不同的毒物有不同的靶器官，因此不同的毒物所致急性中毒的临床表现不一，但常以某一系统或器官的病变较为突出。同时，毒物对某一系统的作用可引起全身反应。例如：高浓度硫化氢中毒可发生“闪电式”死亡；急性刺激性气体中毒主要损害呼吸系统；急性窒息性气体中毒主要抑制呼吸，出现惊厥、昏迷、脑水肿等；急性苯的氨基硝基化合物中毒可出现高铁血红蛋白血症；急性砷化氢中毒出现溶血、黄疸、急性肾功能衰竭；急性四氯化碳中毒出现肝功能异常或衰竭；氮氧化物、光气等急性中毒时，早期中毒症状不明显，经0.5～72小时后（有一定的潜伏期）可出现肺水肿和低氧血症，等等。

2. 急性职业中毒救治原则

（1）现场急救：①立即将患者移至空气新鲜的场所，注意保暖、安静；②脱去被毒物污染的衣物，用清水彻底冲洗被毒物污染的皮肤、眼睛等，阻断毒物继续吸收；③对于高温中暑者，应迅速脱离高温环境，到阴凉通风处休息，给予含盐清凉饮料；中暑较重者应进行物理降温。全身冷敷加电扇吹风；全身敷以冷水湿毛巾，不断洒冷水并用毛巾摩擦皮肤；头部、两腋下和腹股沟处放置冰袋，同时用风扇吹风；④密切观察患者的意识状态、瞳孔、呼吸、脉搏、血压的变化；若出现呼吸困难者，应给予吸氧治疗；出现呼吸、循环障碍者，应立即行心肺复苏术；⑤与急救中心或医院联系，做好中毒患者的转送工作；⑥ 现场救治人员要有自我保护意识，配戴防护用品，注意事故现场情况，发现异常情况及时紧急处理。

（2）特效治疗：对中毒患者应及早使用解毒排毒药物，减轻或解除毒物对机体的损害。如：金属络合剂依地酸二钠钙用于铅中毒，二巯基丙醇、二巯基丁二酸钠、二巯基丁二酸用于汞、砷中毒等；高铁血红蛋白还原剂美兰用于急性苯胺、硝基苯中毒；氰化物中毒应用亚硝酸盐－硫代硫酸钠疗法。

(3) 对症治疗。

3. 急性中毒事故的预防

(1) 对本辖区内生产和使用有毒化学物品的用人单位进行调查，掌握毒物的生产、储运及使用情况，建立有毒化学物品档案。

(2) 对本辖区内易发生中毒事故的用人单位制定应急救援预案，建立相应的预防措施和现场应急处理方案。

(3) 建立急救专业队伍，做好急救物资的准备，如通讯器材、交通工具、急救器材、药品及防护装备等。

(4) 对用人单位的领导、技术安全人员和生产工人进行安全生产及中毒防护知识的宣教，普及急性中毒急救知识，提高防范意识。

（赵培青）

五、职业病防治相关的法律法规

职业病防治的法律法规是调整、规范劳动关系中劳动者职业卫生的法律规范，我国职业病防治法律按其立法主体、法律效力不同，可分为宪法、职业病防治法律、职业病防治行政法规、地方法规和职业病防治规章。另外，经我国批准生效的有关职业卫生的国际条约、公约也是职业卫生法规的一种形式。

(一) 中华人民共和国宪法

《中华人民共和国宪法》是我国的根本大法，在所有法律形式中居于最高地位，具有最高的法律效力，所有其他职业卫生法律都要依据宪法确定的基本原则来制定，不可与之相抵触。宪法第42条、第43条和第48条规定，中华人民共和国公民有劳动的权利和义务；劳动者有休息的权利。国家通过各种途径，为公民创造劳动就业条件，加强劳动者的劳动保护，改善劳动条件，并在发展生产的基础上，提高劳动报酬和福利待遇；发展劳动者休息和休养设施，规定职工的工作时间和休假制度；保护妇女的权利和利益。

(二) 职业卫生相关法律

职业卫生相关法律是由全国人大及其常委会制定的有关职业卫生法律的规范性文件，其法律地位和法律效力仅次于宪法。目前，主要有：中华人民共和国职业病防治法，中华人民共和国劳动法，中华人民共和国工会法。

1. 中华人民共和国职业病防治法　《中华人民共和国职业病防治法》于2001年10月27日第九届全国人大常委会第二十次会议通过，自2002年5月1日起施行。《中华人民共和国职业病防治法》的颁布实施，标志着我国职业病防治工作走上了科学化、规范化、法制化管理的轨道，使职业病防治有法可依，有章可循，对职业病预防与控制工作起到了巨大的推动作用。《职业病防治法》分为总则、前期预防、劳动过程中的预防与管理、职业病诊断与职业病病人保障、监督检查、法律责任、附则等七章76条。有关内容如下：

(1) 立法的宗旨：本法在第一条开宗明义地提出了本法宗旨是为了预防、控制和消除职业病危害，防治职业病，保护劳动者健康及其相关权益，促进经济发展。这充分体现了党和政府对广大劳动者身体健康的关怀，也是“三个代表”的重要思想的具体体现。

（2）坚持预防为主、防治结合的方针：防治职业病关键在预防，不少职业病目前尚无有效根治手段，但是可以预防的，因此，控制职业病必须从源头抓起。本法规定的建设项目预评价制度、职业病危害项目申报制度、“三同时”审查制度，这些都是预防为主方针的具体体现，力求在把预防控制措施提前到建设项目的论证、设计、施工阶段，从根本上消除有害因素对劳动者的危害。

（3）明确了用人单位在职业病防治中的责任：①应当为劳动者创造符合国家职业卫生标准和卫生要求的工作环境和条件，并采取措施保障劳动者获得职业卫生保护；②应当建立健全职业病防治制度，对本单位产生的职业病危害承担责任；③必须依法参加工伤社会保险；④在疑似职业病病人诊断或者医学观察期间，不得解除或者终止与其订立的劳动合同；⑤对不适宜继续从事原工作的职业病病人，应当调离原岗位，并妥善安置；职业病病人变动工作单位，其依法享有的待遇不变；⑥用人单位发生分立、合并、解散、破产等情形的，应当对从事接触职业危害作业的劳动者进行健康检查，并按照国家有关规定妥善安置职业病病人，等等。这些规定，明确了用人单位在防治职业病、保护劳动者健康方面的法定责任。

（4）明确了劳动者享有的职业卫生保护权利：这些权利有：①获得职业卫生教育、培训；②职业性健康检查、职业病诊疗、康复等职业病防治服务；③了解工作场所产生或者可能产生的职业病危害因素、危害后果和应当采取的职业病防护措施；④要求用人单位提供符合防治职业病要求的职业病防护措施和个人使用的职业病防护用品，改善工作条件；⑤对违反职业病防治法律、法规以及危及生命健康的行为提出批评、检举和控告；⑥拒绝违章指挥和强令没有职业病防护设施作业；⑦参与用人单位职业卫生工作的民主管理，对职业病防治工作提出意见和建议。

（5）对用人单位职业病防治管理措施的规定：用人单位应当采取下列职业病防治管理措施：①设置或者指定职业卫生管理机构或者组织，配备专职或者兼职的职业卫生专业人员，负责本单位的职业病防治工作；②制定职业病防治计划和实施方案；③建立健全职业卫生管理制度和操作规程；④建立健全职业卫生档案和劳动者健康监护档案；⑤建立健全工作场所职业病危害因素监测及评价制度；⑥建立健全职业病危害事故应急救援预案；等。

（6）关于职业卫生监督制度：职业病防治法规定国务院和县以上人民政府应当制订职业病防治规划，将其纳入国民经济和社会发展计划，国务院卫生行政部门统一负责全国职业病防治的监督管理工作，国务院有关部门在各自的职责范围内负责职业病防治有关监督管理工作。乡、民族乡、镇的人民政府应当认真执行本法，支持卫生行政部门依法履行职责。这些规定，明确了《职业病防治法》实施需要在当地人民政府统一领导下，卫生和有关部门各司其责，协调一致，这是做好职业病防治工作的重要保证。

（7）关于职业病的诊断、鉴定制度：职业病诊断是一项技术性和政策性都非常强的工作，本法规定职业病的诊断应当由省级以上人民政府卫生行政部门批准的医疗卫生机构承担，职业病诊断标准和职业病诊断、鉴定办法由国务院卫生行政部门制定。当事人对职业病诊断有异议的，可以向作出诊断的医疗卫生机构所在地方人民政府卫生行政部门申请鉴定。这些规定，有利于规范职业病诊断鉴定工作，确保职业病诊断鉴定工作公平、公正地进行。

（6）职业病诊断与职业病病人保障：对职业病诊断机构、诊断医师、诊断程序、诊断鉴定程序以及职业病患者的治疗、康复和安置等作出了明确的规定。

（7）明确规定了“国家实行职业卫生监督制度”，并对职业卫生监督执法人员执行公务及资格认证作出了规定。

（8）对违反《职业病防治法》的行为应追究法律责任。

2. 中华人民共和国劳动法　《中华人民共和国劳动法》于1995年1月1日实施。分为总则、促进就业、劳动合同和集体合同、工作时间和休息休假、工资、劳动安全卫生、女职工和未成年工特殊保护、职业培训、社会保险和福利、劳动争议、监督检查、法律责任及附则、共13章107条。

劳动法从用人单位、劳动者和国家三个层面规定了我国职业卫生安全法规的基本要求：①用人单位要建立、健全劳动安全卫生制度、严格执行国家劳动安全卫生规程和标准，对劳动者进行劳动安全卫生教育，防止劳动过程中的事故，减少职业危害；②劳动安全卫生设施必须符合国家规定的标准；③为劳动者提供符合国家规定的劳动安全卫生条件和必要的劳动防护用品，从事职业危害的劳动者应定期进行健康检查；④劳动者应严格遵守安全操作规程，并有权拒绝执行用人单位违章指挥、强令冒险的作业；⑤从事特种作业的劳动者应经过专门培训并取得特种作业资格；⑥ 国家建立伤亡事故和职业病统计报告和处理制度。

3. 中华人民共和国工会法　工会法于1992年4月3日经七届全国人大第五次会议通过，2001年10月27日九届全国人大常委会第24次会议修订，共7章57条。

工会法明确规定“中华全国总工会及其各工会组织代表职工的利益，依法维护职工的合法权益”、“维护职工合法权益是工会的基本职责”，明确了“通过平等协商和集体合同制度，协调劳动关系、维护企业职工劳动权益”和“依照法律规定通过职工代表大会或者其他形式、组织职工参与本单位的民主决策、民主管理和民主监督”，从而保护和调动职工主人翁的积极性。

4. 其他和职业病防治相关的法律　如安全生产法、矿山安全法、乡镇企业法、煤炭法、清洁生产法、建筑法、产品质量法、行政处罚法、行政复议法、行政诉讼法、监察法和国家赔偿法等。

（三）职业卫生行政法规

指由国务院制订的各类条例、办法、规定、实施细则等，如：使用有毒物品作业场所劳动保护条例、尘肺病防治条例、工伤保险条例等。

（四）职业卫生主要规章

为配合职业病防治法的实施，卫生部制订了与职业病防治法相配套的规章，如：职业病目录、职业病危害因素分类目录、职业病危害项目申报管理办法、建设项目职业病危害分类管理办法、职业健康监护管理办法、职业病诊断与鉴定管理办法、职业病危害事故调查处理办法、职业卫生技术服务机构管理办法、国家职业卫生标准管理办法、高毒物品目录、职业卫生标准（如工业企业设计卫生标准、工作场所有害因素接触限值、职业病诊断标准、职业健康检查技术规范、工作场所职业病危害警示标识、工作场所空气中有毒物质监测的采样规范及职业卫生检测标准方法）等。

（白韶英）